쉽게 배우는 해부학 스터디북

Grant's Anatomy Coloring Book

Nicole R. Herring, PhD

이문영 · 유연희 역

Wolters Kluwer

Philadelphia · Baltimore · New York · London
Buenos Aires · Hong Kong · Sydney · Tokyo

BIOSCIENCE

(주)바이오사이언스출판

http://www.biobooks.co.kr

쉽게 배우는 **해부학 스터디북**

초판 인쇄: 2025년 9월 1일
초판 발행: 2025년 9월 10일

저 자: Nicole R. Herring
역 자: 이문영 · 유연희
발행인: 문정구
발행처: (주)바이오사이언스출판
본 사: 10860 경기도 파주시 탄현면 국화향길 10-56, 1동
서울사무소: 06569 서울특별시 서초구 도구로 115, 3층(방배동)
전 화: (02)581-4057~8
팩 스: (02)581-4059
이메일: bioscienceрub11@hanmail.net
홈페이지: http://www.biobooks.co.kr
ISBN: 978-89-6824-181-9 (93510)

등록번호: 제22-3079호

값 25,000원

역자 머리말

이 책은 해부학의 기초를 체계적으로 익히고자 하는 학생들과 예비 보건의료인들에게 매우 유용한 학습서입니다. 단순히 색칠하는 활동에 그치지 않고, 인체 구조를 정밀하게 관찰하며 해부학적 관계를 깊이 있게 이해할 수 있도록 구성되어 있습니다. 각 구조물의 형태와 분포, 기능을 직접 손으로 색칠하며 자연스럽게 체득할 수 있어, 학습자가 능동적으로 참여하며 학습할 수 있는 교재라 하겠습니다.

번역자로서 이 책을 처음 접했을 때 가장 인상 깊었던 부분은 기존의 해부학 컬러링북과는 차원이 다른 사실적인 그림이었습니다. 단순하게 그린 스케치가 아니라 해부학적으로 정확하면서도 세밀한 묘사는 이 책을 단순한 보조 교재가 아닌 본격적인 해부학 교재로 만들어 놓았습니다. 더욱이 각 그림과 본문 설명이 긴밀하게 연결되어 있어, 색칠 과정을 통해 자연스럽게 구조를 파악하고 오래 기억할 수 있도록 도와줍니다.

이 책은 단순한 시각적 효과를 넘어서, 해부학을 처음 배우는 이들에게는 믿을 만한 길잡이가 되고, 임상 과정에 있는 학습자들에게는 반복 학습과 구조 확인의 좋은 기회를 제공합니다. 색칠이라는 활동을 통해 능동적으로 학습하면서도 전문적인 깊이를 잃지 않는 점이 이 책의 큰 장점이라고 생각합니다.

이번 번역 작업은 여러분의 헌신적인 협력이 있었기에 가능했습니다. 함께 번역을 맡아 수고해주신 공동 번역자 분들께 깊은 감사를 드립니다. 아울러 이 책의 한국어판 출간을 위해 애써주시고 꼼꼼한 편집으로 완성도를 높여주신 출판사 관계자 여러분께도 진심으로 고마움을 전합니다.

해부학은 단순히 암기하는 학문이 아니라 관찰하고 탐구하며, 연결하고 이해하는 학문입니다. 이 책을 통해 독자 여러분이 인체의 신비로움을 느끼고, 그 복잡하면서도 정교한 구조를 손끝으로 하나씩 탐색해 나가는 과정을 즐기시길 바랍니다. 그 여정에 이 책이 든든한 동반자가 되었으면 합니다.

2025년 8월

역자 일동

역자 소개

이문영 호남대학교 보건과학대학 반려동물산업학과

유연희 순천향대학교 의과대학 해부학교실

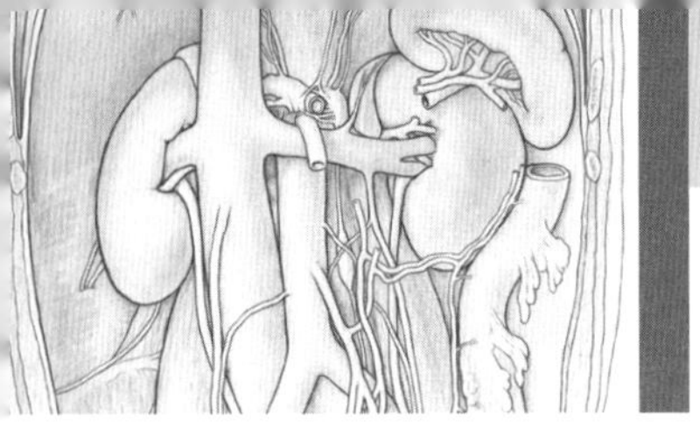

머리말: 이 책을 활용하는 방법

이 책의 목적은 학생들이 임상 해부학에 대한 이해를 발전시키는 데 도움을 주는 것입니다. 이 책은 빈칸 채우기, 번호가 매겨진 구조 및 주요 특징(부착, 신경 분포 또는 관계)을 강조하는 설명 내용이 포함된 일러스트레이션을 결합하여 해부학에 대한 통합적인 접근 방식을 취합니다. 이미지는 앤 M. R. 아구르(Anne M. R. Agur) 박사와 아서 F. 댈리(Arthur F. Dalley) 박사의 *Grant's Atlas of Anatomy*에 있는 상세하고 아름다운 해부 기반 일러스트레이션을 기반으로 합니다. 원본 삽화는 J. C. Boileau Grant 박사가 준비한 시체 해부에서 그려졌기 때문에 이상화된 그림에서는 찾아볼 수 없는 사실성과 정확성을 달성합니다. 책에 묘사된 해부학적 관계를 실험실의 해부와 비교함으로써 학생들은 각 부위의 3차원 조직에 대한 정확한 정신적 그림을 공식화할 수 있습니다. 해부학적 개념을 명확하게 하고 강화하기 위해 해부 기반 일러스트레이션을 보완하기 위해 추가 회로도 및 방향 그림이 제공됩니다.

색칠하기 책은 Grant의 해부학 지도책의 레이아웃을 따르므로 해부 중에 공개되는 순서대로 구조를 지역적으로 표시합니다. 이 책은 독립적으로 활용하거나 *Grant's Atlas of Anatomy* 또는 *Grant's Dissector*와 함께 활용할 수 있습니다. 어느 쪽이든, 이 책의 기본 목표는 높은 수율의 필수 정보를 동시에 제시하면서 운동 동작과 색칠의 시각적 자극을 참여시켜 시각적 및 운동 감각적 학습 수단을 제공하는 적극적인 학습 자료가 되는 것입니다.

20명이 넘는 학생 리뷰어가 제공한 피드백을 바탕으로 이 책의 교수법은 신중하게 고안되고 개선되었습니다. 각 색칠 공부 그림에는 중요하고 관련 있는 구조에 번호가 매겨져 있고 빈칸이 채워져 있어 사용자가 이미지와 학습 과정에 참여할 수 있는 기회를 제공합니다. 방향을 제공하거나 주요 관계를 강조하기 위해 추가 구조에 미리 레이블이 지정되어 있습니다. 각 이미지를 설명하는 본문은 반대편 페이지에 제공되며 학생들의 사용 편의성을 최우선으로 하여 개발되었습니다. 필수 자료는 글머리 기호 또는 표 형식으로 제공되었으며 각 이미지의 색칠 연습을 통해 사용자를 안내하기 위해 선택된 구조의 번호가 지정되었습니다.

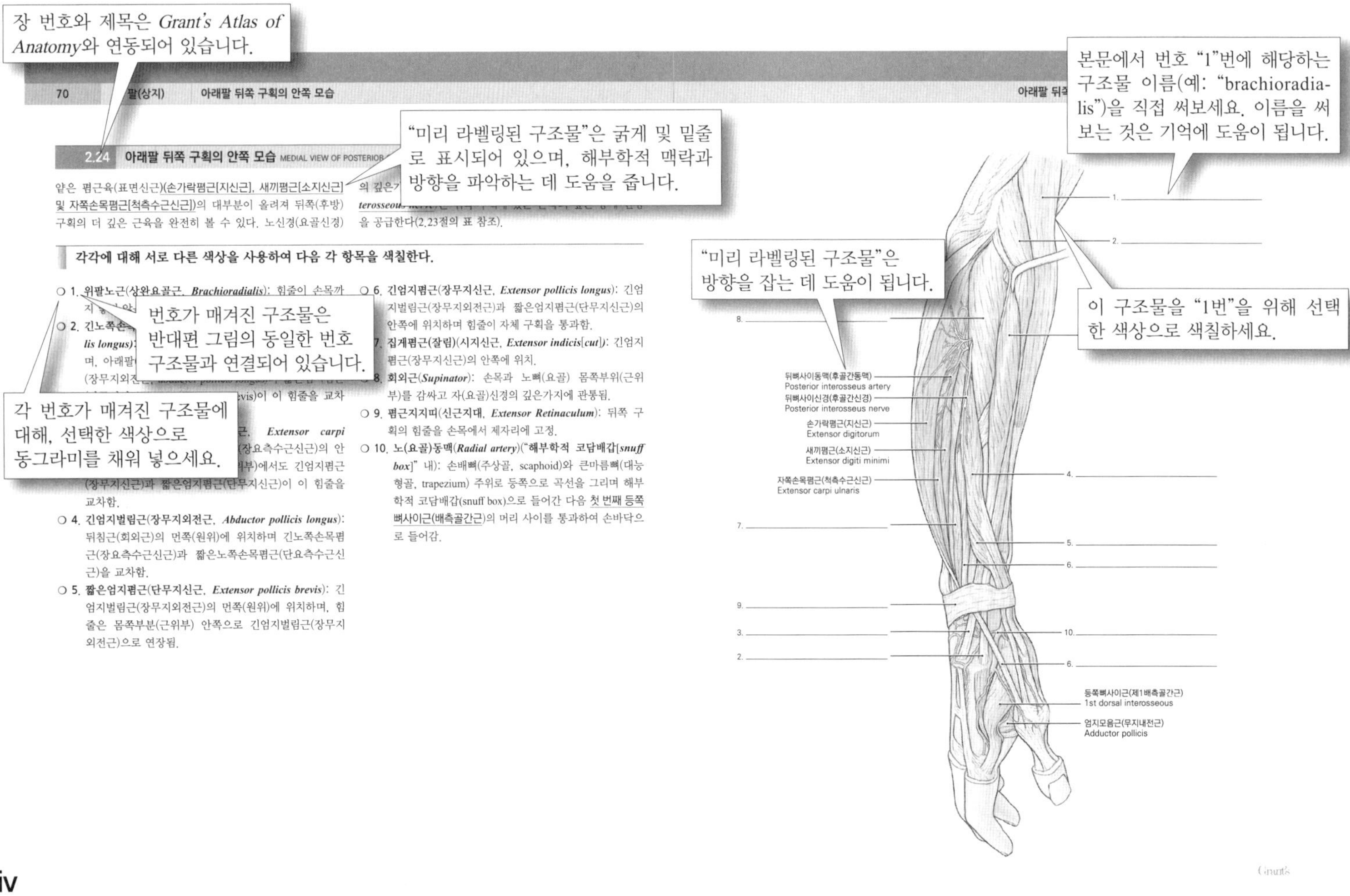

색연필은 이 책의 이상적인 색칠 매체입니다. 색연필은 페이지 전체로 번지지 않으며 다양한 색상 옵션을 제공합니다. 원하는 대로 구조를 자유롭게 색칠할 수 있습니다. 그러나 권장되는 색상은 동맥의 경우 빨간색, 정맥의 경우 파란색, 근육의 경우 갈색, 신경의 경우 노란색, 림프관 및 관의 경우 녹색입니다. 또한 라벨이 없는 구조를 자유롭게 색칠하고, 신경 및 동맥 경로의 선 그림을 추가하고, 연구와 관련된 추가 정보를 작성하고, 이 색칠 공부 책을 나만의 맞춤형 학습 보조 자료로 만들 수 있습니다.

이 책을 재미있게 사용하여 수업을 준비하거나 자료를 검토하는 재미있는 방법일 뿐만 아니라 해부학적 구조와 그 관계의 기초를 구축하는 데 도움이 되는 유익한 연습이 되기를 바랍니다.

나의 숙련된 편집자인 Kathleen Scogna와 Wolters Kluwer의 Crystal Taylor의 노력에 진심으로 감사드립니다. 또한 스타일 개발뿐 아니라 이미지의 최종 제작까지 지치지 않고 작업해 준 JDimes MediVisual Communications의 Jonathan Dimes에게도 감사의 말씀을 전하고 싶습니다. 해부 예술에 대한 사랑을 심어준 Art Dalley와 Robert Acland 그리고 교육자의 진정한 마음을 보여준 Jennifer Brueckner-Collins 박사 등 저의 멘토들께도 크나큰 영향을 받았음을 밝히며 감사드립니다. 마지막으로, 우리의 연구를 가능하게 해준 해부학적 기증자들께 진심 어린 존경과 감사를 표합니다.

니콜 R. 헤링 박사

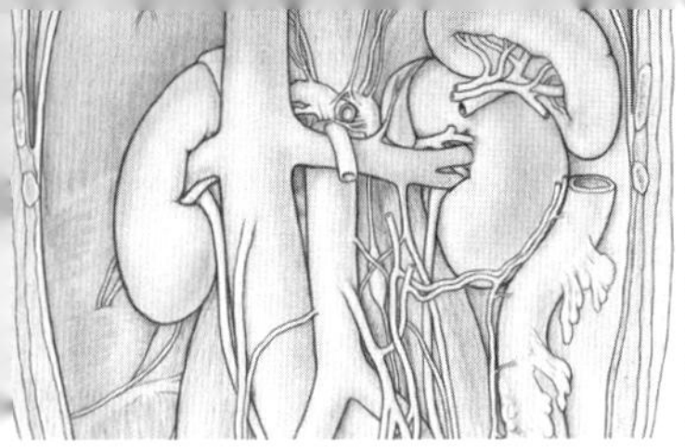

목 차

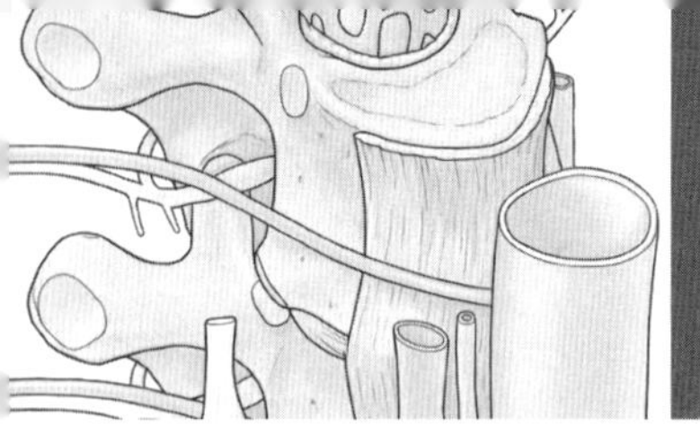

제1장 등 Back

1.1A 척추의 뼈 OSTEOLOGY OF THE VERTEBRAL COLUMN

척추뼈와 척추사이원반(추간판, *intervertebral*[*IV*] *discs*)은 머리뼈(두개골,cranium) 아래쪽부터 꼬리뼈(미골, coccyx) 끝까지 이어지는 척추뼈로 구성된다. 척주는 일반적으로 총 33개의 척추뼈, 즉 엉치뼈(천추, sacral vertebrae) 이전의 24개의 분리된 척추뼈와 9개의 융합된 척추뼈로 구성된다.

각각에 대해 서로 다른 색상을 사용하여 다음 각 항목을 색칠한다.

- ○ 1. **7개의 목뼈**(경추, ***Cervical vertebra***), 고리뼈(환추, atlas)인 ***C1***, 중쇠뼈(축추, axis)인 ***C2*** 포함.
- ○ 2. **12개의 등뼈**(흉추, ***Thoracic vertebrae***) 각각 한 쌍의 갈비뼈와 관절.
- ○ 3. **5개의 허리뼈**(요추, ***Lumbar vertebrae***)

추가적인 척추뼈는 엉치뼈(천골, sacrum)와 꼬리뼈(미골, coccyx)에 위치한다.

- ○ 4. **5개의 엉치뼈**(천골, ***Sacrum***), 융합됨.
- ○ 5. **4개의 꼬리뼈**(미추, ***Coccyx***), 다양하게 융합되거나 분리됨.

척추사이구멍(추간공, *intervertebral foramina*)은 신경이 빠져나갈 수 있도록 척추기둥 왼쪽과 오른쪽, 양쪽 옆면에 형성된 구조인데 이것은 위쪽과 아래쪽의 척추뼈 패임이 만나 형성되었다.

1.1B와 C 전형적인 척추의 부분 PARTS OF THE TYPICAL VERTEBRA

각 척추뼈의 기본 구조는 동일하다. 각 척추뼈몸통(척추체, vertebral body), 척추뼈고리(척추궁, vertebral arch) 및 7개의 돌기(process)로 구성되어 있다. 척주의 각 부위는 각 부위의 다양한 특성을 반영하는 유사한 특성을 갖는다. 예를 들어, 등뼈(흉추, thoracic vertebrae)는 갈비뼈(늑골, rib)와의 관절을 위한 갈비오목(늑골와, costal facet)이 있다.

일반적인 척추뼈의 각 부분에 대해 서로 다른 색상을 사용하여 다음 각 항목을 색칠한다.

- ○ 6. **척추뼈몸통**(척추체, ***Vertebral body***): 앞쪽에 위치하며 대부분 원통형. 아래쪽으로 내려가면서 더 큰 체중을 지탱하기 위해 점점 크기가 커짐.

척추뼈고리(척추궁, *Vertebral arch*): 척추뼈몸통 뒤쪽에 형성되고 두 개의 고리뿌리(추궁근, pedicles)와 고리판(추궁판, laminae)으로 구성된다.

- ○ 7. **고리뿌리**(***Pedicles***): 척추뼈몸통 뒤쪽으로 돌출된 짧은 기둥 2개(오른쪽 및 왼쪽).
- ○ 8. **고리판**(***Laminae***): 두 개의(오른쪽 및 왼쪽) 판이 척추뼈뿌리에서 중앙으로 연장되어 정중선에서 만남.

척추뼈구멍(척추공, *Vertebral foramen*): 척수, 척수신경뿌리, 수막, 혈관, 지방을 포함하는 척추뼈고리와 척추뼈몸통의 뒤쪽면에 의해 형성된 공간이다. 종합적으로, 척추뼈구멍은 척수가 수용되는 척추관을 형성한다.

추가적인 척추뼈는 엉치뼈(천골, sacrum)와 꼬리뼈(미골, coccyx)에 위치한다.

- ○ 9. **가로돌기**(횡돌기, ***Transverse processes***): 고리뿌리와 고리판의 접합부로부터 나오는 두 개(오른쪽 및 왼쪽)의 뒤가쪽 돌기.
- ○ 10. **가시돌기**(극돌기, ***Spinous process***): 고리판의 접합부로부터 나오는 가운데 뒤쪽(종종 아래쪽) 돌출부 1개.

관절돌기(*Articular processes*): 4개(위쪽 2개, 아래쪽 2개) 고리뿌리와 고리판의 교차점에서 나오는 돌기.

- ○ 11. **위관절면**(상관절면, ***Superior articular facet***): 각 위관절돌기에 하나의 관절면.
- ○ 12. **아래관절면**(하관절면, ***Inferior articular facet***): 각 아래관절돌기에 하나의 관절면.

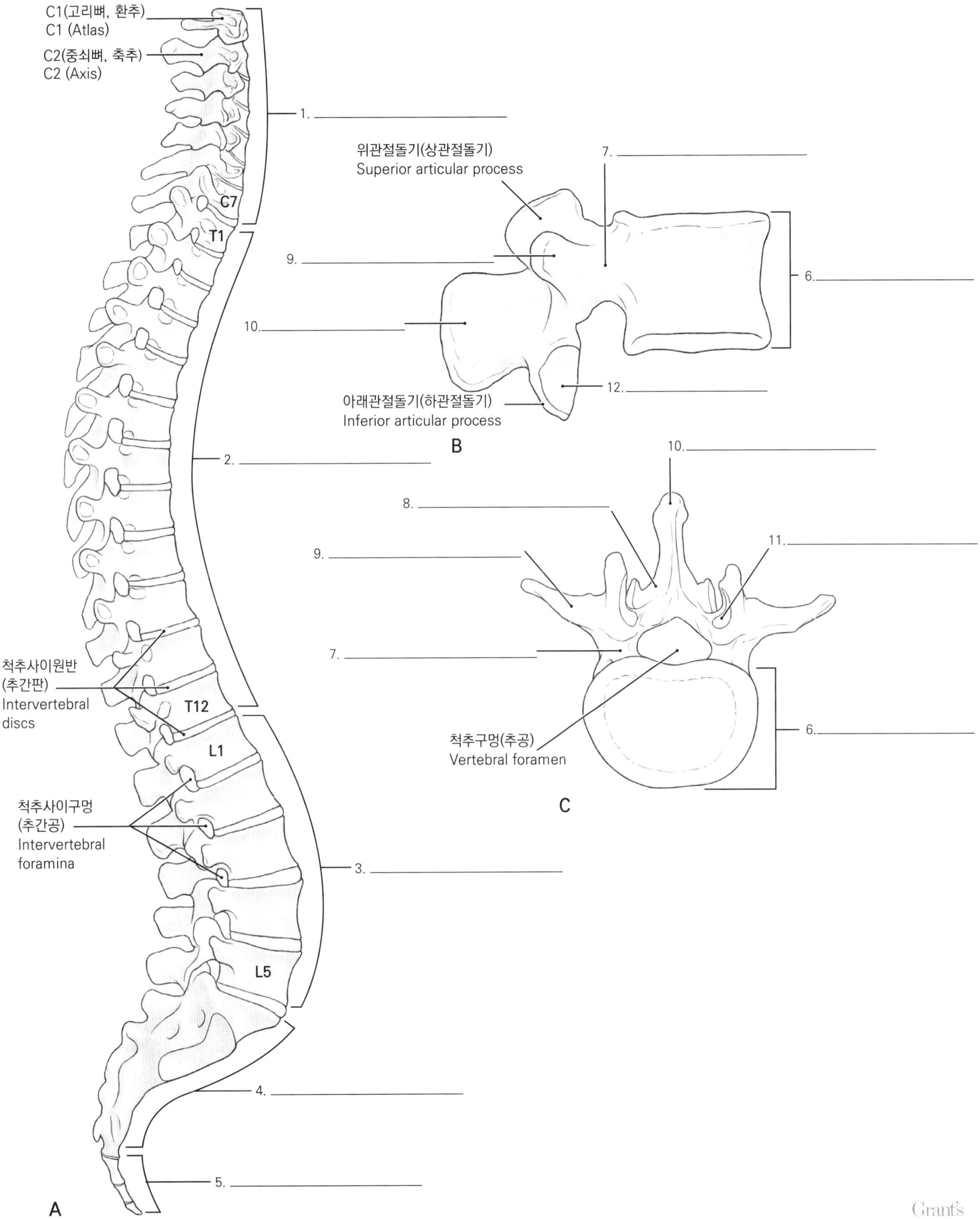

C1(고리뼈, 환추)
C1 (Atlas)
C2(중쇠뼈, 축추)
C2 (Axis)
C7
T1
T12
L1
L5
1.
2.
3.
4.
5.
척추사이원반
(추간판)
Intervertebral
discs
척추사이구멍
(추간공)
Intervertebral
foramina
A
위관절돌기(상관절돌기)
Superior articular process
7.
9.
10.
6.
12.
아래관절돌기(하관절돌기)
Inferior articular process
B
10.
8.
11.
9.
7.
6.
척추구멍(추공)
Vertebral foramen
C

1.2 척추의 관절 JOINTS OF THE VERTEBRAL COLUMN

이 이미지에서는 척추의 관절, 특히 척추사이원반(추간판, intervertebral disc)과 인대를 보여주기 위해 시상면 절단이 수행되었다. 척추관(*vertebral canal*)에서 척수가 제거되었다.

척추뼈몸통(척추체, *vertebral body*)의 관절은 척추사이원반(추간판)과 인대로 구성된다. 척추사이원반은 C1과 C2 사이 및 엉치뼈와 꼬리뼈 사이를 제외하고 각 척추 사이에 위치한다. 각 척추사이원반은 섬유테(섬유륜, annulus fibrosus)와 속질핵(수핵, nucleus pulposus)으로 구성된다.

각각에 대해 서로 다른 색상을 사용하여 다음 각 항목을 색칠한다.

- ○ 1. **섬유테**(섬유륜, ***Annulus fibrosus***): 뒤쪽으로 갈수록 가늘어지는 바깥쪽 섬유질 고리.
- ○ 2. **속질핵**(수핵, ***Nucleus pulposus***)공간: 척추에 유연성을 주는 반유체 중심.

척추뼈의 관절은 척추뼈몸통과 척추사이원반을 연결하는 다음의 두 개의 인대에 의해 추가로 지지된다.

- ○ 3. **앞세로인대**(전종인대, ***Anterior longitudinal ligament***): 척추뼈몸통의 앞가쪽면과 엉치뼈(천골, sacrum)의 골반 표면에서 뒤통수뼈(후두골, occipital bone)까지 척추사이원반(추간판)을 연결하는 강력하고 넓은 섬유막. 이것은 척추의 과도한 폄(과신전, hyperextension)에 저항하는 유일한 인대.
- ○ 4. **뒤세로인대**(후종인대, ***Anterior longitudinal ligament***): 엉치뼈(천골)에서 C2까지 척추뼈몸통의 뒤쪽면을 따라 척추관 내에서 이어지는 약하고 좁은 띠. 이는 척추의 과도한 굽힘(과굴곡, hyperflexion)에 약하게 저항.

척추뼈고리(척추궁, vertebral arch)의 관절은 다음의 보조인대에 의해 지지된다.

- ○ 5. **황색인대**(***Ligamentum flavum***): 인접한 척추뼈고리의 고리판만을 연결하는 넓고 탄력 있는 막.
- ○ 6. **가시사이인대**(극간인대, ***Interspinous ligament***): 인접한 가시돌기(극돌기, *spinous process*)들만을 연결하는 얇은 섬유막.
- ○ 7. **가시끝인대**(극상인대, ***Supraspinous ligament***): 7번 목뼈(경추, cervical) 가시돌기의 끝부분을 엉치뼈(천골)까지 연결하는 끈 모양의 띠.

임상노트: 퇴행성 변화 DEGENERATIVE CHANGES

두 가지 퇴행성 변화가 입증되었다.

1. *척추뼈몸통으로 탈출된 속질핵*: L3과 L4사이 척추사이원반의 속질핵이 척추의 위아래로 탈출.
2. *뒤쪽으로 탈출된 속질핵(디스크 탈출)*: L1과 L2 사이의 척추사이원반의 속질핵이 섬유테(섬유륜)를 통해 뒤쪽으로 탈출되어 척추사이구멍을 통해 나가는 척추신경에 잠재적으로 영향을 줄 수 있음.

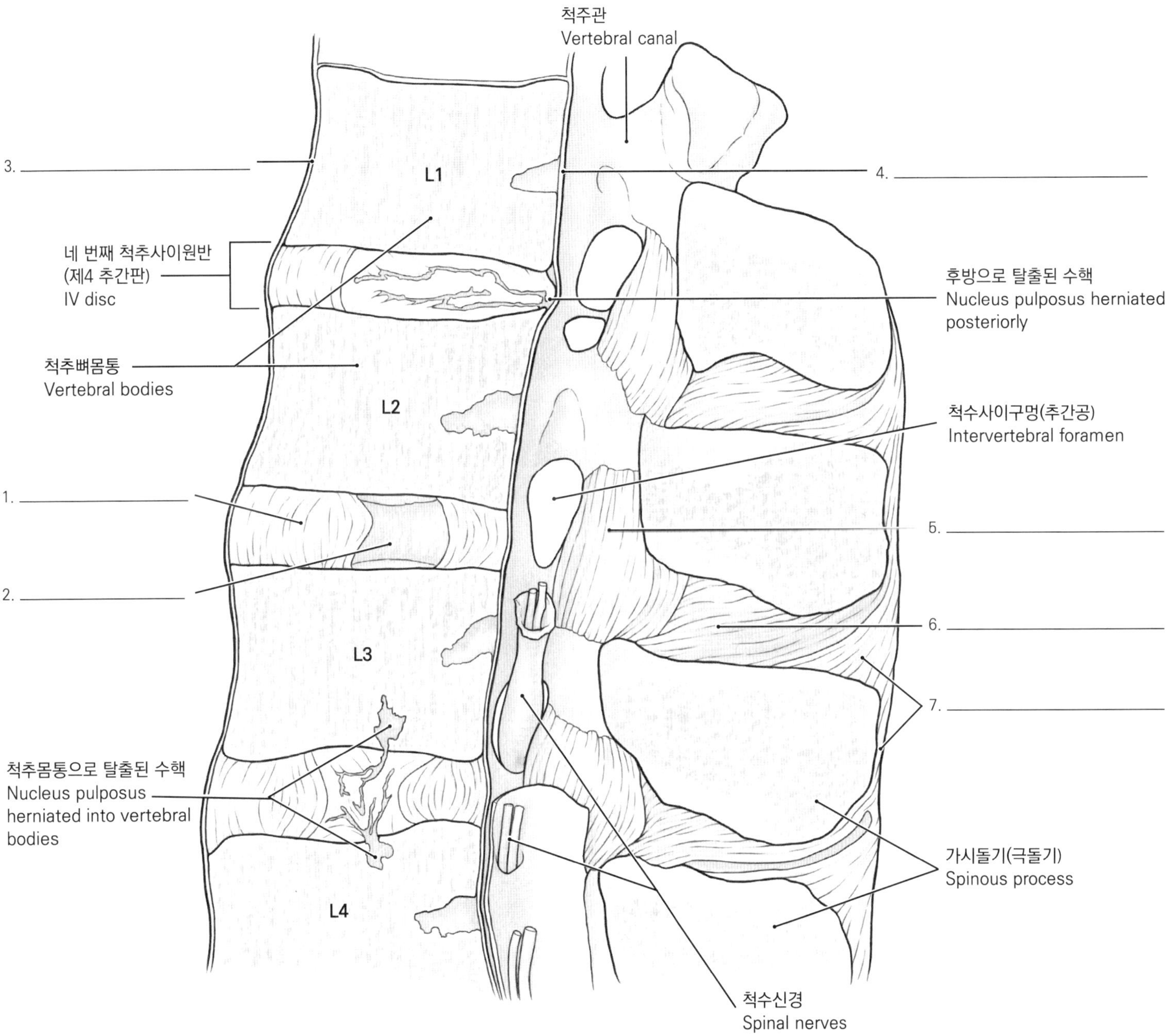
척주관
Vertebral canal
3.
4.
L1
네 번째 척추사이원반
(제4 추간판)
IV disc
후방으로 탈출된 수핵
Nucleus pulposus herniated
posteriorly
척추뼈몸통
Vertebral bodies
L2
척수사이구멍(추간공)
Intervertebral foramen
1.
5.
2.
6.
L3
7.
척추몸통으로 탈출된 수핵
Nucleus pulposus
herniated into vertebral
bodies
가시돌기(극돌기)
Spinous process
L4
척수신경
Spinal nerves

1.3 등의 얕은 근육 SUPERFICIAL MUSCLES OF THE BACK

등의 얕은 근육(또는 축-사지근육, axio-appendicular muscles)은 주로 어깨뼈(견갑골)에 작용하여 상지를 몸통에 부착하고 상지를 움직이는 데 도움을 준다. 등의 표면 근육은 두 개의 층에 위치한다: 더 큰 등세모근(승모근, trapezius)과 넓은등근(광배근, latissimus dorsi)은 표면에 위치하고, 어깨올림근(견갑거근, levator scapulae), 큰마름근(대능형, rhomboid major), 작은마름근(소능형근, rhomboid minor)은 등세모근(승모근) 깊은 곳에 위치한다. 이 이미지에서는 등세모근(승모근)이 왼쪽으로 젖혀져 어깨올림근(견갑거근), 큰마름근(대능형근) 및 작은마름근(소능형근)을 보여준다. 척수신경의 뒤쪽 가지의 피부신경은 등의 표면 근육을 관통하지만 신경 분포는 되지 않고 등의 위에 있는 피부에 영양을 공급한다.

임상노트: 청진의 삼각형 TRIANGLE OF AUSCULTATION

*청진의 삼각형*은 근육 조직의 틈이 발생하는 어깨뼈의 아래각 근처 영역이다. 삼각형의 경계는 넓은등근(광배근)의 위쪽모서리(상연), 등세모근(승모근)의 아래모서리(하연), 어깨뼈(견갑골)의 안쪽모서리(내측연)에 의해 형성된다. 근육 조직의 얇은 층은 특히 환자가 어깨뼈를 앞쪽으로 당겨서 청진의 삼각형을 확대할 때 청진 중에 호흡음을 더 선명하게 들을 수 있다.

각각에 대해 서로 다른 색상을 사용하여 다음 각 항목을 색칠한다.

등의 얕은 근육

근육	이는곳	닿는곳	신경 분포	작용
○ 1. **등세모근(승모근)** *Trapezius*	C7-T12 척추뼈의 가시돌기, 목덜미 인대, 바깥쪽 뒤통수뼈융기, 머리뼈 위목덜미선의 안쪽 1/3	***어깨뼈가시*** 그리고 봉우리; 빗장뼈 바깥쪽 1/3	(척수부분) 더부신경 (CN XI)	하행 섬유: 올림 상행 섬유: 내림 중간: 어깨뼈 당김
○ 2. **넓은등근(광배근)** *Latissimus dorsi*	○ 3. ***등허리근막***, 아래 6개 등뼈의 가시돌기, ***엉덩뼈능선***, 아래 3~4개의 갈비뼈	위팔뼈 결절사이고랑의 바닥	가슴등신경 (C6, C7, C8)	위팔뼈 폄, 모음, 안쪽돌림
○ 4. **어깨올림근(견갑거근)** *Levator scapulae*	C1-C4 척추의 가로돌기	어깨뼈 위쪽의 ***어깨뼈 안쪽 경계***	등쪽어깨(C5) 신경	어깨뼈 올림 어깨뼈를 회전시켜 관절오목을 아래쪽으로 기울임
○ 5. **작은마름근(소능형근)** *Rhomboid minor*	목덜미인대, C7 및 T1 척추의 가시돌기	어깨뼈 수준에서 ***어깨뼈 안쪽 경계***		어깨뼈를 뒤로 당기고, 회전시켜 관절오목을 하강시키며 어깨뼈를 가슴벽에 고정시킴
○ 6. **큰마름근(대능형근)** *Rhomboid major*	T2-T5 척추의 가시돌기	어깨뼈가시부터 아래모서리까지의 ***어깨뼈 안쪽경계***		

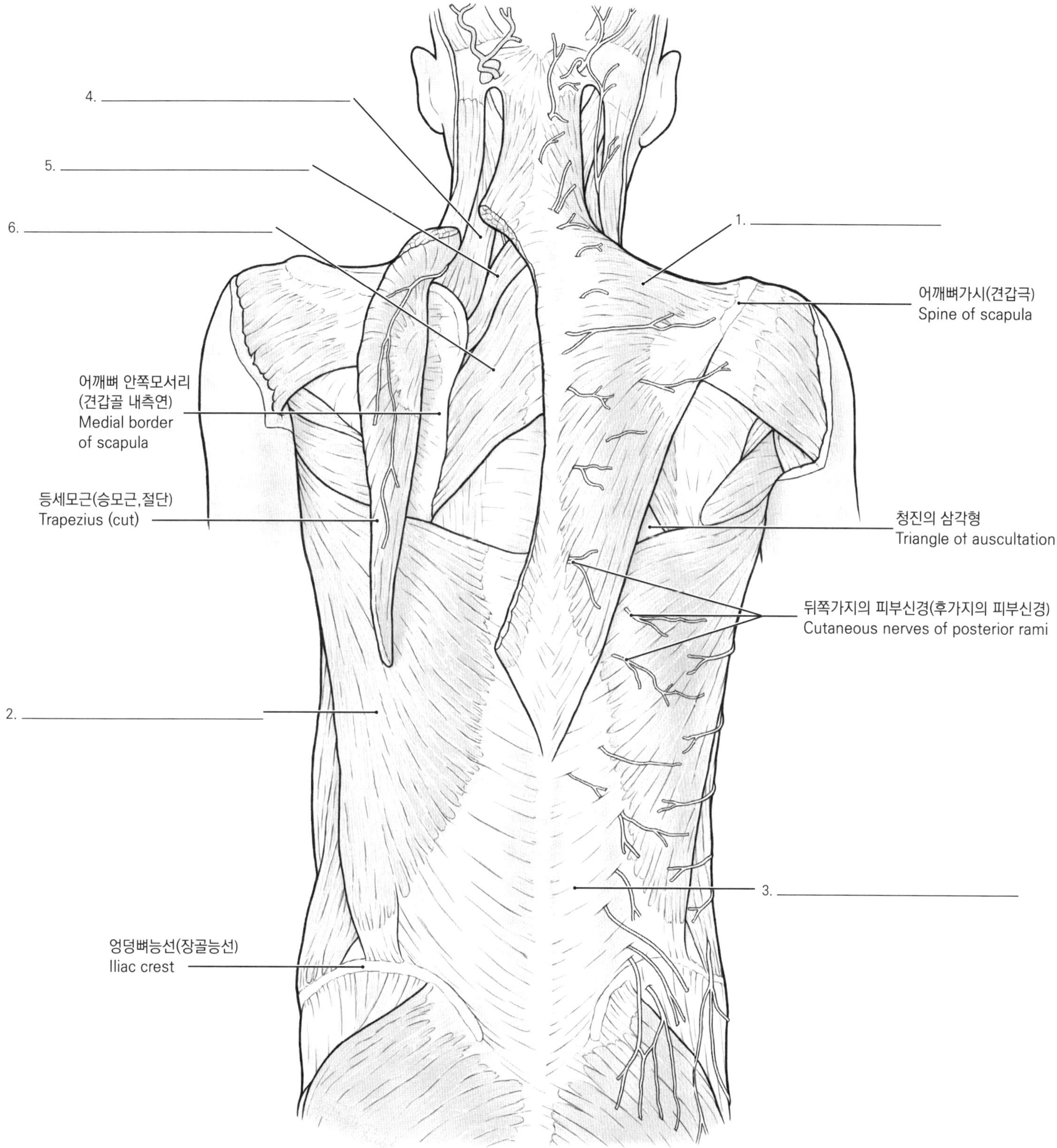
4.
5.
6.
1.
어깨뼈가시(견갑극)
Spine of scapula
어깨뼈 안쪽모서리
(견갑골 내측연)
Medial border
of scapula
등세모근(승모근,절단)
Trapezius (cut)
청진의 삼각형
Triangle of auscultation
뒤쪽가지의 피부신경(후가지의 피부신경)
Cutaneous nerves of posterior rami
2.
3.
엉덩뼈능선(장골능선)
Iliac crest

1.4 등의 중간층 근육 INTERMEDIATE MUSCLES OF BACK

등의 중간 근육은 얕은 근육의 깊은 곳에 위치한다. 위뒤톱니근(상후방거근, serratus posterior superior)은 마름근(능형근, rhomboids) 깊숙이 위치하고, 아래뒤톱니근(하후방거근, serratus posterior inferior)은 넓은등근(광배근) 깊숙이 위치한다. 이 이미지에서, 등세모근(승모근), 큰마름근(대능형근), 작은마름근(소능형근)이 절단되고 어깨뼈가 가슴벽에서 당겨져 뒤쪽 위쪽 근육을 보여준다. 그만큼 넓은등근(광배근)과 가슴허리근막(흉요근막, ***thoracolumbar fascia***)이 양쪽 에서 절단되어 뒤쪽 아래 근육을 보여준다. 엉덩뼈능선(장골능), 넓은등근의 아래모서리 및 배바깥빗근(외복사근, external oblique abdominal muscle)의 아래모서리로 둘러싸인 허리삼각(요삼각, ***lumbar triangle***)은 아래쪽 허리뼈(요추) 탈장이 발생할 수 있는 해부학적 공간이다.

1.3절의 그림에 있는 각 근육에 사용된 것과 동일한 색상을 사용하여 다음과 같은 등의 표면 근육을 각각 색칠한다.

- ○ 1. 어깨올림근(견갑거근, ***Levator scapulae***)
- ○ 2. 작은마름근(소능형근, ***Rhomboid minor***)
- ○ 3. 큰마름근(대능형근, ***Rhomboid major***)
- ○ 4. 넓은등근(광배근, ***Latissimus dorsi***)(절단)

각각에 대해 서로 다른 색상을 사용하여 다음 각 항목을 색칠한다.

등의 중간층 근육				
근육	이는곳	닿는곳	신경 분포	작용
○ 5. **위뒤톱니근(상후방거근)** *Serratus posterior superior*	목덜미 인대, C7–T3의 척추 가시돌기	2~4번 *갈비뼈*의 위쪽 경계	2~5번째 늑간신경	고유감각; 보조 호흡 근육(갈비뼈 올림)
○ 6. **아래뒤톱니근(하후방거근)** *Serratus posterior inferior*	T11–L2 척추의 가시돌기	8~12번 *갈비뼈*의 아래쪽 경계	T9–T12 가슴신경의 앞가지	

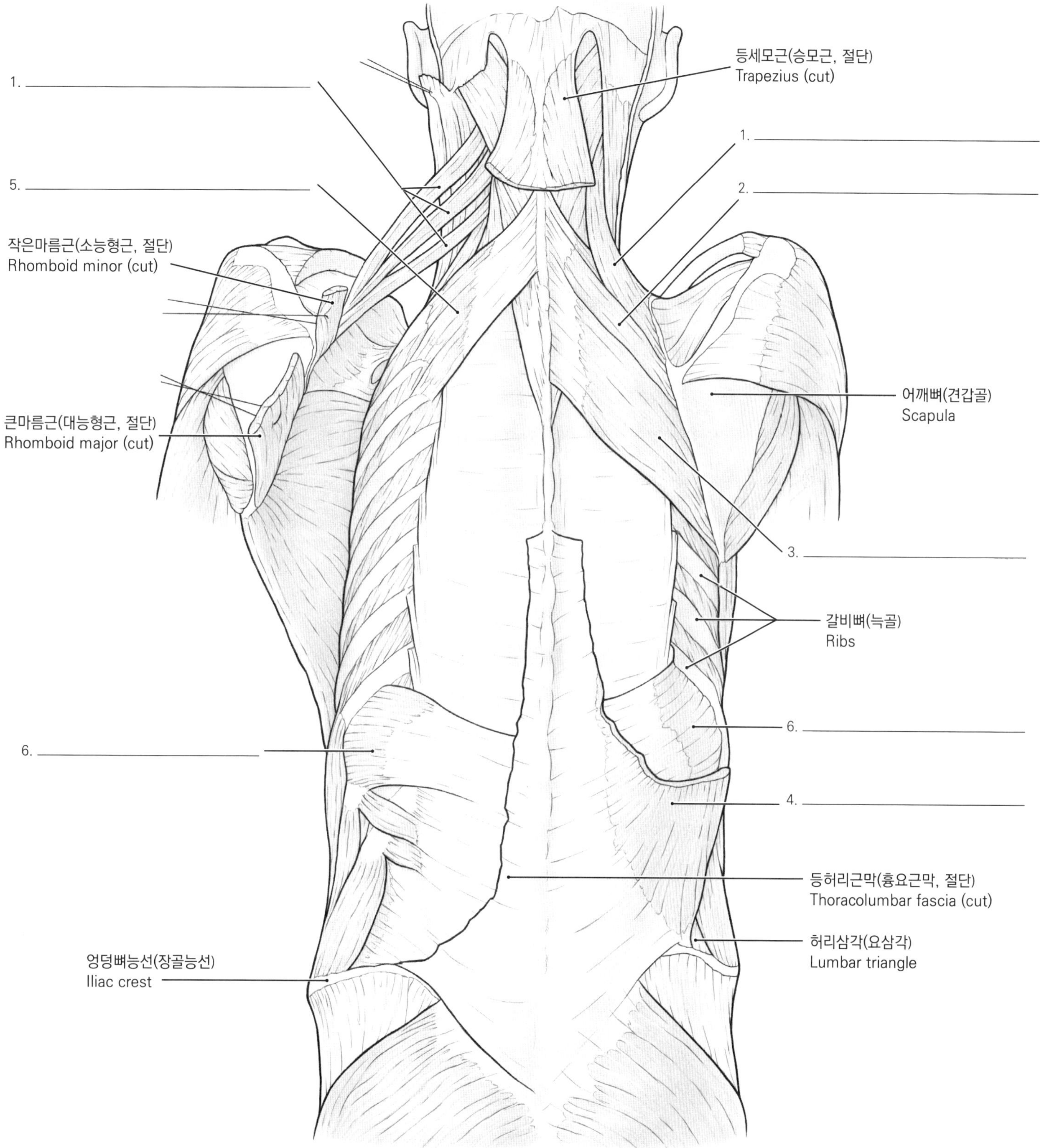
등세모근(승모근, 절단)
Trapezius (cut)
1. ______
1. ______
2. ______
5. ______
작은마름근(소능형근, 절단)
Rhomboid minor (cut)
어깨뼈(견갑골)
Scapula
큰마름근(대능형근, 절단)
Rhomboid major (cut)
3. ______
갈비뼈(늑골)
Ribs
6. ______
6. ______
4. ______
등허리근막(흉요근막, 절단)
Thoracolumbar fascia (cut)
허리삼각(요삼각)
Lumbar triangle
엉덩뼈능선(장골능선)
Iliac crest

1.5 등의 깊은 근육(널판근, 판상근)과 척주세움근(척주기립근) DEEP MUSCLES OF THE BACK (SPLENIUS AND ERECTOR SPINAE)

등의 깊은 근육, 즉 내재 근육은 중간층 깊은 곳에 위치한다. 등의 깊은 근육은 척추의 자세 운동과 머리와 목의 움직임에 관여한다. 그들은 척수신경의 뒤쪽 가지에 의해 신경이 지배되는 등에 위치한 유일한 근육이다. 등의 깊은 근육은 3개 층에 위치한다. 널판근(판상근, splenius)은 표면층에 위치한다. 척주세움근(가시근[극근, spinalis], 가장긴근[최장근, longissimus] 그리고 엉덩갈비근[장늑근, iliocostalis])은 중간층에 위치한다. 반가시근은 깊은층에 위치한다.

얕은층에서는 머리널판근(두판상근, splenius capitus)과 목널판근(경판상근, splenius cervicis)의 섬유가 닿는곳이 보일 때까지 함께 섞여 있는 것처럼 보인다. 머리널판근은 가장 위쪽 섬유로 구성되고 목널판근은 아래쪽 섬유로 구성된다.

각각에 대해 서로 다른 색상을 사용하여 다음 각 항목을 색칠한다.

등의 깊은 근육

근육	이는곳	닿는곳	작용
○ 1. **머리널판근(두판상근)** *Splenius capitis*	목덜미 인대, C7-T6 척추뼈의 가시돌기	꼭지돌기, 가쪽 3번째 위쪽 목덜미선	한쪽: 목을 옆쪽으로 굽힘, 머리를 작용근육 방향으로 회전 양쪽: 머리와 목을 폄
○ 2. **목널판근(경판상근)** *Splenius cervicis*		C1-C3/C4 척추뼈의 가로돌기	
○ 3. **가시근(극근)** *Spinalis*	엉덩뼈능선, 엉치뼈, 엉치엉덩인대, 엉치뼈 및 아래허리뼈 가시돌기, 위가시돌기인대	위쪽 등뼈 가시돌기 및 머리뼈	한쪽: 척추를 옆쪽으로 굽힘 양쪽: 척추와 머리를 폄
○ 4. **가장긴근(최장근)** *Longissimus*		결절과 각 사이의 ***갈비뼈***, 등뼈 및 목뼈의 가로돌기, 꼭지돌기	
○ 5. **엉덩갈비근(장늑근)** *Iliocostalis*		아래쪽 갈비뼈의 각과 목뼈의 가로돌기	

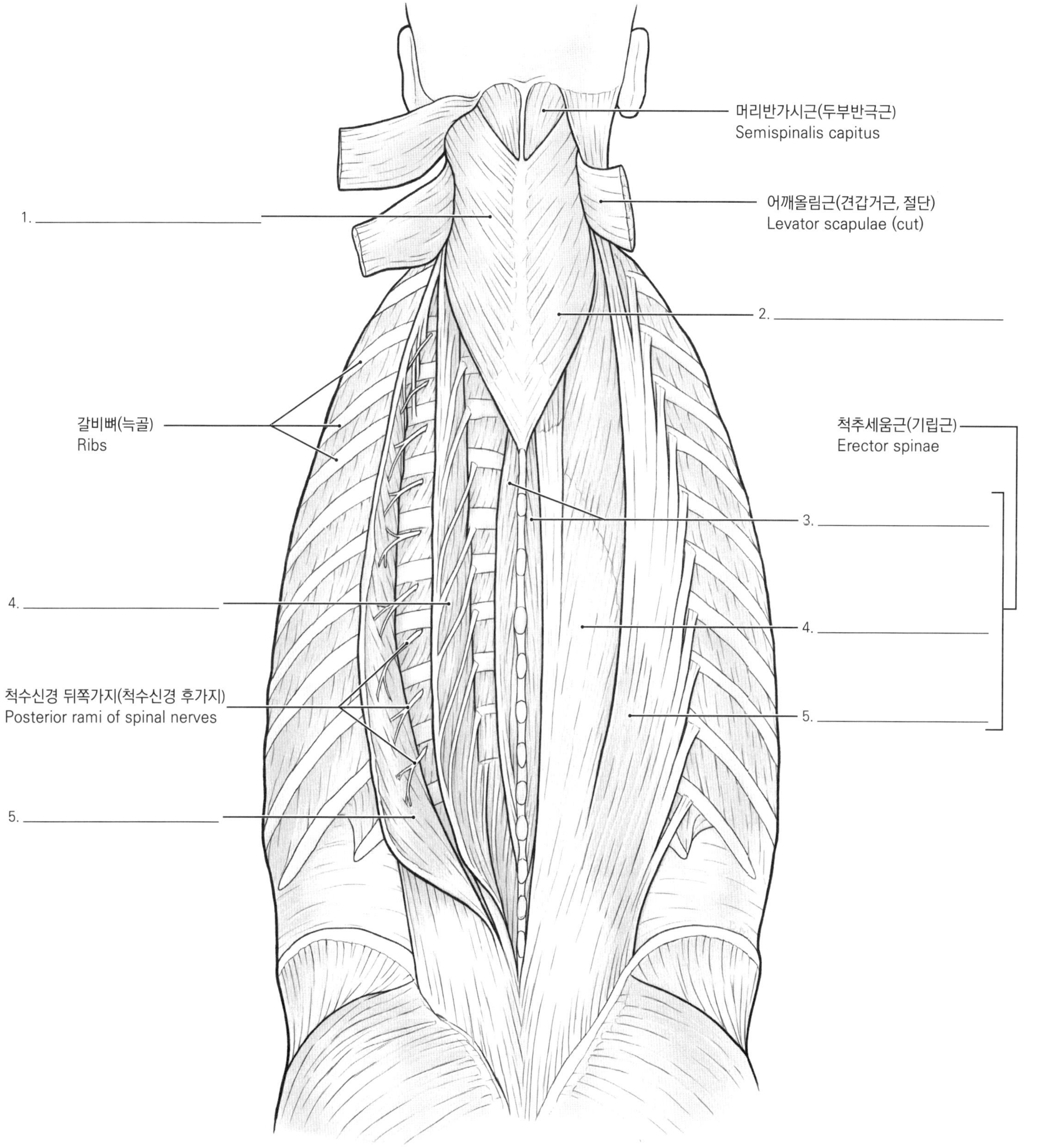
머리반가시근(두부반극근)
Semispinalis capitus
어깨올림근(견갑거근, 절단)
Levator scapulae (cut)
1. ____________
2. ____________
갈비뼈(늑골)
Ribs
척추세움근(기립근)
Erector spinae
3. ____________
4. ____________
4. ____________
척수신경 뒤쪽가지(척수신경 후가지)
Posterior rami of spinal nerves
5. ____________
5. ____________

1.6 반가시근(반극근)과 뒤통수밑(후두하) 부위 근육 SEMISPINALIS AND SUBOCCIPITAL REGION MUSCLES

뒤통수밑 부위의 근육은 뒤통수뼈(후두골) 깊숙한 곳에 위치한다. 등세모근(승모근, trapezius), 널판근(판상근, splenius) 및 머리반가시근(두부반극근, semispinalis capitis)의 내림섬유 깊은 곳에 위치한다. 반가시근(반극근, semispinalis)은 척수신경의 뒤쪽 가지에 의해 신경분포되는 반면, 뒤통수밑(후두하) 근육 4개 큰뒤머리곧은근(대후두직근, rectus captitus posterior major), 작은머리곧은근(소후두직근, rectus capitus posterior minor), 위머리빗근(상두사근, obliquus capitis superior), 아랫머리빗근(하두사근, obliquus capitis inferior)은 특히 C1의 뒤가지인 뒤통수밑신경에 의해 지배된다. 머리반가시근(두부반극근, semispinalis capitus)과 목반가시근(경부반극근, semispinalis cervicis)은 같은 평면에 위치하지만(1.5절의 그림 참조) 머리반가시근은 목반가시근과 뒤통수밑삼각근의 표면에 위치하며 이 이미지의 오른쪽으로 젖혀졌다.

각각에 대해 서로 다른 색상을 사용하여 다음 각 항목을 색칠한다.

뒤통수밑근육

근육	이는곳	닿는곳	작용	뒤통수삼각
○ 1. **머리반가시근(두부반극근)** *Semispinalis capitis*	C4-T6의 가로돌기	뒤통수뼈의 위쪽 및 아래쪽 **목덜미선**의 사이	머리와 목부위의 폄 머리를 반대쪽으로 회전	지붕
○ 2. **목반가시근(경부반극근)** *Semispinalis cervicis*	T1-T6의 가로돌기	C2-C5의 가시돌기		뒤통수밑근육 아래쪽(가장 위쪽의 섬유는 C2의 가시돌기에 붙어 있음)
○ 3. **아래머리빗근(하두사근)** *Obliquus capitis inferior*	C2의 뒤고리	C1의 가로돌기	머리를 같은 쪽 방향으로 회전	아래 가쪽 경계
○ 4. **위머리빗근(상두사근)** *Obliquus capitis superior*	C1의 가시돌기	위쪽 및 아래쪽 목덜미선 사이 뒤통수뼈	머리의 폄	위 가쪽 경계
○ 5. **큰뒤머리곧은근(대후두직근)** *Rectus captitus posterior major*	*중쇠뼈(C2)의 가시돌기*	아래 목덜미선 가쪽부분	머리를 같은 쪽 방향으로 회전	위 안쪽 경계
○ 6. **작은머리곧은근(소후두직근)** *Rectus capitus posterior minor*	C1의 뒤고리	아래 목덜미선의 중간부분		위안쪽에서 큰뒤머리곧은근까지

뒤통수밑부위의 신경혈관구조

○ 7. **큰뒤통수신경**(대후두신경, ***Greater occipital nerve, C2***): 아래머리빗근(하두사근)보다 아래쪽으로 나온 후 머리반가시근(두부반극근)을 관통하여 두피에 분포.

○ 8. **뒤통수동맥**(후두동맥, ***Occipital artery***): 위머리빗근(상두사근) 위가쪽으로 나옴.

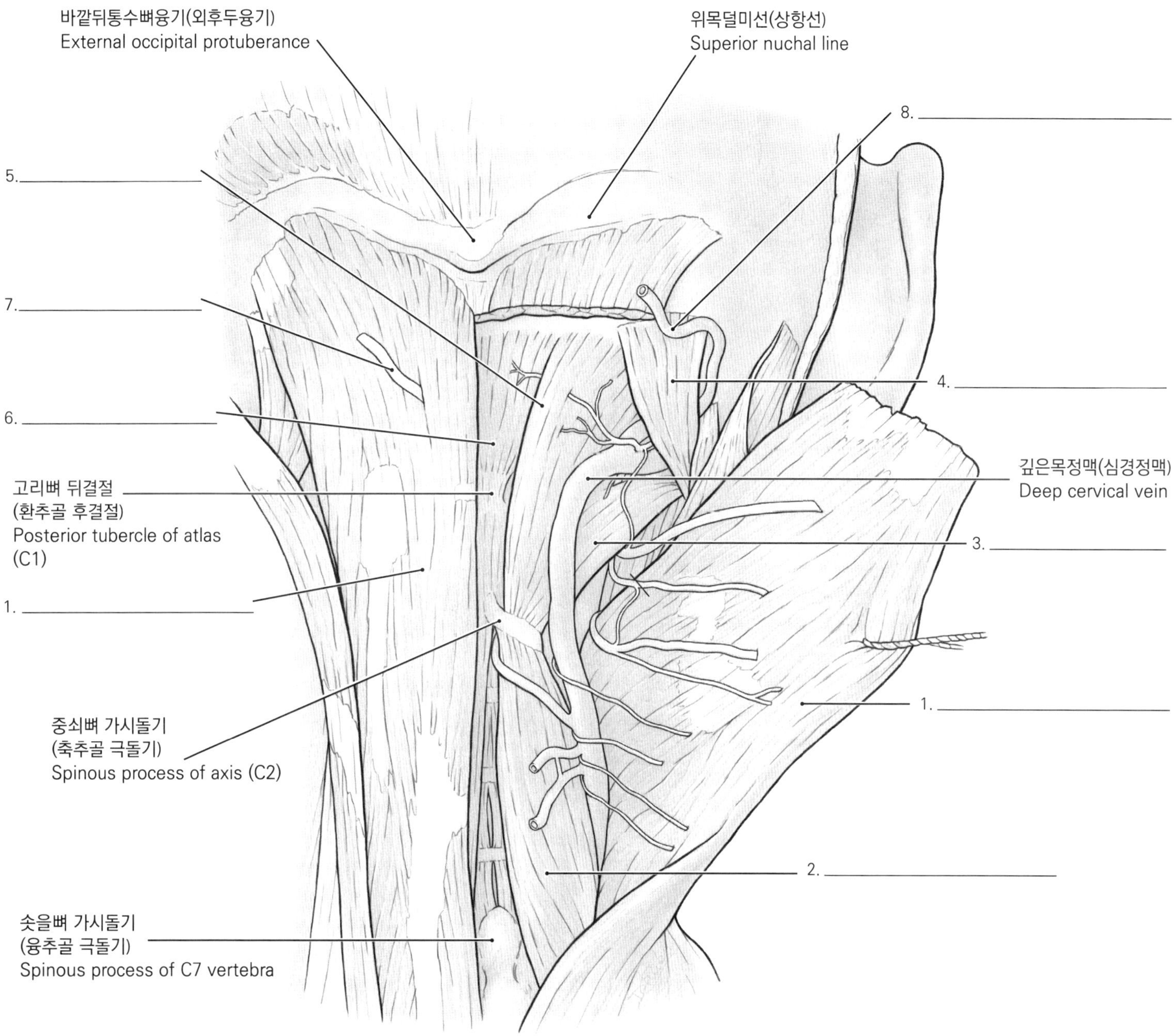
바깥뒤통수뼈융기(외후두융기)
External occipital protuberance
위목덜미선(상항선)
Superior nuchal line
8.
5.
7.
4.
6.
깊은목정맥(심경정맥)
Deep cervical vein
고리뼈 뒤결절
(환추골 후결절)
Posterior tubercle of atlas
(C1)
3.
1.
1.
중쇠뼈 가시돌기
(축추골 극돌기)
Spinous process of axis (C2)
2.
솟을뼈 가시돌기
(융추골 극돌기)
Spinous process of C7 vertebra

1.7 척수신경과 경질막주머니(경막낭) 하부 SPINAL NERVES AND INFERIOR END OF THE DURAL SAC

31쌍의 척수신경은 모두 척수에서 발생하여 척추사이구멍(추간공)을 통해 빠져나간다. 목부위의 척수신경은 다른부위의 척수신경 이름과 다른데, 목뼈(경추)는 7개이지만 목신경(경수)은 8개이기 때문이다. 처음 7개의 목신경은 그 출구 아래쪽 목뼈의 이름을 따서 명명되었다(예: ***C1*** **신경**은 ***C1*** **척추뼈** 위쪽으로 나옴). 그러나 8번째 목신경(***C8***)은 ***T1*** **척추뼈** 위에서 빠져나온다. 가슴신경, 허리신경, 엉치신경, 꼬리신경 등 이후에 나오는 나머지 모든 척추신경의 이름은 척추의 위쪽으로 빠져나온다(예: ***T1*** **신경**이 ***T1*** **척추뼈** 아래쪽으로 빠져나옴).

각각에 대해 서로 다른 색상을 사용하여 다음 각 항목을 색칠한다.

○ 1. 목신경(경수, ***Cervical***, **8개**)
○ 2. 가슴신경(흉수, ***Thoracic***, **12개**)
○ 3. 허리신경(요수, ***Lumbar***, **5개**)
○ 4. 엉치신경(천수, ***Sacral***, **5개**)
○ 5. 꼬리신경(미수, ***Coccygeal***, **1개**)

임상노트: 척추 및 척수의 발달
DEVELOPMENT OF THE VERTEBRAL COLUMN AND SPINAL CORD

발생하는 동안 척추와 관의 성장은 척수의 성장을 능가한다. 성인의 이 발달 현상에 대한 주요 해부학적 결과가 있다.

- 척수의 아래쪽 끝은 일반적으로 *L1*–L2 척추사이원반(추간판) 수준 근처에서 끝난다.
- 더 낮은 척추 신경의 뿌리는 척추관에서 상응하는 출구를 위해 척추사이구멍(추간공)에 도달하는 경로가 점점 더 길어진다.
- 척수신경뿌리는 척수 아래의 척추관 내에서 계속 이동하여 출구에 도달하여 *말총(마미, cauda equina)*을 형성한다.

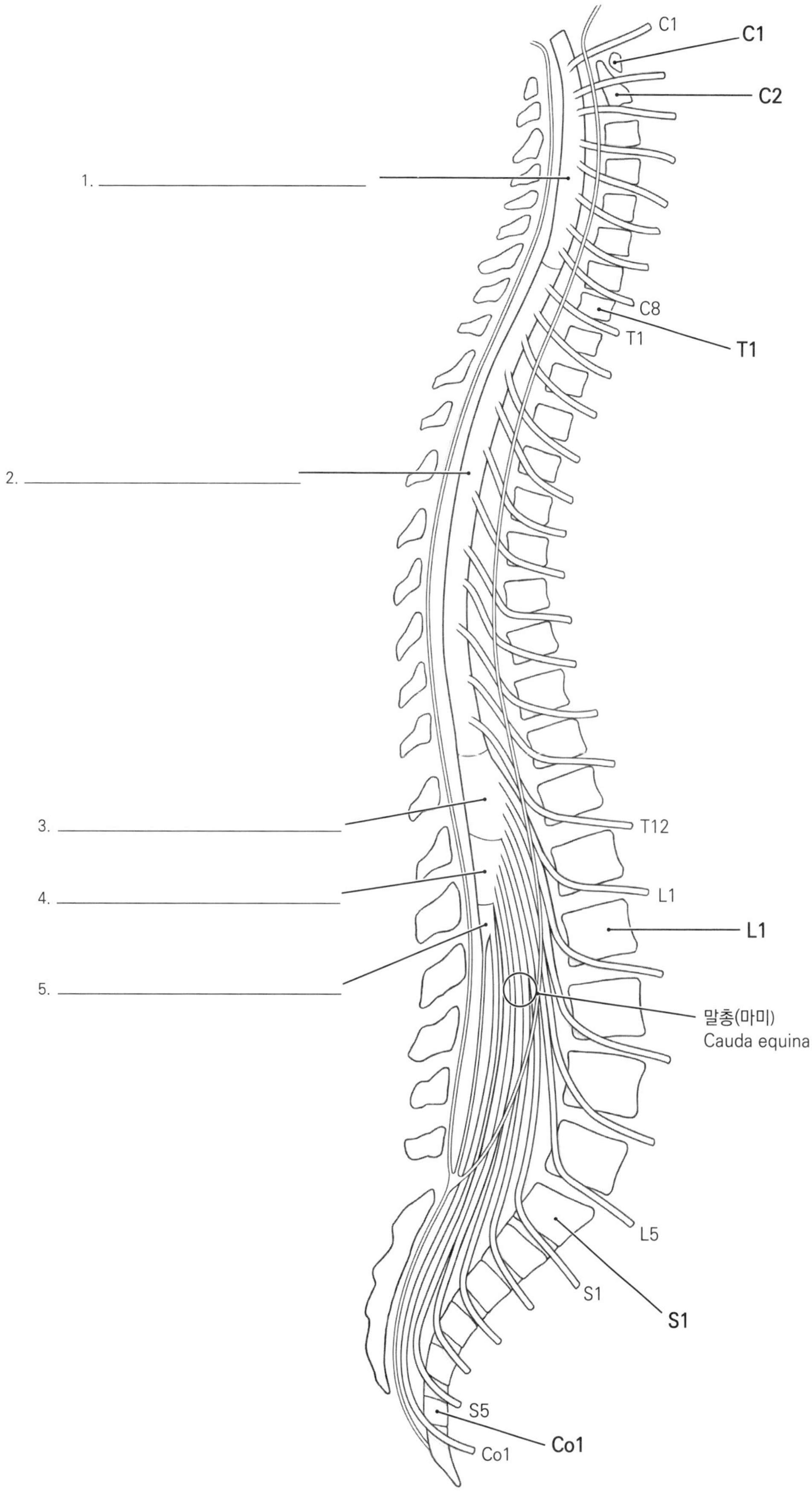
C1
C1
C2
1.
C8
T1
T1
2.
3.
T12
4.
L1
L1
5.
말총(마미)
Cauda equina
L5
S1
S1
S5
Co1
Co1

1.8 척수신경의 부분 PARTS OF THE SPINAL NERVE

척수의 가로단면을 보면 회색질은 H자형으로 형성되어 있다. H자형은 4개의 뿔, 즉 좌우의 뒤뿔(등쪽, ***posterior horn***)과 좌우의 앞뿔(배쪽, ***anterior horn***)로 세분화된다. 앞뿔은 운동 뉴런의 세포체로 구성되는 반면, 뒤뿔은 척수(등쪽 뿌리)신경절에 위치한 세포체로부터 감각 정보를 받는다.

척수신경의 각 부분에 대해 서로 다른 색상을 사용하여 다음 각 항목을 색칠한다.

○ 1. **앞뿌리와 잔뿌리**(***Anterior root and rootlets***): 운동섬유는 척수의 앞뿔에서 뿌리로 나오며, 잔뿌리들이 합쳐지면서 뿌리가 형성.

○ 2. **뒤쪽 뿌리와 잔뿌리**(***Posterior root and rootlets***): 감각섬유는 척수신경절에서 뻗어 나온 뿌리로부터 작은 뿌리로 척수의 뒤뿔로 들어감.

○ 3. **척수신경**(***Spinal nerve***): 넷째(IV) 구멍의 경질막소매(경막소매, ***dural sleeve***) 내에서 앞뿌리(전근) 및 뒤뿌리(후근)의 결합으로 형성되며 운동 섬유와 감각 섬유로 구성.

○ 4. **앞가지**(**전지**, ***Anterior ramus***): 척수신경의 두 가지 중 하나로 앞가지(전지, anterior rami)는 신체 구조의 대부분을 담당하며 신경총(신경망)을 형성할 수 있음. 대부분의 앞가지에는 이름이 지정됨.

○ 5. **뒤쪽 가지**(***Posterior ramus***): 척수신경의 두 가지 중 하나로 뒤가지(후지, posterior rami)는 진정한 등근육, 이 근육 위에 있는 피부 및 척추돌기관절(zygapophyseal joints)만을 공급하며 신경총 형성에는 참여하지 않음.

○ 6. **백색교통가지**(**백교통지**, ***White ramus communicans***): 척수신경에서 교감신경줄기(교감신경간, sympathetic trunk)까지 시냅스 이전 교감섬유를 전달하는 소통분지. 백색 가지 전달원에는 다른 섬유(내장 구심성)도 포함.

○ 7. **교감신경줄기**(**교감신경간**, ***Sympathetic trunk***): 척추의 길이를 연장시키는 한 쌍의 구조로 31쌍의 척수신경 모두에 연결되며 시냅스 이후 교감섬유 교감세포체를 포함하는 척추주위신경절과 신경절사이(신경절간)연결로 구성.

○ 8. **회색교통가지**(**회식교통지**, ***Gray ramus communicans***): 교감신경줄기(간)에서 척수신경까지 연접이후 교감섬유를 전달하는 소통분지.

○ 9. **갈비사이(늑간)신경**(***Intercostal nerve***): 이 신경은 앞가지(전지, anterior ramus)라는 신경의 한 예시.

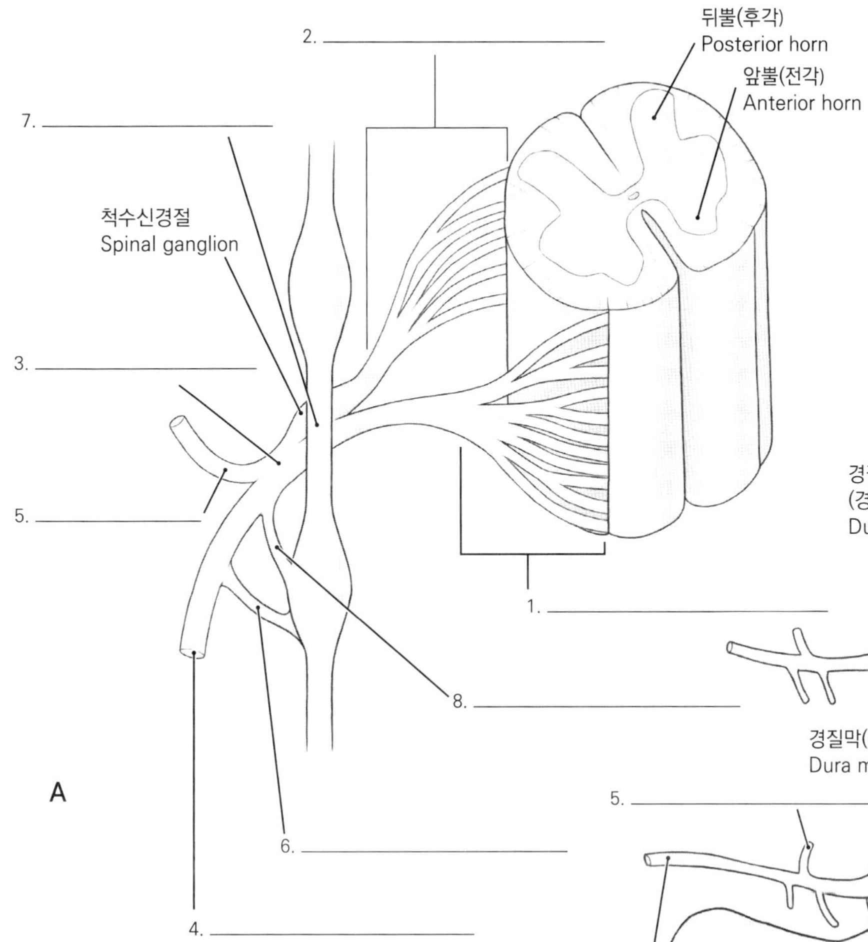
2.
뒤뿔(후각)
Posterior horn
앞뿔(전각)
Anterior horn
7.
척수신경절
Spinal ganglion
3.
5.
1.
8.
6.
4.
A

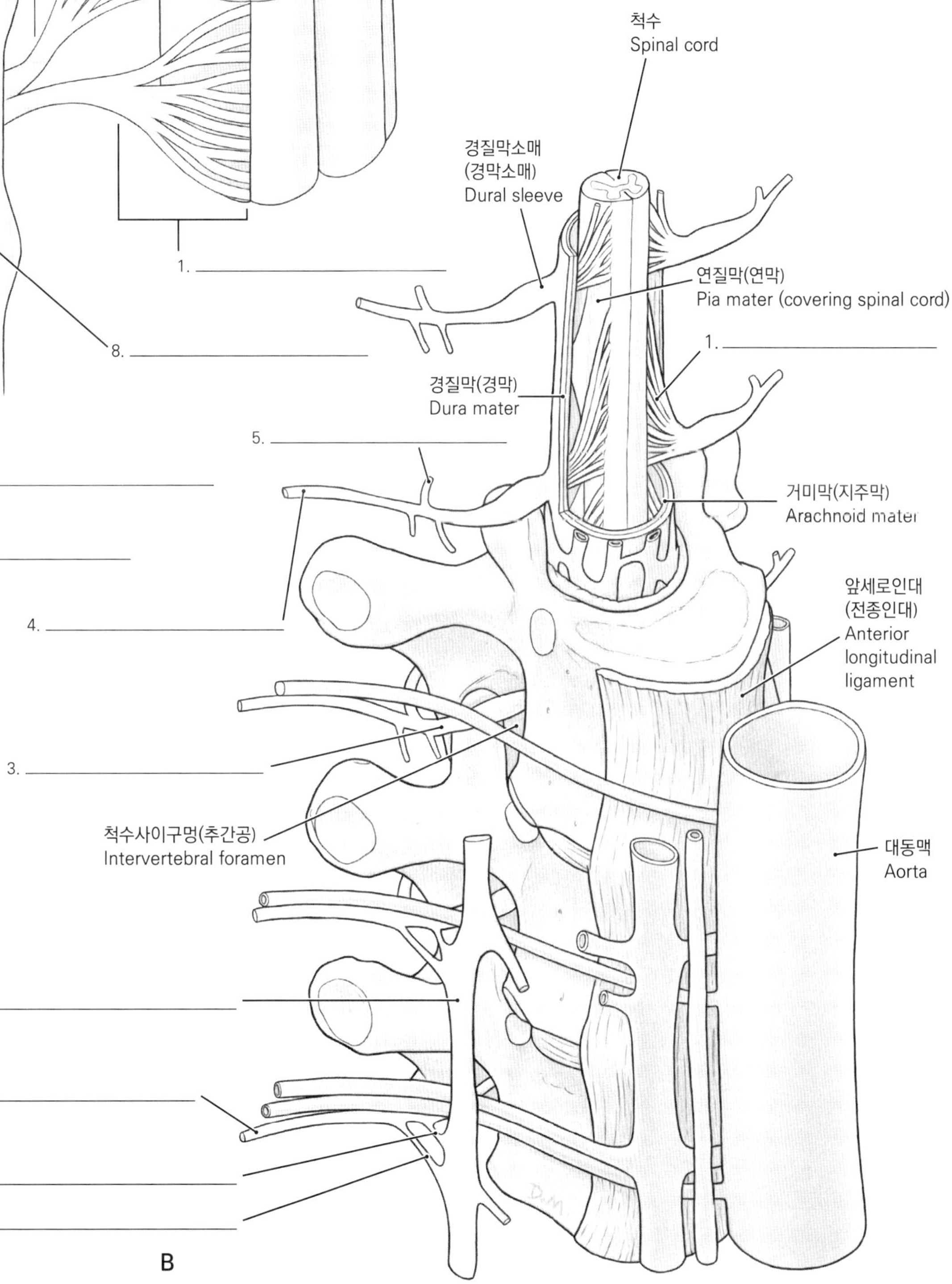
척수
Spinal cord
경질막소매
(경막소매)
Dural sleeve
연질막(연막)
Pia mater (covering spinal cord)
1.
경질막(경막)
Dura mater
5.
거미막(지주막)
Arachnoid mater
4.
앞세로인대
(전종인대)
Anterior
longitudinal
ligament
3.
척수사이구멍(추간공)
Intervertebral foramen
대동맥
Aorta
7.
9.
8.
6.
B

1.9 피부분절 DERMATOMES

특정 척수 수준에 의해 자극을 받는 피부 영역을 피부분절(dermatome)이라고 한다. 피부분절지도(dermatome map)는 특정 척수 수준에 의한 피부신경분포의 전형적인 패턴을 나타낸다. 척수신경은 앞쪽 머리와 얼굴에 감각신경 분포를 제공하지 않는다.

피부분절 지도 Dermatome Map

여러 피부분절에 라벨이 지정되어 있다. 표시되지 않은 피부분절의 경우, 피부분절 수준을 추가하도록 한다.

각 지역마다 다른 색상을 사용하여 다음 각 항목을 색칠한다.

- ○ 목(경추) 피부분절
- ○ 등(흉추) 피부분절
- ○ 허리(요추) 피부분절
- ○ 엉치(천골) 피부분절

임상노트: 피부분절 DERMATOME

피부분절(dermatome)은 신경 손상, 특히 신경 근병증 또는 신경근에 영향을 미치는 상태를 결정하는 데 임상적으로 유익하다. 압박된 신경(추간판 탈출증, 종양, 뼈 돌기 등)은 해당 신경에 해당하는 피부분절을 따라 통증, 무감각, 따끔거림 또는 쇠약을 유발할 수 있다. 피부분절은 일부 바이러스 감염 중에도 나타난다. 대상포진(대상포진)은 수두를 유발하는 수두-대상포진 바이러스가 뒤뿌리(후근) 신경절에 잠복상태로 재활성화되어 발생한다. 재활성화는 일반적으로 하나 또는 두 개의 인접한 피부분절을 따라 통증이 있거나 가렵거나 따끔거리는 발진을 일으킨다.

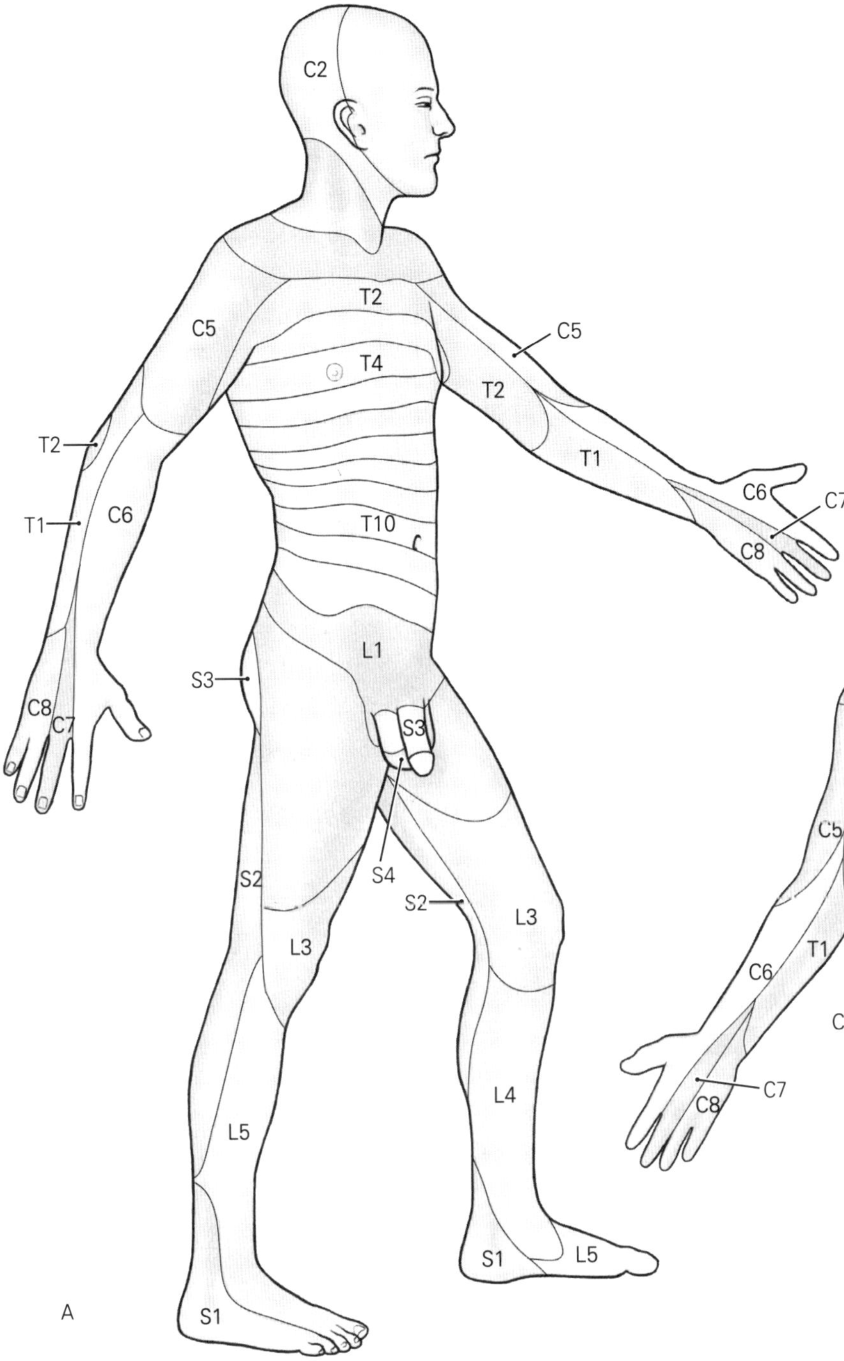
C2
T2
C5
C5
T4
T2
T2
T1
T1
C6
C6
C7
T10
C8
L1
S3
C8
C7
S3
S4
S2
S2
L3
L3
L4
L5
S1
L5
S1
A

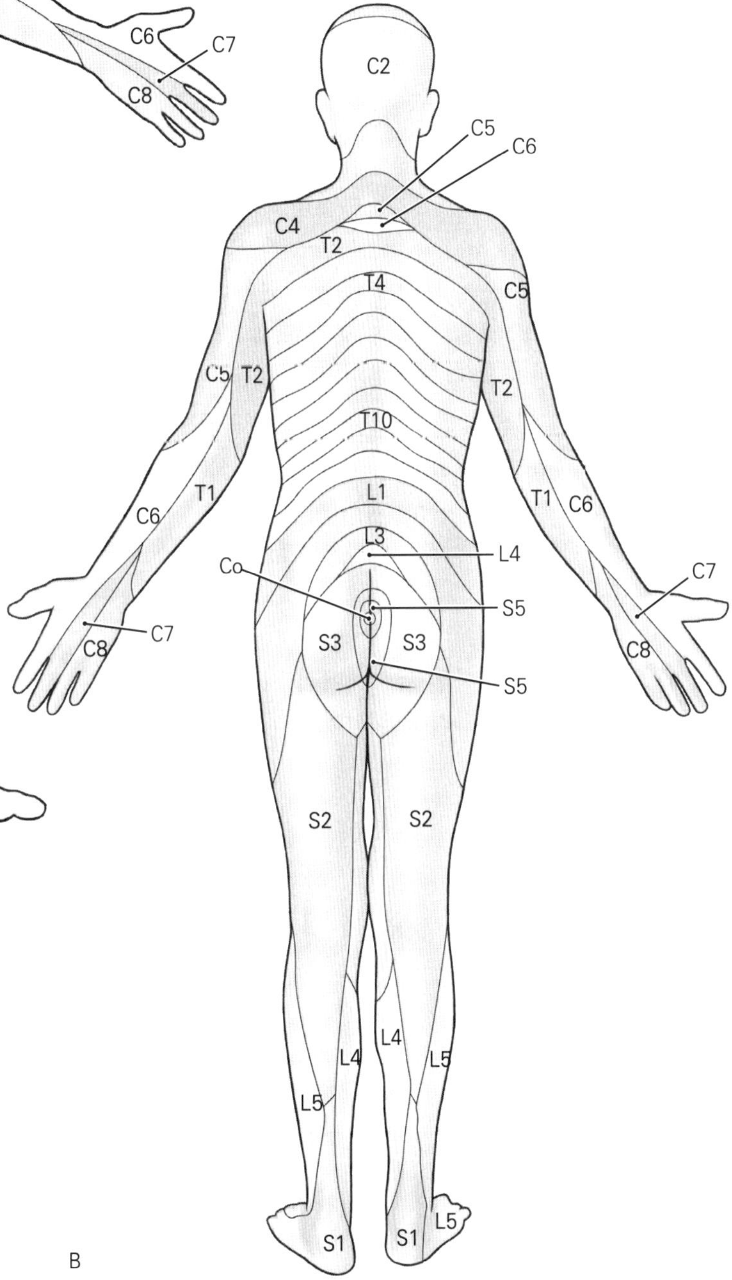
C2
C5
C6
C4
T2
T4
C5
C5
T2
T2
T10
L1
T1
C6
T1
C6
L3
L4
Co
C7
S5
C7
S3
S3
C8
C8
S5
S2
S2
L4
L4
L5
L5
L5
S1
S1
L5
B

1.10A 자율신경계의 부교감신경 PARASYMPATHETIC DIVISION OF THE AUTONOMIC NERVOUS SYSTEM

자율신경계(ANS)는 평활근, 심장근 및 분비선을 표적으로 하는 내장운동시스템으로도 알려져 있다. ANS는 교감신경과 부교감신경으로 나누어진다. ANS는 중추신경계에 위치한 시냅스 이전 신경과 말초신경계에 위치한 시냅스 이후 신경으로 구성된 2개의 뉴런 시스템이다.

부교감신경부 Parasympathetic Division

ANS의 부교감신경 부분은 표적 구조로의 분포가 제한된다. 부교감신경 분포는 가슴(흉부) 및 배(복부) 골반강의 내장과 함께 머리 내의 특정 구조에 분포된다. 발기 조직을 제외하고 부교감신경 분포는 체벽으로 이동하지 않으며 혼합 척수신경의 구성 요소도 아니다.

시냅스 이전 및 이후 시냅스에 대해 서로 다른 색상을 사용하여 ANS의 부교감신경 부문에 대한 다음 각 구성 요소(세포체 및 축삭)의 선을 추적한다.

- ○ **시냅스 이전 부교감신경의 세포체는** 뇌줄기(뇌간, ***brainstem***)와 S2에서 S4까지 엉치(천골)척수의 회색질(회백질)에 위치한다.
  - 뇌줄기(뇌간)에 위치한 뉴런의 축삭은 뇌신경(***CN III, VII, IX* 및 *X***)의 구성 요소로 나온다.
    - CN III, VII 및 IX의 이러한 섬유는 머리의 특정 신경절에 위치한 연접이후 세포체에서 시냅스를 형성한다.
      - CN III 섬유는 섬모신경절의 시냅스이다.
      - CN VII 섬유는 날개입천장신경절(익상구개신경절, ***pterygopalatine ganglia***)과 턱밑신경절(악하신경절, ***submandibular ganglia***)에서 시냅스를 형성한다.
      - CN IX 섬유는 귀신경절(이신경절, ***otic ganglion***)에서 시냅스를 형성한다.
    - CN X 섬유는 가슴(흉부) 및 배(복부)의 표적 기관 벽에 위치한 시냅스 이후 세포체에서 시냅스를 형성한다(왼쪽 잘록창자굽이[결장굴곡]까지의 위장관).
  - 엉치척수(천수)에 위치한 뉴런의 축삭은 골반 내장신경 내에서 빠져나오고, 골반의 표적 기관 벽과 원위 위장관(왼쪽 잘록창자굽이[결장굴곡]에서 먼쪽)에 위치한 시냅스 이후 세포체의 시냅스이다.
  - 시냅스 이전 부교감신경 축삭돌기는 시냅스 이후 부교감신경 세포체에서만 시냅스를 형성한다.
- ○ **시냅스 이후 부교감신경의 세포체**는 두 가지 영역에 위치한다.
  1. 표적 구조 근처에 위치한 머리의 특정 신경절(섬모체, 날개입천장[익상구개], 귀[이] 및 턱밑[악하]신경절)이다. 그들의 축삭은 CN V의 가지를 통해 목표 구조에 도달하기 위해 이동("히치하이킹")한다.
  2. 가슴(흉부) 및 배(복부)골반강의 표적 기관 벽 내에 위치한 벽내 신경절. 축삭돌기는 표적 기관의 벽 내에 남아 있으며 매우 짧다.

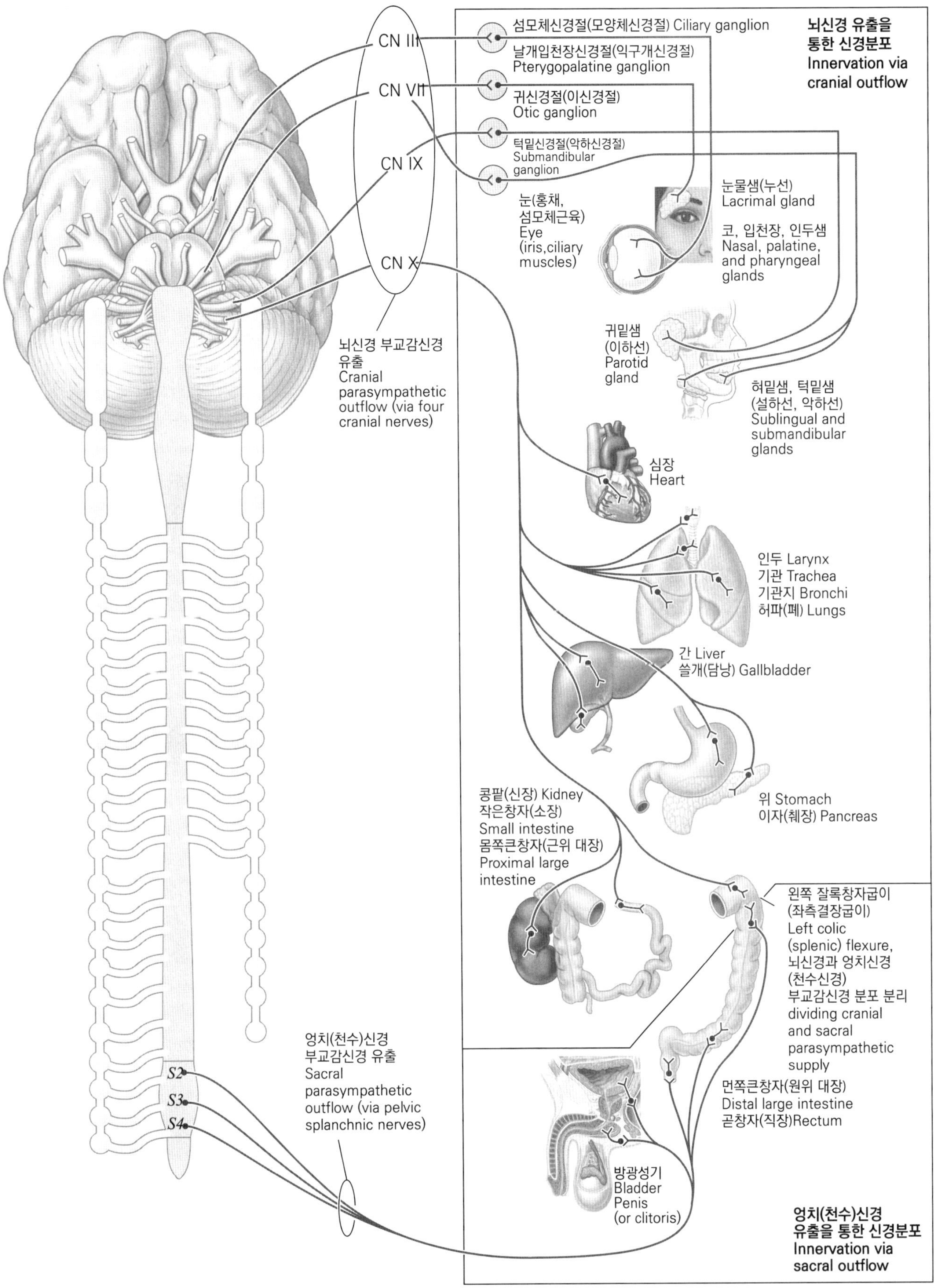
CN III
CN VII
CN IX
CN X
섬모체신경절(모양체신경절) Ciliary ganglion
날개입천장신경절(익구개신경절)
Pterygopalatine ganglion
귀신경절(이신경절)
Otic ganglion
턱밑신경절(악하신경절)
Submandibular ganglion
뇌신경 유출을 통한 신경분포
Innervation via cranial outflow
눈(홍채, 섬모체근육)
Eye (iris,ciliary muscles)
눈물샘(누선)
Lacrimal gland
코, 입천장, 인두샘
Nasal, palatine, and pharyngeal glands
뇌신경 부교감신경 유출
Cranial parasympathetic outflow (via four cranial nerves)
귀밑샘 (이하선)
Parotid gland
혀밑샘, 턱밑샘 (설하선, 악하선)
Sublingual and submandibular glands
심장
Heart
인두 Larynx
기관 Trachea
기관지 Bronchi
허파(폐) Lungs
간 Liver
쓸개(담낭) Gallbladder
위 Stomach
이자(췌장) Pancreas
콩팥(신장) Kidney
작은창자(소장)
Small intestine
몸쪽큰창자(근위 대장)
Proximal large intestine
왼쪽 잘록창자굽이 (좌측결장굽이)
Left colic (splenic) flexure, 뇌신경과 엉치신경 (천수신경) 부교감신경 분포 분리
dividing cranial and sacral parasympathetic supply
엉치(천수)신경 부교감신경 유출
Sacral parasympathetic outflow (via pelvic splanchnic nerves)
S2
S3
S4
먼쪽큰창자(원위 대장)
Distal large intestine
곧창자(직장)Rectum
방광성기
Bladder
Penis (or clitoris)
엉치(천수)신경 유출을 통한 신경분포
Innervation via sacral outflow

1.10B 자율신경계의 교감신경 SYMPATHETIC DIVISION OF THE AUTONOMIC NERVOUS SYSTEM

교감신경 Sympathetic Division

교감신경(sympathetic division)은 몸 전체에 널리 분포되어 있다는 점에서 부교감신경(parasympathetic division)과 다르다. 그러나 시냅스 이전 세포체는 척수의 한 영역(T1-L2)에만 위치한다. 신체의 모든 부위에 도달하기 위해 교감신경부분은 목표에 도달하기 위한 여러 경로를 포함한다. 지하철 노선도와 마찬가지로 최종 목적지가 어디에 있는지에 따라 필요한 경로가 달라진다.

시냅스 이전 및 이후 시냅스에 대해 서로 다른 색상을 사용하여 ANS 교감 부분의 다음 각 구성 요소(세포체 및 축삭)의 선을 추적한다.

○ **시냅스 이전 교감 뉴런의 세포체**는 ***T1-L2***까지 척수의 회색질(회백질)에 위치하여 중간측면 세포주라고 불리는 뉴런의 기둥을 형성한다.

- 시냅스 이전 교감신경세포의 축색돌기는 전근을 통해 척수에서 나와 잠시 척수신경으로 들어간 후 백색가지(백색지, ***WRC***)를 통해 교감신경간으로 나온다. WRC는 T1−L2 척수신경에서만 발생한다. 경로의 이 부분은 교감신경의 모든 표적에 대해 동일하다.
- 일단 교감신경줄기에 들어가면 시냅스 이전 교감신경 축삭은 세 가지 가능한 경로 중 하나를 택한다.
  1. 교감신경간으로 들어간 것과 동일한 수준에서 교감신경줄기 내 시냅스. 이는 표적이 동일한 높이의 체벽에 위치하거나 흉강 내에 위치하는 경우 발생한다.
  2. 더 높거나 낮은 수준의 교감신경 줄기 내 시냅스로 올라가거나 내려간다. 목표가 T1 위의 체벽(예: 상지 및 목)에 위치하거나 머리에 위치하는 경우 축삭은 교감신경 줄기에서 상승한다. 축삭은 표적이 하체벽이나 하지에 위치하는 경우 교감신경 몸통으로 하강한다.

(1)과 (2)를 통해 섬유는 31쌍의 척수신경 모두의 수준에 도달하여 시냅스 이후 뉴런과 시냅스를 이룬다.

  3. 시냅스 없이 교감신경간을 통과하여 배(복부)골반 내장신경을 형성하여 주로 배대동맥(복대동맥)의 주요 가지를 따라 위치한 척추앞신경절(척추전신경절, prevertebral ganglia)에 시냅스를 형성한다. 대상이 복부골반강 내에 위치한 경우 발생한다.

○ **시냅스 이후 교감 뉴런의 세포체**는 두 부위에 위치한다.

1. 교감신경의 척추주위신경절
   - 표적이 체벽(팔다리 포함)에 있는 경우 시냅스 이후 교감 신경 축삭은 회색가지 전달을 통해 교감신경 줄기에서 빠져나와 척수신경에 도달한다. 신경절후 교감신경 축삭은 앞쪽(전방) 및 뒤쪽(후방) 가지의 일부로 목표 구조로 이동한다. 회색교통가지(회색교통지)는 31개의 척수신경 쌍 전체로 확장된다.
   - 표적이 흉강(심장, 폐, 식도) 내에 위치하는 경우 시냅스 이후 교감신경 축삭은 심장허파(심폐)내장신경을 통해 교감신경 줄기를 빠져나간다.
   - 표적이 머리 내에 위치하는 경우, 축삭은 머리(두부) 동맥 가지를 통해 교감신경줄기에서 나와 동맥을 따라 머리의 표적 구조로 이동한다.
2. 대상이 복부골반강에 위치하는 경우 척추앞신경절(척추전신경절, 배[복강], 대동맥, 위창자간막[상장간막], 아래창자간막[하장간막] 및 골반 신경절):
   - 이 신경절에 대한 시냅스 이전 교감신경 축삭은 시냅스 없이 교감신경줄기를 통과한다.
   - 그들은 척추 전 신경절 내에서 시냅스를 형성한다.
   - 시냅스 이후 교감신경 축삭은 척추전 신경절에서 나와 동맥을 따라 이동하거나 복부와 골반의 표적 구조에 신경총을 형성한다.

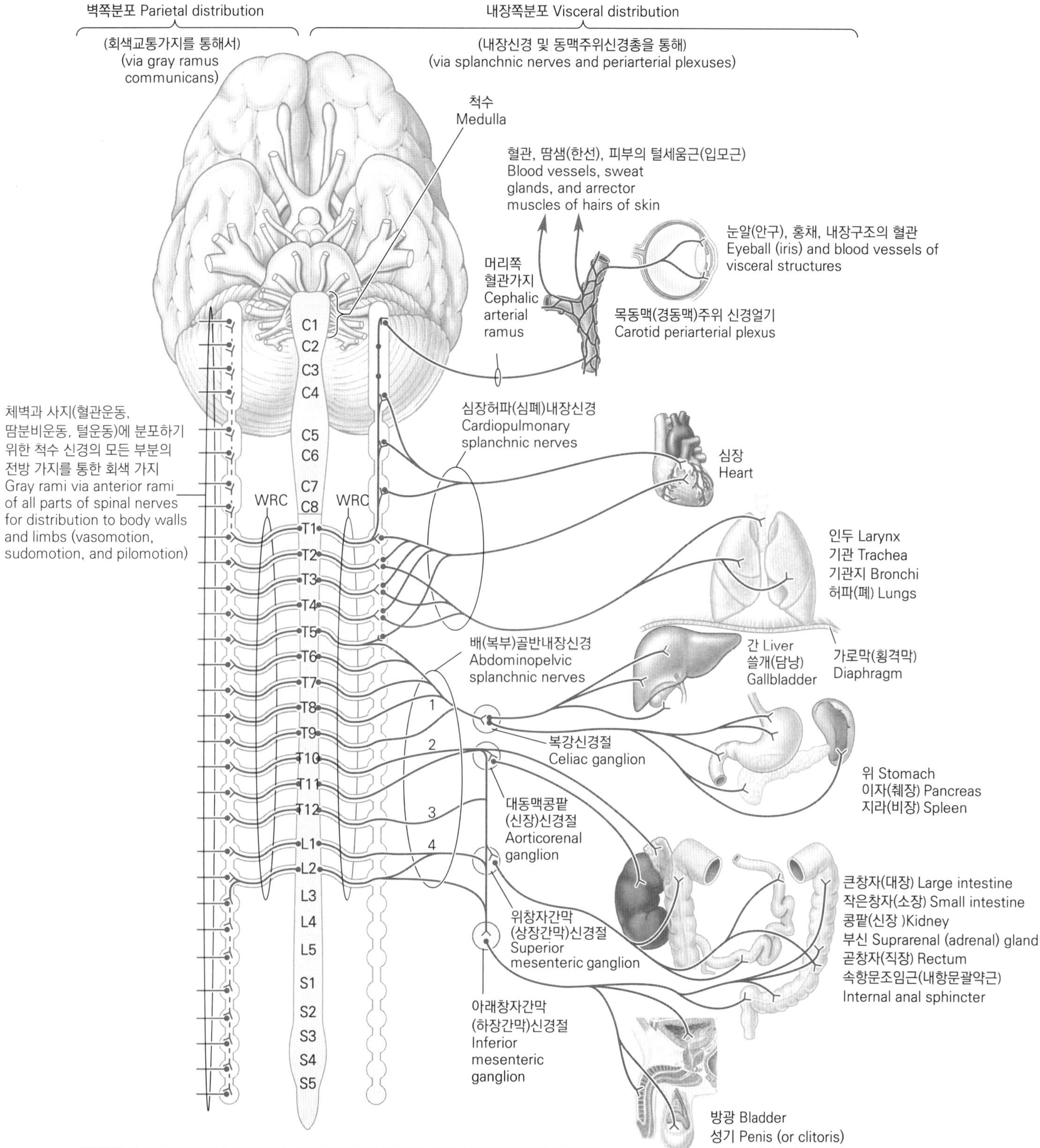

교감신경섬유 Sympathetic fibers

백색교통가지
WRC White rami communicantes

1 = 큰(대)내장신경 Greater splanchnic nerve
2 = 작은(소)내장신경 Lesser splanchnic nerve
3 = 맨아래(최하)내장신경 Least splanchnic nerve
4 = 허리(요)내장신경 Lumbar splanchnic nerves

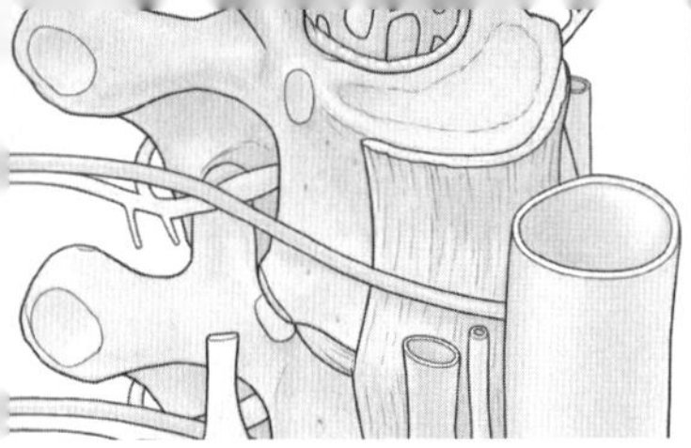

제2장

팔(상지) Upper Limb

2.1 팔뼈(상지골)의 앞면 ANTERIOR ASPECT OF UPPER LIMB OSTEOLOGY

팔(상지)는 어깨, 팔, 팔뚝 및 손의 네 가지 주요 영역으로 구성된다.

각각에 대해 서로 다른 색상을 사용하여 다음 각 항목을 색칠한다.

팔(상지, upper limb)과 가슴벽(흉벽, thoracic wall) 사이의 유일한 직접 관절은 빗장뼈(쇄골, *clavicle*)의 안쪽끝(내측단)과 복장뼈(흉골, *sternum*) 사이이다. 빗장뼈(쇄골)는 어깨뼈(견갑골, *scapula*)와 옆쪽(측면)으로 연결된다. 어깨뼈(견갑골)는 가슴벽(흉벽)의 뒤가쪽(후외측)면에 있는 삼각형의 편평한 뼈이다. 해부학적 위치에서 안쪽모서리(내측연, *medial border*)는 척추와 평행한 반면, 가쪽모서리(외측연, *lateral border*)는 겨드랑이를 향해 가쪽(외측)방향으로 이어진다.

○ 1. **봉우리(견봉, *Acromion*)**: 어깨의 끝부분을 형성하며 빗장뼈(쇄골)의 가쪽끝(외측단)과 연결되는 전방 돌출부.

○ 2. **부리돌기(오훼돌기, *Coracoid process*)**: 앞가쪽(전외측)으로 돌출된 부리 모양의 돌기.

○ 3. **어깨밑오목(견갑하와, *Subscapular fossa*)**: 큰 앞쪽(전방) 함몰.

위팔뼈(상완골, *humerus*)는 팔(상지)의 가장 큰 뼈이다. 위팔뼈(상완골)는 어깨뼈(견갑골)와 몸쪽(근위부)으로 연결되어 어깨관절(견관절, shoulder joint)을 형성한다. 먼쪽(원위부)에서는 위팔뼈(상완골)가 노뼈(요골, *radius*) 및 자뼈(척골, *ulna*)와 연결되어 팔꿈치관절(주관절, elbow joint)을 형성한다.

○ 4. **큰결절(대결절, *Greater tubercle*)**: 위팔뼈(상완골) 외과목(외과경, *surgical neck*) 위쪽의 옆쪽(측면) 돌기.

○ 5. **작은결절(소결절, *Lesser tubercle*)**: 위팔뼈(상완골) 외과목(외과경, surgical neck) 위쪽의 앞쪽(전방) 돌기.

○ 6. **결절사이고랑(결절간구, *Intertubercular groove*)**: 위팔두갈래근(상완이두근, biceps brachii) 긴갈래(장두)의 힘줄이 위치한 큰결절(대결절)과 작은결절(소결절)을 분리하는 함몰.

○ 7. **세모근거친면(삼각근조면, *Deltoid tuberosity*)**: 어깨세모근(삼각근, deltoid)의 부착을 위해 위팔뼈(상완골) 축을 따라 옆쪽(측면)으로 돌출된 부분.

○ 8. **가쪽위관절융기(외측상과, *Lateral epicondyle*)**: 먼쪽 가쪽 끝(원위 외측 말단).

○ 9. **안쪽위관절융기(내측상과, *Medial epicondyle*)**: 먼쪽 안쪽 끝(원위 내측 말단).

○ 10. **작은머리(소두, *Capitulum*)**: 노뼈(요골)의 머리와 연결되는 아래 표면.

○ 11. **도르래(활차, *Trochlea*)**: 자뼈(척골)의 도르래패임(활차절흔, **trochlear notch**)과 연결되는 실패(spool) 모양의 표면.

○ 12. **갈고리오목(구돌와, *Coronoid fossa*)**: 팔꿈치의 완전한 굽힘(굴곡, flexion)시 자뼈(척골)의 갈고리돌기(구상돌기, coronoid process)가 닿는 앞쪽(전방) 함몰.

자뼈(척골)는 안쪽(내측)에 위치하고 노뼈(요골)보다 길며 아래팔(전완, forearm)의 안정화 뼈이다. 자뼈(척골)는 손목관절에 참여하지 않는다.

○ 13. **갈고리돌기(구상돌기, *Coronoid process*)**: 위팔뼈(상완골)와 연결되는 몸쪽(근위) 앞쪽(전방) 돌출부.

노뼈(요골)는 아래팔(전완, forearm) 가쪽(측면)의 짧은 뼈이다.

○ 14. **노뼈머리(요골두, *Head of the radius*)**: 위팔뼈(상완골)의 작은머리(소두)와 연결되는 노뼈(요골)의 몸쪽부위(근위부).

○ 15. **노뼈거친면(요골조면, *Tuberosity of the radius*)**: 위팔두갈래근(상완이두근) 힘줄의 부착을 위해 노뼈(요골)의 목 끝쪽(말단)에 있는 안쪽(내측)의 타원형 돌출부.

○ 16. **노뼈의 붓돌기(요골의 경상돌기, *Styloid process of the radius*)**: 먼쪽(원위), 가쪽(측면) 끝.

손목은 4개씩 2줄로 배열된 8개의 손목뼈(수근골, *carpal bones*)로 구성되어 있다. 손목뼈(수근골)의 먼쪽줄(원위열)은 5개의 손허리뼈(중수골, *metacarpal bones*)와 관절을 이룬다. 손허리뼈(중수골)의 끝쪽(말단부)은 5개의 첫마디 손가락뼈(기절골, *proximal phalanges*)와 관절을 이룬다. 또한 2~5번째 손가락뼈(지골)는 중간마디뼈(중지골, *middle phalanx*)와 끝마디뼈(지절골, *distal phalanx*)가 있는 반면, 첫째손가락(엄지손가락)은 끝마디뼈(지절골)만 있다.

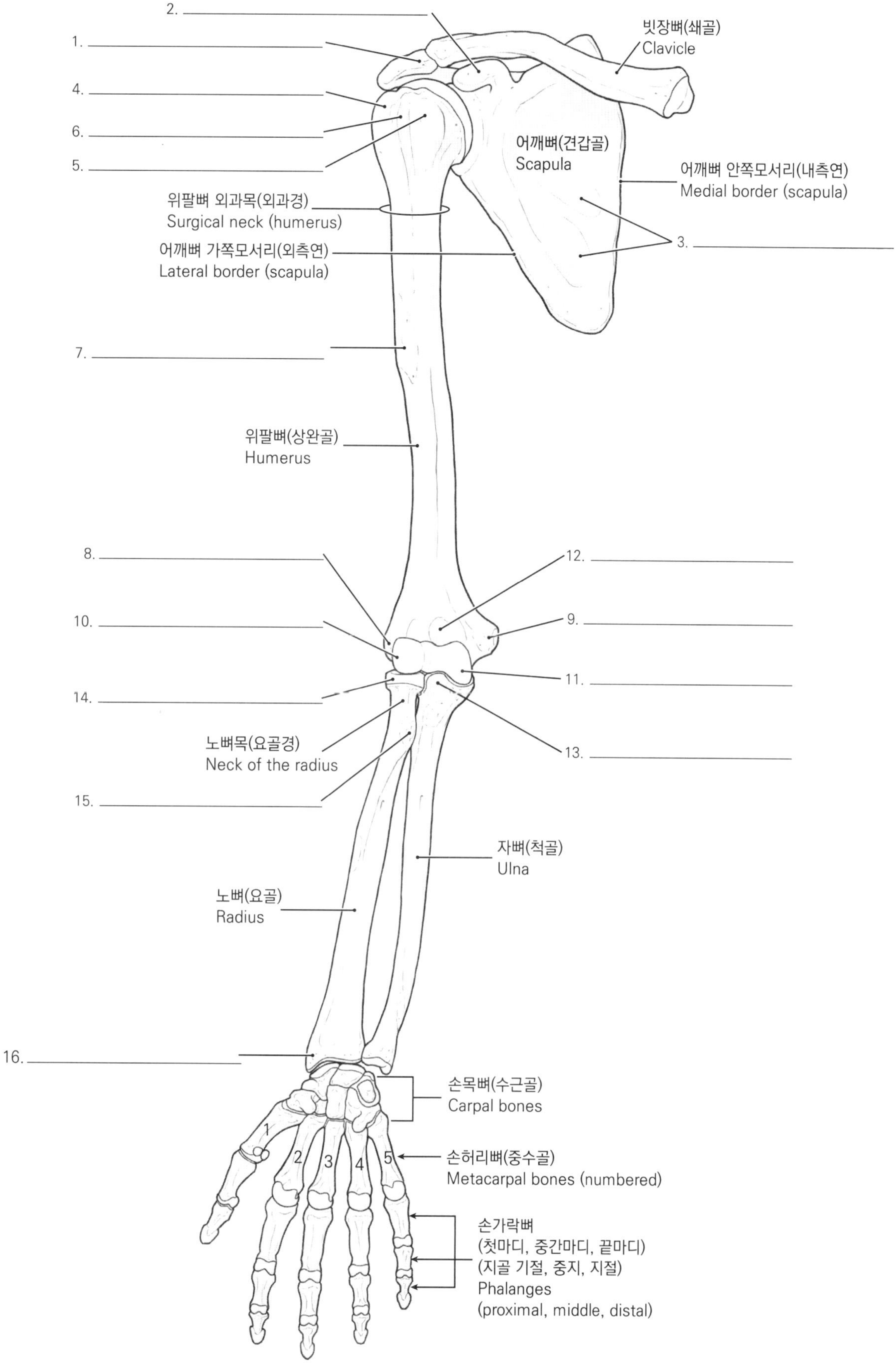
2.
1.
4.
6.
5.
빗장뼈(쇄골)
Clavicle
어깨뼈(견갑골)
Scapula
어깨뼈 안쪽모서리(내측연)
Medial border (scapula)
위팔뼈 외과목(외과경)
Surgical neck (humerus)
3.
어깨뼈 가쪽모서리(외측연)
Lateral border (scapula)
7.
위팔뼈(상완골)
Humerus
8.
12.
10.
9.
11.
14.
13.
노뼈목(요골경)
Neck of the radius
15.
자뼈(척골)
Ulna
노뼈(요골)
Radius
16.
손목뼈(수근골)
Carpal bones
1
2
3
4
5
손허리뼈(중수골)
Metacarpal bones (numbered)
손가락뼈
(첫마디, 중간마디, 끝마디)
(지골 기절, 중지, 지절)
Phalanges
(proximal, middle, distal)

2.2 팔뼈(상지골)의 뒷면 OSTEOLOGY OF POSTERIOR ASPECT OF UPPER LIMB

팔뼈의 뒤쪽 가쪽(후방 측면)은 위팔뼈(상지골)의 추가적인 주요 특징을 드러낸다.

각각에 대해 서로 다른 색상을 사용하여 다음 각 항목을 색칠한다.

어깨뼈(견갑골) Scapula

위각(상각, ***Superior angle***): 어깨뼈(견갑골) 안쪽모서리(내측연)의 위쪽(상방)

아래각(하각, ***Inferior angle***): 어깨뼈(견갑골) 안쪽모서리(내측연)의 아래쪽(하방)

○ 1. **어깨뼈가시**(견갑골극, ***Spine of scapula***): 봉우리(견봉, ***acromion***)를 형성하기 위해 가쪽면(측면)으로 계속되는 돌출된 뼈 능선. 봉우리(견봉)는 봉우리빗장관절(견봉쇄골관절, ***acromioclavicular joint***)에서 빗장뼈(쇄골)과 관절을 이룸.

○ 2. **가시위오목**(극상와, ***Supraspinous fossa***): 어깨뼈가시 위쪽(견갑극 상부)의 작은 함몰.

○ 3. **가시아래오목**(극하와, ***Infraspinous fossa***): 어깨뼈가시 아래쪽(견갑극 하부)의 큰 함몰부.

위팔뼈(상완골) Humerus

○ 4. **위팔뼈머리**(상완골두, ***Head of humerus***): 어깨뼈(견갑골)의 관절오목(관절와)과 연결되는 구형의 위팔뼈(상완골) 몸쪽부위(근위)부.

○ 5. **해부목**(해부경, ***Anatomic neck***): 머리(상완골두)를 둘러싸며 큰결절(대결절)과 작은결절(소결절)로부터 머리를 분리하는 홈.

○ 6. **노신경고랑**(요골신경구, ***Radial groove***): 노신경(요골신경)과 깊은위팔동맥(상완심부동맥, profunda brachii artery)이 위치하는 뒤쪽부위(후부)를 따라 비스듬하게 함몰된 부분.

○ 7. **안쪽관절융기위능선**(내측상과상릉, ***Medial supraepicondylar ridge***): 안쪽위관절융기(내측상과, ***medial epicondyle***) 보다 위쪽에 있는 축의 먼쪽 안쪽(원위 내측) 팽대부.

○ 8. **가쪽관절융기위능선**(외측상과상릉, ***Lateral supraepicondylar ridge***): 가쪽위관절융기(외측상과, ***lateral epicondyle***) 보다 위쪽에 있는 축의 먼쪽 가쪽(원위 측면) 팽대부.

자뼈(척골) Ulna

○ 9. **팔꿈치머리**(주두, ***Olecranon***): 팔꿈치의 몸쪽(근위부)에서 돌출되어 완전 폄(신전, extension) 시 위팔뼈(상완골)의 팔꿈치오목(주두와, olecranon fossa)과 연결됨.

노뼈(요골) Radius

노뼈머리(요골머리, ***Head of radius***)

노뼈의 붓돌기(노요골의 경상돌기, ***Styloid process of radius***)

손목뼈(수근골, ***Carpal bones***)

손허리뼈(중수골, ***metacarpal bones***)의 번호 매기기는 엄지손가락(해부학적 위치에서 가장 가쪽[측]면 뼈)에서 다시 시작된다. 손가락뼈(지골, ***phalanges***)의 배열은 앞쪽에서 본 것과 동일하게 유지된다.

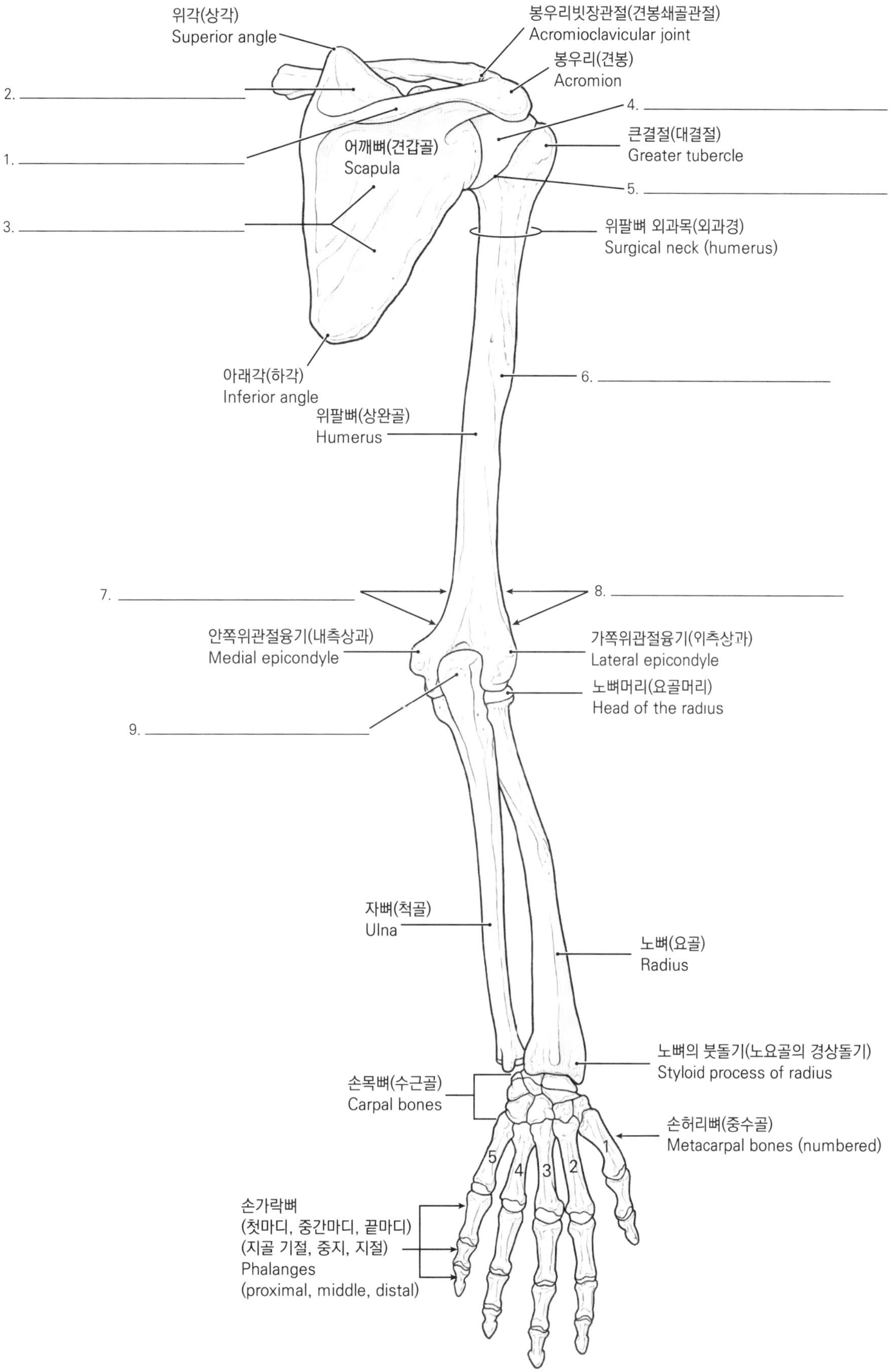
위각(상각)
Superior angle
봉우리빗장관절(견봉쇄골관절)
Acromioclavicular joint
봉우리(견봉)
Acromion
2.
1.
4.
어깨뼈(견갑골)
Scapula
큰결절(대결절)
Greater tubercle
5.
3.
위팔뼈 외과목(외과경)
Surgical neck (humerus)
아래각(하각)
Inferior angle
6.
위팔뼈(상완골)
Humerus
7.
8.
안쪽위관절융기(내측상과)
Medial epicondyle
가쪽위관절융기(외측상과)
Lateral epicondyle
노뼈머리(요골머리)
Head of the radius
9.
자뼈(척골)
Ulna
노뼈(요골)
Radius
노뼈의 붓돌기(노요골의 경상돌기)
Styloid process of radius
손목뼈(수근골)
Carpal bones
손허리뼈(중수골)
Metacarpal bones (numbered)
1
2
3
4
5
손가락뼈
(첫마디, 중간마디, 끝마디)
(지골 기절, 중지, 지절)
Phalanges
(proximal, middle, distal)

2.3 가슴 부위 PECTORAL REGION

가슴부위의 근육, 즉 앞쪽 축-사지근육이 가슴이음구조(흉곽대, pectoral girdle)를 움직인다. 이 근육에는 더 큰 큰가슴근(대흉근, pectoralis major)과 앞톱니근(전거근, serratus anterior) 및 두 개의 깊고 작은 근육인 작은가슴근(소흉근, pectoralis minor)과 빗장밑근(쇄골하근, subclavius)이 포함된다(2.6절의 그림 참조). 넓은목근(활경근, ***platysma***)은 피부에 삽입될 때 빗장뼈(쇄골)와 큰가슴근(대흉근)의 최상부 섬유 위에 넓게 놓인다.

각각에 대해 서로 다른 색상을 사용하여 다음 각 항목을 색칠한다.

앞쪽 축-사지근육

근육	이는곳(기시점)	닿는곳(정지부)	신경지배	작용
○ 1. **큰가슴근 빗장갈래 (대흉근 쇄골두)** *Clavicular head of pectoralis major*	**빗장뼈(쇄골)** 안쪽 절반	위팔뼈(상완골) 결절사이고랑(결절간구) 가쪽선(외측순)	가쪽 및 안쪽가슴근신경(외측 및 내측흉근신경)(C5, **C6**, **C7**, **C8**, T1)	위팔뼈(상완골) 모음(내전) 및 안쪽돌림(회내); 어깨뼈(견갑골) 앞쪽(전방) 및 아래쪽(하방) 당김
○ 2. **큰가슴근 복장갈비갈래 (대흉근 흉늑골두)** *Sternocostal head of pectoralis major*	복장뼈(흉골), 위쪽 여섯 개의 갈비뼈연골(늑연골), 배바깥빗근(외복사근, external oblique)의 널힘줄(건막)			
○ 3. **앞톱니근(전거근)** *Serratus anterior*	갈비뼈(늑골) 1~8번 가쪽(외측)	어깨뼈 안쪽모서리(상완골 내측연)	긴가슴신경(장흉신경)(C5, **C6**, **C7**)	어깨뼈(견갑골)를 내밀고 흉벽에 고정; 회전

어깨세모근(삼각근, deltoid)은 어깨뼈(견갑골)에서 위팔뼈(상완골)로 이어지는 6개의 어깨위팔(견갑상완)근육 중 가장 표면에 있다.

어깨세모근(삼각근)

근육	이는곳(기시점)	닿는곳(정지부)	신경지배	작용
○ 4. **어깨세모근(삼각근)** *Deltoid*	빗장뼈(쇄골) 가쪽 ⅓, 봉우리(견봉), 어깨뼈가시(견갑극)	위팔뼈(상완골)의 세모근거친면(삼각근조면)	겨드랑신경(액와신경) (**C5**, C6)	• 앞쪽(빗장[쇄골])부분: 팔 굽힘(굴곡), 안쪽돌림(회내) • 중간(봉우리[견봉]부분 • 팔 벌림(외전) 뒤(가시)부분: 팔 폄(신전), 가쪽돌림(회외)

각각에 대해 서로 다른 색상을 사용하여 다음 각 항목을 색칠한다.

○ 5. **가슴근막(흉근근막, *Pectoral fascia*)**: 큰가슴근(대흉근)을 지나 옆으로 겨드랑근막(액와근막, axillary fascia)이 됨.

○ 6. **노쪽피부정맥(요골측피부정맥, *Cephalic vein*)**: 어깨세모근(삼각근)과 큰가슴근(대흉근) 사이를 지나 빗장아래삼각(쇄골흉삼각, ***clavipectoral triangle***)으로 들어가 겨드랑정맥(액와정맥)과 합류.

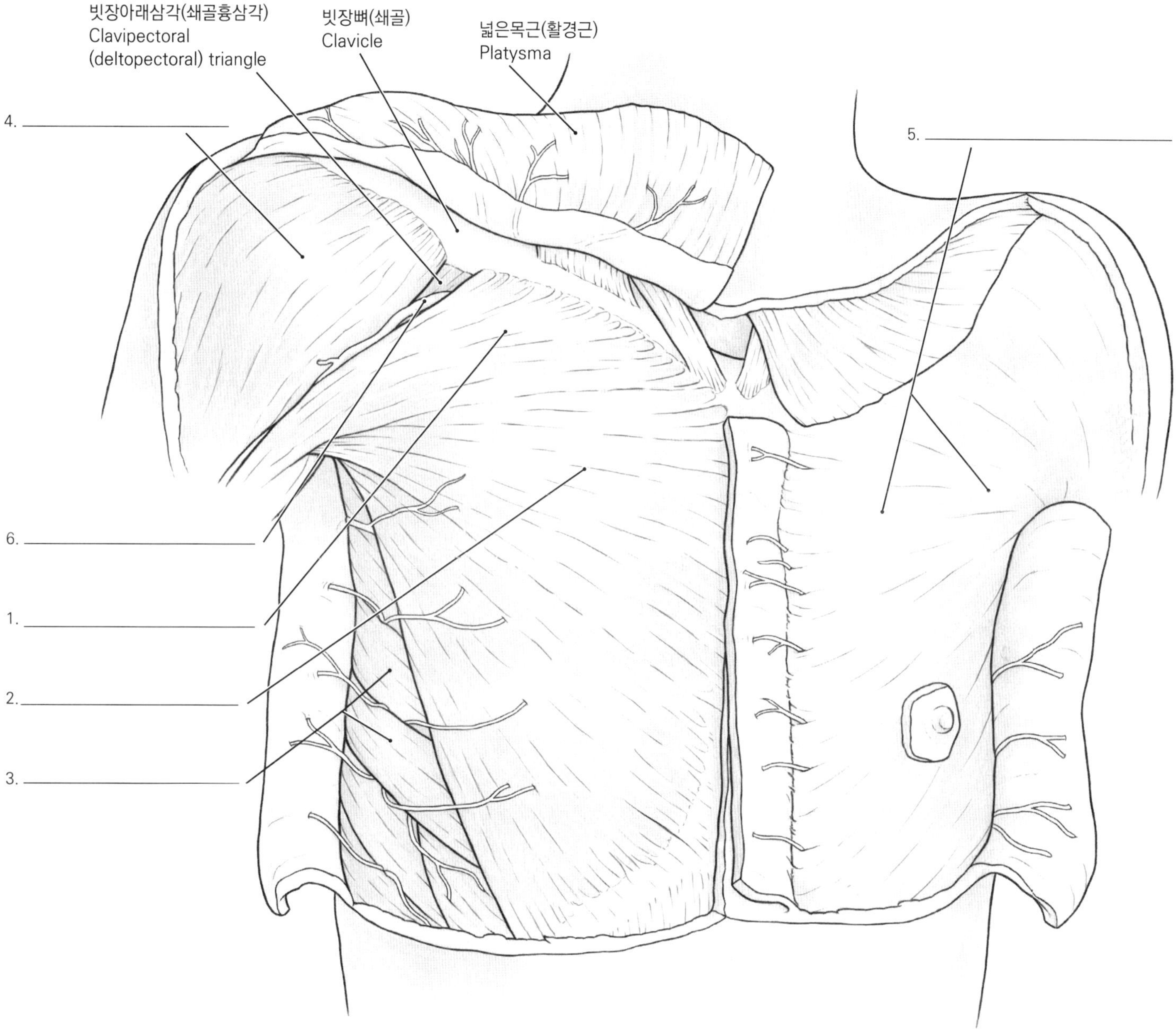
빗장아래삼각(쇄골흉삼각)
Clavipectoral
(deltopectoral) triangle
빗장뼈(쇄골)
Clavicle
넓은목근(활경근)
Platysma
4.
5.
6.
1.
2.
3.

2.4 겨드랑이의 벽과 내부 WALLS AND CONTENTS OF AXILLA

겨드랑이(액와, axilla)는 일반적으로 "겨드랑이(armpit)"라고 하는 위팔어깨(상완와)관절 아래의 공간이다. 겨드랑이(액와)는 위팔(상지) 대부분의 신경혈관 구조를 위한 통로를 제공한다. 이 이미지에서는 겨드랑이(액와)의 기저부(피부 및 피하 조직)를 제거하여 겨드랑이 벽을 보여준다. 겨드랑이(액와)의 정점인 목겨드랑관(경추액와관, cervico-axillary canal)은 이 이미지에 표시되지 않는다. 목겨드랑관은 첫 번째 갈비뼈(늑골), 빗장뼈(쇄골), 어깨뼈(견갑골) 위쪽 가장자리의 뼈 랜드마크에 의해 형성된다.

각각에 대해 서로 다른 색상을 사용하여 다음 각 항목을 색칠한다.

겨드랑이(액와)의 벽(Walls of Axilla)	
벽	**구조**
앞쪽(Anterior)	○ 1. **큰가슴근(대흉근, *Pectoralis major*)** ○ 2. **작은가슴근(소흉근, *Pectoralis minor*)**
뒤쪽(Posterior)	○ 3. **어깨밑근(견갑하근, *Subscapularis*)** ○ 4. **넓은등근(광배근, *Latissimus dorsi*)** ○ 5. **큰원근(대원근, *Teres major*)**
안쪽(Medial)	○ 6. **앞톱니근(전거근, *Serratus anterior*)**
가쪽(Lateral)	위팔뼈(상완골)의 결절사이고랑(결절간구). 이 이미지에서는 다음에 의해 숨겨짐: ○ 7. **위팔두갈래근 짧은갈래(상완이두근 단두, *Biceps brachii, short head*)** ○ 8. **부리위팔근(오훼완근, *Coracobrachialis*)**

○ 9. **겨드랑이집(액와초, *Axillary sheath*)**: 겨드랑정맥(액와정맥, axillary vein), 겨드랑동맥(액와동맥, axillary artery), 팔신경얼기(상완신경총, brachial plexus)의 구성 요소를 포함하는 겨드랑이의 신경혈관구조를 둘러쌈.

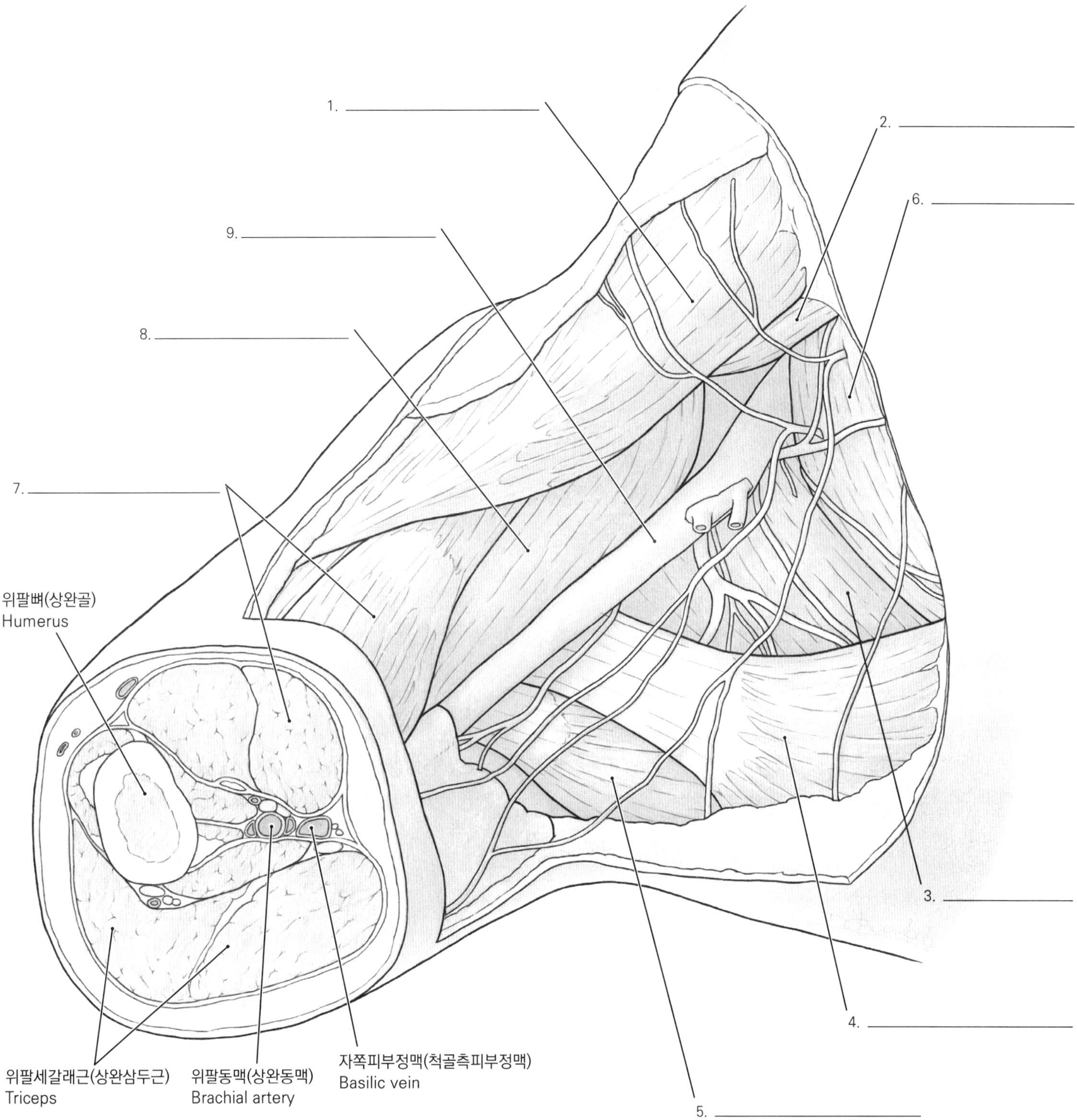
1. ______
2. ______
6. ______
9. ______
8. ______
7. ______
위팔뼈(상완골)
Humerus
3. ______
4. ______
5. ______
위팔세갈래근(상완삼두근)
Triceps
위팔동맥(상완동맥)
Brachial artery
자쪽피부정맥(척골측피부정맥)
Basilic vein

2.5 위팔신경얼기(상완신경총) BRACHIAL PLEXUS

위팔신경얼기(상완신경총, brachial plexus)는 목에서 시작하여 겨드랑이(액와)를 통과하는 대부분의 팔(상지) 신경을 발생시킨다. 위팔신경얼기(상완신경총)는 척수신경 C5-T1의 앞가지로 구성된다. 이 5개의 가지가 합쳐지고 나누어진 뒤 특정한 패턴으로 다시 결합되고 나누어져서 말단가지가 생긴다.

각각에 대해 서로 다른 색상을 사용하여 다음 각 항목을 색칠한다.

○ 1. **뿌리**(근, ***Roots***): ***C5, C6, C7, C8, T1*** 의 앞가지로 구성

빗장뼈(쇄골) 위에서 위팔신경얼기(상완신경총)의 뿌리는 특정 패턴으로 결합하여 세 개의 줄기를 형성함:

○ 2. **위줄기**(상간, ***Superior trunk***): C5와 C6의 앞가지(전지)가 결합된 형태.

○ 3. **중간줄기**(중간, ***Middle trunk***): C7의 앞가지의 연속으로부터 형성된 형태.

○ 4. **아래줄기**(하간, ***Inferior trunk***): C8과 T1의 앞가지가 결합된 형태.

빗장뼈(쇄골) 바로 아래에서 세 개의 몸통이 각각 다음과 같이 나뉨:

○ 5. **앞갈래**(전분지, ***Anterior divisions***): 위줄기(상간), 중간줄기(중간), 아래줄기(하간)에서 각각 하나의 앞갈래 씩 총 3개의 앞갈래.

○ 6. **뒤갈래**(후분지, ***Posterior divisions***):위줄기(상간), 중간줄기(중간), 아래줄기(하간)에서 각각 하나의 뒤갈래 씩 총 3개의 뒤갈래.

6개의 분할은 특정 패턴으로 결합되어 세 개의 다발(cord) 형성:

○ 7. **가쪽다발**(외측신경속, ***Lateral cord***): 위줄기(상간)몸통과 중간줄기(중간)의 앞부분이 합쳐져 형성됨.

○ 8. **안쪽다발**(내측신경속, ***Medial cord***): 아래줄기(하간)의 앞부분이 연속되어 형성됨.

○ 9. **뒤다발**(후삭, ***Posterior cord***): 세 개의 뒤갈래(후분지)가 모두 결합되어 형성됨.

세 개의 다발(속)은 말단가지를 발생시킴.

• 가쪽다발(외측신경속, lateral cord)에서:

○ 10. **근육피부신경**(근피신경, ***Musculocutaneous nerve***)

○ 11. **정중신경 가쪽뿌리**(외측신경근, ***Lateral root of median nerve***)

• 안쪽다발(내측신경속, medial cord)에서:

○ 12. **자신경**(척골신경, ***Ulnar nerve***)

○ 13. **정중신경의 안쪽뿌리**(내측신경근, ***Medial root of median nerve***)

○ 14. **정중신경**(***Median nerve***): 가쪽뿌리(외측신경근)와 안쪽뿌리(내측신경근)에서 각각 형성.

• 뒤다발(후삭, posterior cord)에서:

○ 15. **겨드랑신경**(액와신경, ***Axillary nerve***)

○ 16. **노신경**(요골신경, ***Radial nerve***)

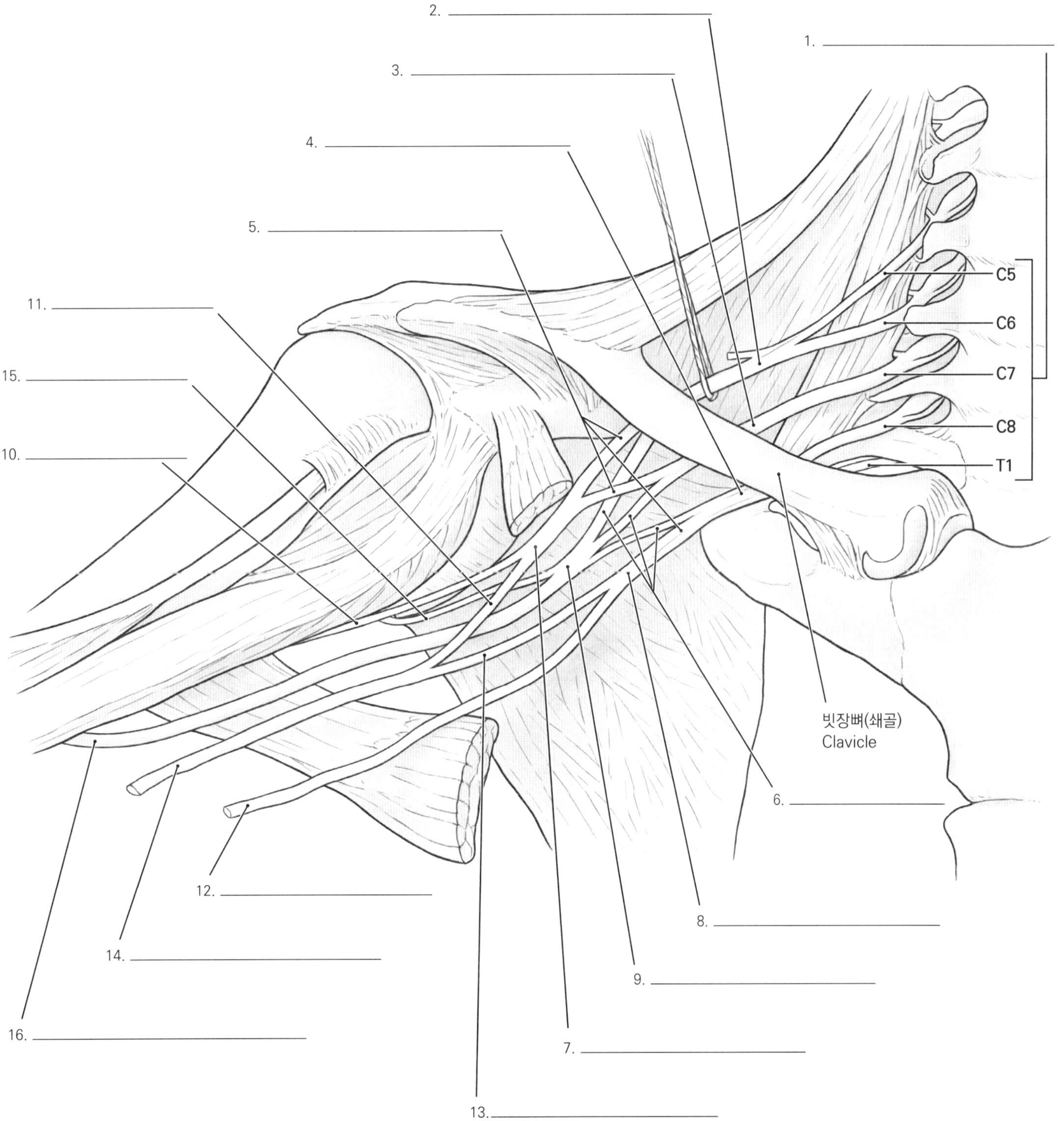
1.
2.
3.
4.
5.
C5
C6
C7
C8
T1
11.
15.
10.
빗장뼈(쇄골)
Clavicle
6.
12.
8.
14.
9.
16.
7.
13.

2.6 겨드랑이, 깊은층 절개 I AXILLA, DEEP DISSECTION I

이 이미지에서는 겨드랑이(액와) 덮개를 제거하여 겨드랑이의 내용물(겨드랑정맥, 겨드랑동맥 및 그 가지, 위팔신경얼기[상완신경총]의 거의 모든 가지)을 보여준다. 겨드랑동맥(액와동맥)에서 위팔신경얼기(상완신경총)의 말단가지를 높이기 위해 작은 막대가 삽입되었다. 정중신경의 안쪽뿌리(내측신경근)과 가쪽뿌리(외측신경근) 사이의 추가 연결이 있는 이 이미지에서 볼 수 있듯이 위팔신경얼기(상완신경총)의 일반적인 분지 패턴의 변형이 종종 발생한다.

큰가슴근(대흉근)이 대부분 제거되거나 반사되면서 남은 두 개의 앞쪽 축-사지근육이 보인다.

각각에 대해 서로 다른 색상을 사용하여 다음 각 항목을 색칠한다.

추가적인 앞쪽 축-사지 근육

근육	이는곳(기시점)	닿는곳(정지부)	신경지배	작용
○ 1. **작은가슴근(소흉근)** *Pectoralis minor*	3~5번째 갈비뼈(늑골) 근처 갈비연골(늑연골)	어깨뼈(견갑골) 부리돌기(오훼돌기)	안쪽가슴근신경(내측흉근신경, Medial pectoral nerve) (C8, T1)	가슴벽(흉벽)에 어깨뼈(견갑골)를 아래쪽과 앞쪽으로 당겨서 정화시킴
○ 2. **빗장밑근(쇄골하근)** *Subclavius*	첫 번째 갈비뼈(늑골) 근처 갈비연골(늑연골)	빗장뼈(쇄골)의 중간 1/3	빗장밑신경(쇄골하신경, Nerve to subclavius) (C5, C6)	빗장뼈(쇄골)를 고정하고 내림

겨드랑이(액와)의 신경혈관구조 Neurovasculature of the Axilla

○ 3. **겨드랑정맥(액와정맥, *Axillary vein*)**: 겨드랑이에서 겨드랑동맥보다 앞쪽에 있고 그 다음 팔의 겨드랑동맥 안쪽에 위치함.

○ 4. **겨드랑동맥(액와동맥, *Axillary artery*)**: 작은가슴근(소흉근)은 겨드랑동맥을 세 부분으로 나누는데 첫 번째 부분은 작은가슴근(소흉근)의 몸쪽(근위부), 두 번째 부분은 뒤쪽(후방), 세 번째 부분은 먼쪽(원위). 겨드랑동맥(액와동맥)의 두 번째 부분은 두 개의 가지를 생성.

○ 5. **가슴봉우리동맥(흉견봉동맥, *Thoraco-acromial artery*)**: 작은가슴근(소흉근) 힘줄의 바로 안쪽(내측)에서 나오는 작은 줄기로 어깨세모근(삼각근), 봉우리 (견봉), 빗장뼈(쇄골) 및 가슴근동맥(흉근동맥, pectoral arterie)으로 분지.

○ 6. **가쪽가슴동맥(외측흉동맥, *Lateral thoracic artery*)**: 긴가슴신경(장흉신경, *long thoracic nerve*)과 함께 앞톱니근(전거근)의 바깥쪽(외측면)을 따라 내려옴.

겨드랑동맥(액와동맥)의 첫 번째와 세 번째 부분은 각각의 1번과 3번 가지와 함께 2.7절의 그림에 나와 있다.

○ 7. **위팔신경얼기(상완신경총)**의 가쪽다발(외측신경속)은 겨드랑동맥(액와동맥)의 가쪽(외측)에 위치하며 다음을 생성한다:

○ 8. **가쪽가슴근신경(외측흉근신경, *Lateral pectoral nerve*)** (*C5, C6, C7*): 작은가슴근(소흉근) 힘줄 몸쪽(근위)에 있는 가쪽다발(외측신경속)의 가쪽분지이며 큰가슴근(대흉근)에 공급.

○ 9. **근육피부신경(근피신경, *Musculocutaneous nerve*)** (*C5-C7*): 부리위팔근(오훼완근)과 팔 앞쪽 구획의 다른 근육에 공급하기 위해 관통하는 말단 분지.

○ 10. **정중신경의 가쪽뿌리(외측신경근)**(*C5-C7*): 정중신경을 형성하는 두 가지 구성 요소 중 하나.

○ 11. **팔신경얼기(상완신경총, *Brachial plexus*)**의 안쪽다발(내측신경삭)은 겨드랑동맥(액와동맥)의 안쪽(내측)에 위치하며 다음을 생성:

○ 12. **안쪽가슴근신경(내측흉근신경, *Medial pectoral nerve*)**(*C8-T1*): 작은가슴근(소흉근)까지 깊은 안쪽다발(내측신경삭)의 곁가지(측지), 작은가슴근(소흉근)을 관통하여 큰가슴근(대흉근)에 도달하여 두 근육에 신경 분포를 공급.

○ 13. **아래팔(전완)의 안쪽위팔피부신경(내측상완피신경, *Medial cutaneous nerve of forearm*)**(*C8-T1*): 안쪽다발(내측신경삭)의 곁가지로 자신경(척골신경)과 함께 겨드랑동맥(액와동맥) 안쪽(내측)으로 이동.

○ 14. **자신경(척골신경, *Ulnar nerve*)**(*C8-T1*): 겨드랑동맥(액와동맥) 안쪽(내측)으로 이동하는 말단가지.

○ 15. **정중신경의 안쪽뿌리(내측근, *Medial root of median nerve*)**(*C8-T1*): 정중신경의 가쪽뿌리(외측근)와 결합하여 정중신경을 형성.

○ 16. **정중신경(*Median nerve*)**(*C6-T1*): 안쪽 및 가쪽다발(내측 및 외측신경속)의 뿌리에서 형성되며 겨드랑동맥(액와)과 함께 이동.

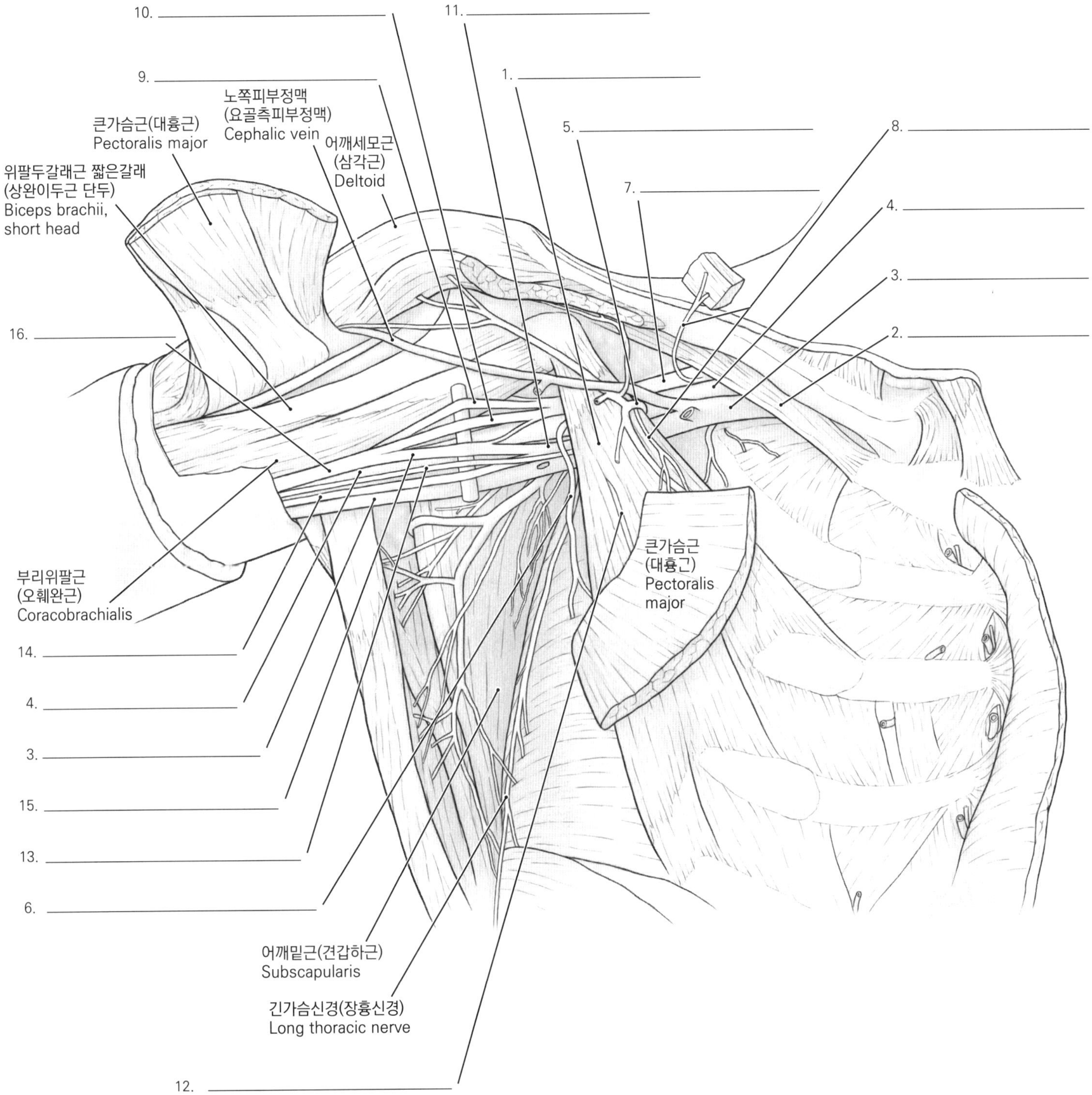
10.
11.
9.
1.
노쪽피부정맥
(요골측피부정맥)
Cephalic vein
큰가슴근(대흉근)
Pectoralis major
5.
8.
어깨세모근
(삼각근)
Deltoid
위팔두갈래근 짧은갈래
(상완이두근 단두)
Biceps brachii,
short head
7.
4.
3.
2.
16.
큰가슴근
(대흉근)
Pectoralis
major
부리위팔근
(오훼완근)
Coracobrachialis
14.
4.
3.
15.
13.
6.
어깨밑근(견갑하근)
Subscapularis
긴가슴신경(장흉신경)
Long thoracic nerve
12.

2.7 겨드랑이, 깊은층 절개 II AXILLA, DEEP DISSECTION II

큰가슴근(대흉근)이 제거되어 반영되었다. 이제 작은가슴근(소흉근)과 겨드랑정맥(액와정맥)이 제거되고 가쪽 및 안쪽다발(외측 및 내측신경속)과 그 가지가 끈으로 후퇴되어 겨드랑동맥(액와동맥)의 첫 번째와 세 번째 부분과 뒤다발(후속)이 보인다.

각각에 대해 서로 다른 색상을 사용하여 다음 각 항목을 색칠한다.

- ❍ 1. **겨드랑동맥**(**액와동맥**, ***Axillary artery***)
- ❍ 2. **위가슴동맥**(**상흉동맥**, ***Superior thoracic artery***): 빗장밑근(쇄골근) 바로 아래의 겨드랑동맥(액와동맥)의 첫 번째 부분에서 발생하는 유일한 가지.
- ❍ 3. **어깨밑동맥**(**견갑하동맥**, ***Subscapular artery***)은 겨드랑동맥(액와동맥)의 세 번째 부분에서 발생하는 세 가지 중 하나. 어깨밑근(견갑하근, ***subscapularis***)의 가쪽(측면) 경계를 따라 내려와 두 개의 가지로 끝남.
  - ❍ 4. **어깨휘돌이동맥**(**견갑회선동맥**, ***Circumflex scapular artery***): 어깨밑근(견갑하근)과 큰원근(대원근) 사이의 어깨뼈 가쪽테두리(견갑골 외측연)를 중심으로 뒤쪽으로 회전.
  - ❍ 5. **가슴등동맥**(**흉배동맥**, ***Thoracodorsal artery***): 어깨뼈 아래각(견갑골 하각)을 향해 아래로 지나가고 가슴등(흉배)신경을 따라 이동.
- ❍ 6. **앞위팔휘돌이동맥**(**전상완회선동맥**, ***Anterior circumflex humeral artery***): 외과목(외과경)을 둘러싸기 위해 측면으로 통과하는 겨드랑동맥의 세 번째 부분에서 나온 작은 가지로 뒤위팔휘돌이동맥(후상완회선동맥)과 문합.
- ❍ 7. **뒤위팔휘돌이동맥**(**후상완회선동맥**, ***Posterior circumflex humeral artery***): 앞위팔휘돌이동맥(전상완회선동맥) 근처에서 발생하지만 일반적으로 직경이 더 크고 겨드랑신경(액와신경)과 함께 사각형 공간을 통해 안쪽(내측)으로 통과.
- ❍ 8. **긴가슴신경**(**장흉신경**, ***Long thoracic nerve***): C5, C6, C7의 앞가지에서 시작; 가쪽가슴동맥(외측흉동맥, lateral thoracic artery)과 함께 앞톱니근(전거근, ***serratus anterior***)의 표층으로 내려옴.
- ❍ 9. **위팔신경얼기**(**상완신경총**)의 뒤다발은 겨드랑동맥 뒤쪽에 위치하며 다음을 발생시킴:
  - ❍ 10. **위어깨밑신경**(**상부견갑하신경**, ***Upper subscapular nerve***)(***C5***): 어깨밑근(견갑하근)의 윗부분을 공급하기 위해 뒤쪽으로 지나는 곁가지.
  - ❍ 11. **가슴등신경**(**흉배신경**, ***Thoracodorsal nerve***)(***C6, C7, C8***): 위아래어깨밑신경(상하견갑하신경) 사이에서 발생하여 가슴등동맥(흉배동맥)과 함께 아래측으로 통과하여 넓은등근(광배근)을 공급하는 곁가지.
- ❍ 12. **아래어깨밑신경**(**하부견갑하신경**, ***Lower subscapular nerve***)(**C6**): 어깨밑근(견갑하근)과 큰원근(대원근)의 아래 부분을 공급하기 위해 아래로 가쪽(외측)으로 지나가는 곁가지.
  - ❍ 13. **겨드랑신경**(**액와신경**, ***Axillary nerve***)(***C5, C6***): 어깨세모근(삼각근)과 작은원근(소원근)에 혈액을 공급하는 뒤위팔휘돌이동맥(후상완회선동맥)과 함께 사각형 공간을 통해 뒤쪽으로 나가는 말단가지.
  - ❍ 14. **노신경**(**요골신경**, ***Radial nerve***)(***C5-T1***): 겨드랑동맥(액와동맥) 뒤쪽으로 이동하는 더 큰 말단가지.

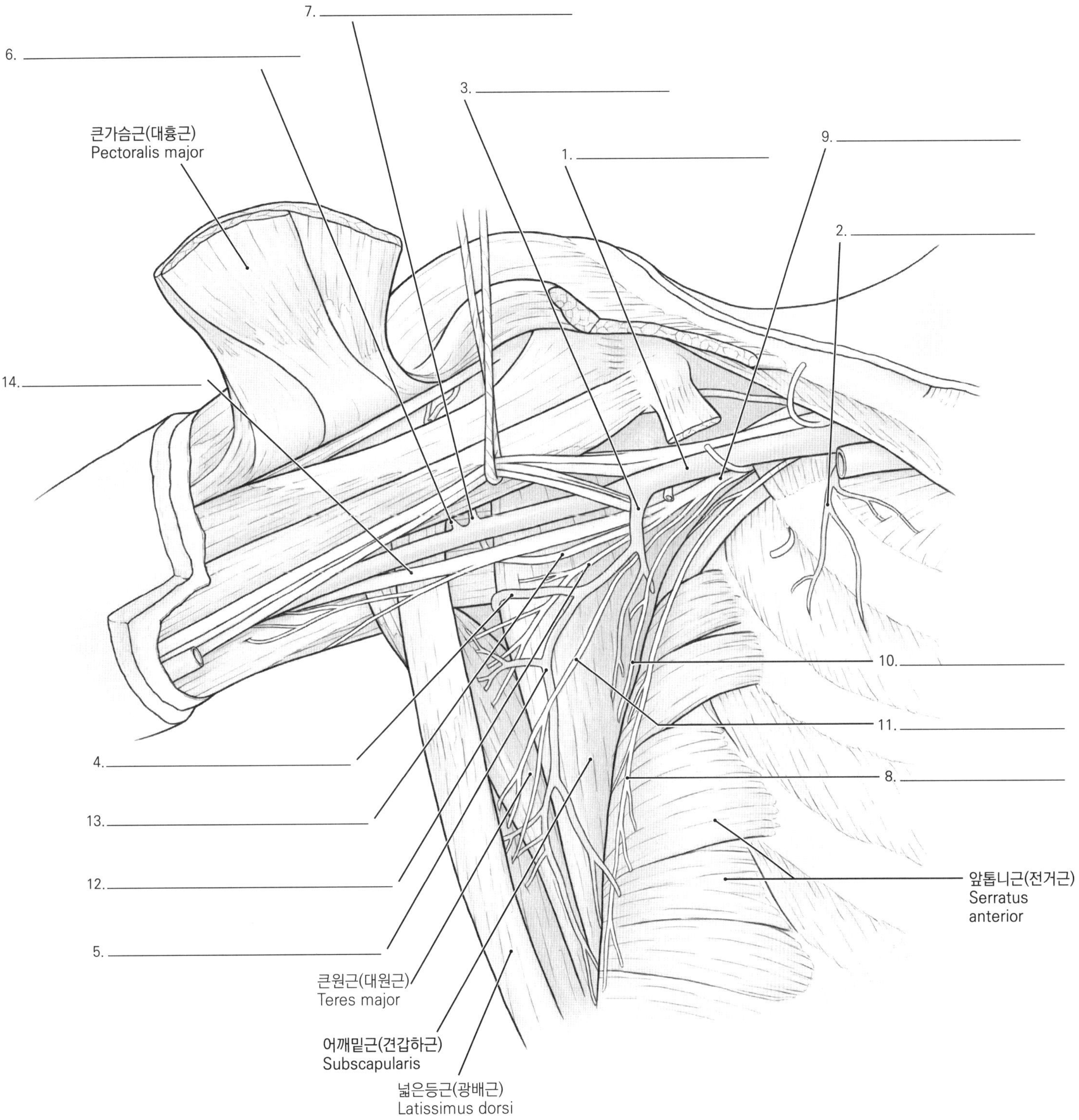
7.
6.
3.
큰가슴근(대흉근)
Pectoralis major
9.
1.
2.
14.
10.
11.
4.
8.
13.
12.
앞톱니근(전거근)
Serratus
anterior
5.
큰원근(대원근)
Teres major
어깨밑근(견갑하근)
Subscapularis
넓은등근(광배근)
Latissimus dorsi

2.8A와 B 돌림근띠(회전근개) ROTATOR CUFF

6개의 어깨위팔근육(견갑상완근, scapulohumeral muscles) 중 4개는 어깨관절(견관절) 주위의 근육힘줄을 구성하기 때문에 돌림근띠(회전근개, rotator cuff muscles)근육이라고 한다. 이 근육의 힘줄은 관절을 보호하고 관절낭에 안정성을 추가한다. 어깨밑근(견갑하근, subscapularis), 가시아래근(극하근, infraspinatus) 및 작은원근(소원근, teres minor)은 위팔뼈(상완골)를 회전시키는 반면, 가시위근(극상근, supraspinatus)은 팔의 벌림(외전, abduction)을 시작한다.

임상노트: 돌림근띠(회전근개) 손상 ROTATOR CUFF INJURY

하나 이상의 돌림근띠(회전근개) 손상은 급성 손상이나 반복적인 스트레스로 인한 퇴행성 손상, 뼈돌기 또는 노화 진행에 따른 혈액 공급 부족으로 인해 발생할 수 있다. 돌림근띠(회전근개)의 퇴행성 손상은 목수, 화가, 야구 또는 테니스 선수와 같이 머리 위에서 반복적인 활동을 수행하는 개인에게 가장 자주 발생한다. **가시위근(극상근**, supraspinatus) 힘줄은 돌림근띠(회전근개) 복합체에서 가장 일반적으로 손상된다.

각각에 대해 서로 다른 색상을 사용하여 다음 각 항목을 색칠한다.

어깨위팔근육(Scapulohumeral Muscles)

근육	이는곳(기시점)	닿는곳(정지부)	신경지배	작용
○ 1. **어깨밑근(견갑하근)** *Subscapularis*	어깨밑오목(견갑하와)	***위팔뼈*** 작은결절(상완골 소결절)	어깨위(견갑상)신경, 어깨아래(견갑하)신경(C5, **C6**, C7)	팔 안쪽돌림(회내)
○ 2. **가시위근(극상근)** *Supraspinatus*	어깨뼈(견갑골)의 가시위오목(극상와)	위팔뼈 큰결절(상완골 대결절)	어깨위(견갑상)신경(C4, **C5**, C6)	(처음 15°) 가쪽돌림(외회전) 시작 및 어깨세모근(삼각근) 지원
○ 3. **가시아래근(극하근)** *Infraspinatus*	어깨뼈(견갑골)의 가시아래오목(극하와)		어깨위(견갑상)신경(**C5**, C6)	팔 가쪽돌림(회외)
○ 4. **작은원근(소원근)** *Teres minor*	어깨뼈 가쪽모서리(외측연)		겨드랑(액와)신경(**C5**, C6)	

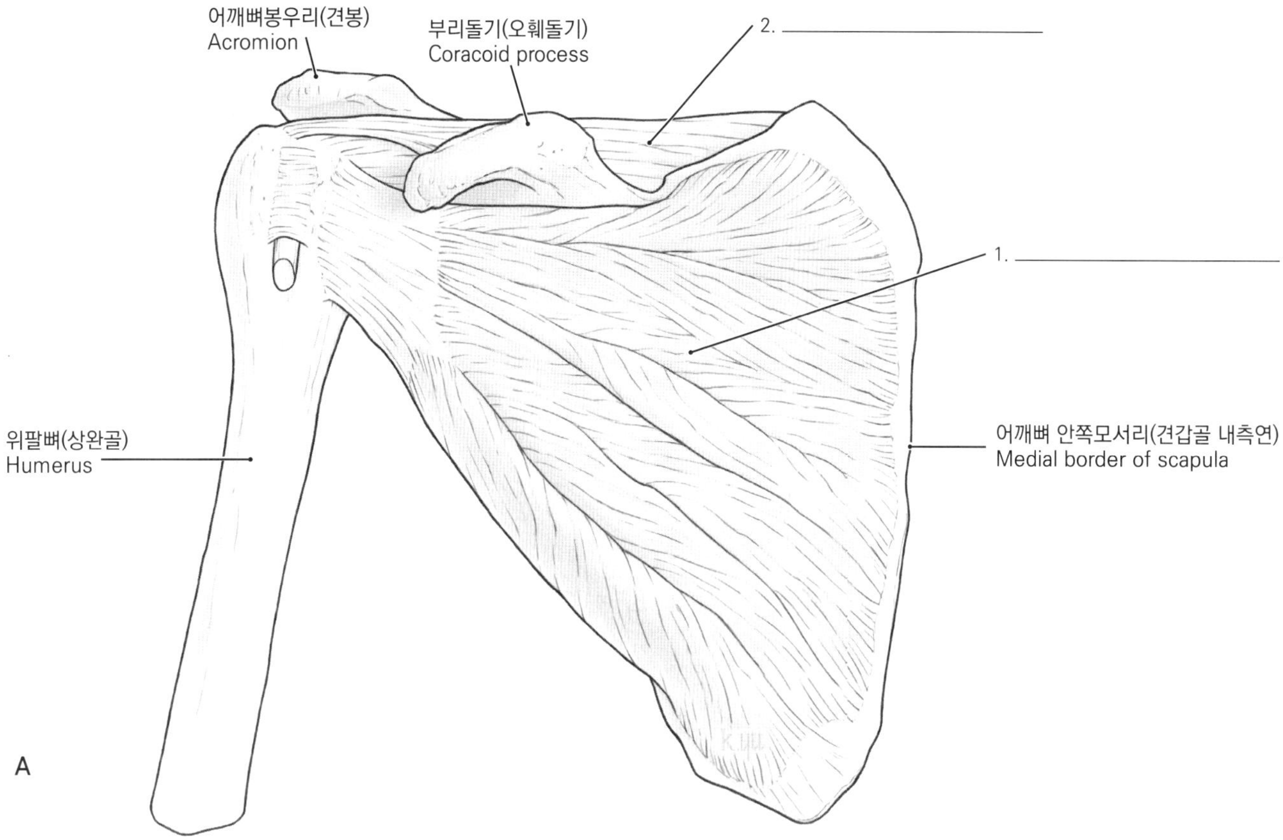
어깨뼈봉우리(견봉)
Acromion
부리돌기(오훼돌기)
Coracoid process
2. ______
1. ______
위팔뼈(상완골)
Humerus
어깨뼈 안쪽모서리(견갑골 내측연)
Medial border of scapula

A

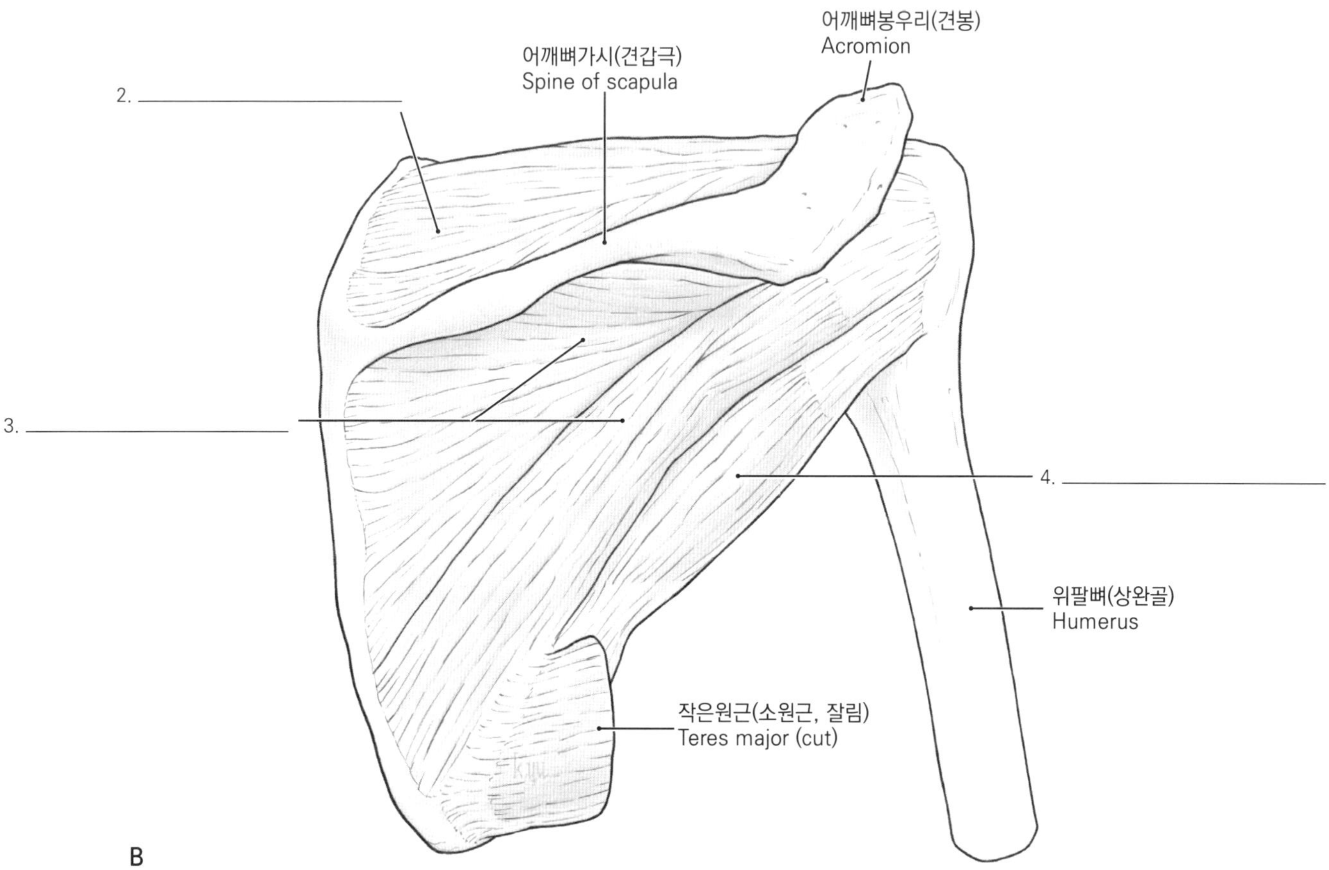
어깨뼈봉우리(견봉)
Acromion
어깨뼈가시(견갑극)
Spine of scapula
2. ______
3. ______
4. ______
위팔뼈(상완골)
Humerus
작은원근(소원근, 잘림)
Teres major (cut)

B

2.9 팔의 앞쪽(전방) 구획 ANTERIOR ASPECT OF ARM

어깨세모근(삼각근, ***deltoid***), 큰가슴근(대흉근, ***pectoralis major***) 및 작은가슴근(소흉근, ***pectoralis minor***)이 제거되면 팔 앞쪽 구획의 근육이 보인다. 이 구획의 모든 근육은 팔굽을 굽히는 역할을 하며 모두 근육피부신경(근피신경, musculocutaneous nerve)에 의해 자극을 받는다.

임상노트: 상완이두근 장두의 손상
INJURY TO THE LONG HEAD OF THE BICEPS BRACHII

위팔두갈래근(상완이두근, biceps brachii) 긴갈래(장두, long head)의 손상은 일반적으로 위팔두갈래근 짧은갈래(단두, short head) 손상보다 더 흔하게 나타난다. 이것은 위팔뼈(상완골)의 결절사이고랑(결절간구, intertubercular groove)을 깊이 통과하여 어깨뼈(견갑골)의 관절위결절(관절상결절, supraglenoid tubercle)로 가는 도중에 ***위팔가로인대(상완횡인대, transverse humeral ligament)***에 이르는 긴갈래의 힘줄의 관계 때문이다. 힘줄은 반복적인 마모로 인해 염증, 탈구 또는 파열될 수 있다. 파열된 힘줄은 팔의 앞쪽 중앙 근처에 근육 덩어리를 형성하는 관절위결절(관절상결절)에서 분리된 근육 배를 초래한다(뽀빠이 기형).

각각에 대해 서로 다른 색상을 사용하여 다음 각 항목을 색칠한다.

팔의 앞쪽(전방)구획 근육

근육	이는곳(기시점)	닿는곳(정지부)	신경지배	작용
○ 1. 위팔두갈래근 짧은갈래 (상완이두근 단두) *Biceps brachii, short head*	***어깨뼈(견갑골)의 부리돌기(오훼돌기)***	○ 3. ***위두갈래근(이두근)*** 힘줄이 노결절 (요골결절)에 붙음	근육피부신경(근피신경) (C5, C6, C7)	1. 아래팔(전완) 뒤침(회외) 2. 뒤침(회외) 자세에서 아래팔 굽힘(전완 굴곡) 3. 어깨 탈구 저항(짧은갈래)
○ 2, 위팔두갈래근 긴갈래 (상완이두근 장두) *Biceps brachii, long head*	어깨뼈(견갑골)의 관절위결절(관절상결절)	○ 4. ***두갈래근널힘줄 (이두근건막)*** 아래팔의 아래팔근막 (전완근막)과 합쳐짐		
○ 5. 위팔근(상완근) *Brachialis*	위팔뼈(상완골) 앞쪽 먼쪽 중간	자뼈(척골)의 갈고리(구상) 돌기와 자뼈거친면(척골조면)		모든 자세에서 팔굽 굽힘
○ 6. 부리위팔근(오훼완근) *Coracobrachialis*	어깨뼈(견갑골)의 부리돌기(오훼돌기)	위팔뼈(상완골) 안쪽의 중간 1/3		1. 팔의 굽힘(굴곡)과 모음(내전) 보조 2. 어깨 탈구 방지

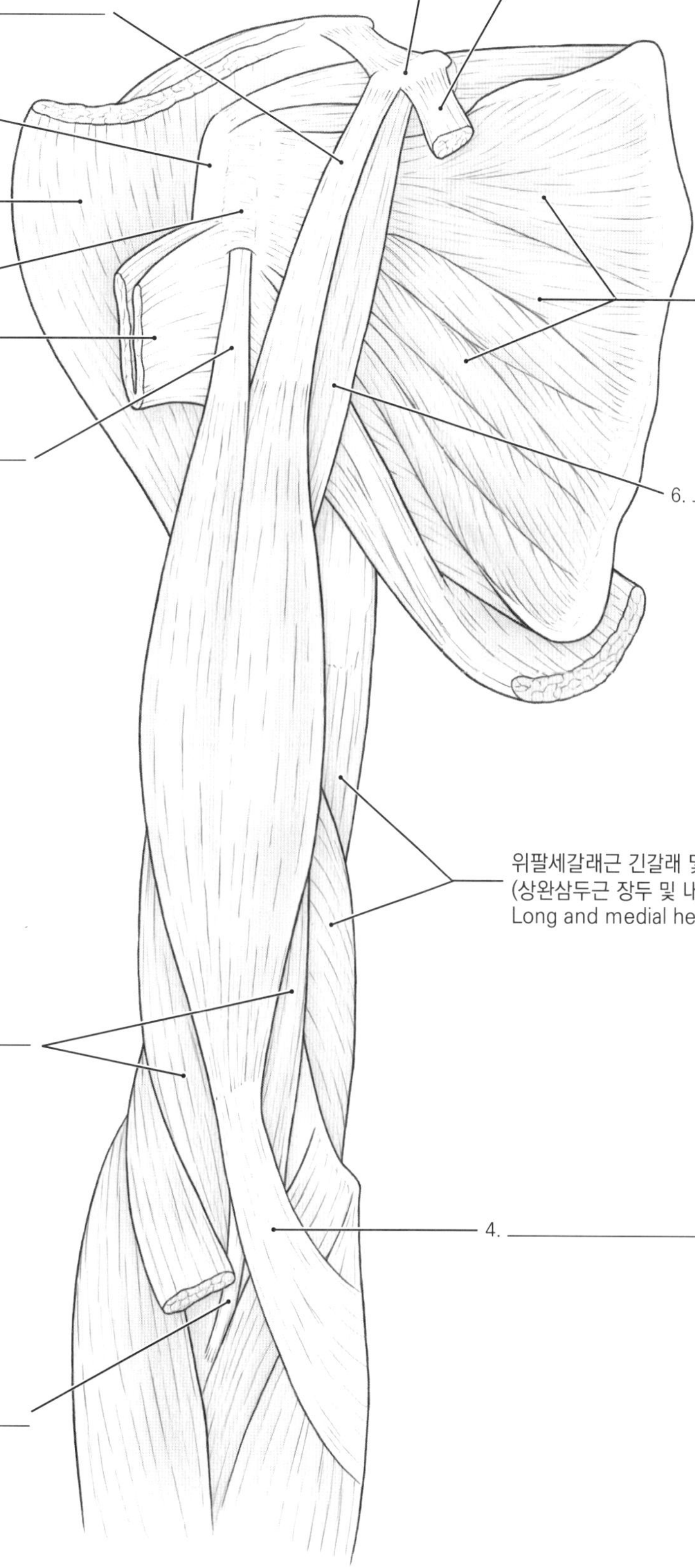
어깨뼈 부리돌기(견갑골 오훼돌기)
Coracoid process of scapula
작은가슴근 힘줄(소흉근건, 잘림)
Tendon of pectoralis minor (cut)
1. ______
위팔뼈 큰결절(상완골 대결절)
Greater tubercle of humerus
어깨세모근(삼각근, 잘림)
Deltoid (cut)
위팔가로인대(상완횡인대)
Transverse humeral ligament
큰가슴근(대흉근, 잘림)
Pectoralis major (cut)
어깨밑근(견갑하근)
Subscapularis
2. ______
6. ______
위팔세갈래근 긴갈래 및 안쪽갈래
(상완삼두근 장두 및 내측두)
Long and medial head of triceps brachii
5. ______
4. ______
3. ______

2.10 팔의 가쪽(외측) 구획 LATERAL ASPECT OF ARM

팔의 가쪽(측면) 보기에서 두 개의 팔근육과 함께 팔의 앞쪽 및 뒤쪽 구획의 근육이 보인다.

각각에 대해 서로 다른 색상을 사용하여 다음 각 항목을 색칠한다.

- ○ 1. **어깨세모근(삼각근, *Deltoid*)**: 어깨의 둥근 윤곽을 형성
- ○ 2. **위팔두갈래근(상완이두근, *Biceps brachii*)**: 어깨세모근(삼각근)의 앞쪽 가장자리 아래로 나오는 대부분의 앞쪽 근육.
- ○ 3. **위팔근(상완근, *Brachialis*)**: 위팔두갈래근(상완이두근) 바로 밑.
- ○ 4. **위팔노근(상완요골근, *Brachioradialis*)**: 팔꿈치 바로 위에서 위팔근(상완근)까지 깊은 곳에서 시작되는 아래팔의 폄근(신근).
- ○ 5. **긴노쪽손목폄근(장요측수근신근, *Extensor carpi radialis longus*)**: 가쪽위관절융기(외측상과)에서 시작하여 위팔노근(상완요골근) 바로 밑의 아래팔 폄근(신근).
- ○ 6. **위팔세갈래근 가쪽갈래(상완삼두근 외측두, *Lateral head of triceps brachii*)**: 가쪽(측면)에서 볼 때 위팔세갈래근(상완삼두근)의 가장 두드러진 갈래. 어깨세모근(삼각근)의 뒤아래쪽 가장자리 아래로 나옴.
- ○ 7. **위팔세갈래근 긴갈래(상완삼두근 장두, *Long head of triceps brachii*)**: 가쪽(측면)에서 볼 때 어깨세모근(삼각근)의 뒤아래쪽(후하방) 가장자리 바로 아래에 있는 가쪽머리 내측의 작은 부분만 보임.
- ○ 8. **세갈래근 힘줄(삼두근건, *Triceps tendon*)**: 위팔세갈래근(상완삼두근)의 세갈래는 자뼈(척골)의 팔꿈치머리(주두)에 닿는 세갈래근 힘줄(삼두근건)을 형성.

임상노트: 팔꿈치머리(주두)의 골절 FRACTURES OF THE OLECRANON

팔꿈치머리(주두, olecranon)의 골절은 일반적으로 팔꿈치에 직접 넘어지거나 팔꿈치를 구부린 상태에서 뻗은 손으로 넘어지기 때문에 발생한다. 팔꿈치머리에 있는 ***세갈래근 힘줄(삼두근건)***의 저항되지 않는 견인 또는 당김으로 인해 골절된 팔꿈치머리 부분은 일반적으로 자뼈(척골)의 나머지 부분에서 광범위하게 변위된다. 일반적으로 골절의 성공적인 유합을 위해서는 개방정복내부고정(ORIF) 절차가 필요하다.

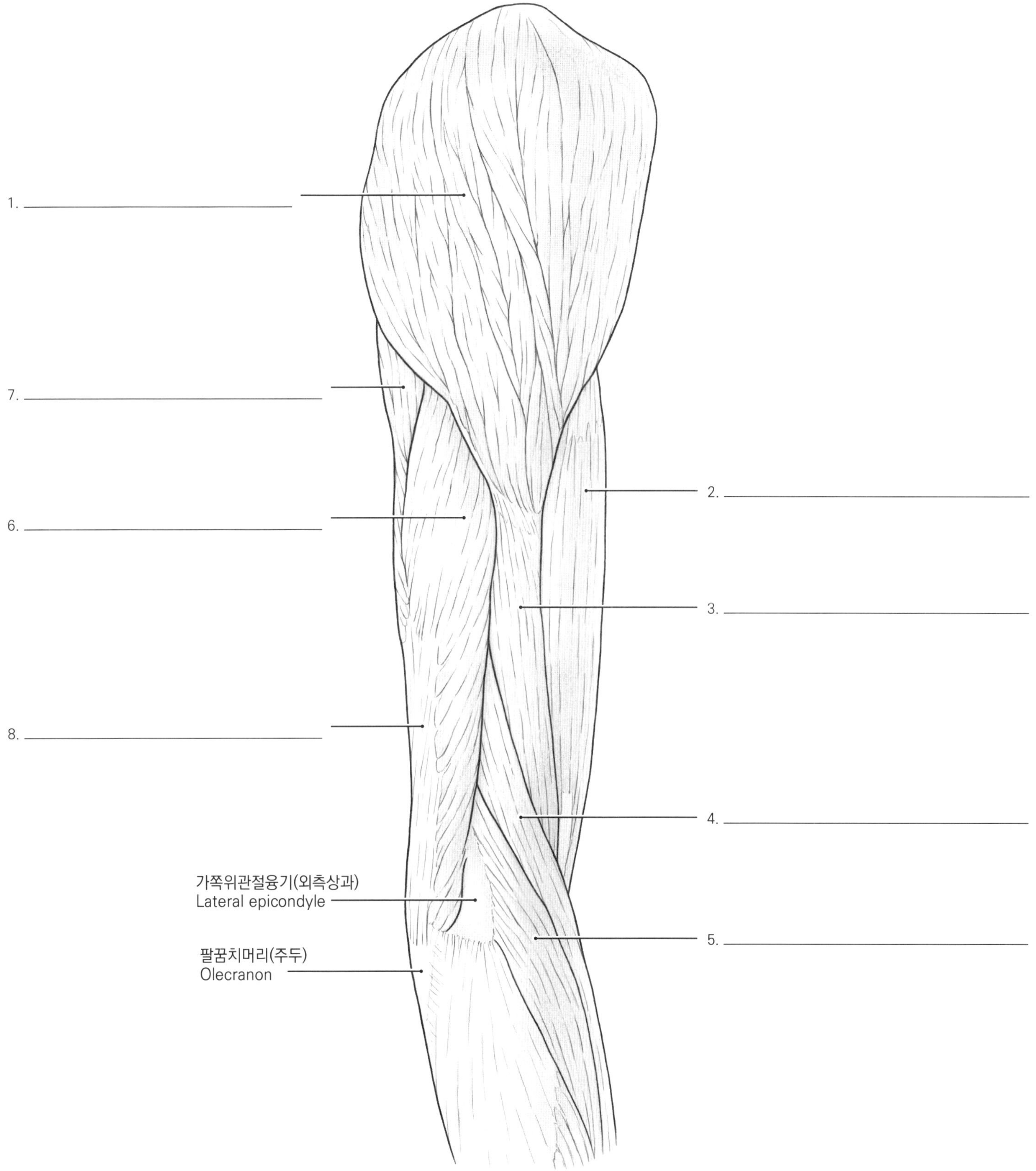
1.
7.
2.
6.
3.
8.
4.
가쪽위관절융기(외측상과)
Lateral epicondyle
5.
팔꿈치머리(주두)
Olecranon

2.11 팔의 안쪽(내측) 구획 MEDIAL ASPECT OF THE ARM

팔의 안쪽(내측) 보기에서 앞쪽(전방) 및 뒤쪽(후방) 구획의 근육과 팔의 주요 신경혈관 다발이 함께 보인다. 위팔정맥(상완정맥, brachial vein)은 팔에 있는 위팔신경얼기(상완신경총, brachial plexus)의 위팔동맥(상완동맥, brachial artery)과 말단 분지(terminal branches)를 보여주기 위해 이 이미지에서 제거되었다.

각각에 대해 서로 다른 색상을 사용하여 다음 각 항목을 색칠한다.

○ 1. **위팔두갈래근(상완이두근, *Biceps brachii*)**: 위팔동맥(상완동맥, brachial artery)과 정중신경(median nerve)보다 앞쪽에 위치하는 가장 앞쪽 근육.

○ 2. **위팔근(상완근, *Brachialis*)**: 팔의 아래쪽 부분, 안쪽(내측) 근육사이중격(***medial intermuscular septum***) 앞쪽, 위팔동맥(상완동맥, brachial artery)과 정중신경(median nerve) 뒤쪽에 위치.

○ 3 . **부리위팔근(오훼완근, *Coracobrachialis*)**: 팔의 위쪽 부분, 위팔두갈래근 짧은갈래(상완이두근 단두, short head brachii) 뒤쪽, 근육피부신경(근피신경, musculocutaneous nerve)에 의해 관통됨.

○ 4. **위팔세갈래근 안쪽갈래(상완삼두근 내측두, *Medial head of triceps brachii*)**: 노신경고랑(요골신경구, radial groove) 아래, 안쪽(내측) 근육간 중격(medial intermuscular septum) 뒤쪽에 위치.

○ 5. **위팔세갈래근 긴갈래(상완삼두근 장두, *Long head of triceps brachii*)**: 힘줄은 큰원근(대원근)과 넓은등근(광배근)의 뒤쪽을 통과하지만 작은원근(소원근)의 앞쪽에 삽입됨.

○ 6. **위팔동맥(상완동맥, *Brachial artery*)**: 큰원근(대원근)의 아래쪽 경계에서 겨드랑동맥(액와동맥)이 계속되고 위팔근(상완근)과 위팔세갈래근(상완삼두근)의 앞쪽에 위치. 팔에서 깊은위팔동맥(상완심부동맥, profunda brachii), 위자쪽곁동맥(상척골측부동맥, ***superior ulnar collateral artery***) 및 아래자쪽곁동맥(하척골측부동맥, ***inferior ulnar collateral artery***)이 발생.

○ 7. **정중신경(*Median nerve*)**: 몸쪽 팔에서 위팔동맥(상완동맥)의 가쪽(측면)으로 이동. 팔 중앙에서 위팔동맥(상완동맥)을 앞쪽으로 가로 질러 팔 중앙의 안쪽(내측)으로 감. 팔에서 가지가 생기지 않음.

○ 8. **자신경(척골신경, *Ulnar nerve*)**: 몸쪽(근위) 팔에서 큰원근(대원근) 힘줄과 위팔세갈래근 긴갈래(상완삼두근 장두)의 앞쪽으로 이동함. 팔 중간에서 안쪽(내측) 근육사이중격을 관통한 후 위팔세갈래근(상완삼두근)의 안쪽갈래(내측두) 안쪽(내측)에 있는 위노쪽곁동맥(상척골측부동맥, superior ulnar collateral artery)과 함께 이동함. 팔에서 가지가 생기지 않음.

○ 9. **근육피부신경(근피신경, *Musculocutaneous nerve*)**: 팔신경얼기(상완신경총)의 가쪽끈(외측삭)에서 시작하여 부리위팔근(오훼완근)을 관통한 후 위팔두갈래근(상완이두근)과 위팔근(상완근) 사이에서 계속됨.

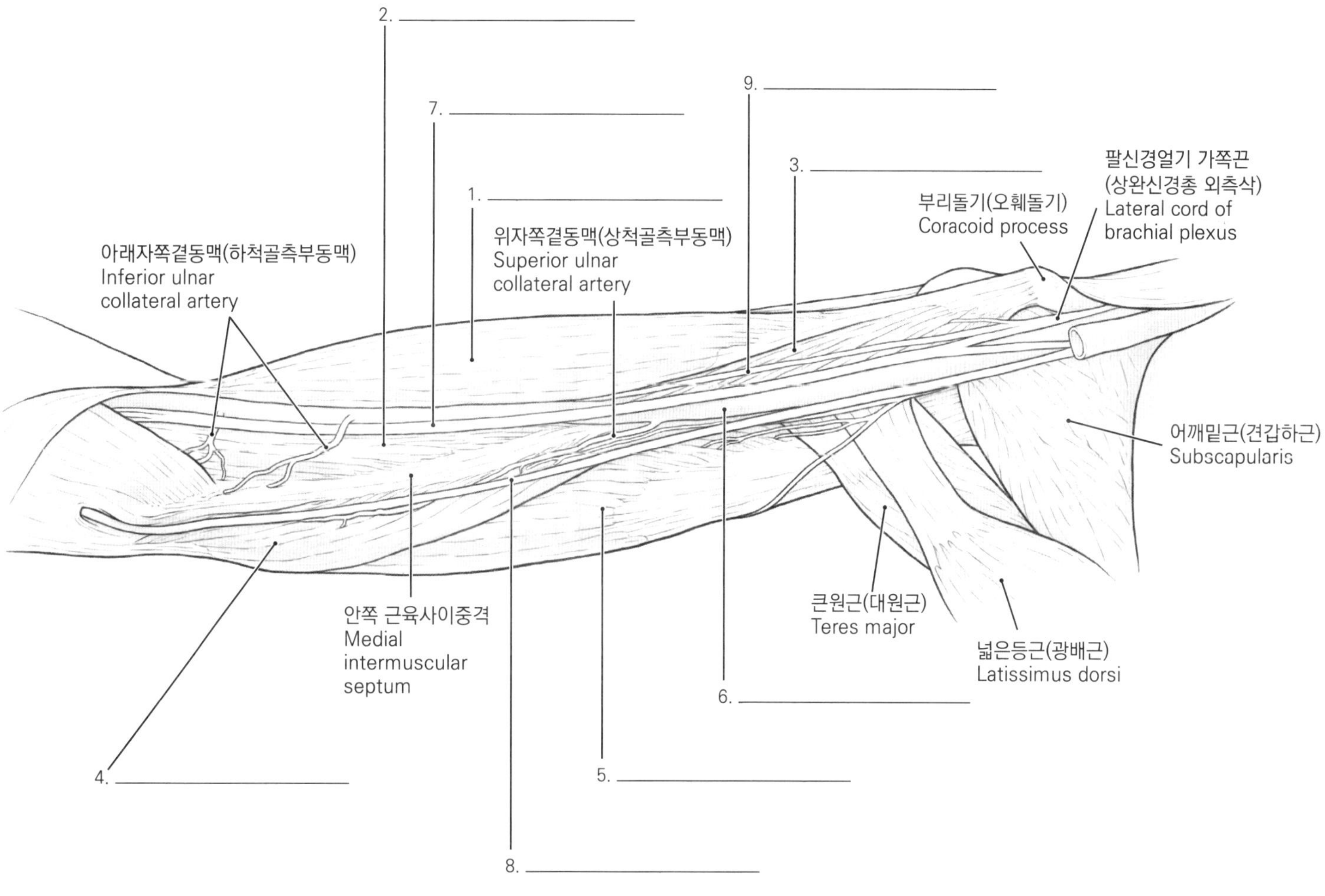
2. ____________
9. ____________
7. ____________
3. ____________
1. ____________
팔신경얼기 가쪽끈
(상완신경총 외측삭)
Lateral cord of
brachial plexus
부리돌기(오훼돌기)
Coracoid process
위자쪽곁동맥(상척골측부동맥)
Superior ulnar
collateral artery
아래자쪽곁동맥(하척골측부동맥)
Inferior ulnar
collateral artery
어깨밑근(견갑하근)
Subscapularis
큰원근(대원근)
Teres major
안쪽 근육사이중격
Medial
intermuscular
septum
넓은등근(광배근)
Latissimus dorsi
6. ____________
4. ____________
5. ____________
8. ____________

2.12 팔의 뒤쪽(후방) 구획 POSTERIOR ASPECT OF ARM

대부분의 어깨세모근(삼각근)이 제거되고 위팔세갈래근 가쪽갈래(상완삼두근 외측두)가 젖혀진 상태에서 6개의 어깨-위팔(견갑상완)근육 중 마지막 근육인 큰원근(대원근)과 팔 뒤쪽 구획의 근육 및 신경혈관이 관찰된다. 뒤쪽 구획의 근육은 모두 노신경(요골신경)의 지배를 받으며 모두 팔의 폄(신근) 역할을 한다.

각각에 대해 서로 다른 색상을 사용하여 다음 각 항목을 색칠한다.

큰원근(대원근)과 팔의 뒤쪽 구획 근육

근육	이는곳(기시점)	닿는곳(정지부)	신경지배	작용
○ 1. **큰원근(대원근)** *Teres major*	어깨뼈(견갑골) 아래각(하각)	위팔뼈(상완골) 결절사이고랑(결절간구)의 안쪽 입술	아래어깨밑신경(하부견갑하신경) (C5, **C6**)	팔 모음(내전)과 안쪽돌림(회내)
○ 2. **위팔세갈래근, 긴갈래(상완삼두근, 장두)** *Triceps brachii, long head*	어깨뼈(견갑골) 접시아래결절(관절하결절)	자뼈(척골) ***팔꿈치머리(주두)***	노신경(요골신경) (C6, **C7**, **C8**)	1. 아래팔(전완)의 주요 폄근(신근) 2. 긴갈래(장두)는 위팔(상완) 탈구에 저항
○ 3. **위팔세갈래근, 가쪽갈래(상완삼두근, 외측두)** *Triceps brachii, lateral head*	위팔뼈(상완골) 뒤쪽(후방), 노신경고랑(요골신경구) 위쪽			
○ 4. **위팔세갈래근, 안쪽갈래(상완삼두근, 내측두)** *Triceps brachii, medial head*	위팔뼈(상완골) 뒤쪽(후방), 노신경고랑(요골신경구) 아래쪽			

경계 개요

○ 5. **사각공간(*Quadrangular space*)**: 위쪽은 작은원근(소원근)의 아래쪽 경계, 아래쪽은 큰원근(대원근)의 위쪽 경계, 가쪽은 위팔뼈(상완골) 외과목(외과경, surgical neck), 안쪽은 위팔세갈래근 긴갈래(상완삼두근 장두)의 바깥쪽 경계에 의해 구성됨.

각각에 대해 서로 다른 색상을 사용하여 다음 각 구조를 색칠한다.

○ 6. **겨드랑신경(액와신경, *Axillary nerve*)**: 뒤위팔휘돌이동맥(후상완회선동맥, posterior circumflex humeral artery)과 함께 사각공간을 지나 위팔뼈(상완골)의 외과목(외과경)을 돌아 어깨세모근(삼각근) 깊숙이 이동.

○ 7. **뒤위팔휘돌이동맥(후상완회선동맥, *Posterior circumflex humeral artery*)**: 겨드랑신경(액와신경)과 함께 사각공간을 통과.

○ 8. **깊은위팔동맥(상완심동맥, *Profunda brachii[deep brachial] artery*)**: 노신경고랑(요골신경구) 내에서 노동맥(요골동맥)을 동반하고 중간 및 노곁동맥(요골측부동맥)으로 끝나는 위팔동맥(상완동맥)의 가장 큰 가지.

○ 9. **노신경(요골신경, *Radial nerve*)**: 큰원근 힘줄(대원근건) 바로 아래에 있는 팔의 뒤쪽 구획으로 들어가 노뼈(요골) 내에서 깊은위팔동맥(상완심동맥)과 함께 이동한 다음 옆쪽 근육간 격막을 관통하여 위팔근(상완근)과 위팔노근(상완요골근) 사이의 팔의 앞쪽 구획으로 가쪽위관절융기(외측상과) 수준까지 진입.

○ 10. **자신경(척골신경, *Ulnar nerve*)**: 안쪽위관절융기(내측상과)의 뒤쪽과 팔꿈치머리(주두)의 안쪽을 통과하여 아래팔로 들어감.

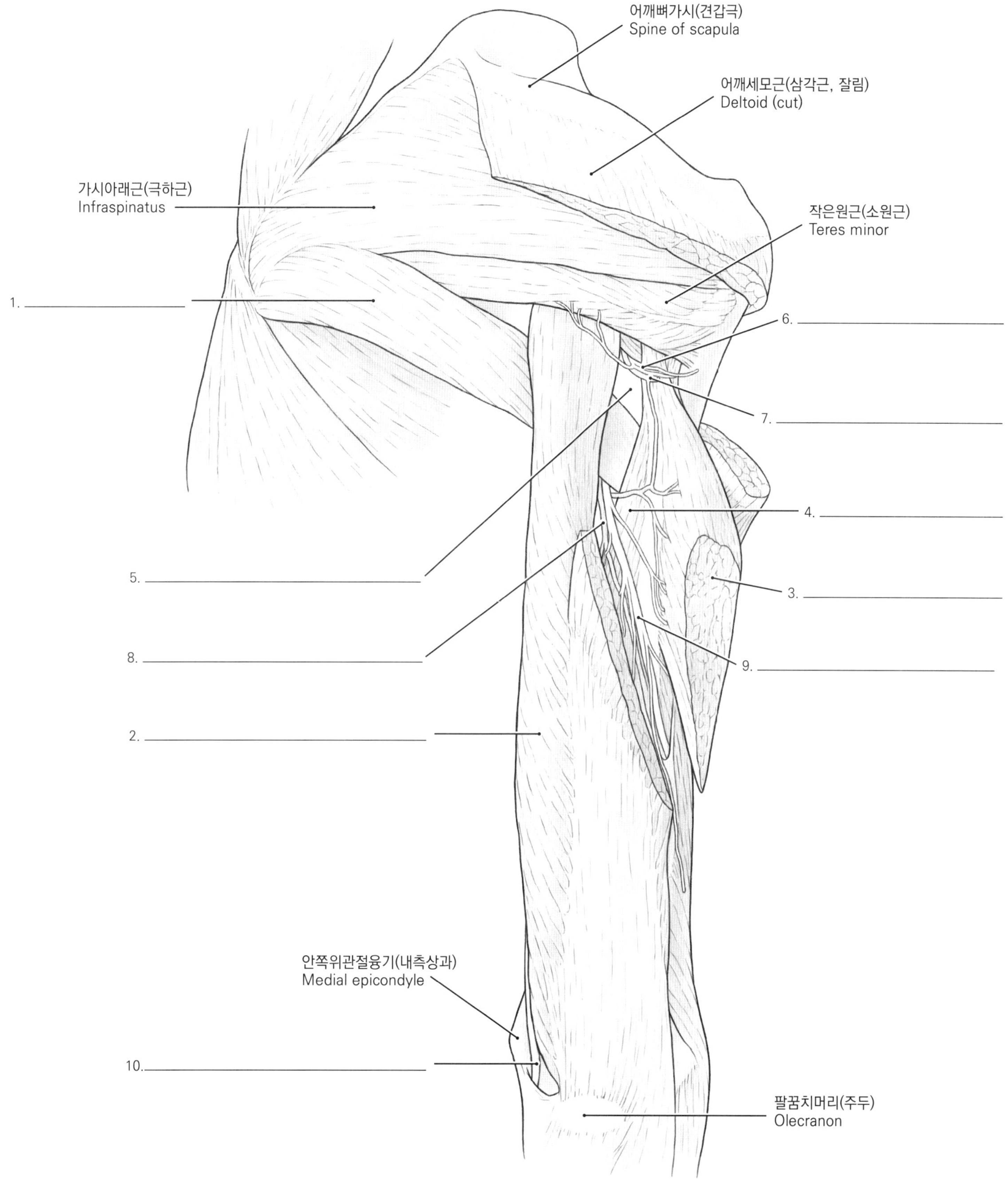
어깨뼈가시(견갑극)
Spine of scapula
어깨세모근(삼각근, 잘림)
Deltoid (cut)
가시아래근(극하근)
Infraspinatus
작은원근(소원근)
Teres minor
1.
6.
7.
4.
5.
3.
8.
9.
2.
안쪽위관절융기(내측상과)
Medial epicondyle
10.
팔꿈치머리(주두)
Olecranon

2.13A와 B 봉우리빗장(견봉쇄골)과 위팔어깨(견완)관절 ACROMIOCLAVICULAR AND GLENOHUMERAL JOINTS

어깨관절(견관절)의 섬유성 캡슐(A)은 안쪽으로는 관절오목(관절와강, glenoid cavity)의 가장자리에, 가쪽으로는 위팔뼈(상완골)의 해부목(해부경)에 부착되는 어깨-위팔관절(견관절, glenohumeral joint)을 둘러싸고 있다. B에서는 관절낭의 섬유층을 제거하고 관절주머니(관절강)에 주입하여 어깨관절(견관절) 윤활막을 완전히 확장시켰다. 윤활집(활막초, synovial sheath)는 결절사이힘줄집(결절간건초, *intertubercular tendon sheath*)을 형성하는 결절사이고랑(결절간구)에 있는 위팔두갈래근 긴갈래(상완이두근 장두)의 힘줄을 따라 연장된다.

각각에 대해 서로 다른 색상을 사용하여 다음 각 항목을 색칠한다.

○ 1. **위봉우리빗장인대(상견봉쇄골인대, *Superior acromioclavicular ligament*)**: 빗장뼈(쇄골)에서 어깨뼈봉우리(견봉, *acromion*)까지 이어지는 섬유띠.

부리빗장인대(오훼쇄골인대, *coracoclavicular ligament*)는 봉우리빗장관절(견봉쇄골관절, acromioclavicular joint)을 위쪽에서 강화하는 다음의 두 개 인대로 구성된다.

○ 2. **원뿔인대(원추인대, *Conoid ligament*)**: 부리돌기(오훼돌기)의 뿌리에서 빗장뼈(쇄골)까지 뻗어 있는 수직 및 역삼각형 형태.

○ 3. **마름인대(능형인대, *Trapezoid ligament*)**: 거의 수평으로 부리돌기(오훼돌기) 위쪽에서 빗장뼈(쇄골)까지 이어짐.

○ 4. **부리봉우리인대(오훼견봉인대, *Coraco-acromial ligament*)**: 부리돌기(오훼돌기)에서 어깨뼈봉우리(견봉)로 이어지며 위팔뼈머리(상완골두) 위에 보호용 아치를 형성하고 관절오목 (관절와강)에서 상방변위(superior displacement)를 방지.

○ 5. **어깨관절의 섬유주머니(*Fibrous capsule of shoulder joint*)**: 위팔두갈래근 긴갈래(상완이두근 장두)의 힘줄이 통과하기 위한 구멍과 어깨밑주머니(견갑하 윤활낭)와의 소통을 위한 구멍이 있음.

○ 6. **위팔가로인대(상완횡인대, *Transverse humeral ligament*)**: 위팔뼈의 큰결절(대결절)에서 작은결절(소결절)까지 뻗어 있는 섬유띠(섬유대)로 결절사이고랑(결절간구) 위에 다리를 형성하여 위팔두갈래근 긴갈래(상완이두근 장두)의 힘줄을 제자리에 고정시킴.

○ 7. **위팔두갈래근 긴갈래(상완이두근 장두)의 힘줄(*Tendon of long head of biceps brachii*)**: 어깨관절(상완관절강) 내 위팔뼈머리(상완골두)를 가로질러 결절사이힘줄집(결절간건초)으로 둘러싸인 결절사이고랑(결절간구) 내에서 이동.

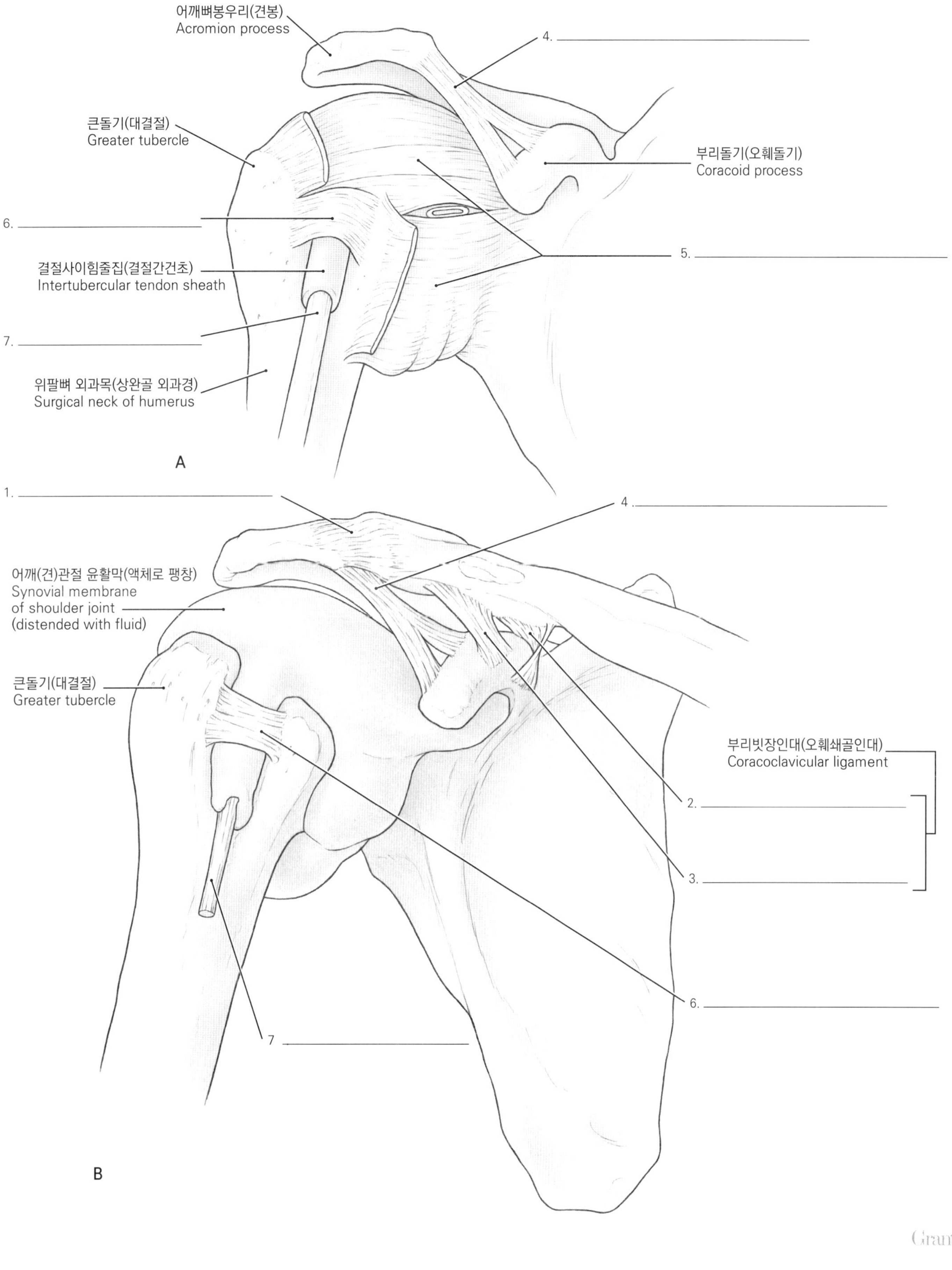

어깨뼈봉우리(견봉)
Acromion process
4.
큰돌기(대결절)
Greater tubercle
부리돌기(오훼돌기)
Coracoid process
6.
5.
결절사이힘줄집(결절간건초)
Intertubercular tendon sheath
7.
위팔뼈 외과목(상완골 외과경)
Surgical neck of humerus
A
1.
4 .
어깨(견)관절 윤활막(액체로 팽창)
Synovial membrane
of shoulder joint
(distended with fluid)
큰돌기(대결절)
Greater tubercle
부리빗장인대(오훼쇄골인대)
Coracoclavicular ligament
2.
3.
6.
7
B

2.14 팔오금(주와)의 경계와 내부 BOUNDARIES AND CONTENTS OF CUBITAL FOSSA

팔오금(주와, cubital fossa) 팔꿈치 앞쪽에 있는 삼각형 모양의 오목한 부분이다. 아래팔(전완)의 얕은(표면)정맥(자쪽피부정맥(척측피정맥, basilic vein), 노쪽피부정맥(요측피정맥, cepha-lic vein), 정중정맥(***median vein***)은 아래팔의 표면에서 다양한 형태의 M자 모양을 형성한다(이 이미지에서 잘라낸 부분과 제거된 부분). 팔오금중간정맥(정중주와정맥, median cubital vein)(이 이미지에서 제거됨)은 **자쪽피부정맥(척측피정맥)**과 **노쪽피부정맥(요측피정맥)**을 연결하는 위팔두갈래근 힘줄집(이두근 건막)에 팔오금 표면과 교차한다. **아래팔의 가쪽피부신경(외측피신경, *lateral cutaneous nerve*)**은 먼쪽(원위) 위팔두갈래근(상완이두근)의 가쪽 옆쪽면에서 나타나 아래팔의 경계에 대해 표면 및 가쪽을 따라 아래팔 가쪽에 공급된다.

각각에 대해 서로 다른 색상을 사용하여 다음 각 항목을 색칠한다.

팔오금(주와, cubital fossa)	
팔오금의 경계	**구조**
위쪽(Superior)	***안쪽위관절융기(내측상과, Medial epicondyle)***와 가쪽위관절융기(외측상과, lateral epicondyle)를 연결하는 가상선
안쪽(Medial)	○ **1. 원엎침근(원회내근, *Pronator teres*)**
가쪽(Lateral)	○ **2. 위팔노근(상완요골근, *Brachioradialis*)**
바닥(Floor)	○ **3 위팔근(상완근, *Brachialis*)**, 뒤침근(회외근, supinator)
천장(Roof)	○ **4. 두갈래근널힘줄(이두근건막, *Bicipital aponeurosis*)**

팔오금(주와, cubital fossa) 내에서 다음의 세 개의 구조가 가쪽에서 안쪽으로 지나간다.

○ **5. 위팔두갈래근 힘줄(상완이두근건, *Biceps brachii tendon*)**: 팔오금(cubital fossa)의 가장 가쪽 자뼈(요골)결절에 삽입되는 경로에 있는 아래팔 구조물의 가장 가쪽.

○ **6. 위팔동맥(상완동맥, *Brachial artery*)**: 위팔두갈래근 힘줄(상완이두근건)의 안쪽에 위치.

○ **7. 정중신경(*Median nerve*)**: 위팔동맥(상완동맥) 안쪽에 위치.

임상노트: 정맥천자 VENIPUNCTURE

정맥의 표면적인 위치로 인해 팔오금(cubital fossa)은 정맥천자에 흔히 사용되는 부위이다. 또한 **두갈래근 힘줄집(이두근건막)**은 밑에 있는 ***위팔동맥(상완동맥)*** 및 ***정중신경***으로부터 얕은 정맥을 분리하여 어느 정도 보호해 준다. 이 부위에 얕은 동맥이 존재하는 경우는 드물다. 그러나 비정상적인 얕은 자동맥(척골동맥, superficial ulnar artery)(상완 동맥의 가지)은 아래팔의 굽힘근(굴곡근) 표면으로 이동할 수 있다. 팔오금에서 정맥절개술을 시행할 때 촉진과 육안 관찰을 통해 동맥 박동을 확인해야 한다. 동맥을 정맥으로 잘못 식별하면 출혈이 발생할 수 있으며, 특정 약물을 동맥에 주사하면 치명적일 수 있다.

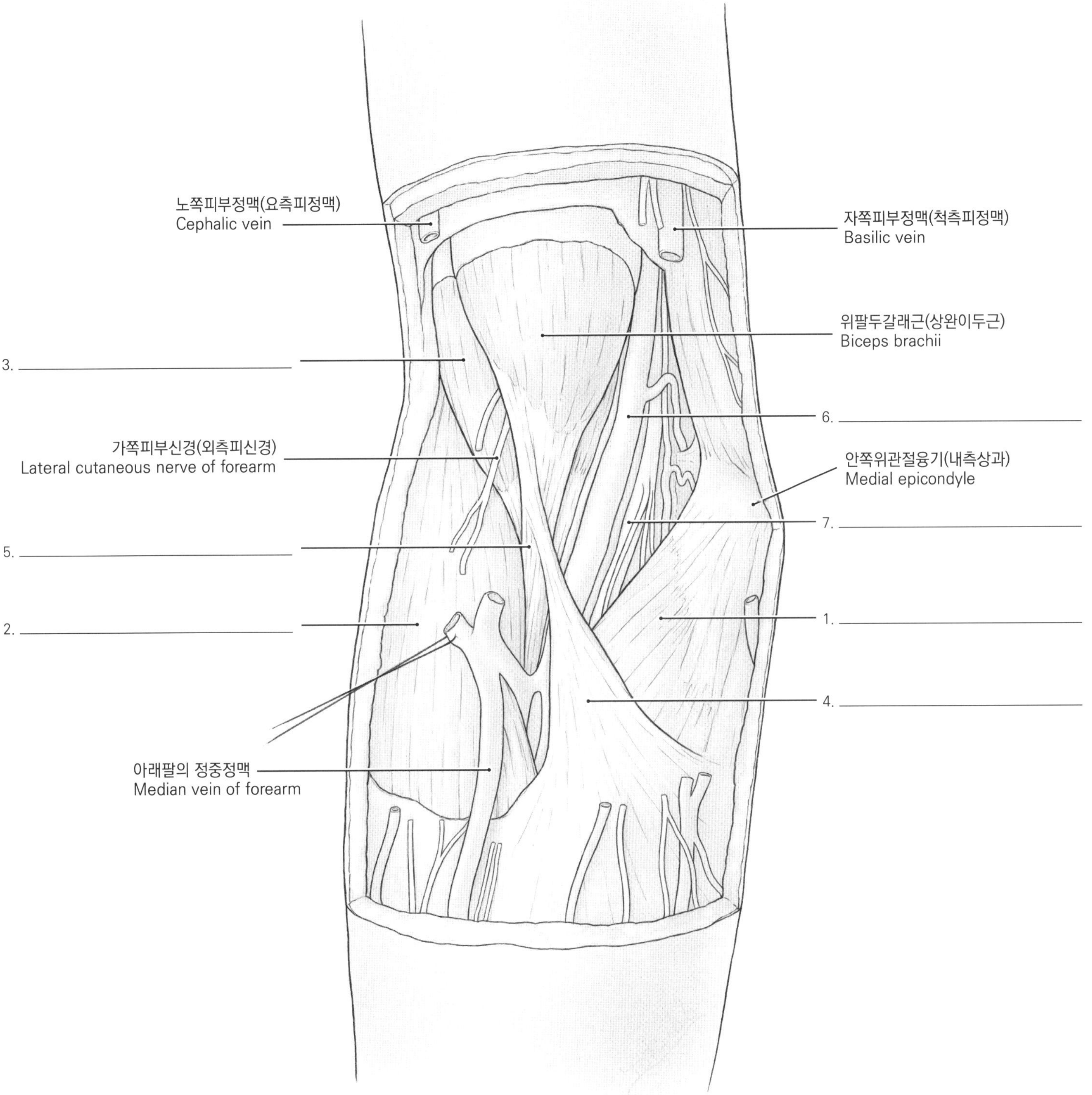
노쪽피부정맥(요측피정맥)
Cephalic vein
자쪽피부정맥(척측피정맥)
Basilic vein
위팔두갈래근(상완이두근)
Biceps brachii
3. ______
6. ______
가쪽피부신경(외측피신경)
Lateral cutaneous nerve of forearm
안쪽위관절융기(내측상과)
Medial epicondyle
7. ______
5. ______
1. ______
2. ______
4. ______
아래팔의 정중정맥
Median vein of forearm

2.15 팔오금(주와)의 바닥 FLOOR OF CUBITAL FOSSA

위팔두갈래근(상완이두근, ***biceps brachii***)의 일부가 제거되고 팔오금(주와, cubital fossa)가 넓게 열리면 팔오금(주와)의 더 깊은 구조가 많이 보인다. 위팔두갈래근 힘줄(상완이두근건)은 노뼈(요골에) 부착되어 위팔동맥(상완동맥)의 측면에 그대로 남아 있다.

각각에 대해 서로 다른 색상을 사용하여 다음 각 항목을 색칠한다.

○ 1. **위팔근**(상완근, ***Brachialis***)

○ 2. **위팔노근**(상완요골근, ***Brachioradialis***)

○ 3. **원엎침근**(원회내근, ***Pronator teres***)

○ 4. **뒤침근**(회외근, ***Supinator***): 위팔근(상완근)과 함께 팔오금(주와)의 바닥을 형성하는 깊은 곳에 위치.

○ 5. **위팔동맥**(상완동맥, ***Brachial artery***): 팔오금(주와)에서 노(요골)동맥과 자(척골)동맥으로 나뉨.

○ 6. **노동맥**(요골동맥, ***Radial artery***): 위팔노근(상완요골근)과 약간 겹쳐진 아래쪽으로 팔오금(주와)에서 나가고 팔오금(주와)을 떠나기 전에 노쪽되돌이동맥(요골반회동맥, radial recurrent artery)이 나옴.

○ 7. **자동맥**(척골동맥, ***Ulnar artery***): 위팔동맥(상완동맥)에서 아래팔의 표면 및 중간 근육까지 깊게 이동하는 아래 안쪽으로 내려감. 앞 및 뒤자쪽되돌이동맥(전-후척골반회동맥, anterior and posterior ulnar recurrent arteries) 및 온뼈사이동맥(총골간동맥, common interosseous arteries)을 발생시킴.

○ 8. **정중신경**(***Median nerve***): 원엎침근(원회내근)의 갈래 사이를 통과하여 팔오금(주와)에서 나옴.

○ 9. **노신경**(요골신경, ***Radial nerve***): 위팔노근(상완요골근)과 위팔근(상완근) 사이의 팔오금(주와)으로 들어간 후 얕은노신경(표층 요골신경)과 깊은노신경(심부요골신경)으로 나뉨.

○ 10. **얕은노신경**(표재요골신경, ***Superficial radial nerve***): 노동맥(요골동맥)과 함께 달리기 위해 위팔노근(상완요골근) 깊은 곳까지 도달.

○ 11. **깊은노신경**(심부요골신경, ***Deep radial nerve***): 뒤침근(회외근)을 관통하여 팔오금(주와)에서 빠져나와 아래팔(전완)의 뒤쪽 구획에 도달.

○ 12. **자신경**(척골신경, ***Ulnar nerve***): 안쪽위관절융기(내측상과) 뒤쪽으로 이동하며 팔오금(주와)을 통과하지 않음.

○ 13. **근육피부신경**(근피신경, ***Musculocutaneous nerve***): 위팔두갈래근(상완이두근)과 위팔근(상완근) 사이를 주행한 후 팔오금(주와)의 가쪽 위쪽으로 나타나며 이 지점을 아래팔(전완)의 가쪽피부신경(외측피신경, lateral cutaneous nerve)이라고 함.

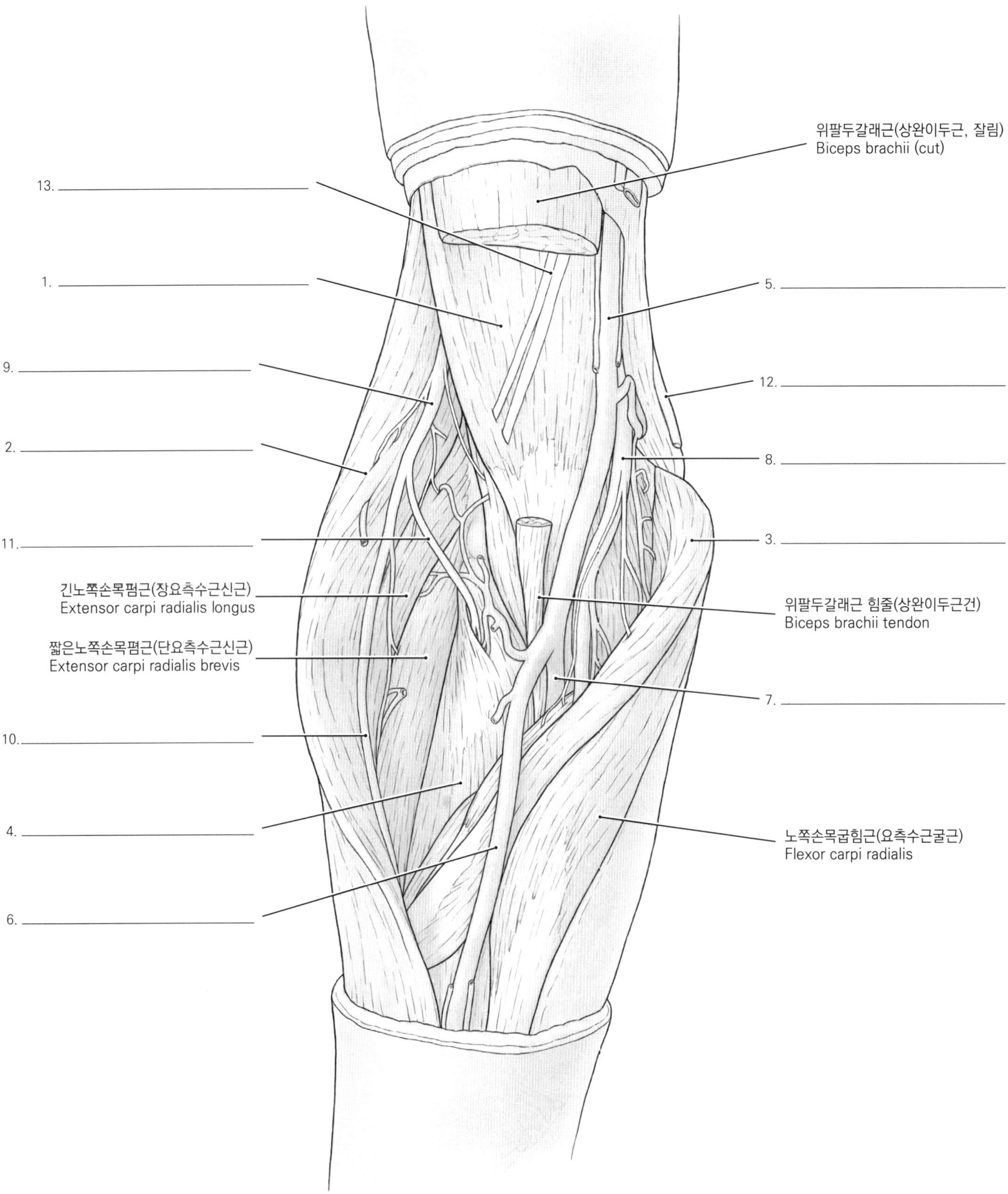
위팔두갈래근(상완이두근, 잘림)
Biceps brachii (cut)
13.
1.
5.
9.
12.
2.
8.
11.
3.
긴노쪽손목폄근(장요측수근신근)
Extensor carpi radialis longus
위팔두갈래근 힘줄(상완이두근건)
Biceps brachii tendon
짧은노쪽손목폄근(단요측수근신근)
Extensor carpi radialis brevis
7.
10.
4.
노쪽손목굽힘근(요측수근굴근)
Flexor carpi radialis
6.

2.16A와 B 팔꿉관절(주관절)의 인대와 몸쪽노자관절(근위요골척골관절)

LIGAMENTS OF THE ELBOW JOINT AND PROXIMAL RADIO-ULNAR JOINT

팔꿉관절(주관절, elbow joint)은 경첩윤활관절(접번활막관절, hinge synovial joint)이다. 위팔뼈(상완골)의 도르래(활차, trochlea)와 작은머리(소두, ***capitulum***)는 자뼈(척골)의 도르래패임(활차절흔, trochlear notch) 및 노머리(요골두, head of the radius)와 연결된다. 몸쪽노자관절(근위요골척골관절, proximal radio-ulnar joint)은 노뼈(요골)의 머리가 자뼈(척골)에서 움직일 수 있도록 하는 중쇠윤활관절(차축활막관절, pivot synovial joint)이다.

각각에 대해 서로 다른 색상을 사용하여 다음 각 항목을 색칠한다.

팔꿉관절(주관절) Elbow Joint

○ 1. **안쪽곁인대**(내측측부인대, ***Ulnar collateral ligament***): 위팔뼈(상완골) 안쪽위관절융기(내측상과)에서 자뼈(척골)의 갈고리돌기(구상돌기, coronoid process)와 팔꿈치머리(주두)까지 이어지는 안쪽 삼각형 인대.

○ 2. **가쪽곁인대**(외측측부인대, ***Radial collateral ligament***): 위팔뼈(상완골) 가쪽위관절융기(외측상과)로부터 노뼈머리띠인대(요골윤상인대, annular ligament of ***radius***)와 합쳐지는 가쪽(외측) 부채꼴 인대.

몸쪽노자관절(근위요골척골관절) Proximal Radio-Ulnar Joint

○ 3. **노뼈머리띠인대**(요골윤상인대, ***Annular ligament of radius***): 자뼈(척골)의 노패임(요골절흔, radial notch)에서 노머리(요골두)를 둘러싸서 고정.

뼈사이막(골간막) Interosseous Membrane

○ 4. **뼈사이막**(골간막, ***Interosseous membrane***): 노뼈(요골)와 자뼈(척골) 사이의 인대결합을 형성하는 노뼈-자뼈 사이면을 연결.

임상노트: 팔꿈치 인대 손상 INJURY TO THE LIGAMENTS OF THE ELBOW

안쪽곁인대(내측측부인대) 손상 및 후속 재건 수술 절차는 야구 투수 및 육상 투수와 같이 반복적인 던지는 동작을 수행하는 개인에게 흔히 발생한다. ***안쪽곁인대(내측측부인대)***의 손상은 일반적으로 골절이나 탈구와 같은 외상과 관련이 있다. ***노뼈머리띠인대(요골윤상인대)***는 노뼈목(요골경)에 대한 먼쪽(원위) 부착부에서 쉽게 찢어져 노뼈머리(요골두)("보모 팔꿈치, Nursemaid's elbow")의 아탈구(부분탈구)를 초래할 수 있다. 노뼈(요골)의 아탈구는 어린 소아에서 팔뚝이 안쪽돌림(회내)된 상태에서 갑자기 상지로 들어올려질 때 흔히 발생한다.

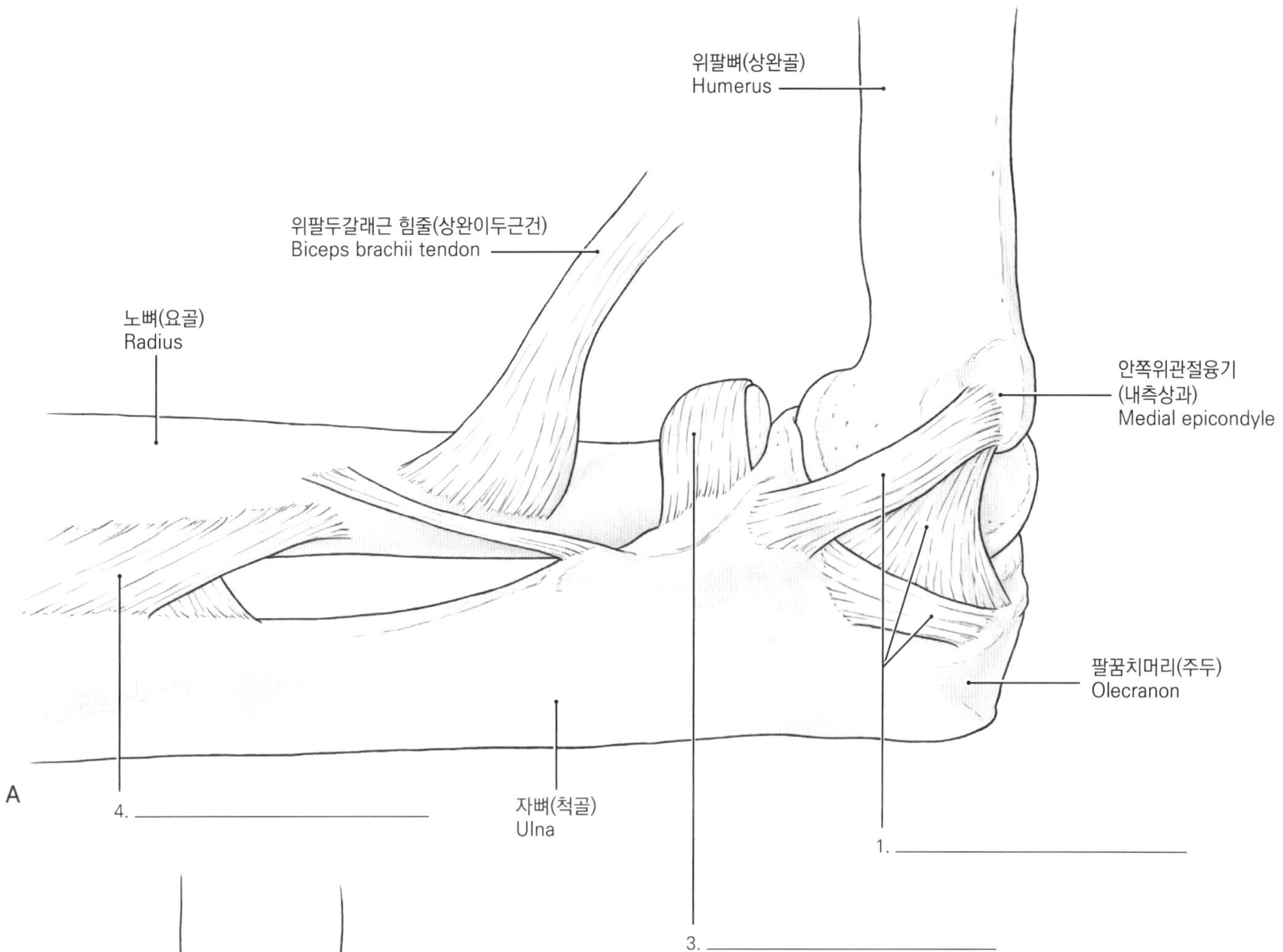
위팔뼈(상완골)
Humerus
위팔두갈래근 힘줄(상완이두근건)
Biceps brachii tendon
노뼈(요골)
Radius
안쪽위관절융기
(내측상과)
Medial epicondyle
팔꿈치머리(주두)
Olecranon
A
4.
자뼈(척골)
Ulna
1.
3.

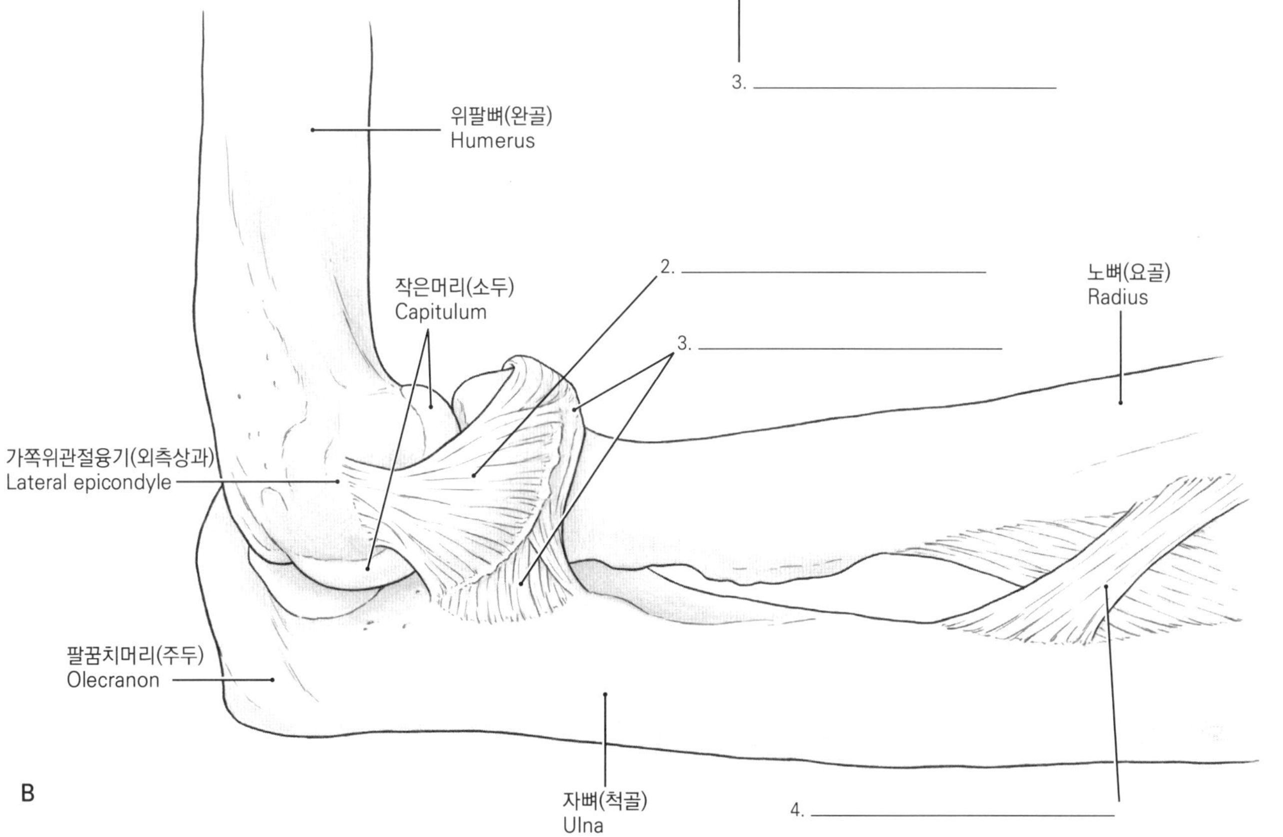
위팔뼈(완골)
Humerus
2.
작은머리(소두)
Capitulum
노뼈(요골)
Radius
3.
가쪽위관절융기(외측상과)
Lateral epicondyle
팔꿈치머리(주두)
Olecranon
B
자뼈(척골)
Ulna
4.

2.17 아래팔 앞쪽의 얕은층 SUPERFICIAL LAYER OF ANTERIOR COMPARTMENT OF FOREARM

팔의 구획과 유사하게 아래팔(전완, forearm)의 구획에는 유사한 활동과 신경 분포를 공유하는 근육이 포함되어 있다. 앞쪽 구획에는 아래팔의 굽힘근(굴곡근, flexors)과 엎침근(회내근, pronator)이 들어 있다. 앞쪽 구획의 근육은 주로 정중신경(median nerve)의 지배를 받으며, 1.5개의 근육은 자신경(척골신경, ulnar nerve)의 지배를 받는다. 이 이미지에서는 두갈래근널힘줄(이두건막, ***bicipital aponeurosis***)이 절단되어 끈으로 젖혀져 있다.

각각에 대해 서로 다른 색상을 사용하여 다음 각 항목을 색칠한다.

앞쪽(전방) 구획의 근육은 세 층으로 배열된다.

1. 얕은층(표층): 근육 4개
2. 중간층: 근육 1개
3. 깊은층(심층): 근육 3개

아래팔 앞쪽(전방) 구획 얕은층(표층)의 근육

근육	위치	이는곳(기시점)	닿는곳(정지부)	신경지배	작용
○ 1. **원엎침근(원회내근)** *Pronator teres*	얕은 굽힘근 중 가장 가쪽	자뼈(척골) 갈고리(구상)돌기와 위팔뼈(상완골) ***안쪽위관절융기***(내측상과)	노뼈(요골) 옆면의 중간 볼록한 부위	정중신경(C6, **C7**)	1. 아래팔(전완) 엎침(회내) 2. 아래팔 굽힘(굴곡)(팔꿈치 부분)
○ 2. **노쪽손목굽힘근(요측수근굴근)** *Flexor carpi radialis*	원엎침근(원회내근) 안쪽	위팔뼈(상완골) 안쪽위관절융기(내측상과)	두 번째 손목뼈(중수골) 기저부		1. 손 굽힘(굴곡)(손목 부분) 2. 손 벌림(외전)(손목 부분)
○ 3. **긴손바닥근(장장근)** *Palmaris longus*	노쪽손목굽힘근(요측수근굴근) 안쪽		굽힘근지지띠 굴근지대 ○ **4. *손바닥널힘줄(수장건막)*** *palmar aponeurosis*	정중신경(C7, C8)	1. 손 굽힘(굴곡)(손목 부분) 2. 손바닥널힘줄(수장건막) 긴장
○ 5. **자쪽손목굽힘근(척측수근굴근)** *Flexor carpi ulnaris*	얕은 굽힘근 중 가장 안쪽	위팔뼈(상완골) 안쪽위관절융기(내측상과)와 자뼈(척골) 팔꿈치머리(주두)	콩알뼈(두상골), 갈고리뼈(유구골) 갈고리, 5번째손목뼈(제5중수골)	자신경(척골신경)(C7, **C8**)	1. 손 굽힘(굴곡)(손목 부분) 2. 손 모음(내전)(손목 부분)

○ 6. **위팔노근(상완요골근, *Brachioradialis*)**: 기능적으로는 아래팔의 굽힘(굴곡)근 역할을 하지만 뒤쪽(후방) 구획에 위치하므로 구획 규칙의 예외임.

○ 7. **위팔동맥(상완동맥, *Brachial artery*)**

○ 8. **노동맥(요골동맥, *Radial artery*)**: 몸쪽(근위) 아래팔(전완)을 통해 위팔노근(상완요골근)까지 이동하고, 먼쪽(원위) 아래팔의 노쪽손목굽힘근 힘줄(요측수근굴근건, flexor carpi radialis tendon)의 가쪽에 위치하며, 노뼈(요골)의 가쪽면을 둘러싸 앞쪽(전방) 구획에서 나옴.

○ 9. **노신경(요골신경)의 얕은가지(*Superficial branch of radial nerve*)**: 몸쪽(근위) 아래팔의 원엎침(원회내)근과 위팔노(상완요골)근 사이에 위치하며, 먼쪽(원위) 아래팔의 노동맥(요골동맥)과 함께 이동하고, 가쪽면으로 앞쪽 구획에서 빠져나와 손등에 도달함.

○ 10. **정중신경(*Median nerve*)**: 몸쪽(근위) 아래팔의 얕은손가락굽힘근(천지굴근)까지 깊게 이동하고 먼쪽(원위)으로는 긴손바닥근(장장근, palmaris longus)까지 깊게 이동.

○ 11. **자동맥(척골동맥, *Ulnar artery*)**: 몸쪽 아래팔의 원엎침근(원회내근), 긴손바닥근(장장근) 및 얕은손가락굽힘근(천지굴근)까지 깊게 이동. 아래팔의 중간에서 말단까지, 자(척골)신경과 함께 이동하는 자쪽손목굽힘근(척측수근굴근, flexor carpi ulnaris)의 깊은 곳에 위치.

○ 12. **자신경(척골신경, *Ulnar nerve*)**: 자쪽손목굽힘근(척측수근굴근)의 머리를 관통하여 앞쪽(전방) 구획으로 들어가고 자(척골)동맥과 함께 아래팔 깊은 곳을 통해 자쪽손목굽힘근(척측수근굴근)까지 이동.

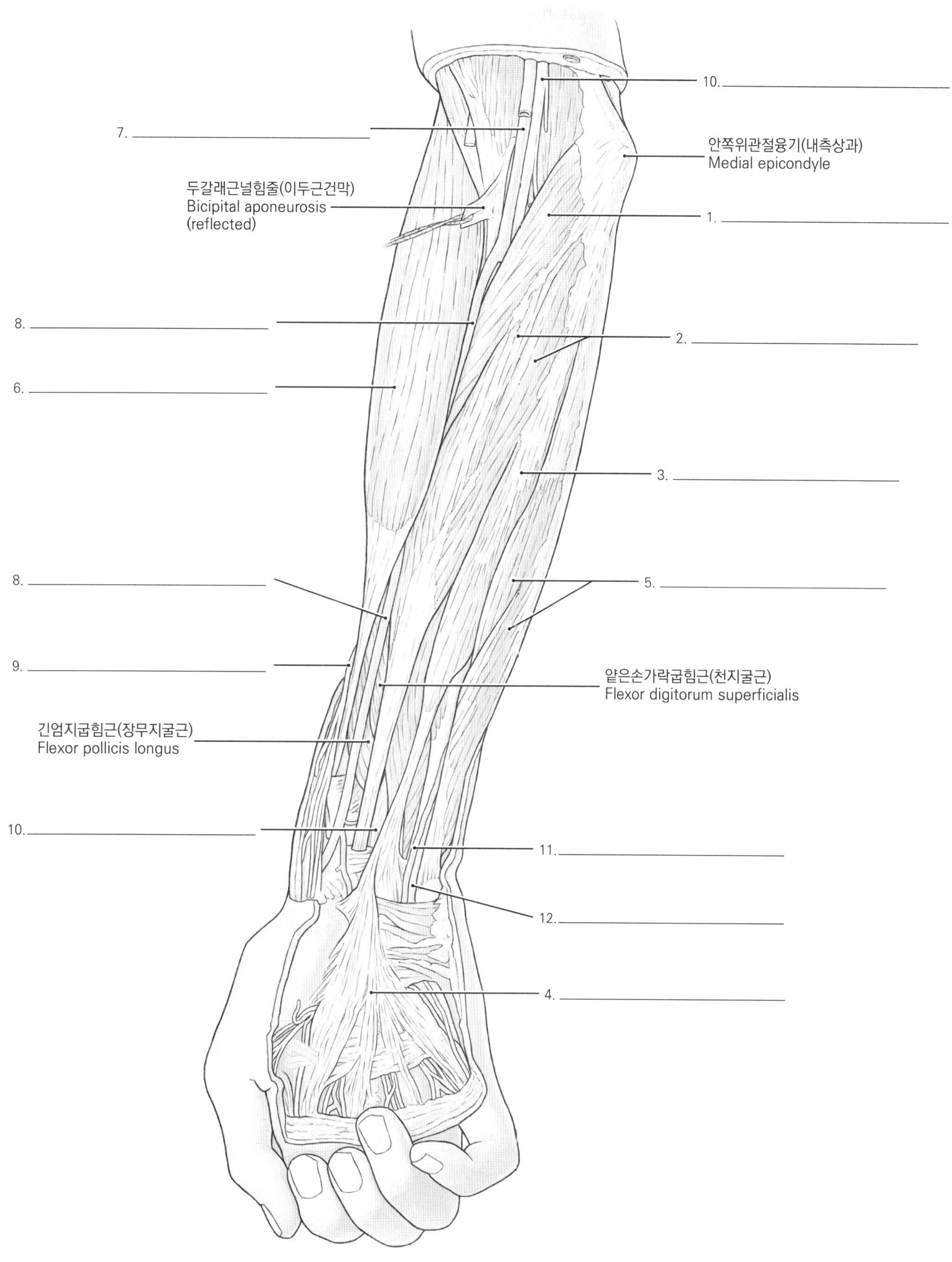
10.
7.
안쪽위관절융기(내측상과)
Medial epicondyle
두갈래근널힘줄(이두근건막)
Bicipital aponeurosis
(reflected)
1.
8.
2.
6.
3.
8.
5.
9.
얕은손가락굽힘근(천지굴근)
Flexor digitorum superficialis
긴엄지굽힘근(장무지굴근)
Flexor pollicis longus
10.
11.
12.
4.

2.18 아래팔 앞쪽의 중간층 INTERMEDIATE LAYER OF ANTERIOR COMPARTMENT OF FOREARM

원엎침근(원회내근), 노쪽손목굽힘근(요측수근굴근), 긴손바닥근(장장근)의 중간 부분이 제거되고 나머지 모습이 보인다. 자쪽손목굽힘근(척측수근굴근)과 위팔노근(상완요골근)이 넓게 열려 얕은손가락굽힘근(천지굴근)과 위팔동맥(상완동맥)의 분지가 드러난다.

정중신경 및 지속정중동맥(persistent median artery)(성인의 경우 가변적 존재)과 함께 얕은손가락굽힘근(천지굴근)을 높이기 위해 작은 탐침(probe)을 삽입했다. 손목의 힘줄과 신경혈관 구조를 높이기 위해 더 긴 탐침(probe)이 삽입되었다.

각각에 대해 서로 다른 색상을 사용하여 다음 각 항목을 색칠한다.

아래팔 앞쪽 구획의 중간층 근육

근육	이는곳(기시점)	닿는곳(정지부)	신경지배	작용
○ 1. **얕은손가락굽힘근(천지굴근)** *Flexor digitorum superficialis*	위팔-자머리(상완-척골두, Humero-ulnar head): 위팔뼈(상완골) 안쪽위관절융기(내측상과)와 자뼈(척골) 갈고리(구상)돌기 노머리(요골두, Radial head): 노뼈(요골) 몸쪽(근위) 앞쪽 표면	4개의 힘줄은 굽힘근지지띠(굴근지지대, flexor etinaculum)까지 깊게 뻗어있어 내측 네 손가락의 중간마디뼈(중간지골)에 부착	정중신경(C7, C8, T1)	안쪽(내측) 네 손가락의 몸쪽손가락뼈사이관절(근위지절간관절)에서 중간마디뼈(중간지골)를 굽힘(굴곡)함

○ 2. **노동맥(요골동맥, *Radial artery*)**: 위팔노근(상완요골근)까지 깊게 이동하여 노뼈(요골)의 옆쪽을 감아 앞쪽(전방) 구획에서 나옴.

○ 3. **자동맥(척골동맥, *Ulnar artery*)**: 얕은손가락굽힘근(천지굴근, flexor digitorum superficialis)의 두 머리 사이를 통과하여 앞쪽 구획으로 들어가고 아래팔을 통해 얕은손가락굽힘근(천지굴근) 안쪽으로 이동.

○ 4. **정중신경(*Median nerve*)**: 또한 얕은손가락굽힘근(천지굴근)의 두 머리 사이를 통과하여 앞쪽구획으로 들어감. 손목에서 이는 굽힘근지지띠(굴근지지대, flexor etinaculum)까지 깊숙이 지나가는 얕은손가락굽힘근(천지굴근)의 4개 힘줄 옆에 위치하며, 소수의 사람에서는 이분 정중동맥(persistent median artery)을 동반할 수 있음.

○ 5. **자신경(척골신경, *Ulnar nerve*)**: 자동맥(척골동맥) 안쪽에서 얕은손가락굽힘근(천지굴근)까지 이동.

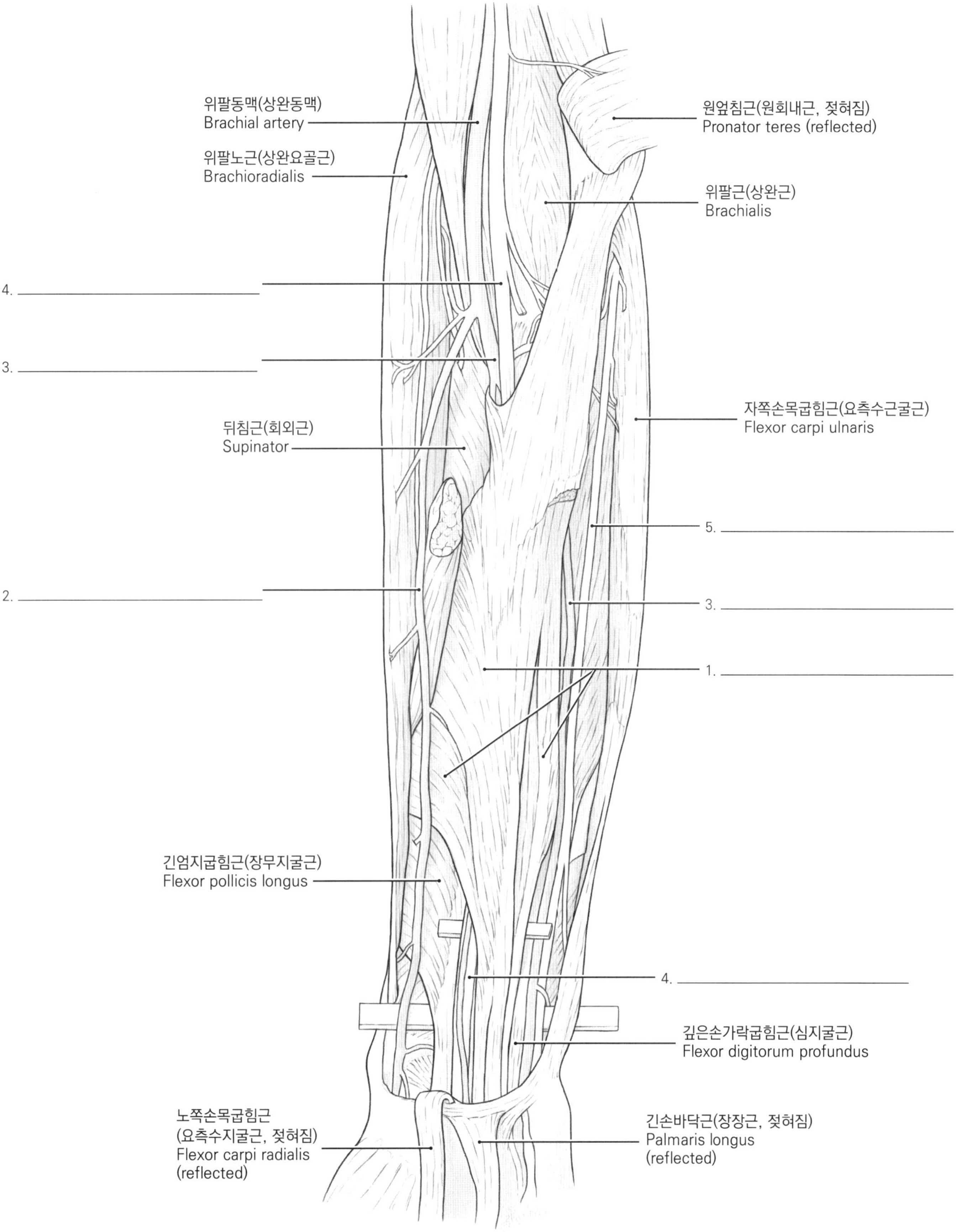
위팔동맥(상완동맥)
Brachial artery
위팔노근(상완요골근)
Brachioradialis
원엎침근(원회내근, 젖혀짐)
Pronator teres (reflected)
위팔근(상완근)
Brachialis
4.
3.
자쪽손목굽힘근(요측수근굴근)
Flexor carpi ulnaris
뒤침근(회외근)
Supinator
5.
2.
3.
1.
긴엄지굽힘근(장무지굴근)
Flexor pollicis longus
4.
깊은손가락굽힘근(심지굴근)
Flexor digitorum profundus
노쪽손목굽힘근
(요측수지굴근, 젖혀짐)
Flexor carpi radialis
(reflected)
긴손바닥근(장장근, 젖혀짐)
Palmaris longus
(reflected)

2.19 아래팔 앞쪽의 깊은층 DEEP LAYER OF ANTERIOR COMPARTMENT OF FOREARM

원엎침근(원회내근), 노쪽손목굽힘근(요측수근굴근), 긴손바닥근(장장근), 정중신경 및 얕은손가락굽힘근(천지굴근)이 제거되거나 젖혀졌다. 위팔노근(상완요골근)과 자쪽손목굽힘근(척측수근굴근)이 넓게 열려 앞쪽 구획의 깊은(심부) 근육뿐만 아니라 뒤쪽(후방) 구획의 긴노쪽손목폄근(장요측수근신근, ***extensor carpi radialis longus***)과 짧은노쪽손목폄근(단요측수근신근, ***extensor carpi radialis brevis***)도 보여준다.

각각에 대해 서로 다른 색상을 사용하여 다음 각 항목을 색칠한다.

아래팔 앞쪽 구획의 깊은층 근육

근육	이는곳(기시점)	닿는곳(정지부)	신경지배	작용
○ **1. 깊은손가락굽힘근 (심지굴근)** *Flexor digitorum profundus*	자뼈(척골) 몸쪽(근위) 3/4 및 뼈사이막(골간막)	4개의 힘줄은 ***굽힘근지지띠***(굴근지대)까지 깊게 뻗어 있고 얕은손가락굽힘근(천지굴근) 힘줄까지 깊게 뻗어 있어 안쪽 네 손가락의 끝마디뼈(원위 지골)에 부착됨	안쪽부분(4,5번째 손가락): 자신경(척골신경)(C8, **T1**) 가쪽부분(2,3번째 손가락): ***정중신경***(**C8**, T1)	안쪽 네 손가락의 먼쪽손가락뼈사이관절(원위지골간관절)에서 끝마디뼈(원위지골)를 굽힘(굴곡)함
○ **2. 긴엄지굽힘근 (장무지굴근)** *Flexor pollicis longus*	노뼈(요골) 및 뼈사이막(골간막)의 앞쪽면	엄지손가락(무지, thumb)의 끝마디뼈(원위지골) 기저부에 부착하기 위한 굽힘근지지띠(굴근지대)까지 깊은 코스	정중신경(**C8**, T1)	엄지손가락(무지)뼈를 굽힘(굴곡)함
○ **3. 네모엎침근(방형회내근)** *Pronator quadratus*	자뼈(척골) 말단 1/4	노뼈(요골)의 말단 1/4		아래팔 엎침(회내, pronates)

○ 4. 뒤침근(회외근, ***Supinator***): 노뼈(요골) 주위를 감싸면서 앞쪽 구획의 깊은 측면에서 볼 수 있지만 뒤쪽(후방) 구획 근육.

아래팔 앞쪽 구획의 동맥 경로를 동맥의 관계를 추적하며 색칠한다.

○ 5. 위팔동맥(상완동맥, ***Brachial artery***)
○ 6. 노동맥(요골동맥, ***Radial artery***)
○ 7. 자동맥(척골동맥, ***Ulnar artery***)

신경의 관계를 추적하면서 전방 구획의 깊은 부분을 통과하는 신경에 색칠한다.

○ 8. 얕은노신경(표재요골신경, ***Superficial radial nerve***)
○ 9. 깊은노신경(심부요골신경, ***Deep radial nerve***)
○ 10. 자신경(척골신경, ***Ulnar nerve***)

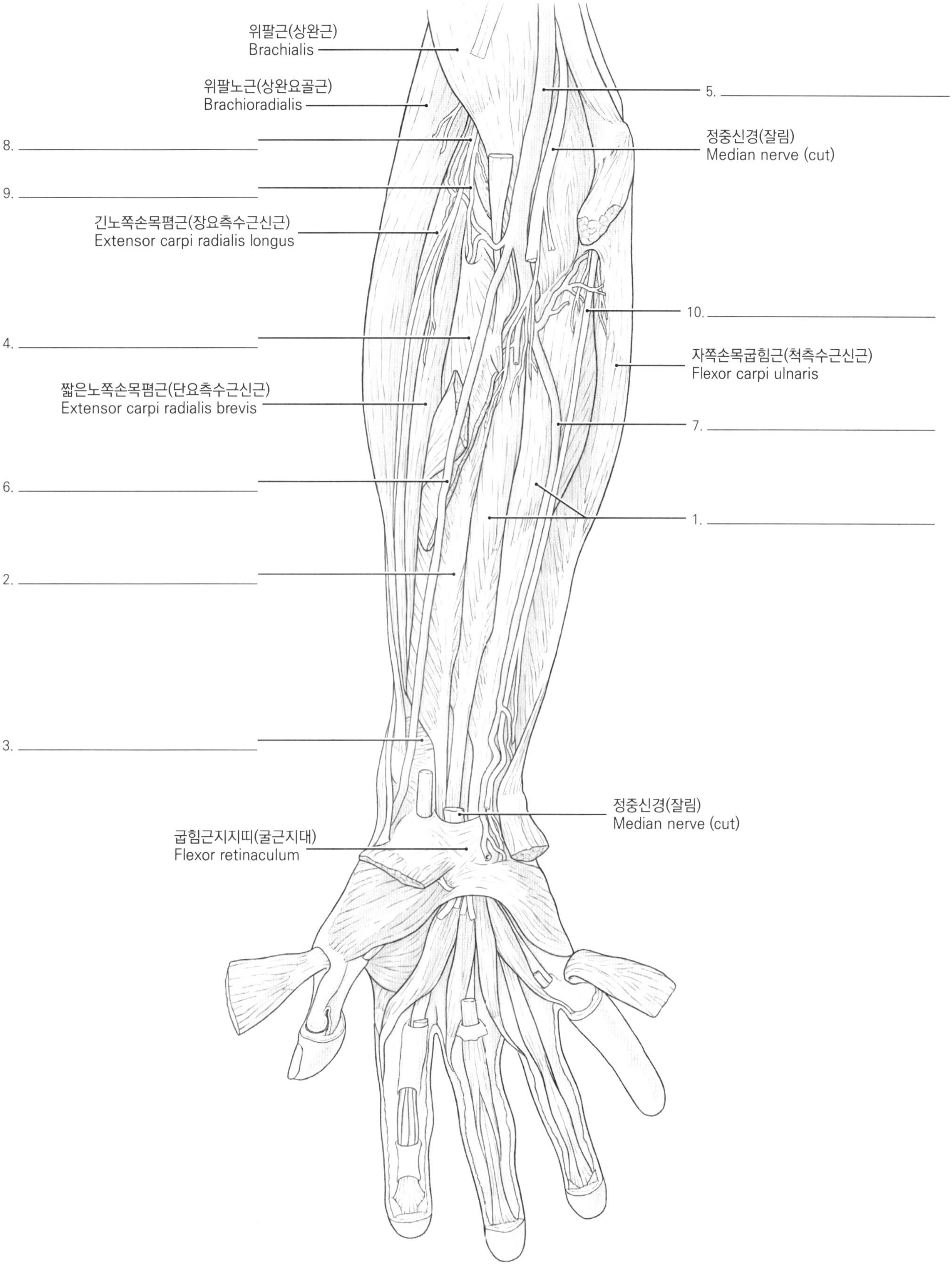
위팔근(상완근)
Brachialis
위팔노근(상완요골근)
Brachioradialis
8.
9.
긴노쪽손목폄근(장요측수근신근)
Extensor carpi radialis longus
4.
짧은노쪽손목폄근(단요측수근신근)
Extensor carpi radialis brevis
6.
2.
3.
굽힘근지지띠(굴근지대)
Flexor retinaculum
5.
정중신경(잘림)
Median nerve (cut)
10.
자쪽손목굽힘근(척측수근신근)
Flexor carpi ulnaris
7.
1.
정중신경(잘림)
Median nerve (cut)

2.20 손바닥 얕은층 SUPERFICIAL PALM

대부분의 피부와 손바닥널힘줄(수장건막, ***palmar aponeurosis***)이 제거되면, 엄지두덩(무지구, thenar) 및 새끼두덩(소지구, hypothenar) 구획의 표면 근육을 볼 수 있다. 손바닥 중앙에서, 얕은손바닥동맥활(표재수장궁, superficial palmar arch)과 그 가지들은 손바닥널힘줄(수장건막) 바로 깊은 곳에 있는 가장 얕은 구조이다. 깊은손가락굽힘근(심지굴근)과 얕은손가락굽힘근(천지굴근)의 힘줄, 자(척골)신경과 정중신경의 가지, 벌레근(충양근, lumbricals)은 얕은손바닥동맥활(표재수장궁) 깊은 곳에 위치한다.

각각에 대해 서로 다른 색상을 사용하여 다음 각 항목을 색칠한다.

손바닥의 얕은 근육

근육	이는곳(기시점)	닿는곳(정지부)	신경지배	작용
○ 1. **짧은엄지벌림근 (단무지외전근)** *Abductor pollicis brevis*	굽힘근지지띠(굴근지대), 손배뼈(주상골, scaphoid) 및 큰마름뼈(대능형골, trapezium)	엄지손가락 몸쪽마디 (근위지골)	정중신경 되돌이(반회)가지 (**C8**, T1); 짧은엄지굽힘근 (단무지굴근)의 깊은 갈래는 자(척골)신경의 깊은 분지	엄지손가락 벌림(외전)
○ 2. **짧은엄지굽힘근 (단무지굴근)** *Flexor pollicis brevis*				엄지손가락 굽힘(굴곡)
○ 3. **새끼벌림근(소지외전근)** *Abductor digiti minimi*	*콩알뼈(두상골, Pisiform)*	다섯번째 손가락 몸쪽마디 (근위지골)	자(척골)신경 깊은가지 (C8, **T1**)	아래팔 엎침(회내, pronates)
○ 4. **벌레근(충양근), 1,** 2번째 *Lumbrical, 1st* and 2nd	깊은손가락굽힘근(심지굴근) 가쪽 2개 힘줄(반깃근육)	2~5번째 발가락의 폄근널힘줄 (신근건막, extensor expansion)의 가쪽면	정중신경(C8, **T1**)	1. 발목발가락관절(중수지절관절, metacarpophalangeal joints) 굽힘(굴곡) 2. 2~5번째 발가락사이관절 (지절간관절) 폄대부
○ 5. **벌레근(충양근), 3,** 4번째 *Lumbrical, 3rd* and 4th	깊은손가락굽힘근(심지굴근) 안쪽 3개 힘줄(깃근육)		자(척골)신경의 깊은가지 (C8, **T1**)	

○ 6. **얕은손가락굽힘근(천지굴근, *Flexor digitorum superficialis*)**: 깊은손가락굽힘근(심지굴근)의 힘줄이 손바닥 중앙에 위치하며 각 힘줄은 바로 깊은 곳에 있음.

○ 7. **노동맥(요골동맥, *Radial artery*)**: 등쪽으로 해부학적 코담배갑(anatomic snuffbox)을 통과.

○ 8. **노동맥([요골동맥]의 표면 손바닥 가지, *Superficial palmar branch of radial artery*)**: 얕은손바닥동맥활(표재수장궁)에 기여하는 노동맥의 작은 가지.

○ 9. **자동맥(척골동맥, *Ulnar artery*)**: 자뼈굴(척골관, ulnar canal) 내 (콩알뼈[두상골]와 갈고리뼈[유구골] 사이) 굽힘근지지띠(굴근지대) 앞쪽으로 흐르며 두 개의 말단가지, 즉 얕은손바닥동맥활(표재수장궁)과 깊은손바닥(심부수장)가지로 나뉨.

○ 10. **얕은손바닥동맥활(표면수장궁, *Superficial palmar arch*)**: 세 개의 온바닥쪽손가락동맥(총수장측지동맥)을 일으키는 자(척골)동맥의 주요 끝부분.

○ 11. **온바닥쪽손가락동맥(총수장측지동맥, *Common palmar digital artery*)**: 두 개의 고유바닥쪽손가락동맥(고유수장측지동맥) 및 손가락신경(수지신경)으로 나뉨.

○ 12. **고유바닥쪽손가락동맥(고유수장측지동맥, *Proper palmar digital artery*)**: 두 번째에서 네 번째 손가락의 인접한 옆면을 따라 진행.

○ 13. **정중신경의 되돌이(반회)분지(*Recurrent branch of median nerve*)**: 짧은엄지벌림근(단무지외전근, abductor pollicis brevis), 엄지맞섬근(무지대립근, opponens pollicis), 짧은엄지굽힘근(단무지굴근, flexor pollicis brevis)을 공급하는 굽힘근널힘줄(굴근건막) 바로 먼쪽(원위) 정중신경에서 발생.

○ 14. **자(척골)신경(*Ulnar nerve*)**: 자(척골)동맥 안쪽 자뼈굴(척골관) 내 굽힘근널힘줄(굴근건막) 앞쪽으로 주행하며 얕은자쪽(표재척측)신경과 깊은자쪽(심부척측)신경으로 나뉨.

○ 15. **온바닥쪽손가락신경(총수장측지신경, *Common palmar digital nerve*)**: 자(척골)신경의 표면분지 또는 정중신경에서 발생하여 안쪽 네 손가락에 감각 신경 분포를 공급.

○ 16. **고유바닥쪽손가락신경(고유수장측지신경, *Proper palmar digital nerve*)**: 온바닥쪽손가락신경(총수장측지신경)에서 시작(기시).

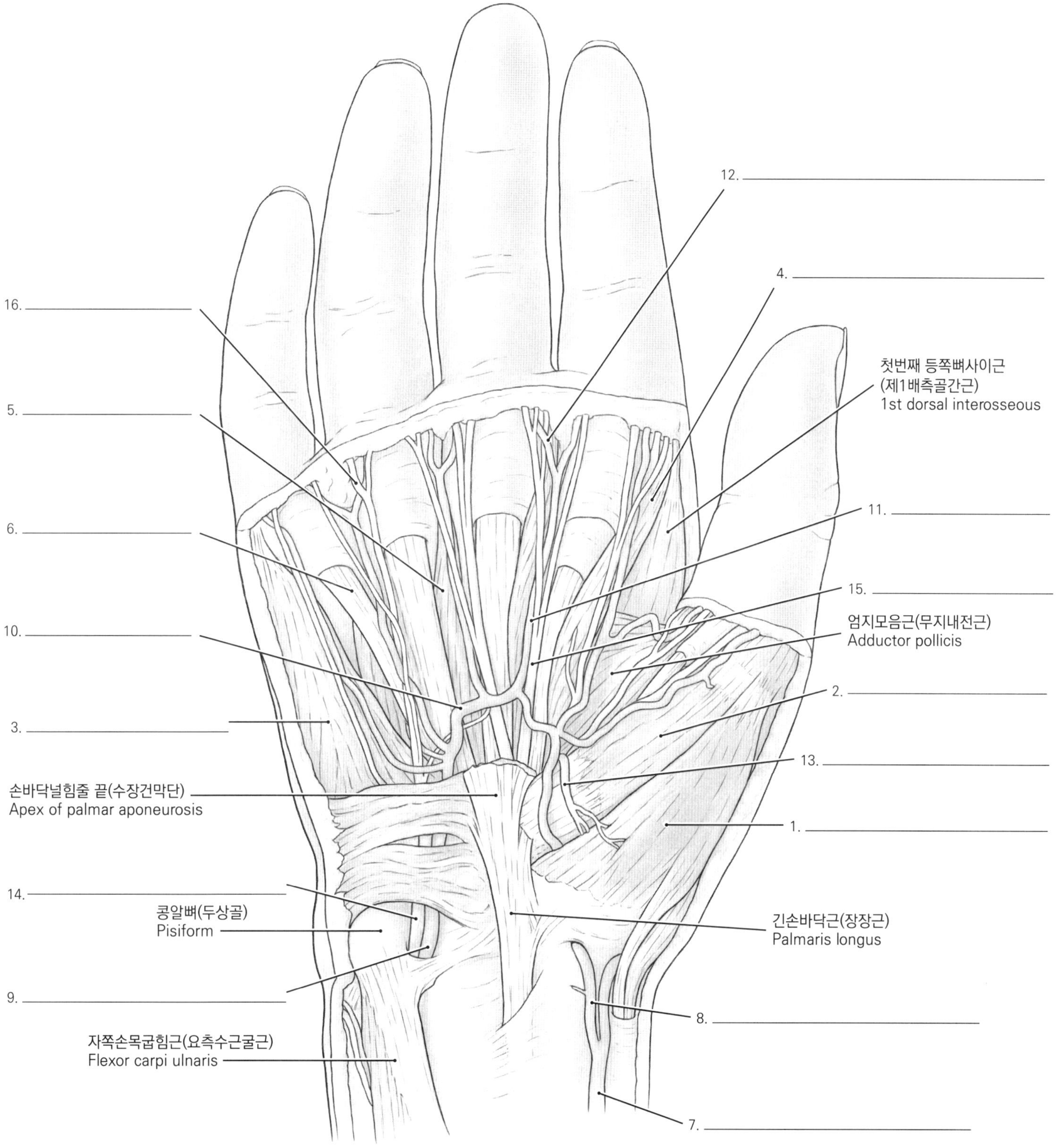

12.
4.
16.
첫번째 등쪽뼈사이근
(제1배측골간근)
1st dorsal interosseous
5.
11.
6.
15.
엄지모음근(무지내전근)
Adductor pollicis
10.
2.
3.
13.
손바닥널힘줄 끝(수장건막단)
Apex of palmar aponeurosis
1.
14.
콩알뼈(두상골)
Pisiform
긴손바닥근(장장근)
Palmaris longus
9.
8.
자쪽손목굽힘근(요측수근굴근)
Flexor carpi ulnaris
7.

2.21 손바닥 깊은층 DEEP PALM

엄지두덩(무지구, thenar) 및 새끼두덩(소지구, hypothenar) 구획의 얕은 근육을 젖히고, 정중신경 및 그 분지를 제거하고, 손바닥 중앙에서 얕은손가락굽힘근(천지굴근) 및 깊은손가락굽힘근(심지굴근)의 힘줄 제거를 통해 손바닥과 깊은 손바닥활(수장궁)의 깊은 근육을 볼 수 있다.

각각에 대해 서로 다른 색상을 사용하여 다음 각 항목을 색칠한다.

손바닥의 깊은 근육

근육	이는곳(기시점)	닿는곳(정지부)	신경지배	작용
○ 1. **엄지맞섬근(무지대립근)** *Opponens pollicis*	굽힘근지지띠(굴근지대), 손배뼈(주상골, scaphoid) 및 큰마름뼈(대능형골, trapezium)	첫째손허리뼈(제1중수골, 1st metacarpal)	정중신경 되돌이가지 (반회분지)(**C8**, T1)	첫째손허리뼈를 손바닥 중앙으로 안측으로 끌어 당겨 엄지손가락(무지)을 반대 방향으로 회전
○ 2. **엄지모음근 가로갈래 (무지내전근 횡두)** *Adductor pollicis, transverse head*	셋째손허리뼈(제3중수골)	엄지손가락 몸쪽손가락뼈(근위지골)	자(척골)신경 깊은가지(심지)(C8, **T1**)	엄지손가락 모음(내전)
○ 3. **엄지모음근 빗갈래 (무지내전근 사두)** *Adductor pollicis, oblique head*	둘째 및 셋째손허리뼈 (중수골), 알머리뼈(유두골, capitate), 인접 손목뼈 (수근골, adjacent carpals)			
○ 4. **짧은새끼굽힘근(잘림) 단소지굴근** *Flexor digiti minimi brevis (cut)*	갈고리뼈의 갈고리(유구골, Hook of hamate), 굽힘근 지지때(굴근지대)	다섯째 몸쪽손가락뼈 (근위지골)		다섯째 몸쪽손가락뼈 굽힘(굴곡)
○ 5. **새끼맞섬근(소지대립근)** *Opponens digiti minimi*	갈고리뼈의 갈고리(유구골, Hook of hamate), 굽힘근 지지때(굴근지대)	다섯째 손허리뼈(중수골)		다섯째 손허리뼈를 앞쪽으로 그리고 회전시켜 다섯째 손가락이 엄지손가락과 마주보게 함

○ 6. **긴엄지굽힘근 힘줄**(**장무지굴근건**, ***Flexor pollicis longus tendon***): 긴엄지굽힘근(장무지굴근)과 짧은엄지벌림근(단무지외전근, ***abductor pollicis brevis***)까지 깊은 구획을 통과하는 코스.

○ 7. **깊은손바닥동맥활**(**심부수장궁**, ***Deep palmar arch***): 깊은손가락굽힘근(심수지굴근) 힘줄까지 깊게 진행하여 바닥쪽손허리동맥(장측중수동맥, palmar metacarpal arteries)을 발생시키는 노동맥(요골동맥)의 연속(자동맥[척골동맥]의 깊은 분지에서 작게 기여함).

○ 8. **집게노쪽동맥**(**검지요측동맥**, ***Radialis indicis artery***): 일반적으로 집게손가락(검지, index finger)의 가쪽을 따라 흐르는 노(요골)동맥에서 발생.

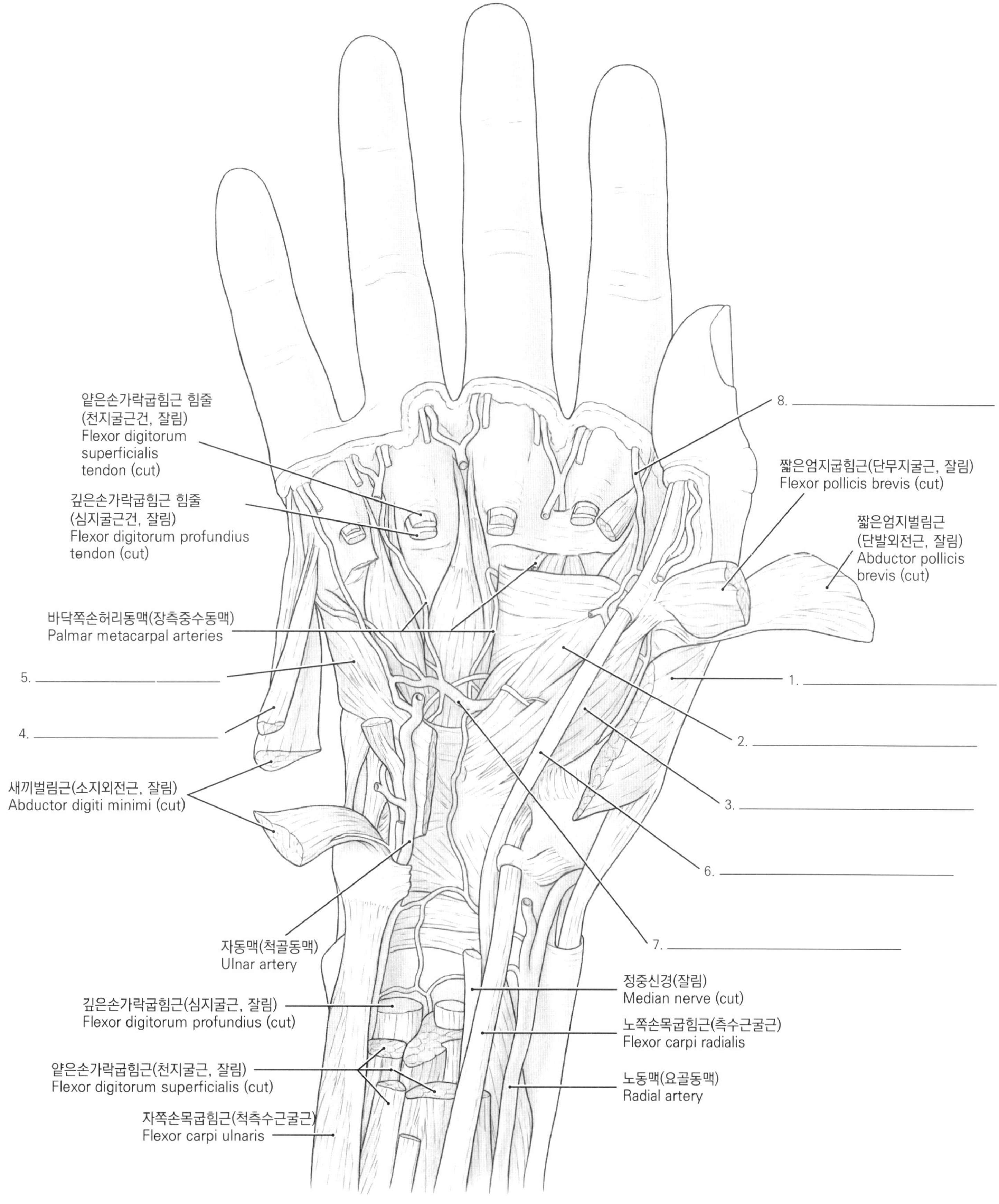
얕은손가락굽힘근 힘줄
(천지굴근건, 잘림)
Flexor digitorum superficialis tendon (cut)
깊은손가락굽힘근 힘줄
(심지굴근건, 잘림)
Flexor digitorum profundius tendon (cut)
바닥쪽손허리동맥(장측중수동맥)
Palmar metacarpal arteries
5.
4.
새끼벌림근(소지외전근, 잘림)
Abductor digiti minimi (cut)
자동맥(척골동맥)
Ulnar artery
깊은손가락굽힘근(심지굴근, 잘림)
Flexor digitorum profundius (cut)
얕은손가락굽힘근(천지굴근, 잘림)
Flexor digitorum superficialis (cut)
자쪽손목굽힘근(척측수근굴근)
Flexor carpi ulnaris
8.
짧은엄지굽힘근(단무지굴근, 잘림)
Flexor pollicis brevis (cut)
짧은엄지벌림근
(단발외전근, 잘림)
Abductor pollicis brevis (cut)
1.
2.
3.
6.
7.
정중신경(잘림)
Median nerve (cut)
노쪽손목굽힘근(측수근굴근)
Flexor carpi radialis
노동맥(요골동맥)
Radial artery

2.22 깊은 손바닥과 손가락 DEEP PALM AND DIGITS

엄지두덩(무지구, thenar) 및 새끼두덩(소지구, hypothenar) 구획의 근육과 깊은손바닥동맥활(심부수장궁, deep palmar arch) 및 얕은손바닥동맥활(표재수장궁, superficial palmar arch)이 제거되어 손 등쪽에서 노(요골)동맥의 절단된 끝 부분이 남는다. 얕은손가락굽힘근 힘줄(천지굴근건, flexor digitorum superficialis tendon)과 깊은손가락굽힘근 힘줄(심지굴근건, flexor digitorum profundius tendon) 그리고 벌레근(충양근, lumbricals) 및 엄지모음근(무지내전근, adductor pollicis)의 힘줄이 절단되어 손바닥에서 제거되었다.

각각에 대해 서로 다른 색상을 사용하여 다음 각 항목을 색칠한다.

깊은 손바닥의 근육

근육	이는곳(기시점)	닿는곳(정지부)	신경지배	작용
○ 1. **등쪽뼈사이근, 1~4번째 (배측골간근)** *Dorsal interossei, 1st–4th (D1–D4)*	두 개의 손허리뼈의 인접한 면 (깃근육, bipennate muscles)	2~4번째 몸쪽손가락(근위지골) 및 폄근널힘줄(신근건막, extensor expansion)	자(척골)신경의 깊은가지 (C8, T1)	1. 축선에서 2~4번째 손가락 벌림(외전) 2. 벌레근(충양근) 보조
○ 2. **바닥쪽뼈사이근, 1~3번째 (장측골간근)** *Palmar interossei, 1st–3rd (P1–P3)*	2번째, 4번째, 5번째 손허리뼈 (반깃근육, unipennate muscles)	둘째, 넷째, 다섯째 몸쪽손가락뼈(근위지골) 및 폄근널힘줄(신근건막)		1. 둘째, 넷째, 다섯째 손가락을 축선 방향으로 모음(내전) 2. 벌레근(충양근) 보조

○ 3. **굽힘근지지띠**(굴근지대, ***Flexor retinaculum***): 가쪽으로 손배뼈(주상골, scaphoid)와 큰마름뼈(대능형골, *trapezium*)와 안쪽으로 콩알뼈(두상골, *pisiform*), 갈고리뼈(유구골, hamate) 갈고리 사이에 있는 손목굴(수근관, carpal tunnel)의 지붕을 형성. 정중신경(median nerve)은 손목굴(수근관)을 통해 얕은손가락굽힘근(천지굴근), 깊은손가락굽힘근(심지굴근), 긴엄지굽힘근(장무지굴근)의 힘줄과 함께 이동.

○ 4. **얕은손가락굽힘근**(천지굴근, ***Flexor digitorum superficialis***): 각 힘줄이 갈라져 안쪽 4개 중간마디뼈(중지골)의 안쪽 및 가쪽면에 부착.

○ 5. **깊은손가락굽힘근**(심지굴근, ***Flexor digitorum profundus***): 안쪽 4개 먼쪽마디뼈(원위지골)에 부착.

○ 6. **자(척골)신경**(***Ulnar nerve***): 굽힘근지지띠(굴근지대)까지의 얕은 부위는 얕은 가지(superficial branch)와 깊은가지(deep branch)로 나뉨.

○ 7. **자신경 얕은가지**(척골신경 표면분지, ***Superficial ulnar nerve***)(잘림): 안쪽 1.5개의 손가락과 인접 손바닥에 감각을 지배.

○ 8. **자신경 깊은가지**(척골신경 심부분지, ***Deep branch of ulnar nerve***): 새끼두덩(소지구), 3번과 4번 벌레근(충양근), 엄지모음근(무지내전근), 바닥쪽 및 등쪽뼈사이근(장측 및 배측골간근), 짧은엄지굽힘근 깊은갈래(단무지굴근 심두).

○ 9. **정중신경**(***Median nerve***)(잘림): 굽힘근지지띠(굴근지대) 깊은 곳을 지나 엄지두덩근(무지구)(엄지모음근[무지내전근]) 및 짧은엄지굽힘근 깊은갈래(단무지굴근 심두) 제외), 1번째 및 2번째 벌레근(충양근), 그리고 가쪽 손가락 3개 반 및 인접한 손바닥의 피부감각을 지배.

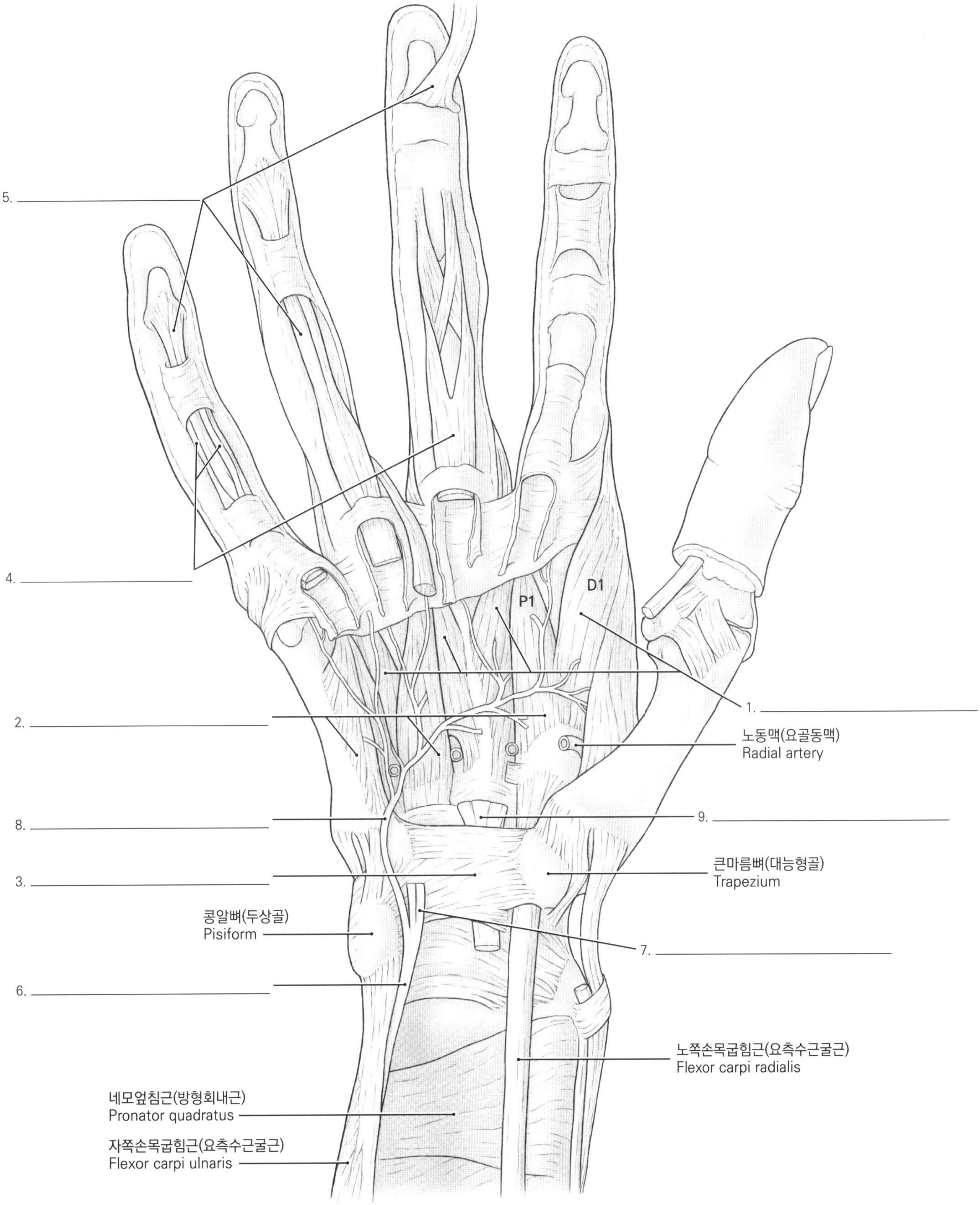
5.
4.
P1
D1
1.
2.
노동맥(요골동맥)
Radial artery
8.
9.
3.
큰마름뼈(대능형골)
Trapezium
콩알뼈(두상골)
Pisiform
7.
6.
노쪽손목굽힘근(요측수근굴근)
Flexor carpi radialis
네모엎침근(방형회내근)
Pronator quadratus
자쪽손목굽힘근(요측수근굴근)
Flexor carpi ulnaris

2.23 아래팔의 얕은 뒤쪽 구획 SUPERFICIAL POSTERIOR COMPARTMENT OF FOREARM

뒤쪽 구획에는 아래팔의 폄근(신근)이 있다. 뒤쪽 구획의 근육은 주로 노(요골)신경의 가지에 의해 지배된다. 2~4번째 손가락의 대부분의 폄근(신근)은 폄근지지띠(신근지대, extensor retinaculum)의 먼쪽(원위)면에서 절단되었으며 이 이미지에 등쪽뼈사이근(배측골간근, dorsal interossei)은 젖혀져 있다.

각각에 대해 서로 다른 색상을 사용하여 다음 각 항목을 색칠한다.

아래팔(전완)의 얕은 뒤쪽 구획의 근육

근육	이는곳(기시점)	닿는곳(정지부)	신경지배	작용
○ 1. **위팔노근(상완요골근)** *Brachioradialis*	위팔뼈(상완골) 가쪽관절융기위능선(외측과상릉)	노뼈(요골)의 붓돌기(경상돌기) 가까운 부위(근위부)	노(요골)신경(C5, **C6**, C7)	상대적으로 약한 아래팔(전완) 굽힘(굴곡)
○ 2. **긴노쪽손목폄근(장요측수근신근)** *Extensor carpi radialis longus*		둘째 손허리뼈(제2중수골)	노(요골)신경(C6, C7)	상대적으로 약한 아래팔(전완) 굽힘(굴곡)
○ 3. **짧은노쪽손목폄근(단요측수근신근)** *Extensor carpi radialis brevis*	위팔뼈(상완골) 가쪽관절융기(외측상과)	셋째 손허리뼈(제3중수골)	노(요골)신경깊은가지(심지)(**C7**, C8)	
○ 4. **손가락폄근(지신근)** *Extensor digitorum*		안쪽 4개 손가락 폄근(신근) 팽대부		주로 안쪽 4개 손가락의 손허리손가락(중수지절)관절(metacapophalangeal joint) 폄(신전)
○ 5. **새끼폄근(소지신근)** *Extensor digiti minimi*		다섯째 손가락 폄근(신근) 팽대부		주로 다섯째 손가락의 손허리손가락(중수지절)관절 폄(신전)
○ 6. **자쪽손목폄근(척측수근신근)** *Extensor carpi ulnaris*	위팔뼈(상완골)와 자뼈(척골)의 가쪽위관절융기(외측상과)	다섯째 손허리뼈(제5중수골)		1. 손 폄(신전)(손목 부분) 2. 손 모음(내전)(손목 부분)
○ 7. **집게폄근(시지신근)** *Extensor indicis*	자뼈(척골)의 먼쪽(원위) 1/3 및 뼈사이막(골간막)	둘째 손가락 폄근(신근) 팽대부	노(요골)신경의 깊은가지로 연결되는 뒤뼈사이막(후골간막)신경(C7, **C8**)	1. 둘째 손가락 폄 2. (손목 부분) 폄(신전) 보조
○ 8. **긴엄지벌림근(장무지외전근)** *Abductor pollicis longus*	자뼈(척골)와 노뼈(요골) 몸쪽(근위) 중간 및 뼈사이막(골간막)	첫째 손허리뼈(제1중수골)		1. 엄지손가락 벌림(외전) 2. 엄지손가락의 손목손허리(수근중수)관절(carpometacarpal joint) 폄(신전)
○ 9. **짧은엄지폄근(단무지신근)** *Extensor pollicis brevis*	노뼈(요골) 먼쪽(원위) 1/3 및 뼈사이막(골간막)	엄지손가락 몸쪽마디뼈(근위지골)		1. 손목손허리(중수지절)관절에서 엄지손가락의 몸쪽마디(근위지골) 폄(신전) 2. 손목손허리(수근중수)관절 폄(벌림)
○ 10. **긴엄지폄근(장무지신근)** *Extensor pollicis longus*	자뼈(요골) 중간 1/3 및 뼈사이막(골간막)	엄지손가락 먼쪽마디뼈(원위지골)		1. 손가락사이(지절간)관절에서 엄지손가락의 먼쪽마디(원위지골) 폄(신전) 2. 손허리손가락(중수지절)관절과 손목손허리(수근중수)관절 폄(신전)

○ 11. **폄근지지띠**(**신근지대**, ***Extensor retinaculum***): 손목의 뒤쪽을 가로질러 뻗어 손가락의 폄근힘줄(신전건)을 아래로 묶는 강력한 섬유성 아래팔근막(전완근막) 띠.

○ 12. **팔꿈치근**(**주근**, ***Anconeus***): 팔꿈치의 뒤가쪽(후외측면)을 따라 위치한 작은 삼각형 근육으로, 일반적으로 위팔세갈래근(상완삼두근)과 조화를 이루며 이를 보조함.

○ 13. **등쪽뼈사이근**(**배측골간근**, ***Dorsal interossei***): 1~4번까지 번호가 매겨진 두 인접한 손허리뼈(중수골) 사이에 위치한 깃근육(우상근)(1번은 엄지손가락과 2번째 손가락 사이에 위치).

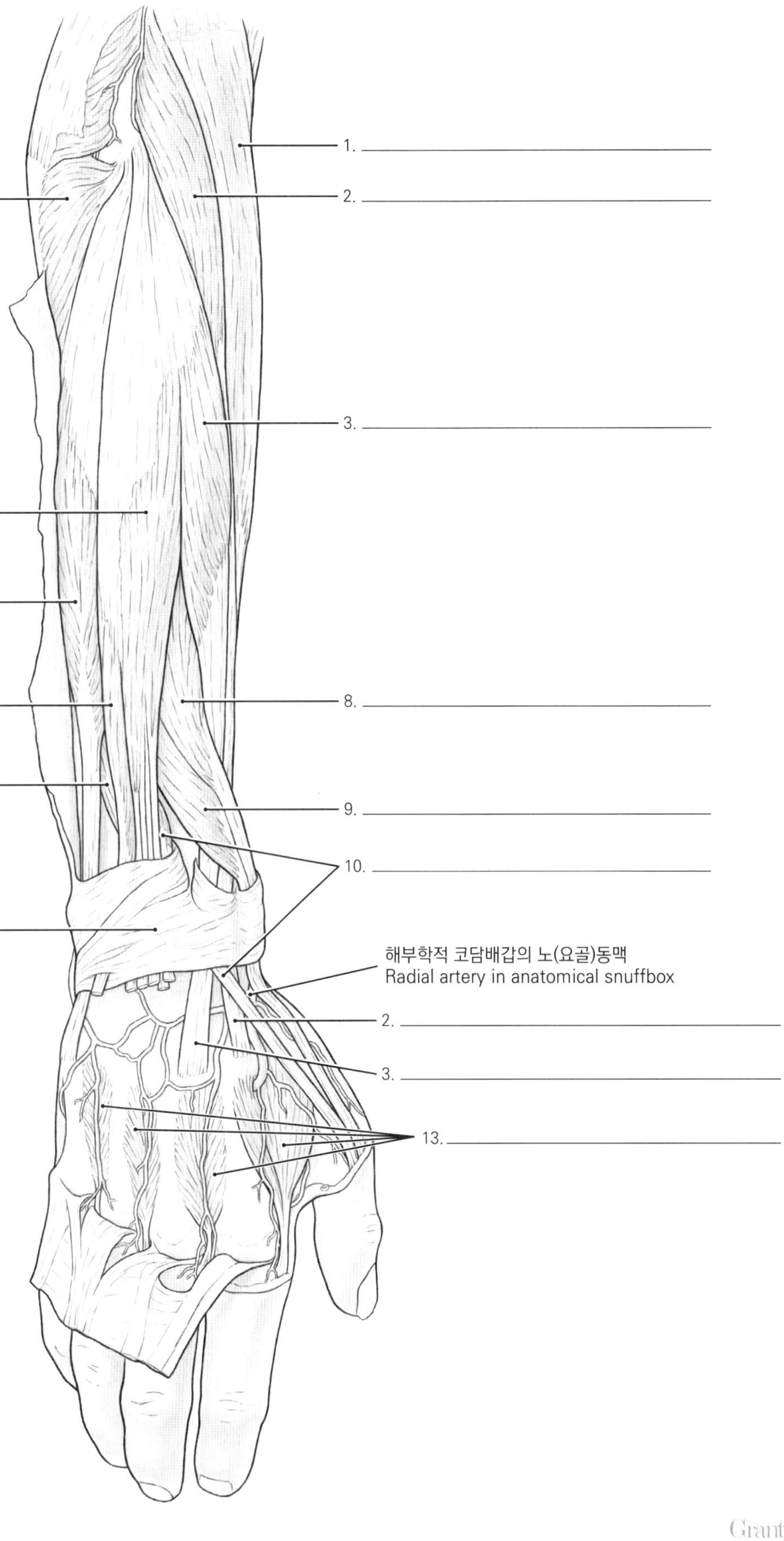
1.
2.
12.
3.
4.
6.
8.
5.
7.
9.
10.
11.
해부학적 코담배갑의 노(요골)동맥
Radial artery in anatomical snuffbox
2.
3.
13.

2.24 아래팔 뒤쪽 구획의 안쪽 모습 MEDIAL VIEW OF POSTERIOR COMPARTMENT OF THE FOREARM

얕은 폄근육(표면신근)(손가락폄근[지신근], 새끼폄근[소지신근] 및 자쪽손목폄근[척측수근신근])의 대부분이 올려져 뒤쪽(후방) 구획의 더 깊은 근육을 완전히 볼 수 있다. 노신경(요골신경)의 깊은가지의 연속인 뒤뼈사이신경(후방골간신경, ***posterior interosseous nerve***)은 뒤쪽 구획에 있는 근육의 깊은 층에 신경을 공급한다(2.23절의 표 참조).

각각에 대해 서로 다른 색상을 사용하여 다음 각 항목을 색칠한다.

○ 1. **위팔노근**(**상완요골근**, ***Brachioradialis***): 힘줄이 손목까지 닿지 않음.

○ 2. **긴노쪽손목폄근**(**장요측수근신근**, ***Extensor carpi radialis longus***): 위팔노근(상완요골근)과 부분적으로 겹쳐지며, 아래팔(전완) 먼쪽부분(원위부)에서는 긴엄지벌림근(장무지외전근, abductor pollicis longus)과 짧은엄지폄근(단무지신근, extensor pollicis brevis)이 이 힘줄을 교차함.

○ 3. **짧은노쪽손목폄근**(**단요측수근신근**, ***Extensor carpi radialis brevis***): 긴노쪽손목폄근(장요측수근신근)의 안쪽에 위치하며, 아래팔 먼쪽(원위부)에서도 긴엄지폄근(장무지신근)과 짧은엄지폄근(단무지신근)이 이 힘줄을 교차함.

○ 4. **긴엄지벌림근**(**장무지외전근**, ***Abductor pollicis longus***): 뒤침근(회외근)의 먼쪽(원위)에 위치하며 긴노쪽손목폄근(장요측수근신근)과 짧은노쪽손목폄근(단요측수근신근)을 교차함.

○ 5. **짧은엄지폄근**(**단무지신근**, ***Extensor pollicis brevis***): 긴엄지벌림근(장무지외전근)의 먼쪽(원위)에 위치하며, 힘줄은 몸쪽부분(근위부) 안쪽으로 긴엄지벌림근(장무지외전근)으로 연장됨.

○ 6. **긴엄지폄근**(**장무지신근**, ***Extensor pollicis longus***): 긴엄지벌림근(장무지외전근)과 짧은엄지폄근(단무지신근)의 안쪽에 위치하며 힘줄이 자체 구획을 통과함.

○ 7. **집게폄근**(**시지신근**, ***Extensor indicis***)(**잘림**): 긴엄지폄근(장무지신근)의 안쪽에 위치.

○ 8. **회외근**(***Supinator***): 손목과 노뼈(요골) 몸쪽부위(근위부)를 감싸고 자(요골)신경의 깊은가지에 관통됨.

○ 9. **폄근지지띠**(**신근지대**, ***Extensor retinaculum***): 뒤쪽 구획의 힘줄을 손목에서 제자리에 고정.

○ 10. **노**(**요골**)**동맥**(***Radial artery***)("**해부학적 코담배갑**[***snuff box***]" 내): 손배뼈(주상골, scaphoid)와 큰마름뼈(대능형골, trapezium) 주위로 등쪽으로 곡선을 그리며 해부학적 코담배갑(snuff box)으로 들어간 다음 첫 번째 등쪽뼈사이근(배측골간근)의 머리 사이를 통과하여 손바닥으로 들어감.

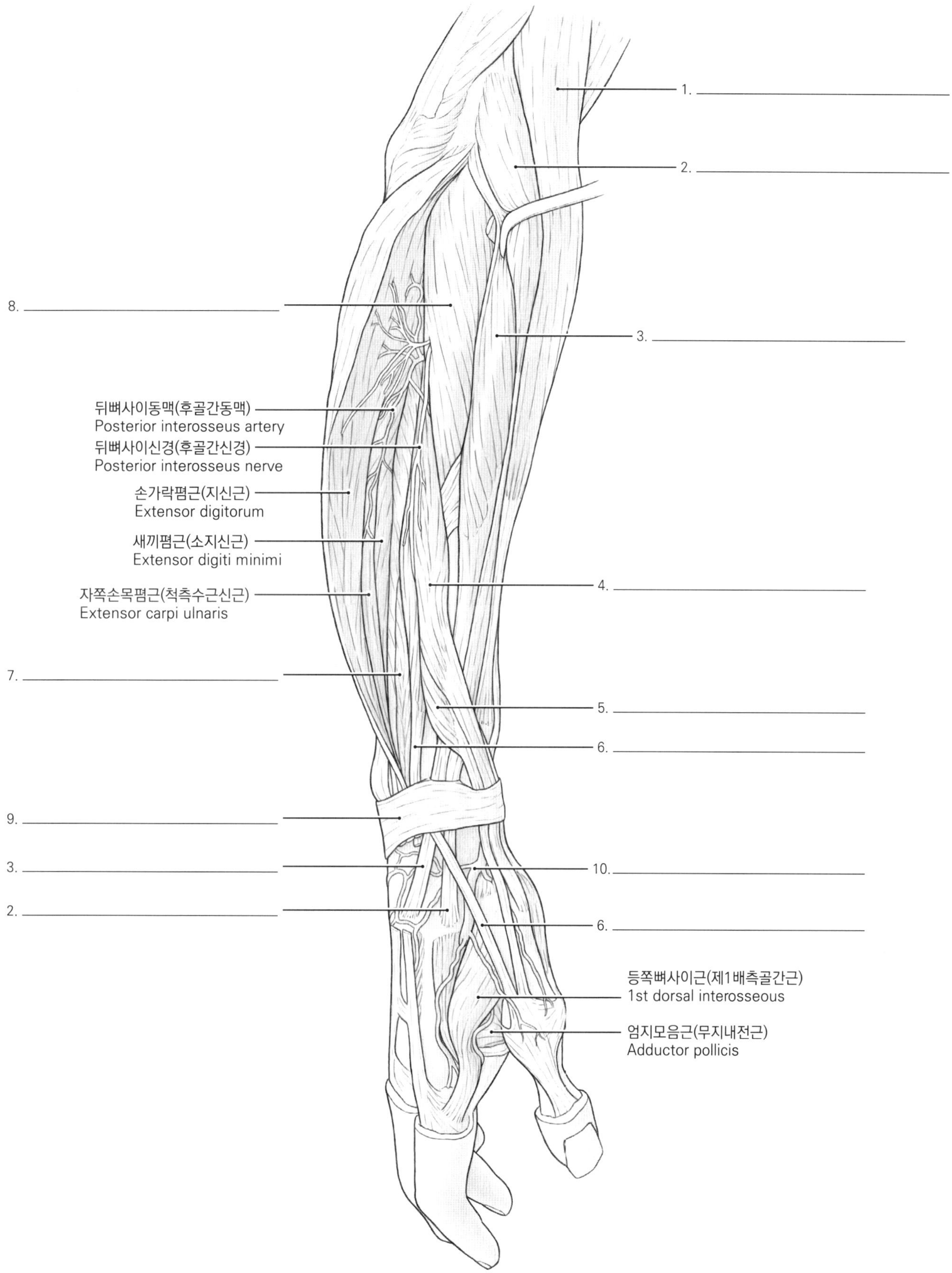
1.
2.
8.
3.
뒤뼈사이동맥(후골간동맥)
Posterior interosseus artery
뒤뼈사이신경(후골간신경)
Posterior interosseus nerve
손가락폄근(지신근)
Extensor digitorum
새끼폄근(소지신근)
Extensor digiti minimi
4.
자쪽손목폄근(척측수근신근)
Extensor carpi ulnaris
7.
5.
6.
9.
3.
10.
2.
6.
등쪽뼈사이근(제1배측골간근)
1st dorsal interosseous
엄지모음근(무지내전근)
Adductor pollicis

2.25 손등 DORSUM OF HAND

폄근지지띠(신근지대)는 노뼈(요골)와 자뼈(척골)의 다양한 지점에 부착되어 12개의 힘줄이 통과하기 위한 터널을 만든다. 윤활집(활막초, synovial sheath)은 터널을 통과하는 각 힘줄을 둘러싼다.

각각에 대해 서로 다른 색상을 사용하여 다음 각 항목을 색칠한다.

○ 1. **폄근지지띠**(신근지대, ***Extensor retinaculum***): 노뼈(요골)와 자뼈(척골)의 먼쪽(원위)에 부착되어 폄근(신근) 힘줄이 통과하는 6개의 뼈섬유터널(osseofibrous tunnels)을 형성.

폄근지지띠(신근지대)터널(Extensor Retinaculum Tunnels)

터널	구조
1	○ 2. 긴엄지벌림근(장무지외전근) *Abductor pollicis longus* ○ 3. 짧은엄지폄근(단무지신근) *Extensor pollicis brevis*
2	○ 4. 긴노쪽손목폄근(장요측수근신근) *Extensor carpi radialis longus* ○ 5. 짧은노쪽손목폄근(단요측수근신근) *Extensor carpi radialis brevis*
3	○ 6. 긴엄지폄근(장무지신근) *Extensor pollicis longus*
4	○ 7. 손가락폄근(지신근) *Extensor digitorum* ○ 8. 집게폄근(시지신근) *Extensor indicis*
5	○ 9. 새끼폄근(소지신근) *Extensor digiti minimi*
6	○ 10. 자쪽손목폄근(척측수근신근) *Extensor carpi ulnaris*

○ 11. **힘줄사이연결**(건간연결, ***Intertendinous connection***): 세 개의 경사띠가 인접한 힘줄이 연결된 몸쪽 손허리손가락관절(중수지절관절 근위부, Proximal to the metacarpophalangeal joints)로 된 안쪽 네 손가락의 독립적인 폄(신전)을 제한.

○ 12. **폄근(등쪽)널힘줄**(신근[배측]건막, ***Extensor*[*dorsal*] *expansion***): 손가락폄근(지신근)의 힘줄은 손허리뼈의 먼쪽끝(중수골 원위단)과 안쪽 네 손가락의 첫마디뼈(근위지골)를 따라 편평해지고 확장됨.

임상노트: 활액낭종 SYNOVIAL CYSTS

활액낭종은 손목 뒤쪽에서 가장 흔히 발생하는 양성 연조직 종양이다. 진찰 시 낭종의 크기는 대개 1~2cm(작은 포도)이고 촉진 시 손목 관절낭에 부착된 단단한 고무공처럼 느껴진다. 손목 뒤쪽에 활액낭종이 있으면 운동범위나 근력이 감소하고 다양한 통증 순응도가 저하될 수 있다.

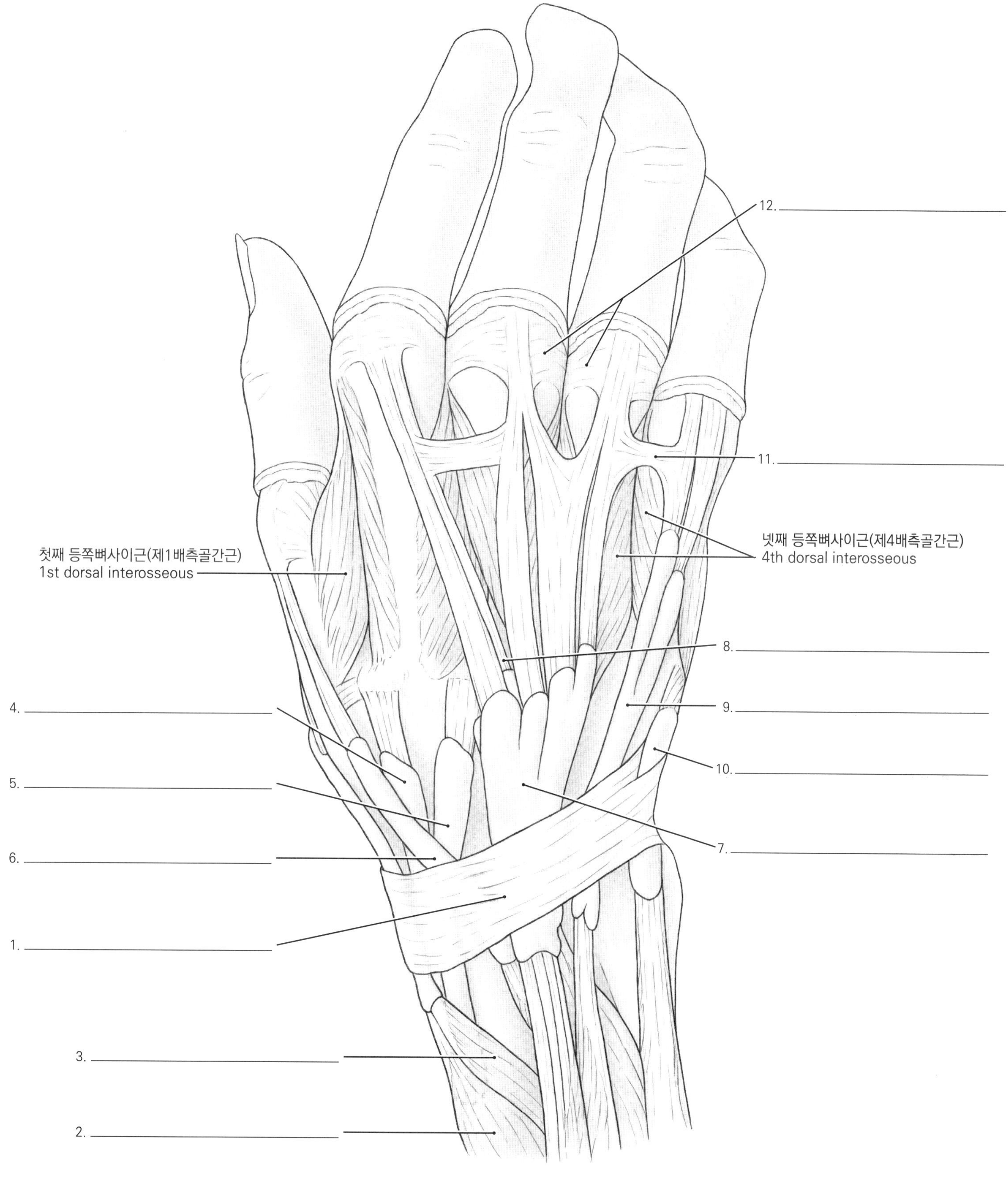
12.
11.
넷째 등쪽뼈사이근(제4배측골간근)
4th dorsal interosseous
첫째 등쪽뼈사이근(제1배측골간근)
1st dorsal interosseous
8.
4.
9.
10.
5.
7.
6.
1.
3.
2.

2.26 손목관절 WRIST JOINT

손목관절은 융기윤활관절(과상관절)이다. 노뼈(요골)의 먼쪽끝(원위단)과 먼쪽노자관절(원위요척골관절)의 관절원반(articular disc)은 몸쪽 손목뼈(수근골 근위열)(콩알뼈[두상골] 제외)와 연결된다. 자뼈(척골)는 손목관절에 참여하지 않는다. 이 이미지에서는 손이 강제로 펴져 있다.

각각에 대해 서로 다른 색상을 사용하여 다음 각 항목을 색칠한다.

○ 1. **바닥쪽노손목인대**(장측요측수근인대, ***Palmar radiocarpal ligaments***): 손이 뒤침(회외)을 통해 노뼈(요골)를 따라갈 수 있도록 노뼈(요골)에서 손목뼈(수근골)까지 지남.

○ 2. **노쪽곁인대**(요측측부인대, ***Radial collateral ligament***): 노뼈(요골) 붓돌기(경상돌기, ***styloid process***) 및 손배뼈(주상골)의 가쪽으로 부착됨.

○ 3. **자쪽곁인대**(척측측부인대, ***Ulnar collateral ligament***): 자뼈(척골) 붓돌기(경상돌기)와 세모뼈(삼각골, ***triquetrum***)에 부착되어 안쪽에 위치.

임상노트: 손목터널(굴)증후군 CARPAL TUNNEL SYNDROME

손목터널증후군은 ***손목터널***의 단단한 경계 내에 있는 정중신경의 손상으로 인해 발생한다. 손목터널(수근관)의 크기가 줄어들거나 손목터널을 통과하는 구조의 크기가 증가하는 병변은 ***정중신경***을 압박하게 된다. 손목터널을 통과하는 9개의 힘줄(이 이미지에서는 제거됨)을 둘러싸는 윤활막의 염증은 손목터널증후군의 일반적인 원인이다. 가쪽 3. 5개 손가락의 손바닥면에 대한 감각 결손은 일반적으로 엄지두덩(무지구)의 운동결손 이전에 나타난다. 정중신경의 압박을 완화하기 위해서는 ***굽힘근지지띠(굴근지대)***의 부분적 또는 전체적 수술적 조치가 필요할 수 있다.

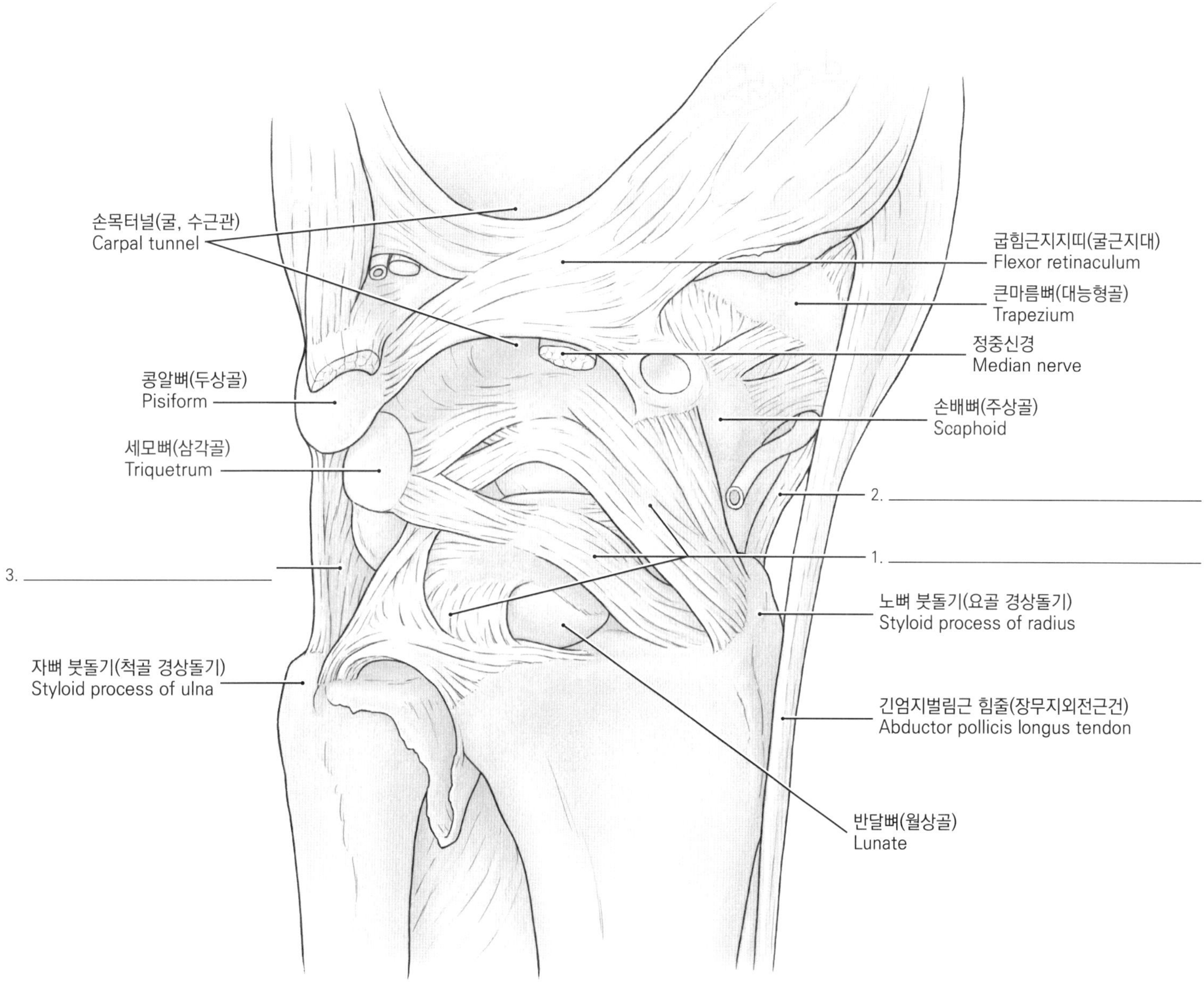
손목터널(굴, 수근관)
Carpal tunnel
굽힘근지지띠(굴근지대)
Flexor retinaculum
큰마름뼈(대능형골)
Trapezium
정중신경
Median nerve
콩알뼈(두상골)
Pisiform
손배뼈(주상골)
Scaphoid
세모뼈(삼각골)
Triquetrum
2. ____
1. ____
3. ____
노뼈 붓돌기(요골 경상돌기)
Styloid process of radius
자뼈 붓돌기(척골 경상돌기)
Styloid process of ulna
긴엄지벌림근 힘줄(장무지외전근건)
Abductor pollicis longus tendon
반달뼈(월상골)
Lunate

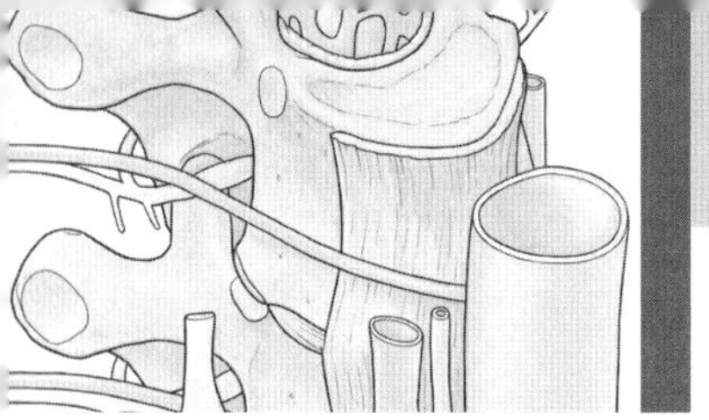

제3장

가슴(흉곽) Thorax

3.1 앞쪽 가슴뼈 ANTERIOR BONY THORAX

가슴뼈대는 복장뼈(흉골, sternum), 12쌍의 갈비뼈(늑골, rib)와 갈비연골(늑연골, costal cartilage), 그리고 12개의 등뼈(흉추, ***thoracic vertebrae***)와 등뼈 사이의 척추사이원반(추간판, intervertebral disk)으로 구성된다.

각각에 대해 서로 다른 색상을 사용하여 다음 각 구조를 색칠한다.

복장뼈(흉골) Sternum

복장뼈는 앞쪽 가슴벽의 중앙에 있는 평평하고 길쭉한 뼈로 세 부분으로 구성된다: 복장뼈자루(흉골병, manubrium), 몸통(body), 그리고 칼돌기(검상돌기, xiphoid process).

○ 1. **복장뼈자루(흉골병, *Manubrium*)**: 위쪽 부분으로 사다리꼴 모양의 가장 넓고 두꺼운 부분.

○ 2. **몸통(*Body*)**: 복장뼈자루보다 길고 좁으며 얇음. T5–T9 척추뼈 레벨에 위치함.

복장뼈의 자루와 몸통 부위는 서로 약간 다른 평면에 위치하여, 복장뼈몸통자루연골결합(***manubriosternal joint***)의 복장뼈각(흉골각, ***stermal angle***)이라고 하는 돌출부를 형성한다.

○ 3. **칼돌기(검상돌기, *Xiphoid process*)**: 복장뼈(흉골)의 가장 작고 가장 가변적인 부분임. 아래쪽 끝은 T10 척추뼈 레벨에 있음.

몸통과 칼돌기의 접합부는 칼몸통관절(흉골검관절, ***xiphisternal joint***)을 형성하며, 이는 가슴안 중앙부의 아래쪽 제한을 나타낸다.

갈비뼈(늑골) Ribs

갈비뼈는 곡선형의 평평한 뼈로, 대부분의 가슴안을 형성한다. 갈비뼈는 위에서 아래로 순차적으로 번호가 매겨진다(1번에서 12번까지). 갈비뼈는 세 가지로 나눌 수 있다:

○ 4. **참갈비뼈(진늑골, *True ribs*)**: 1~7번째 갈비뼈는 갈비연골(늑연골, costal cartilages)을 통해 복장뼈(흉골, sternum)에 직접 부착됨.

○ 5. **거짓갈비뼈(가늑골, *False ribs*)**: 8번째와 9번째 갈비뼈, 그리고 보통 10번째 갈비뼈.

○ 6. **뜬갈비뼈(부유늑골, *Floating ribs*)**: 11번째와 12번째 갈비뼈와 때로는 갈비연골의 앞쪽 캡이 있는 10번째 갈비뼈.

○ 7. **갈비연골(늑연골, *Costal cartilage*)**: 각 갈비뼈의 앞쪽 면과 연결되어 유연한 부착을 제공함.

○ 8. **갈비모서리(늑골연, *Costal margin*)**: 거짓갈비뼈(8~10번째)의 갈비연골이 위쪽 갈비연골에 연결되어 형성됨.

갈비사이공간은 갈비뼈와 갈비연골을 서로 분리한다. 각 갈비사이공간은 위쪽 경계를 형성하는 갈비뼈에 따라 번호가 매겨진다. 예를 들어, 8번째 갈비사이공간은 8번째와 9번째 갈비뼈 사이에 있다. 갈비사이공간은 11개뿐이다. 12번째 갈비뼈 아래의 공간은 갈비밑공간(subcostal space)이다.

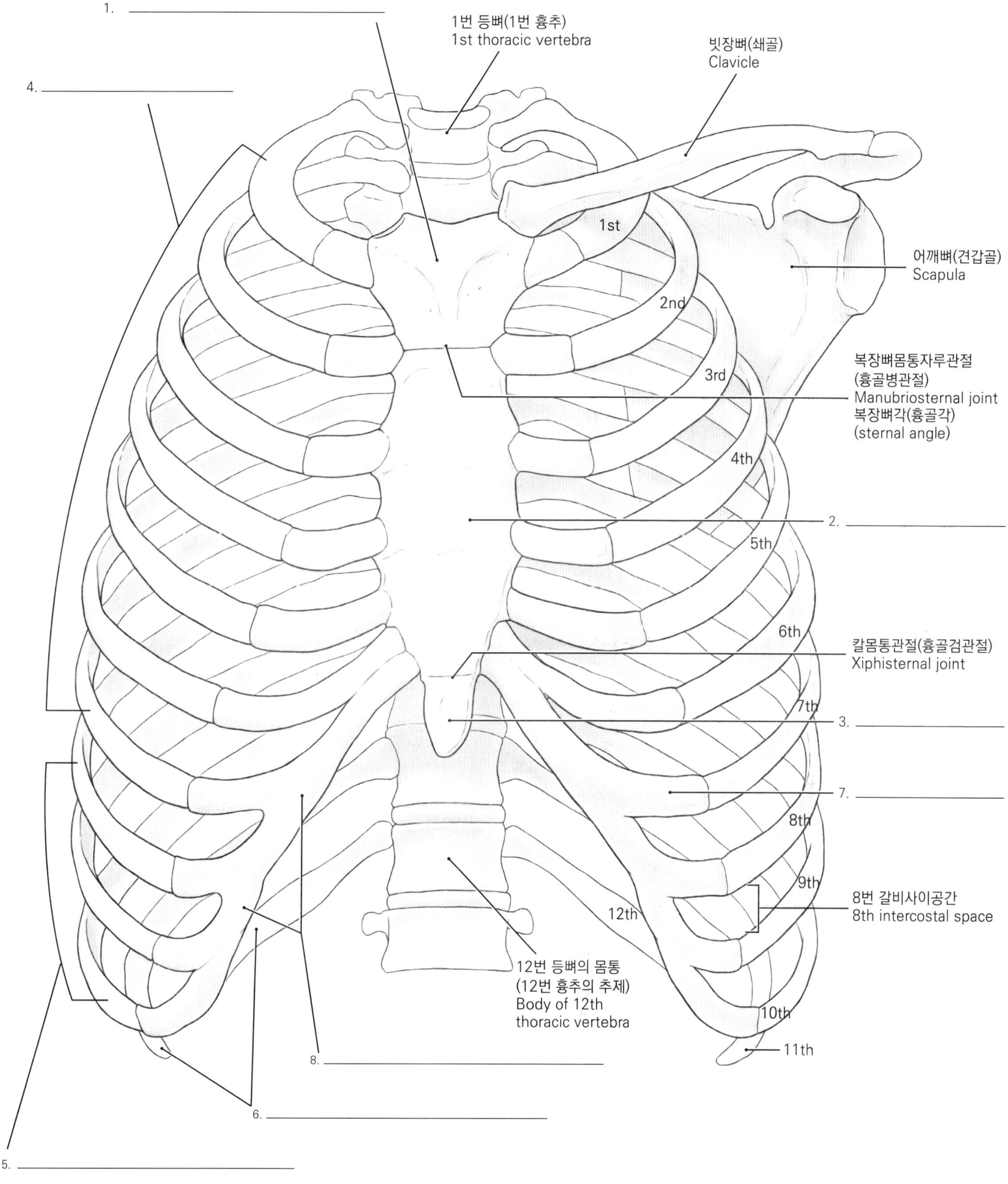
1. ______
1번 등뼈(1번 흉추)
1st thoracic vertebra
빗장뼈(쇄골)
Clavicle
4. ______
1st
어깨뼈(견갑골)
Scapula
2nd
3rd
복장뼈몸통자루관절
(흉골병관절)
Manubriosternal joint
복장뼈각(흉골각)
(sternal angle)
4th
2. ______
5th
6th
칼몸통관절(흉골검관절)
Xiphisternal joint
7th
3. ______
7. ______
8th
9th
8번 갈비사이공간
8th intercostal space
12th
12번 등뼈의 몸통
(12번 흉추의 추체)
Body of 12th
thoracic vertebra
10th
11th
8. ______
6. ______
5. ______

3.2A와 B 전형적인 갈비뼈의 특징 FEATURES OF TYPICAL RIBS

각각에 대해 서로 다른 색상을 사용하여 다음 각 구조를 색칠한다.

일반적인 갈비뼈(3~9번째)는 다음과 같은 특징을 가지고 있다:

○ 1. 머리(***Head***): 쐐기 모양이며 머리 부분에 능선(***crest of head***)이 표시됨. 머리는 두 개의 면에 의해 구분되며, 이 면은 척추뼈몸통(척추체, vertebral body)과 관절을 이룸.

○ 2. 윗면(***Superior facet***)

○ 3. 아래면(***Inferior facet***)

각각의 전형적인 갈비뼈의 머리는 동일한 번호의 척추뼈몸통과 그 위에 있는 척추뼈몸통과 관절을 이루어 갈비뼈 머리의 관절을 형성한다. 예를 들어, 7번 갈비뼈의 머리는 ***T7*** 척추뼈몸통의 위갈비오목(위늑골와, superior costal facet)과 ***T6*** 척추뼈몸통의 아래갈비오목(하늑골와, inferior costal facet)과 관절을 이룬다. 1번, 11번, 12번 갈비뼈의 머리는 동일 번호의 척추뼈몸통과만 관절을 이룬다.

○ 4. **등뼈 6번 위갈비오목(6번 흉추 위늑골와, *Superior costal facet of T6*)**: 6번 갈비뼈 머리의 아랫면과 관절을 이룸.

○ 5. **등뼈 7번 아래갈비오목(7번 흉추 하늑골와, *Inferior costal facet of T7*)**: 8번 갈비뼈 머리의 윗면과 관절을 이룸.

○ 6. 목(***Neck***): 갈비뼈의 머리와 몸통을 연결.

○ 7. **결절(*Tubercle*)**: 목과 몸통의 연결부에 위치.

각 갈비뼈의 결절은 동일한 번호의 척추뼈의 가로돌기(transverse process)와 관절을 이루어 갈비가로돌기관절(늑골횡돌기관절, ***costotransverse joint***)을 형성한다. 예를 들어, 7번 갈비뼈의 결절은 T7의 가로갈비오목(횡늑골와, transverse costal facet)과 관절을 이룬다.

○ 8. **6번 등뼈의 가로갈비오목(6번 흉추의 횡늑골와, *Transverse costal facet of T6*)**: 6번 갈비뼈의 결절과 관절을 이룸.

○ 9. **몸통(*Body*[*shaft*])**: 갈비뼈의 얇고 평평하며 곡선 모양의 부분. 갈비각은 몸통이 앞쪽과 옆쪽으로 회전하는 지점에서 발생함.

○ 10. **갈비뼈고랑(늑골구, *Costal groove*)**: 갈비뼈 몸통의 아래경계를 따라 평행하게 위치한 약간의 오목하게 움푹 들어간 부분으로, 이는 갈비사이신경혈관(늑간극신경혈관, intercostal neurovasculature)을 보호함.

갈비뼈의 앞쪽 뭉툭한 끝은 갈비연골(늑연골, ***costal cartilage***)과 연결되는 부위를 나타낸다.

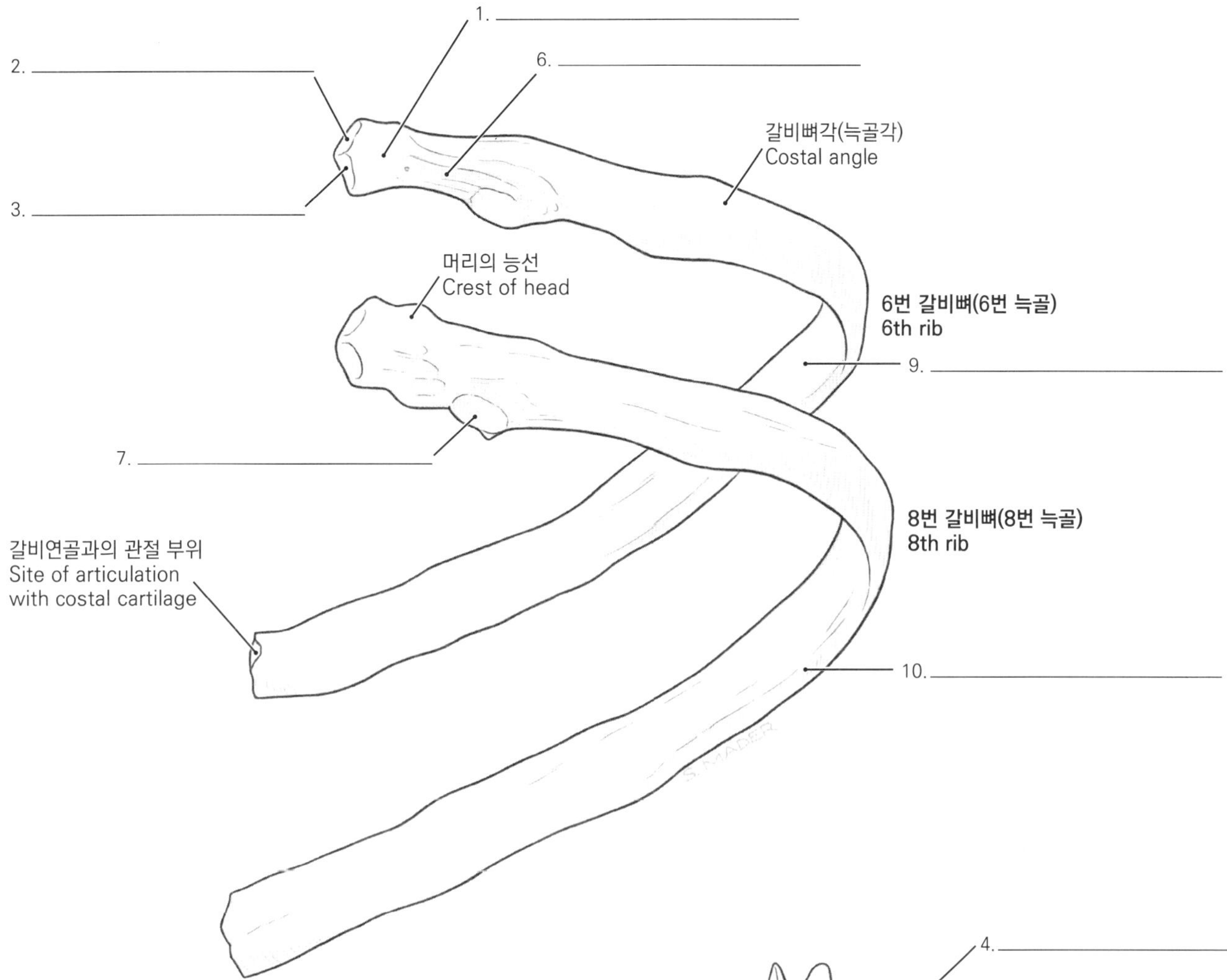
1.
2.
6.
3.
갈비뼈각(늑골각)
Costal angle
머리의 능선
Crest of head
6번 갈비뼈(6번 늑골)
6th rib
9.
7.
8번 갈비뼈(8번 늑골)
8th rib
갈비연골과의 관절 부위
Site of articulation
with costal cartilage
10.

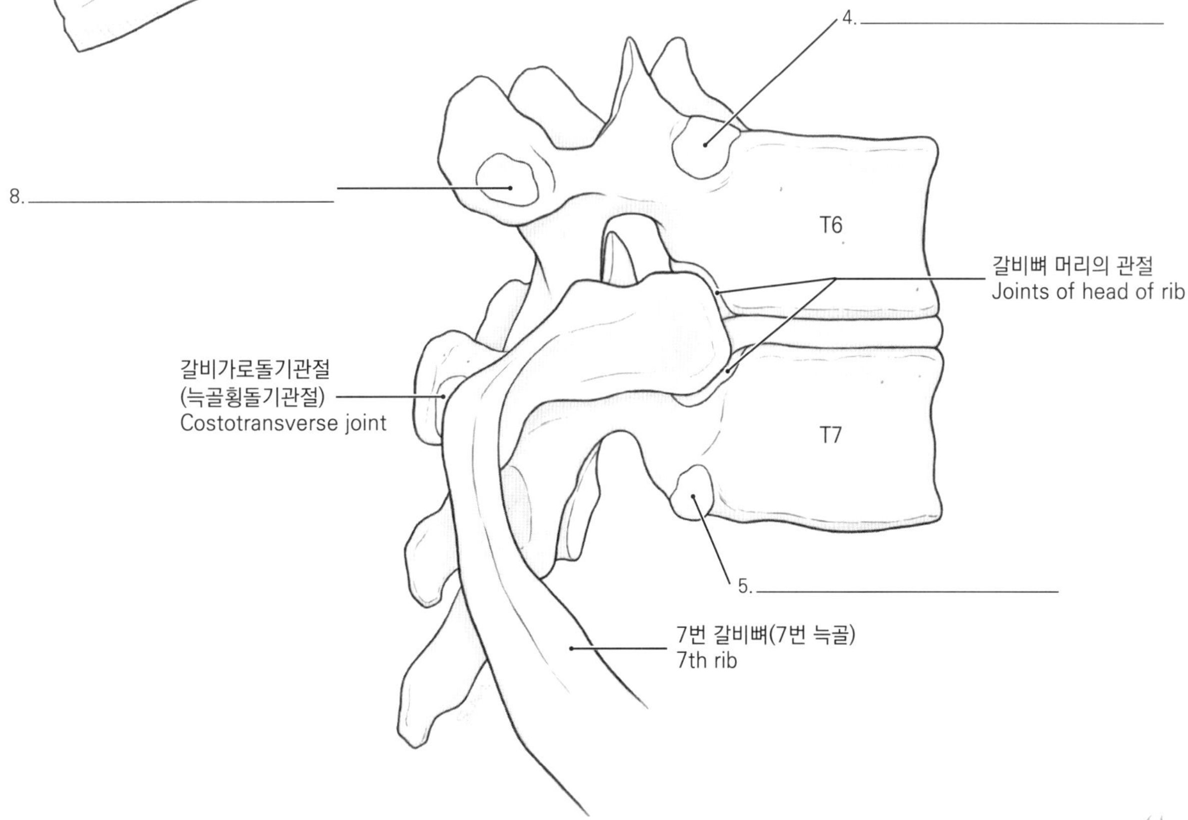
4.
8.
T6
갈비뼈 머리의 관절
Joints of head of rib
갈비가로돌기관절
(늑골횡돌기관절)
Costotransverse joint
T7
5.
7번 갈비뼈(7번 늑골)
7th rib

3.3 유방을 가진 여성 가슴 부위 FEMALE PECTORAL REGION WITH THE BREAST

유방은 지방으로 둘러싸인 샘조직(선조직, glandular tissue)으로 이루어져 있으며 일반적으로 여성에게 더 발달되어 있다.

각각에 대해 서로 다른 색상을 사용하여 다음 각 구조를 색칠한다.

- ○ 1. **가슴근**(**흉근**, ***Pectoralis muscle***)(가슴근막, ***pectoral fascia***): 가슴(유방, breast)의 대부분을 지지함. 가슴과 가슴근막 사이에는 성긴결합조직(소성결합조직, loose connective tissue) 평면(잠재적 공간)인 유방뒤공간(***retromammary space***)이 존재함.
- ○ 2. **앞톱니근**(**전거근**, ***Serratus anterior muscle***): 가쪽 가슴의 작은 구성 요소를 지지함.
- ○ 3. **겨드랑돌기**(***Axillary process***)(**꼬리**): 큰가슴근(대흉근, pectoralis major)의 아래가쪽 가장자리를 따라 겨드랑이로 확장되는 젖샘(유선, mammary gland)의 일부.
- ○ 4. **지지인대**(***Suspensory ligaments***): 젖샘을 덮고 있는 피부의 진피(dermis)에 부착함.
- ○ 5. **젖샘관**(**유관**, ***Lactiferous duct***): 젖샘의 15~20개 소엽을 각각 배출함. 젖샘관(유관, lactiferous duct)은 젖꽃판(유륜, ***areola***)으로 둘러싸인 젖꼭지(유두, nipple)를 향해 수렴하면서 유즙분비동(lactiferous sinuse) 주변으로 확장됨.

임상노트: 유방암 BREAST CANCER

가슴은 네 개의 사분면으로 나눠진다: 위가쪽(상외측, superolateral), 위안쪽(상내측, superomedial), 아래가쪽(하외측, inferolateral), 아래안쪽(하내측, inferomedial). 유방암의 대부분은 위가쪽 사분면에 위치하며, 이는 ***젖샘가쪽돌기***(***axillary tail***)와 관련이 있다. 유방암은 림프관을 통해 겨드랑림프절(액와림프절, axillary lymph node)로 퍼질 수 있다.

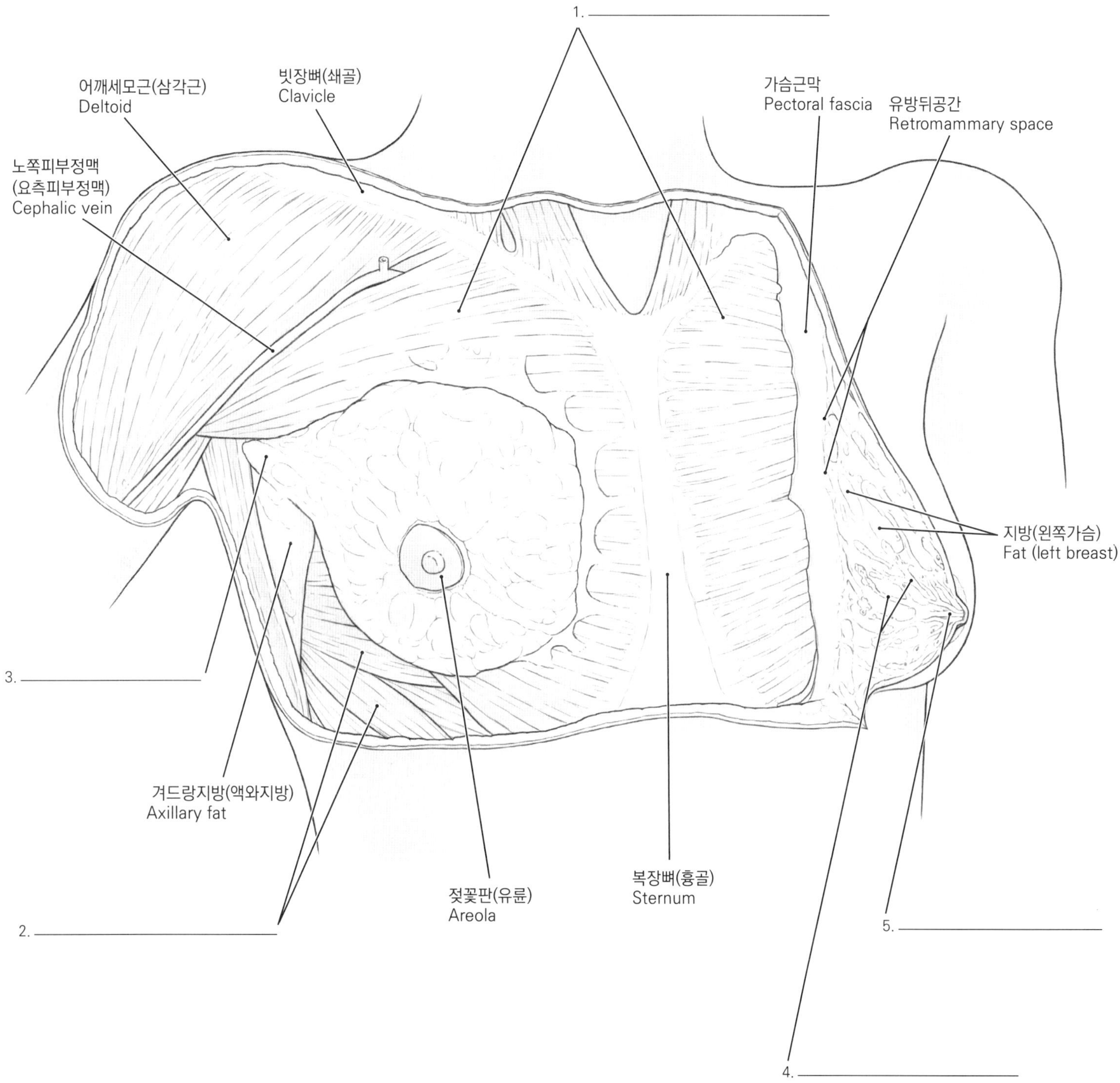
1. ______
어깨세모근(삼각근)
Deltoid
빗장뼈(쇄골)
Clavicle
가슴근막
Pectoral fascia
유방뒤공간
Retromammary space
노쪽피부정맥
(요측피부정맥)
Cephalic vein
지방(왼쪽가슴)
Fat (left breast)
3. ______
겨드랑지방(액와지방)
Axillary fat
젖꽃판(유륜)
Areola
복장뼈(흉골)
Sternum
2. ______
5. ______
4. ______

3.4 앞쪽 가슴벽의 바깥쪽면 EXTERNAL ASPECT OF ANTERIOR THORACIC WALL

축-부속기근들(axioappendicular muscles)(큰가슴근[대흉근, ***pectoralis major***]과 작은가슴근[소흉근, ***pectoralis minor***])과 앞가쪽배근들(배바깥빗근[외복사근, ***external oblique***]과 배곧은근[복직근판, ***rectus abdominis***])은 앞가슴벽에 붙어 있지만 다른 부위의 기능에 관여하며 이 그림에서는 대부분 제거되었다. 앞쪽가슴벽의 진짜 근육에는 가슴가로근(흉횡근, transversus thoracis muscle)과 함께 바깥갈비사이근(external intercostal muscle)과 속갈비사이근(internal intercostal muscle)이 포함된다.

오른쪽 복장뼈 근처의 바깥갈비사이막(외늑간막, external intercostal membrane)과 속갈비사이근에 작은 구멍을 뚫어 그 밑에 있는 구조를 드러냈다.

각각에 대해 서로 다른 색상을 사용하여 다음 각 구조를 색칠한다.

○ 1. **바깥갈비사이근**(외늑간근, ***External intercostal muscles***): 갈비뼈 결절에서 뒤쪽으로 갈비뼈와 갈비연골(늑연골, costal cartilage)의 연결 부위 전까지 갈비사이공간을 채움. 섬유는 위쪽 갈비뼈에서 아래쪽 갈비뼈 아래앞쪽으로 주행함("주머니에 손을 넣은 것"과 같은 방향).

○ 2. **바깥갈비사이막**(외늑간막, ***External intercostal membranes***): 바깥갈비사이근의 섬유는 갈비연골 앞쪽과 복장뼈 사이에서 대체됨. 이 섬유는 계속해서 아래앞쪽방향으로 주행하지만, 막은 종종 아래에 있는 속갈비사이근을 볼 수 있을 만큼 얇음.

○ 3. **속갈비사이근**(내늑간근, ***Internal intercostal muscles***): 또한, 갈비사이공간을 채우지만 바깥갈비사이근과 막 아래 깊은 곳에 위치함. 속갈비사이근은 복장뼈에서 갈비뼈각(angle of rib)까지 뒤쪽으로 갈비의 갈비연골과 갈비몸통 부위에 부착됨. 섬유는 바깥갈비사이근과 막에 직각으로 아래뒤쪽 방향으로 주행함. 뒤쪽으로, 갈비뼈의 각에서 척주(vertebral column)까지 근육섬유는 속갈비사이막으로 대체됨.

○ 4. **가슴가로근**(**흉횡근**, ***Transversus thoracis muscles***): 복장뼈의 속면에서 2~6번 갈비연골의 속면까지 뻗어 있는 4~5개의 근육조각으로 구성됨.

○ 5. **속가슴동맥**(**내흉동맥**, ***Internal thoracic artery***): 복장뼈 양쪽 가슴벽, 속갈비사이근과 가슴가로근 사이에 가슴벽의 속면을 따라 내려가는 한 쌍의 동맥들.

○ 6. **속가슴정맥**(**내흉정맥**, ***Internal thoracic vein***): 복장뼈 양쪽의 속가슴동맥과 같이 주행함.

○ 7. **앞갈비사이동맥**과 **정맥**(***Anterior intercostal arteries** and **veins***): 각각 속가슴동맥과 정맥에서 발생하거나 배출되며 위 쪽 9개의 갈비 공간의 앞쪽 부분에 혈액을 공급함. 각 앞갈비사이동맥과 정맥은 같은 갈비사이공간의 뒤갈비사이동맥과 정맥과 가쪽가슴벽에서 혈관이 문합을 이룸.

○ 8. **갈비사이신경**(**늑간신경**, ***Intercostal nerve***): 척수신경(spinal nerve) T1−T11의 앞쪽가지에서 형성되며 단일 갈비사이공간의 범위를 지배함.

갈비신경은 오직 하나의 출처(척수)에서 발생하므로 갈비신경의 명명에는 앞/뒤가 사용되지 않는다. 반면, 갈비사이동맥과 정맥의 명명에는 앞/뒤가 사용되는데, 이는 갈비사이공간의 혈액 공급에 두 가지 출처가 있기 때문이다(뒤갈비사이동맥은 대동맥에서 홀정맥 시스템으로 앞갈비사이동맥은 속가슴동맥과 정맥에서 속가슴동맥과 정맥으로 주행함).

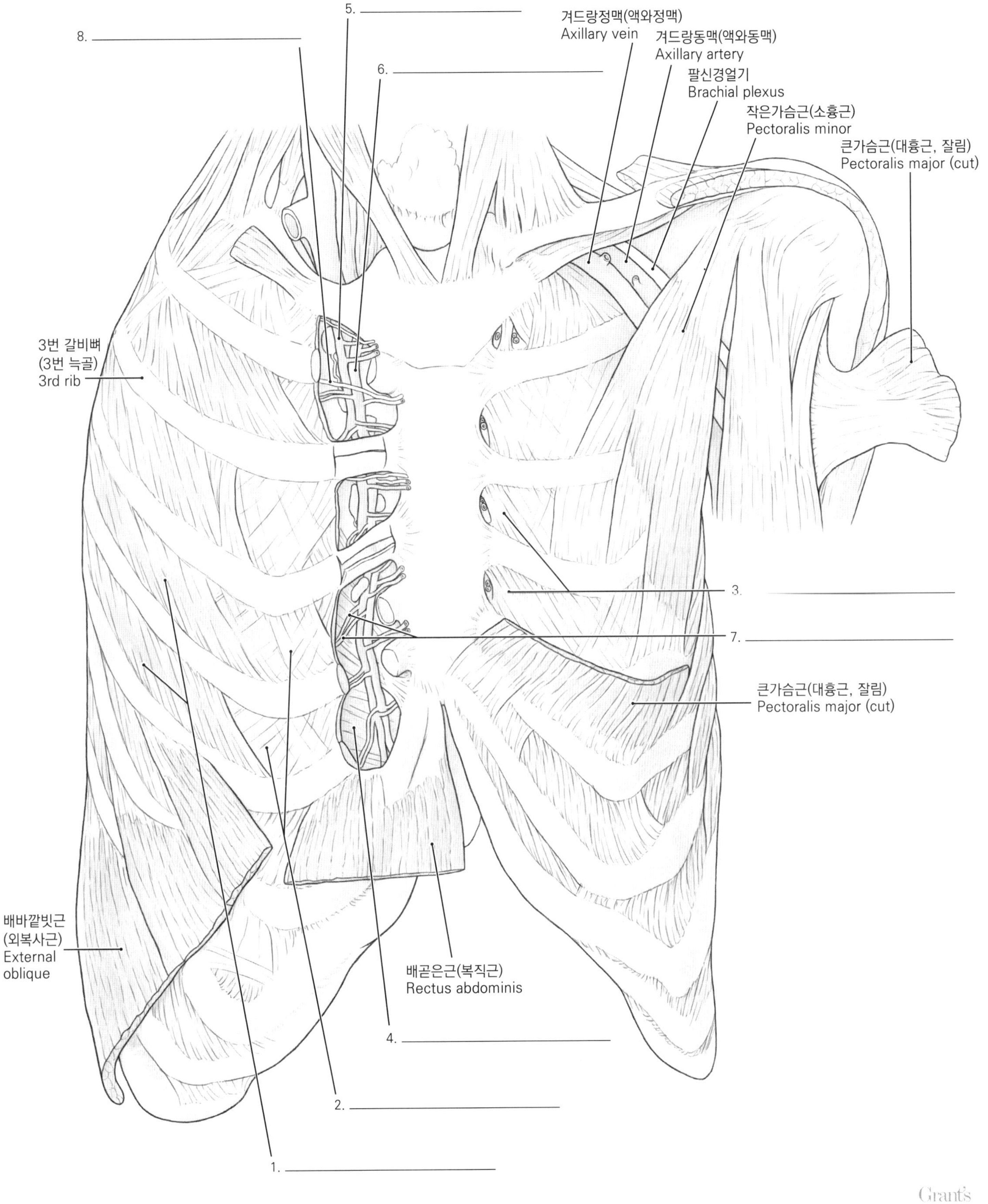
5.
8.
6.
겨드랑정맥(액와정맥)
Axillary vein
겨드랑동맥(액와동맥)
Axillary artery
팔신경얼기
Brachial plexus
작은가슴근(소흉근)
Pectoralis minor
큰가슴근(대흉근, 잘림)
Pectoralis major (cut)
3번 갈비뼈
(3번 늑골)
3rd rib
3.
7.
큰가슴근(대흉근, 잘림)
Pectoralis major (cut)
배바깥빗근
(외복사근)
External
oblique
배곧은근(복직근)
Rectus abdominis
4.
2.
1.

3.5 앞쪽 가슴벽의 안쪽면 INTERNAL ASPECT OF THE ANTERIOR THORACIC WALL

앞쪽가슴벽을 제거하고 내부 모습을 보여주었다. 가슴속근막(흉내근막, endothoracic fascia)과 벽쪽가슴막(벽측흉막, parietal pleura)의 갈비층이 제거되었다. 가로막(횡격막, diaphragm)은 절단되어 오른쪽 부분이 제거되었다. 대동맥활의 동맥과 팔머리정맥(brachiocephalic vein)도 절단했다.

각각에 대해 서로 다른 색상을 사용하여 다음 각 구조를 색칠한다.

○ 1. **속갈비사이근(내늑간근, *Internal intercostal muscles*)**: 앞가슴벽의 내부를 따라 갈비사이공간을 완전히 채움. 맨속갈비사이근(최내늑간근, innermost intercostal muscles)은 앞가슴벽에 없음.

○ 2. **가로막(횡격막, *Diaphragm*)**: 아래쪽 여섯 개의 갈비연골, **복장뼈(흉추, *sternum*)**, 그리고 위쪽 허리척추뼈(요추골, lumbar vertebrae)의 내부 표면에서 시작됨.

○ 3. **속가슴동맥(내흉동맥, *Internal thoracic artery*)**: 빗장밑동맥(쇄골하동맥, subclavian artery)의 첫 번째 부분에서 발생하는 쌍을 이룬 동맥으로 복장뼈 가쪽으로 내려가다가 가슴가로근 앞쪽을 따라 주행함.

○ 4. **빗장밑동맥(쇄골하동맥, *Subclavian artery*)**: 오른쪽에서는 일반적으로 팔머리동맥(brachiocephalic trunk)에서 발생하고 왼쪽에서는 일반적으로 대동맥활에서 직접 발생함.

○ 5. **가슴가로근(흉횡근, *Transversus thoracis muscles*)**: 복장뼈의 내부에서 시작하여 2~6번 갈비연골의 내부로 이어지는 4개에서 5개의 근육조각으로 구성됨. 속가슴동맥은 가슴가로근 앞을 지나며, 6번 갈비사이공간에서 근육가로막동맥(근횡격막동맥, musculophrenic artery)과 위배벽동맥(상복벽동맥, superior epigastric artery)으로 분지됨.

○ 6. **근육가로막동맥(근횡격막동맥, *Musculophrenic artery*)**: 속가슴동맥의 말단가지로 갈비연골 가장자리를 따라 지나며 횡격막과 앞배벽의 근육에 혈액을 공급함.

○ 7. **위배벽동맥(상복벽동맥, *Superior epigastric artery*)**: 속가슴동맥의 말단 가지로 배곧은근(복직근, rectus abdominis muscle) 뒤쪽을 따라 아래쪽으로 계속 주행함.

○ 8. **속가슴정맥(내흉정맥, *Internal thoracic vein*)**: 속가슴동맥과 같은 경로를 따르지만, 일반적으로 팔머리정맥(brachiocephalic vein)으로 배출됨.

○ 9. **팔머리정맥(완두정맥, *Brachiocephalic vein*)**: 각각의 측면에서 속목정맥(내경정맥, internal jugular vein)과 빗장밑정맥(쇄골하정맥, subclavian vein)이 합쳐져서 형성됨.

○ 10. **앞갈비사이동맥(전늑간동맥, *Anterior intercostal artery*)**: 속가슴동맥에서 발생하여 1~6번 갈비사이공간을 공급하고 근육가로막동맥에서 발생하여 7~9번 갈비사이공간을 공급함. 각 갈비사이공간은 일반적으로 작은 쌍을 이루는 앞갈비사이동맥으로 공급됨. 10~11번 갈비사이공간은 오직 뒤갈비사이동맥(후늑간동맥, posterior intercostal artery)만으로 공급됨.

○ 11. **앞갈비사이정맥(전늑간정맥, *Anterior intercostal vein*)**: 앞갈비사이동맥과 같은 경로를 따름.

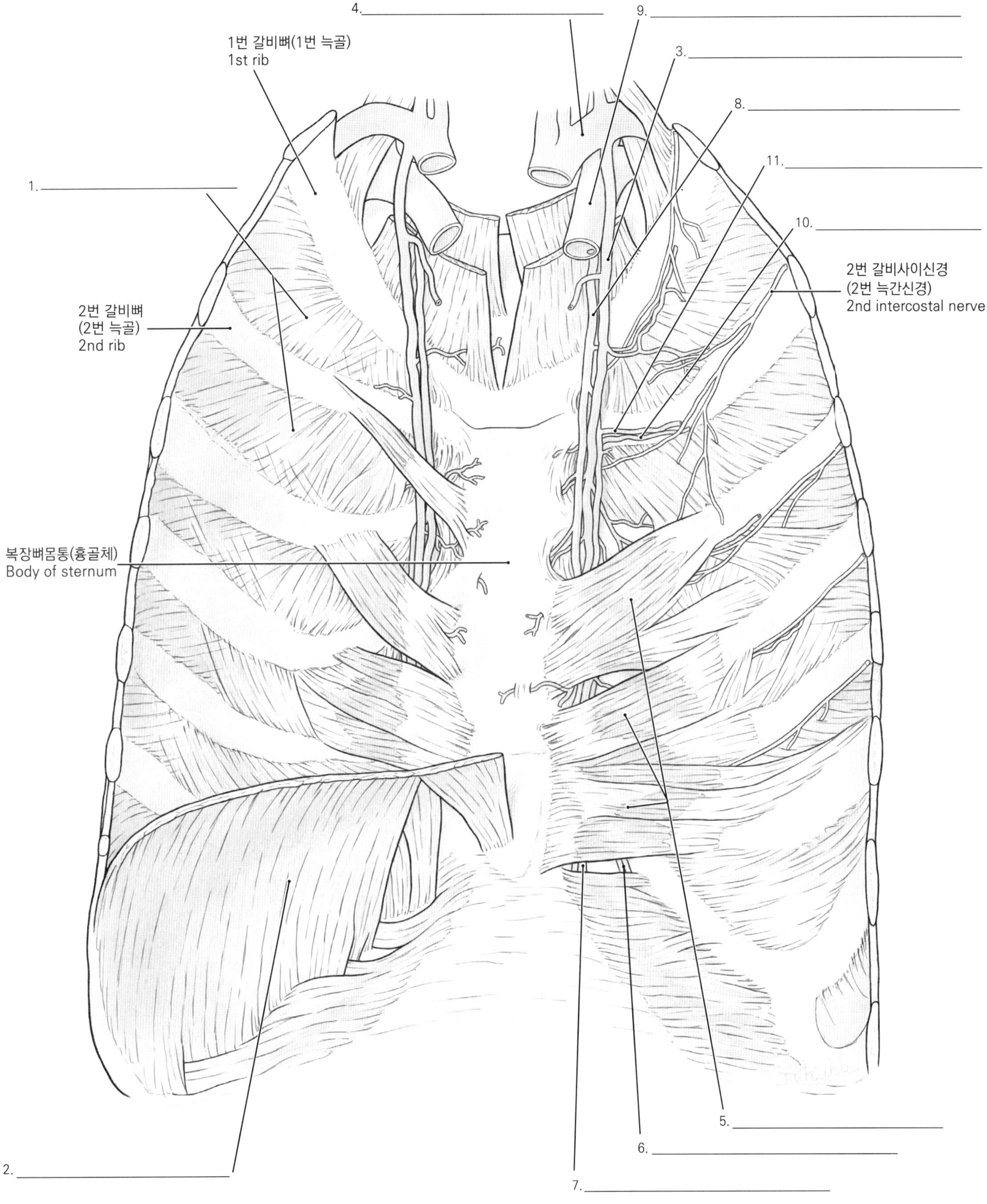
4.
9.
1번 갈비뼈(1번 늑골)
1st rib
3.
8.
11.
1.
10.
2번 갈비사이신경
(2번 늑간신경)
2nd intercostal nerve
2번 갈비뼈
(2번 늑골)
2nd rib
복장뼈몸통(흉골체)
Body of sternum
5.
6.
2.
7.

3.6A와 B 오른쪽과 왼쪽 허파의 특징 FEATURES OF THE RIGHT AND LEFT LUNGS

가슴안(흉강, thoracic cavity)에서 허파(폐, lung)를 제거했다. 오른허파(A)와 왼허파(B)의 가쪽 및 뒤쪽 모습이 표시된다.

각각에 대해 서로 다른 색상을 사용하여 다음 각 구조를 색칠한다.

각 허파는 위쪽에 위치한 꼭대기(***apex***)와 아래쪽에 위치한 오목한 기저부를 가지고 있다. 각 허파는 또한 갈비, 세로칸(종격, mediastinal)과 가로막 표면과 함께 앞, 아래, 뒤 경계를 갖고 있다.

오른허파(우폐)(A) Right Lung

세 개의 엽으로 나뉨:

- ○ 1. 위(상, ***Superior***)
- ○ 2. 중간(중, ***Middle***)
- ○ 3. 아래(하, ***Inferior***)

○ 4. 빗틈새(경사열, ***Oblique fissure***): 아래엽을 위엽과 중간엽에서 분리함.

○ 5. 수평틈새(수평열, ***Horizontal fissure***): 중간엽과 위엽을 분리함.

왼허파(좌폐)(B) Left Lung

두 개의 엽으로 나뉨:

- ○ 1. 위(상, ***Superior***)
- ○ 3. 아래(하, ***Inferior***)

○ 4. 빗틈새(경사열, ***Oblique fissure***): 위엽과 아래엽을 분리함.

왼허파의 위엽은 두 가지 특징에 의해 구분됨:

- ○ 6. 심장패임(심장절흔, ***Cardiac notch***): 앞아래 경계의 깊게 움푹 들어간 부분.
- ○ 7. 혀(***Lingula***): 심장패임 아래쪽으로 뻗어 있는 혀 모양의 돌기.

임상노트: 폐절제술 LUNG RESECTIONS

기관지와 허파동맥의 가지 패턴으로 인해 허파는 엽뿐만 아니라 더 작은 기관지허파구역(bronchopulmonary segment)으로도 조직화된다. 이러한 해부학적 구조는 폐암을 포함한 다양한 폐 질환에 대해 여러 수준의 치료 옵션을 제공할 수 있게 한다. 하나 이상의 기관지허파구역(구역절제술, segmentectomy), 엽(엽절제술), 또는 전체 허파(허파절제술, pneumonectomy)를 절제(제거)할 수 있다.

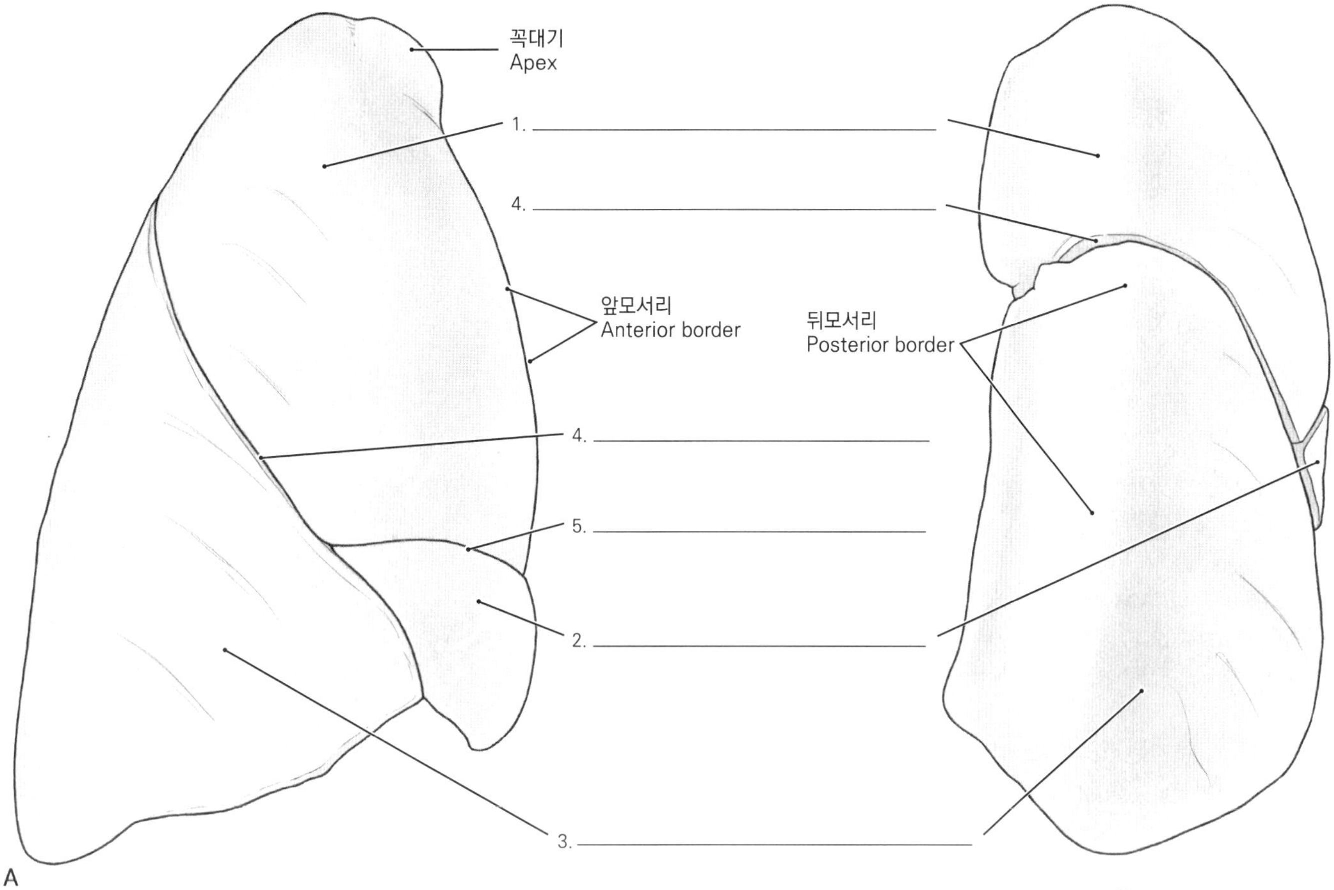
꼭대기
Apex
1. ______
4. ______
앞모서리
Anterior border
뒤모서리
Posterior border
4. ______
5. ______
2. ______
3. ______
A

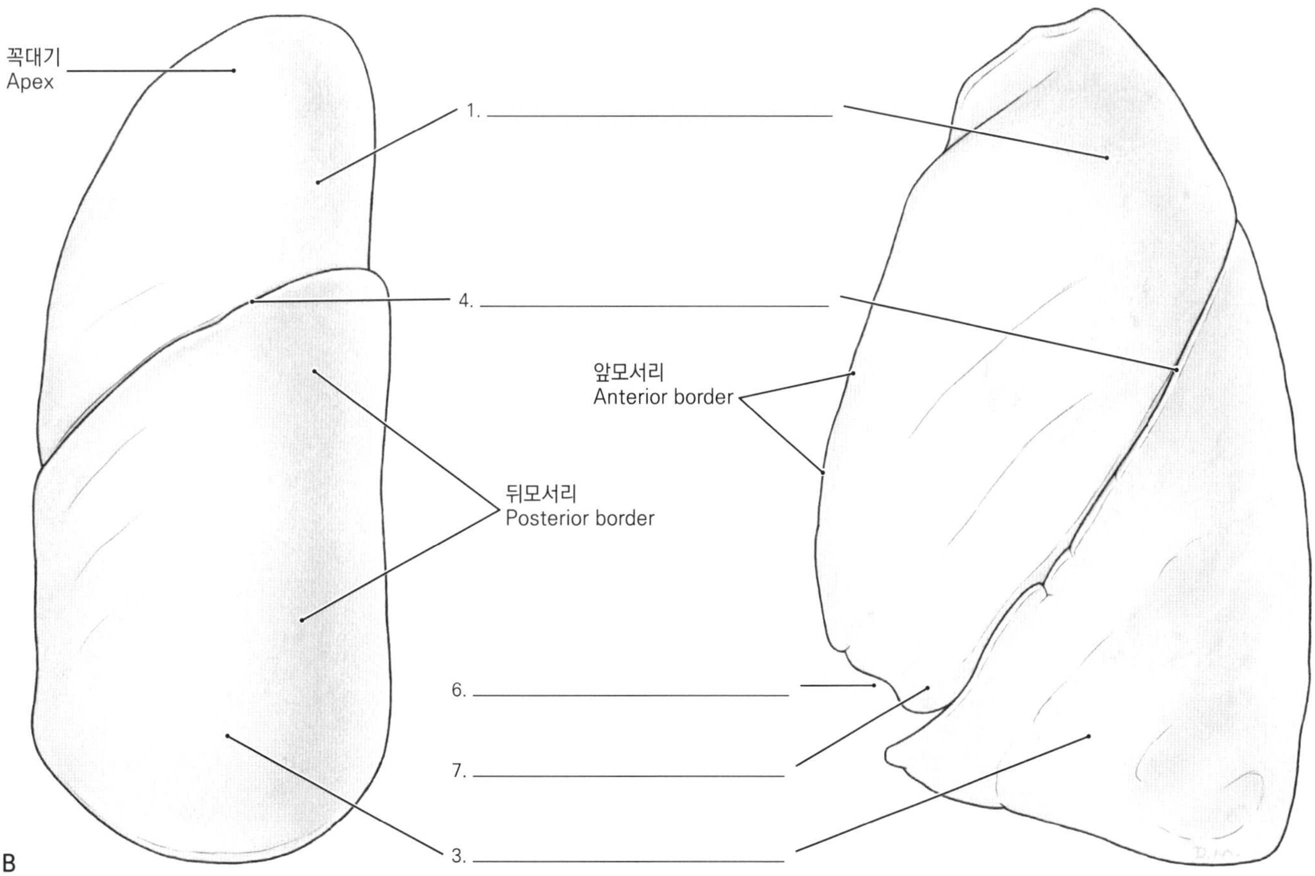
꼭대기
Apex
1. ______
4. ______
앞모서리
Anterior border
뒤모서리
Posterior border
6. ______
7. ______
3. ______
B

3.7 오른허파의 세로칸면 MEDIASTINAL SURFACE OF THE RIGHT LUNG

오른허파는 허파문에서 절단되어 가슴안에서 제거되었고 세로칸면(종격동면, mediastinal surface)을 보여주었다. 이 이미지에서 절단은 약간 가쪽(허파쪽에 가까운 위치)에서 이루어졌으며, 오른기관지(우기관지, right main bronchus)가 2차(엽)기관지로 가지를 치고 있다. 허파동맥(폐동맥, pulmonary artery)과 허파정맥(폐정맥, pulmonary vein) 가지의 분포도 볼 수 있다. 또한 주변 구조물의 흔적도 보이며, 이는 보통 방부처리된 시체에서 흔히 나타나는 현상이다.

각각에 대해 서로 다른 색상을 사용하여 다음 각 구조를 색칠한다.

이 틈새는 오른허파의 세로칸면까지 계속되어 허파를 위, 중간, 아래엽으로 나뉜다.

- ○ 1. **빗틈새(경사열, *Oblique fissure*)**
- ○ 2. **수평틈새(수평열, *Horizontal fissure*)**

허파문(hilum of the lung)은 허파 구조물의 뿌리에 의해 관통된다. 이 구조는 오른허파의 뿌리 구조물은 다음과 같이 구성되어 있다:

- ○ 3. **오른기관지(우기관지, *Right main bronchus*)**: 뒤쪽에 위치
- ○ 4. **기관지 혈관(*Bronchial vessels*)**: 기관지 바로 옆에 위치한 작은 혈관.
- ○ 5. **허파동맥(폐동맥, *Pulmonary artery*)**: 오른기관지 앞쪽에 위치.
- ○ 6. **허파정맥(폐정맥, *Pulmonary vein*)**: 앞아래에 위치.

세로칸면은 오른허파와 접촉하는 근처 구조물에 의해 남겨진 흔적을 보여준다.

- ○ 7. **식도고랑(식도구, *Groove for esophagus*)**: 허파문의 뒤쪽에 위치함.
- ○ 8. **홀정맥활고랑(기정맥궁구, *Groove for arch of azygos vein*)**: 허파문의 위쪽을 지나감.
- ○ 9. **위대정맥고랑(상대정맥구, *Groove for superior vena cava*)**: 허파문의 앞쪽에 위치함.
- ○ 10. **심장자국(심장압흔, *Cardiac impression*)**: 위엽과 중간엽의 아래면을 따라 위대정맥고랑 보다 아래쪽에 위치함.

임상노트: 폐색전증 PULMONARY EMBOLISM

폐색전증(혈전, pulmonary embolus)은 일반적으로 다리(하지, lower limb)의 깊은 정맥계에서 발생한 혈전에서 유래한다. 혈전은 정맥계를 통해 심장으로 이동한 후, 허파동맥 중 하나를 통해 허파로 가게 된다. 그 후 혈전은 허파동맥 분지점이나 엽동맥의 더 작은 분지에서 걸리게 된다. 이로 인해 허파나 허파의 일부로 가는 혈류가 차단된다. 폐색전증의 임상 증상은 크게 달라질 수 있다. 허파동맥을 차단하는 큰 혈전은 갑작스럽고 치명적인 혈역학(blood flow dynamics, 혈류역학) 붕괴를 일으킬 수 있는 반면, 기관지허파분절을 차단하는 작은 혈전은 점진적으로 진행되는 호흡곤란(shortness of breath)을 유발할 수 있다.

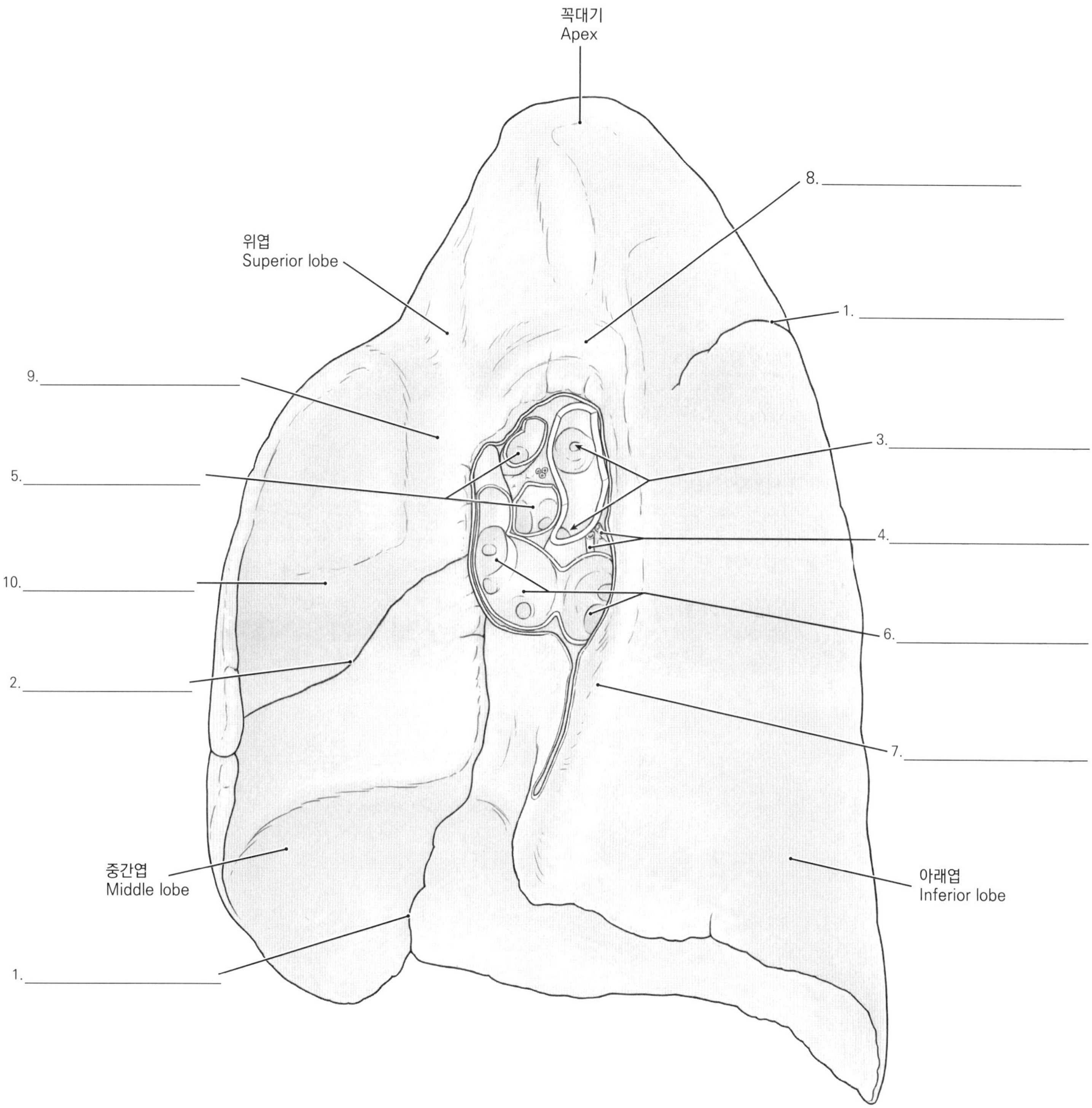
꼭대기
Apex
8.
위엽
Superior lobe
1.
9.
3.
5.
4.
10.
6.
2.
7.
중간엽
Middle lobe
아래엽
Inferior lobe
1.

3.8 왼허파의 세로칸면 MEDIASTINAL SURFACE OF THE LEFT LUNG

왼허파는 허파문에서 절단되어 가슴안에서 제거되었고, 세로칸면을 보여주었다. 이 이미지에서 절단은 기관지(main bronchus), 허파동맥, 왼쪽 위허파정맥(상폐정맥, superior pulmonary vein)과 아래허파정맥(하폐정맥, inferior pulmonary vein)의 가지가 분지되는 지점보다 안쪽에서서 이루어졌다. 또한 주변 구조물의 흔적도 보이며, 이는 보통 방부처리된 시체에서 흔히 나타나는 현상이다.

각각에 대해 서로 다른 색상을 사용하여 다음 각 구조를 색칠한다.

○ 1. **빗틈새(경사열, *Oblique fissure*)**: 세로칸면으로 계속되어 왼허파를 위, 아래엽으로 나눔.

왼허파 문에 있는 허파구조의 뿌리의 배열은 오른허파와 약간 다르다.

○ 2. **왼기관지(좌기관지, *Left main bronchus*)**: 뒤쪽에 위치하며 오른허파와 배열이 유사함.

○ 3. **허파정맥(폐정맥, *Pulmonary veins*)**: 오른허파와 배열이 비슷하며 앞아래에 위치함.

○ 4. **허파동맥(폐동맥, *Pulmonary artery*)**: 왼허파에서 더 위쪽에 위치함.

왼허파는 근처 구조물에 의해 생긴 자국도 보인다.

○ 5. **대동맥활고랑(대동맥궁구, *Groove for arch of aorta*)**: 왼허파문보다 위쪽을 지나감.

○ 6. **내림대동맥고랑(하행대동맥구, *Groove for the descending aorta*)**: 왼허파문의 뒤쪽으로 지나감.

○ 7. **심장자국(심장압흔, *Cardiac impression*)**: 위엽의 아래면과 아래엽의 앞아래면을 따라 위치함.

임상노트: 기관지폐림프절 비대
ENLARGEMENT OF BRONCHOPULMONARY LYMPH NODES

*기관지폐(문)림프절(ronchopulmonary[hilar] lymph nodes)*은 허파문 부위에 위치하며, 허파의 실질(조직)과 내장쪽가슴막(내장측흉막, visceral pleura)을 직접 배출한다. 기관지폐림프절은 또한 허파림프절을 통해 허파 구조물(기관지 및 혈관)의 뿌리를 간접적으로 배출한다. 기관지폐림프절에서 나오는 림프는 기관의 분지점에 위치한 기관기관지림프절(tracheobronchial lymph node)로 이어지고, 이후 기관지세로칸림프관줄기(bronchomediastinal trunks)를 거쳐 가슴관(thoracic duct) 또는 오른림프관(우림프관, right lymphatic duct)으로 흐른다.

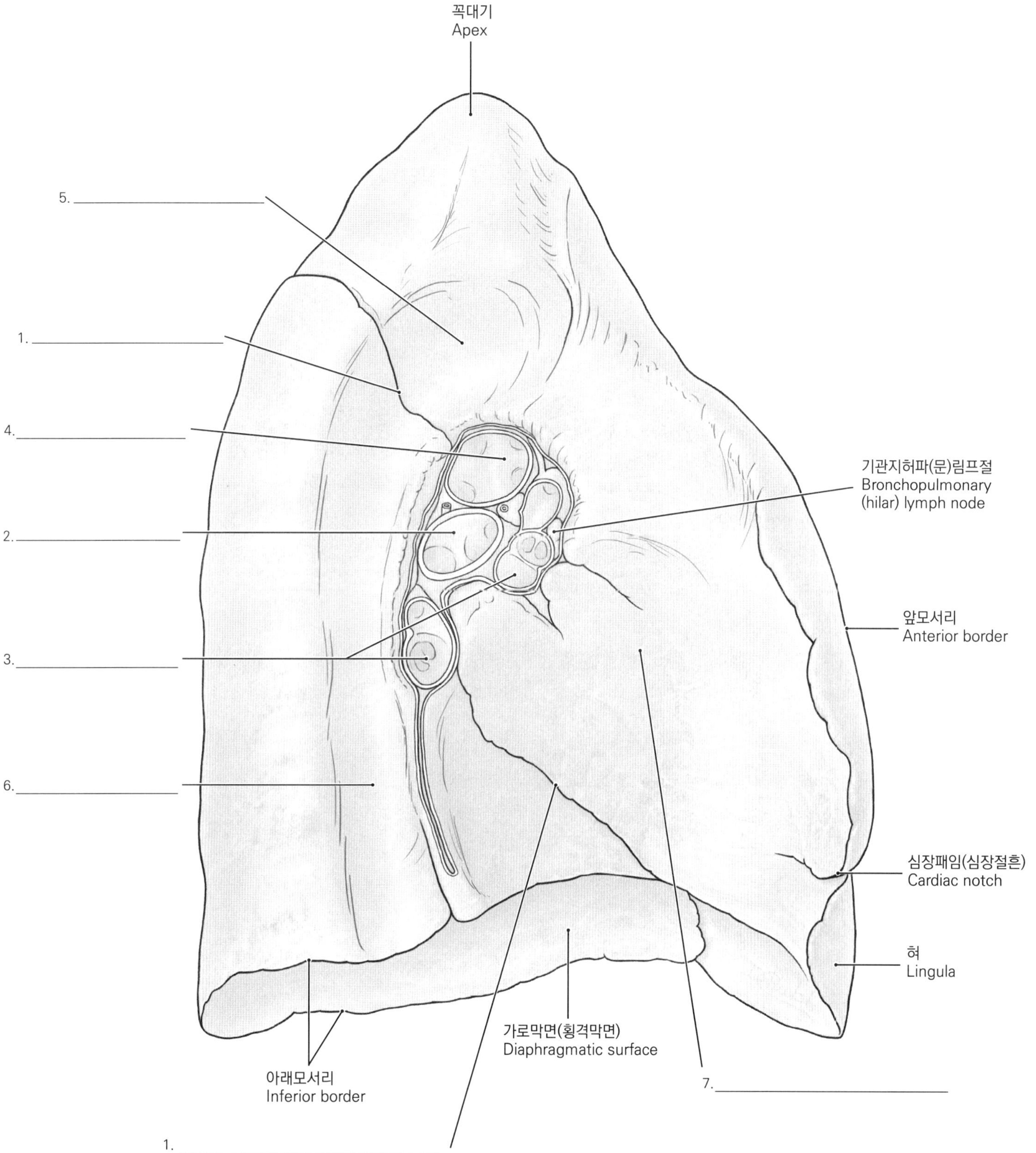
꼭대기
Apex
5.
1.
4.
2.
3.
6.
기관지허파(문)림프절
Bronchopulmonary
(hilar) lymph node
앞모서리
Anterior border
심장패임(심장절흔)
Cardiac notch
혀
Lingula
가로막면(횡격막면)
Diaphragmatic surface
아래모서리
Inferior border
7.
1.

3.9 복장뼈와 심장막의 관계 PERICARDIAL RELATIONSHIPS TO THE STERNUM

세로칸은 두 개의 가슴안 공간 사이에 위치한 가슴안의 중심 부분으로, 허파를 제외한 모든 가슴장기와 구조물을 포함한다. 세로칸은 복장뼈각(흉골각, ***sternal angle***)에서 T4와 T5 사이의 IV 디스크까지를 지나는 선에 의해 위쪽 세로칸과 아래쪽 세로칸으로 나뉜다. 아래쪽 세로칸은 다시 앞쪽, 중간, 뒤쪽 세로칸으로 세분된다. 심장과 큰 혈관들의 뿌리가 포함된 심장막(pericardium) 안의 구조는 중간세로칸을 형성한다.

각각에 대해 서로 다른 색상을 사용하여 다음 각 구조를 색칠한다.

심장막(심장막주머니 안의 심장)의 대부분은 중앙면의 왼쪽에 위치한다.

- ○ 1. **복장뼈몸통(흉골체, *Body of the sternum*)**: 복장뼈각 위치까지 심장과 일부 심장막(pericardium) 앞에 위치함.
- ○ 2. **가로막(횡격막, *Diaphragm*)**: 중앙 부분은 심장막 아래에 위치함.
- ○ 3. **오른, 왼 팔머리정맥(*Right and left brachiocephalic veins*)**: 몸의 양쪽에서 두 혈관이 합쳐져 복장빗장관절(흉쇄관절, sternoclavicular[SC] joint) 뒤쪽에 형성됨:
  - ○ 4. **오른, 왼 속목정맥(내경정맥, *Right and left internal jugular veins*)**
  - ○ 5. **오른, 왼 빗장밑정맥(쇄골하정맥, *Right and left subclavian veins*)**
- ○ 6. **위대정맥(상대정맥, *Superior vena cava*)**: 오른, 왼 팔머리정맥이 합쳐져 첫 번째 갈비연골(늑연골, costal cartilage) 위치에서 형성됨.
- ○ 7. **속가슴동맥(내흉동맥, *Internal thoracic arteries*)**: 복장뼈 양쪽의 첫 6개의 갈비연골 뒤쪽의 빗장밑동맥(쇄골하동맥, subclavian artery)에서 시작하여 이어지는 쌍을 이루는 동맥.
- ○ 8. **가로막신경(횡격막신경, *Phrenic nerves*)**: 가로막과 섬유심장막(fibrous ***pericardium***)을 공급하는 한 쌍의 신경; 양쪽 허파의 뿌리 앞쪽으로 내려가 섬유심장막을 따라 가로막을 뚫음.

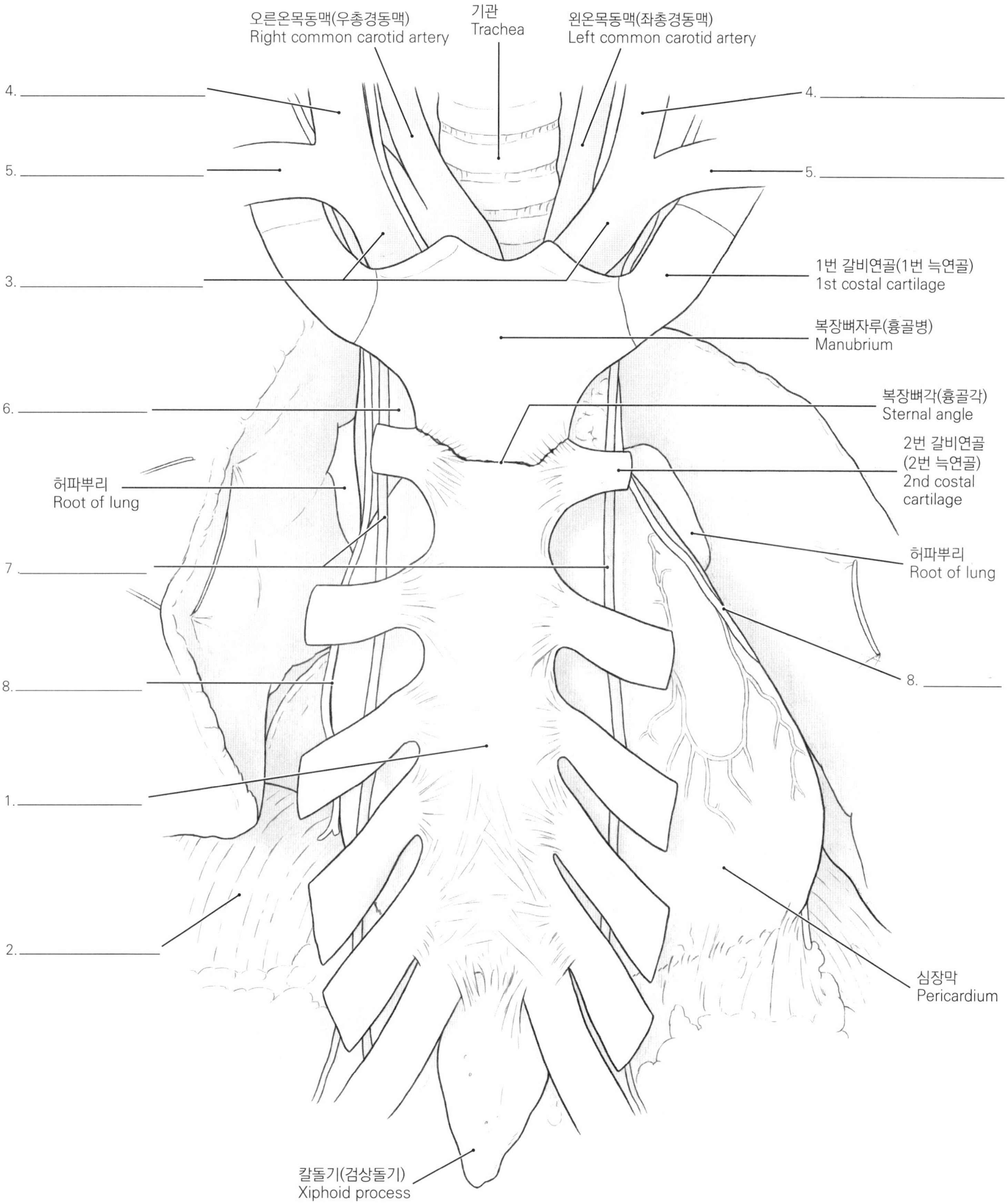

오른온목동맥(우총경동맥)
Right common carotid artery
기관
Trachea
왼온목동맥(좌총경동맥)
Left common carotid artery
4. ______
4. ______
5. ______
5. ______
3. ______
1번 갈비연골(1번 늑연골)
1st costal cartilage
복장뼈자루(흉골병)
Manubrium
6. ______
복장뼈각(흉골각)
Sternal angle
2번 갈비연골
(2번 늑연골)
2nd costal
cartilage
허파뿌리
Root of lung
7. ______
허파뿌리
Root of lung
8. ______
8. ______
1. ______
2. ______
심장막
Pericardium
칼돌기(검상돌기)
Xiphoid process

3.10 심장과 큰혈관의 복장갈비(앞쪽) 표면 STERNOCOSTAL (ANTERIOR) SURFACE OF THE HEART AND GREAT VESSELS

복장뼈와 심장막(섬유와 벽쪽층)을 제거하여 가슴안에 있는 심장의 앞쪽(복장갈비[흉늑골, sternocostal]) 표면과 큰혈관을 그대로 보여주었다. 이 이미지에서 왼팔머리정맥(좌완두정맥, left brachiocephalic vein)의 대부분을 제거하여 대동맥활과 그 가지를 보여주었다.

각각에 대해 서로 다른 색상을 사용하여 다음 각 구조를 색칠한다.

- ○ 1. **오른심실(우심실, *Right ventricle*)**: 심장의 앞쪽(복장갈비) 표면의 대부분을 구성함.
- ○ 2. **왼심실(좌심실, *Left ventricle*)**: 심장의 꼭대기에서 심장의 앞쪽 표면의 작은 구성 요소에 기여함. 오른심실은 두 개의 혈관으로 채워져 있는 앞심실사이고랑(전실간구, anterior in-terventricular groove[sulcus])에 의해 왼심실로 분리되어 있음.
  - ○ 3. **왼심장동맥(좌관상동맥, *Left coronary artery*)의 앞심실사이가지(*Anterior interventricular branch*)**(왼앞내림동맥[좌전하행동맥, left anterior descending artery])
  - ○ 4. **큰심장정맥(*Great cardiac vein*)**
- ○ 5. **오른심방(우심방, *Right atrium*)**: 심장의 오른쪽 가장자리에 위치하며, 오른심장동맥(우관상동맥, right coronary artery)이 차지하는 심방심실사이고랑(방실사이고랑, atriov-entricular groove)(관상구, coronary sulcus)에 의해 오른심실과 분리됨. 각 심방에는 앞쪽으로 향한 귀 모양의 돌기인 심방귀를 가지고 있음.
- ○ 6. **오른심장동맥(우관상동맥, *Right coronary artery*)**: 오름대동맥(상행대동맥, ascending aorta)에서 시작하여 오른심방과 오른심실 사이의 심방심실사이고랑을 따라 이동함.
- ○ 7. **모서리동맥(연변동맥, *Marginal artery*)**: 심장의 오른쪽 가장자리 근처의 오른심장동맥에서 발생함.
- ○ 8. **앞심장정맥(전심장정맥, *Anterior cardiac vein*)**: 표면적으로 오른심장동맥을 가로지르며 오른심방으로 직접 배수되는 정맥들임. 이 정맥들은 심장의 나머지 정맥계와는 달리, 오른심방에 도달하기 전에 심장정맥굴(관상정맥동, coronary sinus)으로 배수됨.
- ○ 9. **위대정맥(상대정맥, *Superior vena cava*)**: 팔머리정맥이 합쳐져 형성되며 오른심방으로 위쪽에서 들어감.
- ○ 10. **오름대동맥(상행대동맥, *Ascending aorta*)**: 왼심실에서 시작하여 팔머리정맥의 왼쪽에 위치함. 두 개의 가지, 왼심장동맥과 오름심장동맥이 오름대동맥에서 나옴.
- ○ 11. **대동맥활(대동맥궁, *Arch of the aorta*)**: 대동맥의 구부러진 연속된 부분. 이 대동맥활은 일반적으로 세 가지 가지로 분지됨:
  - ○ 12. **팔머리동맥(완두동맥, *Brachiocephalic trunk*)**: 첫 번째이자 가장 큰 가지는 복장뼈자루 뒤쪽, 기관 앞쪽, 팔머리정맥 뒤쪽에서 발생함.
  - ○ 13. **왼온목동맥(좌총경동맥, *Left common carotid artery*)**: 두 번째 가지는 복장뼈자루 뒤쪽, 팔머리정맥 뒤쪽과 약간 왼쪽에서 발생함. 처음에는 기관 앞쪽으로 올라가다가 그 후 목으로 들어가면서 왼쪽 복장빗장관절(SC joint) 뒤쪽을 따라 주행함.
  - ○ 14. **왼빗장밑동맥(좌쇄골하동맥, *Subclavian artery*)**: 세 번째 가지는 왼온목동맥 뒤쪽에서 발생함. 기관과 왼온목동맥의 가쪽을 따라 올라가며, 왼쪽 복장빗장관절 뒤쪽에서 가슴세로칸(종격, mediastinum)을 벗어남.
- ○ 15. **허파동맥줄기(폐동맥줄기, *Pulmonary trunk*)**: 오름대동맥의 시작 부분 앞에서 발생한 후 왼쪽으로 지나감. 허파동맥은 두 개의 가지로 나뉨:
  - ○ 16. **오른허파동맥(우폐동맥, *Right pulmonary artery*)**: 오름대동맥과 위대정맥 뒤쪽을 지나 오른허파의 문으로 향함.
  - ○ 17. **왼허파동맥(좌폐동맥, *Left pulmonary artery*)**: 왼허파에 가까워서 오른쪽보다 짧음.
- ○ 18. **동맥관인대(*Ligamentum arteriosum*)**: 왼허파동맥의 시작 부분에서 대동맥활까지 지나며, 이는 동맥관의 태아기 잔여물임. 왼되돌이후두신경(좌반회후두신경, ***left recurrent laryngeal nerve***)은 대동맥활 아래에서 동맥관인대 근처를 지나면서 고리 모양을 만듦.
- ○ 19. **위허파정맥(상폐정맥, *Superior pulmonary veins*)**: 두 개의 정맥(오른쪽과 왼쪽)과 두 개의 아래허파정맥(하폐정맥, inferior pulmonary veins)이 뒤쪽에서 왼심방으로 배수됨.

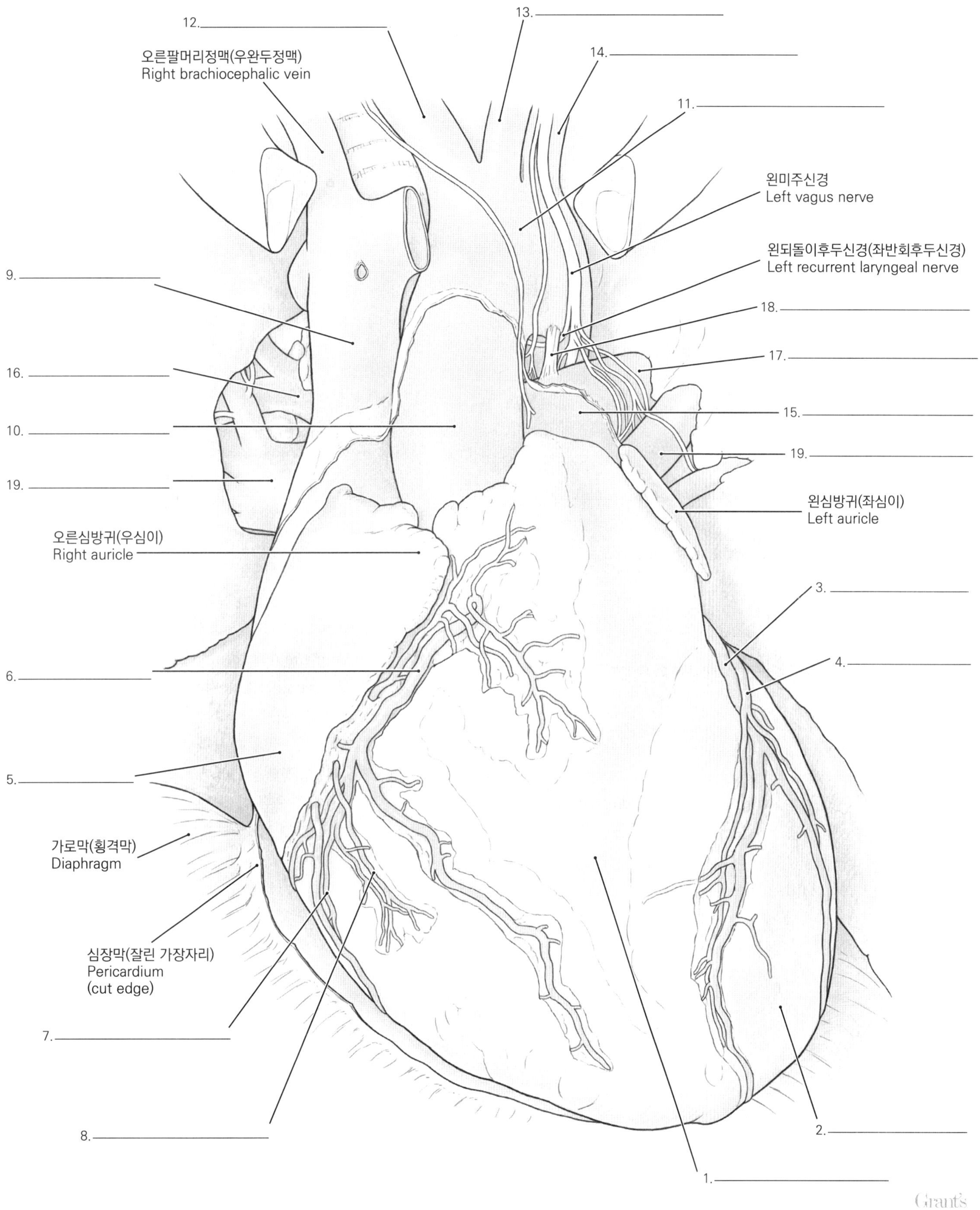
12.
13.
14.
11.
오른팔머리정맥(우완두정맥)
Right brachiocephalic vein
왼미주신경
Left vagus nerve
왼되돌이후두신경(좌반회후두신경)
Left recurrent laryngeal nerve
9.
18.
17.
16.
15.
10.
19.
19.
왼심방귀(좌심이)
Left auricle
오른심방귀(우심이)
Right auricle
3.
6.
4.
5.
가로막(횡격막)
Diaphragm
심장막(잘린 가장자리)
Pericardium
(cut edge)
7.
8.
2.
1.

3.11 심장의 뒤쪽과 아래쪽 표면 POSTERIOR AND INFERIOR SURFACE OF THE HEART

심장은 심장막주머니(pericardial sac)에서 제거되었으며, 뒤쪽 면(바닥, 기저[base]) 전체와 아래쪽 부분(가로막) 일부를 나타내었다. 내장쪽심장막(내장심낭막, ***visceral pericardium***)(심장바깥막, epicardium)은 심장 표면과 큰혈관의 가까운 부분에 여전히 부착되어 있으며, 심장의 혈관 구조(vasculature)를 보여주기 위해 일부 부위에서만 제거되었다. 내장쪽심장막은 큰혈관에서 시작되어 벽쪽심장막(parietal pericardium)으로 전환되어 심장막주머니를 형성한다. 이 반영선(reflection line)은 허파정맥, 위대정맥과 아래대정맥, 대동맥, 허파동맥 사이에서 관찰할 수 있다.

각각에 대해 서로 다른 색상을 사용하여 다음 각 구조를 색칠한다.

○ 1. **왼심방(좌심방, *Left atrium*)**: 심장의 뒤쪽(바닥)의 대부분을 구성함.

○ 2. **오른허파정맥(우폐정맥, *Right pulmonary veins*)**: 오른허파에서 왼심방으로 들어감.

○ 3. **왼허파정맥(좌폐정맥, *Left pulmonary veins*)**: 왼허파에서 왼심방으로 들어감.

○ 4. **오른심방(우심방, *Right atrium*)**: 뒷면(바닥)의 작은 부분을 차지하고 심방사이고랑(***interatrial sulcus***)에 의해 왼심방과 분리됨.

○ 5. **위대정맥(상대정맥, *Superior vena cava*)**: 오른심방의 위쪽으로 들어감.

○ 6. **아래대정맥(하대정맥, *Inferior vena cava*)**: 오른심방의 아래쪽으로 들어감.

○ 7. **오름대동맥(상행대동맥, *Ascending aorta*)**: 위대정맥의 왼쪽에 위치함.

○ 8. **허파동맥줄기(폐동맥줄기, *Pulmonary trunk*)**: 오름대동맥의 앞쪽과 왼쪽에 위치함.

가로심장막굴(횡심낭굴, ***transverse pericardial sinus***)은 심장의 배아 발달 동안 형성되며, 성인에서는 유출혈관(대동맥과 허파동맥)과 유입 혈관(위대정맥과 허파정맥)을 구분한다.

뒤쪽 심실사이고랑(interventricular groove[sulcus])은 심실을 구분한다:

○ 9. **오른심실(우심실, *Right ventricle*)**: 심장의 아래(가로막) 표면의 작은 부분을 형성함.

○ 10. **왼심실(좌심실, *Left ventricle*)**: 심장 아래(가로막) 표면의 대부분을 형성함.

뒤쪽 심실사이고랑은 두 개의 혈관에 의해 차지된다:

○ 11. **중간심장정맥(중심장정맥, *Middle cardiac vein*)**: 심장정맥굴로 배출되면 뒤쪽 심실사이동맥과 함께 지나감.

○ 12. **뒤심실사이동맥(후심실간동맥, *Posterior interventricular artery*)**: 일반적으로 오른심장동맥에서 시작하여 심장의 꼭대기(apex of the heart)로 내려감.

○ 13. **오른심장동맥(우관상동맥, *Right coronary artery*)**: 오른쪽–주심장에서는 뒤심실사이동맥이 발생함.

○ 14. **왼심장동맥의 휘돌이가지(좌관상동맥의 회선, *Circumflex branch of the left coronary artery*)**: 심방심실고랑(방실구, atrioventricular sulcus)(심장정맥굴[관상정맥동, coronary sulcus])을 따라 이동하며 왼쪽-주심장에서 뒤심실사이동맥을 생성함.

○ 15. **심장정맥굴(관상정맥동, *Coronary sinus*)**: 뒤심방심실고랑을 차지하고 오른심방으로 배출됨. 모든 심장정맥은 심장정맥굴로 배출되며, 앞쪽 심장정맥은 제외함.

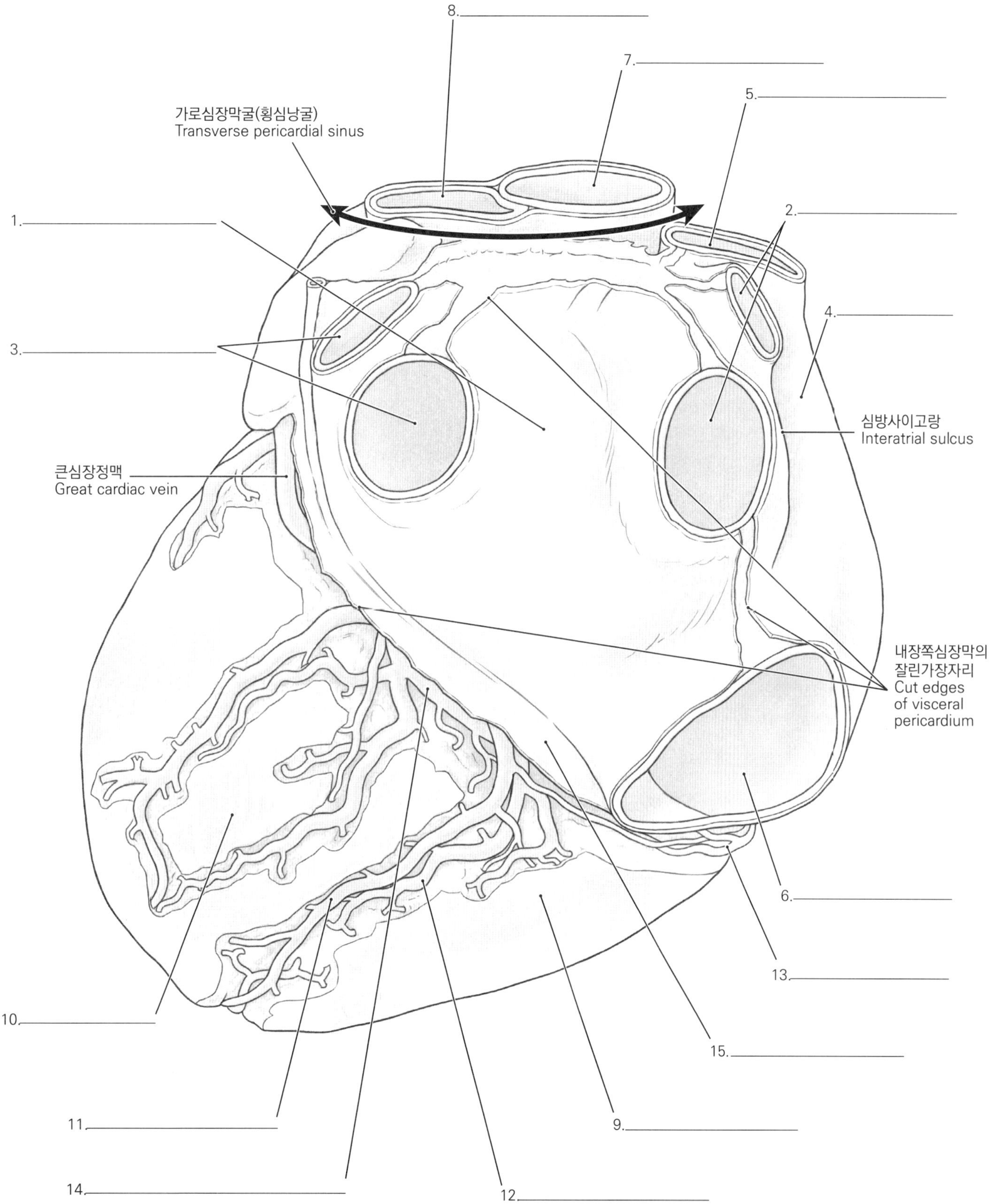
8.
7.
5.
가로심장막굴(횡심낭굴)
Transverse pericardial sinus
1.
2.
4.
3.
심방사이고랑
Interatrial sulcus
큰심장정맥
Great cardiac vein
내장쪽심장막의
잘린가장자리
Cut edges
of visceral
pericardium
6.
13.
10.
15.
11.
9.
14.
12.

3.12 오른심방 RIGHT ATRIUM

심장의 오른쪽 가장자리를 보여주었으며, 오른심방의 앞벽이 절개되어 내부 구조를 드러냈다. 오른심방은 위대정맥과 아래대정맥을 통해 몸에서 산소가 부족한 혈액을 받으며, 심장에서는 심장정맥굴과 앞심장정맥(anterior cardiac vein)을 통해 혈액을 받는다. 혈액은 오른방실판막(삼첨판막, tricuspid valve)을 통해 오른심실로 흘러들어가며, 이는 오른심방과 심실을 연결하는 오른심방심실구멍(우방실구멍, ***right atrioventricular orifice***)을 통해 이루어진다.

각각에 대해 서로 다른 색상을 사용하여 다음 각 구조를 색칠한다.

○ 1. **위대정맥**(**상대정맥**, ***Superior vena cava***): 오른심방 위쪽으로 직접 열림.

○ 2. **아래대정맥**(**하대정맥**, ***Inferior vena cava***): 오른심방 아래쪽으로 직접 열리고 아래대정맥의 판막으로 보호되어 정맥혈의 역류를 부분적으로 방지함.

○ 3. **대정맥동굴**(**대정맥동**, ***Sinus venarum***): 위, 아래 대정맥 개구부가 위치한 오른심방의 매끄러운 부분.

○ 4. **심장정맥굴의 구멍**(**관상정맥동의 열림**, ***Opening of the coronary sinus***): 심장정맥굴의 판막에 의해 표시되며 타원오목(난원와, fossa ovalis) 근처의 대정맥동굴 내에서 발생함.

○ 5. **타원오목**(**난원와**, ***Fossa ovalis***): 심방사이막(심방중격, interatrial septum)을 따라 존재하는 타원형의 함몰로 대정맥동굴 내에 위치하는 태아기의 타원구멍(타원공, foramen ovale)의 잔여물.

○ 6. **분계능선**(***Crista terminalis***): 더 뒤쪽의 대정맥동굴과 오른심방, 오름심방귀의 앞쪽 거칠고 질감이 있는 부분을 구분하는 수직 능선.

○ 7. **빗살근**(**즐상근**, ***Pectinate muscles***): 오른심방의 질감이 있는 앞부분으로 구성되며, 주로 오른심방에 위치함.

임상노트: 심방중격결손 ATRIAL SEPTAL DEFECTS

심방중격결손(atrial septal defect, ASD)은 심방 사이의 중격에 결손이 있는 선천성 심장 이상이다. 작은 결손은 성인 인구의 최대 25%에서 발견될 수 있으며, 일반적으로 혈류 역학적 이상이나 임상 증상을 일으키지 않는다. 큰 심방중격결손증은 영아기나 어린 시절에 심잡음을 동반하여 나타날 수 있다. 큰 심방중격결손증은 허파에서 산소화된 혈액이 왼심방에서 오른심방으로 결손을 통해 우회하도록 하여, 그 결과 오른심방과 오른심실, 허파동맥이 비대해진다. 이로 인해 호흡곤란, 피로, 심계항진, 심방 부정맥, 심지어 심부전이 발생할 수 있다.

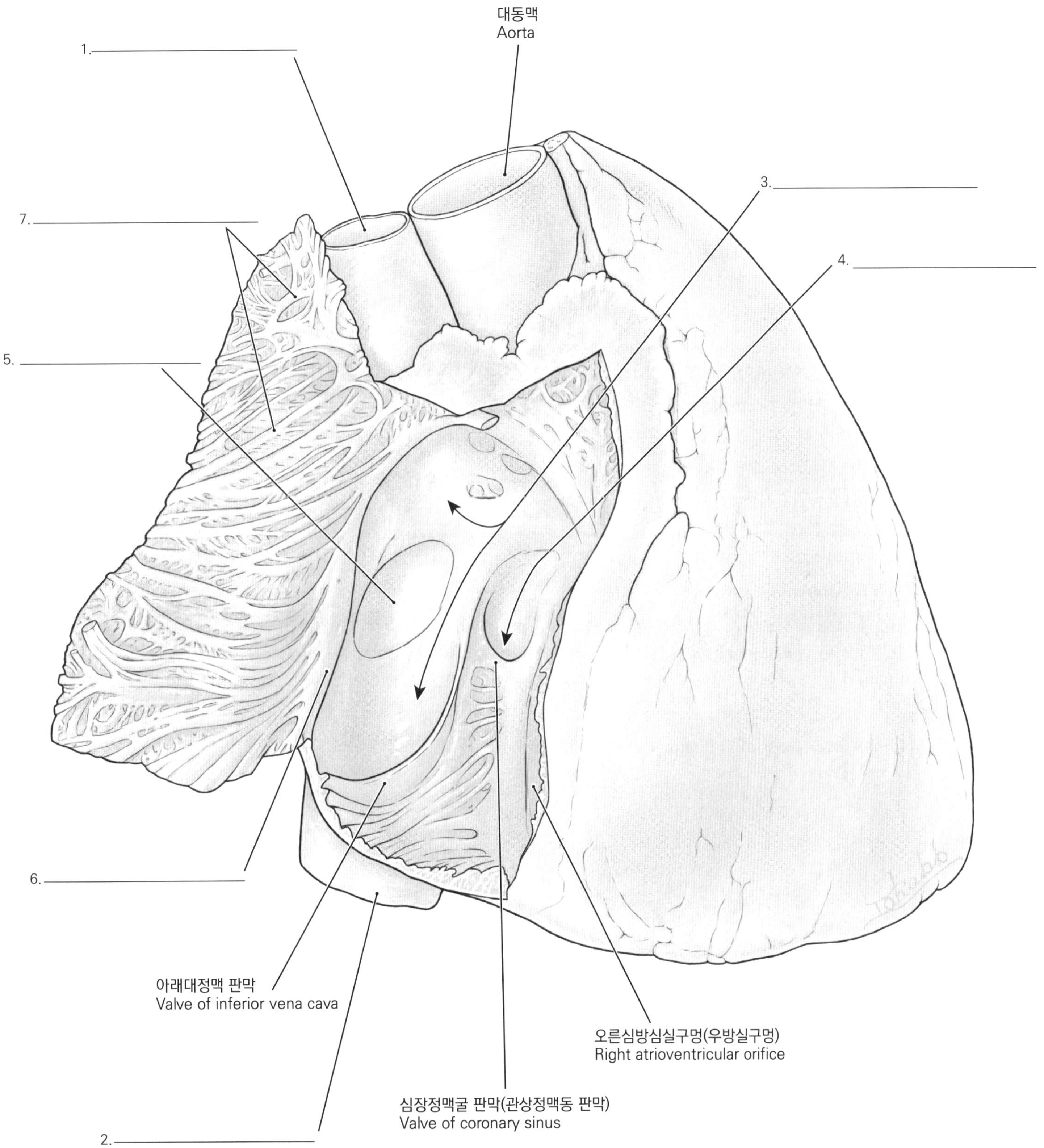
대동맥
Aorta
1.
3.
4.
5.
6.
7.
2.
아래대정맥 판막
Valve of inferior vena cava
오른심방심실구멍(우방실구멍)
Right atrioventricular orifice
심장정맥굴 판막(관상정맥동 판막)
Valve of coronary sinus

3.13 오른심실 RIGHT VENTRICLE

오른심실의 앞쪽(복장갈비) 벽이 제거되어 내부 구조가 드러난다. 오른심실은 오른방실판막(삼첨판막, tricuspid valve)을 통해 오른심방으로부터 혈액을 받아들이고, 허파동맥판(폐동맥판, pulmonary valve)을 통해 허파동맥으로 혈액을 펌프질하여 허파로 향한다.

각각에 대해 서로 다른 색상을 사용하여 다음 각 구조를 색칠한다.

- ○ 1. **근육기둥(육주, *Trabeculae carneae*)**: 오른심실 내부의 대부분을 구성하는 많은 불규칙한 근육 능선들이 벽에 거칠고 질감 있는 모습을 제공함.
- ○ 2. **앞꼭지근(전유두근, *Anterior papillary muscle*)**: 근육기둥에서 나오는 세 개의 손가락 모양의 안쪽 돌출물 중 하나임. 각 꼭지근은 오른방실판막의 융기에 해당함.
- ○ 3. **힘줄끈(건삭, *Tendinous cords*[chordae tendineae])**: 꼭지근을 오른방실판막의 판막에 연결함.
- ○ 4. **오른방실판막(삼첨판막, *Tricuspid valve*)**: 뒤쪽에 위치하며 세 개의 판막으로 구성되고, 오른심방심실구멍(우방실구멍, right atrioventricular orifice)을 차지함.
- ○ 5. **사이막모서리기둥(중격변연기둥, *Septomarginal trabecula*** [감속체띠, moderator band]): 심실사이막(심실중격, ***interventricular septum***)의 아랫부분에서 앞꼭지근까지 확장됨.
- ○ 6. **허파동맥(폐동맥, *Pulmonary trunk*)**: 오른심실에서 위쪽으로 나감.
- ○ 7. **허파동맥판(폐동맥판, *pulmonary valve*)**: 위쪽에 위치하며 세 개의 판막으로 구성되고, 허파동맥의 입구를 보호함.
- ○ 8. **동맥원뿔(*Conus arteriosus*[infundibulum])**: 허파동맥판 이전의 오른심실의 매끄러운 부분.

임상노트: 심실중격결손 VENTRICULAR SEPTAL DEFECTS

심실중격결손(ventricular septal defect[VSD])은 선천적인 심장 기형으로, 단독으로 발생하거나 팔로사증(tetralogy of Fallot), 심방심실관 결손(atrioventricular canal defects), 대혈관전위(transposition of great arteries)와 같은 다른 심장 기형과 함께 발생할 수 있다. 결손은 심실사이막의 막성 부분, 근육성 부분 또는 두 부분에서 모두 발생할 수 있다. 결손은 작고 무증상일 수도 있고, 최대 25mm까지 크고 결손을 통해 혈액이 왼쪽에서 오른쪽으로 흐르는 결과를 초래할 수 있다. 큰 심실중격결손은 그 결과로 폐혈류 증가와 폐동맥 압력 상승, 전신 심박출량 감소, 왼심실의 용적 부하 증가를 초래한다. 유아에서의 증상으로는 호흡수가 증가하고 피로가 발생하는데, 특히 심박출량 증가로 인해 수유 중에 더 두드러진다. 그로 인해 적절한 성장 부족이 일반적으로 관찰된다. 또한 교감신경 반응 증가로 인해 땀이 발생할 수 있다.

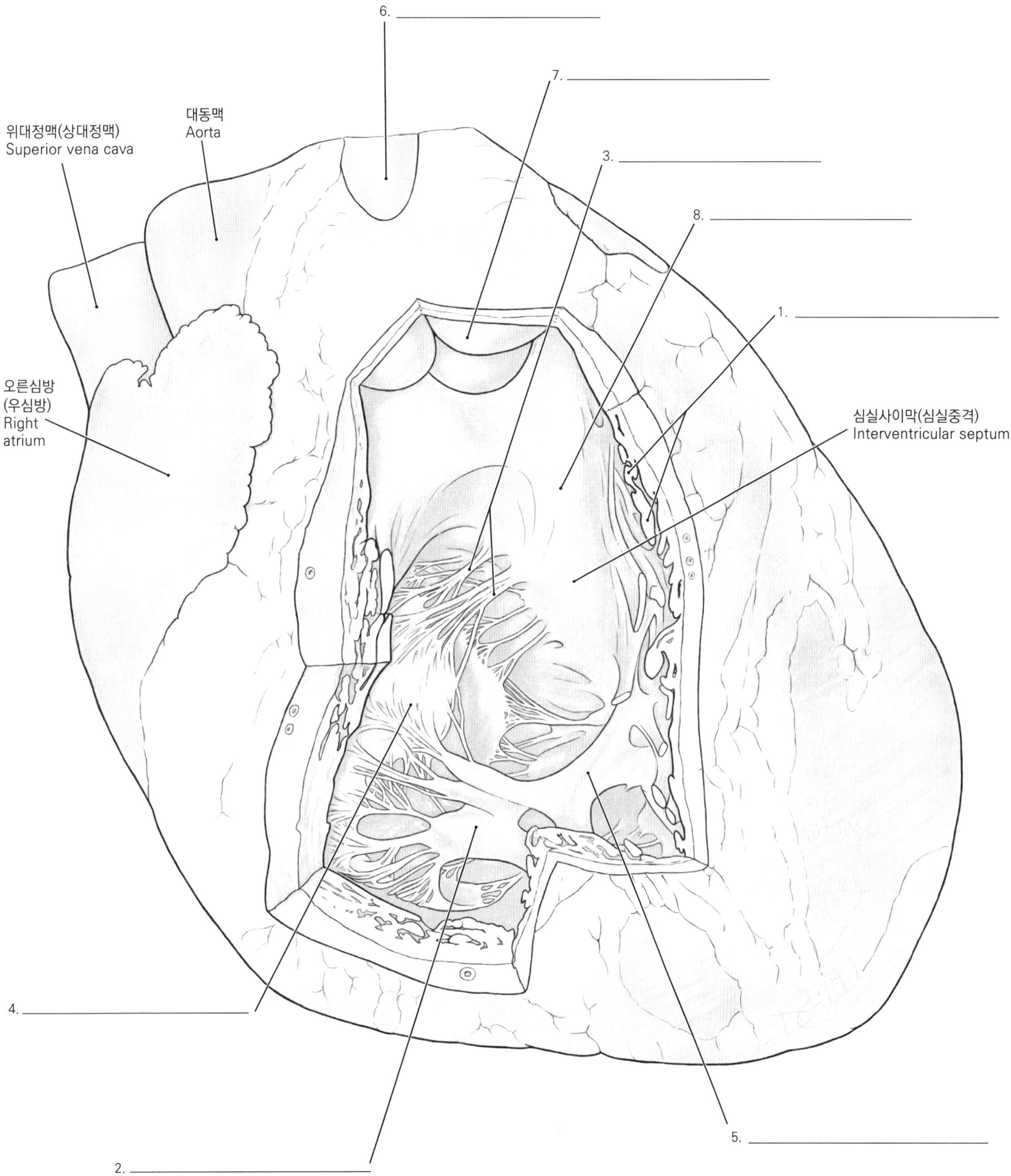
6. ____________
7. ____________
3. ____________
8. ____________
1. ____________
위대정맥(상대정맥)
Superior vena cava
대동맥
Aorta
오른심방
(우심방)
Right
atrium
심실사이막(심실중격)
Interventricular septum
4. ____________
5. ____________
2. ____________

3.14A와 B 왼심방과 왼심실 LEFT ATRIUM AND LEFT VENTRICLE

A에서, 왼심실과 심방의 벽은 위왼허파정맥과 아래왼허파정맥(left superior and left inferior pulmonary veins) 사이와 승모판(이첨판)(mitral[bicuspid] valve)의 뒤면을 통과하는 대각선 절개로 심장의 꼭대기에서 바닥까지 열려 있다.

B에서, 왼심실은 심장의 왼쪽 가장자리 따라 꼭대기에서 시작하여 허파동맥 위뒤쪽으로 이어져 오름대동맥(상행대동맥, ascending aorta)이 열렸다.

허파에서 나온 산소화된 혈액은 4개의 허파정맥을 통해 왼심방에서 승모판(이첨판)을 통해 왼심실로 그 다음 대동맥판막(aortic valve)을 통해 오름대동맥으로 흘러간다.

각각에 대해 서로 다른 색상을 사용하여 다음 각 구조를 색칠한다.

○ 1. **왼심방**(**좌심방**, ***Left atrium***): 내부는 왼심방의 안쪽면을 제외하고는 부드러운 벽으로 구성되어 있으며, 왼심방의 안쪽벽은 빗살근(즐상근, pectinate muscle)으로 구성되어 있음.

4개의 허파정맥이 뒤쪽에서 오른심방으로 들어옴:

○ 2. **위왼허파정맥**(**좌상폐정맥**, ***Left superior pulmonary vein***)

○ 3. **아래왼허파정맥**(**좌하폐정맥**, ***Left inferior pulmonary vein***)

○ 4. **위오른허파정맥**(**우상폐정맥**, ***Right superior pulmonary vein***)

○ 5. **아래오른허파정맥**(**우하폐정맥**, ***Right inferior pulmonary vein***)

○ 6. **승모판**(**이첨판**)(***Mitral valve***[bicuspid valve]): 왼심방과 왼심실 사이에 위치하며, 왼방실구멍(left atrioventricular orifice)을 차지함.

○ 7. **근육기둥**(**육주**, ***Trabeculae carneae***): 왼심실벽의 대부분을 구성하는 불규칙한 근육능선(오른심실과 유사함)

○ 8. **꼭지근**(**유두근**, ***Papillary muscles***): 두 개의 꼭지근(앞쪽과 뒤쪽)이 왼심실로 돌출되어 있음.

○ 9. **힘줄끈**(**건삭**, ***Tendinous cords***): 왼심실 안에서 승모판의 판막과 꼭지근을 연결함.

심실사이막(심실중격, interventricular septum)은 오른심실과 왼심실 사이에 위치하며 두 부분으로 구성됨:

○ 10. **심실사이막의 근육부분**(***Muscular part of the interventricular septum***): 사이막의 대부분을 형성함.

○ 11. **심실사이막의 막부분**(***Membranous part of the interventricular septum***): 위쪽과 아래쪽에서 형성되어 근육을 얇은 막으로 대체함.

○ 12. **오름대동맥**(**상행대동맥**, ***Ascending aorta***): 왼심실에서 위쪽으로 나옴.

○ 13. **대동맥판막**(***Aortic valve***): 오름대동맥의 시작 부분에 위치하여 이를 왼심실의 매끄러운 부분인 대동맥안뜰(대동맥전정, aortic vestibule)과 구분함. 왼쪽과 오른쪽 대동맥판막의 바로 위에는 각각 왼심장동맥과 오른심장동맥의 구멍이 보임.

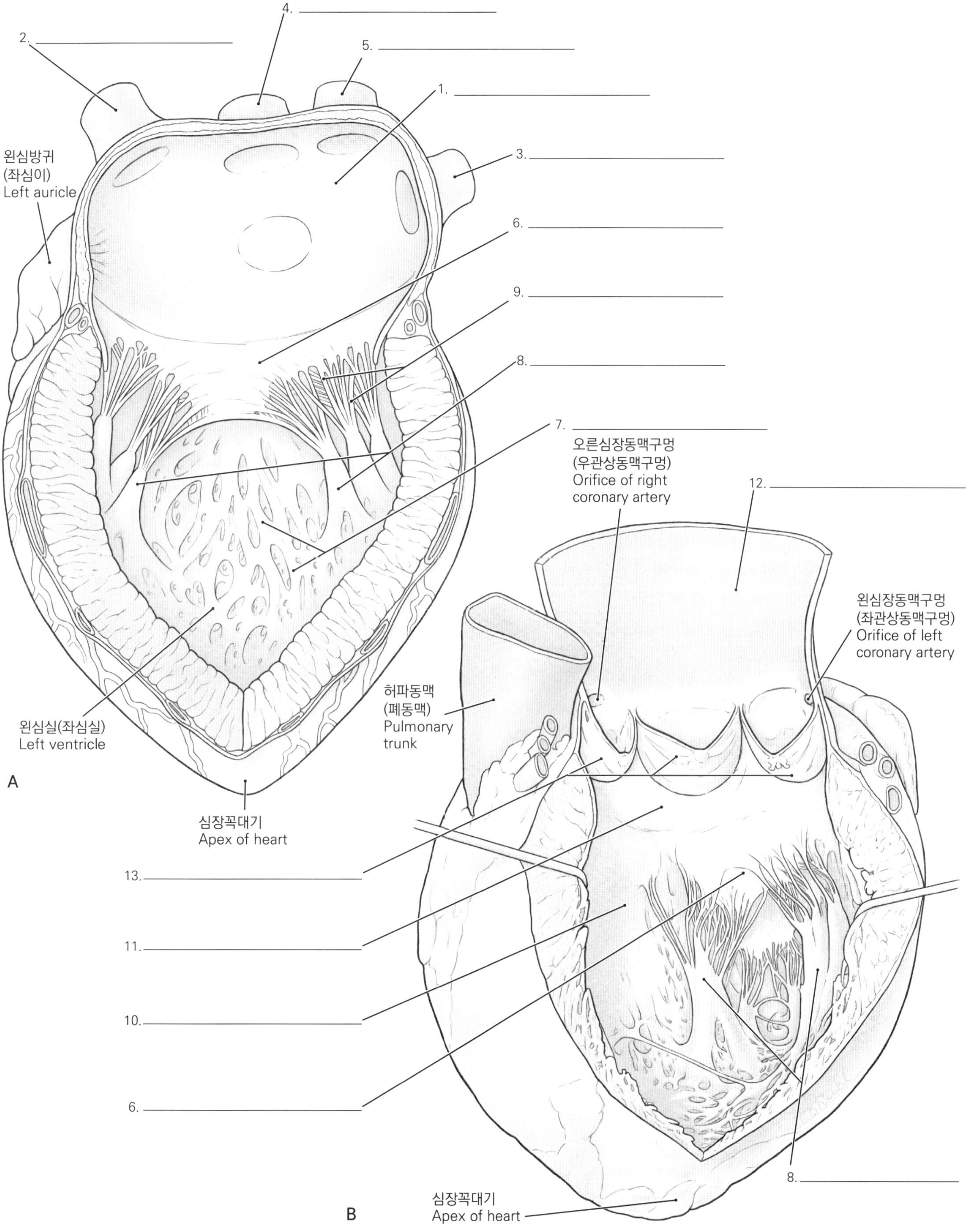
4.
2.
5.
1.
3.
왼심방귀
(좌심이)
Left auricle
6.
9.
8.
7.
오른심장동맥구멍
(우관상동맥구멍)
Orifice of right
coronary artery
12.
왼심실(좌심실)
Left ventricle
A
심장꼭대기
Apex of heart
왼심장동맥구멍
(좌관상동맥구멍)
Orifice of left
coronary artery
허파동맥
(폐동맥)
Pulmonary
trunk
13.
11.
10.
6.
8.
B
심장꼭대기
Apex of heart

3.15 대동맥판막과 허파동맥판막 AORTIC AND PULMONARY VALVES

위에서 보면, 심실은 앞쪽과 왼쪽에 위치하고, 심방(atria)은 뒤쪽과 오른쪽에 위치한다. 심실에서 나오는 배출 혈관인 오름대동맥과 허파동맥은 심방 앞쪽에 위치한다.

각각에 대해 서로 다른 색상을 사용하여 다음 각 구조를 색칠한다.

○ 1. **오른심실(우심실, *Right ventricle*)**: 앞쪽(복장갈비)표면의 대부분을 차지하며, 일부는 왼심실로 구성됨.

○ 2. **왼심실(좌심실, *Left ventricle*)**: 위에서 봤을 때 심장의 앞쪽(복장갈비)표면과 꼭대기의 일부만을 포함함.

○ 3. **왼심방(좌심방, *Left atrium*)**: 주로 뒤쪽에 위치하며, 왼심방이 앞쪽으로 뻗어 있음. 4개의 허파정맥 중 3개가 왼심방으로 들어가는 것을 볼 수 있음.

○ 4. **오른심방(우심방, *Right atrium*)**: 주로 오른쪽에 위치하며 오른심방귀(우심이, *right auricle*)가 앞쪽으로 확장됨.

○ 5. **위대정맥(상대정맥, *Superior vena cava*)**: 오름대동맥의 뒤가쪽에 위치하며, 오른심방으로 들어감.

○ 6. **허파동맥(폐동맥, *Pulmonary trunk*)**: 앞쪽으로 휘어져 왼심방귀(좌심이, left auricle)와 관련됨.

○ 7. **오름대동맥(상행대동맥, *Ascending aorta*)**: 앞쪽으로 휘어져 오른심방귀와 관련됨.

허파동맥판막과 대동맥판막은 각각 세 개의 판막으로 구성된다. 판막의 명명은 심장에서 나오는 하나의 배출혈관인 동맥간(truncus arteriosus)에서 오름대동맥과 허파동맥이 발생학적으로 발달한 결과이다. 두 판막 모두 오른첨판과 왼첨판이 있으며, 앞첨판은 허파동맥판막에 뒤첨판은 대동맥판막에 위치한다.

허파동맥판막은 다음과 같이 구성된다:

○ 8. **오른첨판(우첨, *Right cusp*)**

○ 9. **왼첨판(좌첨, *Left cusp*)**

○ 10. **앞첨판(전첨, *Anterior cusp*)**

대동맥판막은 다음과 같이 구성된다:

○ 11. **오른첨판(우첨, *Right cusp*)**

○ 12. **왼첨판(좌첨, *Left cusp*)**

○ 13. **뒤첨판(후첨, *Posterior cusp*)**

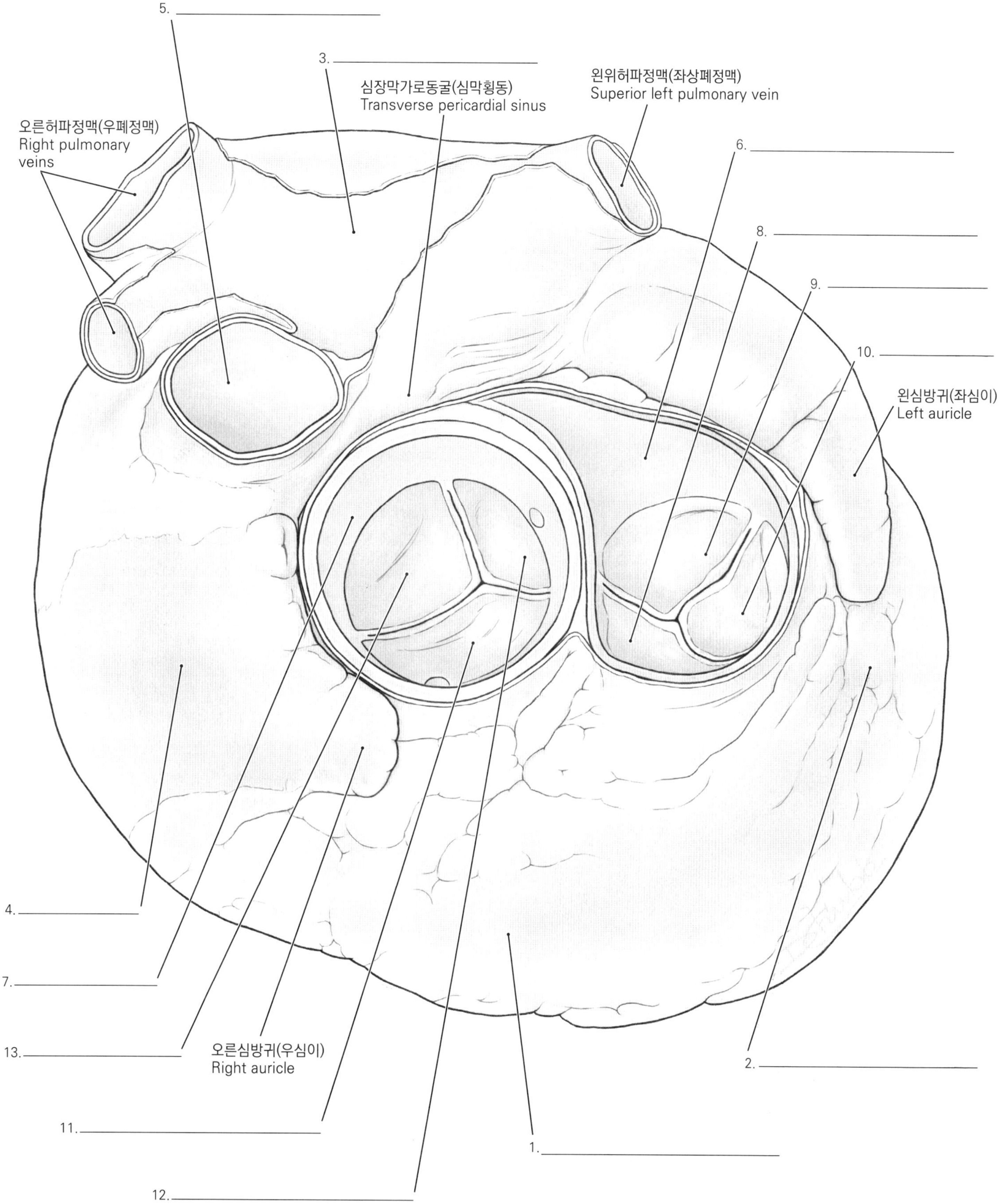
5.
3.
심장막가로동굴(심막횡동)
Transverse pericardial sinus
왼위허파정맥(좌상폐정맥)
Superior left pulmonary vein
오른허파정맥(우폐정맥)
Right pulmonary veins
6.
8.
9.
10.
왼심방귀(좌심이)
Left auricle
4.
7.
13.
오른심방귀(우심이)
Right auricle
11.
1.
2.
12.

3.16 위세로칸의 표층 절개 SUPERFICIAL DISSECTION OF SUPERIOR MEDIASTINUM

복장뼈, 갈비뼈 그리고 가슴막이 제거되어 위세로칸(superior mediastinum)의 내용물이 보인다. 위세로칸은 가로가슴면보다 위에 위치한다. 가로가슴면은 복장뼈각과 T4/T5의 4번째 디스크를 통과한다.

앞에서 뒤로, 위세로칸의 내용물은 다음과 같다: 가슴샘(흉선, thymus), 정맥, 동맥, 기관(trachea), 식도(esophagus), 그리고 가슴림프관(흉관, thoracic duct).

각각에 대해 서로 다른 색상을 사용하여 다음 각 구조를 색칠한다.

○ 1. **가슴샘(흉선, *Thymus*)**: 복장뼈자루(흉골병, manubrium) 바로 뒤에 위치하고 사춘기 전에 앞세로칸(종격전부, anterior mediastinum)까지 아래로 확장됨. 성인의 경우 이 이미지에 묘사된 것처럼 많은 가슴샘 조직이 남아 있는 것을 관찰하는 것은 드묾. 가슴샘은 나이가 들면 지방과 섬유질 조직으로 대체됨.

○ 2. **오른팔머리정맥(우완두정맥, *Right brachiocephalic vein*)**: 수직 방향으로 배치되며 기관의 오른쪽에 위치함.

○ 3. **왼팔머리정맥(좌완두정맥, *Left brachiocephalic vein*)**: 비스듬히 위치하며 가슴샘 바로 뒤쪽 대동맥활의 세 가지의 가까운 부위의 앞쪽에 위치함.

○ 4. **위대정맥(상대정맥, *Superior vena cava*)**: 오른팔머리정맥과 왼팔머리정맥(brachiocephalic veins)의 결합에 의해 형성됨. 위대정맥은 오른쪽 위세로칸에 위치함. 위대정맥의 끝 절반은 섬유심장막(***fibrous pericardium***) 아래의 중간세로칸(middle mediastinum)에 있으며, 오름대동맥(***ascending aorta***)의 뒤가쪽에 위치함.

대동맥활은 세 개의 가지를 생성한다:

○ 5. **팔머리동맥(완두동맥, *Brachiocephalic artery*[trunk])**: 처음에는 기관 앞쪽과 왼팔머리정맥 뒤쪽에 있음. 기관의 오른쪽으로 위가쪽으로 올라가 오른온목동맥(우총경동맥, right common carotid)과 오른빗장밑동맥(우쇄골하동맥, right subclavian arteries)으로 갈라져 오른쪽 복장빗장관절(SC joint) 뒤쪽에 있음.

○ 6. **왼온목동맥(좌총경동맥, *Left common carotid artery*)**: 처음에는 기관 앞쪽과 왼팔머리정맥 뒤쪽에 위치함. 기관 왼쪽의 목으로 올라감.

○ 7. **왼빗장밑동맥(좌쇄골하동맥, *Left subclavian artery*)**: 처음에는 왼팔머리정맥과 왼온목동맥 뒤쪽에 위치함. 기관과 왼온목동맥의 가쪽으로 올라가 목의 뿌리로 들어감.

○ 8. **오른빗장밑동맥(우쇄골하동맥, *Right subclavian artery*)**: 목의 뿌리로 들어가는 팔머리동맥의 가지.

○ 9. **오른온목동맥(우총경동맥, *Right common carotid artery*)**: 목에 들어가는 팔머리동맥의 가지.

○ 10. **기관(*Trachea*)**: 대동맥활 가지의 가까운 부위 뒤쪽에 위치함.

○ 11. **식도(*Esophagus*)**: 주로 기관의 뒤쪽과 왼쪽에 위치함. 기관과 달리 식도는 아래로 계속 내려가 뒤세로칸(posterior mediastinum)으로 이어짐.

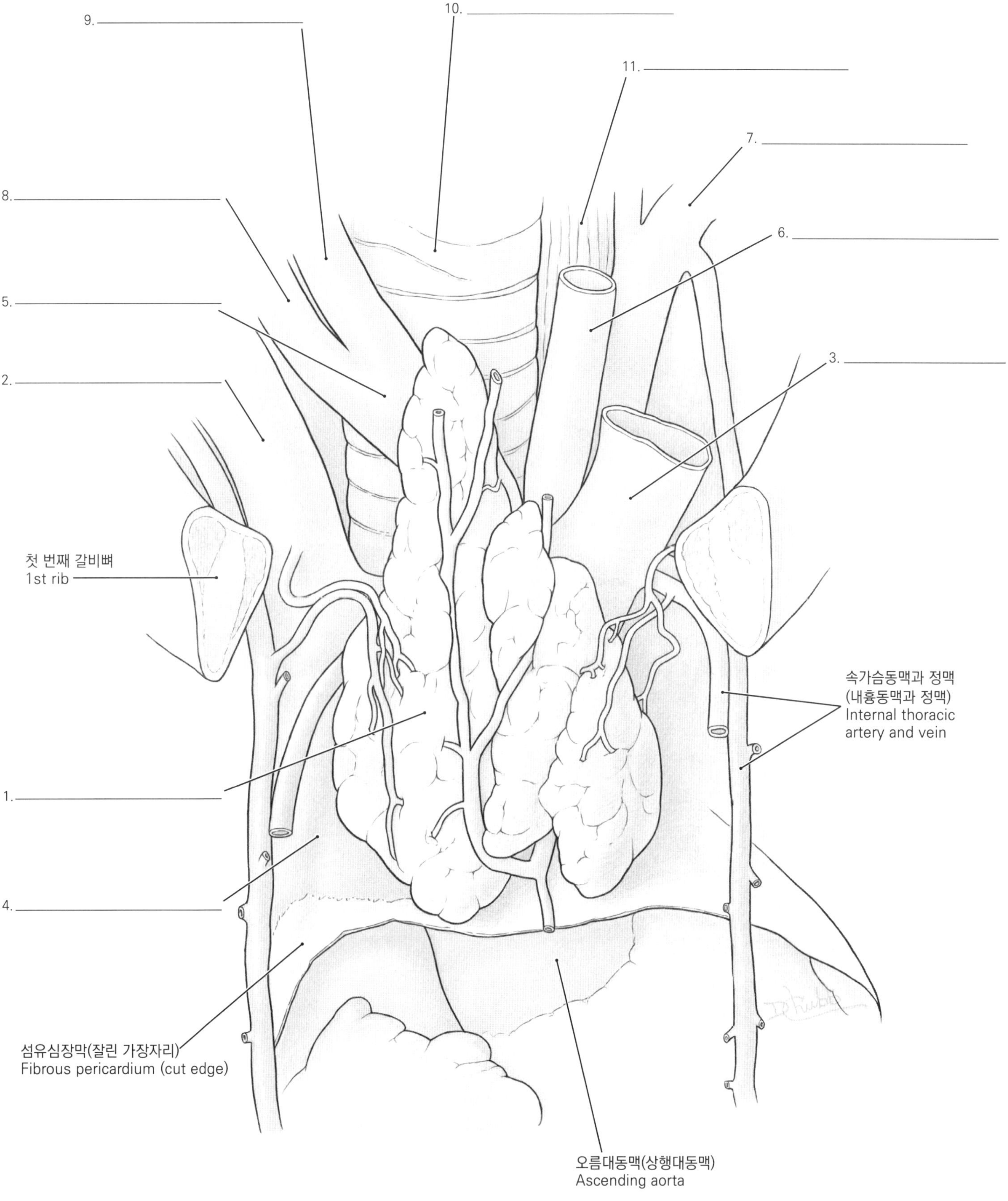
9.
10.
11.
7.
8.
6.
5.
3.
2.
첫 번째 갈비뼈
1st rib
속가슴동맥과 정맥
(내흉동맥과 정맥)
Internal thoracic
artery and vein
1.
4.
섬유심장막(잘린 가장자리)
Fibrous pericardium (cut edge)
오름대동맥(상행대동맥)
Ascending aorta

3.17 가슴샘을 절제한 위세로칸 SUPERIOR MEDIASTINUM WITH THYMUS RESECTED

가슴샘을 절제하여 위세로칸의 더 깊은 구조를 더 잘 시각화했다. 이 이미지에는 위세로칸의 신경이 추가되었다.

각각에 대해 서로 다른 색상을 사용하여 다음 각 구조를 색칠한다.

- ❍ 1. **위대정맥(상대정맥, *Superior vena cava*)**: 왼팔머리정맥과 오른팔머리정맥의 결합으로 형성됨.
- ❍ 2. **왼팔머리정맥(좌완두정맥, *Left brachiocephalic vein*)**: 수직방향이 덜하고 오른팔머리정맥보다 두 배 이상 깊.
- ❍ 3. **오른팔머리정맥(우완두정맥, *Right brachiocephalic vein*)**: 오른쪽 위대정맥보다 위에 있음. 왼팔머리정맥과 결합이 위대정맥을 형성함.
- ❍ 4. **대동맥활(대동맥궁, *Arch of the aorta*)**: 왼팔머리정맥 뒤쪽에 위치하며 세 개의 가지가 생김:
  - ❍ 5. **팔머리동맥(완두동맥, *Brachiocephalic artery*)**: 오른쪽팔을 공급하는 오른빗장밑동맥과 오른쪽 목과 머리를 공급하는 오른온목동맥으로 나뉨.
  - ❍ 6. **왼온목동맥(좌총경동맥, *Left common carotid artery*)**: 왼쪽 목과 머리에 혈액을 공급함.
  - ❍ 7. **왼빗장밑동맥(좌쇄골하동맥, *Left subclavian artery*)**: 왼쪽 팔(상지, upper limb)에 혈액을 공급함.
- ❍ 8. **오른가로막신경(우횡격막신경, *Right phrenic nerve*)**: 오른팔머리정맥, 위대정맥, 섬유심장막의 가쪽면을 따라 이동함. 오른허파의 뿌리 앞쪽을 통과함.
- ❍ 9. **왼가로막신경(좌횡격막신경, *Left phrenic nerve*)**: 대동맥활의 측면과 섬유심장막을 따라 이동함. 왼허파의 뿌리 앞쪽을 통과함.
- ❍ 10. **왼미주신경(좌미주신경, *Left vagus nerve*)**: 왼옥목동맥과 왼빗장밑동맥 사이의 위세로칸으로 들어간 후 대동맥활의 측면을 따라 지나감. 여기서 왼미주신경은 왼가로막신경보다 더 뒤쪽 방향으로 지나감. 대동맥활의 측면을 따라 왼미주신경은 심장신경얼기(심장총, *cardiac plexus*)와 허파신경얼기(폐신경총, *pulmonary plexus*)로 분지를 내보냄.
- ❍ 11. **왼되돌이후두신경(좌반회후두신경, *Left recurrent laryngeal nerve*)**: 대동맥활의 아래 가장자리에 왼미주신경에서 발생하여 동맥관인대(ligamentum arteriosum) 근처에 위치하며, 기관과 식도 사이를 따라 측면으로 올라감.
- ❍ 12. **동맥관인대(*Ligamentum arteriosum*)**: 왼허파동맥(좌폐동맥, left pulmonary artery)과 대동맥활 사이의 배아학적 잔여물. 왼되돌이후두신경의 안쪽에 위치함.
- ❍ 13. **오른미주신경(우미주신경, *Right vagus nerve*)**: 오른빗장밑동맥 앞쪽을 통해 가슴에 들어간 후 기관 오른쪽 뒤아래쪽으로 주행함.
- ❍ 14. **오른되돌이후두신경(우반회후두신경, *Right recurrent laryngeal nerve*)**: 오른미주신경에서 시작하여 오른빗장밑동맥 주위를 돌며 기관과 식도 사이를 측면을 따라 올라감.

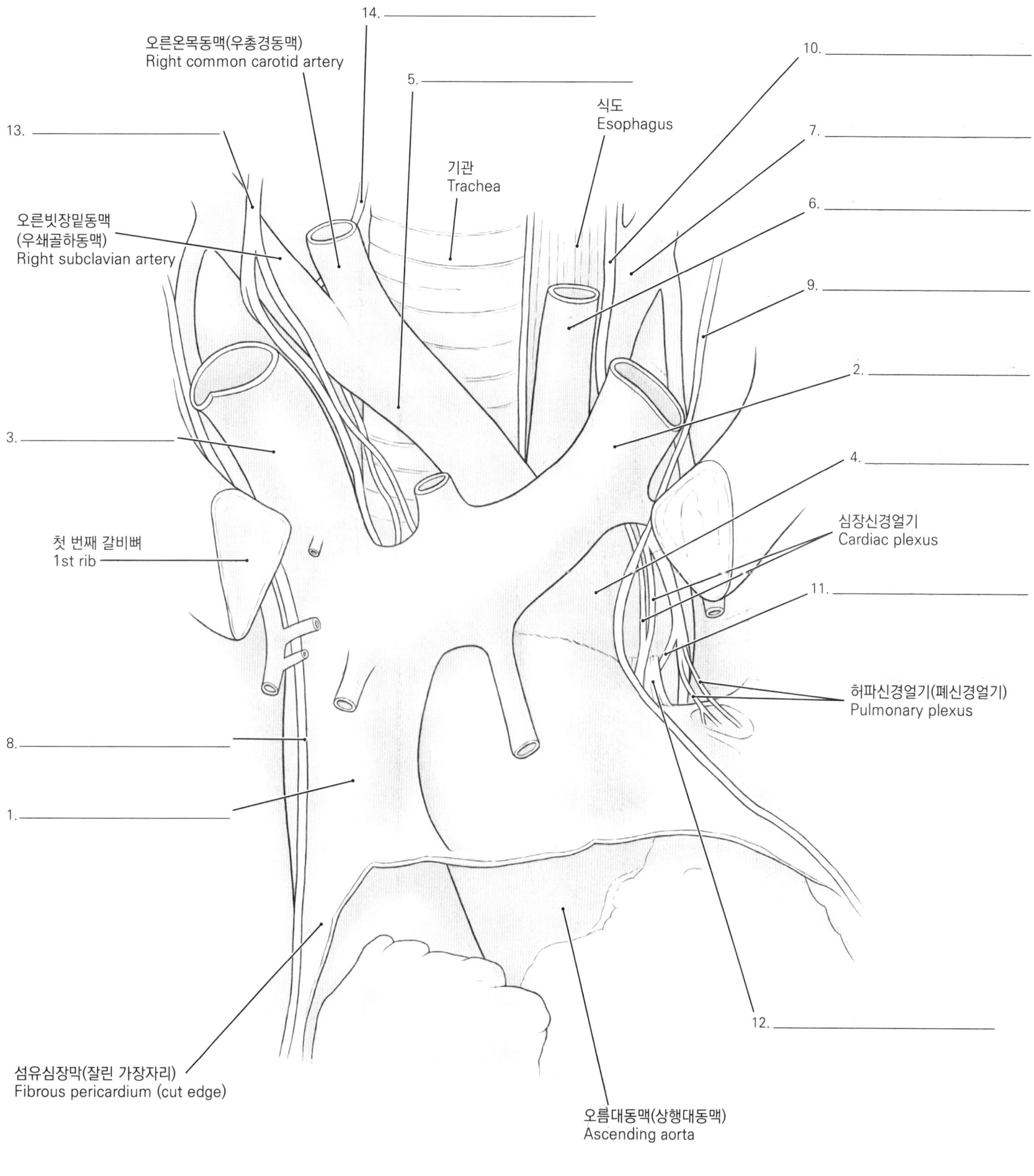
14.
오른온목동맥(우총경동맥)
Right common carotid artery
10.
5.
식도
Esophagus
13.
7.
기관
Trachea
6.
오른빗장밑동맥
(우쇄골하동맥)
Right subclavian artery
9.
2.
3.
4.
심장신경얼기
Cardiac plexus
첫 번째 갈비뼈
1st rib
11.
허파신경얼기(폐신경얼기)
Pulmonary plexus
8.
1.
12.
섬유심장막(잘린 가장자리)
Fibrous pericardium (cut edge)
오름대동맥(상행대동맥)
Ascending aorta

3.18 위세로칸과 허파혈관의 깊은 절개 DEEP DISSECTION OF SUPERIOR MEDIASTINUM AND PULMONARY VESSELS

이 이미지에서 팔머리정맥, 위대정맥, 대동맥활과 그 가지를 잘라 대부분 제거하여 위세로칸의 가장 깊은 구조를 보여준다. 심장은 중간세로칸(middle mediastinum)에서 제거하여 허파(*lungs*) 및 주요 기관지(*main bronchi*)와 연관된 허파혈관을 보여준다.

각각에 대해 서로 다른 색상을 사용하여 다음 각 구조를 색칠한다.

중간세로칸의 허파혈관 Pulmonary Vessels in the Middle Mediastinum

○ 1. **오른허파동맥(우폐동맥, *Right pulmonary artery*)**: 허파동맥에서 나온 더 긴 가지로 오른허파의 허파문까지 뻗어 있음. 허파문에서 오른기관지(right main bronchus) 앞쪽에 있음.

○ 2. **왼허파동맥(좌폐동맥, *Left pulmonary artery*)**: 허파동맥에서 나온 짧은 가지로 왼허파의 허파문까지 뻗어 있음. 허파문에서 왼기관지(left main bronchus) 위에 있음.

허파정맥은 허파문의 주기관지와 오른허파와 왼허파의 앞아래쪽에 있다.

○ 3. **위왼허파정맥과 위오른허파정맥(좌상폐정맥과 우상폐정맥, *Left and right superior pulmonary veins*)**

○ 4. **아래왼허파정맥과 아래오른허파정맥(좌하폐정맥과 우하폐정맥, *Left and right inferior pulmonary veins*)**

위세로칸 Superior Mediastinum

기관은 식도 앞쪽 정중면의 약간 오른쪽에 있는 위세로칸으로 내려간다. 기관은 복장뼈각의 레벨에서 위세로칸내에서 끝나며 오른(1차)기관지와 왼(1차)기관지로 나뉜다.

○ 5. **식도(*Esophagus*)**: 목의 인두(pharynx)에서 배(복부, abdomen)의 위까지 이어지며 위세로칸과 뒤세로칸을 통과함. 식도는 기관과 척주(등골뼈, vertebral column) 사이의 위세로칸으로 들어감.

○ 6. **대동맥활(*Arch of aorta*)(잘림)**: 왼허파동맥과 왼주기관지 위를 앞쪽에서 뒤쪽방향으로 위쪽으로 통과함.

○ 7. **가슴대동맥(*Thoracic aorta*)**: 왼허파의 뿌리 뒤쪽으로 내려가서 뒤세로칸을 통과함.

○ 8. **왼미주신경(좌미주신경, *Left vagus nerve*)**: 왼허파의 뿌리 뒤쪽을 지나 뒤세로칸으로 들어감. 위세로칸을 빠져나가기 전에 왼미주신경은 다음을 내보냄:

- ○ 9. **왼되돌이후두신경(좌반회후두신경, *Left recurrent laryngeal nerve*)**

○ 10. **동맥관인대(*Ligamentum arteriosum*)**

○ 11. **오른미주신경(우미주신경, *Right vagus nerve*)**: 왼미주신경과 함께 오른허파의 뿌리 뒤쪽을 통과하기 전에 심장과 허파신경얼기(폐신경총, pulmonary plexuse)에 기여함.

○ 12. **홑정맥활(*Arch of azygos vein*)(잘림)**: 오른허파의 뿌리 위를 지나 뒤쪽에서 앞쪽 방향으로 위쪽을 통과하여 위대정맥으로 배출됨.

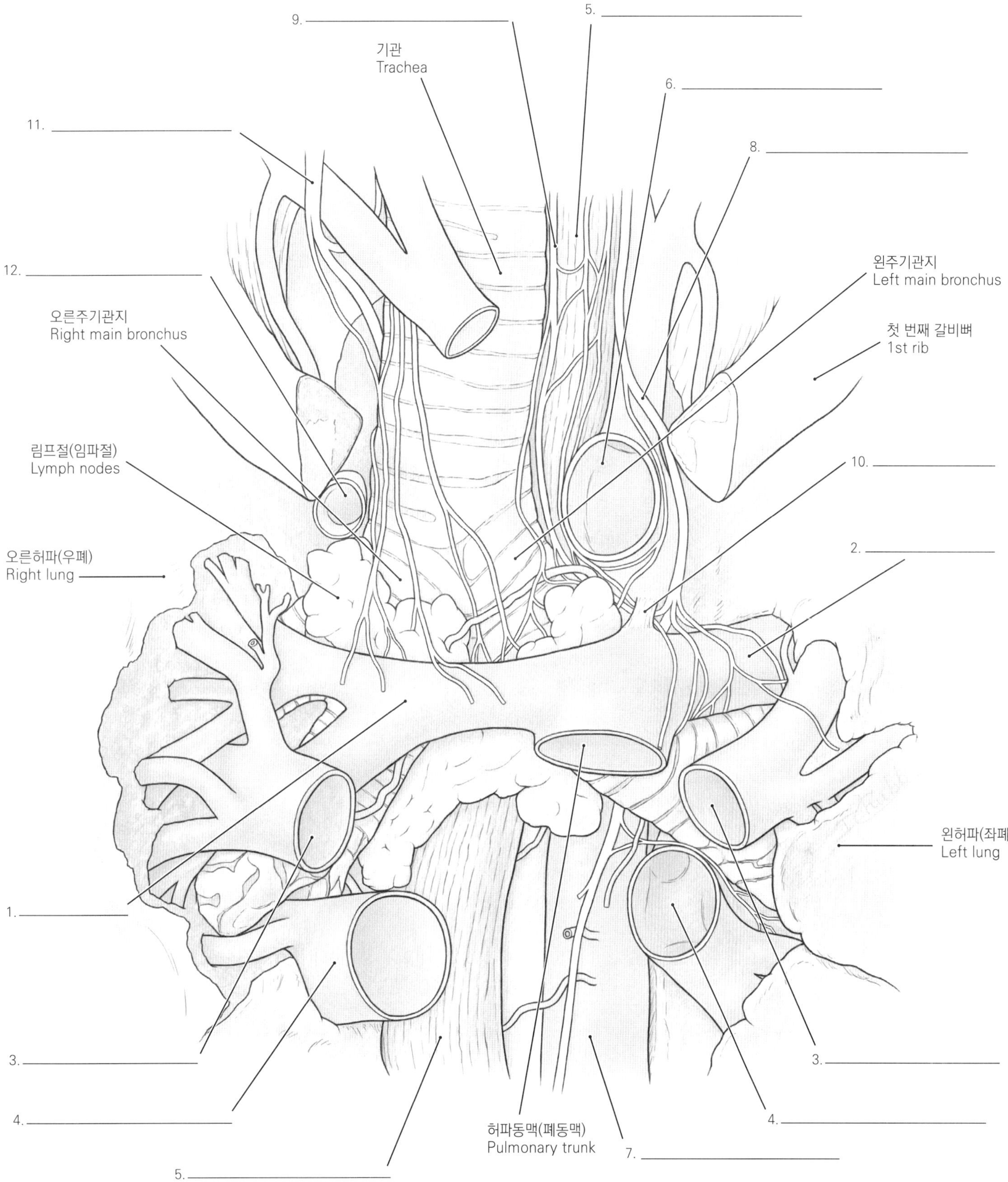
9.
5.
기관
Trachea
6.
11.
8.
왼주기관지
Left main bronchus
12.
오른주기관지
Right main bronchus
첫 번째 갈비뼈
1st rib
림프절(임파절)
Lymph nodes
10.
2.
오른허파(우폐)
Right lung
왼허파(좌폐)
Left lung
1.
3.
3.
4.
4.
허파동맥(폐동맥)
Pulmonary trunk
7.
5.

3.19 정맥의 홀정맥계통 AZYGOS SYSTEM OF VEINS

정맥의 홀정맥계통(azygos system)은 척주(등골뼈, vertebral column)의 양쪽에 위치한 비대칭적인 정맥 네트워크고, 등과 가슴배벽, 세로칸 내 장기에서 혈액을 배출한다. 일반적으로 홀정맥계의 경로와 연결 부위에는 상당한 변이가 있다.

각각에 대해 서로 다른 색상을 사용하여 다음 각 구조를 색칠한다.

○ 1. **홀정맥(기정맥, *Azygos vein*)**: 위대정맥과 아래대정맥 사이의 직접 연결로 오른쪽에서만 발생함. 홀정맥은 척추뼈몸통의 가쪽 또는 앞가쪽을 따라 뒤세로칸에서 상승함.

○ 2. **홀정맥활(*Arch of the azygos vein*)**: 허파의 오른쪽 뿌리를 위를 지나 위대정맥과 합류하면서 뒤쪽에서 앞쪽으로 이동하면서 형성됨.

○ 3. **오른뒤갈비사이정맥(우후늑간정맥, *Right posterior intercostal veins*)**: 주로 오른쪽 뒤가슴벽을에서 홀정맥으로 배출됨.

○ 4. **반홀정맥(반기정맥, *Hemiazygos vein*)**: 위쪽 뒤배벽에서 왼갈비밑정맥(좌늑골하정맥, left ascending lumbar veins)과 오름허리정맥(상행요정맥, ascending lumbar veins)의 접합부에서 왼쪽에서 발생함. 가슴대동맥(흉부대동맥, thoracic aorta) 뒤쪽의 척주 왼쪽을 따라 척추뼈 T9 레벨까지 올라감. 이 레벨에서 가슴대동맥, 가슴림프관(흉관, thoracic duct), 식도 뒤를 지나 오른쪽으로 교차하여 홀정맥과 합류함.

○ 5. **덧반홀정맥(부반기정맥, *Accessory hemiazygos vein*)**: 4번 또는 5번 갈비밑공간의 안쪽 끝에서 시작하여 T5에서 T8까지 척주 왼쪽을 따라 내려감. 반홀정맥처럼, 오른쪽으로 교차하여 홀정맥과 합류함. 독립적으로 교차할수도 있고 홀정맥과 합류하기 전에 반홀정맥과 연결될 수도 있음. 또한, 왼위갈비사이정맥(좌상늑간정맥, left superior intercostal vein)과 연결될 수도 있음.

○ 6. **왼뒤갈비사이정맥(좌후늑간정맥, *Left posterior intercostal veins*)**: 배출 패턴이 나뉨. 아래 왼쪽 세 개의 뒤갈비사이정맥은 아래식도정맥(nferior esophageal veins) 및 여러 세로칸정맥과 함께 반홀정맥으로 배출됨. 4번에서 8번까지의 왼뒤갈비사이정맥과 왼기관지정맥은 일반적으로 덧반홀정맥으로 배출됨.

○ 7. **왼위갈비사이정맥(좌상늑간정맥, *Left superior intercostal vein*)**: 일반적으로 2번에서 4번까지의 뒤갈비사이정맥에서 형성되며, 보통 왼쪽팔머리정맥으로 배출됨. 또한 오른쪽에는 위갈비사이정맥이 존재하며, 보통 홀정맥활로 배출됨(표시되지 않음).

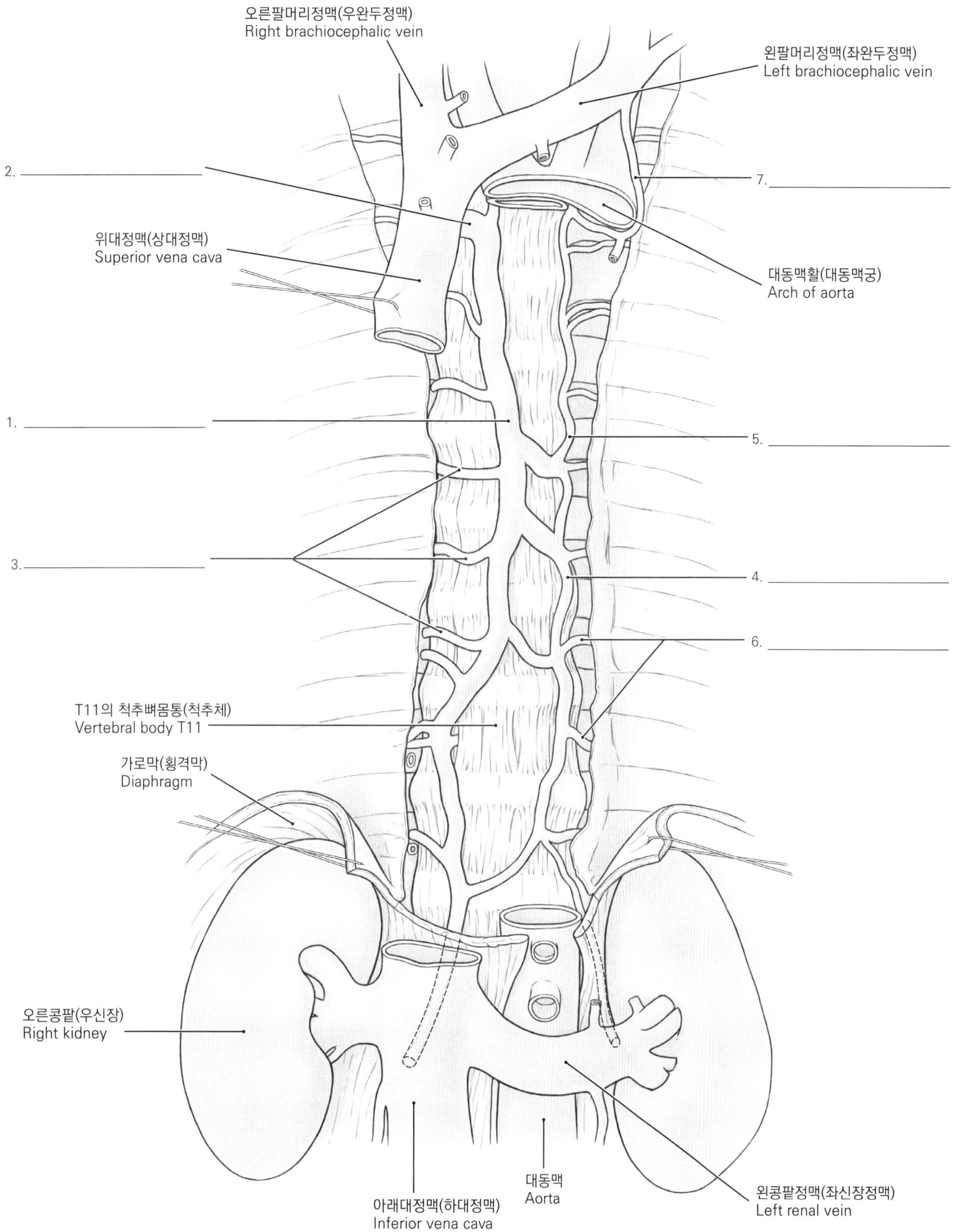
오른팔머리정맥(우완두정맥)
Right brachiocephalic vein
왼팔머리정맥(좌완두정맥)
Left brachiocephalic vein
2. ______
7. ______
위대정맥(상대정맥)
Superior vena cava
대동맥활(대동맥궁)
Arch of aorta
1. ______
5. ______
3. ______
4. ______
6. ______
T11의 척추뼈몸통(척추체)
Vertebral body T11
가로막(횡격막)
Diaphragm
오른콩팥(우신장)
Right kidney
아래대정맥(하대정맥)
Inferior vena cava
대동맥
Aorta
왼콩팥정맥(좌신장정맥)
Left renal vein

3.20 세로칸의 오른쪽 RIGHT SIDE OF THE MEDIASTINUM

오른가쪽 가슴벽과 오른허파가 제거되었다. 갈비뼈와 세로칸 부분의 벽쪽가슴막(벽측흉막, *parietal pleura*)은 각각 앞쪽 가슴벽 위와 심장막주머니(pericardial sac) 가쪽 대부분을 제외하고 제거되었다. 세로칸의 오른쪽은 정맥 구조에 의해 지배된다.

각각에 대해 서로 다른 색상을 사용하여 다음 각 구조를 색칠한다.

○ 1. **홀정맥**(**기정맥**, ***Azygos vein***): 오른뒤갈비사이정맥의 대부분을 수용함.

○ 2. **홀정맥활**(***Arch of the azygos vein***): 오른허파의 뿌리 위를 지나 위대정맥으로 배출됨.

○ 3. **오른위갈비사이정맥**(**우상늑간정맥**, ***Right superior intercostal vein***): 2번째에서 4번째 오른뒤갈비사이정맥이 합쳐져 형성되며, 홀정맥활로 배수됨.

○ 4. **기관**(***Trachea***): 혈관 구조와 식도 사이의 위세로칸에만 위치함.

○ 5. **식도**(***Esophagus***): 척추뼈몸통 앞쪽의 위세로칸과 뒤세로칸에 위치함.

○ 6. **오른가로막신경**(**우횡격막신경**, ***Right phrenic nerve***): 오른팔머리정맥의 가쪽, 위대정맥, 섬유심장막을 따라 이동하며 허파구조의 뿌리 앞쪽을 지나 가로막으로 이동함.

○ 7. **오른미주신경**(**우미주신경**, ***Right vagus nerve***): 기관의 가쪽을 따라 이동하여 심장얼기와 허파얼기로 분지를 내고, 안쪽을 따라 홀정맥활을 지나 오른허파의 뿌리 뒤쪽으로 이동함.

오른미주신경은 왼미주신경과 함께 식도 표면을 따라 식도신경얼기를 형성함.

○ 8. **교감신경줄기**(**교감신경간**, ***Sympathetic trunk***): 교감신경절(***sympathetic ganglia***)과 그 사이의 오름섬유(ascending fibers)와 내림섬유(descending fibers)로 구성된 척추뼈몸통의 가쪽을 따라 이동함.

○ 9. **갈비사이신경**(**늑간신경**, ***Intercostal nerves***): 교통가지(***rami communicantes***)에 의해 교감신경줄기와 연결됨.

○ 10. **큰가슴내장신경**(**대흉내장신경**, ***Greater thoracic splanchnic nerve***): 교감 신경줄기의 T5–T9 수준에서 안쪽으로 발생하는 가지들에 의해 형성됨.

○ 11. **뒤갈비사이동맥**(**후늑간동맥**, ***Posterior intercostal artery***): 갈비사이공간을 지나가며, 그 위에는 뒤갈비사이정맥이 그 아래에는 갈비사이신경(늑간신경, intercostal nerve)이 위치하여 신경혈관다발(neurovascular bundle)(정맥-동맥-신경; VAN)을 형성함.

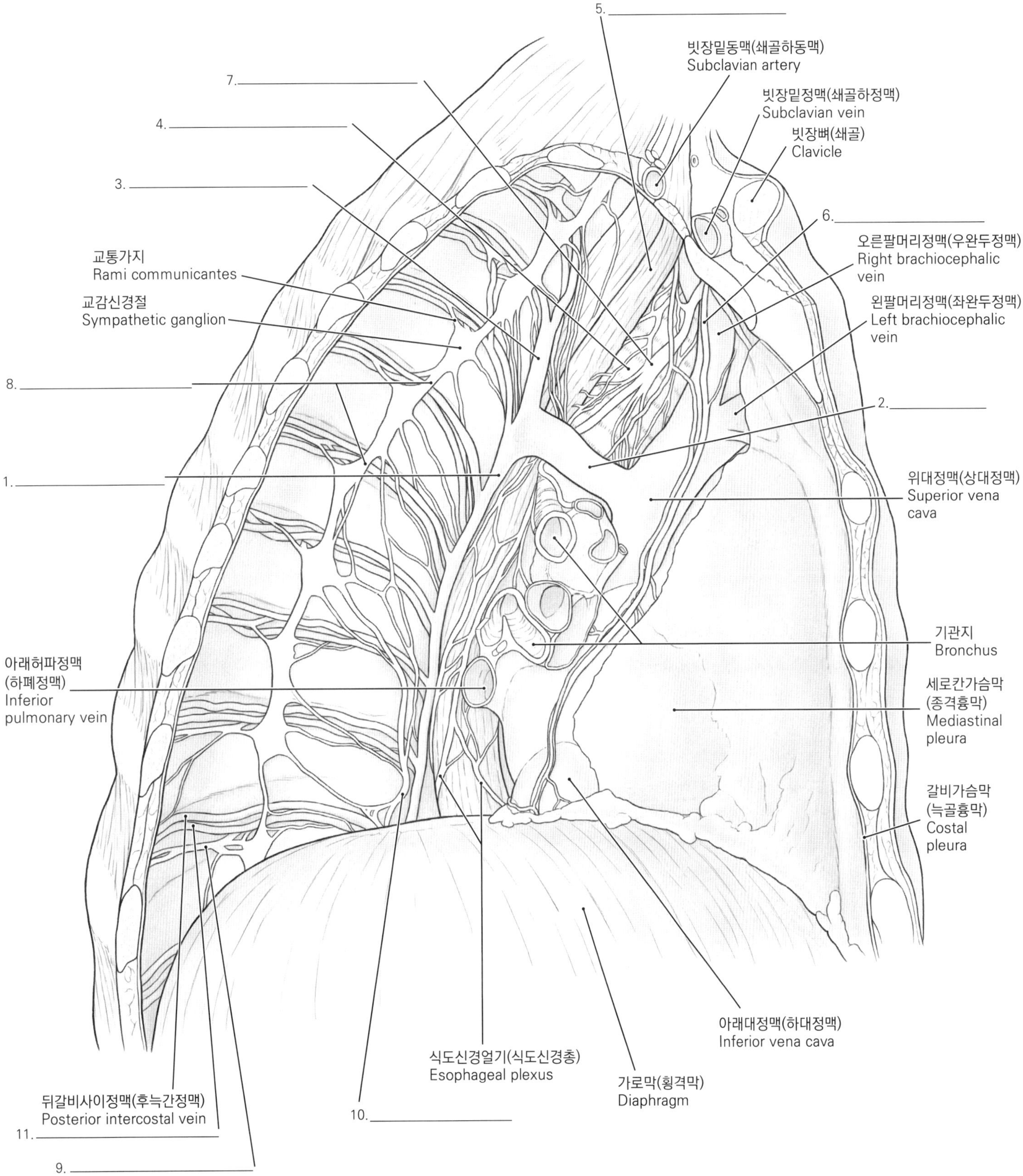
5.
빗장밑동맥(쇄골하동맥)
Subclavian artery
7.
빗장밑정맥(쇄골하정맥)
Subclavian vein
4.
빗장뼈(쇄골)
Clavicle
3.
6.
오른팔머리정맥(우완두정맥)
Right brachiocephalic vein
교통가지
Rami communicantes
왼팔머리정맥(좌완두정맥)
Left brachiocephalic vein
교감신경절
Sympathetic ganglion
8.
2.
1.
위대정맥(상대정맥)
Superior vena cava
기관지
Bronchus
아래허파정맥
(하폐정맥)
Inferior pulmonary vein
세로칸가슴막
(종격흉막)
Mediastinal pleura
갈비가슴막
(늑골흉막)
Costal pleura
아래대정맥(하대정맥)
Inferior vena cava
식도신경얼기(식도신경총)
Esophageal plexus
가로막(횡격막)
Diaphragm
뒤갈비사이정맥(후늑간정맥)
Posterior intercostal vein
10.
11.
9.

3.21 세로칸의 왼쪽 LEFT SIDE OF THE MEDIASTINUM

왼가쪽 가슴벽과 왼허파가 제거되었다. 갈비뼈 및 세로칸 부분의 벽쪽가슴막(벽측흉막, *parietal pleura*) 각각 앞가슴벽 위와 심장막주머니의 대부분을 제외한 부분만 남겨두고 제거되었다. 세로칸의 왼쪽은 동맥계통이 지배한다.

각각에 대해 서로 다른 색상을 사용하여 다음 각 구조를 색칠한다.

- ○ 1. **대동맥활**(대동맥궁, ***Arch of the aorta***): 왼허파의 뿌리 구조 위를 지나감.
- ○ 2. **왼온목동맥**(좌총경동맥, ***Left common carotid artery***): 대동맥활에서 분지되어 위세로칸의 왼쪽을 통과함.
- ○ 3. **왼빗장밑동맥**(좌쇄골하동맥, ***Left subclavian artery***): 대동맥활에서 분지되어 위세로칸의 왼쪽을 통과함.
- ○ 4. **내림(가슴)대동맥**(하행흉부대동맥, ***Descending[thoracic] aorta***): 왼허파의 뿌리 뒤쪽 척추뼈몸통의 왼쪽을 따라 내려가 기관지, 식도, 뒤갈비사이동맥을 생성함.
- ○ 5. **반홀정맥**(반기정맥, ***Hemiazygos vein***): 가슴대동맥에 의해 부분적으로 가려진 아래수직방향의 정맥.
- ○ 6. **덧반홀정맥**(부반기정맥, ***Accessory hemiazygos vein***): 가슴대동맥에 의해 부분적으로 가려진 반홀정맥보다 위쪽에 위치한 수직방향의 정맥.
- ○ 7. **왼뒤갈비사이정맥**(좌후늑간정맥, ***Left posterior intercostal veins***): 주로 덧반홀정맥 또는 반홀정맥으로 배수됨.
- ○ 8. **왼위갈비사이정맥**(좌상늑간정맥, ***Left superior intercostal vein***): 2~4번째 뒤갈비사이정맥이 합쳐져 형성되며, 세로칸의 오른쪽과 유사함. 오른위갈비사이정맥과 달리 왼위갈비사이정맥은 왼팔머리정맥으로 배출됨.
- ○ 9. **가슴림프관**(흉관, ***Thoracic duct***): 식도 뒤쪽, 뒤세로칸의 아래쪽에 위치함. 그러나, T4–T6 위치에서 식도의 뒤가쪽으로 교차하여 위세로칸을 통해 계속 올라감.
- ○ 10. **왼가로막신경**(좌횡격막신경, ***Left phrenic nerve***): 대동맥활의 가쪽과 왼허파의 뿌리 앞쪽 섬유심장막을 따라 가로막을 관통함.
- ○ 11. **왼미주신경**(좌미주신경, ***Left vagus nerve***): 왼온목동맥과 왼빗장밑동맥 사이를 지나 왼가로막신경 뒤쪽의 대동맥활 가쪽을 따라 이동함. 대동맥활 아래에서 왼미주신경은 왼되돌이후두신경을 발생시키고, 이는 동맥관인대 뒤쪽을 통과함. 왼미주신경은 계속해서 내려와 왼허파의 뿌리 뒤쪽을 지나 오른미주신경과 함께 식도신경얼기를 형성함.
- ○ 12. **교감신경줄기**(교감신경간, ***Sympathetic trunk***): 오른교감신경 줄기와 동일한 조직적 패턴으로 척추뼈몸통의 가쪽을 따라 이동함.
- ○ 13. **갈비사이신경**(늑간신경, ***Intercostal nerves***): 갈비사이공간을 지나가며 교감신경줄기와 교통가지를 통해 연결됨.
- ○ 14. **큰가슴내장신경**(대흉내장신경, ***Greater thoracic splanchnic nerve***): 교감신경줄기에서 T5–T9 레벨의 안쪽으로 향하는 섬유들에 의해 형성됨.
- ○ 15. **뒤갈비사이동맥**(후늑간동맥, ***Posterior intercostal artery***): 왼쪽과 같은 패턴으로 배열되며, 각 갈비사이공간에서 뒤갈비사이정맥이 위에 갈비사이신경이 아래에 위치함(VAN).

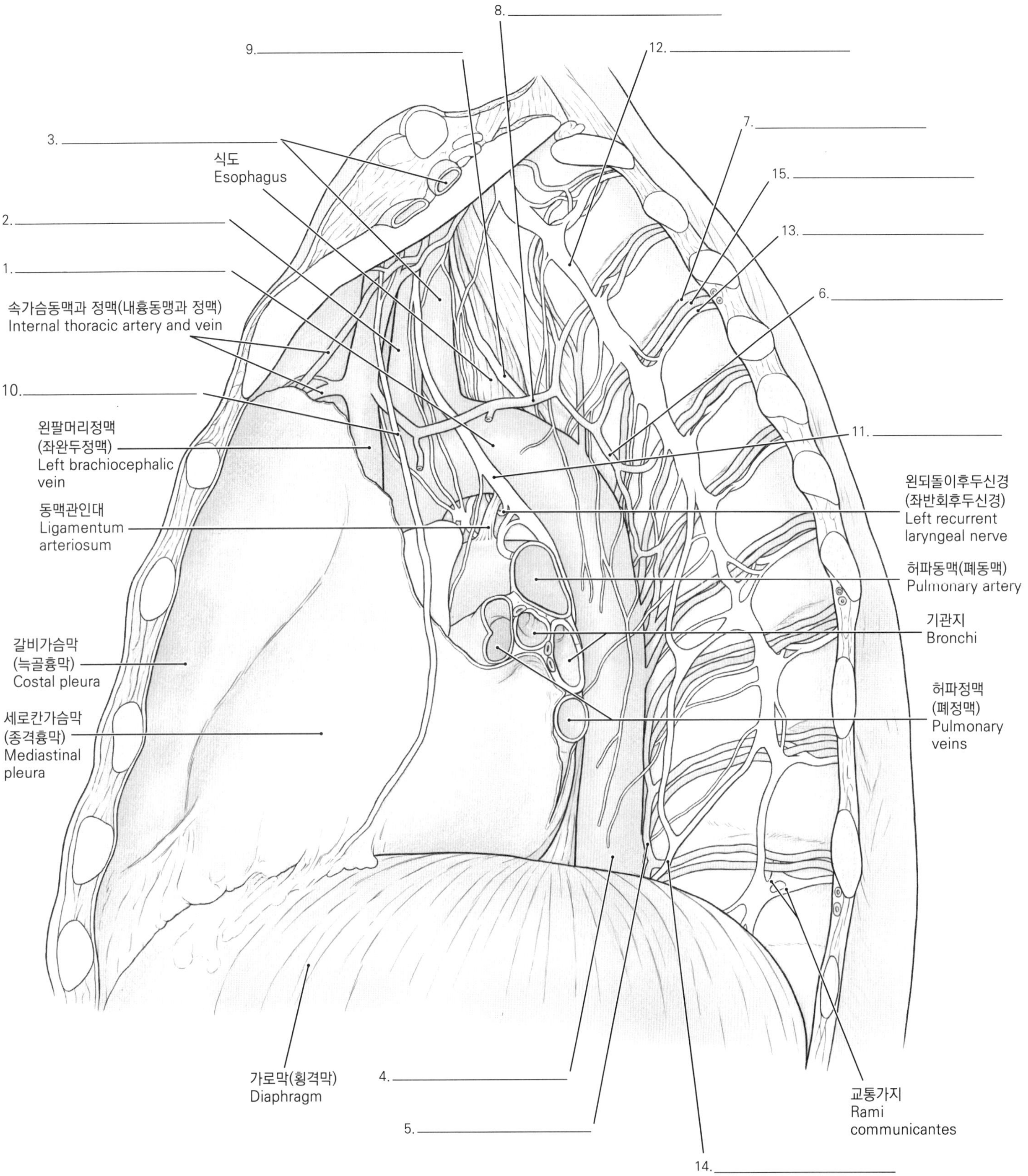
8.
9.
12.
7.
3.
식도
Esophagus
15.
2.
13.
1.
6.
속가슴동맥과 정맥(내흉동맹과 정맥)
Internal thoracic artery and vein
10.
11.
왼팔머리정맥
(좌완두정맥)
Left brachiocephalic vein
동맥관인대
Ligamentum arteriosum
왼되돌이후두신경
(좌반회후두신경)
Left recurrent laryngeal nerve
허파동맥(폐동맥)
Pulmonary artery
기관지
Bronchi
갈비가슴막
(늑골흉막)
Costal pleura
허파정맥
(폐정맥)
Pulmonary veins
세로칸가슴막
(종격흉막)
Mediastinal pleura
가로막(횡격막)
Diaphragm
4.
5.
교통가지
Rami communicantes
14.

3.22 가로막과 심장막주머니 DIAPHRAGM AND PERICARDIAL SAC

가로막의 위쪽과 심장막주머니의 아랫면이다. 가로막은 가슴안과 배안을 분리하며 들숨(흡기, inspiration)의 주요 근육이다. 가로막가슴막(횡격흉막, diaphragmatic pleura) 가슴벽을 따라 갈비가슴막(늑골흉막, costal pleura)으로 연속되는 부분과 세로칸의 가쪽을 따라 세로칸가슴막(종격흉막, mediastinal pleura)으로 연속되는 부분을 제외하고 대부분 가로막에서 제거되었다.

각각에 대해 서로 다른 색상을 사용하여 다음 각 구조를 색칠한다.

○ 1. **심장막주머니(*Pericardial sac*)**: 가로막의 앞안쪽에 위치하며 2/3가 왼쪽으로 돌출되어 있음.

○ 2. **가로막중심널힘줄(횡격막건중심, *Central tendon of the diaphragm*)**: 중아에 위치하며 오른쪽과 왼쪽으로 뻗어가는 부메랑 모양임.

○ 3. **가로막의 근육부분(*Muscular part of the diaphragm*)**: 위허리척추뼈와 갈비 가장자리에서 시작되어 주변에 위치함.

○ 4. **아래대정맥(하대정맥, *Inferior vena cava*)**: T8 위치의 정중선 바로 오른쪽, 중심널힘줄의 대정맥구멍(caval opening)을 통과함.

○ 5. **갈비가슴막(늑골흉막, *Costal pleura*)**: 갈비뼈와 복장뼈의 내부면을 덮고 있는 벽쪽가슴막(벽측흉막, parietal pleura).

○ 6. **가로막가슴막(횡격흉막, *Diaphragmatic pleura*)**: 가로막의 위쪽면을 더고 있는 벽쪽가슴막의 일부.

쌍을 이루는 <u>갈비가로막오목(늑골횡격막오목, ***costodiaphragmatic recesses***)</u>은 갈비가슴막에서 가로막가슴막까지 벽쪽가슴막의 반사 사이에 위치한 잠재적인 공간이다.

○ 7. **세로칸가슴막(종격흉막, *Mediastinal pleura*)**: 세로칸의 내용물의 가쪽을 덮고 있는 벽쪽가슴막의 일부.

쌍을 이루는 <u>갈비가로막오목(늑골횡격막오목, ***costodiaphragmatic recesses***)</u>은 갈비연골과 가쪽복장뼈의 뒤쪽, 갈비가슴막과 세로칸가슴막 사이에 위치한 잠재적인 공간이다.

○ 8. **식도(*Esophagus*)**: 심장막주머니 뒤쪽에 위치하며 T10 위치에서 가로막의 식도구멍(esophageal hiatus)을 통과함.

○ 9. **가슴내림대동맥(흉하행대동맥, *Thoracic[descending] aorta*)**: 식도 뒤쪽과 왼쪽에 위치하며 가로막 뒤쪽 구멍인 대동맥구멍(대동맥열공, aortic hiatus)을 통과함.

○ 10. **홀정맥(기정맥, *Azygos vein*)**: 오른갈비밑정맥(right subcostal veins)과 오름허리정맥(상행요정맥, ascending lumbar veins)의 결합을 통해 배에서 시작되어 일반적으로 대동맥구멍을 통해 가슴안으로 들어감.

○ 11. **가슴림프관(흉관, *Thoracic duct*)**: 가슴대동맥의 안쪽 식도의 뒤쪽, 척추뼈몸통의 앞쪽 그리고 홀정맥의 안쪽. 가슴림프관은 배의 가슴림프관팽대(유미조, cisterna chyli)에서 시작하여 대동맥 구멍을 통과하여 가슴안으로 들어감.

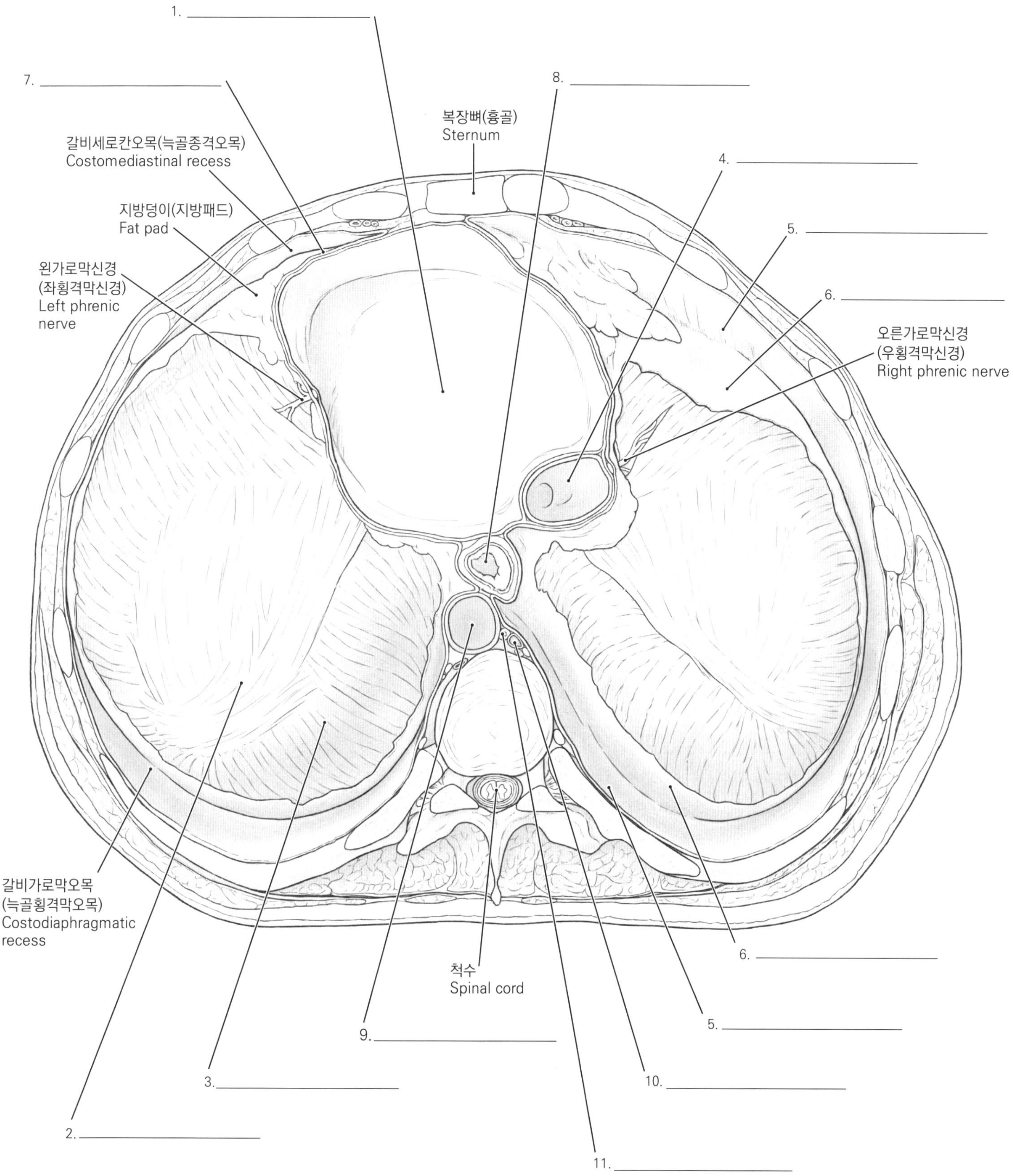
1.
7.
8.
복장뼈(흉골)
Sternum
갈비세로칸오목(늑골종격오목)
Costomediastinal recess
4.
지방덩이(지방패드)
Fat pad
5.
왼가로막신경
(좌횡격막신경)
Left phrenic
nerve
6.
오른가로막신경
(우횡격막신경)
Right phrenic nerve
갈비가로막오목
(늑골횡격막오목)
Costodiaphragmatic
recess
척수
Spinal cord
6.
5.
9.
3.
10.
2.
11.

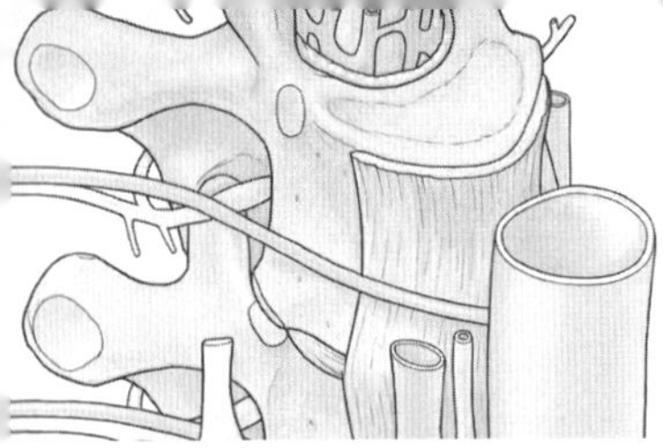

제4장

배 Abdomen

4.1 얕은층 앞가쪽 배벽 SUPERFICIAL ANTEROLATERAL ABDOMINAL WALL

앞가쪽 배벽은 7번째부터 10번째 갈비뼈(늑골, rib)와 복장뼈(흉골, sternum)의 칼돌기(검상돌기, xiphoid process), 샅고랑인대(서혜인대, inguinal ligament), 엉덩뼈능선(장골능, iliac crests), 두덩뼈능선(치골능, pubis crests), 두덩결합(치골결합, pubic symphysis)에 의해 경계 지어진다. 배벽은 표층에서 깊은 층으로 갈수록 피부, 피하조직, 근육과 널힘줄(건막, aponeurosis), 깊은근막(심층근막, deep fascia), 그리고 벽쪽배막(벽쪽복막, parietal peritoneum)으로 구성된다.

이 그림에서 오른쪽 배벽 아래에 위치한 두 개의 작은 부위를 제외하고 피부와 대부분의 피하조직이 제거되었다. 피하층은 왼쪽 배벽 아래쪽에 반영되어 표현되었다. 배곧은집(rectus sheath)의 앞층은 왼쪽에 반영하였다.

각각에 대해 서로 다른 색상을 사용하여 다음 각 구조를 색칠한다.

배꼽 아래에는 피하 조직이 두 겹으로 배열되어 있다:

○ 1. **피하조직의 지방층(*Camper fascia*)**: 피부 바로 아래 다양한 양의 지방조직.

○ 2. **피하조직의 막층(*Scarpe fascia*)**: 얕은층의 지방층보다 깊게 위치하고 근널힘줄층(근건막, musculoaponeurotic layer) 보다 얕은층에 위치한 얇은 막층.

앞가쪽벽의 근육은 가슴벽의 근육과 비슷하게 배열되어 있다. 세 개의 근육이 앞가쪽벽을 구성하며, 이 근육섬유들은 서로 다른 방향으로 배치된다.

○ 3. **배바깥빗근(외복사근, *External oblique muscle*)**: 각 측면에서 세 개의 앞가쪽벽 근육 중 가장 표면에 위치한 근육으로 주로 아래안쪽 방향으로 향함("주머니에 손을 넣은" 모양). 위가쪽에서 앞톱니근(전방거근, ***serratus anterior***)의 근육섬유와 서로 맞물림. 근육섬유는 빗장중간선(쇄골중간선, midclavicular line)에서 배바깥빗근의 널힘줄(건막, ***aponeurosis***)이 되고, 배곧은근(복직근, rectus abdominis muscle)의 표층(앞쪽)에서 백색선(***linea alba***)까지 주행함.

가슴 부위와 달리 복장뼈(흉골, sternum)에 해당하는 앞쪽 중앙선의 수직뼈는 없다. 대신, 하나의 주요 수직 근육이 앞가쪽 근육의 널힘줄층에 의해 강화되어 위치함으로써, 장의 움직임을 허용하고, 과식 이후나 임신 중에 복부의 확장을 용이하게 한다.

○ 4. **배곧은근(복직근, *Rectus abdominis muscle*)**: 앞배벽의 한 쌍의 주요한 수직근육. 위쪽이 아래쪽보다 넓고 백(색)선(linea alba)에 의해 서로 분리됨.

○ 5. **배곧은근집(복직근초, *Anterior rectus sheath*)**: 배곧은근의 앞 부분을 덮음.

○ 6. **나눔힘줄(*Tendinous intersections*)**: 배곧은근이 3개 이상의 가로줄로 앞쪽 배곧은집(복직근초, rectus sheath)에 부착되어, 긴장 시 근육 사이에 돌출된 부분("식스팩")을 형성.

배바깥빗근과 배곧은근

근육	이는곳(기시점)	닿는곳(정지부)	신경분포	작용
배바깥빗근(외복사근) External oblique	5~12번째 갈비뼈의 외부 표면	백선, 두덩뼈결절(치골결절, pubic tubercle), 엉덩뼈능선(장골능선, iliac crest)의 앞쪽 절반	가슴배신경(가슴척수신경 7~11번)과 갈비밑신경(늑골하신경, subcostal nerve)	복부 내장을 압박하고 몸통을 회전시킴
배곧은근(복직근) Rectus abdominis	두덩결합(치골결합, pubic symphysis)과 두덩뼈능선(치골능선, pubic crest)	칼돌기(Xiphoid process)와 5~7번째 갈비연골(늑연골, costal cartilage)	가슴배신경(앞가지[anterior ram] 6~11번)과 갈비밑신경(늑골하신경, subcostal nerve)	몸통을 굽히고 복부 내장을 압박함

앞가쪽 배벽의 신경혈관 Neurovasculature of Anterolateral Abdominal Wall

○ 7. **얕은배벽동맥과 정맥(얕은복벽동맥과 정맥, *Superficial epigastric artery and vein*)**: 배꼽으로부터/배꼽을 향해 피하조직을 따라 주행하는 넙다리동맥(대퇴동맥, femoral artery)의 가지/큰두렁정맥(대복재정맥, great saphenous vein)의 줄기.

○ 8. **얕은엉덩휘돌이동맥과 정맥(얕은장골회선동맥과 정맥, *Superficial circumflex iliac artery and vein*)**: 넙다리동맥의 가지/큰두렁정맥의 줄기가 샅고랑인대(서혜인대, inguinal ligament)를 따라 피하조직을 주행함.

○ 9. **바깥음부동맥과 정맥(외음부동맥과 정맥, *External pudendal artery and vein*)**: 대퇴동맥의 가지/대복정맥의 지류로 피하조직을 통과하여 두덩뼈(치골, pubic bone)까지 이어짐.

○ 10. **가쪽배피부가지(*Lateral abdominal cutaneous branches*)**: T7에서 T11까지의 감각 가지가 앞가쪽벽의 근육에서 나와 피하조직을 따라 주행함.

○ 11. **앞배피부가지(*Anterior abdominal cutaneous branches*)**: T7에서 T11까지의 감각 가지가 배곧은근집(복직근초, rectus sheath)을 뚫고 피하조직으로 들어감. T7-T9는 배꼽(제, ***umbilicus***) 위쪽 피부에 주행하고; T10은 배꼽 주위의 피부에 주행하고 T11은 배꼽 바로 아래쪽의 피부에 주행함.

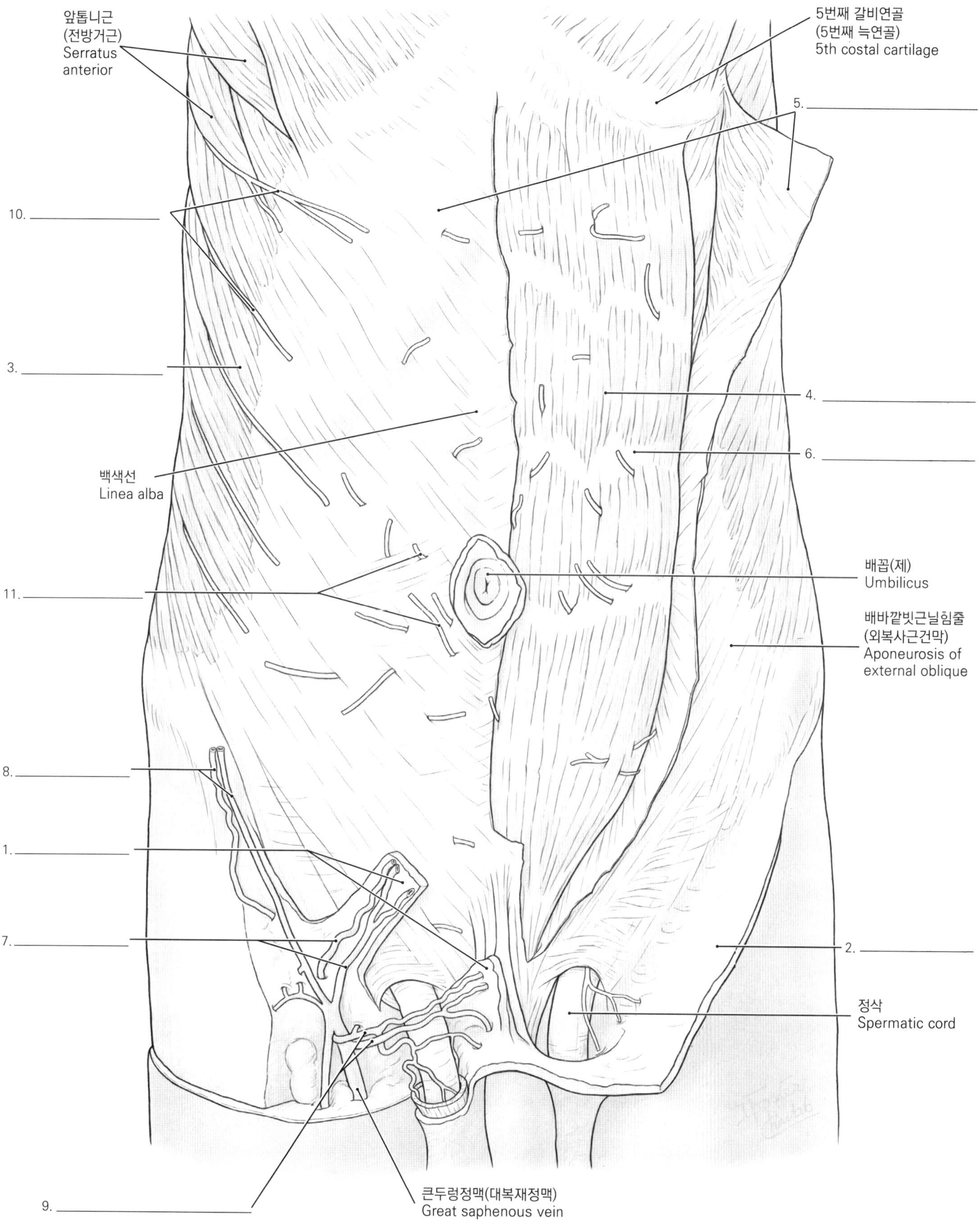
앞톱니근
(전방거근)
Serratus
anterior
5번째 갈비연골
(5번째 늑연골)
5th costal cartilage
5.
10.
3.
4.
6.
백색선
Linea alba
배꼽(제)
Umbilicus
11.
배바깥빗근널힘줄
(외복사근건막)
Aponeurosis of
external oblique
8.
1.
7.
2.
정삭
Spermatic cord
9.
큰두렁정맥(대복재정맥)
Great saphenous vein

4.2 깊은층 앞가쪽 배벽 DEEP ANTEROLATERAL ABDOMINAL WALL

오른쪽에서 배바깥빗근(외복사근, ***external oblique***)의 근육 부분을 제거하고, 널힘줄(건막, aponeurosis)과 앞쪽 배곧은근집(복직근초, rectus sheath)에 기여하는 부분은 그대로 두었다. 왼쪽에서 앞쪽 배곧은근집과 배곧은근(복직근, ***rectus abdominis muscle***)을 제거해 배곧은근집의 뒤쪽 층을 보여주었다. 또한 배속빗근(내복사근, internal oblique muscle)의 근육부분을 수직으로 절개하여 앞가쪽 배벽의 깊은 구조를 보여주었다.

각각에 대해 서로 다른 색상을 사용하여 다음 각 구조를 색칠한다.

❍ 1. **배속빗근(내복사근, *Internal oblique muscle*)**: 앞가쪽배벽의 중간 근육. 근육섬유는 배바깥빗근 섬유에 위안쪽으로 퍼져 있음. 위앞엉덩뼈가시(전상장골극, ***anterior superior iliac spine, ASIS***) 아래에서, 근육섬유는 더 수평 방향으로 주행함. 섬유는 빗장중간선(쇄골중간선, midclavicular line)에서 널힘줄의 형태로 변하고 백색선(***linea alba***)까지 안쪽으로 주행함.

❍ 2. **배가로근(복횡근, *Transversus abdominis muscle*)**: 앞가쪽배벽의 가장 안쪽근육. 섬유는 가로로 주행함. 섬유는 배바깥빗근과 배속빗근과 마찬가지로 빗장중간선에서 널힘줄이 되고 백색선까지 안쪽으로 주행함.

배속빗근과 배가로근

근육	이는곳(기시점)	닿는곳(정지부)	신경분포	작용
배속빗근(내복사근) Internal oblique	등허리근막, 엉덩뼈능선 앞쪽 3분의 2 지점	10~12번째 갈비뼈의 아래경계 부위, 백색선, 두덩뼈빗	가슴배신경(T6–T12)과 L1	복부 장기를 압박하고 지지해줌
배가로근(복횡근) Transversus abdominis	7~12번째 **갈비연골**의 안쪽면, 엉덩뼈능선(장골능선, iliac crest), 등허리근막	백색선, 두덩뼈능선, 두덩뼈빗		

배곧은근집(복직근초) Rectus Sheath

❍ 3. **앞쪽 배곧은근집(*Anterior rectus sheath*)**: 갈비모서리(늑골연, costal margin)와 두덩뼈(치골, pubic bone) 사이의 수직방향으로 주행. 앞쪽 배곧은근의 위쪽 2/3는 배바깥빗근 널힘줄(external oblique poneurosis)의 엇갈린 섬유와 배속빗근 널힘줄 섬유(internal oblique aponeurotic fibers)의 절반으로 구성된다. 앞쪽 배곧은근의 아래쪽 1/3은 세 개의 앞가쪽 근육의 널힘줄 섬유로 구성됨.

❍ 4. **뒤쪽 배곧은근집(*Posterior rectus sheath*)**: 배곧은근 뒤쪽에 위치하며, 배곧은근집 앞쪽층과 달리 갈비모서리와 두덩뼈 사이 거리의 위쪽 2/3만큼만 확장되어 있음. 뒤쪽 배곧은근집은 배속빗근(internal oblique)과 배가로근(transversus abdominis)의 널힘줄 섬유의 절반으로 구성됨.

❍ 5. **활꼴선(*Arcuate line*)**: 뒤쪽 배곧은근집의 아래쪽 가장자리를 구분함. 활꼴선 아래는 배곧은근 뒤쪽의 앞가쪽 근육으로부터 나온 널힘줄 섬유가 없음.

❍ 6. **배가로근막(복횡근근막, *Transversalis fascia*)**: 복벽 근육의 내부 면을 덮고 있는 장액성 막인 배속근막(endoabdominal fascia)을 말함. 활꼴선 아래에 배가로근막(transversalis fascia)은 배곧은 바로 뒤에 위치함. 활꼴선 위쪽에 배가로근막은 뒤쪽 배곧은근집(posterior rectus sheath) 바로 뒤에 위치함.

신경혈관배열 Neurovasculature

❍ 7. **아래배벽동맥(하복벽동맥, *Inferior epigastric artery*)**: 샅고랑인대(서혜인대, inguinal ligament) 위쪽의 바깥엉덩동맥(외장골동맥, external iliac artery)에서 발생하여 배가로근막 위쪽으로 주행하여 뒤쪽 배곧은근집과 배곧은근 사이를 지나 얕은배벽동맥(천복벽동맥, superior epigastric artery)과 연결됨(문합하다, anastomose).

❍ 8. **위배벽동맥(상복벽동맥, *Superior epigastric artery*)**: 뒤쪽 배곧은근집과 배곧은근 사이를 흐르는 속가슴동맥(내흉동맥, internal thoracic artery)의 직접적인 연장으로 아래배벽동맥(inferior epigastric artery)과 연결됨.

❍ 9. **엉덩아랫배신경(장골하복신경, *Iliohypogastric nerve*)**: L1 앞쪽가지의 위쪽 종말가지. 배가로근을 관통하여 배가로근과 배속빗근 사이로 주행하고, 이후 아래앞배벽의 배바깥빗근 널힘줄을 관통함.

❍ 10. **엉덩샅굴신경(장골서혜신경, *Ilioinguinal nerve*)(잘림)**: L1 앞쪽가지의 아래쪽 종말가지. 배가로근과 배속빗근 사이를 지나고, 이후 샅굴(서혜관, inguinal canal)을 가로질러 얕은샅굴구멍(표재서혜공, superficial inguinal ring)을 통해 나옴.

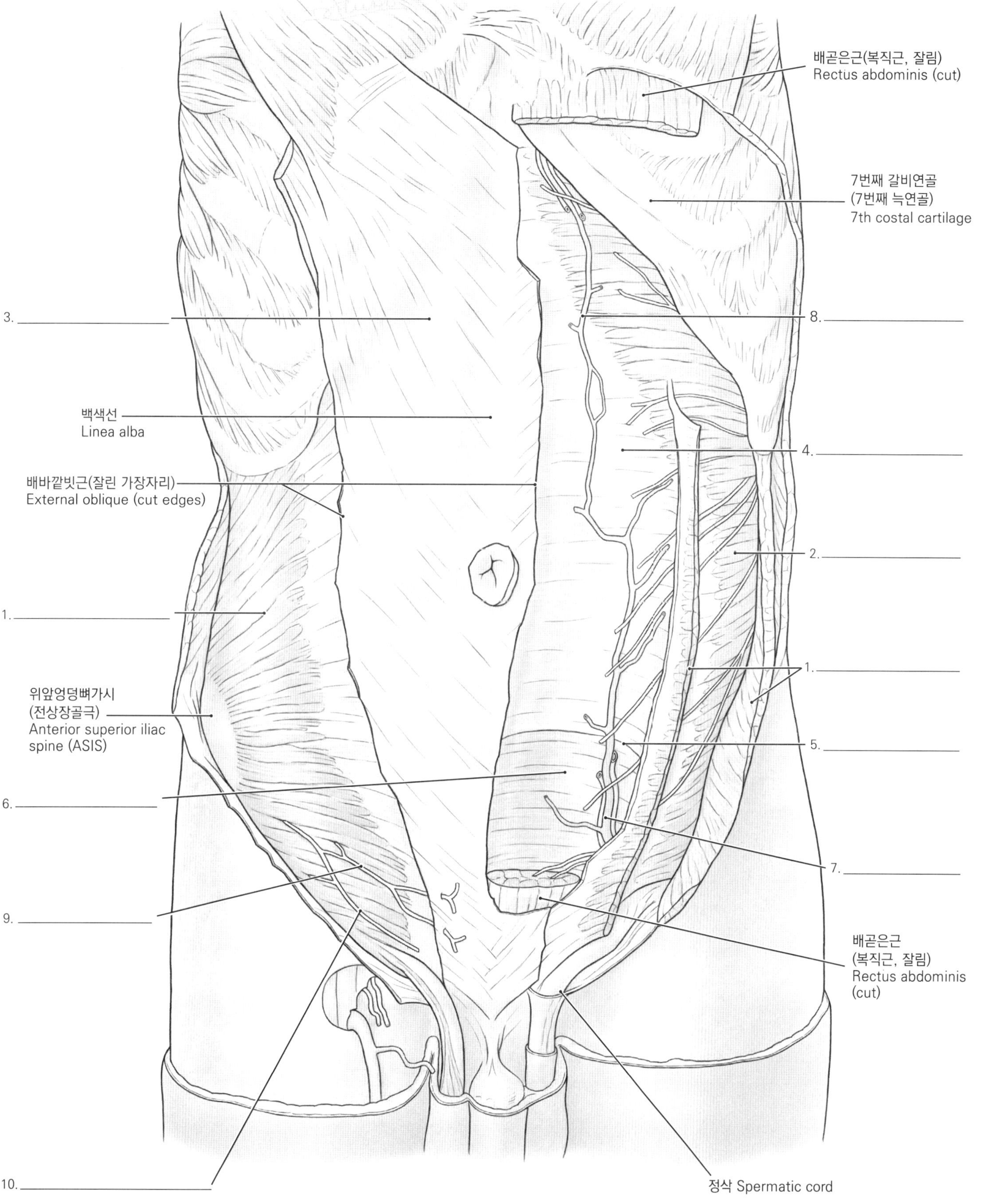

배곧은근(복직근, 잘림)
Rectus abdominis (cut)
7번째 갈비연골
(7번째 늑연골)
7th costal cartilage
3. ____________
8. ____________
백색선
Linea alba
4. ____________
배바깥빗근(잘린 가장자리)
External oblique (cut edges)
2. ____________
1. ____________
1. ____________
위앞엉덩뼈가시
(전상장골극)
Anterior superior iliac
spine (ASIS)
5. ____________
6. ____________
7. ____________
9. ____________
배곧은근
(복직근, 잘림)
Rectus abdominis
(cut)
10. ____________
정삭 Spermatic cord

4.3A 얕은층 살 부위(남성) I SUPERFICIAL INGUINAL REGION (MALE) I

살 부위는 위앞엉덩뼈가시(전상장골극, ***anterior superior iliac spine***, ***ASIS***)에서 두덩뼈결절(치골결절, ***pubic tubercle***)까지를 말한다.

남성의 고환(정소, testis)과 정삭(spermatic cord), 여성의 자궁원인대(round ligament)와 같은 구조물은 샅굴(서혜관, inguinal canal)을 통해 배안(복강, abdominal cavity)에 들어가고 나온다. 샅굴은 앞가쪽 근육널힘줄층(전외근건막층, anterolateral musculoaponeurotic layer)의 아랫부분을 통해 배안과 샅(회음부, perineum)을 연결하는 비스듬한 통로이다.

각각에 대해 서로 다른 색상을 사용하여 다음 각 구조를 색칠한다.

배바깥빗근널힘줄(외복사근건막, ***external oblique aponeurosis***) 앞쪽 배벽의 아랫부분에서 넓게 퍼져 있으며 살 부위의 많은 구조를 형성한다:

○ 1. **샅고랑인대(서혜인대, *Inguinal ligament*)**: ASIS에서 두덩뼈결절(치골결절, pubic tubercle)까지 이어지는 바깥빗근널힘줄의 가장아래부분섬유. 샅굴은 샅고랑인대의 안쪽 절반과 평행하고 위쪽에 위치함.

○ 2. **갈고리인대(열공인대, *Lacunar ligament*)**: 두덩뼈결절에 부착되는 대신 뒤쪽으로 위두덩뼈가지(상치골가지, superior pubic ramus)를 지나가는 샅고랑인대의 섬유로 구성됨. 갈고리인대는 샅고랑아래 공간의 안쪽 경계를 형성함. 일부 섬유는 두덩뼈빗(치골가리비, pecten pubis)을 따라 가쪽으로 이어져 두덩뼈인대(치골인대, pectineal ligament(쿠퍼 인대, Cooper)를 형성함.

○ 3. **반사샅고랑인대(반회서혜인대, *Reflected inguinal ligament*)**: 샅고랑인대에서 분지된 섬유들이 위쪽으로 지나면서 부채꼴 모양으로 퍼지고 두덩결절(pubic tubercle)을 우회함. 이 인대는 백색선(***linea alba***)을 가로지르며 반대쪽 바깥빗근널힘줄(external oblique aponeurosis)과 섞임.

얕은샅굴구멍(표재서혜공, ***superficial inguinal ring***)은 두덩결절(pubic tubercle) 위가쪽에 위치한 샅굴(서혜관, inguinal canal)에서 정삭/자궁원인대가 빠져나가는 지점. 이 고리는 바깥빗근 널힘줄이 갈라진 형태로 나타나며 눈에 띄는 "고리" 구조로 나타나지 않음.

○ 4. **가쪽다리(외측각, *Lateral crus*)**: 두덩결절에 부착되어 얕은 샅굴 구멍(superficial inguinal ring)의 가쪽 가장자리를 형성함.

○ 5. **안쪽다리(내측각, *Medial crus*)**: 두덩뼈능선(pubic crest)에 부착되어 얕은 샅굴 구멍의 안쪽가장자리를 형성함.

○ 6. **다리사이섬유(*Intercrural fibers*)**: 얕은 샅굴 구멍의 위가쪽 부분을 가로질러 각 다리 사이를 통과하는 섬유로 다리가 벌어지지 않도록 도움.

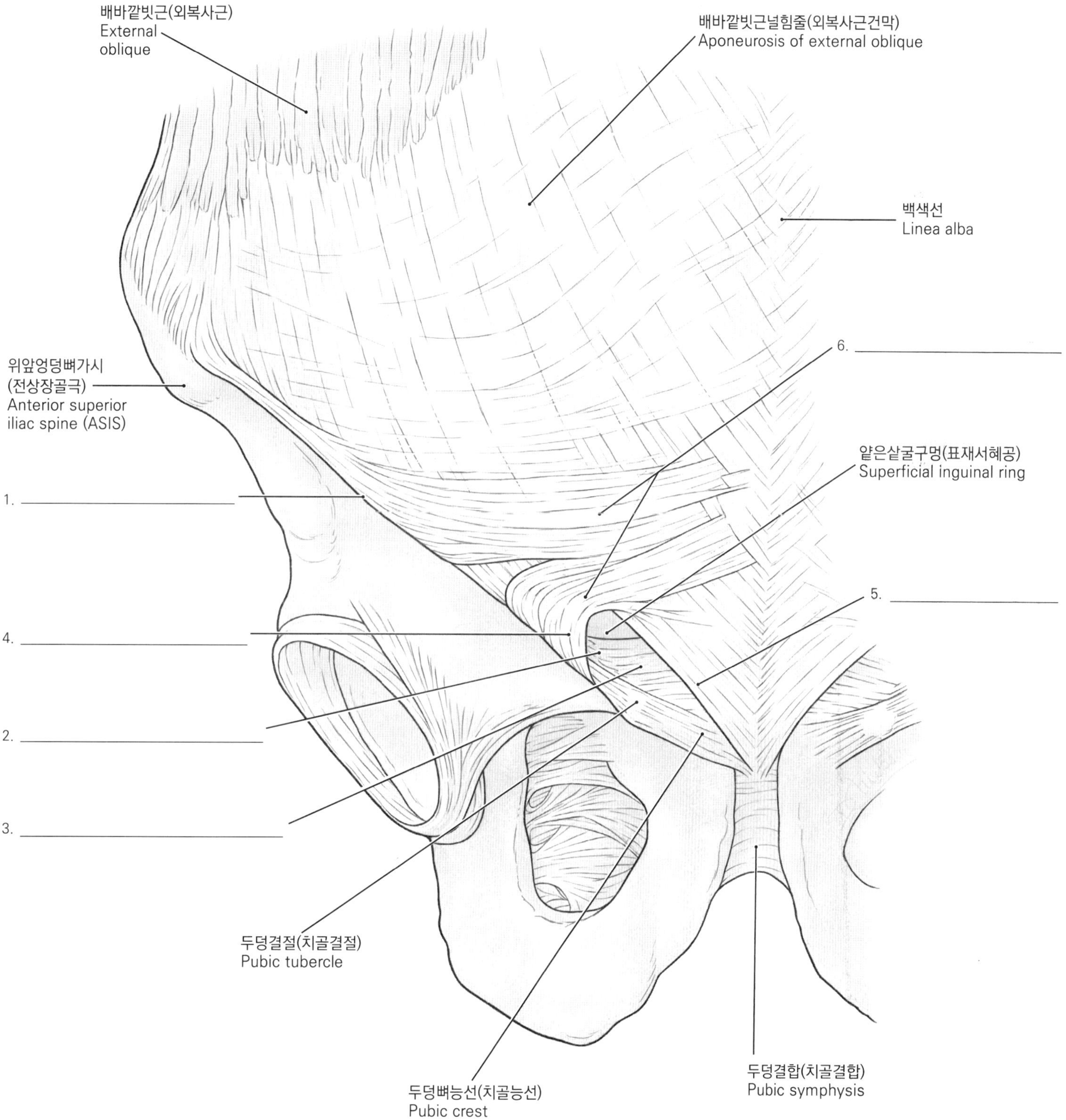
배바깥빗근(외복사근)
External oblique
배바깥빗근널힘줄(외복사근건막)
Aponeurosis of external oblique
백색선
Linea alba
위앞엉덩뼈가시
(전상장골극)
Anterior superior iliac spine (ASIS)
6. ________
얕은샅굴구멍(표재서혜공)
Superficial inguinal ring
1. ________
5. ________
4. ________
2. ________
3. ________
두덩결절(치골결절)
Pubic tubercle
두덩결합(치골결합)
Pubic symphysis
두덩뼈능선(치골능선)
Pubic crest

4.3B 얕은층 샅 부위(남성) II SUPERFICIAL INGUINAL REGION (MALE) II

오른쪽에 큰 직사각형으로 배바깥빗근(외복사근, ***external oblique muscle***)과 널힘줄(***aponeurosis***)을 잘라내고 가장자리가 고정되어 있다. 안쪽 및 가쪽다리와 함께 얕은샅굴구멍(표재서혜공, ***superficial inguinal ring***)이 제거되었다. 왼쪽에는 얕은샅굴구멍과 다리가 그대로 남아 있다. 양쪽 모두에서 정삭(***spermatic cord***)이 절단되어 일부가 제거되었다.

각각에 대해 서로 다른 색상을 사용하여 다음 각 구조를 색칠한다.

○ 1. **샅고랑인대(서혜인대, *Inguinal ligament*)**: 엉덩굴곡근, 샅고랑림프절(*inguinal lymph nodes*), 넙다리동맥(대퇴동맥, *femoral artery*), 정맥, 신경을 포함한 샅고랑 아래 공간 위에 지지대 역할을 함.

○ 2. **반사샅고랑인대(반회서혜인대, *Reflected inguinal ligament*)**: 샅고랑인대(서혜인대, inguinal ligament)의 위쪽 섬유는 두덩결절(pubic tubercle)에 부착되지 않고 백색선 위로 올라가서 반대쪽의 배바깥빗근널힘줄(외복사근건막, external oblique aponeurosis)과 합쳐짐.

○ 3. **가쪽다리(외측각, *Lateral crus*)**: 배바깥빗근널힘줄 섬유는 얕은샅굴구멍(표재서혜륜, inguinal ring)의 가쪽가장자리를 형성함.

○ 4. **안쪽다리(내측각, *Medial crus*)**: 배바깥빗근널힘줄 섬유는 얕은샅굴구멍(표재서혜륜, inguinal ring)의 안쪽가장자리를 형성함.

○ 5. **다리사이섬유(*Intercrural fibers*)**: 배바깥빗근널힘줄 섬유는 안쪽과 가쪽 다리를 연결하여 그들이 갈라지는 것을 방지함.

○ 6. **배속빗근(내복사근, *Internal oblique muscle*)**: 배바깥빗근과 달리 아래 앞가쪽 배벽은 근육질으로 유지됨.

○ 7. **고환올림근(고환거근, *Cremaster muscle*)**: 배속빗근 섬유의 조각들로 구성되고 고환과 정삭이 배속빗근을 통해 내려올 때 함께 운반됨. 정삭 피막의 중간층을 형성함.

○ 8. **샅고랑낫힘줄(*Conjoint tendon*)**: 배속빗근과 배가로근(복횡근, transversus abdominis)의 가장 아래쪽 널힘줄 섬유들이 반영된 샅고랑인대 위뒤쪽으로 합쳐짐. 배속빗근의 섬유들이 샅고랑낫힘줄을 형성하여 두덩뼈능선(pubic crest)에 부착됨.

○ 9. **엉덩아랫배신경(장골하복신경, *Iliohypogastric nerve*)**: 배속빗근을 관통하여 아래 안쪽방향으로 주행함.

○ 10. **엉덩샅굴신경(장골서혜신경, *Ilioinguinal nerve*)**: 배속빗근을 관통하여 샅굴(서혜관, inguinal canal)을 통과하여 표층 샅굴구멍(서혜륜, inguinal ring)을 통해 나옴.

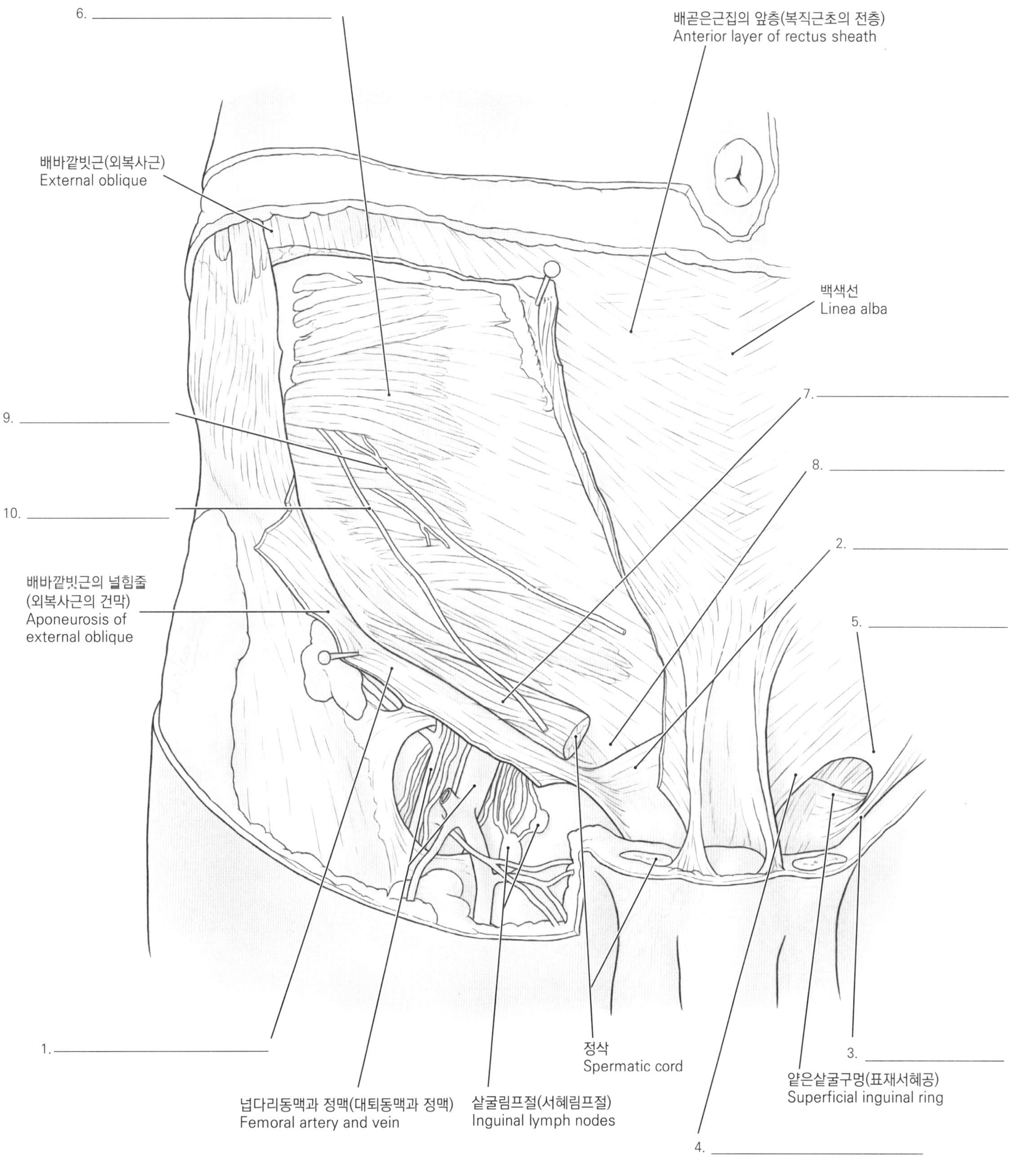
6.
배곧은근집의 앞층(복직근초의 전층)
Anterior layer of rectus sheath
배바깥빗근(외복사근)
External oblique
백색선
Linea alba
7.
9.
8.
10.
2.
배바깥빗근의 널힘줄
(외복사근의 건막)
Aponeurosis of
external oblique
5.
1.
정삭
Spermatic cord
3.
얕은샅굴구멍(표재서혜공)
Superficial inguinal ring
넙다리동맥과 정맥(대퇴동맥과 정맥)
Femoral artery and vein
샅굴림프절(서혜림프절)
Inguinal lymph nodes
4.

4.4A 깊은층 샅 부위(남성) I DEEP INGUINAL REGION (MALE) I

배바깥빗근 널힘줄(외복사근 건막, ***external oblique aponeurosis***)을 절개하고 얕은샅굴구멍(표층서혜고랑, superficial inguinal ring)과 다리가 파괴되었다. 배속빗근(내복사근, ***internal oblique muscle***)이 절단되고 반영되어 그 아래 있는 배가로근(복횡근, transversus abdominis)이 드러났다. 엉덩아랫배신경(장골하복신경, ***iliohypogastric nerve***)과 엉덩샅굴신경(장골서혜신경, ***ilioinguinal nerve***)이 배속빗근과 배가로근 사이의 신경혈관 평면을 따라 이동하면서 절단되었다. 정삭이 끈으로 아래 가쪽으로 당겨졌다.

각각에 대해 서로 다른 색상을 사용하여 다음 각 구조를 색칠한다.

○ 1. **배가로근(복횡근, *Transversus abdominis muscle*)**: 섬유는 깊은샅굴구멍(깊은서혜고랑, ***deep inguinal ring***) 위로 지나며, 샅굴(서혜관,inguinal canal) 형성이나 정삭(spermatic cord)의 층 형성에는 참여하지 않음.

○ 2. **배가로근널힘줄(복횡근건막, *Transversus abdominis aponeurosis*)**: 샅굴의 아래안쪽으로 주행하며 샅고랑낫힘줄 형성에 참여함.

○ 3. **샅고랑낫힘줄(*Conjoint tendon*)**: 배가로근의 가장 아래쪽 섬유는 배속빗근힘줄(내복사근건, ***internal oblique aponeurosis***)과 합쳐짐. 배가로근의 섬유는 두덩근선(치골근선, pectineal line)에 부착됨.

○ 4. **배가로근막(복횡근근막, *Transversalis fascia*)**: 배안(복강, abdominal cavity)을 덮고 있는 배안 근막의 명명된 부분. 배아 발달 중 하강하는 고환과 정삭(또는 여성의 자궁의 원인대[round ligament])이 처음으로 관통하는 첫 번째 층이며, 밖으로 돌출됨. 밖으로 돌출된 부분의 개구부에서 내부적으로 깊은샅굴구멍(심서혜륜, deep inguinal ring)을 형성함.

○ 5. **속정삭근막(내정삭근막, *Internal spermatic fascia*)**: 고환과 정삭을 덮고 있는 배가로근막(복횡근근막, transversalis fascia)의 연장.

○ 6. **아래배벽혈관(*Inferior epigastric vessels*)**: 각각 바깥엉덩동맥/정맥(외장골동맥/정맥, external iliac artery/vein)에서/으로 깊은샅굴구멍 안쪽으로 주행함.

○ 7. **깊은엉덩휘돌이혈관(심장골회선혈관, *Deep circumflex iliac vessels*)**: 각각 바깥엉덩동맥/정맥(외장골동맥/정맥, external iliac artery/vein)에서/으로 앞쪽복벽의 깊은 측면을 따라 샅고랑인대(서혜인대, inguinal ligament)와 평행하게 주행함.

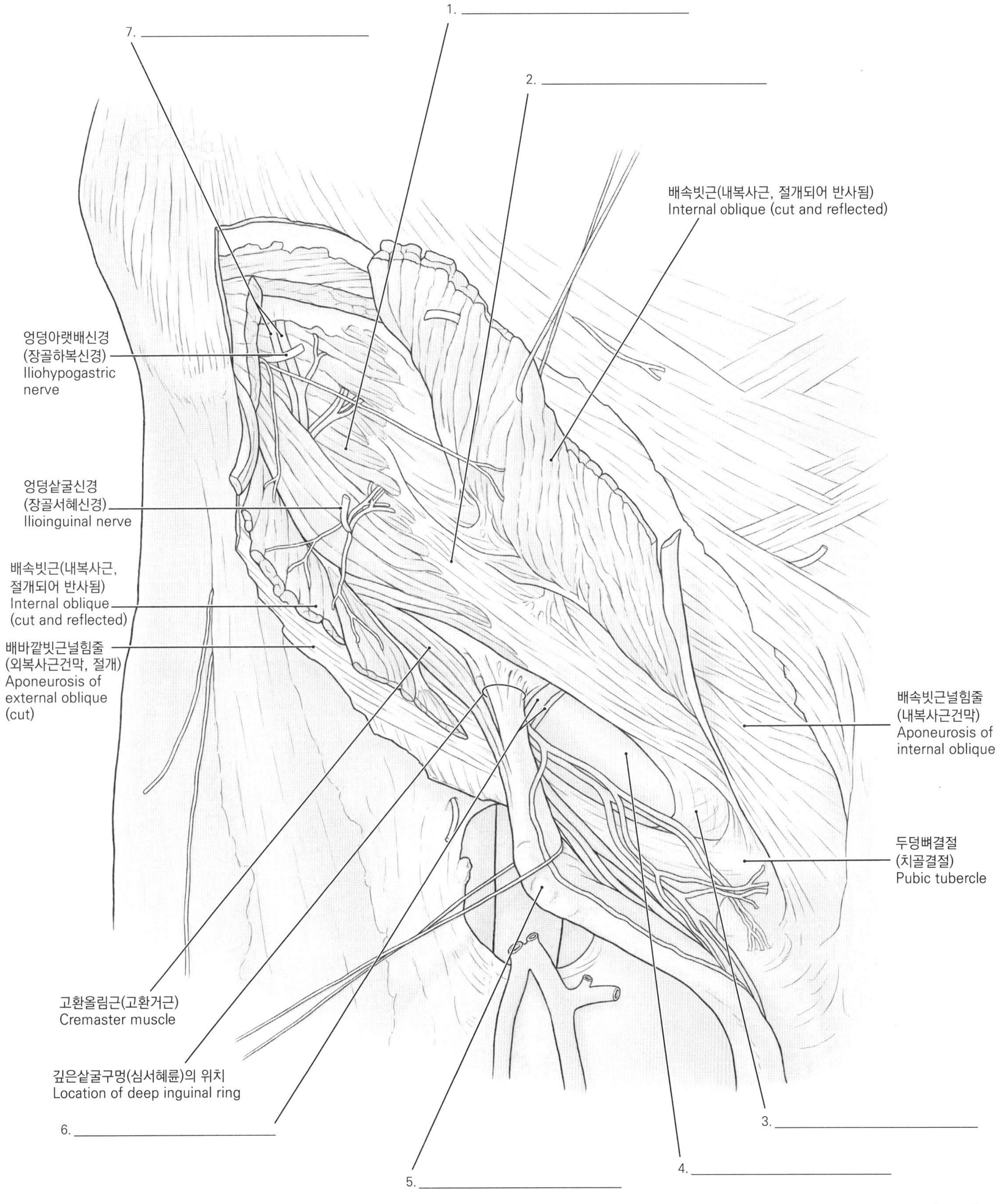
1. ______
2. ______
7. ______
배속빗근(내복사근, 절개되어 반사됨)
Internal oblique (cut and reflected)
엉덩아랫배신경
(장골하복신경)
Iliohypogastric
nerve
엉덩샅굴신경
(장골서혜신경)
Ilioinguinal nerve
배속빗근(내복사근,
절개되어 반사됨)
Internal oblique
(cut and reflected)
배바깥빗근널힘줄
(외복사근건막, 절개)
Aponeurosis of
external oblique
(cut)
배속빗근널힘줄
(내복사근건막)
Aponeurosis of
internal oblique
두덩뼈결절
(치골결절)
Pubic tubercle
고환올림근(고환거근)
Cremaster muscle
깊은샅굴구멍(심서혜륜)의 위치
Location of deep inguinal ring
6. ______
3. ______
4. ______
5. ______

4.4B 깊은층 샅 부위(남성) II DEEP INGUINAL REGION (MALE) II

4.4A절과 유사하게, 배바깥빗근널힘줄(외복사근건막, ***external oblique aponeurosis***)이 절개되고 얕은샅굴구멍(표층서혜고랑, superficial inguinal ring)과 다리가 파괴되었다. 배속빗근(내복사근, ***internal oblique muscle***)이 절개되고 반영되어 그 아래에 배가로근(복횡근, transversus abdominis)이 드러났다. 배가로근과 배가로근막(복횡근근막, transversalis fascia)이 부분적으로 절개되어, 배막바깥지방(복막외지방, ***extraperitoneal fat***)과 바깥엉덩동맥과 정맥(외장골동맥과 정맥, ***external iliac artery and vein***)이 드러났다. 정삭이 절개되어 그 구성 요소들이 끈으로 묶여 있다.

각각에 대해 서로 다른 색상을 사용하여 다음 각 구조를 색칠한다.

○ 1. **배가로근(복횡근, *Transversus abdominis muscle*)**: 섬유는 깊은샅굴구멍(깊은서혜고랑, ***deep inguinal ring***) 위로 지나며, 샅굴(서혜관, inguinal canal) 형성이나 정삭(spermatic cord)의 층 형성에는 참여하지 않음.

○ 2. **배가로근널힘줄(복횡근건막, *Transversus abdominis aponeurosis*)**: 샅굴의 아래안쪽으로 주행하며 샅고랑낫힘줄 형성에 참여함.

○ 3. **샅고랑낫힘줄(*Conjoint tendon*)**: 배가로근의 가장 아래쪽 섬유는 배속빗근힘줄(내복사근건, internal oblique aponeurosis)과 합쳐짐. 배가로근의 섬유는 두덩근선(치골근선, pectineal line)에 부착됨.

○ 4. **배가로근막(복횡근근막, *Transversalis fascia*)**: 배안(복강, abdominal cavity)을 덮고 깊은샅굴구멍(심서혜륜, deep inguinal ring)을 구성하는 배안 근막의 명명된 부분.

○ 5. **정삭(*Spermatic cord*)**: 고환혈관(***testicular vessels***)과 정관(***ductus deferens***)으로 구성됨.

○ 6. **아래배벽혈관(*Inferior epigastric vessels*)**: 각각 바깥엉덩동맥/정맥(외장골동맥/정맥, external iliac artery/vein)에서/으로 깊은샅굴구멍 안쪽으로 주행함.

○ 7. **깊은엉덩휘돌이혈관(심장골회선혈관, *Deep circumflex iliac vessels*)**: 각각 바깥엉덩동맥/정맥(외장골동맥/정맥, external iliac artery/vein)에서/으로 앞쪽복벽의 깊은 측면을 따라 샅고랑인대(서혜인대, inguinal ligament)와 평행하게 주행함.

바깥엉덩동맥과 정맥은 샅고랑인대(서혜인대, inguinal ligament)까지 깊숙이 지나면서 넙다리동맥과 정맥(대퇴동맥과 정맥, ***femoral artery and vein***)으로 이름이 바뀜.

임상노트: 샅굴탈장(서혜탈장) INGUINAL HERNIAS

복벽 탈장은 가장 흔한 수술적 문제 중 하나로, 약 75%가 샅 부위에서 발생한다. 모든 샅굴탈장 수술의 90%가 남성에게 시행된다. 샅굴탈장에는 간접 탈장과 직접 탈장의 두 가지 유형이 있다. 간접 탈장은 샅굴탈장의 약 삼분의 일을 차지하며, 특히 남서에서 젊은 사람들 사이에서 흔하게 발생한다. 간접 탈장은 ***깊은샅굴구멍(deep inguinal ring)***을 통과하고(***아래배벽혈관 가측***) 샅굴로 이동하여 정삭 피막에 의해 덮이고, 얕은샅굴구멍을 통해 정삭 내부로 빠져나온다. 직접 탈장은 흔하지 않으며, 주로 성인 남성에게 샅 부위의 앞쪽배벽이 약해져서 발생한다. 직접 탈장은 벽쪽배막과 배가로근막을 통과하여 아래배벽혈관 안쪽을 따라 이동하여 먼쪽샅굴을 통해 들어가거나 그 근처로 이동한 후 정삭 가측의 표층샅굴구멍을 통해 빠져나간다.

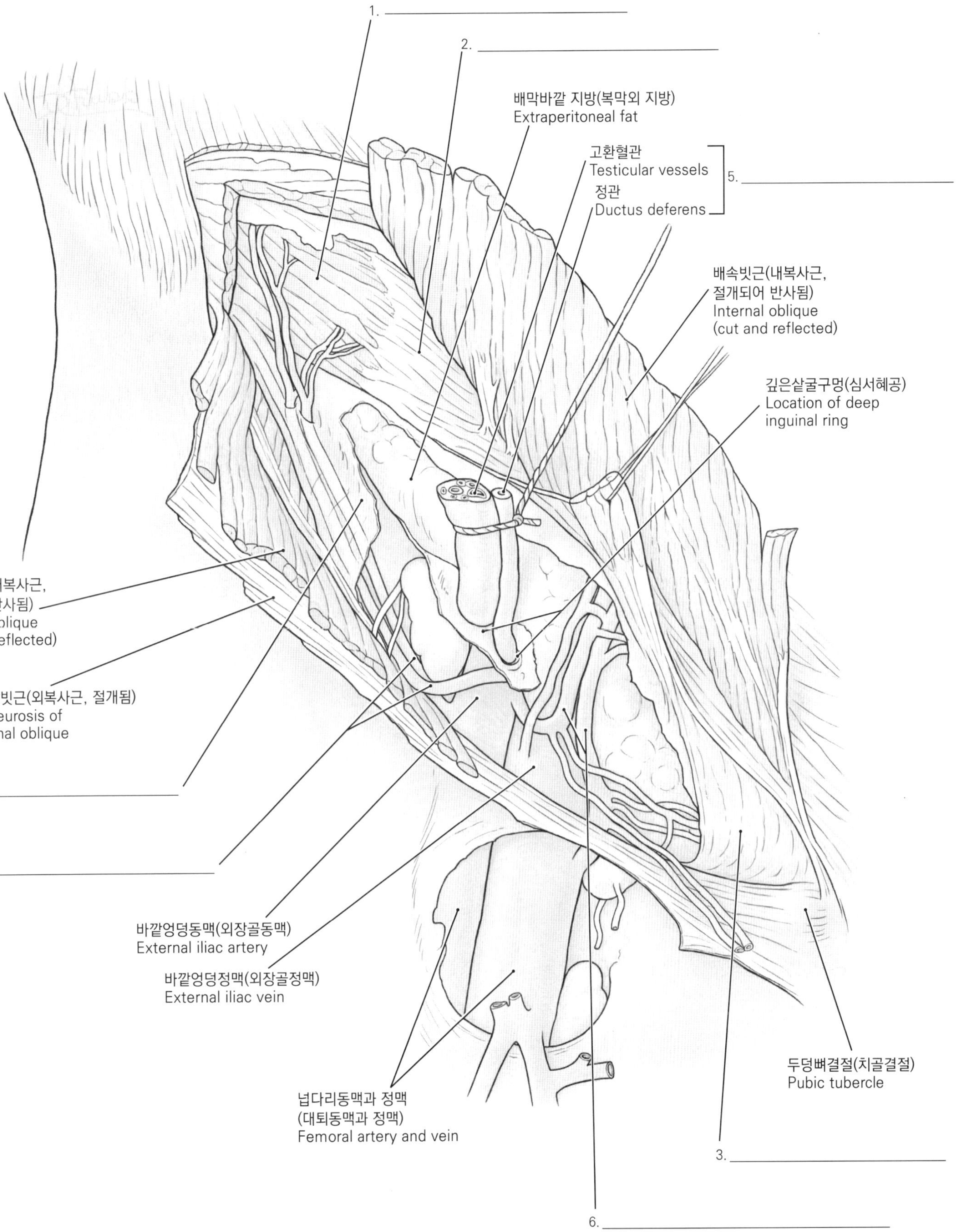
1. ______
2. ______
배막바깥 지방(복막외 지방)
Extraperitoneal fat
고환혈관
Testicular vessels
정관
Ductus deferens
5. ______
배속빗근(내복사근,
절개되어 반사됨)
Internal oblique
(cut and reflected)
깊은샅굴구멍(심서혜공)
Location of deep
inguinal ring
배속빗근(내복사근,
절개되어 반사됨)
Internal oblique
(cut and reflected)
배바깥빗근(외복사근, 절개됨)
Aponeurosis of
external oblique
(cut)
4. ______
7. ______
바깥엉덩동맥(외장골동맥)
External iliac artery
바깥엉덩정맥(외장골정맥)
External iliac vein
넙다리동맥과 정맥
(대퇴동맥과 정맥)
Femoral artery and vein
두덩뼈결절(치골결절)
Pubic tubercle
3. ______
6. ______

4.5 여성 샅 부위 FEMALE INGUINAL REGION

남성과 유사하게 여성의 사타구니 부위는 ***ASIS***(위앞엉덩뼈가시, ***anterior superior iliac spine***)에서 두덩뼈결절(치골결절, ***pubic tubercle***)까지를 말한다. 여성의 앞가쪽배벽과 사타구니 부위의 구조와 관계는 남성과 유사하나, 사타구니 구조가 남성보다 덜 뚜렷하다. 또한 자궁원인대(round ligament)는 고환과 정삭 대신에 샅굴을 지나간다.

각각에 대해 서로 다른 색상을 사용하여 다음 각 구조를 색칠한다.

○ 1. **피부밑조직의 지방층**(피하조직의 지방층, ***Fatty layer of subcutaneous tissue***): 피부 바로 아래.

○ 2. **피부밑조직의 막층**(피하조직의 막층, ***Membranous layer of subcutaneous tissue***): 사타구니 부위의 지방층의 아래와 배바깥빗근널힘줄(외복사근건막, external oblique aponeurosis)의 위에 위치함.

○ 3. **가쪽다리**(외측각, ***Lateral crus***): 배바깥빗근널힘줄 섬유는 얕은샅굴구멍(표재서혜공, ***superficial inguinal ring***)의 가측 경계를 형성함.

○ 4. **안쪽다리**(내측다리, ***Medial crus***): 배바깥빗근널힘줄 섬유는 얕은샅굴구멍의 안쪽 경계를 형성함.

○ 5. **다리사이섬유**(***Intercrural fibers***): 배바깥빗근널힘줄 섬유는 한 쪽 다리에서 다른 쪽 다리로 교차함.

○ 6. **자궁원인대**(***Round ligament of uterus***): 깊은샅굴구멍(심서혜공, deep inguinal ring)에서 얕은샅굴구멍까지 샅굴(서혜관, inguinal canal)을 가로질러 부채꼴 모양으로 퍼져서 대음순(***labium majus***)에 삽입됨.

임상노트: 넙다리탈장(대퇴탈장) FEMORAL HERNIA

대퇴부 탈장은 드물며 샅굴 탈장 20건 중 1건 정도만 발생하고 여성은 골반이 넓기 때문에 더 흔하게 발생한다. 탈장은 샅고랑인대(서혜인대, inguinal ligament) 깊이에서 발생하여 두덩뼈결절(치골결절, pubic tubercle)의 아래가쪽, 넙다리정맥(대퇴정맥, femoral vein)의 안쪽, 갈고리인대(열공인대, lacunar ligament)의 가쪽으로 나온다. 넙다리탈장 공간이 좁고 경계가 단단하기 때문에 탈장된 내부에 (혈액공급이 차단되어) 졸림 현상이 발생할 수 있다.

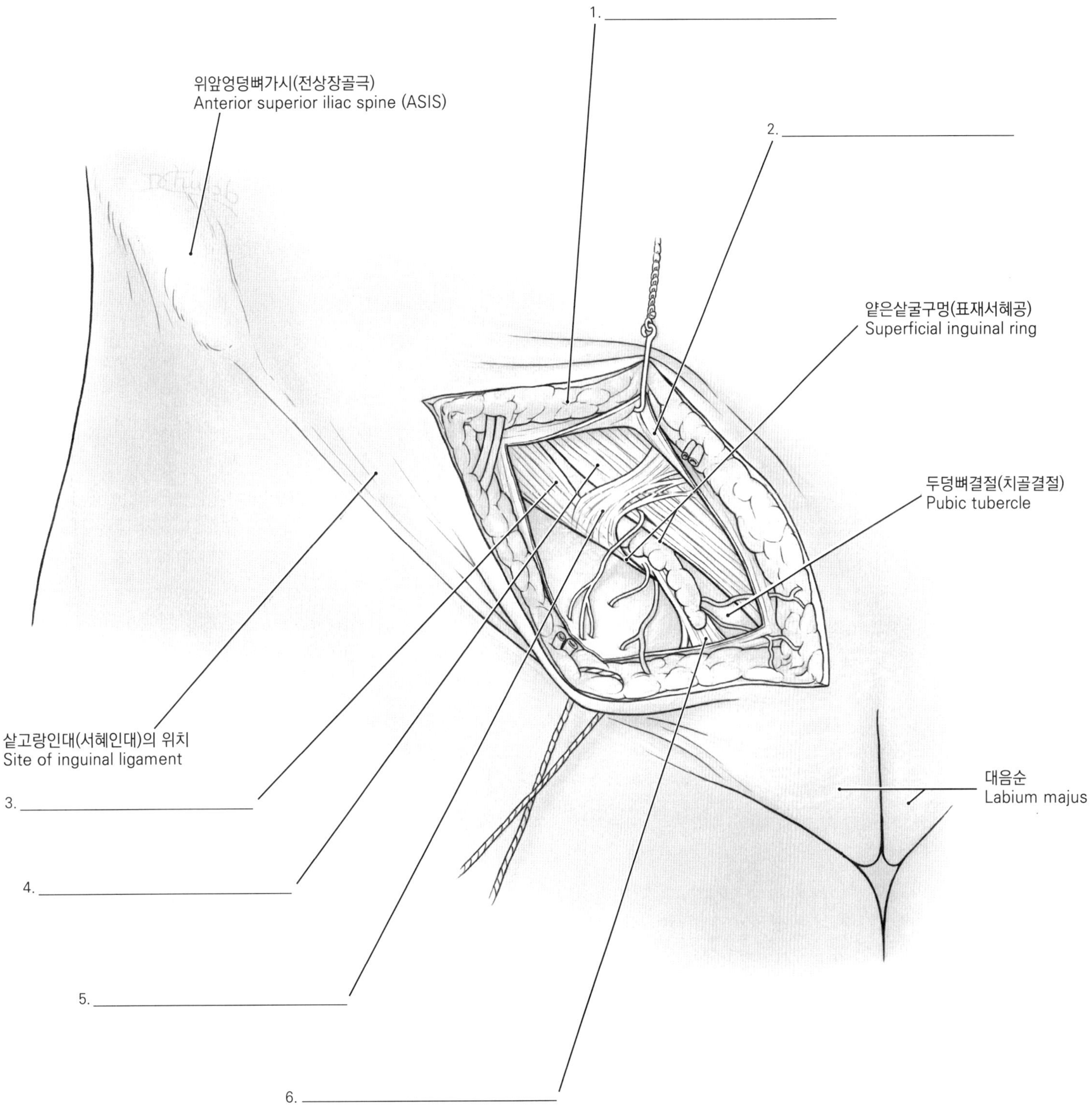
1.
2.
위앞엉덩뼈가시(전상장골극)
Anterior superior iliac spine (ASIS)
얕은샅굴구멍(표재서혜공)
Superficial inguinal ring
두덩뼈결절(치골결절)
Pubic tubercle
샅고랑인대(서혜인대)의 위치
Site of inguinal ligament
3.
4.
5.
6.
대음순
Labium majus

4.6A와 B 정삭과 고환 SPERMATIC CORD AND TESTES

그림 A는 사타구니 부위, 정삭(spermatic cord), 고환(testes)을 나타낸다. 오른쪽에서는 배바깥빗근널힘줄(외복사근건막, ***external oblique aponeurosis***)을 잘라서 배속빗근(내복사근, ***internal oblique***)과 샅고랑낫힘줄(***conjoint tendon***)이 드러나 있다. 왼쪽에서는 배바깥빗근과 배속빗근이 절개되어 정삭의 층과 함께 배가로근(복횡근, ***transversus abdominis***)과 배가로근막(복횡근근막, ***transversalis fascia***)이 드러나 있다.

그림 B는 부고환(epididymis)과 정관(ductus deferens)을 포함한 고환의 내부 구조를 나타낸다.

각각에 대해 서로 다른 색상을 사용하여 다음 각 구조를 색칠한다.

고환과 정삭의 덮개 Coverings of the Testes and Sperrmatic Cord

○ 1. **속정삭근막(내정삭근막, *Internal spermatic fascia*)**: 고환과 정삭이 앞가쪽배벽의 배가로근막(복횡근근막, transversalis fascia)을 통해 내려와 형성함. 고환, 부고환, 정삭의 범위를 덮고 있음.

○ 2. **고환올림근과 고환올림근막(고환거근과 고환거근막, *Cremasteric muscle and fascia*)**: 고환과 정삭이 배속빗근(내복사근, internal oblique)과 근육을 통해 내려와 형성함. 고환, 부호관, 정삭의 범위를 덮으며, 속정삭근막(내정삭근막, Internal seprmatic fascia)의 표층에 위치함.

○ 3. **바깥정삭근막(외정상근막, *External spermatic fascia*)**: 고환과 정삭이 배바깥빗근널힘줄(외복사근건막, external oblique aponeurosis)의 얕은구멍을 통해 내려와 형성됨. 고환, 부고환, 정삭의 범위를 덮으며, 고환올림근과 고환올림근막(고환거근과 고환거근막, cremasteric muscle and fascia)의 표층에 위치함.

고환이 하강하는 동안 배막안의 일부가 고환과 함께 아래로 당겨짐. 배막안과의 연결이 퇴화되고, 고환을 둘러싼 별도의 폐쇄된 주머니가 남음.

○ 4. **고환집막의 벽쪽층(*Parietal layer of tunica vaginalis*)**: 고환과 아래정삭 위치에서 속정삭근막 아래에 위치함.

○ 5. **고환집막의 내장쪽층(*Visceral layer of tunica vaginalis*)**: 고환이 부고환과 정삭에 부착되는 부분과 부고환의 일부를 제외한 고환 표면을 덮음.

○ 6. **고환집막 공간(*Cavity of tunica vaginalis*)**: 고환집막의 벽쪽층과 내장쪽층 사이의 잠재적인 공간은 일반적으로 소량의 액체로 채워져 고환이 음낭(scrotum) 내에서 자유롭게 움직일 수 있도록 함.

고환과 부고환 Testes and Epididymis

○ 7. **고환집막(*Tunica vaginalis*)**: 고환의 단단한 섬유질의 바깥 표면.

○ 8. **정세관(*Seminiferous tubules*)**: 고환 내부 구조의 대부분을 차지하는 소엽들로 배열된 길고 꼬인 작은 관.

○ 9. **고환그물(*Rete testis*)**: 고환세로칸(고환종격, mediastinum testis)에 있는 곧은세관에서 나온 세관들의 집합.

○ 10. **날세관(*Efferent ductules*)**: 고환그물에서 부고환으로 새로 생성된 정자를 운반함.

○ 11. **부고환머리(*Head of epididymis*)**: 고환의 상부 극 부위에 위로 확장된 부분으로 날세관을 받아들임.

○ 12. **부고환몸통(*Body of epididymis*)**: 부고환의 꼬여 있는 관의 주요 구성 요소.

○ 13. **부고환꼬리(*Tail of epididymis*)**: 부고환관의 가늘어지는 연속된 부분으로 정관(ductus deferens)으로 이어짐.

○ 14. **정관(*Ductus deferens*)**: 부고환에서 사정관(ejaculatory duct)으로 정자를 운반하는 정삭(spermatic cord)의 관.

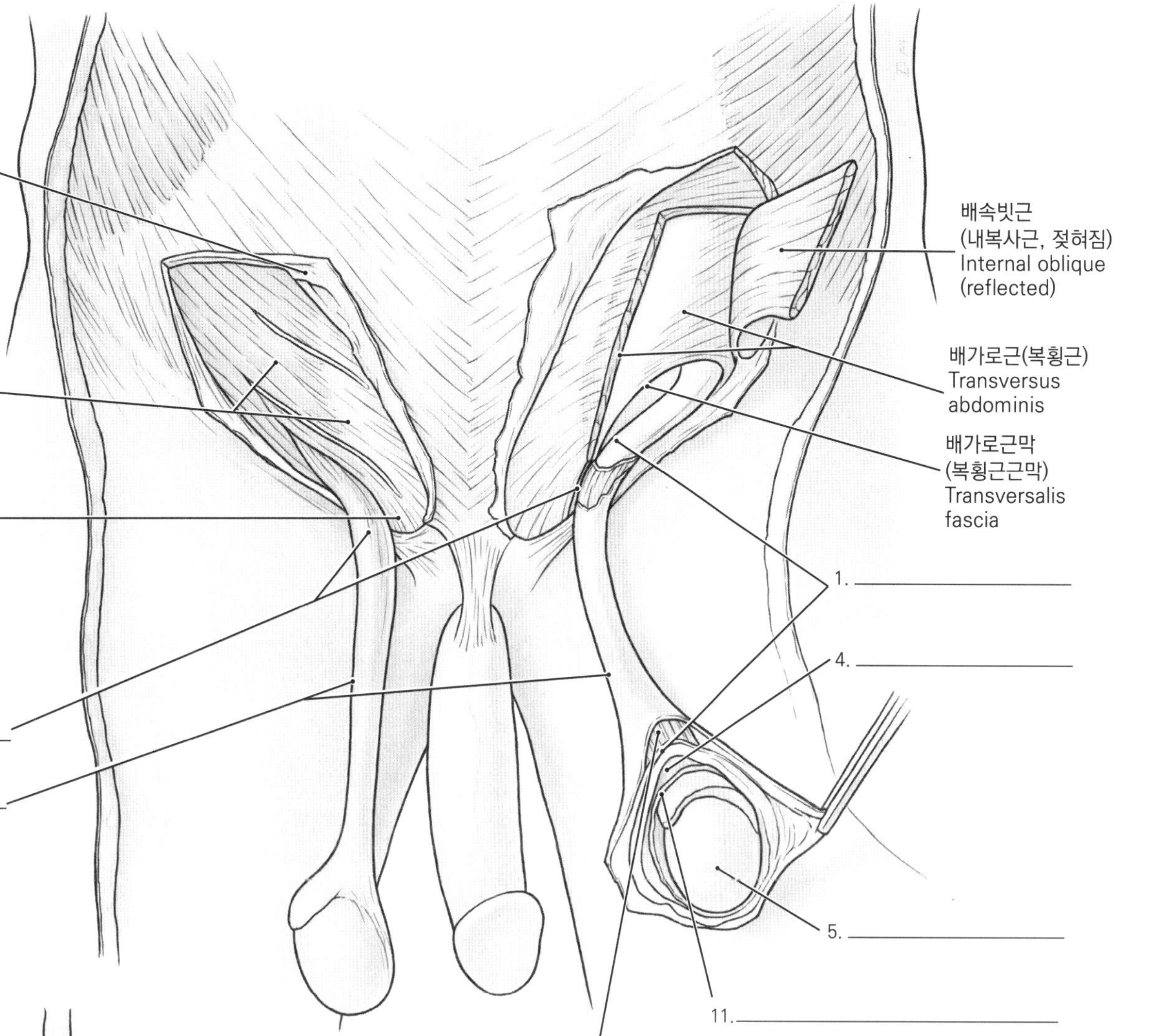
배바깥빗근널힘줄
(외복사근건막, 잘림)
Aponeurosis of external oblique (cut)
배속빗근(내복사근)
Internal oblique
샅고랑낫힘줄
Conjoint tendon
배속빗근
(내복사근, 젖혀짐)
Internal oblique (reflected)
배가로근(복횡근)
Transversus abdominis
배가로근막
(복횡근근막)
Transversalis fascia
1.
4.
5.
11.
2.
3.
2.

A

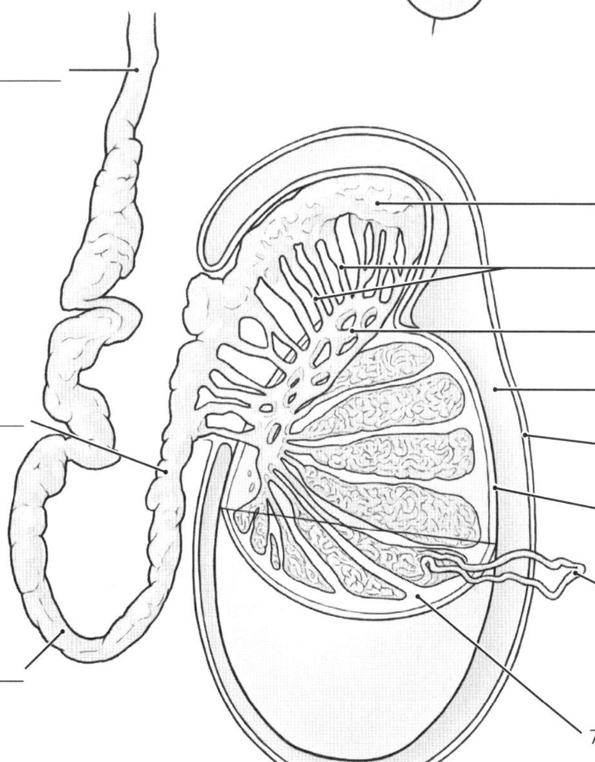
14.
11.
10.
9.
6.
12.
4.
5.
8.
13.
7.

B

4.7 앞가쪽 배벽의 내부 모습 INTERNAL ASPECT OF ANTEROLATERAL ABDOMINAL WALL

앞가쪽 배벽을 제거하여 내부 모습을 보여준다. 표본의 왼쪽 면에는 절단된 가장자리에 앞가쪽 배벽의 표층에서 깊은층까지의 층이 보인다: 배바깥빗근(외복사근, *external oblique*), 배속빗근(내복사근, *internal oblique*), 근배가로근(복횡근, *transversus abdominis*), 배가로근막(복횡근근막, *transversalis fascia*), 벽쪽배막(벽쪽복막, parietal peritoneum). 표본의 오른쪽에는 벽쪽배막이 제거되고, 배곧은근(복직근, rectus abdominis) 깊숙한 곳에 있는 배가로근막(복횡근근막, *transversalis fascia*)에 수직으로 절개하여 활꼴선(arcuate line)이 드러냈다.

각각에 대해 서로 다른 색상을 사용하여 다음 각 구조를 색칠한다.

○ 1. **벽쪽배막(벽쪽복막, *Parietal peritoneum*)**: 배가로근막(복횡근근막, transversalis fascia)의 깊은 곳(내부)에 위치함.

○ 2. **낫인대(겸상인대, *Falciform ligament*)**: 간에서부터 벽쪽배막으로 이어지는 배막의 이중층으로 앞쪽배벽(복벽, abdominal wall)을 덮고 있음.

○ 3. **간원인대(*Round ligament of the liver*)**: 배꼽에서 간까지 이어지는 낫인대의 아래 자유 가장자리를 따라 위치한 배꼽정맥(제정맥, umbilical vein)의 배아 잔여물.

내부 측면을 따라 세 개의 구조가 아래 앞가쪽배벽에서 배꼽 쪽으로 위치하고 있음.

○ 4. **아래배벽혈관(하복벽혈관, *Inferior epigastric vessels*)**: 가장 가쪽 구조들.

○ 5. **배꼽동맥(제동맥, *Umbilical artery*)**: 아랫배벽혈관 안쪽에 위치하며 일반적으로 앞배벽을 따라 이동하면서 사라짐.

요막관(urachus)은 방광(*urinary bladder*)에서 위쪽으로 이동하면서 중앙선에 위치한 발생학적 잔여물.

앞가쪽 배벽의 깊은 부분에 위치한 구조물 위로 벽쪽배막(벽쪽복막, parietal peritoneum)이 덮이면서 세 개의 능선과 세 개의 오목한 부분이 형성됨:

○ 6. **가쪽배꼽주름(외측제주름, *Lateral umbilical fold*)**: 양쪽 아래배벽혈관(하복벽혈관, Inferior epigastric vessels) 위에 벽쪽배막이 위치하여 형성됨. 가쪽샅굴오목(외측서혜와, *lateral inguinal fossa*)은 가쪽배꼽인대(외측제인대, lateral umbilical ligament) 옆에 위치함.

○ 7. **안쪽배꼽주름(내측제주름, *Medial umbilical fold*)**: 양쪽의 배꼽동맥(제동맥, umbilical artery)위에 벽쪽배막이 위치하여 형성됨. 안쪽샅굴오목(내측서혜와, *medial inguinal fossa*)은 가쪽과 안쪽 배꼽인대 사이에 위치함.

○ 8. **정중배꼽주름(정중제주름, *Medial umbilical fold*)**: 요막관 위에 벽쪽배막이 위치하여 형성됨. 방광위오목(방광상와, *supravesical fossa*)은 안쪽과 중앙 배꼽인대 사이에 위치함.

○ 9. **배가로근막(복횡근근막, *Transversalis fascia*)**: 벽쪽배막보다 표층에 위치하고 앞가쪽배벽의 근육 바로 아래에 위치함.

정삭의 구조가 샅 부위를 따라 내려오며 깊은샅굴구멍(심서혜륜, *deep inguinal ring*)을 형성함:

○ 10. **고환혈관(*Testicular vessels*)**

○ 11. **정관(*Ductus deferens*)**

○ 12. **엉덩두덩관(*Iliopubic tract*)**: 샅고랑인대(서혜인대, inguinal ligament)와 평행하게 깊은 위치에서 주행하는 배가로근막 섬유의 가장 아래쪽 두꺼워진 부분.

○ 13. **깊은엉덩휘돌이혈관(심장골회선혈관, *Deep circumflex iliac vessels*)**: 앞가쪽 배벽의 깊은 부분에서 엉덩두덩관(Iliopubic tract)의 경로와 평행하게 주행함.

○ 14. **배곧은근(복직근, *Rectus abdominis muscle*)**: 아래쪽 1/3은 뒤에서 직접적으로 배가로근막에 의해 덮여 있음.

○ 15. **뒤배곧은근집(후방복직근초, *Posterior rectus sheath*)**: 배곧은근의 위쪽 2/3의 뒷면과 직접적으로 관련됨.

○ 16. **활꼴선(*Arcuate line*)**: 뒤배곧은근집의 아래쪽 가장자리.

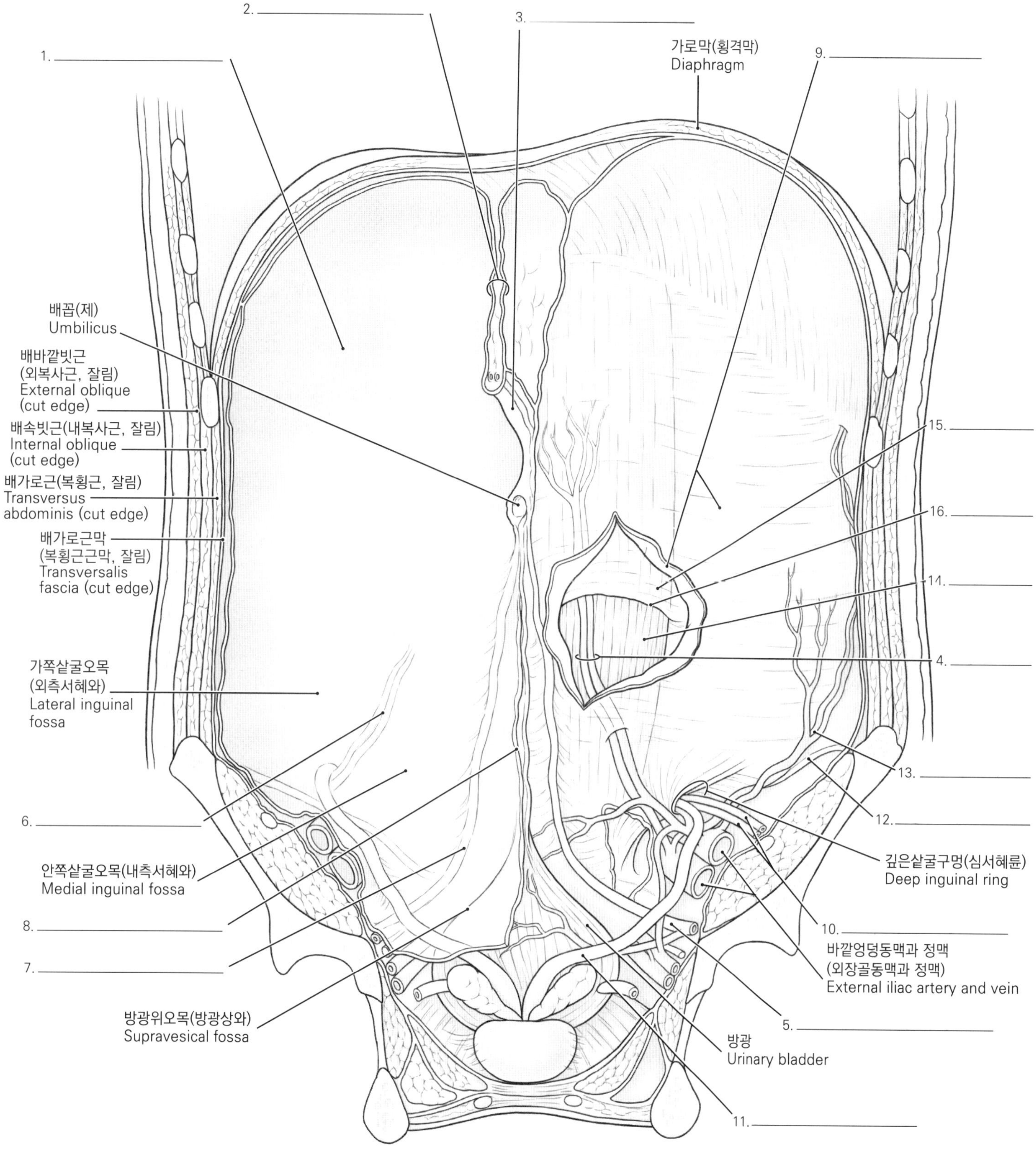
1.
2.
3.
가로막(횡격막)
Diaphragm
9.
배꼽(제)
Umbilicus
배바깥빗근
(외복사근, 잘림)
External oblique
(cut edge)
배속빗근(내복사근, 잘림)
Internal oblique
(cut edge)
배가로근(복횡근, 잘림)
Transversus
abdominis (cut edge)
배가로근막
(복횡근근막, 잘림)
Transversalis
fascia (cut edge)
15.
16.
14.
4.
가쪽샅굴오목
(외측서혜와)
Lateral inguinal
fossa
13.
6.
12.
깊은샅굴구멍(심서혜륜)
Deep inguinal ring
안쪽샅굴오목(내측서혜와)
Medial inguinal fossa
8.
10.
바깥엉덩동맥과 정맥
(외장골동맥과 정맥)
External iliac artery and vein
7.
방광위오목(방광상와)
Supravesical fossa
5.
방광
Urinary bladder
11.

4.8 배막안 PERITONEAL CAVITY

앞가쪽배(***anterolateral abdominal***)와 가슴벽을 제거하여 배안(복강, abdominal cavity)의 내용물을 드러냈다. 절단면 가장자리를 따라 배바깥빗근(외복사근, ***External oblique***), 배속빗근(내복사근, ***internal oblique***), 배가로근(복횡근, ***transversus abdominis***), 배곧은근(복직근, ***rectus abdominis***)이 보인다.

배막(복막, peritoneum)은 두 개의 층을 구성된 연속적인 장막(serous membrane)이다: 배안과 골반안 내부를 둘러싸는 벽쪽배막(벽쪽복막, parietal peritoneum)과 특정 배안 장기를 감싸는 내장쪽배막(내장쪽복막, visceral peritoneum)이다. 벽측복막은 앞가쪽배벽(배안 근막까지 깊숙이) 내부를 덮고 있을 뿐만 아니라 가로막(횡격막, diaphragm)의 아랫면과 배안에 위치하지 않는 배안골반 구조(배막뒤와 배막밑 구조)의 앞 또는 윗면을 덮고 있다.

각각에 대해 서로 다른 색상을 사용하여 다음 각 구조를 색칠한다.

○ 1. **가로막(횡격막, *Diaphragm*)**: 배안과 가슴안을 구분함. 위쪽은 가로가슴막(횡격흉막, diaphragmatic pleura)에 의해 덮여 있으며, 아래대정맥(하대정맥, ***inferior vena cava***)에 의해 관통되는 부위와 심장막주머니(심낭, ***pericardial sac***)와 연관된 부위를 제외함. 아래쪽은 배막에 의해 덮여 있으며, 간의 노출된 부위에서는 배막이 가로막에서 반영되어 제외됨.

배막 기관(복막 기관) Peritoneal Organs

- 배막내 기관(복막내 기관, intraperitoneal organs)은 배아 발달 중에 배안으로 함입되고 성인에서는 거의 완전히 내장쪽배막(내장쪽복막, visceral peritoneum)으로 덮여 있음. 배막내 기관에 핀으로 뚫리는 첫 번째 층은 내장쪽배막임. 배막내 기관에는 간(liver), 지라(비장, spleen), 몸쪽과 먼쪽 샘창자(십이지장, duodenum), 이자(췌장, pancreas)의 꼬리, 빈창자(공장, jejunum), 돌창자(회장, ileum), 막창자(맹장, cecum), 막창자꼬리(충수, appendix), 가로잘록(주름)창자(가로결장, transverse colon) 및 구불잘록(주름)창자(구불결장, sigmoid colon)가 포함됨. 두 가지 다른 배막내 기관은 다음과 같음:

○ 2. **위(*Stomach*)**
○ 3. **쓸개(담낭, *Gallbladder*)**

- 배막뒤 기관(복막뒤 기관, retroperitoneal organ)은 배막안(복막안, peritoneal cavity) 뒤쪽에 위치하고 그 앞면은 벽쪽배막(벽쪽복막, parietal peritoneum)에 의해 덮여 있음. 배막뒤 기관에는 콩팥(신장, kidney), 콩팥위샘(부신, suprarenal gland), 요관(ureter), 가로막(횡격막, diaphragm) 아래의 내림대동맥(하행대동맥, ***descending aorta***)과 아래대정맥(하대정맥, inferior vena cava)의 연속이 포함됨.
- 두 번째 배막뒤 기관은 배아 발달 중에 배막안으로 함입되었으나, 장의 발달과 배막층의 융합으로 뒤쪽 벽으로 밀려남. 두 번째 배막 뒤에 위치한 기관으로는 샘창자(십이지장, duodenum)의 대부분, 이자(췌장, pancreas)의 대부분(꼬리부분 제외), 오름잘록(주름)창자(상행결장, ascending colon), 내림잘록(주름)창자(하행결장, descending colon)가 포함됨. 배막밑 기관(복막하 기관, subperitoneal organ)은 배막안 아래에 위치하며, 그 위쪽면은 벽쪽배막(벽쪽복막, parietal peritoneum)에 의해 덮여 있음. 배막밑 기관으로는 방광(urinary bladder), 자궁(uterus), 곧창자(직장, rectum)가 포함됨.

배막 구조(복막 구조) Peritoneal Structures

하나의 배막안에 여러 기관이 존재함에 따라 배막안에서 여러 배막 연결 및 구조들이 형성됨:

- 창자간막(장간막, Mesentery): 배막내 기관을 체벽에 연결하는 배막의 이중층.
- 그물막(망, Omentum): 위(stomach)와 몸쪽 샘창자(근위 십이지장, proximal duodenum)를 인접한 기관에 연결하는 배막의 이중층.
  - 큰그물막(대망, greater omentum)은 위의 큰굽이(대만곡, greater curvature)와 몸쪽 샘창자에서 지작하여 가로막, 지라, 가로잘록창자까지 이어짐.

  ○ 4. **위잘록(주름)창자인대(위결장간막, *Gastrocolic ligament*)**: 큰그물막의 주요 구성 요소는 작은 창자(small intestine) 위로 앞치마처럼 내려간 후, 다시 접혀 가로잘록(주름)창자(가로결장, transverse colon)와 그 장간막에 부착되어 네 겹의 복막 구조를 형성함. 지방은 일반적으로 위잘록창자인대의 층 사이에 축척됨.

  ○ 5. **위지라인대(위비장간막, *Gastrosplenic ligament*)**: 위의 큰굽이를 지라의 문과 연결하는 큰그물막의 더 작은 구성 요소.
- 인대(Ligament): 기관을 다른 기관이나 체벽에 연결하는 배막의 이중층.

  ○ 6. **낫인대(겸상인대, *Falciform ligament*)**: 앞쪽 배벽에서 간(liver)으로 이어지며, 간을 다음과 같이 나눔:

    ○ 7. **오른엽(우엽, *Right lobe*)**
    ○ 8. **왼엽(좌엽, *Left lobe*)**

  ○ 9. **간원인대(*Round ligament of the liver, ligamentum teres*)**: 낫인대의 아래 자유 가장자리를 따라 위치한 배꼽정맥(제정맥, umbilical vein)의 배아 잔여물(벽쪽배막으로 구성되지 않음).

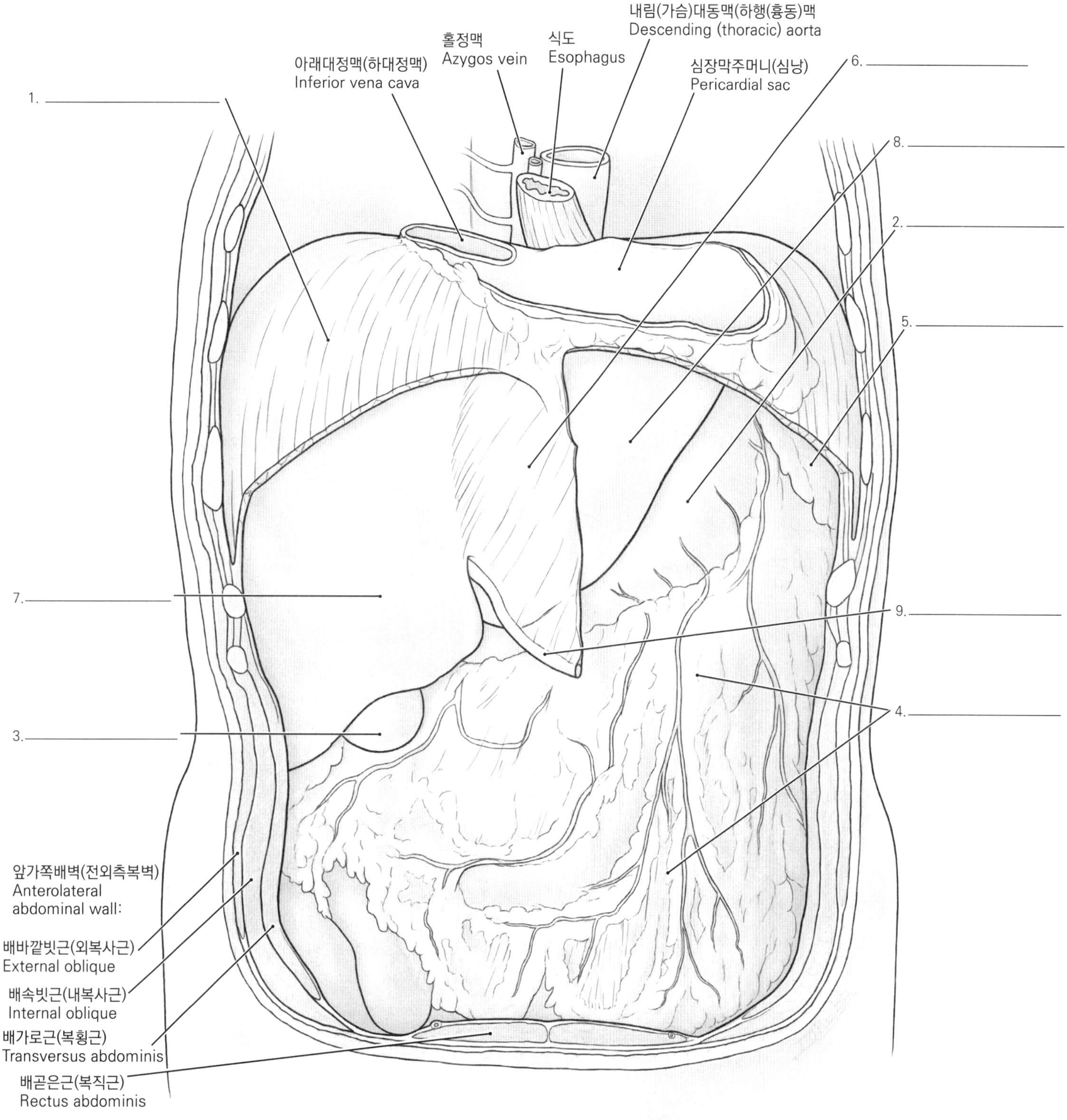
내림(가슴)대동맥(하행(흉동)맥
Descending (thoracic) aorta
홀정맥
Azygos vein
식도
Esophagus
아래대정맥(하대정맥)
Inferior vena cava
심장막주머니(심낭)
Pericardial sac
1.
6.
8.
2.
5.
7.
9.
3.
4.
앞가쪽배벽(전외측복벽)
Anterolateral
abdominal wall:
배바깥빗근(외복사근)
External oblique
배속빗근(내복사근)
Internal oblique
배가로근(복횡근)
Transversus abdominis
배곧은근(복직근)
Rectus abdominis

4.9 위와 그물막 STOMACH AND OMENTA

가로막(횡격막, diaphragm)의 대부분, 간의 왼엽과 오른엽 일부 그리고 낫인대가 제거되어 위와 그물막의 위치적 관계가 드러났다(굵은 검은색 선은 제거된 간의 구성 요소를 나타냄).

각각에 대해 서로 다른 색상을 사용하여 다음 각 구조를 색칠한다.

위의 구조 Parts of the Stomach

○ 1. **바닥(기저, *Fundus*)**: 가로막(횡격막, ***diaphragm***)의 왼쪽 돔과 관련된 팽창된 윗부분.

○ 2. **몸통(체, *Body*)**: 바닥 부위와 날문부분 사이의 주요 부분.

○ 3. **날문부분(유문부, *Pyloric region*)**: 유출 부분은 깔때기 모양을 하고 있으며, 위의 몸통과 연결된 날문방(antrum of stomach)으로 샘창자의 첫 부분 바로 먼쪽에 있는 관으로 이어짐.

위와의 관계 Relationships to the Stomach

위의 네 번째 부분인 들문(분문, cardia)은 식도와 관련된 위의 입구 부분임(이 이미지에서는 보이지 않음).

○ 4. **샘창자(십이지장, *Duodenum*)**: 위의 날문부분에서 내용물을 받음.

○ 5. **간(*Liver*)**: 작은그물막(소망, lesser omentum)을 통해 위와 샘창자의 첫 부분과 연결되며, 관상인대(관상간막, coronary ligament)를 통해 가로막과 연결되고, 낫인대(겸상인대, falciform ligament)를 통해 앞쪽배벽과 연결됨.

배안공간은 위의 발달과 회전으로 인해 큰복막주머니(greater peritoneal sac)와 작은복막주머니(lesser peritoneal sac)로 나뉨. 큰복막주머니는 배안공간의 대부분을 차지함. 작은복막주머니는 위와 작은그물막(소망, lesser omentum) 뒤쪽에 위치함. 작은그물막의 자유모서리에서 큰복막주머니는 작은복막주머니(그물막주머니[망낭, omental bursa]) 그물막구멍(대망공, ***omental [epiploic] foramen***)을 통해 연결됨.

○ 6. **작은그물막(소망, *Lesser omentum*)**: 간을 위의 작은굽이(소만곡, ***lesser curvature***)(간위인대, hepatogastric ligament)와 샘창자의 첫 번째 부분(간샘창자인대[간십이지장간막, hepatoduodenal ligament])에 연결하는 배막의 이중층.

- 작은그물막의 간샘창자인대 안에는 간세동이(간삼조, portal triad)가 포함됨: 온쓸개관(총담관, common bile duct), 고유간동맥(proper hepatic artery), 간문맥(hepatic portal vein).
- 위의 작은굽이와 평행하게 왼쪽과 오른쪽 위동맥(gastric artery)이 간위인대 내에서 문합함. 오른쪽과 왼쪽 위동맥의 가지들은 위의 작은굽이에서 퍼져 나감.

○ 7. **위잘록(주름)창자인대(위결장간막, *Gastrocolic ligament*)**: 위의 큰굽이(대만곡, ***greater curvature***)에서 내려와 스스로 접혀서 가로잘록창자(횡행결장, transverse colon)에서 부착되는 큰그물막(대망, greater omentum)의 주요 구성 요소.

○ 8. **가로잘록창자(횡행결장, *Transverse colon*)**: 앞쪽에서 위잘록창자인대의 부착으로 인해 가려짐.

○ 9. **왼쪽, 오른쪽 위그물막동맥(좌우위대망동맥, *Left and right gastro-omental[epiploic] arteries*)**: 위의 큰굽이와 평행하게 위잘록창자인대 내에서 문합함. 이 동맥에서 나오는 가지는 큰굽이를 따라 위에 혈액을 공급함.

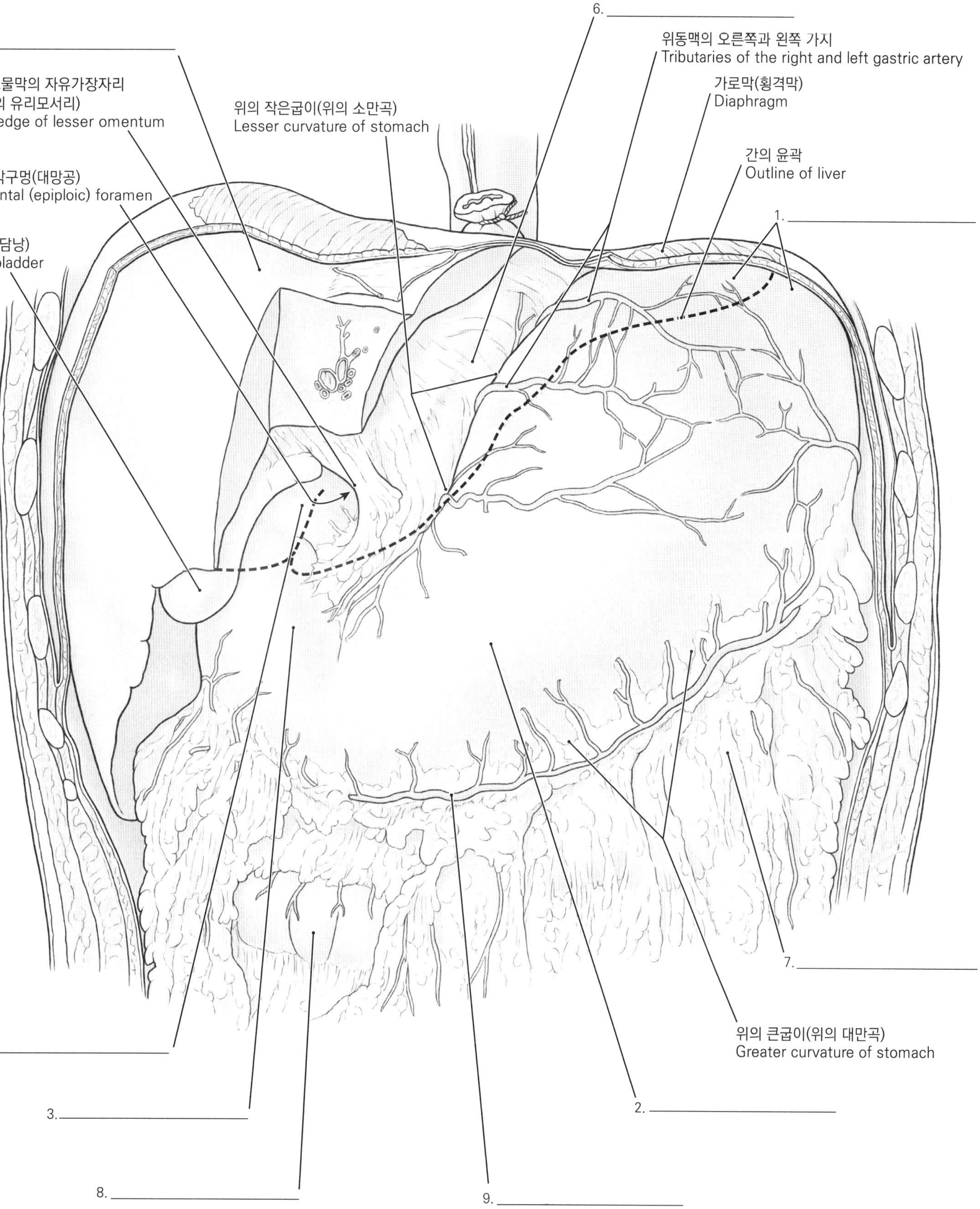
6. ______
5. ______
위동맥의 오른쪽과 왼쪽 가지
Tributaries of the right and left gastric artery
작은그물막의 자유가장자리
(소망의 유리모서리)
Free edge of lesser omentum
가로막(횡격막)
Diaphragm
위의 작은굽이(위의 소만곡)
Lesser curvature of stomach
간의 윤곽
Outline of liver
그물막구멍(대망공)
Omental (epiploic) foramen
1. ______
쓸개(담낭)
Gallbladder
7. ______
위의 큰굽이(위의 대만곡)
Greater curvature of stomach
4. ______
2. ______
3. ______
8. ______
9. ______

4.10 위 뒤쪽의 관계 POSTERIOR RELATIONSHIPS TO THE STOMACH

위(***stomach***), 작은그물막(소망, ***lesser omentum***), 위잘록(주름)창자인대(위결장간막, ***gastrocolic ligament***)는 작은복막주머니(lesser peritoneal sac, 그물막주머니[망낭, omental bursa])의 앞벽을 형성한다. 세 구조는 시상면(sagittal plane)에서 절개되어 왼쪽과 오른쪽을 반영하여 그물막주머니의 공간이 드러난다.

뒤쪽벽의 벽쪽배막(벽쪽복막, parietal peritoneum)에 작은 창이 절개되어 작은복막주머니(lesser peritoneal sac) 뒤에 위치한 구조물들이 드러난다. 작은복막주머니(lesser peritoneal sac, 그물막주머니[망낭, omental bursa])는 이 수준에서 이자(췌장, ***pancreas***)와 같은 배막뒤기관(후복막기관, retroperitoneal organ)을 덮고 있는 벽쪽배막과 위(stomach), 작은그물막(소망, lesser omentum), 위잘록(주름)창자인대(위결장간막, gastrocolic ligament)의 뒤쪽을 덮고 있는 내장쪽배막(내장쪽복막, visceral peritoneum) 사이에 위치한 주머니 모양의 배막공간이다. 위쪽 오목한 부위는 간의 관상인대(coronary ligament)와 가로막(횡격막, diaphragm)까지 확장된다. 그물막주머니는 뒤에 위치한 구조물들에서 위(stomach)가 자유롭게 움직일 수 있도록 한다.

그물막주머니(omental bursa)는 작은그물막(소망, lesser omentum)의 자유가장자리 뒤쪽에 위치한 그물막구멍(대망공, omental foramen)(그물막주머니에서 큰복막주머니로 이어지는 막대)을 통해 큰복막주머니(greater sac)와 자유롭게 소통한다.

각각에 대해 서로 다른 색상을 사용하여 다음 각 구조를 색칠한다.

○ 1. **가로잘록(주름)창자간막(횡행결장간막, *Transverse mesocolon*)**: 가로잘록창자를 뒤쪽배벽(후복벽, posterior abdominal wall)에 연결함. 또한 그물막주머니(omental bursa)의 아래부분의 뒤벽을 형성함. 가로잘록창자간막은 벽쪽배막에 부착되어 이자(췌장, pancreas)의 아랫부분 경계를 따라 그물막주머니의 뒤쪽 경계의 나머지 부분을 형성함.

이자 위쪽에 위치한 벽쪽복막(벽쪽복막, parietal peritoneum)에 창이 절개되어 복강동맥(celiac trunk)의 세 가지 분지가 드러남. 복강동맥은 앞창자구조물(전장구조물, foregut structure)과 지라(비장, spleen)에 혈액을 공급함.

○ 2. **왼쪽위동맥(*Left gastric artery*)**: 즉시 작은그물막(소망, lesser omentum)으로 지나며 위의 작은굽이와 평행을 이룸. 식도동맥(esophageal artery)을 생성하고 오른위동맥(우위동맥, right gastric artery)과 문합함.

○ 3. **지라동맥(비장동맥, *Splenic artery*)**: 이자의 위쪽을 따라 왼쪽으로 구불구불하게 주행함.

○ 4. **온간동맥(총간동맥, *Common hepatic artery*)**: 간을 향해서 오른쪽으로 주행함.

○ 5. **간문맥(*Hepatic portal vein*)**: 고유간동맥(proper hepatic artery)과 온쓸개관(총담관, common bile duct)과 함께 작은그물막의 간샘창자인대(간십이지장인대, hepatoduodenal ligament)를 통해 이동함.

가로잘록(주름)창자간막으로 추가로 절개된 창은 중간창자(중장, midgut)에 영양을 공급하는 혈관을 보여줌.

○ 6. **위창자간막동맥(상장간막동맥, *Superior mesenteric artery*)**

○ 7. **위창자간막정맥(상장간막정맥, *Superior mesenteric vein*)**

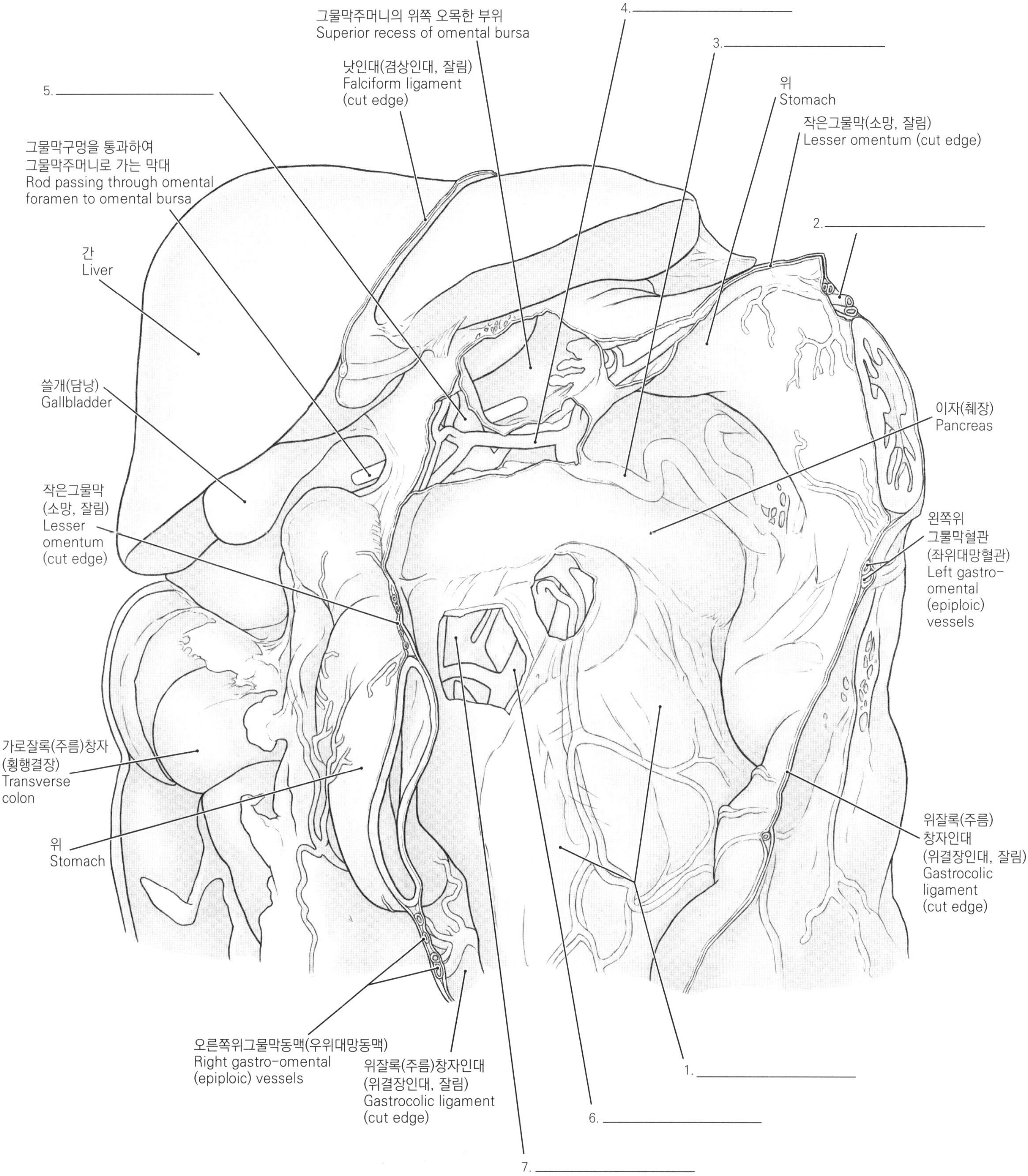
4. ____
3. ____
그물막주머니의 위쪽 오목한 부위
Superior recess of omental bursa
낫인대(겸상인대, 잘림)
Falciform ligament
(cut edge)
위
Stomach
작은그물막(소망, 잘림)
Lesser omentum (cut edge)
5. ____
그물막구멍을 통과하여
그물막주머니로 가는 막대
Rod passing through omental
foramen to omental bursa
2. ____
간
Liver
쓸개(담낭)
Gallbladder
이자(췌장)
Pancreas
작은그물막
(소망, 잘림)
Lesser
omentum
(cut edge)
왼쪽위
그물막혈관
(좌위대망혈관)
Left gastro-
omental
(epiploic)
vessels
가로잘록(주름)창자
(횡행결장)
Transverse
colon
위
Stomach
위잘록(주름)
창자인대
(위결장인대, 잘림)
Gastrocolic
ligament
(cut edge)
오른쪽위그물막동맥(우위대망동맥)
Right gastro-omental
(epiploic) vessels
위잘록(주름)창자인대
(위결장인대, 잘림)
Gastrocolic ligament
(cut edge)
1. ____
6. ____
7. ____

4.11 복강동맥과 간문맥의 형성 CELIAC TRUNK AND FORMATION OF HEPATIC PORTAL VEIN

작은복막주머니(lesser peritoneal sac) 뒤쪽벽의 벽쪽배막(parietal peritoneum)이 대부분 제거되었다. 또한 간(*liver*) 왼쪽엽 대부분과 이자(*pancreas*)의 몸통부위가 제거되었다. 위(*stomach*)는 시상면에서 절단되어 오른쪽과 왼쪽으로 반영되었다. 막대가 그물막구멍(대망공, omental foramen) 위치를 통과한다.

다음 설명은 복강동맥(celiac trunk)의 전형적인 분지 패턴을 제공한다; 그러나 변이가 흔하다. 복강동맥의 가지는 지나가며 공급하는 구조물에 따라 이름이 붙여진다.

각각에 대해 서로 다른 색상을 사용하여 다음 각 구조를 색칠한다.

- ❍ 1. **복강동맥(*Celiac trunk*)**: 대동맥구멍(aortic hiatus) 아래의 배대동맥(복부대동맥, abdominal aorta)에서 발생하여 위, 식도, 몸쪽샘창자, 간 및 쓸개기관(담낭기관, biliary apparatus), 이자, 지라에 혈액을 공급하는 가지를 생성함.
- ❍ 2. **왼쪽위동맥(좌위동맥, *Left gastric artery*)**: 복강동맥에서 시작하여 작은그물막을 통과하여 위의 작은굽이와 평행을 이루며 여러 개의 작은 가지를 냄. 오른쪽 위동맥과 문합함.
  - ❍ 3. **식도가지(*Esophageal branch*)**: 왼쪽위동맥에서 시작하여 먼쪽식도를 공급함.
- ❍ 4. **지라동맥(비장동맥, *Splenic artery*)**: 복강동맥에서 시작하여 이자의 위쪽 경계를 따라 왼쪽으로 구불구불하게 흐르며 이자의 몸통으로 수많은 가지를 보냄.
  - ❍ 5. **왼위그물막동맥(좌위대망동맥, *Left gastro-omental [epiploic] artery*)**: 지라 문의 지라동맥에서 시작하여 위의 큰만곡을 따라 큰그물막(대망, greater omentum)을 통과하여 오른위그물막동맥(right gastro-omental artery)과 문합됨.
  - ❍ 6. **짧은위동맥(단위동맥, *Short gastric artery*)**: 일반적으로 지라문의 지라동맥에서 시작하여 위지라인대(위비인대, gastrosplenic ligament)를 통과하여 위바닥(위기저, fundus of the stomach)에 공급되는 4~5개의 작은 동맥.
- ❍ 7. **온간동맥(총간동맥, *Common hepatic artery*)**: 복강동맥에서 시작하여 오른쪽으로 향하며, 간문맥(hepatic portal vein) 앞을 지나감.
  - ❍ 8. **위샘창자동맥(위십이지장동맥, *Gastroduodenal artery*)**: 온간동맥(총간동맥, common hepatic artery)에서 시작하여 샘창자 첫 번째 부분 뒤쪽으로 하강함. 먼쪽위(distal stomach), 몸쪽샘창자(proximal duodenum)와 이자(췌장, pancreas)에 혈액을 공급하는 가지를 나눔.
    - ❍ 9. **오른위그물막동맥(우위대망동맥, *Right gastro-omental[epiploic] artery*)**: 위샘창자동맥에서 시작하여 위 큰만곡을 따라 위잘록창자인대(위결장인대, gastrocolic ligament) 내를 지나 왼위그물막동맥(좌위대망동맥, Left gastro-omental artery)과 문합됨.
    - ❍ 10. **앞위이자샘창자동맥(*Anterior superior pancreaticoduodenal artery*)**: 위샘창자동맥에서 시작하여 이자 머리의 앞쪽을 따라 이동하여 샘창자 몸쪽부위에 혈액을 공급함.
  - ❍ 11. **고유간동맥(총간동맥, *Proper hepatic artery*)**: 위샘창자동맥의 기점에서 고유간동맥이 계속 이어져 간문맥과 온쓸개관(총담관, *common bile duct*)을 거쳐 다양한 길이로 간샘창자인대(간십이지장인대, hepatoduodenal ligament)를 통과한 후 다음으로 갈라짐:
    - ❍ 12. **오른간동맥(*Right hepatic artery*)**: 쓸개(담낭, *gallbladder*)로 가는 쓸개동맥(담낭동맥, cystic artery)을 형성하여 간의 오른엽으로 주행함.
    - ❍ 13. **왼간동맥(*Left hepatic artery*)**: 간의 왼엽으로 주행함.
  - ❍ 14. **오른위동맥(*Right gastric artery*)**: 온간동맥(총간동맥, common hepatic artery), 고유간동맥(proper hepatic atery), 위샘창자동맥(위십이지장동맥, gastroduodenal artery)에서 다양하게 시작하여 위의 작은만곡과 평행하게 작은그물막(소망, lesser omentum) 내부를 주행하여 왼위동맥(left gastric artery)과 문합함.
- ❍ 15. **위창자간막동맥(상장간막동맥, *Superior mesenteric artery, SMA*)**: 복강동맥 바로 아래 배대동맥(복부대동맥, abdominal aorta)에서 시작하여 중간창자(중장, midgut) 구조에 혈액을 공급함.
- ❍ 16. **위창자간막정맥(상장간막정맥, *Superior mesenteric vein, SMV*)**: 중간창자 구조에서 간문맥으로 배출됨.
- ❍ 17. **지라정맥(비장정맥, *Splenic vein*)**: 이자(췌장, pancreas)의 뒷면을 따라 간문맥으로 향함.
- ❍ 18. **아래창자간막정맥(하장간막정맥, *Inferior mesenteric vein, IMV*)**: 뒤창자(후장, hindgut) 구조에서 지라정맥(비장정맥, splenic vein), 위창자간막정맥(상장간막정맥, superior mesenteric vein) 또는 지라정맥과 상장간막정맥의 합류(결합)부위로 배출됨.
- ❍ 19. **간문맥(*Hepatic portal vein*)**: 지라정맥과 위창자간막정맥이 합류하여 이자 목부위 뒤쪽에 형성되어 간샘창자인대를 따라 고유간동맥과 온쓸개관과 함께 주행함.

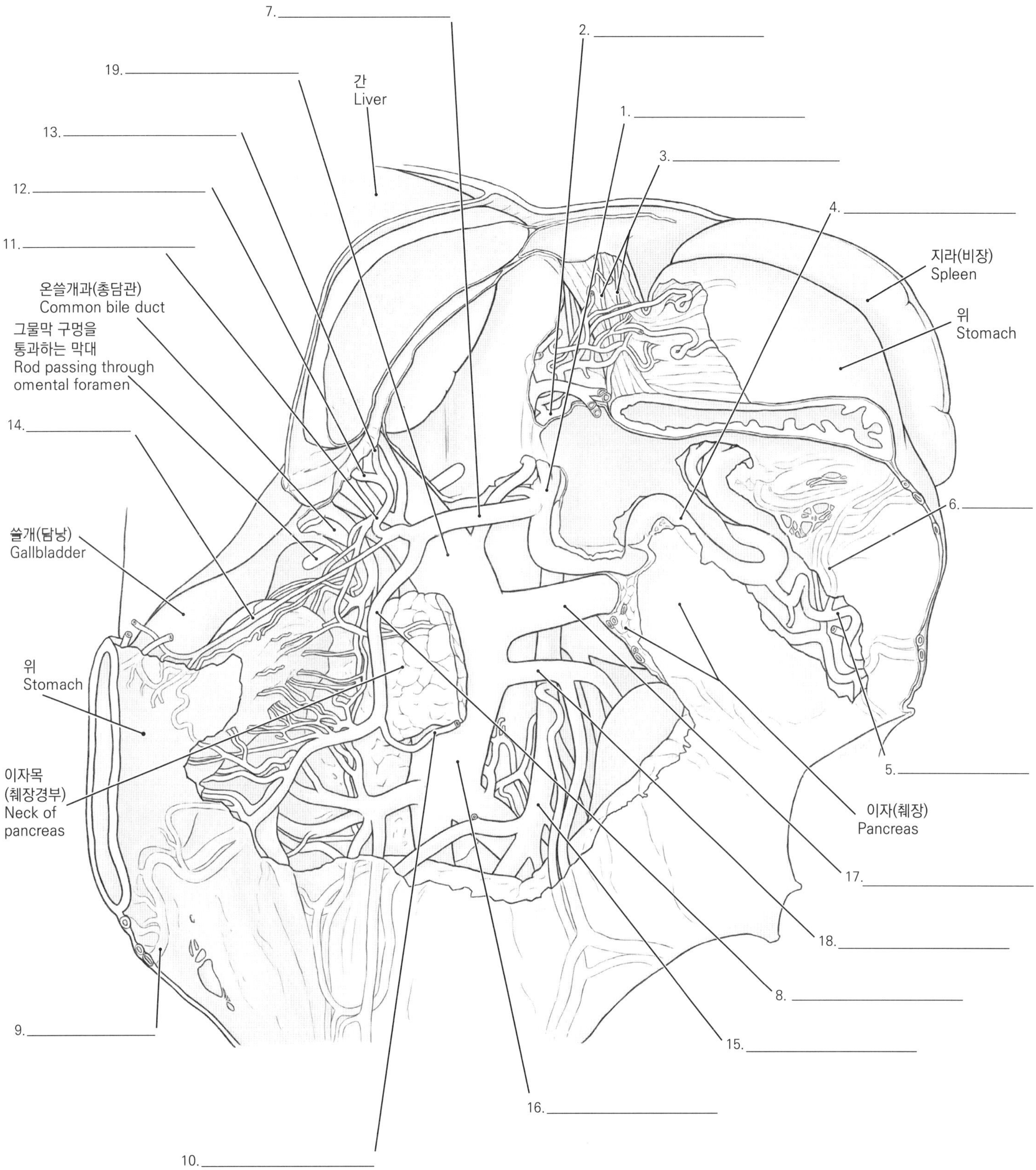
7.
2.
19.
간
Liver
1.
13.
3.
12.
4.
11.
지라(비장)
Spleen
온쓸개관(총담관)
Common bile duct
위
Stomach
그물막 구멍을
통과하는 막대
Rod passing through
omental foramen
14.
6.
쓸개(담낭)
Gallbladder
위
Stomach
5.
이자목
(췌장경부)
Neck of
pancreas
이자(췌장)
Pancreas
17.
18.
8.
9.
15.
16.
10.

4.12 이자와 샘창자 PANCREAS AND DUODENUM

이자(췌장, pancreas)와 샘창자(십이지장, duodenum)는 간(liver)과 대부분의 위(stomach)에서 분리되었다. 지라(***spleen***)는 이자의 꼬리에서 위가쪽으로 당겨졌다. 위창자간막 혈관은 작은창자의 창자간막(***mesentery of the small intestine***)으로 확장되었기 때문에 절단되었다.

각각에 대해 서로 다른 색상을 사용하여 다음 각 구조를 색칠한다.

이자(췌장) Pancreas

이자는 L1과 L2 척추뼈몸통(척추체, vertebral body)의 수준에서 2차적으로 복막뒤(꼬리 제외)에 위치함.

- ○ 1. **이자머리(*Head of the pancreas*)**: 샘창자의 C자 모양에 위치하여 위창자간막혈관(상장간막혈관, superior mesenteric vessels)의 오른쪽에 있음. 갈고리돌기(uncinate process)는 위창자간막동맥(SMA) 뒤쪽 머리의 아래쪽에서 안쪽으로 돌출어 있음.
- ○ 2. **이자목(*Neck of the pancreas*)**: 위창자간막혈관과 간문맥(hepatic portal vein) 형성의 앞쪽에 위치함.
- ○ 3. **이자몸통(*Body of the pancreas*)**: 위창자간막혈관의 왼쪽에 있는 목에서 계속됨. 몸통의 뒤쪽은 배대동맥(복부대동맥, abdominal aorta), SMA, 지라혈관, 왼쪽콩팥위샘(좌측부신, ***left suprarenal gland***) 및 왼쪽콩팥(좌신장, ***left kidney***)으로 가는 콩팥혈관(신장혈관, renal vessel)과 직접 접촉함.
- ○ 4. **이자꼬리(*Tail of the pancreas*)**: 왼쪽콩팥 앞쪽에 위치하며 지라문과 밀접한 관련이 있음("이자의 꼬리가 지라를 간지럽힘").

샘창자(십이지장) Duodenum

샘창자는 대부분 이차적으로 복막뒤에 위치하지만, 위와 빈창자(공장, ***jejunum***)의 복막안 장기에서 복강으로 전환되는 시작 부분과 끝부분은 제외됨. 샘창자는 작은창자의 첫 번째, 가장 짧고 가장 고정된 부분임. 오른쪽의 날문(유문, ***pylorus***)에서 시작하여 C자 모양으로 지나며, 왼쪽에서 샘빈창자굽이(십이지장공장굴곡, duodenojejunal junction)에서 끝남. 샘창자는 네 부분으로 나눠짐:

- ○ 5. **첫 번째(위) 부분**: 날문(***pylorus***)에서 계속되고 쓸개와 간이 겹쳐지며, 간샘창자인대(간십이지장인대, hepatoduodenal ligament)에 의해 간에 부착됨.
- ○ 6. **두 번째(내림) 부분**: 오른쪽 아래로 흐르고 아래대정맥(하대정맥, ***inferior vena cava***)과 평행하며 온쓸개이자관팽대(담췌관팽대부, hepatopancreatic ampulla)(주 이자관과 온쓸개관의 합류)에 의해 뒤쪽으로 관통됨.
- ○ 7. **세 번째(수평/아래) 부분**: 아래대정맥, 대동맥(aorta), 큰허리근(대요근, psoas major muscle)의 앞쪽 왼쪽으로 가로질러 달림. SMA와 정맥은 세 번째 부분의 먼쪽부위 앞쪽을 통과함.

네 번째(오름(상행, ascending)) 부분은 작은창자의 창자간막(장간막, mesentery)과 위창자간막 혈관의 가지에 의해 숨겨져 있음. 네 번째 부분은 배대동맥(복부대동맥, ***abdominal aorta***)의 왼쪽을 따라 이자의 아래쪽 경계까지 위쪽으로 주행함. 먼쪽 부분은 앞쪽으로 돌아가 샘빈창자굽이(이음부)에서 빈창자와 합류함.

간세동이 Portal triad

간세동이는 간샘창자인대(간십이지장인대, hepatoduodenal ligament) 내에 위치하며 다음으로 구성됨:

- ○ 8. **간문맥(*Hepatic portal vein*)**: 이자 목 뒤쪽에서 형성되고 고유간동맥과 온쓸개관 뒤쪽을 따라 주행함.
- ○ 9. **고유간동맥(*Proper hepatic artery*)**: 위샘창자동맥의 이는곳 이후 온간동맥에서 시작하여 간문맥 앞쪽의 간으로 주행함.
- ○ 10. **온쓸개관(총담관, *Common bile duct*)**: 이자 머리 뒤쪽으로 주행.

이자의 샘창자의 혈관 Vasculature of the Pancreas and Duodenum

- ○ 11. **샘창자위동맥(십이지장상동맥, *Supraduodenal artery*)**: 일반적으로 고유간동맥에서 시작하여 샘창자의 첫 번째 부분에 혈액을 공급함.
- ○ 12. **위샘창자동맥(위십이지장동맥, *Gastroduodenal artery*)**: 뒤쪽 위부분 이자샘창자동맥(췌십이지장동맥, pancreaticoduodenal artery)을 통해 이자머리의 뒷부분과 몸쪽 샘창자(두 번째 부분에서 온쓸개이자관팽대(담췌관팽대부, hepatopancreatic ampulla)의 입구 몸쪽부위)에 혈액을 공급함.

위샘창자동맥은 샘창자의 첫 번째 부분 뒤쪽으로 주행하여 오른쪽 위그물막동맥(***right gastro-omental artery***)으로 분지됨:

- ○ 13. **앞위이자샘창자동맥(전상췌십이지장동맥, *Anterior superior pancreaticoduodenal artery*)**: 온쓸개이자관팽대의 진입 전 머리의 앞쪽과 몸쪽 샘창자에 혈액을 공급함.
- ○ 14. **위창자간막정맥(상장간막정맥, *Superior mesenteric vein*)**: 샘창자 세 번째 부분의 먼쪽 앞부위을 지나 지라정맥과 합쳐져 이자 목부위 뒤쪽의 간문맥을 형성함.
- ○ 15. **위창자간막동맥(상장간막동맥, *Superior mesenteric artery*)**: 배대동맥에서 분지하여 이자 몸통 뒤쪽을 지나 샘창자 세 번째 부분의 먼쪽부위와 이자의 갈고리돌기 앞쪽을 지나감. SMA는 샘창자 두 번째 부분의 온쓸개이자관팽대의 입구와 이자 머리부위까지 먼쪽 샘창자를 공급하며 아래이자샘창자동맥(하췌십이지장동맥, inferior pancreaticoduodenal arter)을 통해 공급함.
- ○ 16. **앞아래이자샘창자동맥(전하췌십이지장동맥, *Anterior inferior pancreaticoduodenal artery*)**: SMA에서 분지되어 이자 머리의 앞쪽 측면을 따라 주행하여 앞위이자샘창자동맥과 연결됨. 뒤아래이자샘창자동맥(후하췌십이지장동맥, posterior inferior pancreaticoduodenal artery)은 이자 머리의 뒤쪽을 따라 뒤위이자샘창자동맥(후상췌십이지장동맥, posterior superior pancreaticoduodenal artery)과 문합됨.

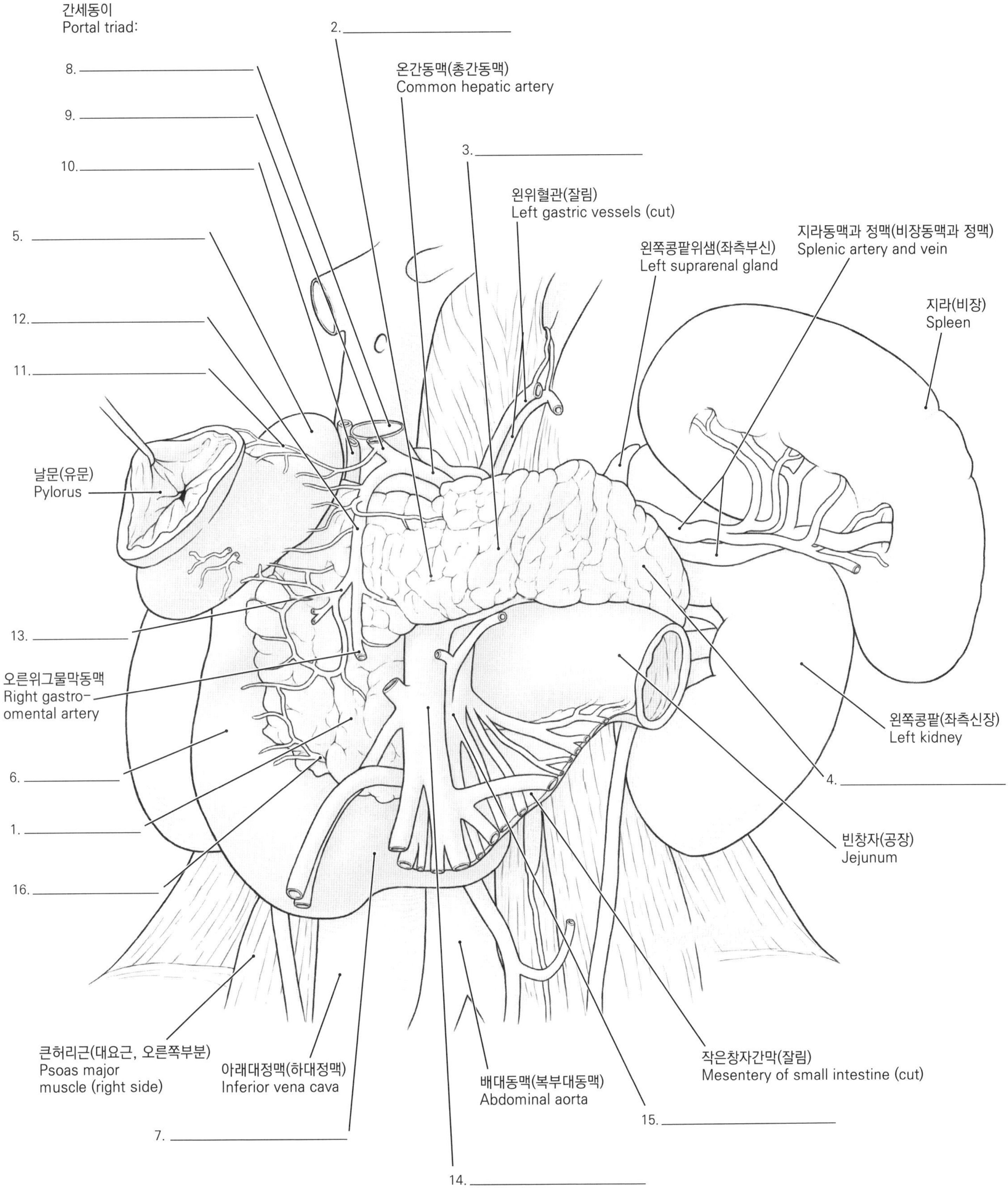

간세동이
Portal triad:
8.
9.
10.
2.
온간동맥(총간동맥)
Common hepatic artery
3.
왼위혈관(잘림)
Left gastric vessels (cut)
왼쪽콩팥위샘(좌측부신)
Left suprarenal gland
지라동맥과 정맥(비장동맥과 정맥)
Splenic artery and vein
지라(비장)
Spleen
5.
12.
11.
날문(유문)
Pylorus
13.
오른위그물막동맥
Right gastro-omental artery
6.
1.
16.
왼쪽콩팥(좌측신장)
Left kidney
4.
빈창자(공장)
Jejunum
큰허리근(대요근, 오른쪽부분)
Psoas major muscle (right side)
아래대정맥(하대정맥)
Inferior vena cava
배대동맥(복부대동맥)
Abdominal aorta
작은창자간막(잘림)
Mesentery of small intestine (cut)
15.
7.
14.

4.13A 장내 위치 INTESTINES IN SITU

앞배벽이 절단되고 배곧은근(복직근, ***rectus abdominis muscle***) 아래로 젖혀짐. 위잘록(주름)창자인대(위결장간막, ***gastrocolic ligament***)가 위로 젖혀져 작은창자가 드러나고, 돌창자(회장, ileum)의 끝부분이 드러나 막창자꼬리(충수, appendix)가 드러났다.

각각에 대해 서로 다른 색상을 사용하여 다음 각 구조를 색칠한다.

작은창자(소장) Small Intestine

작은창자의 대부분은 빈창자(공장, jejunum)와 돌창자(회장, ileum)로 구성되어 있음. 빈창자와 돌창자를 뚜렷하게 구분하는 명확한 선은 없음.

○ 1. **빈창자(공장, *Jejunum*)**: 대부분 왼쪽 위 사분면에 위치함.

○ 2. **돌창자(회장, *Ileum*)**: 대부분 오른쪽 아래 사분면에 위치함.

○ 3. **작은창자의 창자간막(소장의 장간막, *Mesentery of the small intestine*)**: 빈창자와 돌창자를 뒤쪽 배벽에 부착하는 부채꼴 모양의 이중배막층.

큰창자(대장) Large Intestine

큰창자에는 막창자(맹장, cecum), 막창자꼬리(충수, appendix), 오름잘록창자(상행결장, ascending colon), 가로잘록창자(횡행결장, transverse colon), 내림잘록창자(하행결장, descending colon), 구불잘록창자(구불결장, sigmoid colon), 곧창자(직장, rectum), 항문관(anal canal)이 포함됨. 큰창자는 중아에 위치한 빈창자와 돌창자의 오른쪽, 위쪽, 왼쪽, 아래쪽을 구성함. 큰창자의 몇가지 뚜렷한 특징은 작은창자와 구별됨.

○ 4. **그물막 부속물(*Omental appendices*)**: 잘록창자(결장, colon)의 네 부분에 매달려 있는 지방돌기.

주름창자띠(***Teniae coli***): 오른잘록창자의 시작부위에서 곧창자의 시작부위까지 주행하고 있는 세 개의 세로 민무늬근(평활근, smooth muscle) 띠.

팽대(***Haustra***): 주름창자띠 사이의 장 벽의 거품 모양의 주머니.

○ 5. **막창자(맹장, *Cecum*)**: 큰창자의 첫 번째 부분으로 오름잘록창자와 이어짐. 돌막창자이음부(회장맹장접합부, ileocecal junction) 아래에 위치한 막힌 주머니. 일반적으로 오른쪽 엉덩뼈오목(장골와, iliac fossa)에 위치함.

○ 6. **막창자꼬리(충수, *Appendix*)**: 막창자의 막힌 곁주머니(게실, diverticulum)로 일반적으로 맹장 뒤에 위치하지만 위치는 다양할 수 있음.

○ 7. **오름잘록창자(상행결장, *Ascending colon*)**: 막창자에서 시작하여 오른쪽에서 위로 지나 오른쪽 간엽까지 도달하여, 오른쪽 창자굽이(결장굴곡, ***right colic[hepatic] flexure***)에서 왼쪽으로 방향을 바꿔 가로잘록창자(횡행결장, transverse colon)가 됨.

○ 8. **가로잘록창자(횡행결장, *Transverse colon*)**: 큰창자의 가장 길고 가장 이동성이 큰 부분으로 오른쪽 창자굽이에서 왼쪽 창자굽이(지라굽이[비장굴곡, ***left colic splenic flexure***])까지 배를 가로지름. 가로잘록창자간막(transverse mesocolon)은 이자의 아래 경계에서 벽쪽 배막과 융합됨.

○ 9. **내림잘록창자(하행결장, *Descending colon*)**: 왼쪽 창자굽이에서 왼쪽 엉덩뼈오목까지 아래로 내려가며, 구불잘록창자(구불결장, sigmoid colon)와 연결됨.

○ 10. **구불잘록창자(구불결장, *Sigmoid colon*)**: 곧창자와 내림잘롱창자를 연결하는 S자 모양으로 구부러져 있는게 특징임.

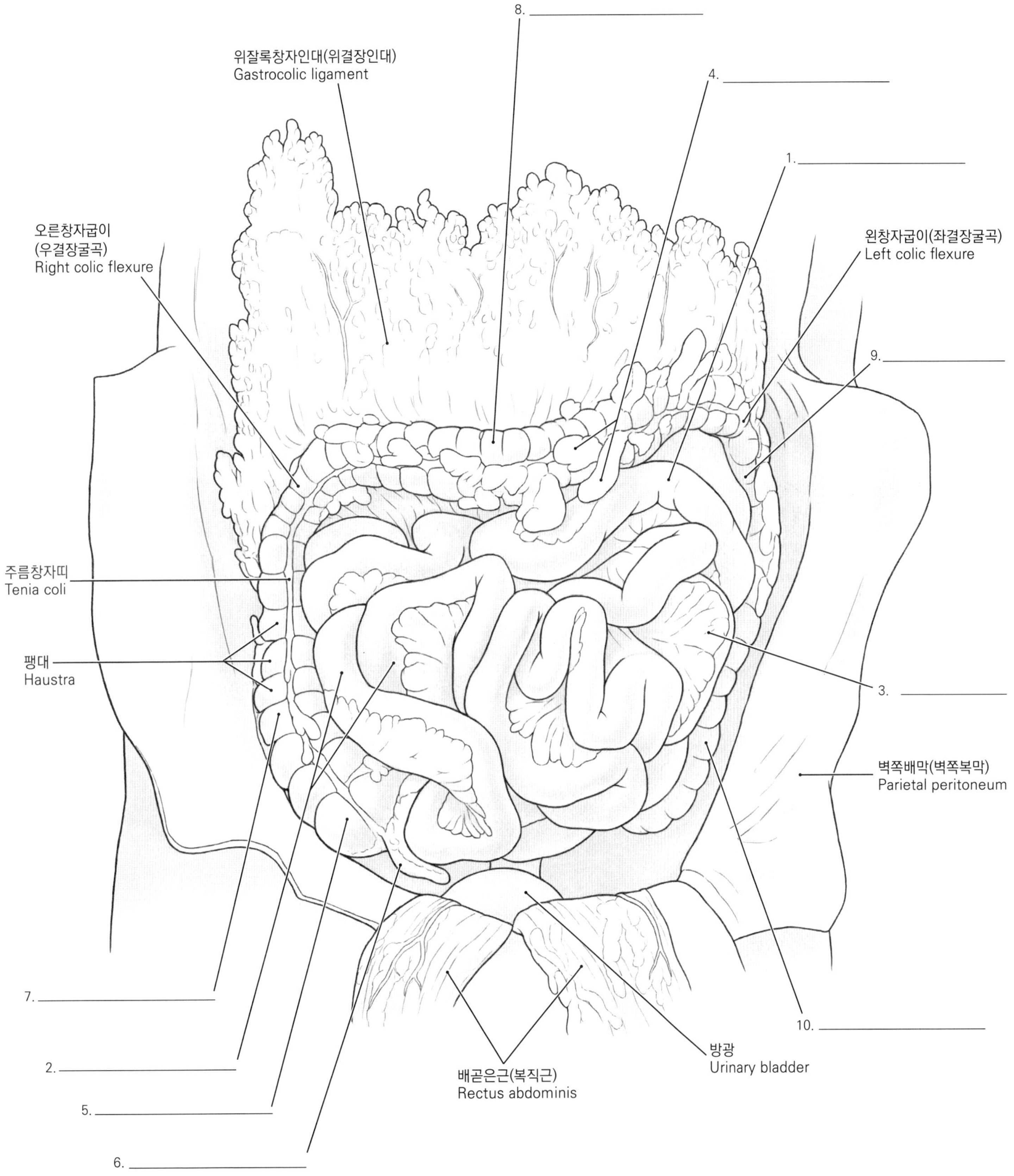

8. ____________
위잘록창자인대(위결장인대)
Gastrocolic ligament
4. ____________
1. ____________
오른창자굽이
(우결장굴곡)
Right colic flexure
왼창자굽이(좌결장굴곡)
Left colic flexure
9. ____________
주름창자띠
Tenia coli
팽대
Haustra
3. ____________
벽쪽배막(벽쪽복막)
Parietal peritoneum
7. ____________
10. ____________
방광
Urinary bladder
2. ____________
배곧은근(복직근)
Rectus abdominis
5. ____________
6. ____________

4.13B 작은창자간막과 구불창자간막 MESENTERY OF THE SMALL INTESTINE AND SIGMOID MESOCOLON

4.13A절과 유사하게 앞배벽이 절개되어 반영되었고, 배곧은근(복직근, ***rectus abdominis***)은 아래쪽으로 반영되었다. 위잘록창자인대(위결장인대, ***gastrocolic ligament***)는 다시 위쪽으로 반영되어 작은창자가 드러났다. 또한 작은창자는 위쪽으로 들어올려져 그 창자간막이 드러났고 구불잘록창자(구불결장, sigmoid colon)는 들어올려져 구불창자간막(sigmoid mesocolon)이 드러났다.

각각에 대해 서로 다른 색상을 사용하여 다음 각 구조를 색칠한다.

작은창자(소장) Small Intestine

○ 1. 빈창자(공장, ***Jejunum***): 대부분 샘빈창자이음(십이지장공장이음부, ***duodenojejunal junction***[굽이, 굴곡, ***flexure***])에서 시작하여 왼위쪽 사분면에 위치함.

○ 2. 돌창자(회장, ***Ileum***): 대부분 오른아래쪽 사분면에 위치하며 돌잘록창자이음(회결장이음부, ileocolic junction)에서 끝남.

○ 3. 작은창자간막(***Mesentery of the small intestine***[창자간막, 고유장간막]): 창자간막의 뿌리는 샘빈창자이음에서 돌잘록창자이음까지 비스듬히 지나며 배대동맥(복대동맥, abdominal ***aorta***)과 아래대정맥(하대정맥, inferior vena cava)을 가로지름. 위창자간막혈관(상장간막혈관, superior mesenteric vessels)은 창자간막 두 층 사이를 지나감.

큰창자(대장) Large Intestine

○ 4. 가로잘록창자(횡행결장, ***Transverse colon***): 큰창자에서 가장 길고 움직임이 많은 부분으로 오른잘록창자굽이(오른결장굴곡, right colic flexure)에서 왼잘록창자굽이(좌결장굴곡, ***left colic flexure***)까지 배를 가로지름. 왼잘록창자굽이는 일반적으로 오른잘록창자굽이보다 더 위쪽에 위치함.

○ 5. 내림잘록창자(하행결장, ***Descending colon***): 왼잘록창자굽이에서 왼엉덩뼈오목(좌장골와, left iliac fossa)까지 왼쪽 아래를 통과하며 여기서 구불잘록창자(구불결장, sigmoid colon)와 연속됨.

○ 6. 구불잘록창자(구불결장, ***Sigmoid colon***): 왼엉덩뼈오목에서 내림잘록창자와 곧창자(직장, rectum)를 연결하는 S3 척추 레벨까지 확장됨.

○ 7. 구불창자간막(***Sigmoid mesocolon***): 구불잘록창자와 뒤배벽을 연결하는 배막(복막, peritoneum)의 이중층.

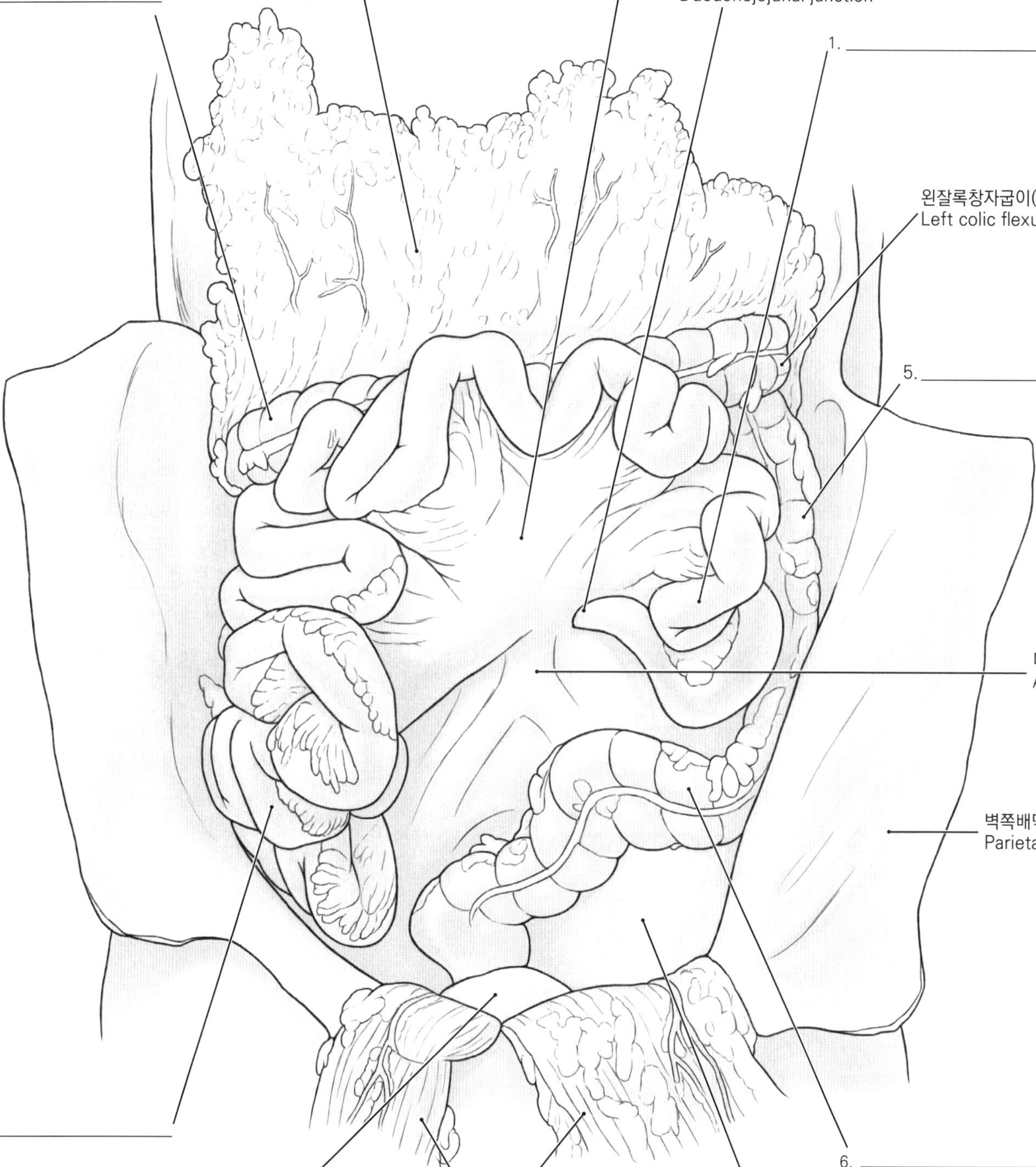
위잘록창자인대(위결장인대)
Gastrocolic ligament
3. ____________________
샘빈창자이음(십이지장공장이음부)
Duodenojejunal junction
4. ____________________
1. ____________________
왼잘록창자굽이(좌결장굴곡)
Left colic flexure
5. ____________________
대동맥
Aorta
벽쪽배막(벽쪽복막)
Parietal peritoneum
2. ____________________
6. ____________________
방광
Urinary bladder
배곧은근(복직근)
Rectus abdominis
7. ____________________

4.14 위창자간막동맥 SUPERIOR MESENTERIC ARTERY (SMA)

빈창자(공장, jejunum), 돌창자(회장, ileum), 몸쪽 큰창자와 이들의 동맥 공급인 SMA는 배안공간의 나머지 부분에서 분리되었다. 작은창자의 창자간막(mesentery)과 가로잘록창자간막(횡행결장간막, transverse mesocolon)의 일부 배막이 벗겨져서 SMA의 분지패턴을 보여준다. SMA의 왼쪽에서 분지된 가지는 빈창자와 돌창자에 혈액을 공급하고, 오른쪽에서 분지된 가지는 막창자(맹장, cecum)에서 가로잘록창자(횡행결장, *transverse colon*)의 중간까지 큰창자에 혈액을 공급한다.

각각에 대해 서로 다른 색상을 사용하여 다음 각 구조를 색칠한다.

○ 1. **위창자간막동맥(상장간막동맥, *Superior mesenteric artery*)**: L1 척추뼈 레벨의 배대동맥에서 분지되어 중간창자의 파생물에 혈액을 공급함.

○ 2. **빈창자동맥(공장동맥, *Jejunal artery*)**: 수많은 빈창자동맥이 SMA에서 분지되어 빈창자에 공급됨.

○ 3. **빈창자의 혈관궁(*Arcades of the jejunum*)**: 빈창자동맥이 합쳐져 간단하고 큰 고리를 형성함.

○ 4. **빈창자의 곧은혈관(*Vasa recta of the jejunum*)**: 혈관궁에서 빈창자벽까지 이어지는 길고 곧은 동맥.

○ 5. **돌창자동맥(회장동맥, *Ileal artery*)**: 수많은 돌창자동맥이 SMA에서 분지되어 돌창자에 혈액을 공급함.

○ 6. **돌창자의 혈관궁(*Arcades of the ileum*)**: 돌창자동맥은 합쳐져 복잡하고 작은 고리를 형성함.

○ 7. **돌창자의 곧은혈관(*Vasa recta of the ileum*)**: 혈관궁에서 돌창자벽까지 이어지는 짧고 곧은 동맥.

○ 8. **돌잘록창자동맥(회장결장동맥, *Ileocolic artery*)**: SMA의 말단가지로 돌막창자이음부(회장맹장접합부, ileocecal junction)로 직접 주행하여 돌창자 말단과 막창자(맹장, *cecum*)와 오름잘록창자(상행결장, *ascending colon*)를 포함하는 몸쪽잘록창자에 혈액을 공급함.

○ 9. **막창자꼬리동맥(충수동맥, *Appendicular artery*)**: 돌잘록창자동맥에서 분지되어 돌창자의 말단부 뒤쪽을 지나 막창자꼬리간막(충수간막, mesoappendix)을 통과하여 막창자꼬리에 도달함.

○ 10. **오른쪽 잘록창자동맥(우결장동맥, *Right colic artery*)**: 오른창자굽이(우결장굴곡, right colic flexure) 방향으로 주행함. 이 동맥은 독립적으로 발생하거나 SMA에서 분지되어 중간주름창자동맥(중간결장동맥, middle colic artery)과 공통된 줄기에서 주행될수 있음. 먼쪽 오름잘록창자(상행결장, distal ascending colon)와 몸쪽 가로잘록창자(횡행결장, transverse colon)에 혈액을 공급함.

○ 11. **중간잘록창자동맥(중결장동맥, *Middle colic artery*)**: 가로잘록창자의 중앙을 향해 주행함.

○ 12. **모서리동맥(연변동맥, *Marginal artery*)**: 잘록창자(결장, colon)의 길이와 평행하며 SMA의 돌잘록창자(회결장, ileocolic), 오른주름창자(우결장, right colic), 중간주름창자(중간결장, middle colic) 동맥과 아래창자간막동맥(하장간막동맥, inferior mesenteric artery)의 왼쪽잘록창자와 구불잘록창자 동맥이 서로 문합되어 형성됨.

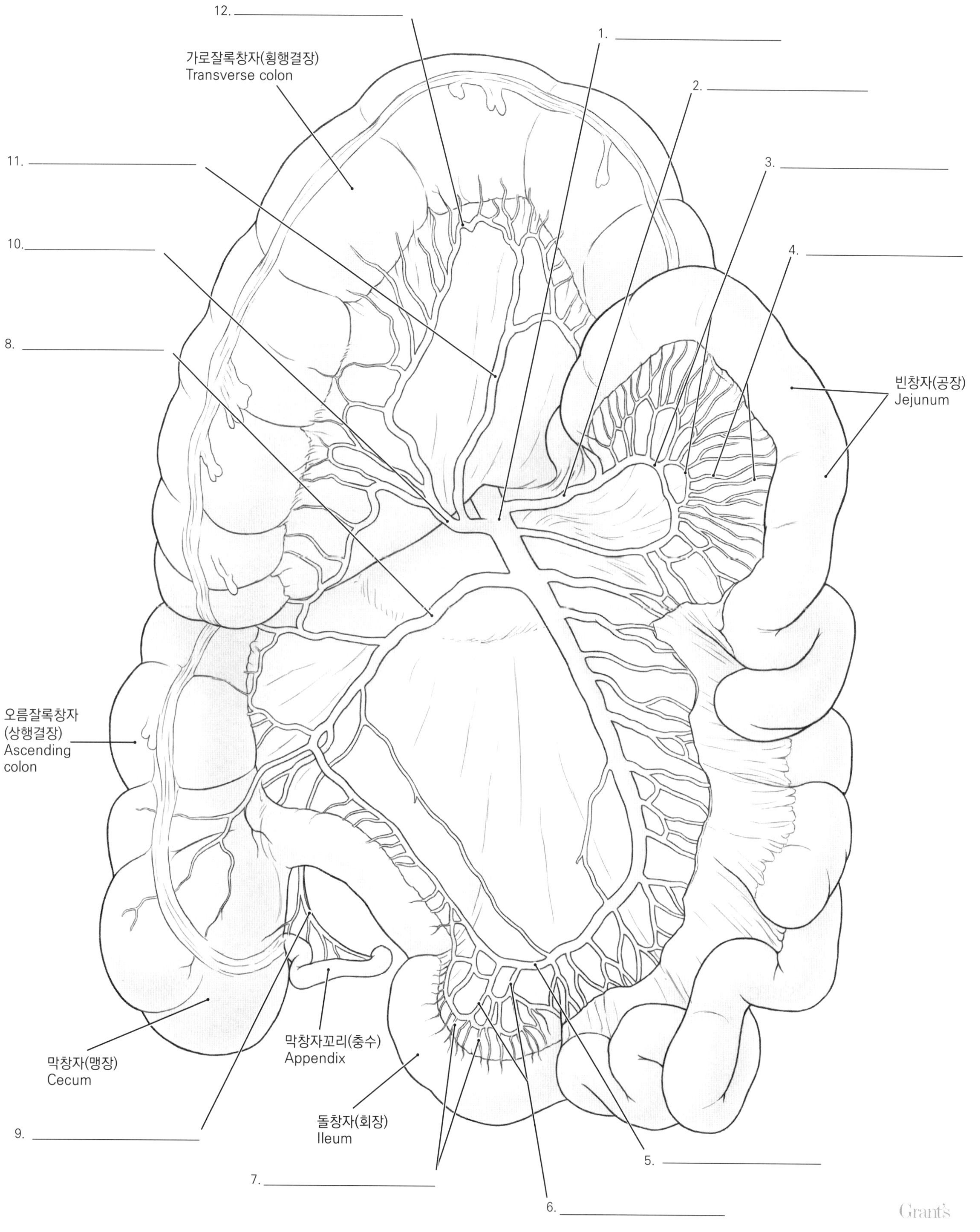
12.
1.
가로잘록창자(횡행결장)
Transverse colon
2.
11.
3.
10.
4.
8.
빈창자(공장)
Jejunum
오름잘록창자
(상행결장)
Ascending
colon
막창자꼬리(충수)
Appendix
막창자(맹장)
Cecum
돌창자(회장)
Ileum
9.
5.
7.
6.
Grant's

4.15 아래창자간막동맥 INFERIOR MESENTERIC ARTERY (IMA)

작은창자의 창자간막(mesentery) 뿌리가 샘빈창자이음부(십이지장공장접합부, duodenojejunal junction)에서 돌잘록창자이음부(회결장접합부, ileocolic junction)까지 절단되었다. 샘창자(십이지장, ***duodenum***)의 2번째에서 4번째 부분의 일부는 뒤배벽(후복벽, posterior abdominal wall)의 창자간막(mesentery)과 벽쪽배막(벽쪽복막, parietal peritoneum)의 잔여 뿌리 부분을 통해 볼 수 있다. 중간잘록창자동맥(중결장동맥, ***middle colic artery***)을 제외하고 ***SMA***와 많은 가지가 절단되었다.

각각에 대해 서로 다른 색상을 사용하여 다음 각 구조를 색칠한다.

- ○ 1. **아래창자간막동맥**(하장간막동맥, ***Inferior mesenteric artery[IMA]***): 배대동맥(복부동맥, ***abdominal aorta***)이 오른쪽과 왼쪽 온엉덩동맥(총장골동맥, ***common iliac artery***)으로 갈라지는 지점보다 2~3cm 위쪽에서 발생한다. 뒤창자(후장, hindgut) 유래 구조들을 공급함.
- ○ 2. **왼잘록장차동맥**(좌결장동맥, ***Left colic artery***): 아래창자간막동맥에서 왼쪽 위쪽으로 통과하여 가로잘록창자(횡행결장, ***transverse colon***)와 내림잘록창자(하행결장, ***descending colon***) 사이의 왼잘록창자굽이(좌결장굴곡, left colic flexure)로 주행함.
- ○ 3. **구불잘록창자동맥**(구불결장동맥, ***Sigmoid artery***): 구불잘록창자의 왼쪽으로 내려감(보통 2~3개의 가지).
- ○ 4. **위곧창자동맥**(상직장동맥, ***Superior rectal artery***): 구불잘록창자동맥이 분지한 후, 곧창자(직장, rectum) 윗부분을 공급하기 위해 골반으로 내려가는 아래창자간막동맥(하장간막동맥, inferior mesenteric artery)의 연속.
- ○ 5. **모서리동맥**(***Marginal artery***): 위창자간막동맥, 구불잘록창자동맥, 왼잘록창자동맥이 문합되어 뒤창자를 따라 모서리 동맥으로 계속됨. 왼잘록창자동맥과 중간잘록창자동맥(중결장동맥, middle colic artery)에서 위, 아래창자간막동맥 사이의 문합은 왼잘록창자굽이에서 중간창자에서 뒤창자로의 전환을 나타냄.

임상노트: 복부대동맥류 ABDOMINAL AORTIC ANEURYSM

동맥류는 혈관의 정상 직경이 최소 50% 증가한 동맥의 국소 확장이다. 복부대동맥의 경우 직경이 3cm 이상 커질 수 있다. 혈관 벽이 점점 약해짐에 따라 동맥류가 커지고 자발적 파열 위험이 증가한다. 대부분의 복부대동맥류(AAA)는 콩팥동맥(신장동맥, renal artery)보다 아래쪽, 온엉덩동맥(*common iliac arteries*) 보다 위쪽, 종종 아래창자간막동맥 근처에서 발생한다. 대부분의 AAA는 무증상(파열되 때까지)이며 진단 영상에서 우연히 발견된다.

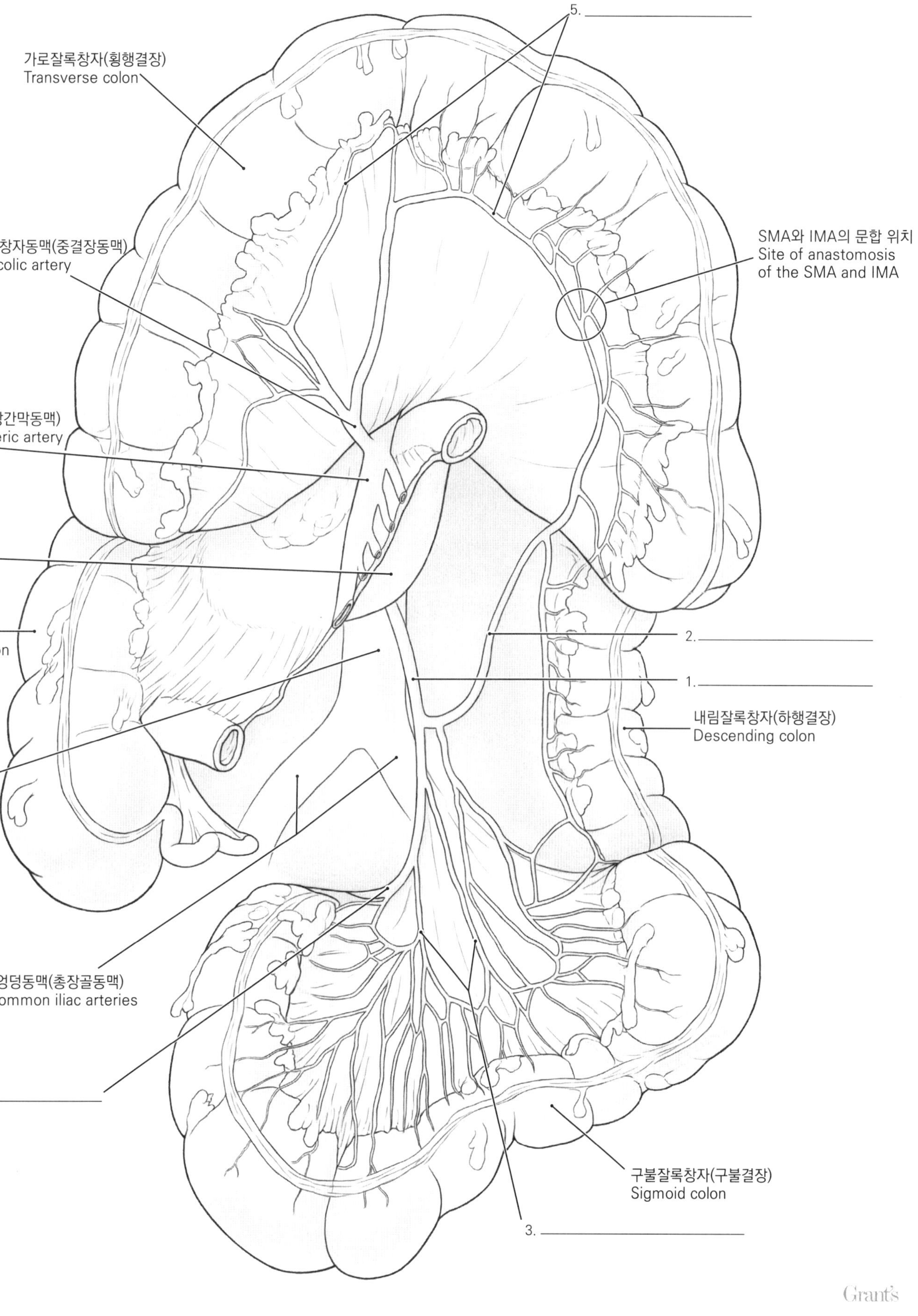
5. ____________
가로잘록창자(횡행결장)
Transverse colon
중간잘록창자동맥(중결장동맥)
Middle colic artery
SMA와 IMA의 문합 위치
Site of anastomosis
of the SMA and IMA
위창자간막동맥(상장간막동맥)
Superior mesenteric artery
샘창자(십이지장)
Duodenum
오름잘록창자
(상행결장)
Ascending colon
2. ____________
1. ____________
내림잘록창자(하행결장)
Descending colon
배대동맥(복부대동맥)
Abdominal aorta
오른쪽과 왼쪽 온엉덩동맥(총장골동맥)
Right and left common iliac arteries
4. ____________
구불잘록창자(구불결장)
Sigmoid colon
3. ____________

4.16A와 B 간 Liver

간(liver)과 쓸개(담낭, gallbladder)는 배안공간에서 분리되었다. 그림 A는 간을 앞쪽(가로막[횡격막, diaphragmatic])에서 본 모습이고, 그림 B는 뒤쪽아래(내장면, visceral surface)에서 본 모습이다.

각각에 대해 서로 다른 색상을 사용하여 다음 각 구조를 색칠한다.

배막구조(복막구조) Peritoneal Structures

○ 1. **낫인대(겸상인대, *Falciform ligament*)**: 간을 앞쪽배벽에 부착하여 간을 왼엽과 오른엽으로 나눔.

○ 2. **간의 원인대(*Round ligament of the liver*, 간원삭[*ligamentum teres*])**: 폐쇄된 배꼽정맥(제정맥, umbilical vein)에 의해 형성된 낫인대의 아래쪽 자유 모서리에 위치함.

○ 3. **관상인대(*Coronary ligament*)**: 간을 가로막에 부착하는 2층 복막 구조. 앞쪽층은 간의 위쪽 경계에서 낫인대가 오른쪽과 왼쪽으로 갈라져 형성됨(그림 A). 뒤쪽층은 작은그물막(소망, *lesser omentum*)에서 측면으로 이어짐(그림 B).

○ 4. **간의 무장막구역(*Bare area of the liver*)**: 간 뒷면의 관상인대의 두 갈리진 층 사이의 영역으로 간표면을 덮고 있는 내장쪽복막(내장쪽배막, visceral peritoneum)이 없는 곳임(그림 B).

○ 5. **오른세모인대(*Right triangular ligament*)**: 관상인대의 두 층이 오른쪽 가쪽에서 만나는 부위(그림 B).

○ 6. **왼세모인대(*Left triangular ligament*)**: 관상인대의 두 층이 왼쪽 측면에서 만나는 부위.

간문 Porta Hepatis

간의 내장면에서 오른쪽과 왼쪽의 시상틈새가 중앙에서 연결되어 간문(*porta hepatis*)을 형성하며, 이는 간으로 들어가고 나오는 간세동이(portal triad) 구조들이 통과하는 가로틈새임.

간세동이 구조는 작은그물막 내에 위피하고 다음과 같은 것들이 포함됨:

○ 7. **간문맥(*Hepatic portal vein*)**

○ 8. **온쓸개관(총담관, *Common bile duct*)**

○ 9. **고유간동맥(*Proper hepatic artery*)**

오른쪽 시상틈새에는 다음과 같은 것들이 포함됨:

○ 10. **아래대정맥(하대정맥, *Inferior vena cava*)**: 오른쪽 시상틈새의 위쪽에 위치하며 간정맥(hepatic vein)을 통해 간으로부터 혈액을 받음.

○ 11. **쓸개(담낭, *Gallbladder*)**: 오른쪽 시상틈새의 아래쪽에 위치함.

간의 엽 Lobes of the Liver

외부적으로 간은 배막 부분과 틈새에 의해 두 개의 해부학적 엽과 두 개의 보조 엽으로 나뉨.

○ 12. **오른엽(우엽, *Right lobe*)**: 낫인대 앞쪽 오른쪽에 위치하고 뒤쪽으로는 오른쪽 시상틈새에 의해 네모엽, 꼬리엽과 구분됨.

○ 13. **왼엽(좌엽, *Left lobe*)**: 낫인대 앞쪽 왼쪽에 위치하고 뒤쪽으로는 왼쪽 시상틈새에 의해 네모엽, 꼬리엽과 구분됨.

○ 14. **네모엽(사각엽, *Quadrate lobe*)**: 간문 앞아래쪽에 위치하며 쓸개와 왼쪽 시상틈새에 있음.

○ 15. **꼬리엽(미상엽, *Caudate lobe*)**: 간문 뒤위쪽에 위치하며, 아래대정맥과 왼쪽 시상틈새 사이에 있음. 일반적으로 "꼬리"처럼 생긴 돌기가 있어 꼬리엽이라는 이름이 붙었지만, 해부학적으로 꼬리 위치에 있지는 않음.

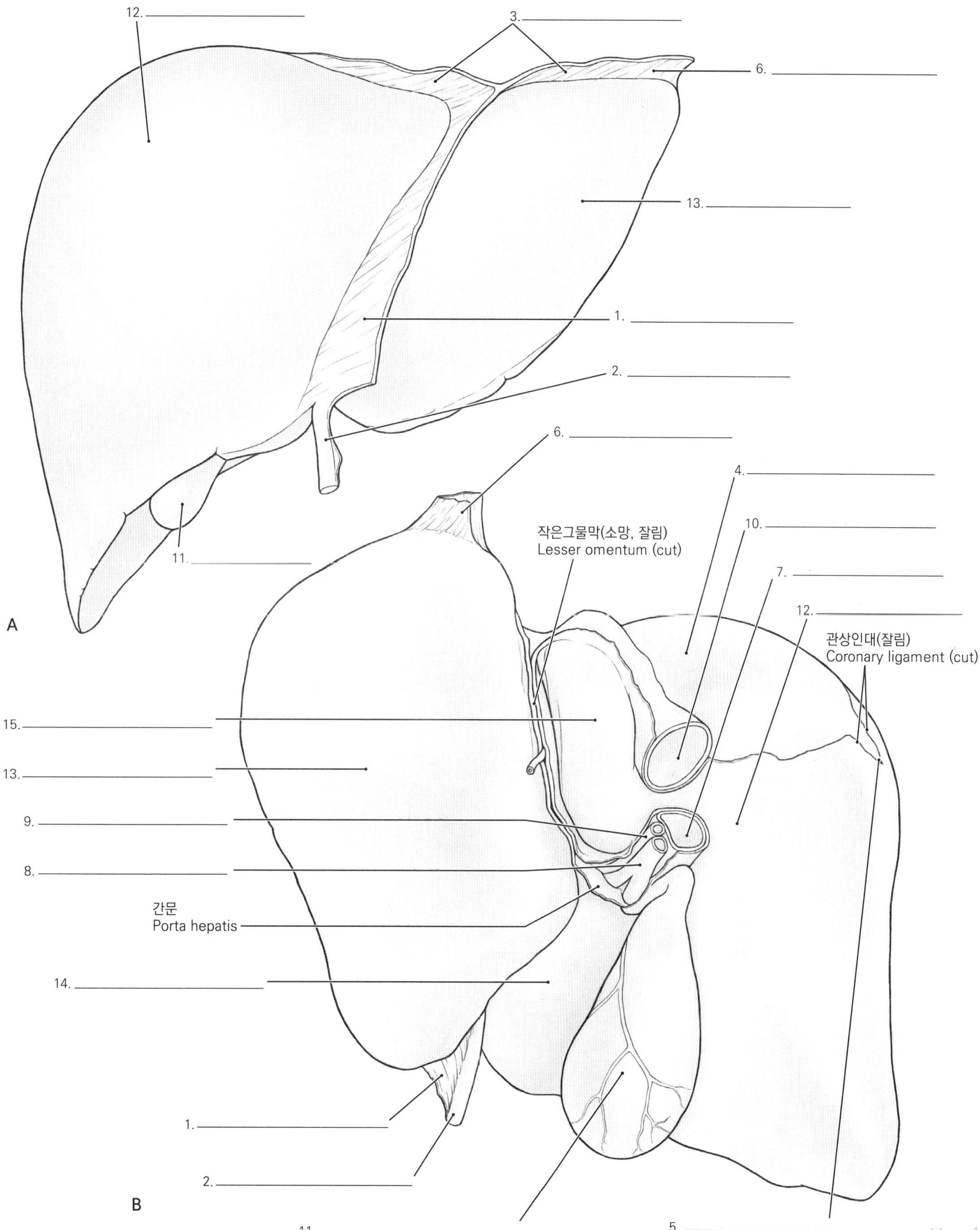
12.
3.
6.
13.
1.
2.
11.
A
6.
4.
10.
7.
12.
작은그물막(소망, 잘림)
Lesser omentum (cut)
관상인대(잘림)
Coronary ligament (cut)
15.
13.
9.
8.
간문
Porta hepatis
14.
1.
2.
B
11.
5.

4.17와 B 쓸개와 쓸개계통 GALLBLADDER AND BILIARY SYSTEM

간의 내장면은 간문을 보여주기 위해 그림 A에서 들어올려졌다.

쓸개(담낭, gallbladder), 간 외 담즙계(extrahepatic biliary system), 이자관(췌장관, pancreatic duct)은 샘창자(십이지장, duodenum)와 함께 분리되었다. 쓸개는 그림 B에서 들어올려졌다(해부학적 위치에서 쓸개의 몸통은 샘창자의 위쪽보다 앞쪽에 있다).

각각에 대해 서로 다른 색상을 사용하여 다음 각 구조를 색칠한다.

○ 1. **쓸개(담낭, *Gallbladder*)**: 간의 내장면, 오른엽과 네모엽 사이에 있음. 쓸개는 세 부분으로 구성되어 있음(그림 B):

- ○ 2. **바닥(기저, *Fundus*)**: 간의 아래경계에서 보통 바깥쪽으로 돌출되는 넓고 둥근 끝.
- ○ 3. **몸통(체, *Body*)**: 간의 내장면, 가로잘록창자, 샘창자 위쪽과 접촉하는 주요 부분.
- ○ 4. **목(경부, *Neck*)**: 바닥부분과 반대쪽에 있는 좁고 가늘어진 끝.

○ 5. **쓸개주머니관(담낭관, *Cystic duct*)**: 쓸개의 목 부위를 온간관(총간관, common hepatic duct)에 연결함. 목 부위의 점막은 나선형으로 되어 있어 쓸개주머니관이 열려 있도록 돕고, 쓸개즙이 쉽게 쓸개로 들어갈 수 있게 함.

○ 6. **오른간관(우간관, *Right hepatic duct*)**: 간의 오른엽에서 쓸개즙을 배출함.

○ 7. **왼간관(좌간관, *Left hepatic duct*)**: 간의 왼엽, 네모엽, 꼬리엽에서 쓸개즙을 배출함.

○ 8. **온간관(총간관, *Common hepatic duct*)**: 간문을 나온 직후 오른쪽, 왼쪽 간관이 결합됨.

○ 9. **온쓸개관(총담관, *Common bile duct*)**: 온간관과 쓸개주머니관의 결합. 작은그물막(간샘창자 인대) 내부를 지나 간문맥과 고유간동맥을 통과함. 샘창자의 위쪽부분 뒤를 통과함.

○ 10. **주요 이자관(주췌장관, *Main pancreatic duct*)**: 이자의 꼬리, 몸통, 머리 부분을 가로지르는 수평 경로(그림 B).

○ 11. **쓸개이자관팽대(간췌팽대, *Hepatopancreatic ampulla*)**: 이자 머리에서 샘창자 내림부분의 왼쪽에서 주요 이자관과 온쓸개관이 합쳐진 모습(그림 B). 이 팽대부는 점막을 뚫고 지나가며, 큰샘창자유두(major duodenal papilla)(내부 샘창자의 랜드마크)에서 샘창자로 열림.

○ 12. **덧이자관(부체관, *Accessory pancreatic duct*)**: 이자의 머리부분을 통과하여 주요 이자관 위쪽으로 이동하여 샘창자의 내림부분에서 독립적으로 열림(그림 B). 작은샘창자유두(소십이지장유두, minor duodenal papilla)가 존재하는 경우 큰샘창자유두보다 위에 위치함.

쓸개는 다음과 같은 혈액 공급을 받음:

○ 13. **쓸개동맥(담낭동맥, *Cystic artery*)**: 일반적으로 쓸개주머니관, 온간관, 간의 내장면 사이에 있는 쓸개간삼각(cystohepatic triangle)(캘로트삼각, Calot's triangle)에서 오른간관동맥으로부터 분지됨(그림 A).

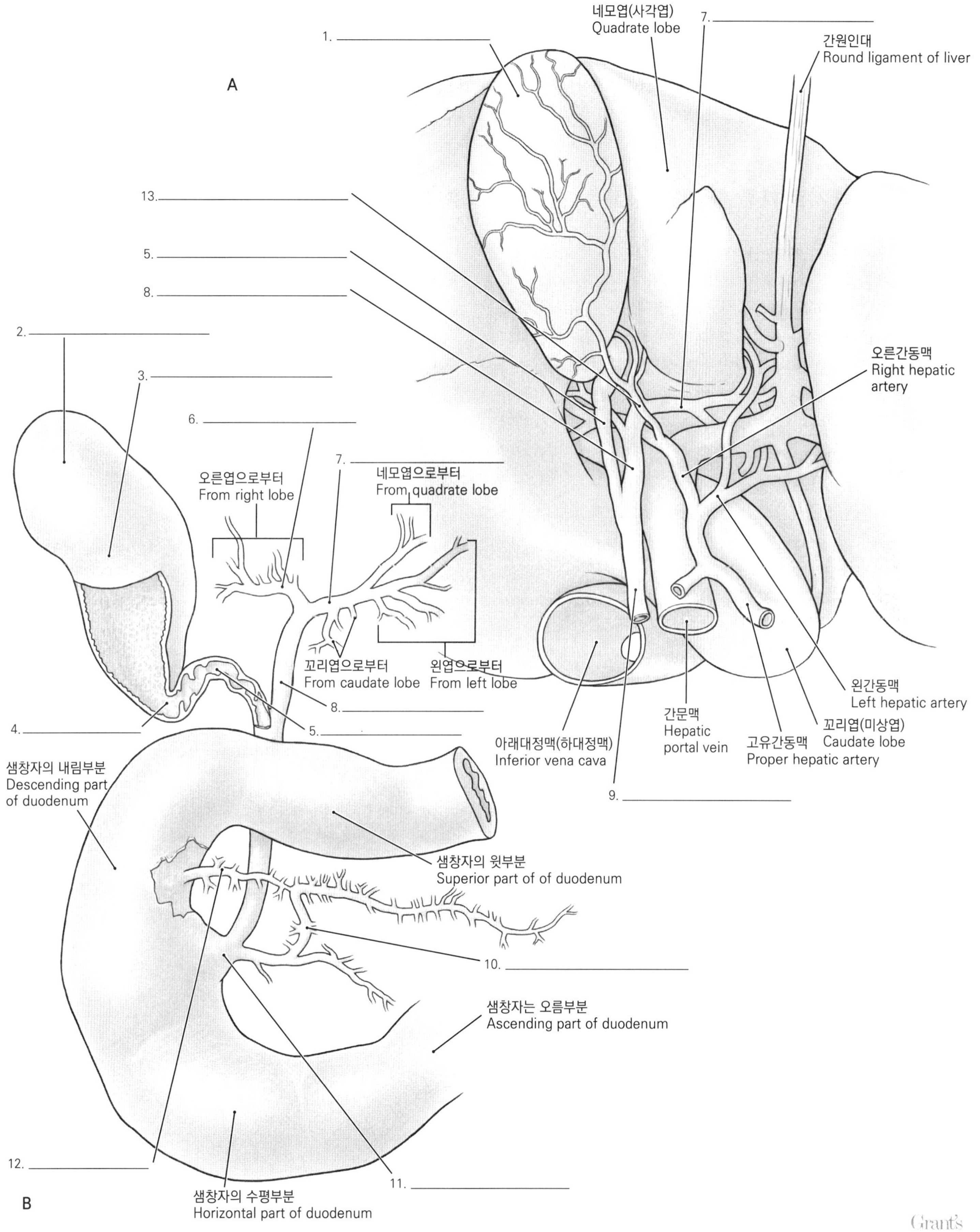
A
1.
네모엽(사각엽)
Quadrate lobe
7.
간원인대
Round ligament of liver
13.
5.
8.
2.
3.
6.
오른간동맥
Right hepatic artery
7.
네모엽으로부터
From quadrate lobe
오른엽으로부터
From right lobe
꼬리엽으로부터
From caudate lobe
왼엽으로부터
From left lobe
8.
5.
4.
왼간동맥
Left hepatic artery
간문맥
Hepatic portal vein
꼬리엽(미상엽)
Caudate lobe
아래대정맥(하대정맥)
Inferior vena cava
고유간동맥
Proper hepatic artery
9.
샘창자의 내림부분
Descending part of duodenum
샘창자의 윗부분
Superior part of of duodenum
10.
샘창자는 오름부분
Ascending part of duodenum
12.
11.
B
샘창자의 수평부분
Horizontal part of duodenum

4.18 간문맥계 PORTAL VENOUS SYSTEM

간문맥은 복부 위창자길(위장관, gastrointestinal tract)과 지라, 이자, 쓸개에서 혈액을 모아 간으로 운반한다. 이 혈액은 작은창자를 통해 흡수된 영양분이 풍부하지만 산소 농도는 낮다. 혈액은 간을 거쳐 처리된 후 간정맥(hepatic vein)을 통해 아래대정맥(하대정맥, inferior vena cava)과 심장으로 이동한다.

각각에 대해 서로 다른 색상을 사용하여 다음 각 구조를 색칠한다.

○ 1. **간문맥(*Hepatic portal vein*)**: 위창자길(위장관, gastrointestinal tract), 지라(비장, ***spleen***), 이자(췌장, ***pancreas***), 쓸개(담낭, ***gallbladder***)에서 나온 정맥혈을 간(***liver***)으로 흘려보냄. 이것은 아래대정맥의 앞쪽과 이자의 목 부위의 뒤쪽에 형성됨. 위창자간막동맥(상장간막정맥, superior mesenteric vein)과 지라정맥(비장정맥, splenic vein)이 합쳐져 간문맥을 형성하며, 아래창자간막정맥(하장간막정맥, inferior mesenteric vein)은 두 정맥이 합쳐지는 지점에서 또는 그 근처에서 합쳐짐.

○ 2. **지라정맥(비장정맥, *Splenic vein*)**은 주로 지라동맥(비장동맥, splenic artery)이 공급하는 지라, 위(***stomach***), 이자 등에서 나오는 정맥혈을 배출함:

- ○ 3. **왼위그물막정맥(좌위대망정맥, *Left gastro-omental vein*)**
- ○ 4. **짧은위정맥(단위정맥, *Short gastric vein*)**

지라정맥은 또한 이자정맥과 가변적으로 아래창자간막정맥(하장간막정맥, inferior mesenteric vein)으로부터 혈액을 받음.

○ 5. **위창자간막정맥(*Superior mesenteric vein*)**은 샘창자, 이자, 작은창자, 막창자, 막창자꼬리, 오름잘록창자, 가로잘록창자를 포함하여 SMA가 공급하는 부위에서 주로 정맥혈을 배출함:

- ○ 6. **오른위그물막정맥(우위대망정맥, *Right gastro-omental vein*)**
- ○ 7. **빈창자와 돌창자(공장과 회장, *Jejunal and ileal*)**
- ○ 8. **돌잘록창자정맥(회결장정맥, *Ileocolic vein*)**
- ○ 9. **오른잘록창자정맥(우결장정맥, *Right colic vein*)**
- ○ 10. **중간잘록창자정맥(중결장정맥, *Middle colic vein*)**

위창자간막정맥은 또한 이자샘창자정맥(췌십이지장정맥, pancreaticoduodenal vein)으로부터 혈액을 받으며, 다양하게 아래장간막정맥으로부터도 혈액을 받음.

○ 11. **아래창자간막정맥(하장간막정맥, *Inferior mesenteric vein*)**은 내림잘록창자, 구불잘록창자, 곧창자 윗부분을 포함하여 아래창자간막동맥이 공급하는 부위에서 주로 정맥혈을 배출함:

- ○ 12. **위곧창자정맥(상직장정맥, *Superior rectal vein*)**
- ○ 13. **구불잘록창자정맥(구불결장정맥, *Sigmoid vein*)**
- ○ 14. **왼잘록창자정맥(우결장정맥, *Left colic vein*)**

○ 15. **오른, 왼 위정맥(*Gastric vein*)**은 일반적으로 간문맥이나 지라정맥으로 직접 배출됨. 이는 배대동맥(복강동맥, celiac trunk)에 해당하는 정맥이 없기 때문임.

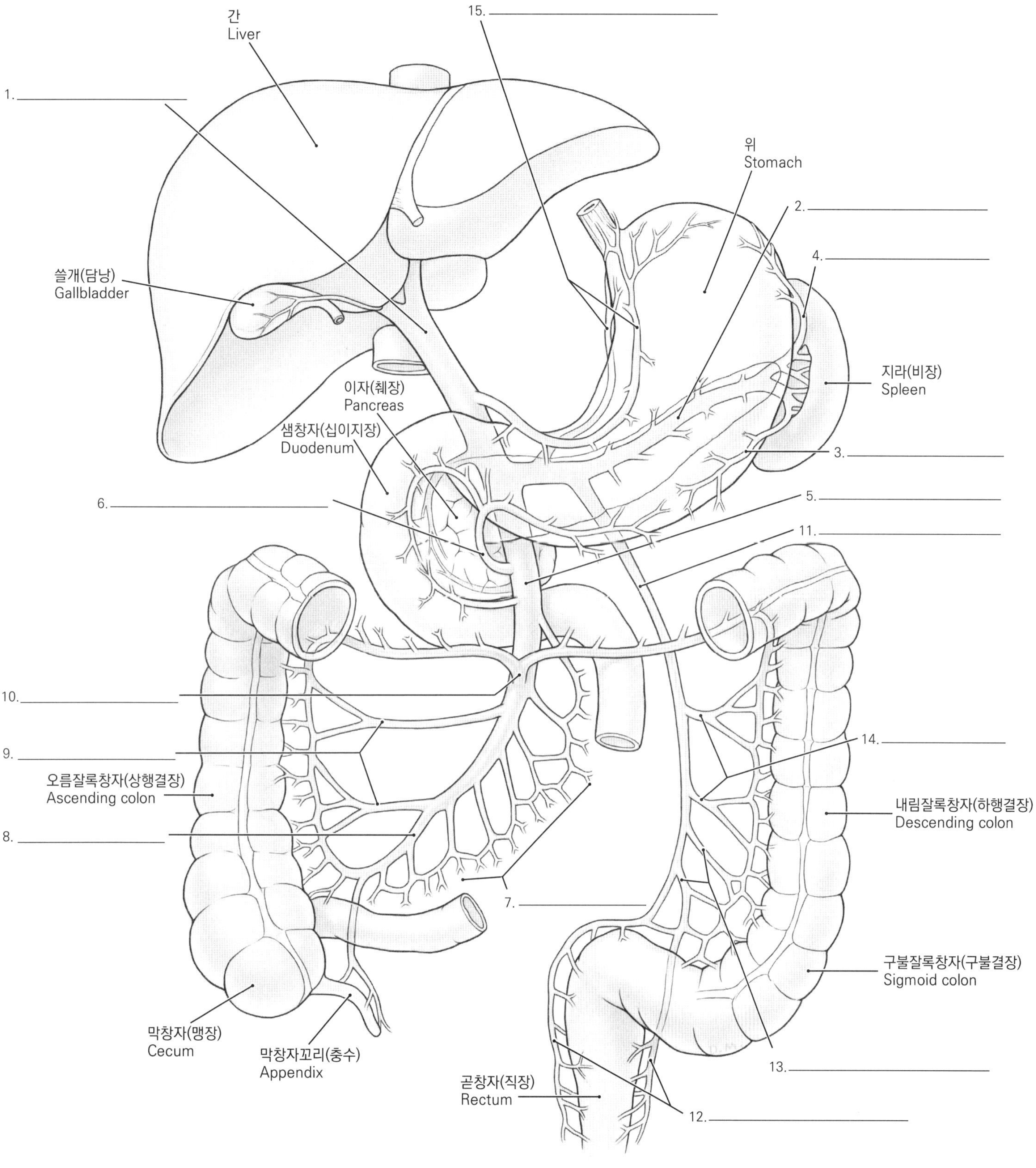
간
Liver
15.
1.
위
Stomach
2.
4.
쓸개(담낭)
Gallbladder
지라(비장)
Spleen
이자(췌장)
Pancreas
샘창자(십이지장)
Duodenum
3.
6.
5.
11.
10.
9.
오름잘록창자(상행결장)
Ascending colon
14.
내림잘록창자(하행결장)
Descending colon
8.
7.
구불잘록창자(구불결장)
Sigmoid colon
막창자(맹장)
Cecum
막창자꼬리(충수)
Appendix
곧창자(직장)
Rectum
13.
12.

4.19 문맥대정맥계 PORTACAVAL SYSTEM

간문맥계(hepatic portal venous system)와 대정맥계(caval venous system)의 일부가 표시되었다. 문맥계와 대정맥계 사이의 연결은 세정맥(venules) 수준에서 발생하는데 이곳에서 간문맥을 통해 배출되는 구조물과 장기들이 대정맥을 통해 배출되는 구조물과 체벽에 가까이 위치하고 있다.

각각에 대해 서로 다른 색상을 사용하여 다음 각 구조를 색칠한다.

다음은 대정맥계가 간문맥계와 가장 가능성 있게 연결되는 영역들임:

○ 1. **아래대정맥(하대정맥, *Inferior vena cava*)**

○ 2. **온엉덩정맥(총장골정맥, *Common iliac vein*)**: 오른쪽과 왼쪽이 합쳐져 아래대정맥을 형성함.

○ 3. **바깥엉덩정맥(외장골정맥, *External iliac vein*)**

○ 4. **속엉덩정맥(내장골정맥, *Internal iliac vein*)**: 골반과 샅부위에 혈액을 공급하고 바깥엉덩정맥과 합쳐져 온엉덩정맥을 형성함.

○ 5. **홀정맥(기정맥, *Azygos vein*)**

문맥대정맥(portocaval)(간문맥–전신) 문합 부위는 4가지 부위임:

I. **식도** Esophageal

○ 6. **식도정맥(*Esophageal veins*)**: 홀정맥으로 배출(대정맥).

○ 7. **왼위정맥(좌위정맥, *Left gastric vein*)**: 식도분지(문맥).

II. **배꼽(제)** Umbilical

○ 8. **배벽정맥(복벽정맥, *Epigastric veins*)**: 배꼽과 앞배벽을 바깥엉덩정맥(외장골정맥, External iliac vein)의 가지로 배출됨(대정맥).

○ 9. **배꼽옆정맥(제방정맥, *Paraumbilical veins*)**: 배꼽 부위에서 간의 원인대와 함께 간문맥으로 향하는 경로임.

III. **곧창자(직장)** Rectal

○ 10. **중간, 아래 곧창자정맥(중, 하대 직장정맥, *Middle and inferior rectal veins*)**: 항문관(anal canal)과 아래 직장에서 속엉덩정맥(내장골정맥, Internal iliac vein)으로 배출(대정맥).

○ 11. **위곧창자정맥(*Superior rectal vein*)**: 곧창자에서 아래창자간막정맥으로 배출(문맥).

IV. **배막뒤(복막뒤)** Retroperitoneal

○ 12. **배막뒤정맥(복막뒤정맥, *Retroperitoneal veins*)**: 배벽 뒤쪽의 정맥은 아래대정맥으로 배출됨.

○ 13. **잘록창자정맥(결장정맥, *Colic veins*)**: 오른잘록창자와 내림잘록창자의 정맥은 간문맥으로 배출되고 뒤쪽 배벽의 정맥과 가까운 위치에 있음.

임상노트: 문맥고혈압 PORTAL HYPERTENSION

간문맥은 간으로 약 1500mL/min의 혈액을 운반한다. 일반적으로 경화(cirrhosis)로 인한 문맥 혈류가 막히면 문맥 압력이 증가한다. 정상적인 문맥의 압력은 5~10mmHg 이다. 정맥류(맥관류, varices) 및 복수(ascites)와 같은 합병증은 12mmHg 이상에서 발생한다. 간문맥의 압력이 상승함에 따라 지류(tributaries)의 압력도 상승한다. 지류의 혈액량이 증가하면 정맥류(확대되고 꼬불꼬불한 정맥)가 생길 수 있으며, 특히 문맥대정맥 문합 부위에서 발생한다. 정맥이 너무 커져서 벽이 파열되어 출혈이 발생할 수 있는데 식도 정맥류가 파열된 경우 치명적일 수 있다.

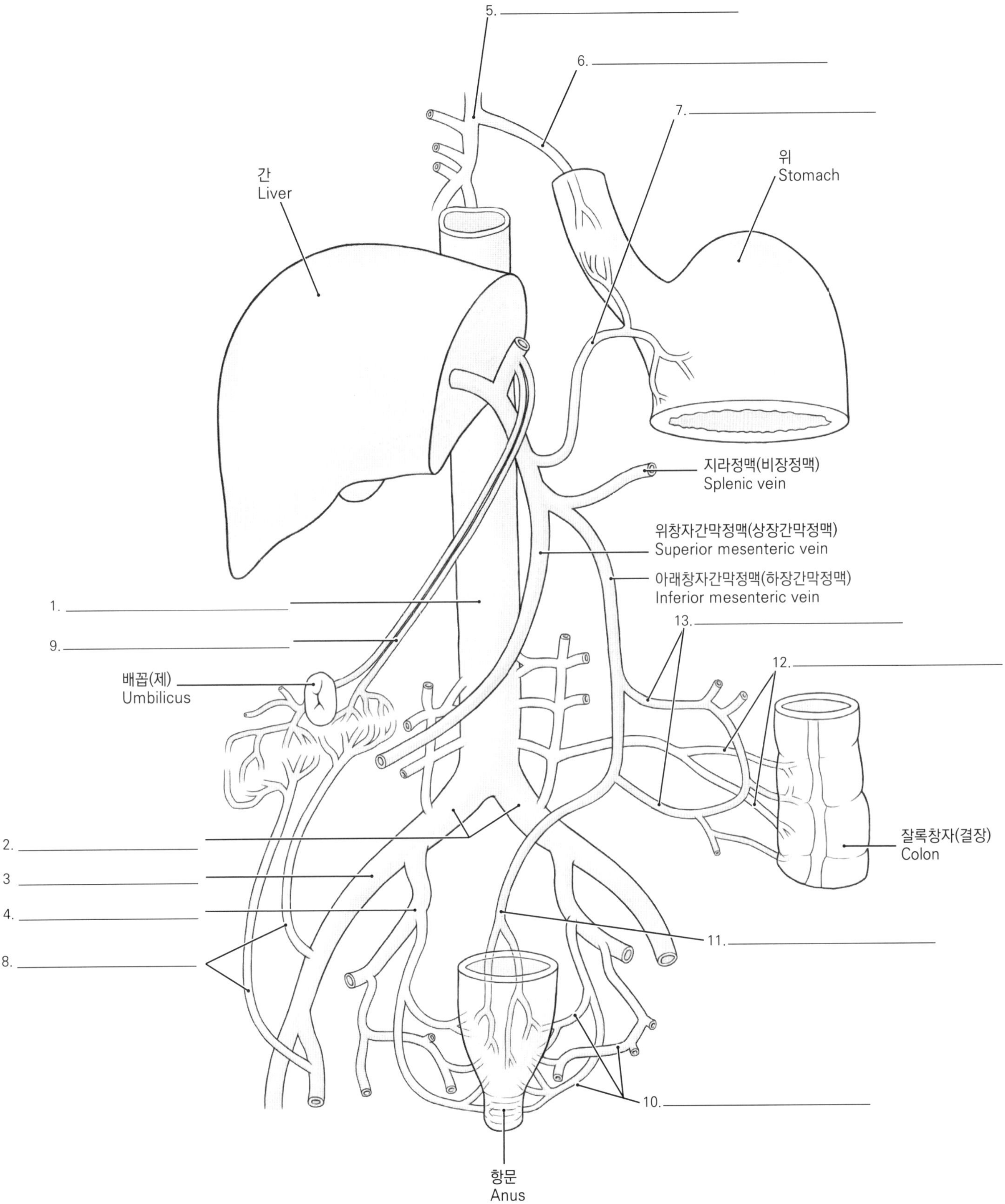
5.
6.
7.
위
Stomach
간
Liver
지라정맥(비장정맥)
Splenic vein
위창자간막정맥(상장간막정맥)
Superior mesenteric vein
아래창자간막정맥(하장간막정맥)
Inferior mesenteric vein
1.
9.
13.
12.
배꼽(제)
Umbilicus
잘록창자(결장)
Colon
2.
3
4.
8.
11.
10.
항문
Anus

4.20 후배벽 POSTERIOR ABDOMINAL WALL

내림잘록창자와 구불잘록창자를 제외한 위창자길(위장관, gastrointestinal tract)의 배부분이 제거되었다. 배대동맥과 위창자간막동맥(상장간막동맥, superior mesenteric artery)은 배대동맥에서 시작되는 부분 근처에서 절단되었다. 이자, 쓸개, 간이 제거되고 아래대정맥으로 배출되는 간정맥도 절단되었다.

각각에 대해 서로 다른 색상을 사용하여 다음 각 구조를 색칠한다.

○ 1. **배대동맥(복부대동맥, *Abdominal aorta*)**: T12의 가로막 대동맥구멍(aortic hiatus)에서 시작하여 오른쪽과 왼쪽의 온엉덩동맥(총장골동맥, *common iliac artery*)으로 나누어 척추뼈 L4 레벨에서 끝남.

배대동맥은 여러 분지로 나뉨:

○ 2. **복강동맥(*Celiac trunk*)**: 가로막 대동맥구멍 바로 아래에서 발생함.

○ 3. **복강신경절(*Celiac ganglion*)**: 복강동맥의 기저부에 있는 교감신경절이후세포체(postganglionic sympathetic cell body)의 집합체로 복강동맥의 가지를 따라 교감신경절이후섬유를 앞창자(전장, foregut) 구조와 지라로 보내는데 관여함.

○ 4. **위창자간막동맥(상장간막동맥, *Superior mesenteric artery*)**: 복강동맥 바로 아래에서 분지되어 샘창자의 세 번째 부분과 이자의 갈고리돌기(uncinate process)(표시되지 않음)와 함께 왼쪽 콩팥정맥 앞쪽을 통과함.

○ 5. **아래창자간막동맥(하장간막동맥, *Inferior mesenteric artery*)**: 대동맥이 온엉덩동맥으로 갈라지는 부위보다 하나의 척추뼈 레벨 위에서 발생함.

○ 6. **콩팥동맥(신장동맥, *Renal arteries*)**: SMA 바로 아래에서 분지되는 쌍을 이루는 동맥으로, 처음에는 콩팥정맥 뒤를 지나감.

○ 7. **생식샘(고환/난소)동맥(성선동맥, *Gonadal[testicular/ovarian] arteries*)**: 콩팥동맥과 아래창자간막동맥 사이에서 분지되어 아래쪽으로 주행하는 쌍을 이루는 동맥들

○ 8. **아래가로막동맥(하횡격막동맥, *Inferior phrenic arteries*)**: 복강동맥 위치에서 분지되어 가로막의 아래쪽을 따라 지나가는 쌍을 이루는 동맥들.

○ 9. **갈비아래동맥(늑하동맥, *Subcostal arteries*)**: SMA 바로 아래에서 분지되어 12번째 갈비뼈의 아래면을 따라 지나가는 쌍을 이루는 동맥들.

○ 10. **정중엉치동맥(정중천골동맥, *Median sacral artery*)**: 대동맥의 분지 부위 바로 위의 대동맥 뒤쪽면에서 분지되어 엉치뼈(천골, sacrum)를 따라 골반으로 내려감.

○ 11. **아래대정맥(하대정맥, *Inferior vena cava*)**: 온엉덩정맥이 합쳐져 L5 척추뼈 앞에서 시작함.

뒤배벽의 대부분의 정맥은 아래대정맥으로 배출됨:

○ 12. **오른콩팥정맥(우신정맥, *Right renal vein*)**

○ 13. **오른생식샘정맥(우성선정맥, *Right gonadal vein*)**

○ 14. **왼콩팥정맥(좌신정맥, *Left renal vein*)**: 대동맥 앞쪽과 SMA 뒤쪽을 지나 아래대정맥으로 배출됨. 다음의 정맥 배출을 받음:

○ 15. **왼생식샘정맥(좌성선정맥, *Left gonadal vein*)**

○ 16. **왼부신정맥(좌부신정맥, *Left suprarenal vein*)**

○ 17. **오른콩팥(우신장, *Right kidney*)**: 간, 샘창자, 오름잘록창자와 앞쪽으로 연관됨.

○ 18. **왼콩팥(좌신장, *Left kidney*)**: 위, 지라, 이자, 빈창자, 내림잘록창자와 앞쪽으로 연관됨.

○ 19. **요관(*Ureter*)**: 콩팥문(renal hilum) 아래쪽으로 내려가 골반 가장자리를 넘어 골반으로 들어가 방광(bladder)으로 이어지는 근육성관들.

○ 20. **오른콩팥위샘(우부신, *Right suprarenal gland*)**: 피라미드 모양으로, 오른쪽 콩팥의 위쪽면에 위치함.

○ 21. **왼콩팥위샘(좌부신, *Left suprarenal gland*)**: 초승달 모양으로, 왼쪽 콩팥의 위쪽면에 안쪽으로 위치함.

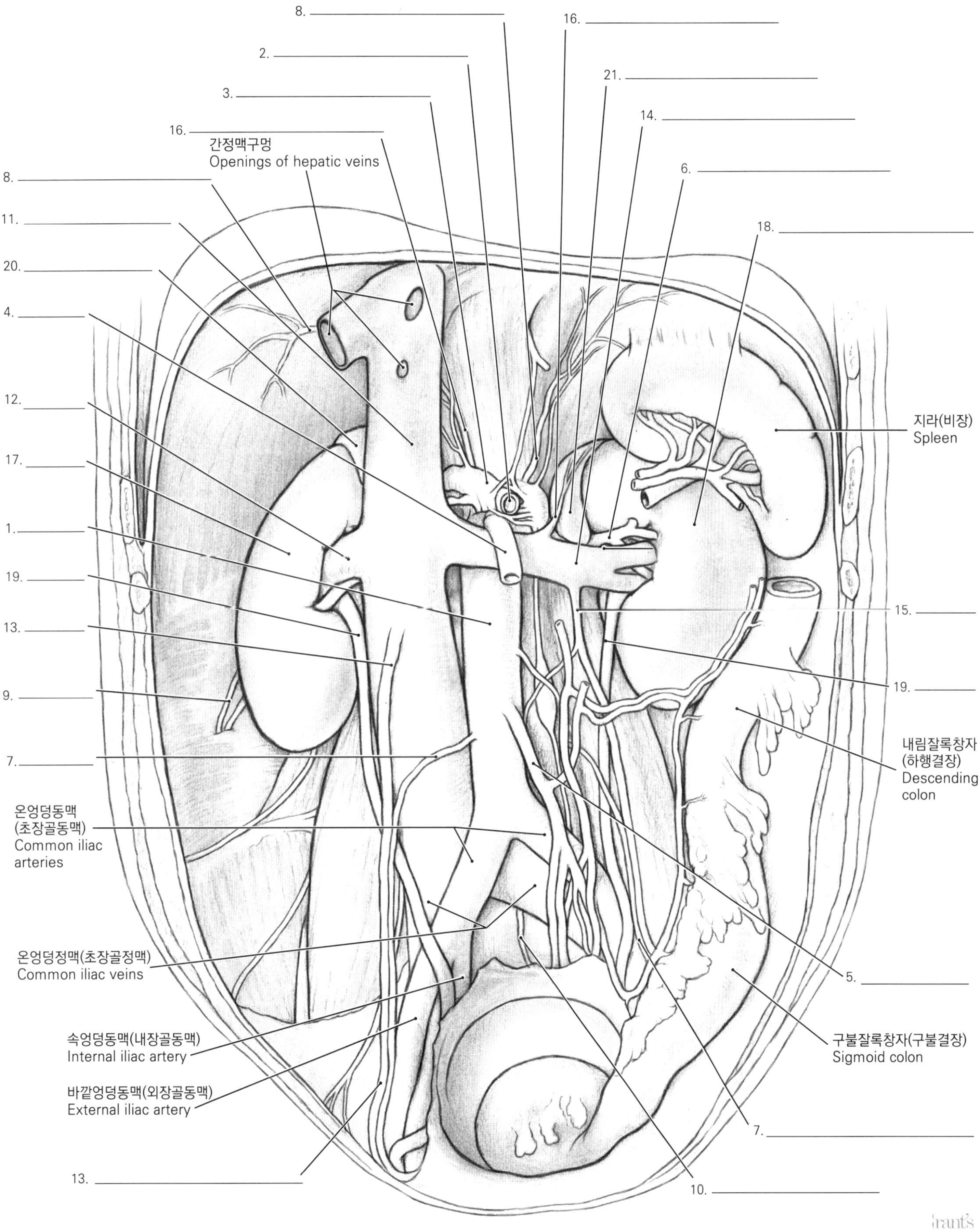

8.
2.
3.
16.
간정맥구멍
Openings of hepatic veins
8.
11.
20.
4.
12.
17.
1.
19.
13.
9.
7.
온엉덩동맥
(초장골동맥)
Common iliac
arteries
온엉덩정맥(초장골정맥)
Common iliac veins
속엉덩동맥(내장골동맥)
Internal iliac artery
바깥엉덩동맥(외장골동맥)
External iliac artery
13.
16.
21.
14.
6.
18.
지라(비장)
Spleen
15.
19.
내림잘록창자
(하행결장)
Descending
colon
5.
구불잘록창자(구불결장)
Sigmoid colon
7.
10.

4.21A와 B 콩팥(신장) KIDNEY

그림 A에서는 콩팥(신장, kidney)의 앞부분 일부가 제거되어 콩팥굴(신장동, ***renal sinus***)의 공간과 그 안에 있는 구조들이 드러난다. 그림 B는 콩팥의 내부 구조를 보여주는 관상단면(coronal section)을 나타낸다.

각각에 대해 서로 다른 색상을 사용하여 다음 각 구조를 색칠한다.

○ 1. **섬유피막(*Fibrous capsule*)**: 콩팥표면에 부착.

○ 2. **콩팥겉질(신장피질, *Renal cortex*)**: 섬유질 캡슐 깊숙한 콩팥의 바깥부분.

○ 3. **콩팥기둥(신장원주, *Renal column*)**: 콩팥속질피라밋(신장수질추체, renal medullary pyramids) 사이 안쪽으로 콩팥겉질(신장피질, renal cortex)의 확장.

○ 4. **콩팥속질(신장수질, *Renal medulla*)**: 콩팥의 가장 안쪽 부분은 일반적으로 분할됨.

○ 5. **콩팥피라밋(신추체, *Renal pyramids*)**: 콩팥기둥(신장원주, renal column) 사이에 위치한 콩팥속질의 전형적인 형성.

○ 6. **콩팥유두(신장유두, *Renal papilla*)**: 콩팥피라밋의 정점으로 돌출되어 소변을 작은콩팥잔(소신배, minor calyx)로 배출함.

○ 7. **작은콩팥잔(소신배, *Minor calyx*)**: 요관(ureter)을 형성하는 집합계(collecting system)의 첫 번째 구성 요소.

○ 8. **큰콩팥잔(대신배, *Major calyx*)**: 2~4개의 작은공팔잔이 합쳐짐.

○ 9. **콩팥깔때기(신우, *Renal pelvis*)**: 2~3개의 큰콩팥잔이 합쳐져서 콩팥굴(신장동, renal sinus) 공간 내에서 요관의 위쪽 확장 부분을 형성함.

○ 10. **요관(*Ureter*)**: 콩팥깔때기의 협착으로 인해 형성됨.

○ 11. **콩팥주위지방(신장주위지방, *Perinephric fat*)**: 콩팥, 콩팥혈관, 집합계를 둘러싸고 콩팥굴을 채움.

임상노트: 콩팥결석(신결석) KIDNEY STONES (RENAL CALCULI)

콩팥결석(신장결석, renal calculi)은 콩팥의 콩팥잔(신배, calyces), 요관, 방광에 형성되어 걸릴 수 있다. 결석이 콩팥깔때기나 요관보다 크면 근육성 관이 팽창되어 산통(renal colic)을 유발한다. 일반적인 증상은 갑작스러운 심한 옆구리 통증이 발생하여 아래쪽과 앞쪽으로 퍼지며, 구역질과 구토가 동반될 수 있다. 콩팥결석의 약 80%에서 85%는 자연적으로 배출되며, 약 20%의 환자만이 입원이 필요하다.

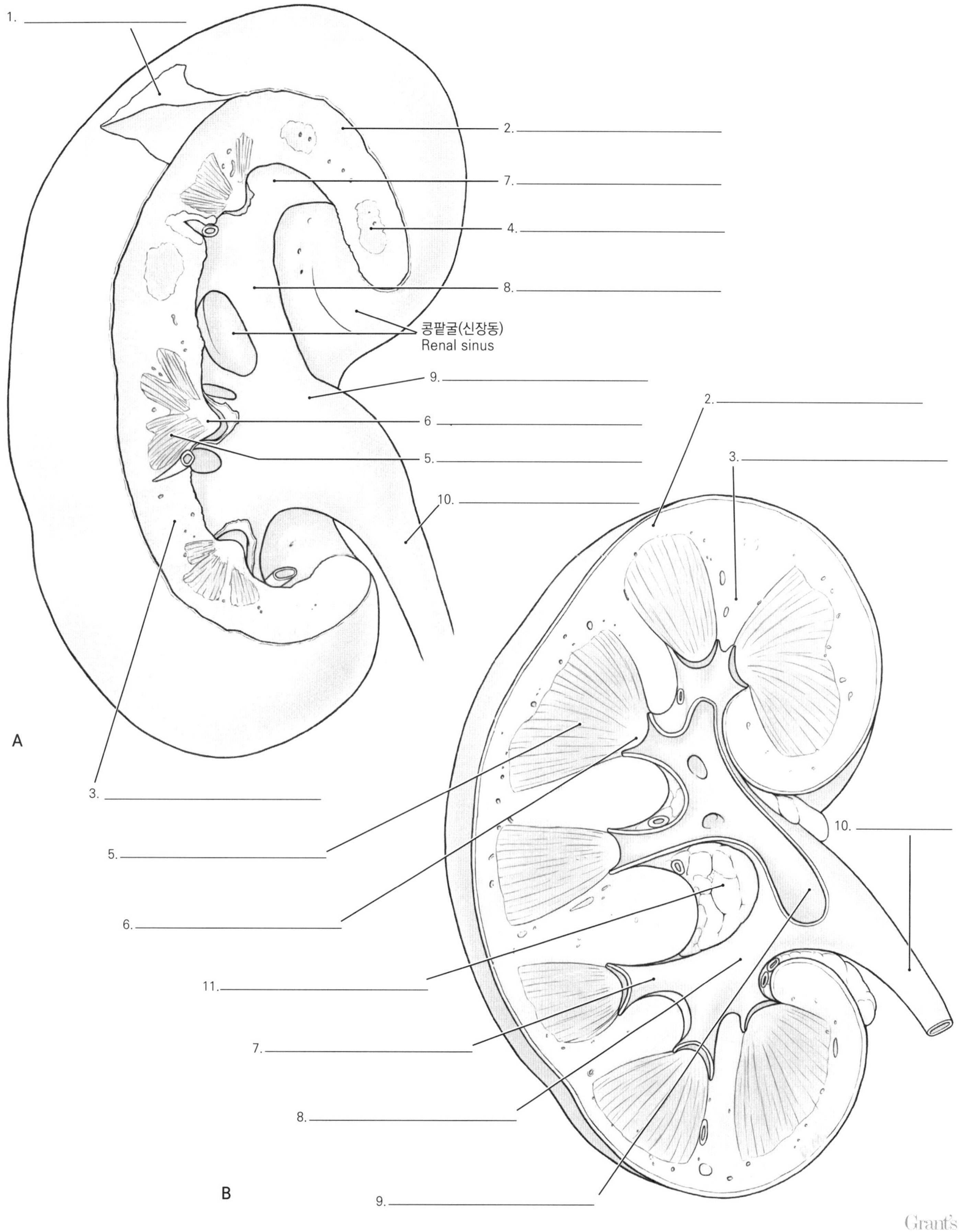
1.
2.
7.
4.
8.
콩팥굴(신장동)
Renal sinus
9.
6
5.
10.
A
3.
5.
6.
2.
3.
10.
11.
7.
8.
9.
B

4.22 뒤배벽의 신경과 근육 NERVES AND MUSCLES OF POSTERIOR ABDOMINAL WALL

배골반안 내용물이 제거되어 뒤배벽의 근육과 신경이 드러난다. 왼쪽에서는 큰허리근(대요근, psoas major muscle) 근육이 제거되어 허리신경얼기(요추신경총, lumbar plexus)의 형성이 드러난다.

각각에 대해 서로 다른 색상을 사용하여 다음 각 구조를 색칠한다.

뒤배벽의 근육 Muscles of the Posterior Abdominal Wall

○ 1. **큰허리근(대요근, *Psoas major*)**: 허리척추뼈(요추골, lumbar vertebrae)의 가쪽에 위치하며, 샅고랑인대(서혜인대, inguinal ligament) 아래가쪽 깊은 곳을 지나 넙다리뼈(대퇴골, femur)의 작은돌기(lesser trochanter)까지 향함.

○ 2. **작은허리근(소요근, *Psoas minor*)**: 큰허리근 위에 위치하며, 존재할 경우 큰허리근의 표면에 위치함.

○ 3. **엉덩근(장근, *Iliacus*)**: 큰허리근의 아래 가쪽에 위치하며, 그 대부분의 섬유가 큰허리근과 결합하여 엉덩허리근(장요근, iliopsoas)을 형성함.

○ 4. **허리네모근(요방형근, *Quadratus lumborum*)**: 큰허리근의 위가쪽에 위치하고, 배가로근(복횡근, *transversus abdominis*)의 안쪽에 위치함.

근육	이는곳(기시점)	닿는곳(정지부)	신경분포	작용
큰허리근(대요근) Psoas major	허리척추뼈의 가로돌기와 T12-L5 척추뼈몸통	넙다리뼈의 작은돌기	L1-L3의 앞쪽 신경가지	1. 엉덩근과 함께 작용하여 넙다리를 굽힘 2. 위쪽으로 작용하여 척주를 가쪽으로 굽힘
작은허리근(소요근) Psoas minor	T12-L1 척추뼈몸통	두덩근선(치골근선, pectineal line)과 엉덩두덩근융기(장골치골융기, iliopectineal eminence)	L1-L2의 앞쪽 신경가지	큰허리근과 함께 몸통을 균형 있게 유지
엉덩근(장근) Iliacus	엉덩뼈오목(장골와, iliac fossa)의 위쪽 2/3와 엉치뼈날개(ala of sacrum	넙다리뼈의 작은돌기	넙다리신경(대퇴신경, femoral nerve)(L2-L4)	큰허리근과 함께 작용하여 넙다리를 굽힘
허리네모근(요방형근) Quadratus lumborum	12번째 갈비뼈의 안쪽 절반과 허리척추뼈의 가로돌기	엉덩뼈능선(장골능선, iliac crest)	T12 앞쪽 신경가지와 L1-L4	척주를 확장시키고 가쪽으로 굽힘

뒤배벽의 신경 Nerves of Posterior Abdominal Wall

○ 5. **갈비밑신경(늑하신경, *Subcostal nerve*)**: T12의 앞쪽가지는 가슴에서 시작하여 가로막의 가쪽활꼴인대(*lateral arcuate ligament*) 뒤쪽을 지나 허리네모근의 앞쪽면에서 아래가쪽으로 주행함.

허리신경얼기(Lumbar plexus)는 L1-L4의 앞쪽 가지로 구성되며 여러 개의 명명된 가지를 형성함:

○ 6. **엉덩아랫배신경(장골하복신경, *Iliohypogastric nerve*)**: L1의 앞쪽가지의 가지; 배로 들어가면서 안쪽활꼴인대(내측궁상인대, *medial arcuate ligament*) 뒤를 지나, 갈비밑신경(늑하신경, subcostal nerve) 아래에서 허리네모근의 앞면을 따라 아래가쪽으로 향함.

○ 7. **엉덩샅굴신경(장골서혜신경, *Ilioinguinal nerve*)**: L1의 앞쪽가지의 가지; 배로 들어가면서 안쪽활꼴인대(내측궁상인대,medial arcuate ligament) 뒤를 지나, 엉덩아랫배신경(장골하복신경, Iliohypogastric nerve) 아래에서 허리네모근의 앞면을 따라 아래가쪽으로 향함.

○ 8. **음부넙다리신경(음부대퇴신경, *Genitofemoral nerve*)**: L1에서 L2까지 형성되어 큰허리근을 관통하고, 그 앞면을 따라 지나며, 생식기 가지와 넙다리 가지로 나뉨.

○ 9. **가쪽넙다리피부신경(*Lateral cutaneous nerve of the thigh*)**: L2에서 L3에서 발생하여 큰허리근의 가쪽을 따라 엉덩근의 앞면을 지나 샅고랑인대(서혜인대, inguinal ligament)까지 넙다리 깊숙이 들어감.

○ 10. **넙다리신경(대퇴신경, *Femoral nerve*)**: L2에서 L4까지 형성되어 대퇴근육(psoas major) 깊숙이 지나고, 이후 대퇴근육의 외측 경계를 따라 나와 서혜인대(inguinal ligament) 아래로 깊게 지나 넙다리 앞부분에 도달함.

○ 11. **폐쇄신경(*Obturator nerve*)**: L2에서 L4까지 발생하여 큰허리근의 안쪽으로 나와 작은골반(lesser pelvis)으로 지나감.

○ 12. **허리엉치신경줄기(요천추신경간, *Lumbosacral trunk*)**: L4에서 L5까지 형성되어 엉치뼈(천골, sacrum)의 날개를 넘고, 작은골반으로 내려가며, 엉치신경얼기(천골신경총, sacral plexus)에 참여함.

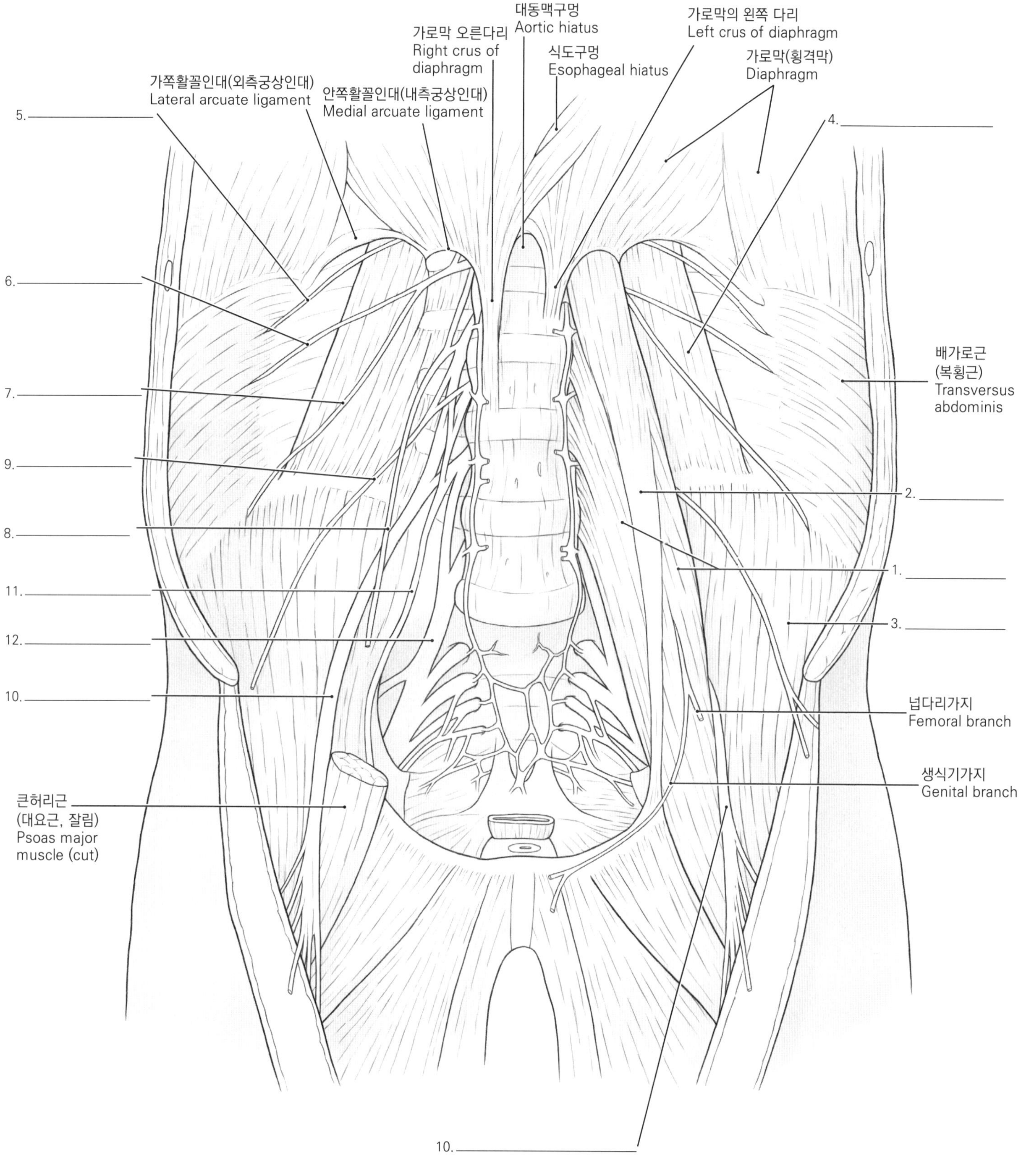
대동맥구멍
Aortic hiatus
가로막의 왼쪽 다리
Left crus of diaphragm
가로막 오른다리
Right crus of diaphragm
식도구멍
Esophageal hiatus
가로막(횡격막)
Diaphragm
가쪽활꼴인대(외측궁상인대)
Lateral arcuate ligament
안쪽활꼴인대(내측궁상인대)
Medial arcuate ligament
5.
4.
6.
배가로근
(복횡근)
Transversus abdominis
7.
9.
2.
8.
1.
11.
3.
12.
10.
넙다리가지
Femoral branch
생식기가지
Genital branch
큰허리근
(대요근, 잘림)
Psoas major muscle (cut)
10.

4.23 가로막의 아래 모습 INFERIOR VIEW OF DIAPHRAGM

횡격막 아래에서 본 모습은 횡격막이 아래 가슴우리(흉부외곽, thoracic cage)와 위쪽 허리뼈(요추, lumbar vertebra)에 부착되는 구조들을 보여준다. 큰허리근은 제거되었다.

각각에 대해 서로 다른 색상을 사용하여 다음 각 구조를 색칠한다.

- ○ 1. **중심널힘줄(건중심, *Central tendon*)**: 가로막의 근육질 부분에 의해 주변으로 둘러싸인 중심 힘줄 부분.
- ○ 2. **대정맥구멍(대정맥구, *Caval opening*)**: T8/9 IV 디스크 레벨에서 위치한 아래대정맥을 위한 중심널힘줄에 위치한 구멍.
- ○ 3. **식도구멍(*Esophageal hiatus*)**: T10 척추뼈 레벨의 오른쪽 다리 근육 부분의 구멍.
- ○ 4. **대동맥구멍(*Aortic hiatus*)**: T12 척추뼈 레벨에서 가로막의 정중활꼴인대(정중궁상인대, median arcuate ligament) 뒤쪽의 구멍.
- ○ 5. **왼쪽다리(*Left crus*)**: L1-L2 척추뼈에서 시작하는 근힘줄띠로 대동맥구멍의 일부를 형성함.
- ○ 6. **오른쪽다리(*Right crus*)**: L1-L4 척추뼈에서 시작하는 근건띠는 대동맥구멍의 일부를 형성하고 식도구멍을 형성함.
- ○ 7. **정중활꼴인대(정중궁상인대, *Median arcuate ligament*)**: 대동맥의 앞면을 덮고 오른쪽과 왼쪽 다리를 연결하는 아치.
- ○ 8. **안쪽활꼴인대(내측궁상인대, *Medial arcuate ligament*)**: 큰허리근 위 근막이 두꺼워짐.
- ○ 9. **가쪽활꼴인대(외측궁상인대, *Lateral arcuate ligament*)**: 네모허리근 위 근막이 두꺼워짐.

임상노트: 가로막 파열 DIAPHRAGMATIC RUPTURE

가로막파열은 둔기 또는 관통 외상으로 발생할 가능성이 가장 크다. 가로막의 대부분의 둔기 외상은 교통사고에서 발생한다. 충격은 가슴벽을 왜곡시켜 가로막과 그 부착 부위 사이에 분리를 일으키거나, 가로막의 뒤가쪽벽을 따라 찢어짐을 유발할 수 있다. 가로막의 뒤가쪽벽은 뒤배벽 근육과의 불연속적인 부착 지점 때문에 가로막의 가장 약한 부분이다. 대부분의 가로막 파열은 왼쪽에서 발생하는데(80%에서 90%), 이는 오른쪽에 간이 존재하여 횡격막과 밀접하게 관계를 맺고 있기 때문이다. 파열이 충분히 크면 외상성 가로막탈장(diaphragmatic hernia)이 발생할 수 있으며, 이 경우 위, 작은창자, 가로잘록창자 또는 지라 파열을 통해 감슴안으로 빠져나올 수 있다.

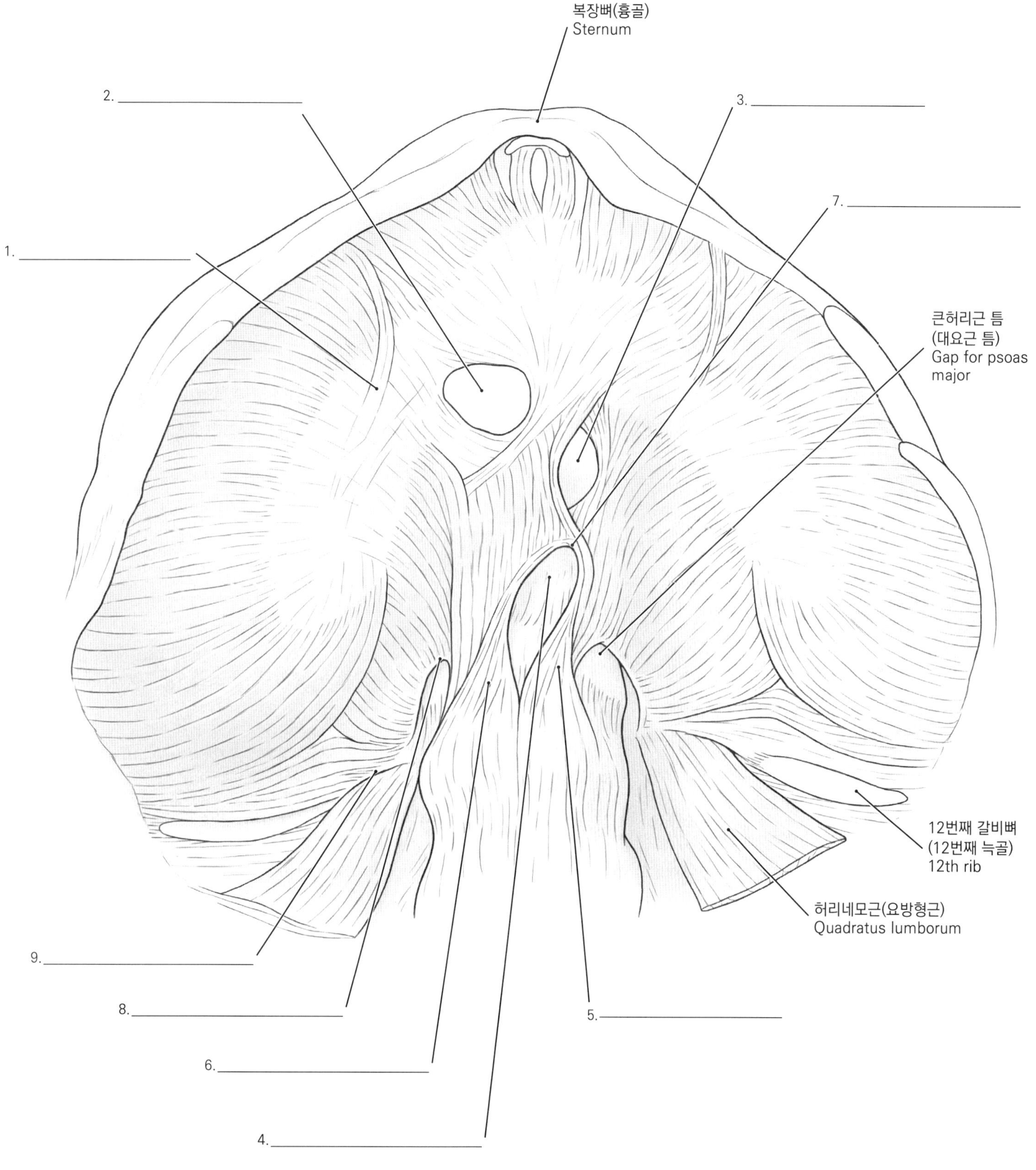
복장뼈(흉골)
Sternum
2. ___
3. ___
7. ___
1. ___
큰허리근 틈
(대요근 틈)
Gap for psoas
major
12번째 갈비뼈
(12번째 늑골)
12th rib
허리네모근(요방형근)
Quadratus lumborum
9. ___
8. ___
5. ___
6. ___
4. ___

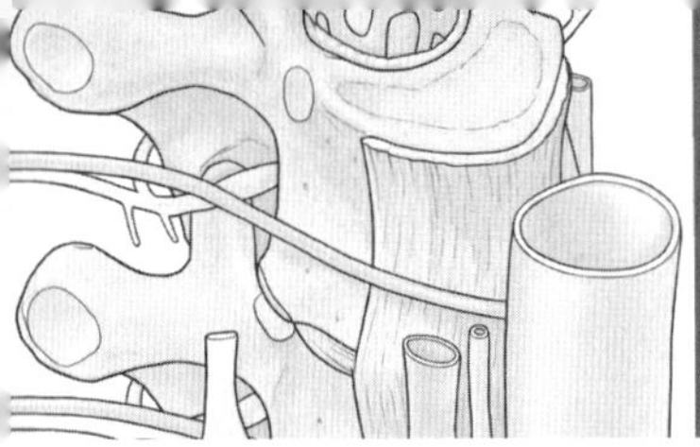

제5장

골반과 회음부 Pelvis and Perineum

5.1A와 B 다리이음뼈 PELVIC GIRDLE

다리이음뼈(pelvic girdle)는 척주와 넙다리뼈(femurs)를 연결하는 뼈로 이루어진 대야 모양의 고리이다. 다리이음뼈는 서거나 걷는 동안에 체중을 하지(lower limb)로 전달하고 또한 실제 골반 장기들과 일부 복부내장을 보호하는 역할을 한다. 다리이음뼈의 해부학적 위치는 위앞엉덩뼈가시(전상장골극, ***anterior superior iliac spine*, *ASIS***)와 두덩결합(치골결합, pubic symphysis)이 같은 수직선상에 놓여 있어, 골반이 복부에 대해 비스듬한 위치를 차지하게 된다.

각각에 대해 서로 다른 색상을 사용하여 다음 각 구조를 색칠한다.

성인의 다리이음뼈는 세 개의 뼈로 구성된다: 엉치뼈(천골, sacrum)와 오른쪽, 왼쪽 볼기뼈(관골, hip bones)는 각각 엉덩뼈(장골, ilium), 궁둥뼈(좌골, ischium), 두덩뼈(치골, pubis)가 융합된 것이다.

○ 1. **엉치뼈**(**천골**, ***Sacrum***): 다섯 개의 엉치뼈(천추, sacral vertebrae)가 융합되어 형성되며, 골반뼈(bony pelvis)의 뒤쪽 벽을 정의함.

- ○ 2. **엉치뼈곶**(**천골곶**, ***Sacral promontory***): S1의 몸통에서 앞쪽에 돌출된 중앙선 부분.
- ○ 3. **엉치뼈날개**(**천골날개**, ***Ala of sacrum***): S1의 "날개"는 곶(오른쪽 및 왼쪽)에서 가쪽으로 휩쓸리고 엉치엉덩관절(천장골관절, ***sacroiliac joint***)에서 볼기뼈의 뒤쪽 표면과 가쪽으로 관절을 이룸.

엉덩이뼈(hip; innominate; os coxae)는 골반뼈의 앞아래쪽과 가쪽벽을 정의한다. 각 볼기뼈는 앞쪽부분에 폐쇄구멍(폐쇄공, ***obturator foramen***)이 포함되어 있다.

○ 4. **볼기뼈절구**(***Acetabulum***): 3개의 볼기뼈로 형성되며 넙다리뼈(대퇴골, femur)와 연결됨.

○ 5. **두덩결합**(**치골결합**, ***Pubic symphysis***): 볼기뼈를 앞쪽에서 연결하는 섬유연골(Fibrocartilaginous)성 패드임. 두덩결합 바로 아래에 두덩활(***pubic arch***)이 위치하며, 한 쌍의 궁둥두덩가지(좌골치골가지, ***ischiopubic rami***)가 있음.

엉덩뼈는 볼기뼈의 위쪽과 가쪽 부분을 형성한다. 엉덩뼈능선(장골능선, iliac crest)은 엉덩뼈의 위쪽 경계를 형성한다. ASIS는 엉덩뼈능선에서 앞쪽으로 돌출된 부분이다. ASIS 아래에는 작은 돌출부인 아래앞엉덩뼈가시(전하장골극, ***anterior inferior iliac spine*, *AIIS***)가 있다.

○ 6. **엉덩뼈오목**(**장골와**, ***Iliac fossa***): 엉덩뼈날개(ala of the ilium)의 앞안쪽 오목한 표면.

○ 7. **활꼴선**(***Arcuate line***): 엉덩뼈오목보다 아래쪽에 위치하며 골반가장자리(pelvic brim) 형성에 기여함.

궁둥뼈는 볼기뼈의 뒤아래쪽 부분을 형성한다(해부학적 위치).

○ 8. **궁둥뼈가지**(**좌골지**, ***Ischial ramus***): 폐쇄구멍의 일부를 형성하고 두덩뼈와 합쳐져 궁둥두덩가지(좌골치골가지, ischiopubic ramus)를 형성함.

○ 9. **궁둥뼈가시**(**좌골극**, ***Ischial spine***): 엉치가시인대(천골가시인대, sacrospinous ligament)가 부착되는 작고 뾰족한 뒤안쪽 돌출부임.

두덩뼈는 볼기뼈의 앞아래 부분을 형성한다(해부학적 위치).

○ 10. **두덩뼈위가지**(**치골상지**, ***Superior pubic ramus***): 볼기뼈절구에 기여.

○ 11. **두덩뼈아래가지**(**치골하지**, ***Inferior pubic ramus***): 폐쇄공과 궁둥두덩가지 형성에 기여.

○ 12. **두덩뼈결절**(**치골결절**, ***Pubic tubercle***: 두덩결합 가쪽의 위가지의 뚜렷한 돌출부.

○ 13. **두덩뼈능선**(**치골능선**, ***Pubic crest***): 두덩결절과 두덩결합 사이의 두덩뼈가 두꺼워짐.

○ 14. **두덩뼈빗**(**치골근선**, ***Pectin pubis*[*pectineal line*]**): 두덩뼈결절 가쪽의 위가지를 따라 비스듬한 능선.

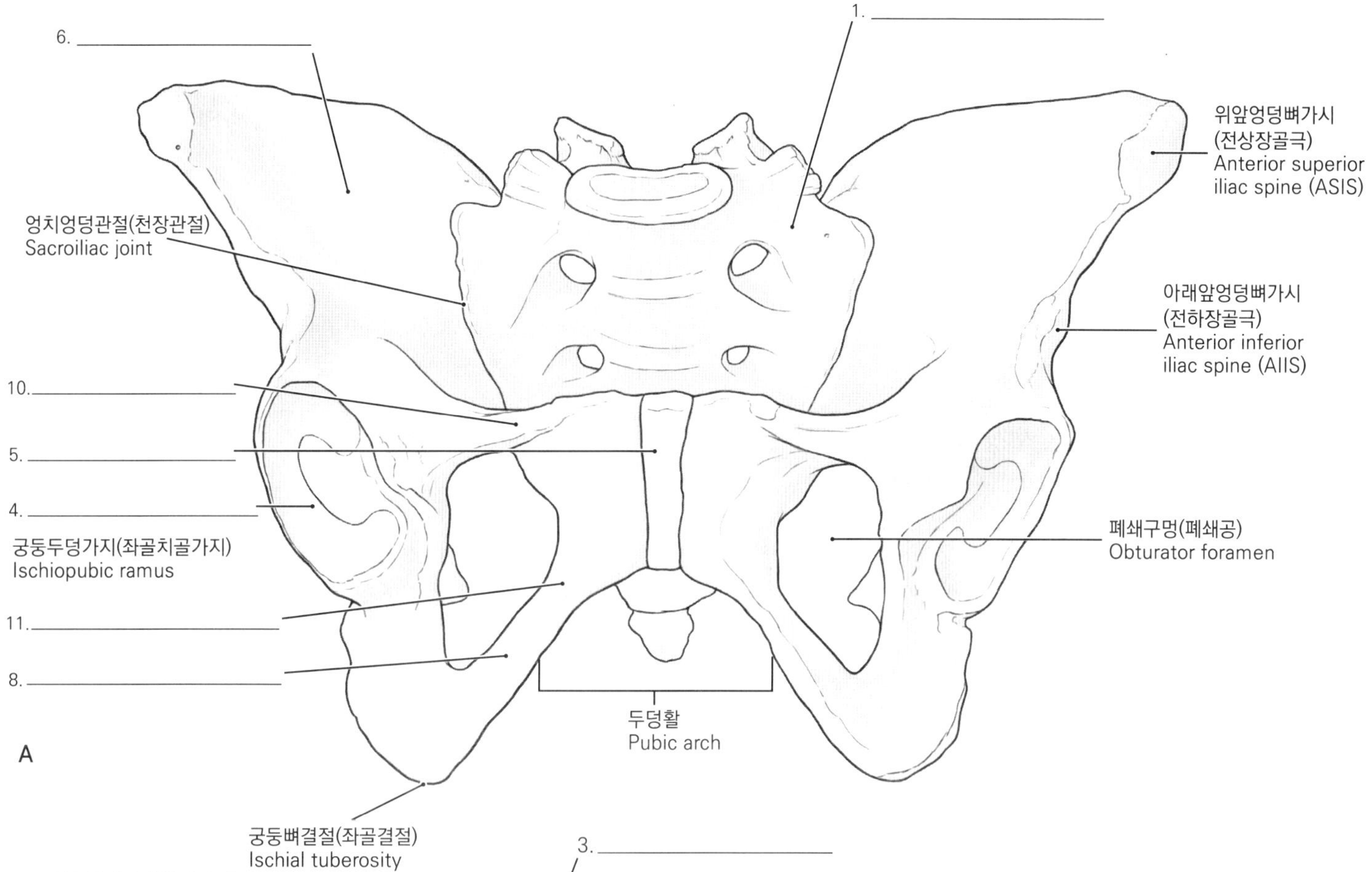
1.
6.
위앞엉덩뼈가시
(전상장골극)
Anterior superior
iliac spine (ASIS)
엉치엉덩관절(천장관절)
Sacroiliac joint
아래앞엉덩뼈가시
(전하장골극)
Anterior inferior
iliac spine (AIIS)
10.
5.
4.
폐쇄구멍(폐쇄공)
Obturator foramen
궁둥두덩가지(좌골치골가지)
Ischiopubic ramus
11.
8.
두덩활
Pubic arch
궁둥뼈결절(좌골결절)
Ischial tuberosity

A

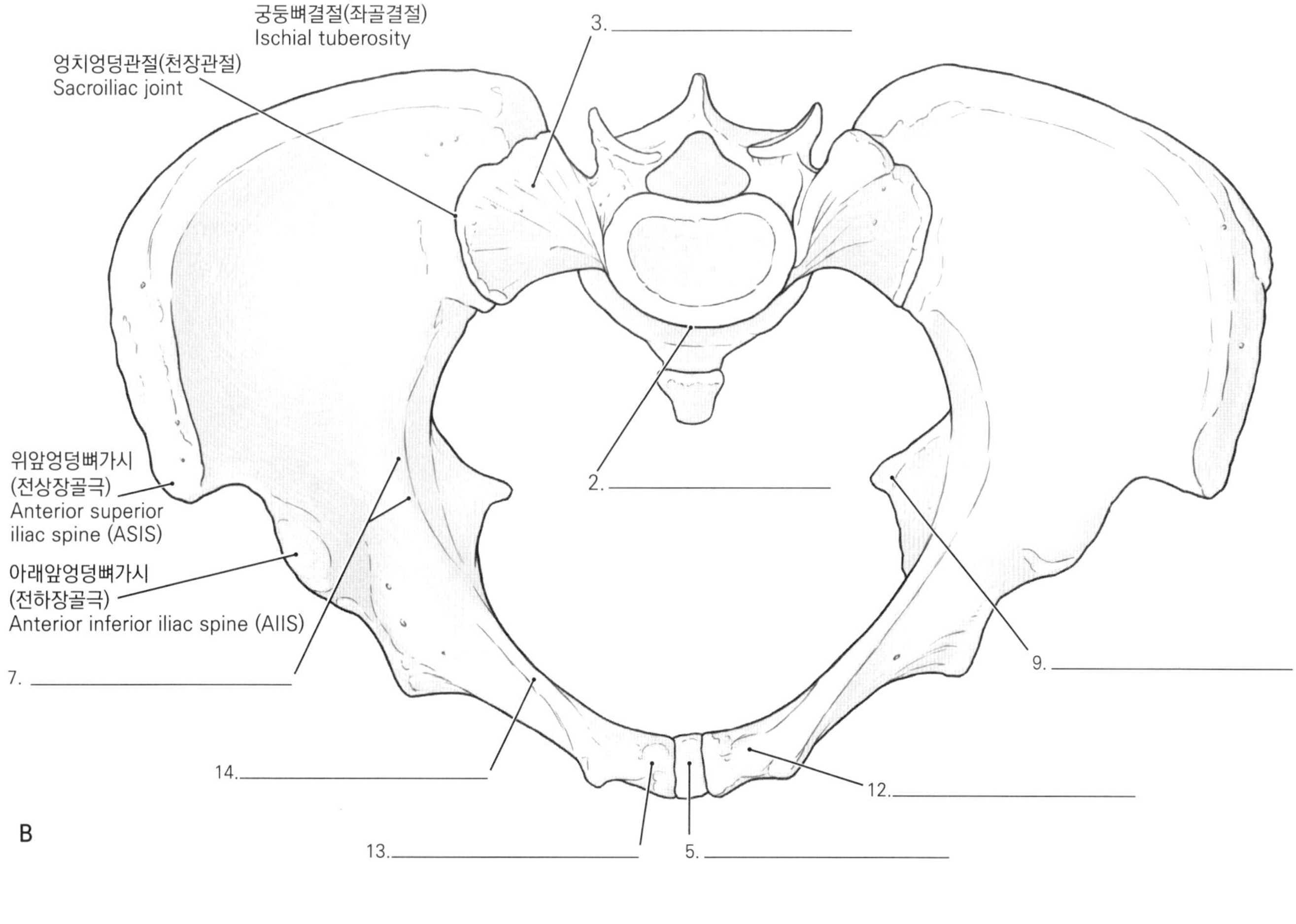
3.
엉치엉덩관절(천장관절)
Sacroiliac joint
위앞엉덩뼈가시
(전상장골극)
Anterior superior
iliac spine (ASIS)
2.
아래앞엉덩뼈가시
(전하장골극)
Anterior inferior iliac spine (AIIS)
9.
7.
14.
12.
13.
5.

B

5.2A와 B 골반 구획과 인대 PELVIC COMPARTMENTS AND LIGAMENTS

골반구획 Pelvic Compartments

골반은 큰(거짓)골반과 작은(참)골반으로 나뉜다. 골반의 두 구획은 뼈로 된 골반 가장자리로 구분된다. 큰골반은 엉덩뼈 날개로 둘러싸인 골반 가장자리 위에 있으며 주로 복부내장을 포함한다. 작은 골반은 골반 가장자리 아래에 있으며 주로 골반내장(pelvis viscera)을 포함한다.

골반 가장자리의 뼈 구성 요소는 다음과 같다:

- 엉치뼈곶(천골곶, Sacral promontory)(S1 척추뼈)과 엉치뼈 날개(날개)
- 오른쪽과 왼쪽의 분계선(linea terminalis)은 다음의 결합으로 형성된다:
  - 덩뼈능선(치골능선, Pubic crest)
  - 덩뼈빗(치골근선, Pectin pubis)
  - 엉덩뼈 활꼴선(Arcuate line of the ilium)

각각에 대해 서로 다른 색상을 사용하여 다음 각 구조를 색칠한다.

골반인대 Pelvic Ligaments

엉치엉덩관절(sacroiliac joint)은 체중을 지탱하는 튼튼한 복합관절이며, 신체에서 가장 움직이지 않는 윤활관절(synovial joint)이다.

무게는 엉치엉덩관절인대를 통해 몸통뼈대에서 엉덩뼈로 전달된다:

○ 1. **앞엉치엉덩인대(전천장인대, *Anterior sacroiliac ligament*)**: 섬유성관절주머니의 얇은 앞부분.

○ 2. **뒤엉치엉덩인대(후천장인대, *Posterior sacroiliac ligament*)**: 섬유는 엉치뼈에서 위쪽과 바깥쪽으로 비스듬히 뻗어 있으며, 이는 뼈사이엉치엉덩인대(골간천장인대, interosseous sacroiliac ligaments)의 뒤쪽 연속 부분임.

○ 3. **엉치결절인대(천결절인대, *Sacrotuberous ligament*)**: 뒤쪽 엉덩뼈와 가쪽 엉치뼈/꼬리뼈에서 궁둥뼈결절(좌골결절, ***ischial tuberosity***)로 지나가며, 이는 궁둥구멍(좌골공, sciatic foramen)을 형성함.

○ 4. **엉치가시인대(천골가시인대, *Sacrospinous ligament*)**: 가쪽 엉치뼈/꼬리뼈에서 궁둥뼈가시(좌골극, ischial spine)로 지나가며, 궁둥구멍(좌골공, sciatic foramen)을 큰궁둥구멍(대좌골공, greater sciatic foramen)과 작은궁둥구멍(소좌골공, lesser sciatic foramen)으로 세분화함.

○ 5. **큰궁둥구멍(대좌골공, *Greater sciatic foramen*)**: 골반 뒤쪽에서 하지 또는 샅 부위로 들어오거나 나가는 구조물의 출구 지점.

○ 6. **작은궁둥구멍(소좌골공, *Lesser sciatic foramen*)**: 샅부위에 설치되는 구조물의 경로.

○ 7. **폐쇄막(*Obturator membrane*)**: 폐쇄신경(obturator nerve)과 혈관의 통과를 허용하기 위한 작은 결합을 제외하고 폐쇄구멍을 가로지름.

○ 8. **샅고랑인대(서혜인대, *Inguinal ligament*)**: ***ASIS***와 두덩뼈결절 사이의 거리를 가로지르며 골반 앞쪽으로 하지에 들어오거나 나가는 구조물에 대한 그물망 역할을 함.

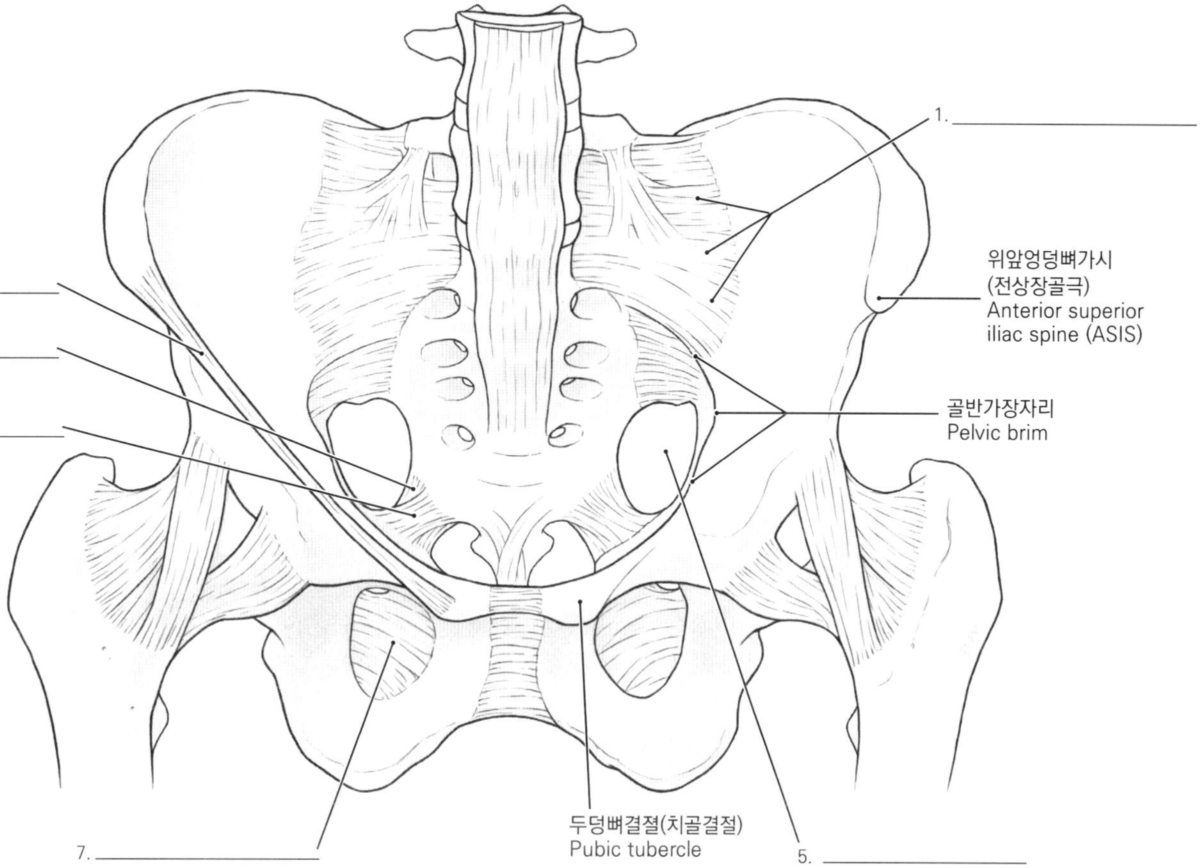
1.
위앞엉덩뼈가시
(전상장골극)
Anterior superior
iliac spine (ASIS)
8.
3.
4.
골반가장자리
Pelvic brim
두덩뼈결절(치골결절)
Pubic tubercle
7.
5.

A

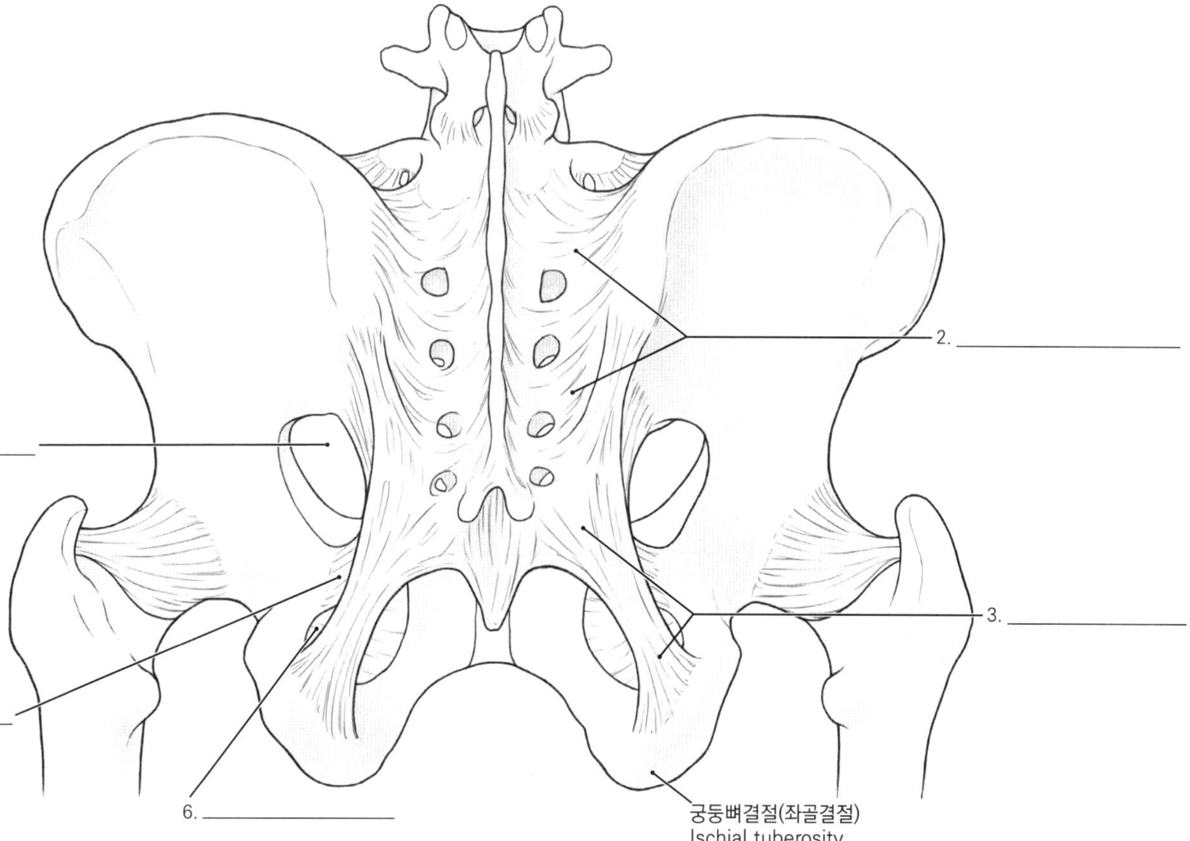
2.
5.
3.
4.
6.
궁둥뼈결절(좌골결절)
Ischial tuberosity

B

5.3A와 B 작은골반의 근육 MUSCLES OF THE LESSER PELVIS

그림 A에서 골반과 샅 부위를 분리하는 골반가로막(pelvic diaphragm) 근육의 대부분이 속폐쇄근막(내폐쇄근막, obturator internus fascia)과 함께 제거되었다. 그림 B에서 골반가로막의 모든 근육과 속폐쇄근막이 손상되지 않았다. 골반벽의 근육을 보기 위해 속엉덩혈관(internal iliac vasculature)이 절단되었다. 바깥엉덩동맥과 정맥(외장골동맥과 정맥, ***external iliac artery and vein***)은 골반 가장자리(골반상협부, ***pelvic brim***) 위쪽에 손상되지 않은 상태로 유지된다.

각각에 대해 서로 다른 색상을 사용하여 다음 각 구조를 색칠한다.

큰골반에서 작은골반으로 교차하는 근육은 없다. 작은골반의 모든 근육은 골반 가장자리보다 아래쪽에서 시작된다.

속폐쇄근(내폐쇄근) Obturator Internus

○ 1. **속폐쇄근(내폐쇄근, *Obturator internus*)**: 작은골반과 샅 부위의 앞가쪽벽을 위한 근육벽을 형성하면서 안쪽(깊은) 표면의 폐쇄구멍(폐쇄공, obturator foramen)을 채움.

○ 2. **속폐쇄근막(*Obturator fascia*)**: 속폐쇄근의 깊은 부분(안쪽)을 덮고 있는 근막.

○ 3. **항문올림근힘줄활(항문거근건궁, *Tendinous arch of the levator ani*)**: 골반가로막의 항문올림근의 시작점을 제공하는 속폐쇄근막의 두꺼워진 중앙.

골반가로막 Pelvic Diaphragm

골반가로막은 두 그룹의 근육, 즉 양쪽의 항문올림근(항문거근, ***levator ani***)과 꼬리근(미골근, coccygeus)으로 구성된 깔대기 모양의 근육의 슬링 또는 해먹으로 중앙에서 만난다(단, 골반 내 장기가 골반을 벗어나 샅 부위로 나가는 곳은 제외). 골반가로막은 아래쪽 골반 구멍을 닫아 작은골반을 샅 부위와 분리한다.

○ 4. **꼬리근(미골근, *Coccygeus*)**: 엉덩꼬리근(장미골근, iliococcygeus muscle)의 뒤쪽 부분에 위치한 삼각형 근육모양의 근육판.

항문올림근은 골반가로막의 대부분을 형성하여 세 개의 근육으로 구성된다:

○ 5. **두덩곧창자근(치골직장근, *Puborectalis*)**: 더 두껍고 좁은 안쪽부분.

○ 6. **두덩꼬리근(치골미골근, *Pubococcygeus*)**: 더 넓지만 중간부분은 더 얇음.

○ 7. **엉덩꼬리근(장미골근, *Iliococcygeus*)**: 가장 얇은 뒤가쪽부분.

궁둥구멍근 Piriformis

○ 8. **궁둥구멍근(이상근, *Piriformis*)**: 꼬리근 위에 위치한, 큰궁둥구멍(대좌골공, greater sciatic foramen)을 통해 나가면서 작은골반의 안쪽(깊은) 표면의 뒤가쪽벽을 형성하는 근육.

신경혈관 구조 Neurovascular Structures

○ 9. **S1–S3의 앞가지(*Anterior rami of S1–S3*)**: 엉치신경얼기(sacral plexus)의 구성 요소를 형성하며, 궁둥구멍근의 깊은 표면을 따라 이동하는 근육.

○ 10. **폐쇄신경(*Obturator nerve*)**: L2–L4의 허리신경얼기(lumbar plexus)의 앞가지에 의해 형성되어, 작은골반으로 들어가며 폐쇄막(obturator membrane)의 작은 결손을 통해 폐쇄동맥(obturator artery), 폐쇄정맥(obturator vein)과 함께 안쪽 허벅지로 나옴. 속폐쇄근(내폐쇄근, obturator internus muscle)에는 신경분포를 하지 않음.

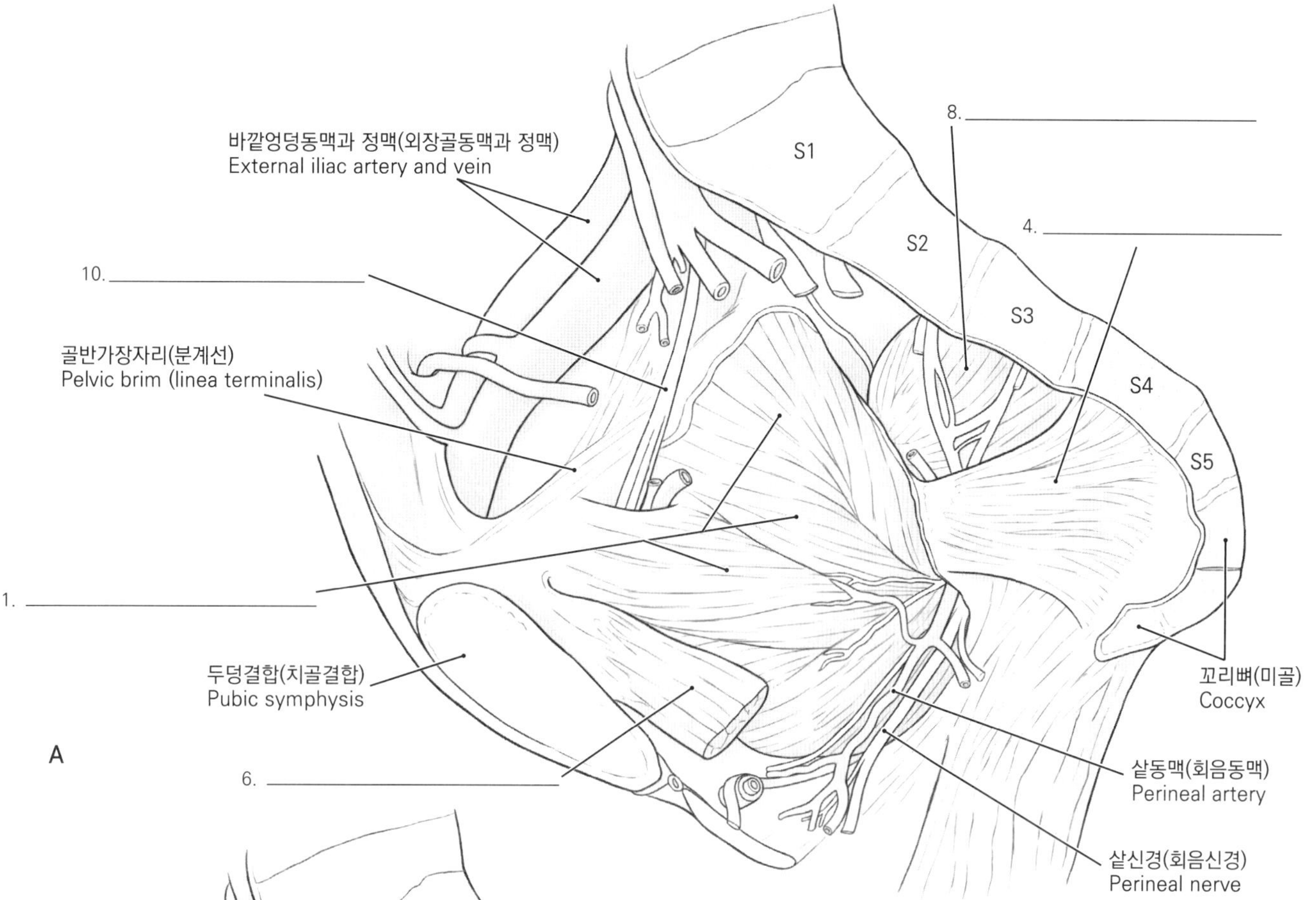

8.
S1
바깥엉덩동맥과 정맥(외장골동맥과 정맥)
External iliac artery and vein
S2
4.
10.
S3
골반가장자리(분계선)
Pelvic brim (linea terminalis)
S4
S5
1.
두덩결합(치골결합)
Pubic symphysis
꼬리뼈(미골)
Coccyx
A
6.
샅동맥(회음동맥)
Perineal artery
샅신경(회음신경)
Perineal nerve

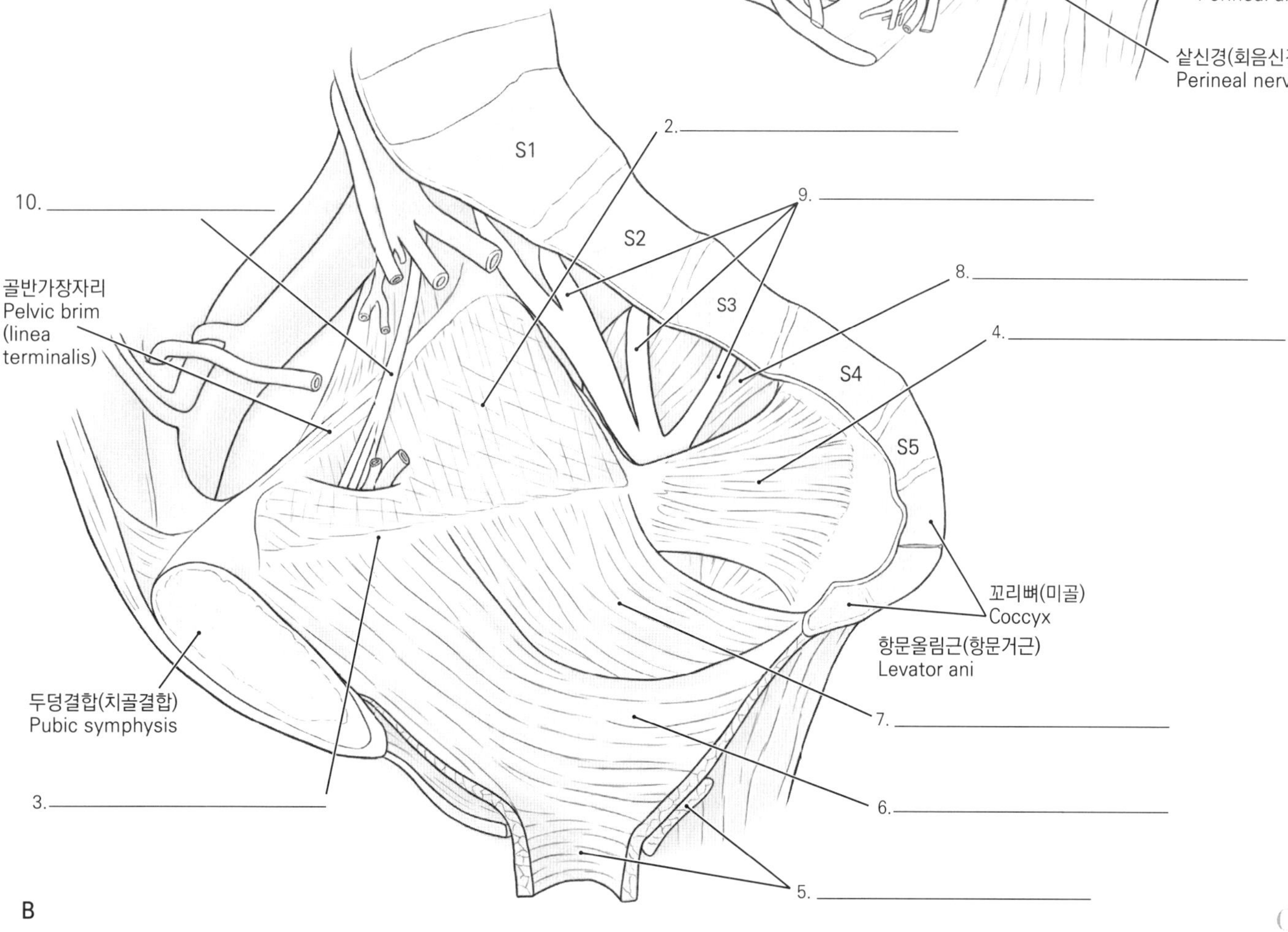

2.
S1
10.
9.
S2
8.
골반가장자리
Pelvic brim
(linea
terminalis)
S3
4.
S4
S5
꼬리뼈(미골)
Coccyx
항문올림근(항문거근)
Levator ani
두덩결합(치골결합)
Pubic symphysis
7.
3.
6.
5.
B

5.4 골반 바닥과 벽의 위쪽면 SUPERIOR VIEW OF THE FLOOR AND WALLS OF THE PELVIS

위에서 본 모습에서 골반가로막의 근육들이 서로 융합되어 골반 바닥의 그릇 모양이나 깔때기 모양을 형성한다. 중앙에서는 항문올림근의 근육들이 골반근막힘줄활(골반근막건궁, *tendinous arch of pelvic fascia*)의 골반내근막이 두꺼워져 숨겨져 있다. 왼쪽 측에서는 골반근막힘줄활이 잘려 있어 두덩곧창자근(치골직장근, puborectalis muscle)을 보여준다. 또한 끈은 곧창자(직장, rectum)를 끌어당긴다. 골반의 근육은 남성과 여성 모두 동일하다.

각각에 대해 서로 다른 색상을 사용하여 다음 각 구조를 색칠한다.

작은골반의 근육				
근육	**이는곳(기시점)**	**닿는곳(정지부)**	**신경분포**	**작용**
○ 1. **속폐쇄근(내폐쇄근)** *Obturator internus*	폐쇄막(obturator membrane), 엉덩뼈와 궁둥뼈의 깊은면	넙다리뼈(대퇴골, femur)의 큰돌기(대전자, greater trochanter)	속폐쇄근의 신경(L5-S2)	엉덩이를 가쪽으로 돌림
○ 2. **궁둥구멍근(이상근)** *Piriformis*	S2-S4의 깊은면, 엉치결절인대(천결절인대, sacrotuberous ligament)		S1-S2의 앞가지	엉덩이를 가쪽으로 돌림, 엉덩관절을 벌림
○ 3. **항문올림근(항문거근)** *Levator ani* (두덩꼬리근 *Pubococcygeus*, 두덩곧창자근 *Puborectalis*, 엉덩꼬리근 *Iliococcygeus*)	○ 4. *항문올림근힘줄활(Tendinous arch of levator ani)*, 두덩뼈몸통(body of pubis), 궁둥뼈가시(좌골극, ischial spine)	정중솔기(median raphe), 꼬리뼈(미골, coccyx), 샅힘줄중심(perineal body), 골반내장의 벽	항문올림근 신경(S4)	배안 내 압력 증가에 대항하여 상승
○ 5. **꼬리근(미골근)** *Coccygeus*	궁둥뼈가시(좌골극, ischial spine)	꼬리뼈와 엉치뼈아래	꼬리근신경(S4-S5)	배안 내 압력 증가에 대항하여 상승

비뇨생식구멍 Urogenital Hiatus

○ 6. **비뇨생식구멍(*Urogenital hiatus*)**: 앞쪽으로는 정중선에 위치한 두 쌍의 항문올림근 사이 공간으로 요도(***urethra***)와 질(vagina)(여성의 경우)이 통과하는 곳이다. 아래쪽(샅 부위)에는 두 번째 층인 샅막(perineal membrane)이 이 공간을 보강하여 장기 탈출을 방지한다.

신경혈관구조 Neurovascular Structures

○ 7. **폐쇄동맥(*Obturator artery*)**: 폐쇄막(obturator membrane)의 결함을 통해 폐쇄신경(obturator nerve) 및 폐쇄정맥(obturator vein)과 함께 이동하여 허벅지 안쪽에 도달하는 속엉덩동맥(내장골동맥, internal iliac artery).

○ 8. **아래볼기동맥(하둔동맥, *Inferior gluteal artery*)**: 볼기 부위에 도달하기 위해 궁둥구멍근(이상근, piriformis muscle)과 함께 큰궁둥구멍(대좌골공, greater sciatic foramen)을 통과하는 속엉덩동맥(내장골동맥, internal iliac artery).

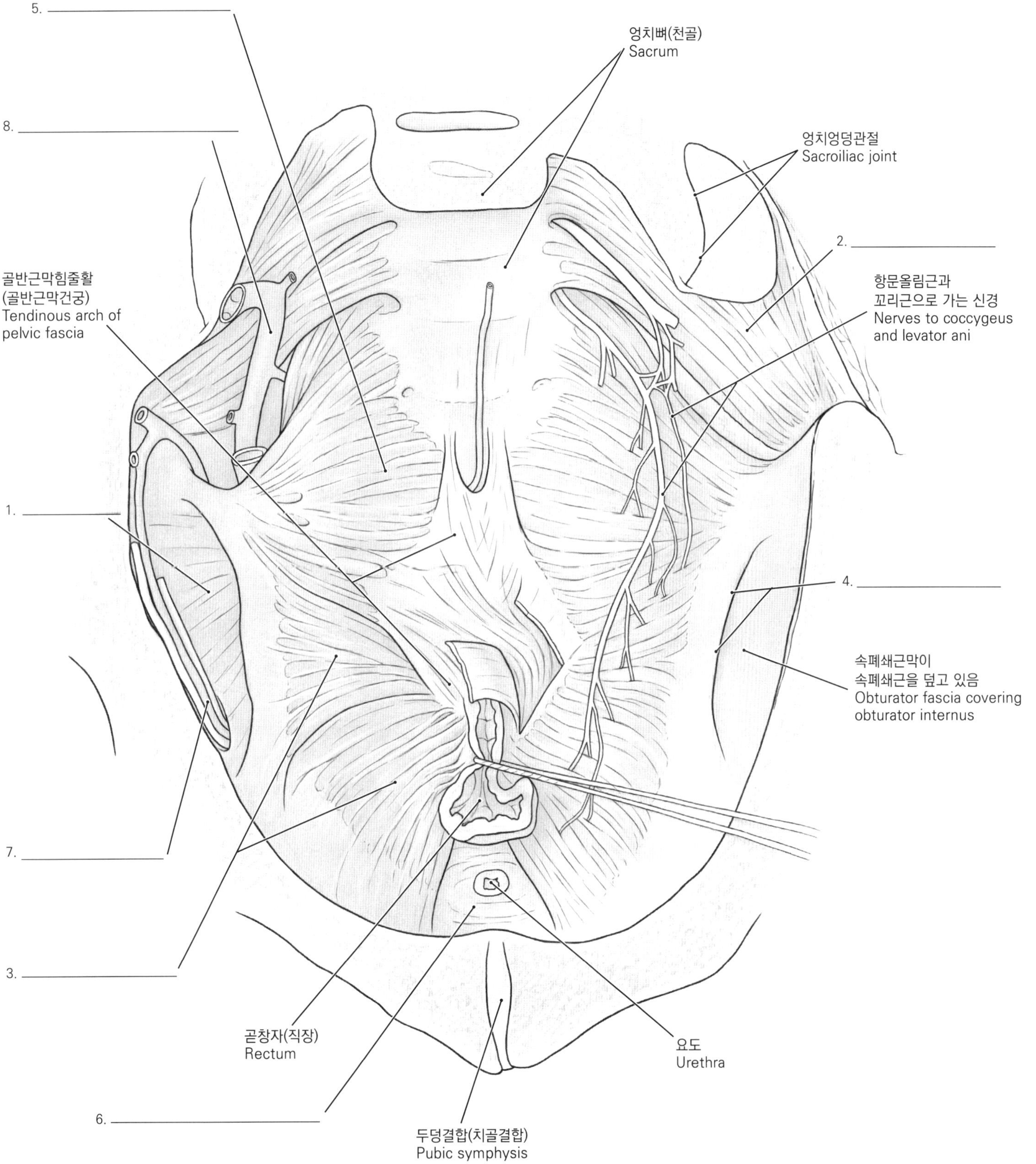
5. ____
8. ____
엉치뼈(천골)
Sacrum
엉치엉덩관절
Sacroiliac joint
2. ____
골반근막힘줄활
(골반근막건궁)
Tendinous arch of
pelvic fascia
항문올림근과
꼬리근으로 가는 신경
Nerves to coccygeus
and levator ani
1. ____
4. ____
속폐쇄근막이
속폐쇄근을 덮고 있음
Obturator fascia covering
obturator internus
7. ____
3. ____
곧창자(직장)
Rectum
요도
Urethra
6. ____
두덩결합(치골결합)
Pubic symphysis

5.5 샅 부위의 경계 BOUNDARIES OF THE PERINEUM

샅부위의 내용물 대부분이 제거되어 골반가로막의 하부가 드러났다. 오른쪽 바깥항문조임근(외항문괄약근, external anal sphincter)의 대부분이 제거되어 속항문조임근(내항문괄약근, *internal anal sphincter*)이 드러났다. 끈을 사용하여 항문주위 피부를 당겨 오른쪽 바깥항문조임근의 나머지 부분을 드러냈고 갈고리를 사용하여 오른쪽 두덩곧창자근(치골직장근, puborectalis)도 당겨졌다.

각각에 대해 서로 다른 색상을 사용하여 다음 각 구조를 색칠한다.

샅은 골반가로막 아래, 몸통의 아래 경계에 위치하며 허벅지 사이에 있는 다이아몬드 모양의 얕은 구획이다. 골반 가로막이 해먹 또는 슬링 모양으로 되어 있기 때문에 샅은 중심부가 가장 얕고 주변부로 갈수록 점차 깊어진다. 샅의 경계는 다음과 같다:

○ 1. **두덩결합**(**치골결합**, ***Pubic symphysis***): 앞쪽.
○ 2. **궁둥두덩가지**(**좌골치골가지**, ***Ischiopubic rami***): 앞가쪽.
○ 3. **궁둥뼈결절**(**좌골결절**, ***Ischial tuberosities***): 가쪽.
○ 4. **엉치결절인대**(**천결절인대**, ***Sacrotuberous ligament***): 뒤가쪽(큰볼기근[대둔근, gluteus maximus muscle]과 함께).
○ 5. **꼬리뼈**(**미골**, ***Coccyx***): 뒤쪽(아래엉치뼈와 함께).
골반가로막 아래: 위쪽.
피부: 아래쪽.

비뇨생식기과 항문 부위 Urogenital and Anal Triangles

샅은 궁둥뼈결절을 지나는 선에 의해 비뇨생식 부위(urogenital triangle)와 항문 부위(항문부, anal triangle)로 나뉜다. 비뇨생식 부위는 샅의 앞부분을 구성하며 두덩활(두 개의 궁둥두덩가지에 의해 형성됨)의 공간을 가로지르며, 항문올림근의 비뇨생식구멍(urogenital hiatus) 표면(아래쪽)으로 위치한다. 항문부위는 샅의 뒷부분을 구성하며, 이 역시 골반가로막의 표면(아래쪽)에 위치한다.

○ 6. **샅힘줄중심**(***Perineal body***): 샅 중심점의 결합조직과 근육의 덩어리.
○ 7. **바깥항문조임근**(**외항문괄약근**, ***External anal sphincter***): 항문부위의 항문관(anal canal)을 둘러쌈.

골반가로막 Pelvic Diaphragm

골반가로막은 참골반에서 샅 부위를 구분하기 때문에 샅의 위쪽 경계를 형성한다. 골반가로막은 항문올림근과 꼬리근으로 구성되어 있다.

항문올림근(항문거근, Levator ani):

○ 8. **두덩곧창자근**(**치골직장근**, ***Puborectalis***): 곧창자(직장, rectum)와 항문관(anal canal)의 연결 부위를 고리처럼 감싸는 항문올림근의 가장 안쪽에 위치한 쌍.
○ 9. **두덩꼬리근**(**치골미골근**, ***Pubococcygeus***): 항문올림근의 더 넓은 부분이며 두덩곧창자근의 가쪽에 위치함.
○ 10. **엉덩꼬리근**(**장미골근**, ***Iliococcygeus***): 항문올림근의 가장 얇은 부분이며 뒤가쪽에 위치한 부분.

○ 11. **꼬리근**(**미골근**, ***Coccygeus***): 엉덩꼬리근의 뒤쪽에 위치함.
○ 12. **비뇨생식구멍**(***Urogenital hiatus***): 항문올림근의 앞쪽 틈새 공간으로 요도(urethra)(그리고 여성의 경우 질)가 참골반에서 샅으로 통과할 수 있도록함. 남성의 경우 샅 부위에서 비뇨생식구멍을 통해 전립샘(*prostate*)과 전립샘요도(전립선요도, *prostatic urethra*)를 확인할 수 있음.

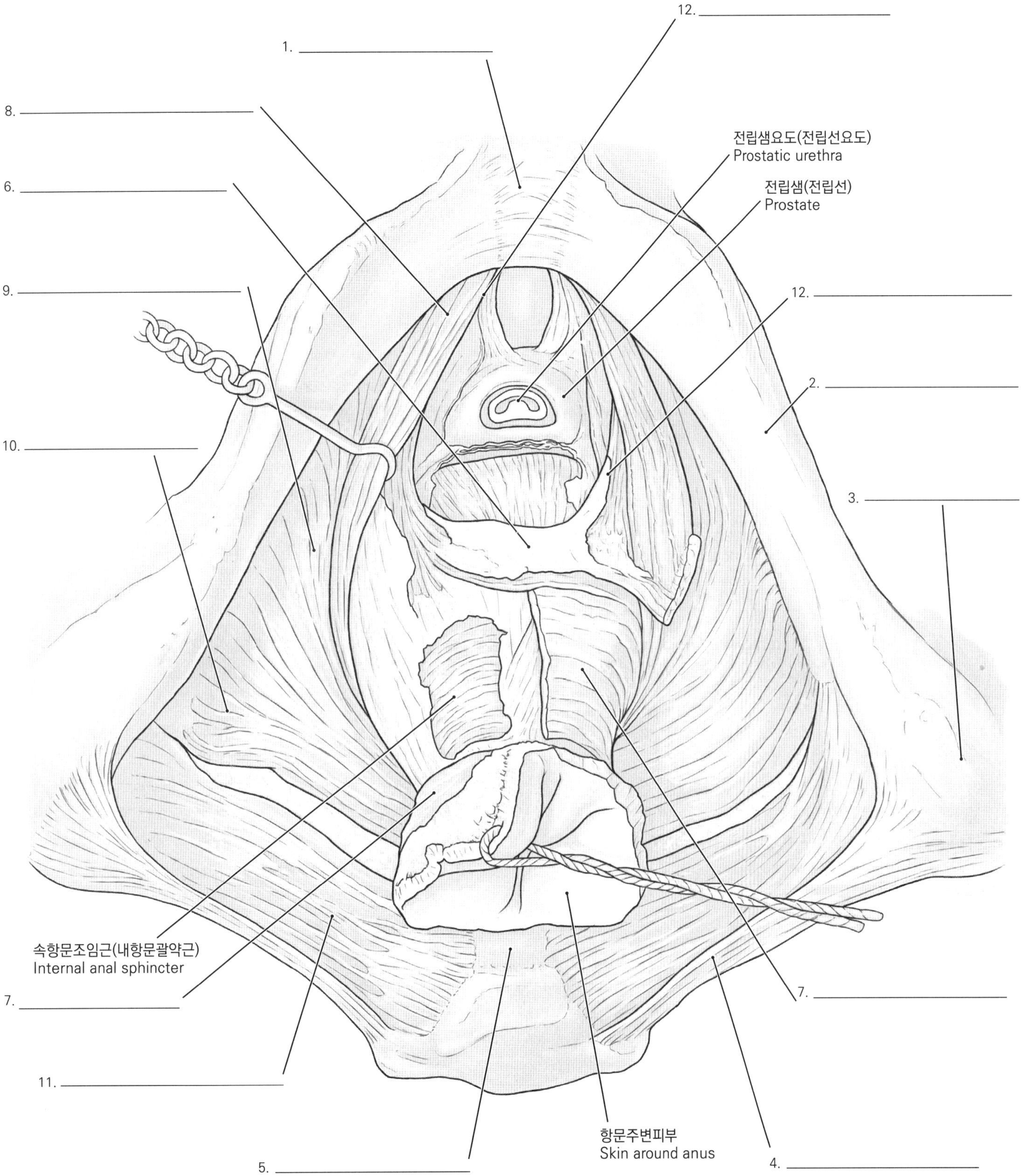
12.
1.
8.
전립샘요도(전립선요도)
Prostatic urethra
6.
전립샘(전립선)
Prostate
9.
12.
2.
10.
3.
속항문조임근(내항문괄약근)
Internal anal sphincter
7.
7.
11.
항문주변피부
Skin around anus
5.
4.

5.6 얕은 부위 절개—남성의 얕은샅주머니 SUPERFICIAL DISSECTION—MALE SUPERFICIAL PERINEAL POUCH

음경(penis)의 몸통은 가로로 절개되었다. 피하조직(subcutaneous tissue)의 막성층도 절개되어 얕은샅주머니(superficial perineal pouch)가 열렸다.

각각에 대해 서로 다른 색상을 사용하여 다음 각 구조를 색칠한다.

샅 부위의 항문 부위 Anal Triangle of the Perineum

궁둥항문오목(좌골직장와, ***ischioanal***[궁둥곧창자, ***ischiorectal***] ***fossa***)은 항문관의 양쪽에 위치한 주로 지방으로 채워진 공간이다. 쐐기 모양으로 아래쪽은 넓고 위쪽은 좁으며, 항문주위 피부(perianal skin)와 골반가로막의 아래면 사이에 위치한다. 각 궁둥항문오목의 뒤쪽 경계는 큰볼기근(대둔근, ***gluteus maximus muscle***)과 엉치결절인대(천결절인대, sacrotuberous ligament)로 형성된다.

- ○ 1. **바깥항문조임근(외항문괄약근, *External anal sphincter*)**: 각 궁둥항문오목의 안쪽 경계 일부를 형성함.
- ○ 2. **항문올림근(항문거근, *Levator ani*)**: 각 궁둥항문오목의 위안쪽벽을 형성함.
- ○ 3. **음부신경관을 형성하는 속폐쇄근막(*Obturator fascia forming pudendal canal*)**: 속폐쇄근(obturator internus muscle)의 깊은면은 속폐쇄근막으로 덮여 있으며, 이는 궁둥항문오목의 가쪽벽을 형성함. 또한 속폐쇄근막은 속음부동맥(내음부동맥, internal pudendal artery)과 정맥, 그리고 음부신경(pudendal nerve)을 감싸면서 음부신경관(pudendal canal)도 형성함.
- ○ 4. **아래곧창자동맥(하직장동맥, *Inferior rectal*[*anal*] *artery*)**: 속음부동맥의 가지로 음부신경관을 따라 지나가면서 속폐쇄근막을 뚫고 궁둥항문오목의 지방층을 지나 바깥항문조임근과 주변의 항문주위 피부에 혈액을 공급함.
- ○ 5. **아래곧창자신경(하직장신경, *Inferior rectal*[*anal*] *nerve*)**: 음부신경의 가지로 음부신경관을 따라 지나가며, 경로와 분포는 아래곧창자동맥과 유사함.

샅 부위의 비뇨생식 부위 Urogenital Triangle of Perineum

항문 부위와 달리, 비뇨생식 부위는 샅막(회음막, perineal membrane)에 의해 얕은공간과 깊은 공간 의 두 개의 공간으로 나뉜다. 비뇨생식 부위의 층은 얕은 곳에서 깊은 곳으로 다음과 같다: 피부(바깥생식기관[외부생식기, external genitalia] 관련), 피하조직(subcutaneous tissue)(얇은지방층과 막성층, superficial fatty layer and membranous layer), 얕은샅공간(표재회음공간, superficial perineal pouch)(막성층과 샅막 사이에 위치), 샅막, 깊은샅공간(샅막과 골반가로막 사이에 위치), 골반가로막 아랫면.

남성의 경우 피하근막(subcutaneous fascia)의 얇은 지방층이 감소한다.

- ○ 6. **피하조직의 막성층(*Membranous layer of subcutaneous tissue*)(콜레스근막, *Colles fascia*)**: 가쪽으로는 궁둥두덩다리(좌골치골다리, ischiopubic rami)가 부착되고, 뒤쪽으로는 샅막에 부착되며(항문 부위에는 닿지 않음), 배벽의 스카르파근막(Scarpa's fascia)과 연속되어 있으며 남성에서는 음낭(scrotum)과 음경(penis)의 음낭근막(dartos fascia)과도 연속되어 있음.

얕은샅공간 내용물 Superficial Perineal Pouch Contents

- ○ 7. **궁둥해면체근(좌골해면체근, *Ischiocavernous muscle*)**: 음경다리를 덮고 있으며 궁둥두덩가지와 샅막에 부착된 한 쌍의 근육. 음경다리 내 해면체 공간에서 혈액을 음경해면체(***corpora cavernosa***)의 먼쪽 부분으로 보내 발기 상태를 유지함.
- ○ 8. **망울해면체근(구해면체근, *Bulbospongiosus muscle*)**: 음경망울(요도구, bulb of penis)을 덮고 있는 한 쌍의 근육으로, 중간선에서 서로 연결되어 수축 근육 열할을 함. 음경망울에 있는 요도해면체부분(spongy urethra)의 사정액이나 소변을 배출하는데 도움을 줌.
- ○ 9. **얕은샅가로근(*Superficial transverse perineal muscle*)**: 비뇨생식 부분의 뒤쪽 가장자리에 위치한 한 쌍의 근육으로 얕은샅 부위를 안정화하기 위해 대들보처럼 작용함.
- ○ 10. **샅동맥(회음동맥, *Perineal artery*)**: 얕은샅주머니의 내용물을 공급하는 속음부동맥의 가지.
- ○ 11. **뒤음낭동맥(후음낭동맥, *Posterior scrotal artery*)**: 음낭의 뒤쪽 피부를 공급하는 샅동맥의 말단가지.
- ○ 12. **뒤음낭신경(후음낭신경, *Posterior scrotal nerve*)**: 음낭의 뒤쪽 피부를 공급하는 샅신경의 말단가지.
- ○ 13. **샅막(회음막, *Perineal membrane*)**: 비뇨생식기 부분의 얕은샅주머니와 깊은샅주머니 사이의 경계를 형성하는 얇은 결합조직 시트.
- ○ 14. **샅힘줄중심(*Perineal body*)**: 음경망울 뒤쪽과 항문 앞쪽에 위치한 깊은샅주머니 근육과 함께 얕은샅가로근(표재횡회음근, superficial transverse perineal), 망울해면체근(bulbospongiosus), 바깥항문조임근의 근육섬유 수렴 부위.

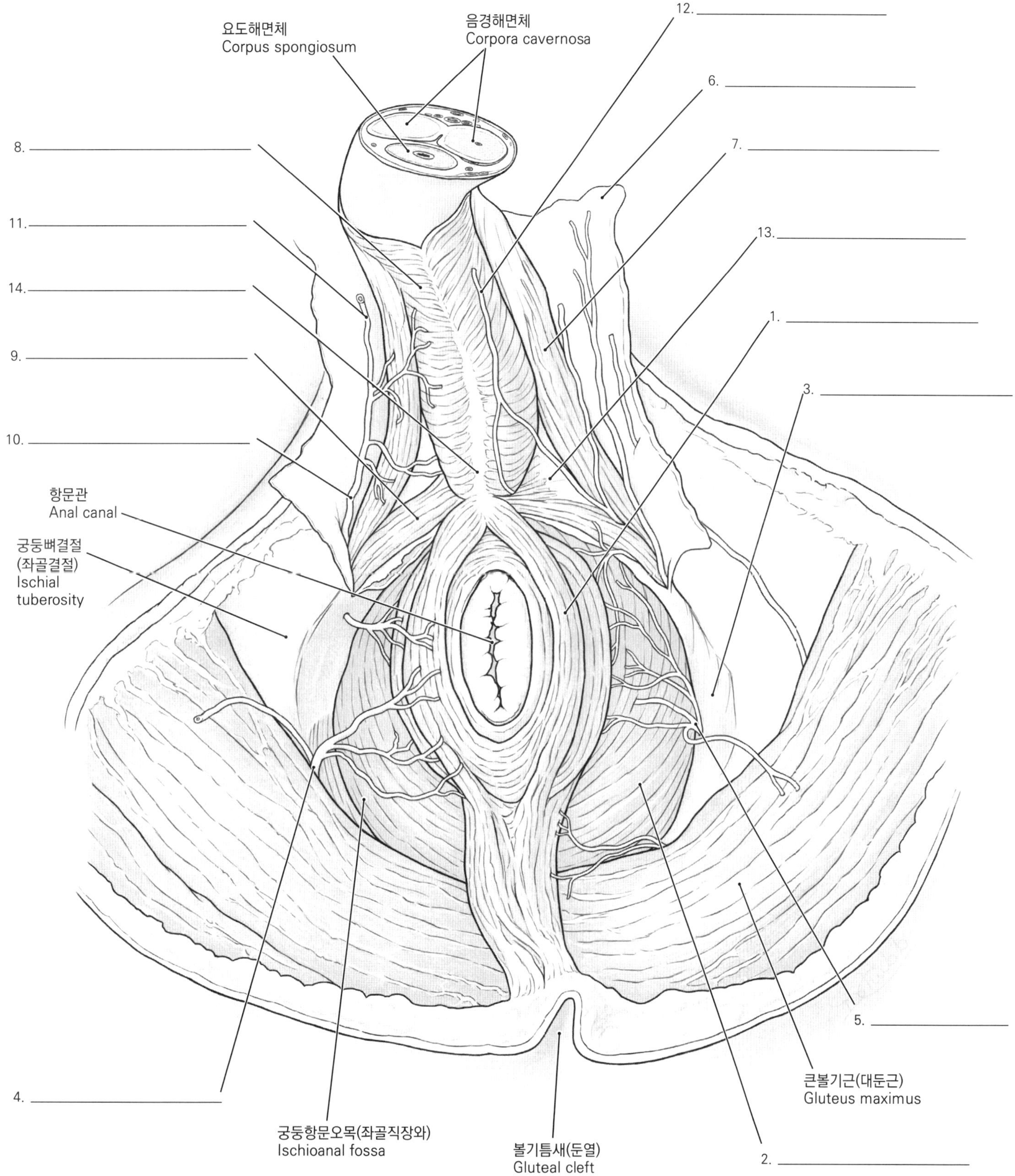
요도해면체
Corpus spongiosum
음경해면체
Corpora cavernosa
12.
6.
7.
13.
1.
3.
8.
11.
14.
9.
10.
항문관
Anal canal
궁둥뼈결절
(좌골결절)
Ischial
tuberosity
5.
큰볼기근(대둔근)
Gluteus maximus
4.
궁둥항문오목(좌골직장와)
Ischioanal fossa
볼기틈새(둔열)
Gluteal cleft
2.

5.7 중간 절개—남성의 얕은샅주머니 INTERMEDIATE DISSECTION—MALE SUPERFICIAL PERINEAL POUCH

음경 뿌리의 발기조직과 샅막을 보여주기 위해 피부밑 근막(콜리스 근막) 막층과 얕은샅주머니의 근육들이 제거되었다. 오른쪽에서는 속항문조임근(내항문괄약근, internal anal sphincter)을 보여주기 위해 바깥항문조임근(외항문괄약근, ***external anal sphincter***)이 절개되어 반영되었다. 금속탐침은 절개된 샅힘줄중심(***perineal body***)을 구성하는 바깥항문조임근의 근섬유를 들어 올리고 있다.

각각에 대해 서로 다른 색상을 사용하여 다음 각 구조를 색칠한다.

○ 1. **항문올림근(항문거근, *Levator ani*)**: 항문 부위와 비뇨생식기 부위의 위쪽 경계(그리고 안쪽 경계의 일부)를 형성함. 비뇨생식기 부위에서 항문올림근은 샅막(회음막, perineal membrane)보다 위쪽에 위치하기 때문에 전체가 보이지 않음.

○ 2. **전립샘(전립선, *Prostate*)**: 항문올림근의 비뇨생식기 구멍을 통해 볼 수 있음(샅까지 아래로 확장되지 않음).

○ 3. **속폐쇄근막(*Obturator fascia*)**: 속폐쇄근의 깊은면을 덮고 있으며, 항문 부위와 비뇨생식기 부위의 가쪽 경계를 형성함. 비뇨생식기 부위의 속폐쇄근막은 샅막보다 위쪽에 위치하기 때문에 전체가 보이지 않음.

○ 4. **엉치결절인대(천결절인대, *Sacrotuberous ligament*)**: 샅부위의 뒤쪽 경계를 형성함(큰볼기근[대둔근, ***gluteus maximus***]과 함께).

항문 부위 Anal Triangle

바깥항문조임근(외항문괄약근, external anal sphincter)은 항문관의 3분의 2를 감싸는 넓은 띠를 형성하며, 수의적으로 조절된다. 그것은 앞쪽으로는 샅힘줄중심, 뒤쪽으로는 항문꼬리몸통/인대(항문미골체/인대, ***anococcygeal body/ligament***)를 통해 꼬리뼈(미골, ***coccyx***)에 부착된다. 그 후 위쪽으로는 항문올림근과 합쳐진다. 바깥항문조임근은 종종 뚜렷하지 않는 세 부분 또는 영역으로 구성된다:

○ 5. **피부밑부분(피하부, *Subcutaneous part*)**: 피부 바로 깊숙이 침투하여 피하조직과 연관됨.

○ 6. **얕은부분(표층부, *Superficial part*)**: 바깥항문조임근의 피하 깊은 부분과 속항문조임근의 가장 아래쪽 섬유를 둘러싸고 있음.

○ 7. **깊은부분(심부, *Deep part*)**: 바깥항문조임근의 가장 깊은 부분이며 속항문조임근의 일부를 둘러싸고 있음.

○ 8. **속항문조임근(내항문괄약근, *Internal anal sphincter*)**: 항문관 위쪽 2/3를 둘러싸고 있는 돌림근육층(윤근층, circular muscle layer)이 두꺼워지는 현상으로 자율신경계에 의해 조절됨.

비뇨생식기 부위의 얕은샅주머니
Superficial Perineal Pouch of Urogenital Triangle

○ 9. **음경다리(*Crus of penis*)**: 궁둥뼈결절(좌골결절, ischial tuberosity) 앞쪽 궁둥두덩가지(좌골치골가지, ischiopubic rami)의 아래쪽과 안쪽 표면에 붙어 있으며, 궁둥해면체근(좌골해면체근, ischiocavernous muscle)으로 덮여 있는 한 쌍의 구조물. 각 다리는 음경몸통 내 음경해면체(corpora cavernosa)와 연결되어 있음.

○ 10. **음경망울(*Bulb of penis*)**: 음경요도(요도의 해면체 부분, spongy urethra)의 망울부분에 의해 관통되어 망울해면체근(구해면체근, bulbospongiosus muscle)으로 덮여 있는 확대된 정중선 구조. 음경망울(요도구, bulb of the penis)은 음경 몸통의 요도해면체(corpus spongiosum)와 연속되어 있음.

○ 11. **샅막(회음막, *Perineal membrane*)**: 비뇨생식기 부위에서 두덩활(치골궁, pubic arch)의 너비를 가로지르며, 얕은샅주머니와 깊은샅주머니를 구분하고 발기조직을 지지해주는 구조.

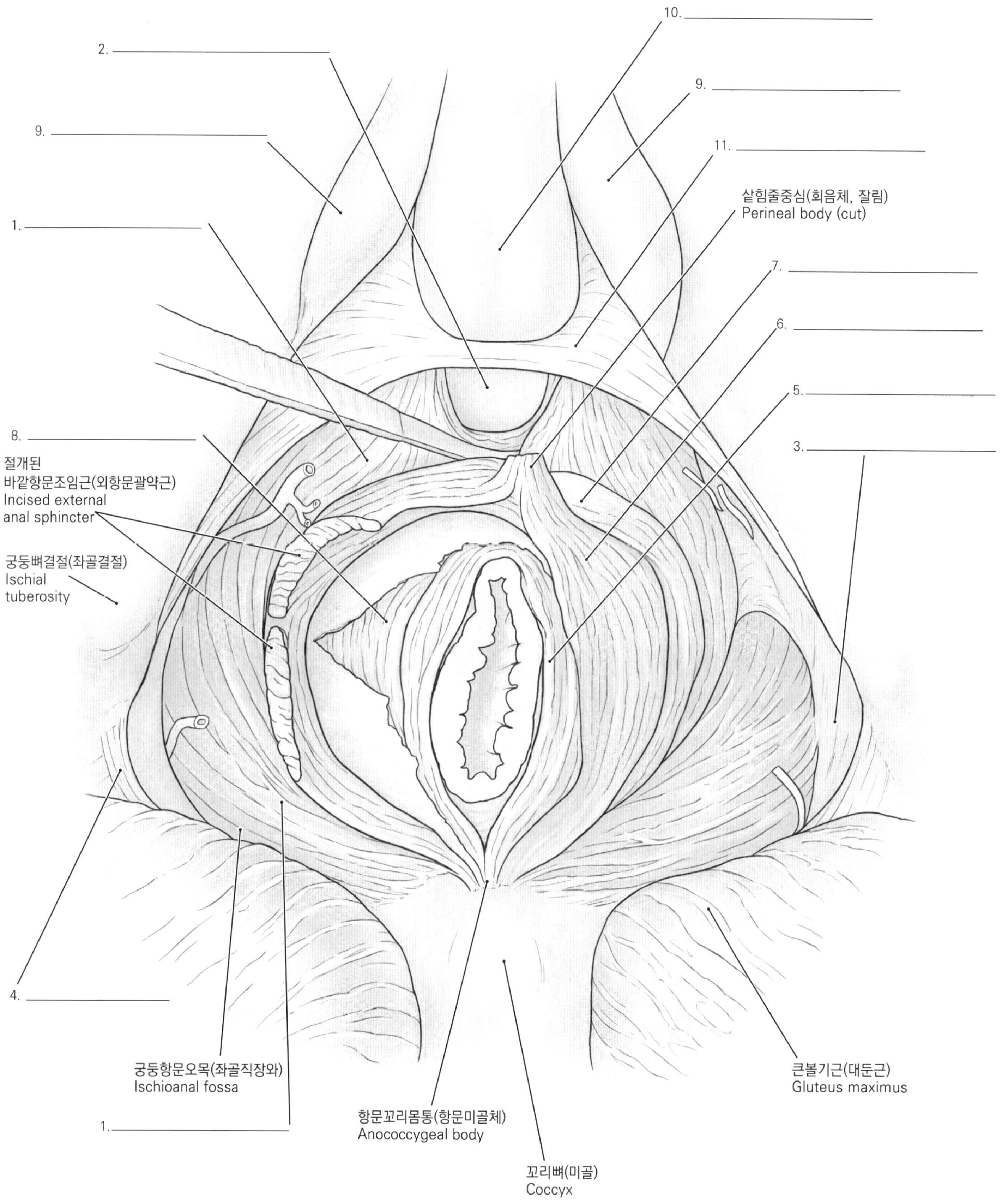
10.
2.
9.
9.
11.
1.
살힘줄중심(회음체, 잘림)
Perineal body (cut)
7.
6.
5.
8.
3.
절개된
바깥항문조임근(외항문괄약근)
Incised external
anal sphincter
궁둥뼈결절(좌골결절)
Ischial
tuberosity
4.
궁둥항문오목(좌골직장와)
Ischioanal fossa
1.
항문꼬리몸통(항문미골체)
Anococcygeal body
꼬리뼈(미골)
Coccyx
큰볼기근(대둔근)
Gluteus maximus

5.8A와 B 음경의 층 LAYERS OF THE PENIS

음경의 해부학적 위치는 발기 상태이다. 따라서 구조는 음경의 등쪽과 배쪽에 위치하는 것으로 설명된다. 음경은 두 부분으로 나뉜다: 뿌리와 몸통. 음경의 뿌리는 얕은샅주머니에 위치하며 두 개의 다리와 음경망울(bulb of the penis)로 구성된다. 음경의 몸통은 자유롭게 늘어진 부분으로 두덩결합(치골결합, pubis symphysis)으로부터 매달려 있다. 그림 A는 피부와 근막층 일부를 젖힌 상태에서 본 음경의 가쪽면을 나타내며, 그림 B는 음경 몸통의 가로절단면을 보여준다.

각각에 대해 서로 다른 색상을 사용하여 다음 각 구조를 색칠한다.

○ 1. **요도해면체(*Corpus spongiosum*)**: 음경의 배쪽(아래쪽) 표면에 위치하며 해면요도(***spongy urethra***)를 포함하고 있음. 요도해면체(corpus spongiosum)가 음경해면체(corpora cavernosa)만큼 혈액으로 팽창하지 않도록 하기 위해, 고유의 백색막(***tunica albuginea***)에 의해 음경해면체로부터 분리되어 있어 요도해면체의 내강이 개방된 상태를 유지함.

○ 2. **음경해면체(*Corpus cavernosum*)**: 등쪽에서 한 쌍으로 가쪽면에 위치함. 음경해면체는 서로 완전히 분리되어 있지 않으며, 하나의 백색막이 양쪽 음경해면체를 감싸고 있어 혈액이 양쪽 음경해면체에 모두 차오르게 하여 양측 발기 현상을 유지함. 음경해면체는 속음부동맥(내음부동맥, internal pudendal artery)의 분지인 깊은음경동맥(심음경동맥, ***deep artery of penis***)으로부터 혈액을 공급받음.

○ 3. **음경귀두(*Glans of penis*)**: 바깥요도구멍(외요도공, ***external urethral orifice***)을 포함하는 요도해면체의 확장된 먼쪽 끝부분.

○ 4. **음경귀두관(*Corona of glans penis*)**: 음경해면체의 먼쪽 끝부분 위로 뻗어 있는 음경귀두(glans penis)의 가장자리.

○ 5. **음경꺼풀(*Prepuce[foreskin]*)**: 귀두의 목 부분에서 피부와 근막이 귀두 표면을 떠나 다시 접힘(포경수술을 받지 않은 음경에만 존재).

○ 6. **음경꺼풀주름띠(*Frenulum of prepuce[penis]*)**: 음경꺼풀에서 귀두의 요도 표면까지 이어지는 정중선의 주름(포경수술을 받지 않은 음경에만 존재).

○ 7. **음낭근막(*Dartos fascia*)**: 음경귀두를 제외하고 음경의 피부는 음낭근막(dartos fascia)에 느슨하게 붙어 있음.

○ 8. **음경의 깊은 근막(*Deep fascia of penis[Buck's fascia]*)**: 음경해면체와 요도해면체를 연결하는 음경근막 깊숙한 곳에 있는 튼튼한 근막.

○ 9. **얕은음경등정맥(천음경배정맥, *Superficial dorsal vein of penis*)**: 음경의 음낭근막 내에 위치하며 음경의 피부와 피하조직을 바깥음부정맥(외음부정맥, external pudendal vein)으로 배출함.

○ 10. **깊은음경등정맥(심음경배정맥, *Deep dorsal vein of penis*)**: 음경 등쪽 정중선, 음경깊은근막 깊숙이, 백색막 표층에 위치함. 귀두, 음경꺼풀, 음경해면체, 요도해면체에서 나오는 대부분의 혈액을 전립샘정맥얼기(전립선정맥총, prostatic venous plexus)으로 배출함.

○ 11. **음경등동맥(음경배동맥, *Dorsal artery of the penis*)**: 음경의 깊은음경등정맥 양쪽에 위치하며, 음경깊은근막 깊숙이, 백색막 표층에 위치한 한 쌍의 동맥. 음경의 피부와 피하조직에 혈액을 공급하는 속음부동맥(내음부동맥, internal pudendal artery)의 말단가지.

○ 12. **음경등신경(음경배신경, *Dorsal nerve of the penis*)**: 음경의 각 음경등동맥의 가쪽에 있는 한 쌍의 신경. 음경피부를 지배하는 음부신경(pudendal nerve)의 말단가지.

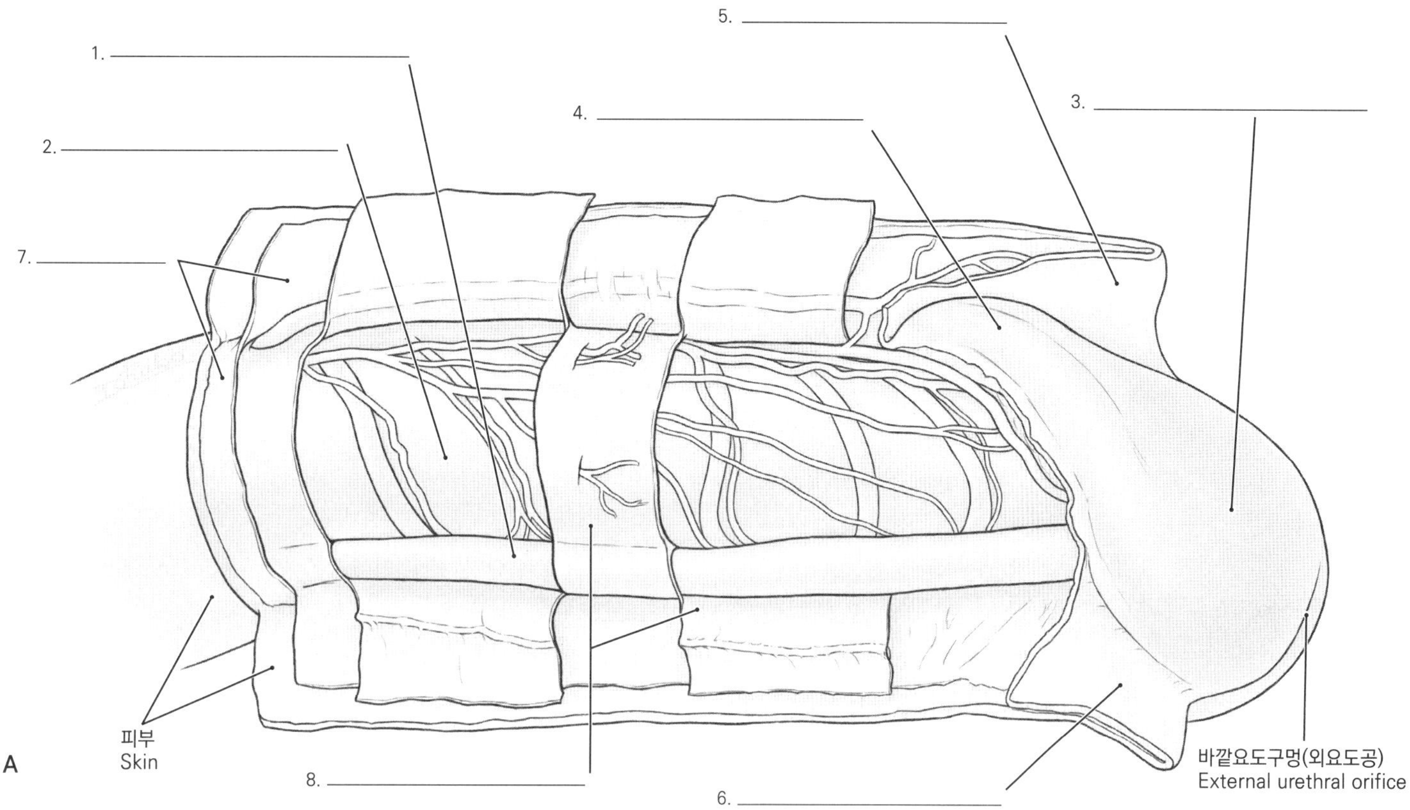
1.
2.
3.
4.
5.
6.
7.
8.
피부
Skin
바깥요도구멍(외요도공)
External urethral orifice

A

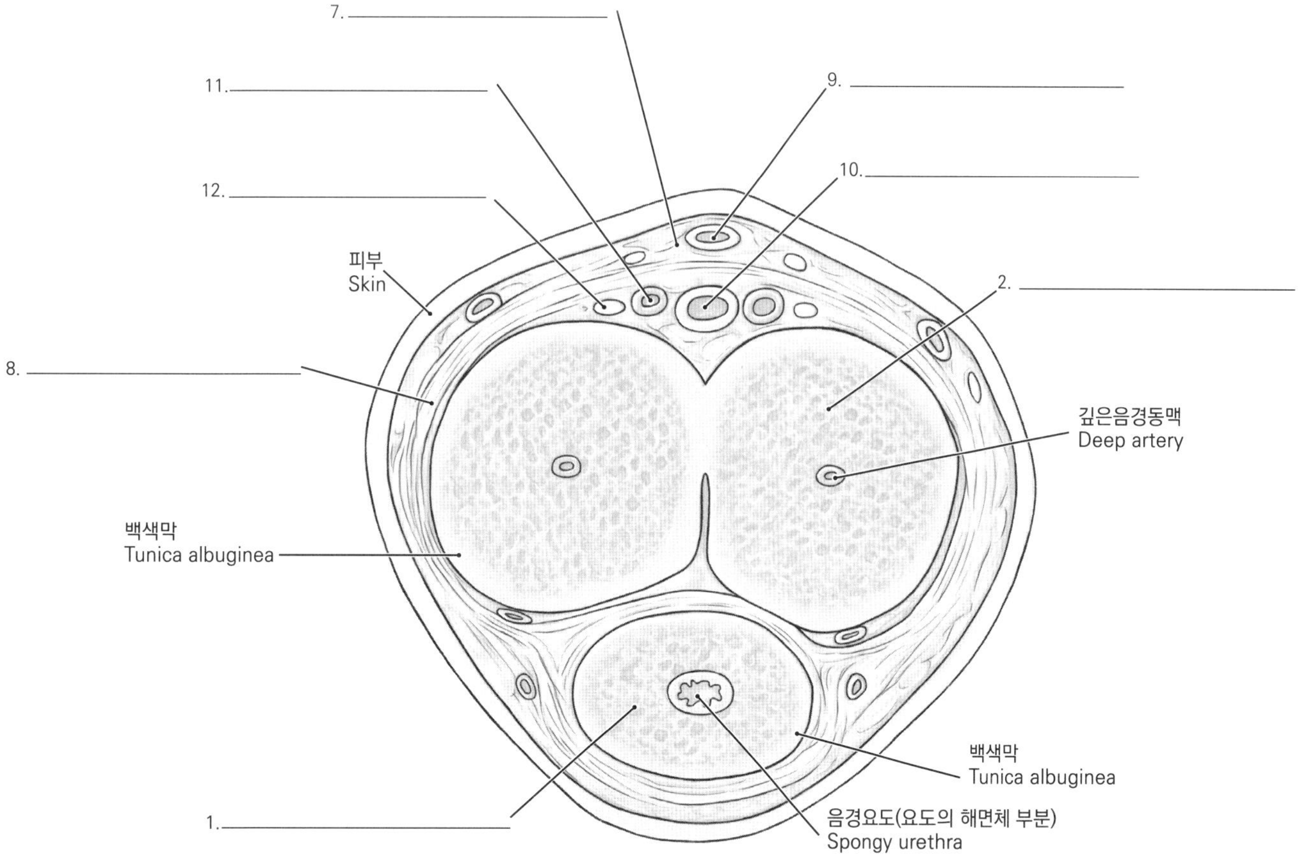
7.
11.
9.
12.
10.
피부
Skin
2.
8.
깊은음경동맥
Deep artery
백색막
Tunica albuginea
백색막
Tunica albuginea
음경요도(요도의 해면체 부분)
Spongy urethra
1.

B

5.9 여성 외부 생식기 FEMALE EXTERNAL GENITALIA

오른쪽에서는 피부와 피하 조직을 얕게 절개하여 대음순(labium majus)의 내부 구조를 보여주고 있다. 왼쪽에서는 대음순 내의 지방 대부분을 제거하여 살 부위의 더 깊은 신경혈관 구조를 나타내고 있다.

각각에 대해 서로 다른 색상을 사용하여 다음 각 구조를 색칠한다.

- ○ 1. **불두덩(치구, *Mons pubis*)**: 두덩결합 앞쪽의 둥글고 지방이 많은 돌출부.
- ○ 2. **대음순(*Labium majus*)(잘림)**: 음부틈새(pudendal cleft) 양쪽의 피부 주름은 느슨한 결합조직으로 채워져 있음.
- ○ 3. **자궁원인대(자궁원삭, *Round ligament of the uterus*)**: 얕은샅굴구멍(표재서혜공, superficial inguinal ring)에서 나와 대음순에서 끝남.
- ○ 4. **음핵귀두(*Glans clitoris*)**: 음핵 몸통의 외부로 확장된 부분.
- ○ 5. **소음순(*Labium minus*)**: 질어귀(질전정, *vestibule of the vagina*) 양쪽에 있는 지방이 없고 털이 없는 피부의 둥근 주름.
  - ○ 6. **소음순주름띠(*Frenulum of labium minus*)(음순소대, *fourchette*)**: 양쪽의 소음순이 뒤쪽 정중선에서 만나는 부위임.
  - ○ 7. **음핵꺼풀주름띠(음핵소대, *Frenulum of clitoris*)**: 각 소음순의 안쪽판(medial laminae)은 음핵귀두(glans of clitoris) 뒤쪽의 정중선에서 서로 합쳐짐.
  - ○ 8. **음핵꺼풀(음핵포피, *Prepuce[foreskin] of clitoris*)**: 각 소음순의 가쪽판(lateral laminae)은 음핵귀두 앞쪽에서 서로 합쳐지며, 음핵귀두를 부분적으로 덮음.
- ○ 9. **뒤음순동맥(후음순동맥, *Posterior labial artery*)**: 샅동맥(회음동맥, perineal artery)의 말단가지(속음부동맥[내음부동맥, internal pudendal artery]의 가지).
- ○ 10. **바깥음부동맥(외음부동맥, *External pudendal artery*)**: 앞음순동맥(전음순동맥, anterior labial arteries)으로 분지함.
- ○ 11. **뒤음순신경(후음순신경, *Posterior labial nerve*)**: 샅신경(회음신경, perineal nerve) (음부신경의 가지)의 말단가지로 대음순, 소음순, 그리고 질어귀의 피부에 분포함.
- ○ 12. **엉덩샅굴신경(장골서혜신경, *Ilioinguinal nerve*)**: 앞음순신경(전음순신경, anterior labial nerves)을 분지하며, 이는 불두덩에 분포함.

임상노트: 원인대통증 ROUND LIGAMENT PAIN

자궁원인대가 늘어나는 것은 임신 2기 또는 3기에 일시적인 통증을 유발하는 흔한 원인이다. 통증은 골반공간, 샅굴 부위, 또는 자궁원인대 끝부분의 대음순에 나타날 수 있다. 자세를 바꾸거나 휴식을 취하면 통증이 완화되는 경우가 많다.

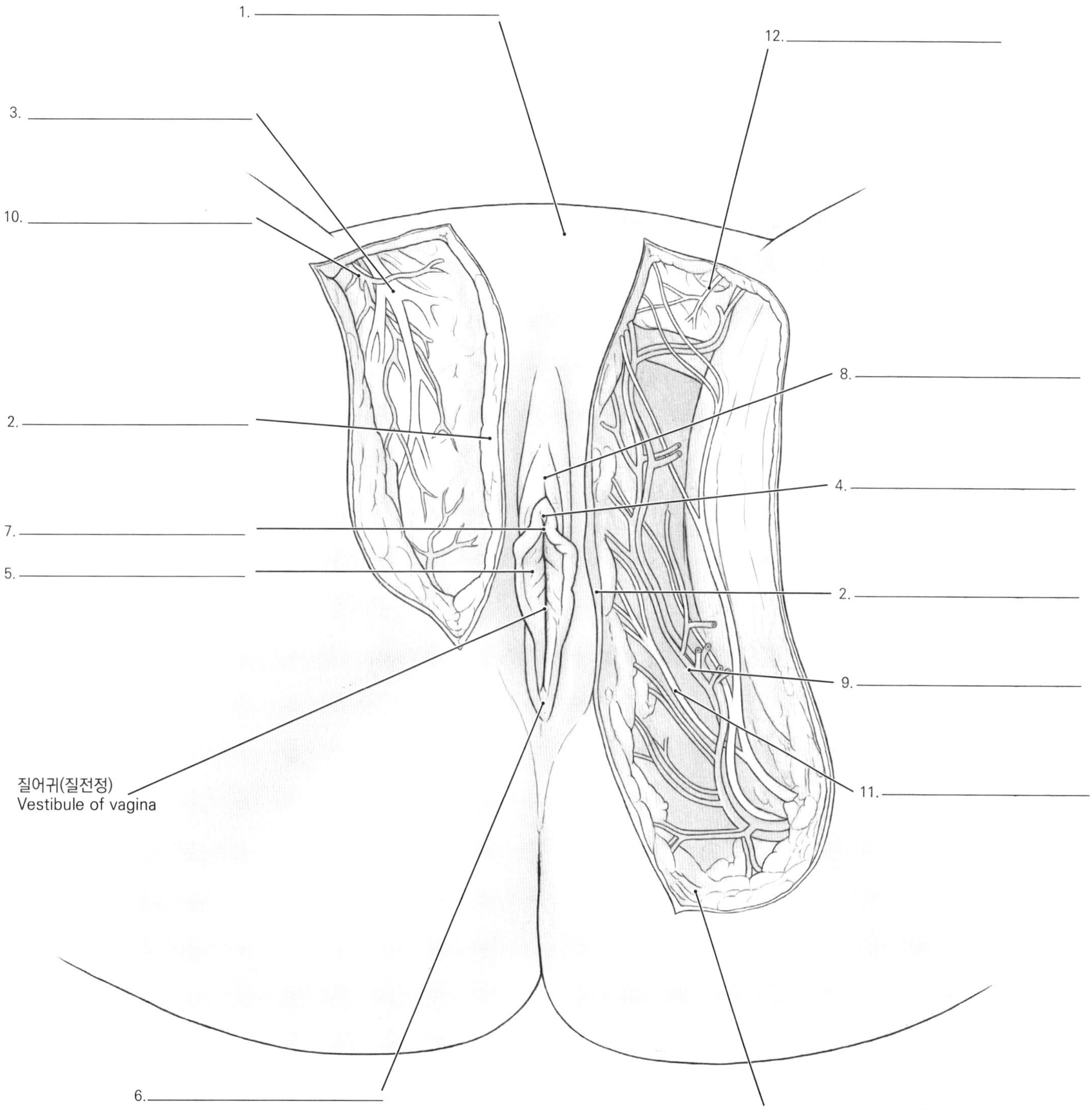
1.
12.
3.
10.
8.
2.
4.
7.
5.
2.
9.
11.
질어귀(질전정)
Vestibule of vagina
6.
궁둥항문오목(좌골직장와)
Ischioanal fossa

5.10 여성 얕은샅주머니 FEMALE SUPERFICIAL PERINEAL POUCH

대음순과 불두덩은 제거되었다. 소음순은 음핵귀두와 관련된 음핵꺼풀(음핵모피, ***prepuce of clitoris***)과 음핵꺼풀주름띠(음핵소대, ***frenulum of clitoris***)를 형성하는 부위를 제외하고 제거되었다. 피하근막의 막성층(콜레스근막, Colles fascia, 얕은샅주머니의 아래경계)은 제거되어 얕은샅주머니의 근육들이 드러나 있다. 끈 하나가 음핵꺼풀의 오른쪽을 가쪽으로 젖히고 있다.

여성 샅 부위의 경계, 항문 부위의 구성 요소, 그리고 얕은샅주머니의 층들은 남성과 동일하다(5.5와 5.6절의 그림 참조).

각각에 대해 서로 다른 색상을 사용하여 다음 각 구조를 색칠한다.

남성 비뇨생식 부위와는 달리, 여성의 비뇨생식 부위는 질어귀에 의해 명확한 오른쪽과 왼쪽으로 나뉜다. 질어귀 공간 내에서는 두 가지 구조물이 관찰된다.

○ 1. **질구멍(*Vaginal orifice*)**: 질의 입구.

○ 2. **요도구멍(*Urethral orifice*)**: 질구멍(vaginal orifice) 앞쪽에 위치한 요도의 입구.

남성 비뇨생식 부위와는 달리, 여성에서는 피하근막의 얕은지방층이 확장되어 불두덩과 대음순을 형성한다.

여성의 얕은샅주머니에 있는 근육 구성은 남성과 유사하지만, 근육은 일반적으로 더 작고 덜 뚜렷하다. 이는 더 작은 발기 조직 구조들을 덮고 있기 때문이다.

○ 3. **궁둥해면체근(좌골해면체근, *Ischiocavernous muscle*)**: 음핵다리를 덮고 있는 짝을 이루는 근육으로 궁둥두덩가지(좌골치골가지, ischiopubic rami)에 부착되어 있음.

○ 4. **망울해면체근(구해면체근, *Bulbospongiosus muscle*)**: 질어귀를 덮고 있는 짝을 이루는 근육임. 여성에서는 망울해면체근이 정중선에서 만나는 일이 없으며, 이는 질어귀에 의해 두 근육이 분리되어 있기 때문임.

○ 5. **얕은샅가로근(표재회음근, *Superficial transverse perineal muscle*)**: 얕은샅주머니의 뒤쪽에 위치한 짝을 이루는 근육으로 궁둥뼈결절(좌골결절, ischial tuberosity)과 샅힘줄중심 사이에 걸쳐 있음.

○ 6. **샅막(회음막, *Perineal membrane*)**: 비뇨생식 부위의 얕은샅주머니와 깊은샅주머니를 분리하는 얕은샅주머니의 위쪽 경계를 형성함.

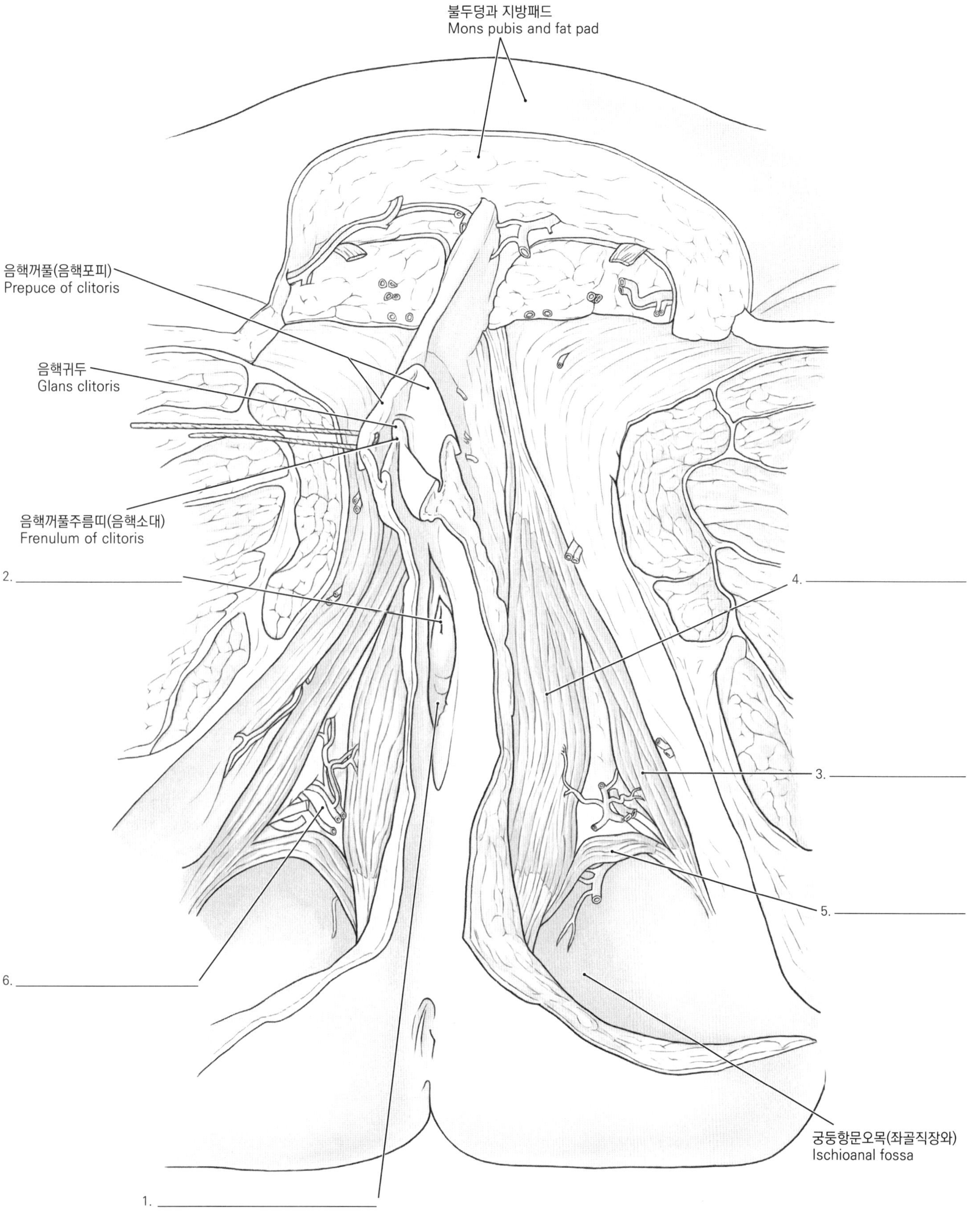
불두덩과 지방패드
Mons pubis and fat pad
음핵꺼풀(음핵포피)
Prepuce of clitoris
음핵귀두
Glans clitoris
음핵꺼풀주름띠(음핵소대)
Frenulum of clitoris
2. ______
4. ______
3. ______
5. ______
6. ______
궁둥항문오목(좌골직장와)
Ischioanal fossa
1. ______

5.11 여성 얕은샅주머니의 깊은절개 DEEP DISSECTIONOF THE FEMALE SUPERFICIAL PERINEAL POUCH

얕은샅근육의 대부분이 제거되거나 반영되었다. 왼쪽에서는 샅막의 아랫부분, 큰질어귀망울(대전정구, greater vestibular bulb), 질어귀망울(bulb of vestibule)이 제거되었다.

각각에 대해 서로 다른 색상을 사용하여 다음 각 구조를 색칠한다.

얕은샅주머니의 깊은 구조 Deep Structures of the Superficial Perineal Pouch

얕은샅주머니의 근육을 제거하면 오른쪽에서 발기 조직의 전체 범위와 큰질어귀샘(대전정선, greater vestibular gland)이 보인다:

○ 1. **음핵몸통*(Body of clitoris)***: 꺼풀에 의해 덮여 있는 자유롭고 늘어진 부분.

○ 2. **음핵귀두(*Glans clitoris*)**: 음핵몸통의 확장된 바깥부분.

○ 3. **음핵다리(*Crus of clitoris*)**: 궁둥두덩가지에 부착되어 얕은샅주머니에서 음핵의 뿌리를 형성하는 짝을 이루는 가쪽 구조물. 궁둥해면체근(좌골해면체근, Ischiocavernous muscle)에 의해 덮여 있음.

○ 4. **질어귀망울(*Bulb of vestibule*)**: 질어귀 양쪽으로 위치한 발기조직으로 음경망울(bulb of the penis)과 상동구조임.

○ 5. **큰질어귀샘(대전정선, *Greater vestibular gland*)**: 질어귀의 양쪽, 질구멍의 뒤가쪽에 위치하며 질어귀망울에 의해 부분적으로 덮여 있음.

○ 6. **망울해면체근(구해면체근, *Bulbospongiosus muscle*) (잘림)**: 질어귀망울과 큰질어귀샘을 덮고 있음.

○ 7. **샅막(회음막, *Perineal membrane*)**: 질어귀망울과 큰질어귀샘이 얕게 부착되는 부위를 제공함.

○ 8. **속음부혈관의 샅가지(*Perineal branches of internal pudendal vessels*)**: 얕은샅주머니의 구조물에 혈액을 공급함.

왼쪽 샅막을 잘라내면 질 아래 부위와 항문올림근을 볼 수 있다.

○ 9. **질벽(*Vaginal wall*)**: 질의 아랫부분은 골반가로막 아래로 뻗어 질어귀까지 이어짐.

○ 10. **항문올림근(항문거근, *Levator ani*)**: 비뇨생식 부위와 항문 부위 모두의 위쪽 경계를 형성함.

음핵의 신경혈관구조 Neurovascular Structures of the Clitoris

○ 11. **얕은음핵등정맥(천음핵배정맥, *Superficial dorsal vein of clitoris*)**(반영됨): 음핵의 피부와 피하조직을 배출함.

○ 12. **음핵등동맥(음핵배동맥, *Dorsal artery of clitoris*)**: 속음부동맥(내음부동맥, internal pudendal artery)에서 나오는 짝을 이루는 동맥으로, 음핵의 피부와 피하조직에 혈액을 공급함.

○ 13. **음핵등신경(음핵배신경, *Dorsal nerve of clitoris*)**: 음부신경(pudendal nerve)에서 나오는 짝을 이루는 신경으로, 음핵의 피부와 피하조직에 분포함.

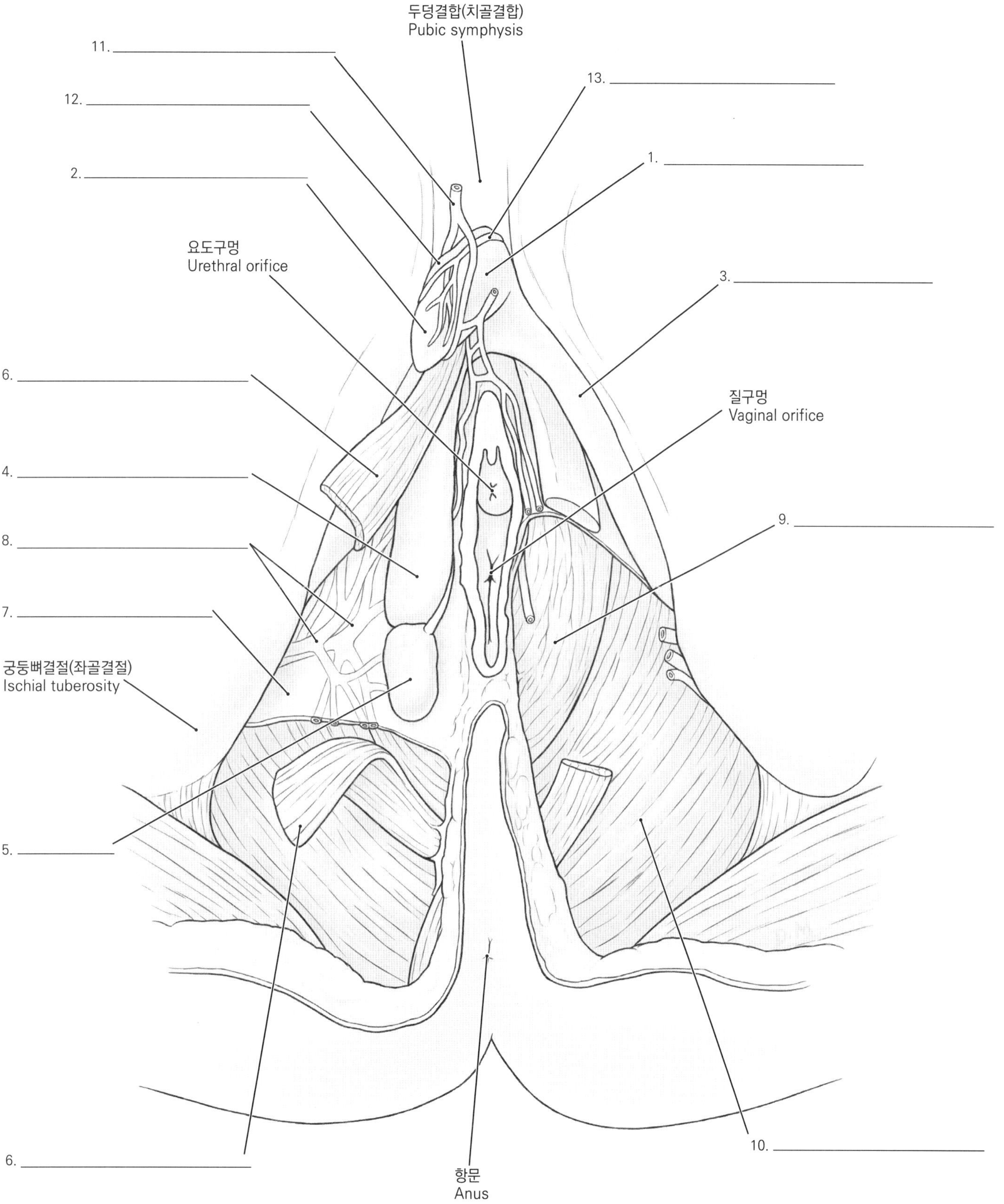
두덩결합(치골결합)
Pubic symphysis
11.
12.
13.
1.
2.
요도구멍
Urethral orifice
3.
6.
질구멍
Vaginal orifice
4.
9.
8.
7.
궁둥뼈결절(좌골결절)
Ischial tuberosity
5.
10.
6.
항문
Anus

5.12 여성 깊은샅주머니 FEMALE DEEP PERINEAL POUCH

샅막과 얕은샅주머니의 구조물이 제거되었다.

여성의 경우, 깊은샅가로근(심회음근, deep transverse perineal muscle)은 일반적으로 민무늬근(평활근, smooth muscle) 덩어리로 대체되며, 이 사진에서는 이 근육도 제거되었다.

각각에 대해 서로 다른 색상을 사용하여 다음 각 구조를 색칠한다.

바깥요도조임근(외요도괄약근, external urethral sphincter)은 여성의 깊은샅주머니를 차지하는 주요 구조이다. 이 조임근은 요도를 둘러싸는 관 모양 부분을 형성하며 일부 섬유는 방광목(neck of the bladder) 위쪽으로 뻗어 있다.

○ 1. **요도질조임근(요도질괄약근, *Urethrovaginal sphincter*)**: 요도와 질을 모두 둘러싸고 뒤쪽으로 확장되는 바깥요도조임근의 띠 모양 부분.

여성의 항문 부위의 궁둥항문오목(좌골직장와, ischioanal fossa)은 남성과 동일한 구조와 관계를 가지고 있다(5.5와 5.6절의 그림 참조).

○ 2. **항문올림근(항문거근, *Levator ani*)**: 항문올림근의 힘줄활(tendinous arch of the levator ani)에 부착되면서 위안쪽 경계와 정점을 형성함.

○ 3. **바깥항문조임근(외항문괄약근, *External anal sphincter*)**: 항문관을 둘러싸면서 나머지 안쪽경계를 형성함.

○ 4. **항문꼬리몸통(항문미골체, *Anococcygeal body*)**: 바깥항문조임근의 뒤쪽 부착 부위.

○ 5. **샅힘줄중심(*Perineal body*)**: 다음 구조들에서 근육 섬유들이 모이는 회음의 중심점:

○ 6. (아래근육) **질벽(*wall of the vagina*)**

- 곧창자의 아래근육(Lower muscular portion of the rectum)
- 바깥항문조임근(외항문괄약근, External anal sphincter)
- 항문올림근(항문거근, Levator ani)
- 망울해면체근(음경해면체근, Bulbospongiosus muscle)
- 얕은샅가로근(표재회음근, Superficial transverse perineal muscle)
- 바깥요도조임근(외요도괄약근, External urethral sphincter)(요도질조임근[요도질괄약근, urethrovaginal sphincter])

임상노트: 골반저근 약화 WEAKENING OF THE PELVIC FLOOR

약해진 골반바닥근육(골반저근, pelvic floor muscles)과 인대는 영향을 받은 구조에 따라 요실금(urinary incontinence) 및/또는 대변 실금(fecal incontinence) 또는 장기 탈출(organ prolapse)을 초래할 수 있다. 약화는 구조 자체에 대한 직접적인 손상이나 이를 공급하는 신경의 손상으로 인한 것일 수 있다. 여성은 남성보다 골반저가 약해지거나 손상될 위험이 더 높으며, 이 위험은 출산 횟수와 폐경 이후에 증가한다. 비만과 과체중인 사람들도 더 높은 위험에 처해 있다. 비수술적 치료에는 골반저 근육 강화 운동(케겔 운동), 무거운 물건 들기와 같은 활동 줄이기, 체중 감소, 페서리(pessary, 골반 구조를 지지하는 데 도움이 되는 질에 삽입하는 장치) 사용이 포함된다. 골반 장기 탈출을 복구하기 위한 수술적 치료도 가능하다.

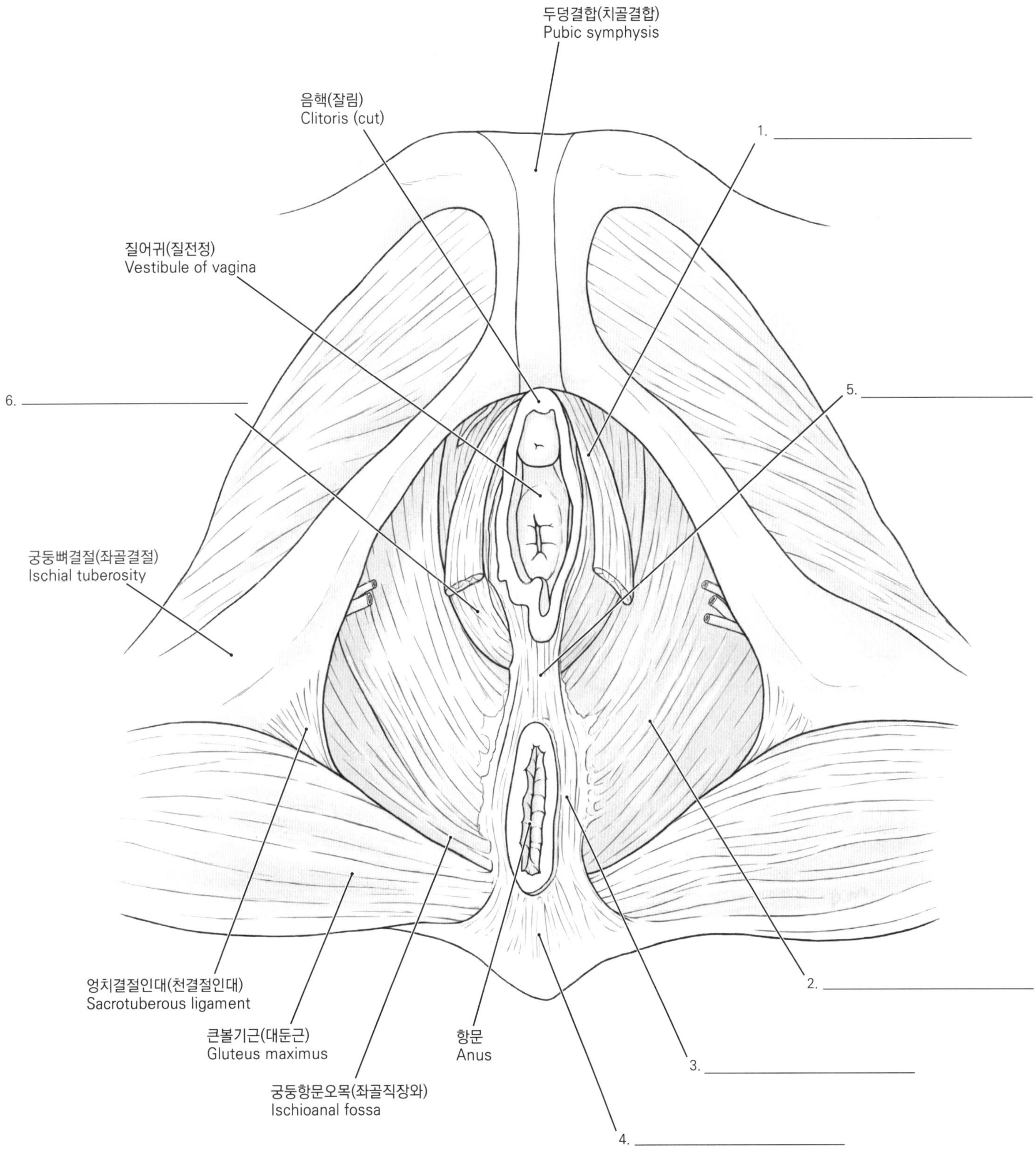

두덩결합(치골결합)
Pubic symphysis
음핵(잘림)
Clitoris (cut)
1. ____________
질어귀(질전정)
Vestibule of vagina
6. ____________
5. ____________
궁둥뼈결절(좌골결절)
Ischial tuberosity
엉치결절인대(천결절인대)
Sacrotuberous ligament
큰볼기근(대둔근)
Gluteus maximus
항문
Anus
궁둥항문오목(좌골직장와)
Ischioanal fossa
2. ____________
3. ____________
4. ____________

5.13 샅의 신경지배 INNERVATION OF THE PERINEUM

여성 표본에서는 음부신경의 분지가 관찰되지만, 남성의 분지 패턴도 동일하다.

음부신경은 남녀 모두 회음부의 주요 신경이다. 샅의 앞쪽에만 엉덩샅굴신경(장골서혜신경, ilioinguinal nerve)에서 유래된 앞음순신경(전음순신경, anterior labial nervous)과 음부넙다리신경(음부대퇴신경, genitofemoral nervous)의 생식분지(genital branch)가 분포한다.

각각에 대해 서로 다른 색상을 사용하여 다음 각 구조를 색칠한다.

샅의 경계 및 내용 검토 Review of Boundaries and Contents of Perineum

- ○ 1. **항문올림근(항문거근, *Levator ani*)**: 샅의 위쪽 경계.
- ○ 2. **바깥항문조임근(외항문괄약근, *External anal sphincter*)**: 항문 부위의 항문관을 둘러쌈.
- ○ 3. **얕은샅가로근(표재회음근, *Superficial transverse perineal muscle*)**: 궁둥결절과 샅힘줄중심 사이의 얕은샅주머니의 뒤쪽 근육.
- ○ 4. **궁둥해면체근(좌골해면체근, *Ischiocavernous muscle*)**: 얕은샅주머니의 가쪽 근육.
- ○ 5. **망울해면체근(구해면체근, *Bulbospongiosus muscle*)**: 얕은샅주머니의 안쪽 근육.
- ○ 6. **샅막(회음막, *Perineal membrane*)**: 얕은샅주머니와 깊은샅주머니를 분리함.

음부신경의 분지 Branching of Pudendal Nerve

- ○ 7. **음부신경(*Pudendal nerve*)**: S2-S4에서 시작되어 작은궁둥구멍(소좌골공, lesser sciatic foramen)을 통해 샅부위로 들어간 후 궁둥항문오목(좌골직장와, ischioanal fossa)의 가쪽벽을 따라 음부신경관(pudendal canal)으로 바로 들어감. 음부신경관 내에서 음부신경은 세 개의 주요 분지로 끝남: 아래곧창자신경(하직장신경, inferior rectal nerve), 샅신경(회음신경, perineal nerve), 음핵/음경의 등신경(dorsal nerve of clitoris/penis).
- ○ 8. **아래곧창자신경(하직장신경, *Inferior rectal nerve*)**: 음부신경관 내의 음부신경에서 발생하여 속폐쇄근막을 관통하고 궁둥항문오목의 지방을 통과하여 바깥항문조임근과 항문주위 피부에 도달함.
- ○ 9. **샅신경(회음신경, *Perineal nerve*)**: 음부신경관 내의 음부신경에서 분지됨. 다음과 같은 신경들을 분지함:
  - ○ 10. **얕은샅신경(표재회음신경, *Superficial perineal nerve*)**: 뒤음순신경(posterior labial nerve)/뒤음낭신경(posterior scrotal nerve)을 통해 비뇨생식기 부위의 피부를 지배함.
  - ○ 11. **깊은샅신경(심회음신경, *Deep perineal nerve*)**: 여성의 얕은샅주머니와 깊은샅주머니와 질의 아래부분 구조를 지배함.
- ○ 12. **음핵/음경의 등신경(*Dorsal nerve of clitoris/penis*)**: 음부신경관 내의 음부신경에서 분지되어 깊은샅주머니(샅막 위쪽)를 통과하여 음경/음핵의 등쪽 표면으로 나와 음핵 또는 음경의 피부를 지배함. 점선은 깊은샅주머니를 통과하는 음핵등신경의 경로를 나타냄.

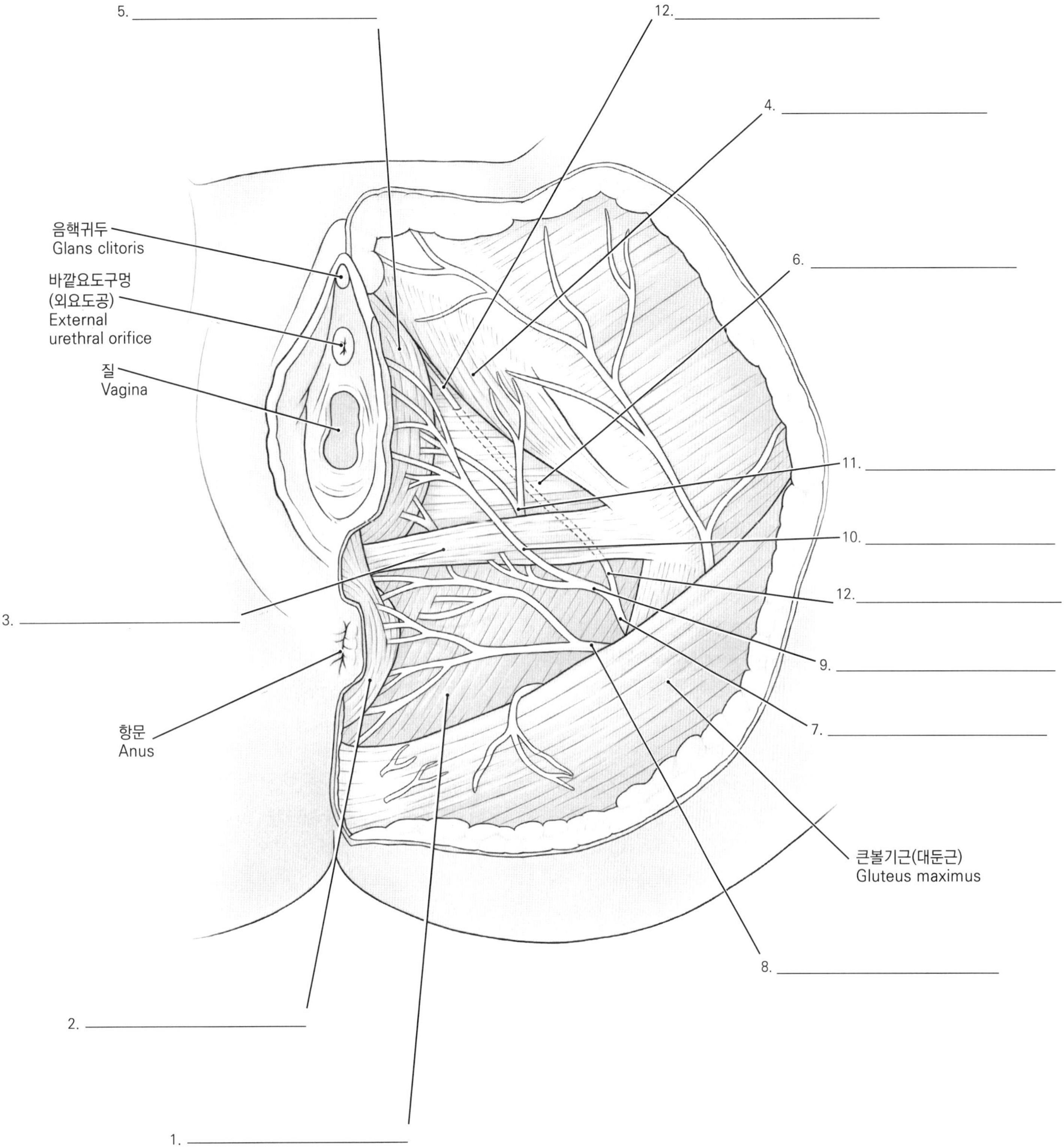
5.
12.
4.
6.
음핵귀두
Glans clitoris
바깥요도구멍
(외요도공)
External
urethral orifice
질
Vagina
11.
10.
12.
3.
9.
항문
Anus
7.
큰볼기근(대둔근)
Gluteus maximus
8.
2.
1.

5.14A와 B 남성 골반 기관 MALE PELVIC ORGANS

그림 A는 남성 골반 기관과 음경의 뿌리를 정중시상면으로 본 모습을 나타낸다. 그림 B는 전립샘(전립선, prostate) 정낭(seminal gland), 정관(ductus deferens), 방광의 뒷면을 보여준다. 왼쪽 정낭과 정관 팽대(ampulla of ductus deferens), 그리고 전립샘의 일부가 절개되어 사정관(ejaculatory duct)의 형성을 보여주고 있다. 방광의 위쪽을 덮고 있는 배막(복막, ***peritoneum***)은 그대로 남겨져 있으며, 표본의 오른쪽에서는 정낭과 정관팽대(ampulla of the ductus deferens)의 뒤쪽을 덮고 있는 내장쪽골반근막(장측골반근막, ***visceral pelvic fascia***)도 그대로 유지되어 있다.

각각에 대해 서로 다른 색상을 사용하여 다음 각 구조를 색칠한다.

남성 골반 기관 Male Pelvic Organs

○ 1. **방광(*Urinary bladder*)**: 성인에서 방광은 비어 있을 때 두덩뼈 및 두덩결합(pubis and ***pubic symphysis***) 뒤쪽 그리고 약간 위쪽에 위치하며, 배막밑(복막하, subperitoneal)에 자리잡고 있음(배막으로 덮인 방광의 지붕).

○ 2. **전립샘(전립선, *Prostate*)**: 호두 크기의 피라미드형 기관으로 방광목 아래, 두덩결합 뒤, 곧창자 앞, 항문올림근의 비뇨생식구멍(urogenital hiatus) 위에 위치하고 있음.

전립샘요도(전립선요도, prostatic urethra)와 사정관은 전립샘을 가로지른다.

○ 3. **바깥요도조임근(외요도괄약근, *External urethral sphincter*)**: 깊은샅주머니(deep perineal pouch)에 위치한 근육으로, 샅막(***perineal membrane***) 위쪽, 비뇨생식구멍 아래쪽에 위치함. 이 근육의 일부는 전립샘의 앞부분을 따라 위쪽으로 뻗어 있음.

○ 4. **정낭(*Seminal gland*[*vesicle*])**: 길쭉한 구조물로, 방광 뒤쪽, 직장 앞쪽, 정관 팽대(***ampulla of the ductus deferens***)의 가쪽, 전립샘 위쪽, 그리고 요관 아래쪽에 위치함.

○ 5. **정관(*Ductus*[*vas*] *deferens*)**: 방광의 뒤가쪽 부위 근처에서 요관 위쪽을 가로지르며, 정낭(seminal gland) 위쪽에 위치하고, 이후 요관과 정낭의 안쪽으로 내려가면서 정관팽대를 형성하기 위해 확장됨.

○ 6. **사정관(*Ejaculatory duct*)**: 정낭과 정관팽대의 합류로 형성되는 쌍을 이루는 구조로, 전립샘을 가로질러 남성 요도(urethra)의 전립샘부분(prostatic part)으로 이어짐.

남성 요도의 일부 Parts of the Male Urethra

○ 7. **벽속부분(벽내부, *Intramural part*)**: 방광목(neck of the bladder)에 위치하며 사정 시 정액이 방광으로 흘러들어가는 것을 방지하는 속요도조임근(내요도괄약근, internal urethral sphincter)에 둘러싸여 있음.

○ 8. **전립샘부분(*Prostatic part*)**: 전립샘을 통과하여 방광으로부터 소변(urine)과 정자, 정낭 및 전립샘으로부터 분비물을 받음.

○ 9. **중간부분(막부분)(*Intermediate*[*membranous*] *part*)**: 남성 요도의 가장 좁은 부분으로 바깥요도조임근(외요도괄약근, external urethral sphincter)에 둘러싸여 있음.

○ 10. **해면체부분(*Spongy part*)**: 남성 요도 중 가장 길고 가장 잘 움직이는 부분; 먼저 얕은샅주머니(superficial perineal pouch)에 있는 음경망울(***bulb of the penis***)을 통과한 뒤, 요도해면체(***corpus spongiosum***) 안을 따라 주행함; 이 부위는 깊은샅주머니(deep perineal pouch)에 있는 바깥요도조임근에 파묻혀 있는 망울요도샘(bulbourethral glands)으로부터 정액의 마지막 성분을 받음.

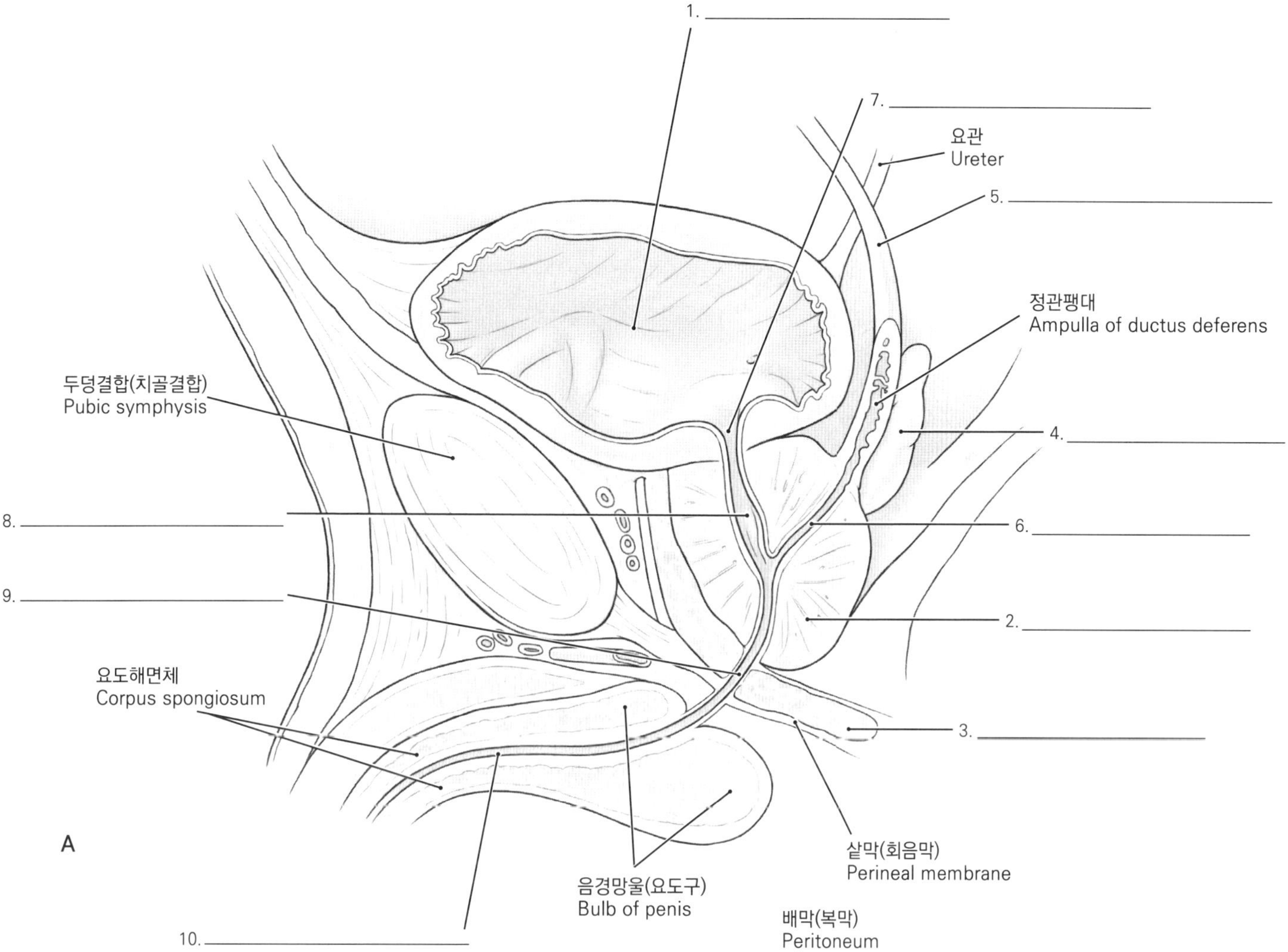
1.
7.
요관
Ureter
5.
정관팽대
Ampulla of ductus deferens
두덩결합(치골결합)
Pubic symphysis
4.
8.
6.
9.
2.
요도해면체
Corpus spongiosum
3.
A
살막(회음막)
Perineal membrane
음경망울(요도구)
Bulb of penis
10.

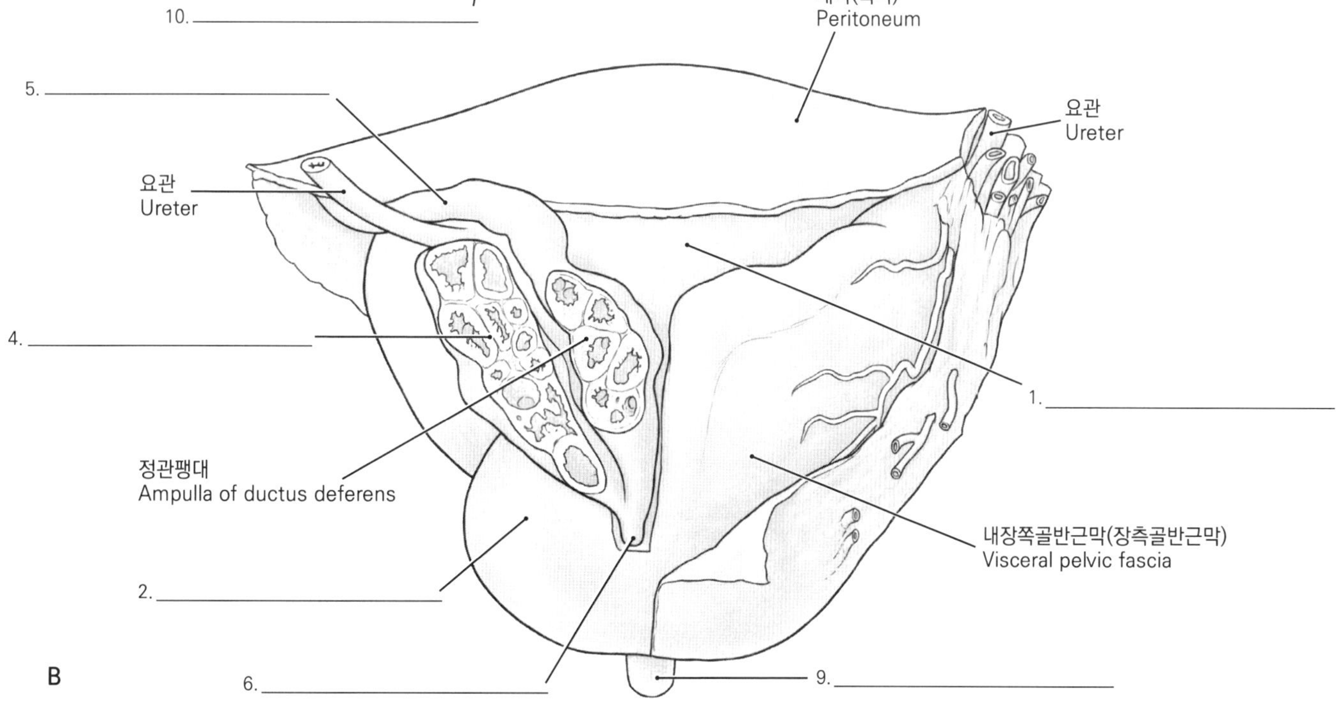
배막(복막)
Peritoneum
5.
요관
Ureter
요관
Ureter
4.
1.
정관팽대
Ampulla of ductus deferens
내장쪽골반근막(장측골반근막)
Visceral pelvic fascia
2.
B
6.
9.

5.15 남성 방광과 전립샘요도의 내부 모습 INTERIOR VIEW OF MALE BLADDER AND PROSTATIC URETHRA

방광, 전립샘, 요도의 앞쪽벽을 절개한다. 표본의 오른쪽에서는 방광 뒤쪽벽의 위쪽 부분도 제거되어, 요관(*ureter*)과 정관(***ductus deferens***)이 방광의 뒤를 따라 주행하는 모습을 보여준다.

각각에 대해 서로 다른 색상을 사용하여 다음 각 구조를 색칠한다.

방광의 내부 특징 Internal Features of the Bladder

방광 벽은 방광배뇨근(detrusor muscle)으로 이루어져 있으며, 특히 비어 있을 때 대부분의 부위가 접혀 있다.

○ 1. **요관구멍(*Ureteric orifices*)**: 요관이 방광으로 들어가는 오른쪽과 왼쪽 부위.

○ 2. **요관사이주름(*Interureteric fold*)**: 두 요관구멍 사이로 확장되는 점막 주름.

○ 3. **속요도구멍(내요도공, *Internal urethral orifice*)**: 방광목(neck of the bladder)의 요도 시작 부위.

○ 4. **방광삼각(*Trigone*)**: 두 요관구멍, 요관사이주름, 속요도구멍 사이의 일관되고 매끄러운 영역.

전립샘요도의 내부 특징 Internal Features of the Prostatic Urethra

○ 5. **요도능선(*Urethral crest*)**: 중앙선 능선.

○ 6. **요도둔덕(*Seminal colliculus*)**: 요도능선 중앙의 둥근 돌출부.

○ 7. **전립샘소실(*Prostatic utricle*)**: 요도둔덕에 위치한 작고 막힌 주머니. 사정관은 전립샘소실의 양쪽에서 열림.

○ 8. **전립샘굴(전립선동, *Prostatic sinus*)**: 요도능선의 양쪽에 있는 양측 홈은 수많은 전립샘관(prostatic ducts)이 열리는 곳임.

임상노트: 전립샘 비대 및 암
HYPERTROPHY AND CANCER OF THE PROSTATE GLAND

전립샘(prostate gland)은 다섯 개의 엽(lobe)으로 나눌 수 있다. 두 개의 가쪽엽(lateral lobes)은 전립샘요도(prostatic urethra)의 양쪽에 위치하고, 앞엽(anterior lobe)은 그 앞쪽에 위치한다. 뒤엽(posterior lobe)은 요도의 뒤쪽이자 사정관(ejaculatory ducts)의 아래쪽에 위치하며, 정중엽(median lobe)은 두 사정관과 요도 사이에 자리잡고 있다. 뒤엽은 직장검사(rectal examination) 시 촉진되는 전립샘 부분이다. 전립샘은 병리학적으로 구역(zone)으로도 흔히 구분된다. 중심구역(central zone)은 사정관과 전립샘요도의 몸쪽부분(근위부, proximal part)을 포함하고 있다. 주변구역(peripheral zone)은 전립샘의 대부분을 차지하며, 전립샘요도의 먼쪽부분(원위부, distal part)을 포함하고 중심구역을 둘러싸며 위쪽으로 확장되어 있다. 특히 뒤쪽의 주변구역은 전립샘암이 가장 흔하게 발생하는 부위이다. 중심구역과 주변구역 사이에는 전이구역(transitional zone)이 있으며, 이 부위는 양성전립샘비대(BPH, benign prostatic hyperplasia)가 흔하게 발생하는 곳이다. 전립샘의 이러한 비대는 요도의 내강을 좁혀 배뇨의 급박감과 빈도 증가, 배뇨곤란(소변을 시작하거나 유지하는데 어려움), 야간뇨(밤에 자주 소변을 보는 증상)를 유발할 수 있다. BPH의 위험은 나이가 들수록 증가하지만, 전립샘암의 전구 질환으로 간주되지는 않는다.

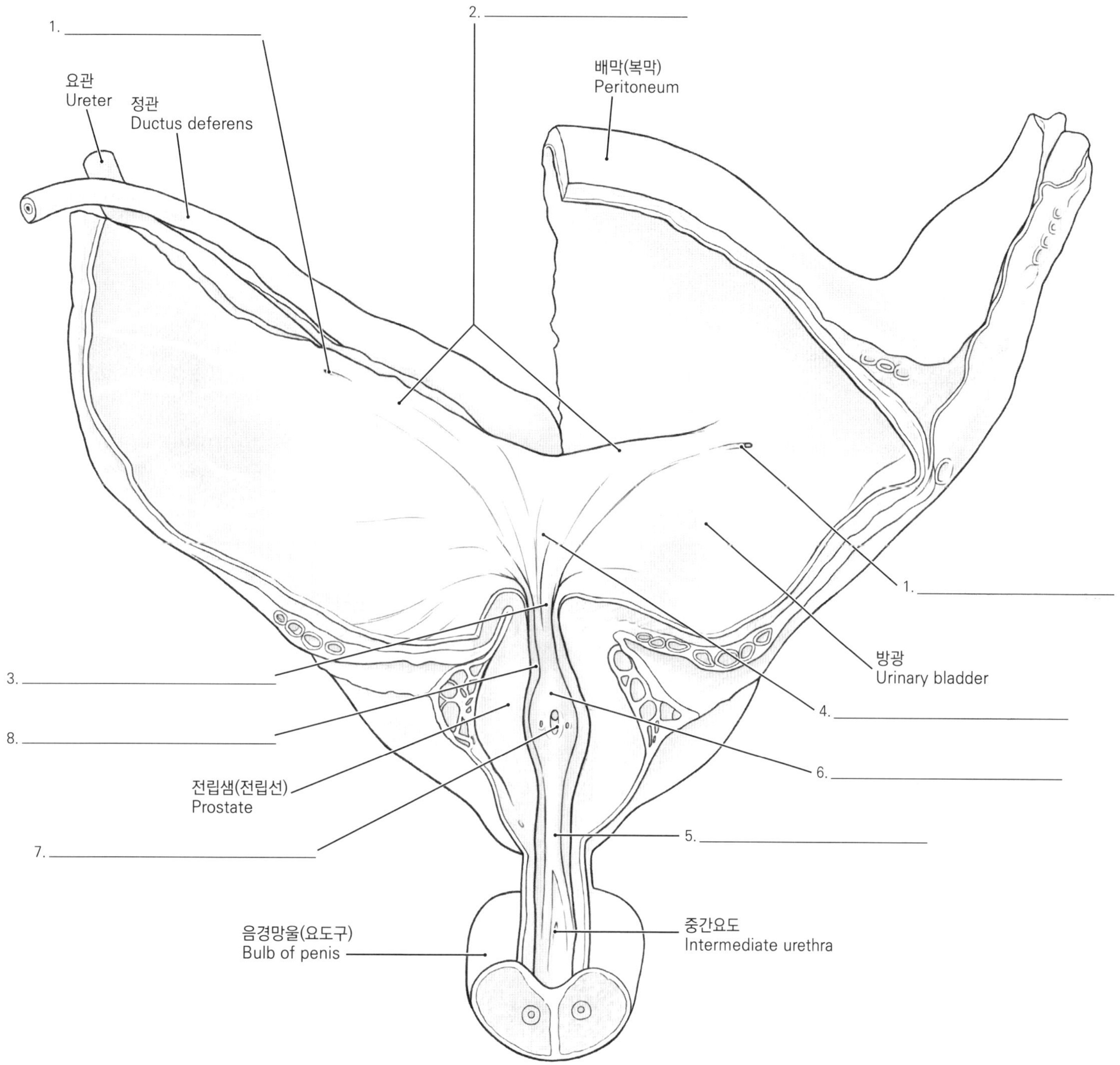
1.
2.
요관
Ureter
정관
Ductus deferens
배막(복막)
Peritoneum
1.
방광
Urinary bladder
3.
8.
4.
6.
전립샘(전립선)
Prostate
7.
5.
음경망울(요도구)
Bulb of penis
중간요도
Intermediate urethra

5.16 남성 골반 기관과 샅 부위 MALE PELVIC ORGANS AND PERINEUM

이 이미지는 정중시상면(midsagittal plane)에서 본 남성 골반 기관과 샅 부위 구조를 해부학적 위치로 보여준다. 이 표본에서 방광은 일반적인 위치에서 뒤쪽으로 밀려 팽창되어 있다. 배벽을 따라 있는 벽쪽배막(parietal ***peritoneum***)은 골반안(골반강, pelvic cavity)으로 아래로 이어지며 골반 기관의 위쪽 또는 위가쪽 부위를 감싸며 접혀 내려간다. 골반 기관들은 배막보다 아래쪽에 위치하기 때문에 배막밑(복막하, subperitoneal) 구조라고 불린다. 방광의 아래쪽에 위치한 전립샘은 배막과의 직접적인 관계가 없다. 배막이 골반 기관 사이를 이어지며 이동할 때, 배막공간(peritoneal spaces) 또는 오목한 부위(함몰부, fossae)가 형성된다.

각각에 대해 서로 다른 색상을 사용하여 다음 각 구조를 색칠한다.

남성 골반 기관 Male Pelvic Organs

- ❍ 1. **방광(*Bladder*)**: 배막은 위쪽면을 덮고 뒤쪽 부위에서 약간 내려감.
- ❍ 2. **곧창자(직장, *Rectum*)**: 배막은 곧창자의 중간 삼분의 일의 앞쪽면만 덮고, 곧창자의 위쪽 삼분의 일의 앞쪽과 가쪽면을 덮음. 곧창자의 아래 삼분의 일과 전립샘 사이에는 배막이 없음.
- ❍ 3. **방광위오목(방광상와, *Supravesical fossa*)**: 방광이 채워짐에 따라 상승하는 배막이 앞배벽에서 방광으로 반영됨.
- ❍ 4. **곧창자방광오목(직장방광와, *Rectovesical fossa*)**: 방광 뒤쪽에서 곧창자 중간 삼분의 일 지점까지 복막이 반영된 모습. 이 지점은 남성이 서 있을 때 복강의 가장 낮은 지점.

비뇨생식기 부위의 깊은샅주머니
Deep Perineal Pouch of the Urogenital Triangle

- ❍ 5. **샅막(회음막, *Perineal membrane*)**: 깊은샅주머니의 아래경계는 얕은샅주머니와 분리됨.
- ❍ 6. **바깥요도조임근(외요도괄약근, *External urethral sphincter*)**: 깊은샅주머니 안에 위치하며, 샅막 위쪽이자 항문올림근의 비뇨생식구멍 아래쪽에 위치함. 중간요도(intermediate urethra)를 둘러싸고 있으며, 망울요도샘(bulbourethral glands)이 이 근육 속에 파묻혀 있음.
- ❍ 7. **깊은샅가로근(심횡회음근, *Deep transverse perineal muscle*)**: 깊은샅주머니 안에서 각각 궁둥두덩가지와 샅힘줄중심 사이를 가로지는 짝을 이루는 근육.

남성 골반 및 샅 부위 구조의 관계
Relationships of Male Pelvic and Perineum Structures

- ❍ 8. **전립샘(전립선, *Prostate*)**: 방광 아래, 곧창자 앞, 두덩결합 뒤, 그리고 비뇨생식구멍 및 깊은샅주머니의 근육들 위에 위치.
- ❍ 9. **속요도조임근(내요도괄약근, *Internal urethral sphincter*)**: 남성에서만 방광과 전립선 사이에 위치함.
- ❍ 10. **전립샘요도(*Prostatic urethra*)**: 전립샘을 통한 경로.
- ❍ 11. **중간요도(*Intermediate urethra*)**: 깊은샅주머니의 바깥 요도조임근을 통한 경로.
- ❍ 12. **음경요도(*Spongy urethra*)**: 음경망울과 요도해면체를 통과하는 경로.
- ❍ 13. **요도배오목(요도주상와, *Navicular fossa*)**: 음경귀두(glans penis)의 바깥요도구멍 몸쪽의 음경요도 확장 부위.
- ❍ 14. **음경망울(*Bulb of penis*)**: 음경의 뿌리 부분인 얕은샅주머니에 위치.
- ❍ 15. **망울해면체근(구해면체근, *Bulbospongiosus muscle*)**: 음경망울을 얕은샅주머니로 덮음.
- ❍ 16. **요도해면체(*Corpus spongiosum*)**: 음경망울의 먼쪽부위가 음경몸통으로 이어지는 부분.
- ❍ 17. **음경해면체(*Corpus cavernosum*)**: 요도해면체 위쪽에서 음경다리(crus of the penis)의 먼쪽 부위가 이어지는 부분.
- ❍ 18. **항문관(*Anal canal*)**: 샅 부위의 항문 부위에 위치하며, 양쪽은 각각 궁둥항문오목(좌골직장와, ischioanal fossae)으로 둘러싸여 있음.
- ❍ 19. **바깥항문조임근(외항문괄약근, *External anal sphincter*)**: 항문관의 아래쪽을 둘러싸고 있음.
- ❍ 20. **속항문조임근(내항문괄약근, *Internal anal sphincter*)**: 항문관의 위쪽을 둘러싸고 있음.
- ❍ 21. **두덩곧창자근(치골직장근, *Puborectalis*)**: 항문직장경계(항문곧창자경계, anorectal junction) 주위에 슬링을 형성하는 가장 안쪽의 두 개의 항문올림근.
- ❍ 22. **항문올림근(항문거근, *Levator ani*)**: 꼬리근(미골근, coccygeus muscle)과 함께 골반가로막(pelvic diaphragm)을 형성하며, 작은골반(true pelvis)과 골반 기관을 샅 부위로부터 분리함.

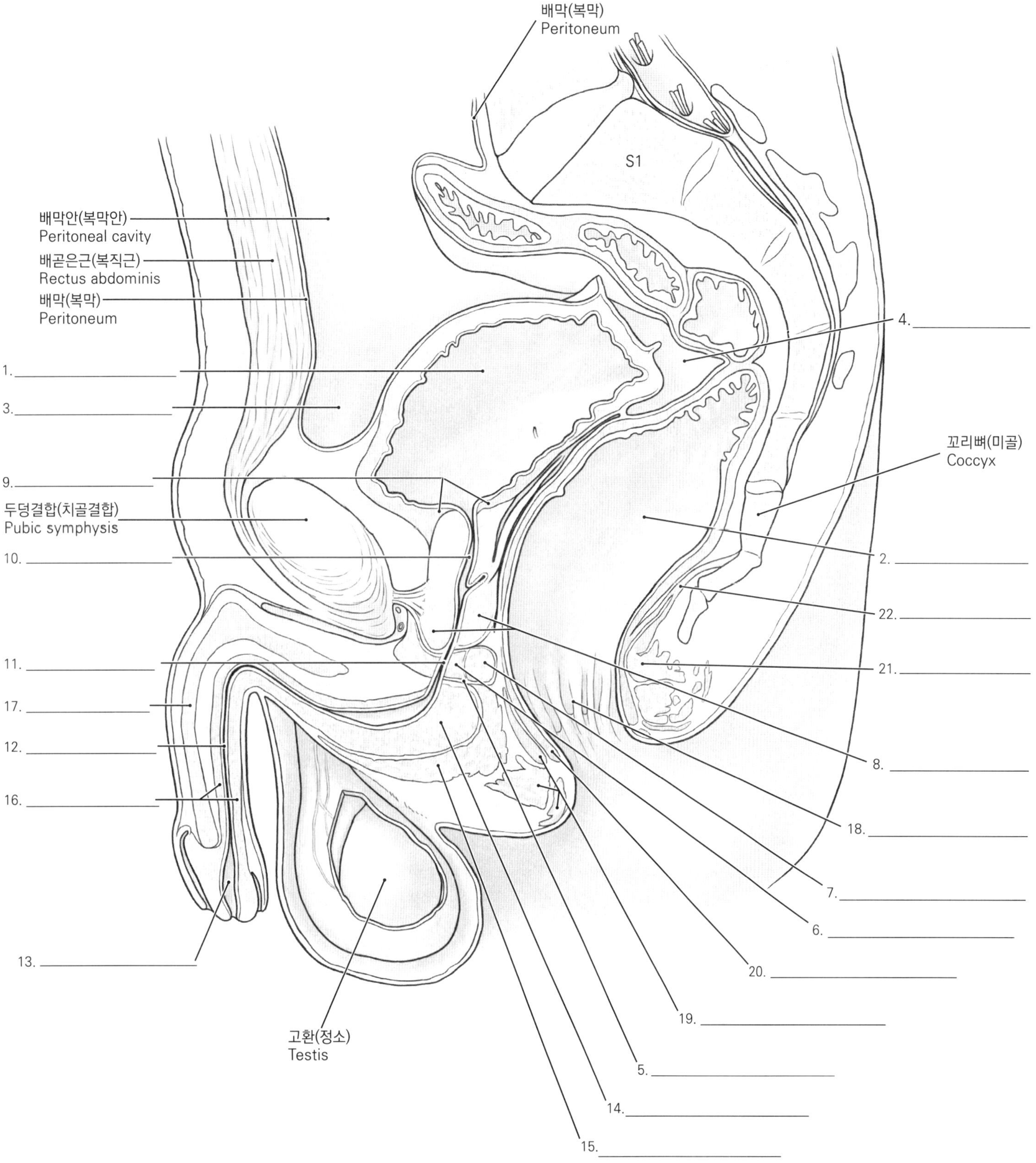
배막(복막)
Peritoneum
S1
배막안(복막안)
Peritoneal cavity
배곧은근(복직근)
Rectus abdominis
배막(복막)
Peritoneum
1. ____________
3. ____________
9. ____________
두덩결합(치골결합)
Pubic symphysis
10. ____________
11. ____________
17. ____________
12. ____________
16. ____________
13. ____________
고환(정소)
Testis
4. ____________
꼬리뼈(미골)
Coccyx
2. ____________
22. ____________
21. ____________
8. ____________
18. ____________
7. ____________
6. ____________
20. ____________
19. ____________
5. ____________
14. ____________
15. ____________

5.17 여성 골반 기관 FEMALE PELVIC ORGANS

두덩뼈(치골뼈, pubic bones) 일부와 방광의 앞쪽 부분이 제거되었다.

오른쪽에서는 자궁관(난관, uterine tube), 난소(ovary), 자궁넓은인대(broad ligament), 배막(복막, peritoneum)도 제거되었다.

각각에 대해 서로 다른 색상을 사용하여 다음 각 구조를 색칠한다.

방광과 요관 Bladder and Ureter

○ 1. **요관(*Ureter*)**: 요관은 배벽의 뒤쪽을 따라 내려가면서 바깥엉덩동맥 및 정맥(***external iliac artery*** and vein)을 가로질러 작은골반(true pelvis)으로 들어감. 여성의 경우, 자궁동맥(uterine artery)과 자궁원인대(round ligament of the uterus)가 골반을 가로지르는 요관 위를 지나 방광벽(wall of the bladder)에 도달함.

여성에서 방광은 남성과 마찬가지로 두덩뼈와 두덩결합 뒤쪽에 위치한다. 여성의 경우, 방광의 뒤쪽 면은 질(vagina)과 맞닿아 있으며, 위쪽면은 자궁의 몸통(body)과 바닥(기저, fundus)과 맞닿아 있다.

여성의 방광 내부 구조는 남성과 동일하다:

○ 2. **요관구멍(*Ureteric orifice*)**: 요관이 들어오는 방광의 뒤가쪽벽에 있는 두 개의 개구부.

○ 3. **방광삼각(*Trigone*)**: 요관구멍과 속요도구멍(내요도구, internal urethral orifice) 사이의 부드럽고 삼각형 모양의 영역.

자궁과 부속기관 Uterus and Adnexa

○ 4. **자궁바닥(자궁기저, *Fundus of the uterus*)**: 일반적으로 자궁이 앞쪽으로 굽어(anteverted) 있고 앞쪽으로 휘어져(anteflexed) 있는 상태이기 때문에 방광의 윗부분에 위치함.

○ 5. **자궁관(난관, *Uterine tube*)**: 자궁에서 측면으로 확장됨.

○ 6. **난소(*Ovary*)**: 자궁관 말단의 섬유와 연관됨.

○ 7. **자궁원인대(*Round ligament of uterus*)**: 자궁을 잡아당기는 자궁에서 시작하여 샅굴(서혜관, inguinal canal)을 거쳐 대음순까지 이어지는 길잡이(gubernaculum)의 발달적 잔여물.

○ 8. **자궁넓은인대(*Broad ligament*)**: 자궁, 자궁관, 난소 위에 덮여 있는 배막주름(peritoneal fold).

○ 9. **자궁동맥(*Uterine artery*)**: 자궁에 도달하기 위해 자궁목 수준 근처에서 요관을 가로지르는 속엉덩동맥(내장골동맥, internal iliac artery)의 분지 가지.

○ 10. **질동맥(*Vaginal artery*)**: 위쪽 질에 영양을 공급하는 속엉덩동맥의 분지 가지.

임상노트: 전자궁동맥 결찰술 UTERINE ARTERY LIGATION

자궁절제술(hysterectomy)(자궁과 부속기관 제거)은 미국에서 여성에게 수행되는 가장 흔한 비임신 관련 대수술이다. 수술 중 ***자궁동맥**(uterine artery)*은 결찰되어야 하며, 일반적으로 자궁목(자궁경부, cervix) 가까이에서 이루어진다. 이렇게 하면 자궁동맥에서 발생하는 ***질동맥**(vaginal artery)*이 손상되지 않고 유지된다. ***요관**(ureter)*은 방광으로 가는 경로에서 자궁목과 가까운 위치(1cm)에 있다. 또한 자궁동맥은 요관 위쪽을 가로지른다("다리 아래 물"). 골반 부분의 요관 손상은 방광이나 곧창자 손상보다 덜 흔하지만, 종종 심각한 이환율, 요관질루(요관질누공, ureterovaginal fistulas) 형성 및 신장 기능 손실과 관련이 있다.

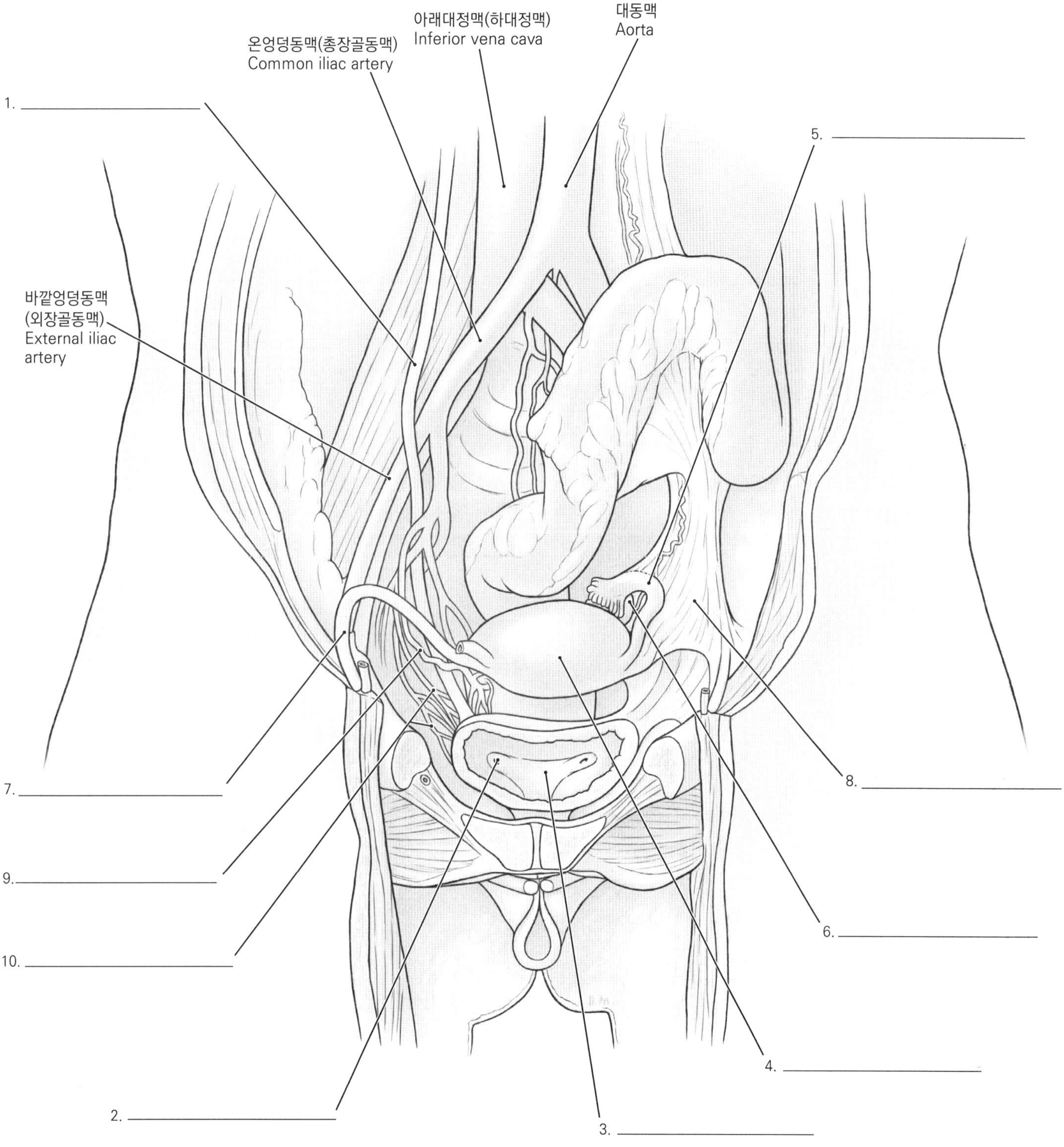
아래대정맥(하대정맥)
Inferior vena cava
대동맥
Aorta
온엉덩동맥(총장골동맥)
Common iliac artery
1.
5.
바깥엉덩동맥
(외장골동맥)
External iliac
artery
7.
8.
9.
6.
10.
4.
2.
3.

5.18A와 B 자궁, 부속기관, 자궁넓은인대 UTERUS, ADNEXA, AND BROAD LIGAMENT

그림 A에서는 왼쪽에서 자궁벽, 자궁원인대(round ligament), 질벽의 일부가 제거되다. 그림 B에서는 자궁과 부속기관(adnexa)이 제거되었다. 자궁넓은인대(broad ligament)는 오른쪽에서는 제거되었지만, 자궁의 앞쪽면과 왼쪽에서는 그대로 유지되어 있다.

각각에 대해 서로 다른 색상을 사용하여 다음 각 구조를 색칠한다.

자궁 Uterus

자궁벽은 3개의 층으로 구성되어 있다:

- ○ 1. **자궁바깥막(자궁외막, *Perimetrium*)**: 배막으로 구성된 바깥층.
- ○ 2. **자궁근육층(자궁근층, *Myometrium*)**: 중간 민무늬근층(평활근층, smooth muscle layer).
- ○ 3. **자궁속막(자궁내막, *Endometrium*)**: 안쪽 점액층.

자궁은 두 가지 주요 부분으로 나뉜다:

- ○ 4. **자궁몸통(*Body*)**: 자궁의 위쪽 3분의 2.
  - ○ 5. **자궁바닥(*Fundus*)**: 자궁몸통 중에서 자궁관의 개구부보다 위에 위치한 부분.
- ○ 6. **자궁목(*Cervix*)**: 질 위로 돌출되어 있는 자궁의 원통형이고 좁은 하부 3분의 1 부분.
  - ○ 7. **자궁목의 바깥구멍(*External ostium of cervix*)**: 자궁목의 질 부위 중앙에 있는 개구부.

자궁의 부속기관 Adnexa of Uterus

자궁 부속기관은 자궁관과 난소(ovaries), 그리고 이들과 관련된 인대들로 구성된다.

- ○ 8. **자궁관(난관, *Uterine tubes*)**: 자궁의 각 측면에서 가로로 확장되어 난소 근처에서 배막안에 열림. 자궁관은 세 부분으로 나눠짐:
  - ○ 9. **자궁관잘록(*Isthmus*)**: 자궁몸통과 관련된 자궁관의 안쪽부분.
  - ○ 10. **자궁관팽대(*Ampulla*)**: 가장 넓고 긴 부분으로 난자의 수정이 일반적으로 일어나는 장소.
  - ○ 11. **자궁관깔때기(*Infundibulum*)**: 배막안으로 열리는 깔때기 모양의 먼쪽 부위.
    - ○ 12. **자궁관술(*Fimbriae*)**: 자궁관깔때기에 있는 손가락 모양의 돌기들.
- ○ 13. **난소(*Ovary*)**: 아몬드 모양과 크기의 여성 생식샘(성선, gonad).
  - ○ 14. **난소인대(*Ligament of ovary*)**: 난소의 몸쪽(자궁) 끝을 자궁의 가쪽면과 연결하는 길잡이(소대, gubernaculum)의 잔여물로 자궁관 입구 아래에 위치함.
  - ○ 15. **난소걸이인대(*Suspensory ligament of ovary*)**: 난소의 위가쪽 부분으로 가는 난소 혈관을 포함한 배막주름(복막주름, peritoneal fold).

질 Vagina

- ○ 16. **질(*Vagina*)**: 질어귀에서 자궁목의 바깥 중간 부분까지 이어지는 근육성막관(musculomembranous tube).
  - ○ 17. **질천장(질원개, *Vaginal fornix*)**: 자궁목 아래를 둘러싸는 오목한 부위.

자궁넓은인대 Broad Ligament

자궁넓은인대는 자궁에서 골반의 가쪽벽까지 확장된 배막의 두 겹으로 이루어진 구조이다. 난소인대와 자궁원인대(round ligament)는 자궁넓은인대의 두 겹 사이에 위치한다. 자궁넓은인대는 네 부분으로 나눠진다. 자궁바깥막은 자궁몸통을 덮고 있는 넓은 인대 부분으로 바깥층을 형성한다. 자궁넓은인대의 난소사이막(난소간막, mesovarium)은 난소의 작은 장간막(small mesentery)이다.

- ○ 18. **자궁관사이막(자궁관간막, *Mesosalpinx*)**: 자궁관의 작은 장간막.
- ○ 19. **자궁간막(자궁근층, *Mesometrium*)**: 자궁의 양쪽에서 자궁관사이막과 난소사이막(난소간막, mesovarium) 아래에 위치하며, 장간막을 형성하는 자궁넓은인대의 가장 큰 부분.

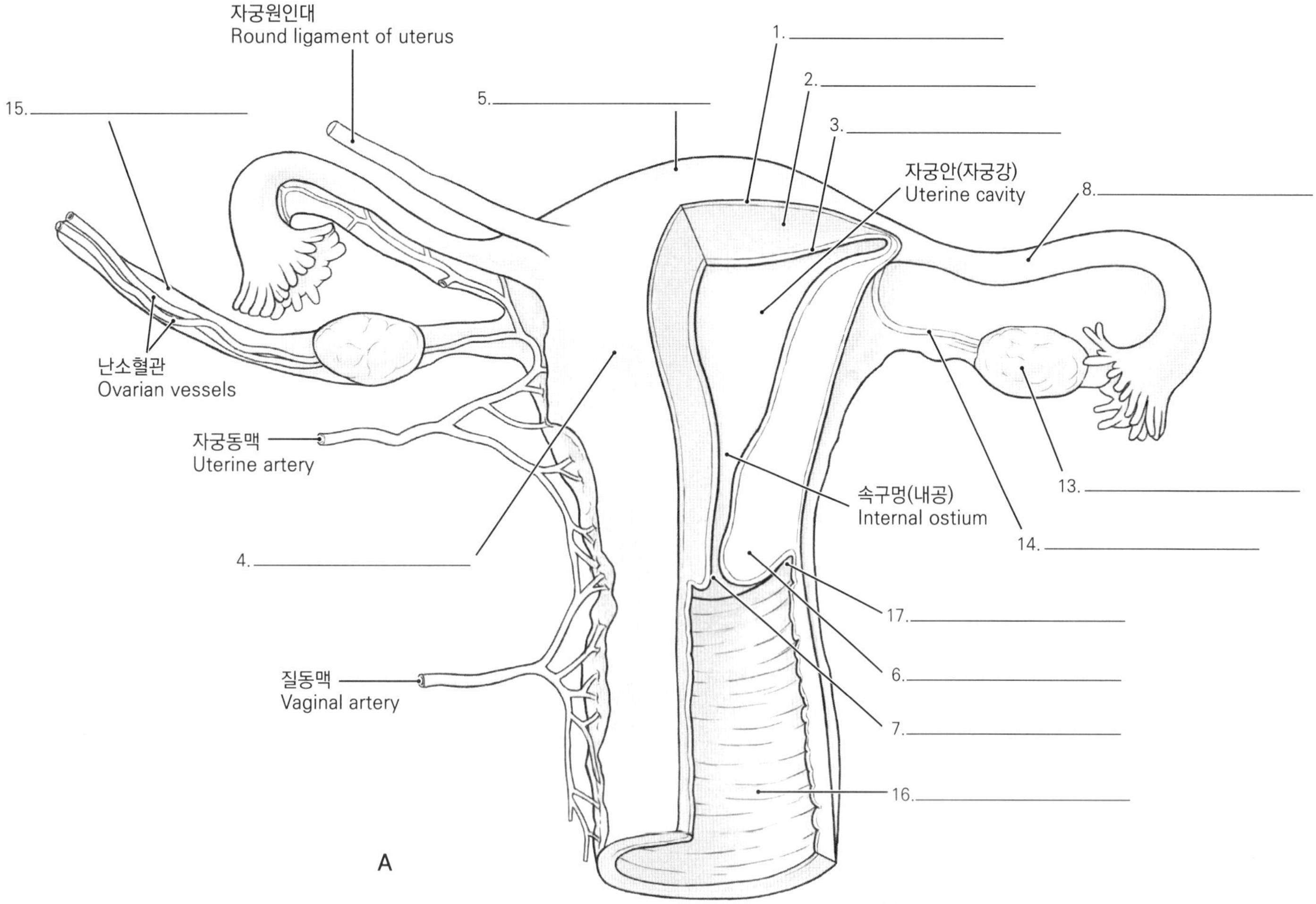
자궁원인대
Round ligament of uterus
1.
2.
3.
5.
15.
자궁안(자궁강)
Uterine cavity
8.
난소혈관
Ovarian vessels
자궁동맥
Uterine artery
13.
속구멍(내공)
Internal ostium
14.
4.
17.
6.
질동맥
Vaginal artery
7.
16.

A

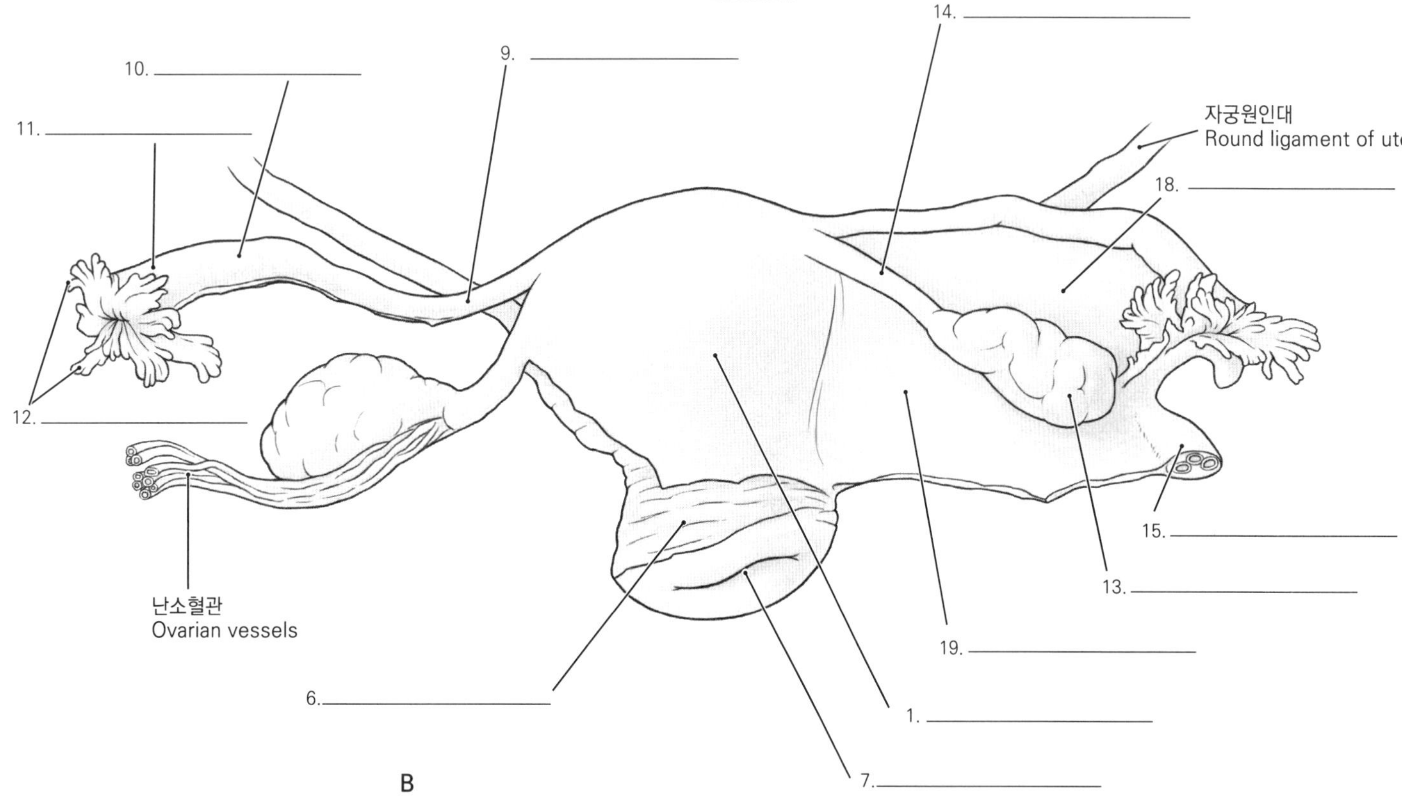
14.
9.
10.
11.
자궁원인대
Round ligament of uterus
18.
12.
난소혈관
Ovarian vessels
15.
13.
19.
6.
1.
7.

B

5.19 여성 골반 기관(정중시상면) FEMALE PELVIC ORGANS (MIDSAGITTAL VIEW)

남성의 골반 기관들과 비슷하게, 대부분의 여성 골반 기관도 배막밑 기관이다(즉, 골반 기관은 배막 아래에 위치하며, 위쪽 또는 위가쪽 부분은 배막으로 덮여 있다). 여성의 경우, 난소와 자궁관은 배막내(intraperitoneal)에 위치하여 배막에 둘러싸여 있다. 또한 자궁은 방광과 곧창자 사이에 위치하여 남성에서 발견되는 것과는 다른 배막 공간을 형성한다.

각각에 대해 서로 다른 색상을 사용하여 다음 각 구조를 색칠한다.

골반 구조와 배막의 관계 Pelvic Structures and Peritoneal Relationships

○ 1. **방광(*Bladder*)**: 배막은 방광의 위쪽면만을 덮음.

○ 2. **요도(*Urethra*)**: 여성의 경우 훨씬 더 짧아서 방광목의 속요도구멍에서 질 현관의 바깥요도구멍까지 뻗어 있음.

○ 3. **자궁(*Uterus*)**: 배막은 자궁바닥과 자궁몸통의 앞면과 뒤면을 덮고 있음. 자궁은 일반적으로 방광천장(roof of the bladder) 위로 앞쪽으로 휘어져 있음.

○ 4. **자궁목(*Cervix*)**: 배막은 자궁몸통의 뒤쪽에서 내려와 자궁목의 뒤쪽을 덮고 있음.

○ 5. **질(*Vagina*)**: 앞쪽은 방광과 요도의 뒤벽에 직접 연결되고 뒤쪽은 곧창자에 연결되며 배막이 개입하지 않음.

○ 6. **곧창자(직장, *Rectum*)**: 배막은 곧창자 중간 1/3의 앞쪽 면만을 덮고, 위쪽 1/3의 앞쪽과 가쪽면을 덮음. 질과 곧창장 사이에는 배막이 없음.

○ 7. **방광위오목(방광상와, *Supravesical fossa*)**: 방광이 채워짐에 따라 상승하는 배막이 앞복벽에서 방광으로 반영됨.

○ 8. **방광자궁오목(*Vesicouterine pouch*)**: 방광의 위쪽면에서 자궁몸통 위쪽과 자궁바닥으로 배막이 반영됨.

○ 9. **곧창자자궁오목(*Rectouterine pouch*)**: 배막은 자궁목과 자궁몸통의 뒤쪽면에서 곧창자 중간 3분의 1 지점까지 반영되어 있음. 이 주머니는 여성이 서 있을 때 배막안의 가장 낮은 지점임.

○ 10. **뒤질천장(후질원개, *Posterior vaginal fornix*)**: 자궁목이 질 위쪽으로 확장되면서 자궁목 부위와 연결된 질 안쪽공간. 곧창자자궁오목(rectouterine pouch)은 질의 뒤천장(후원개, posterior fornix)과 직접 연결되어 있음.

○ 11. **자궁넓은인대(*Broad ligament*)**: 배막이 자궁의 바닥과 몸통, 자궁관, 자궁원인대 및 난소 위로 접히면서 자궁에서 옆으로 골반 벽까지 확장됨.

○ 12. **자궁관(난관, *Uterine tube*)**: 자궁관의 가쪽 개구부를 제외하고 자궁넓은인대의 자유 가장자리 내에 둘러싸여 있음.

○ 13. **난소(*Ovary*)**: 자궁넓은인대 안에 둘러싸여 있음.

○ 14. **자궁원인대(*Round ligament of uterus*)**: 자궁넓은인대의 두 겹으로 둘러싸여 있음.

○ 15. **난소걸이인대(*Suspensory ligament of ovary*)**: 난소 혈관이 배대동맥/아래대정맥 및 난소에서 이동할 때 난소 혈관을 덮는 복막.

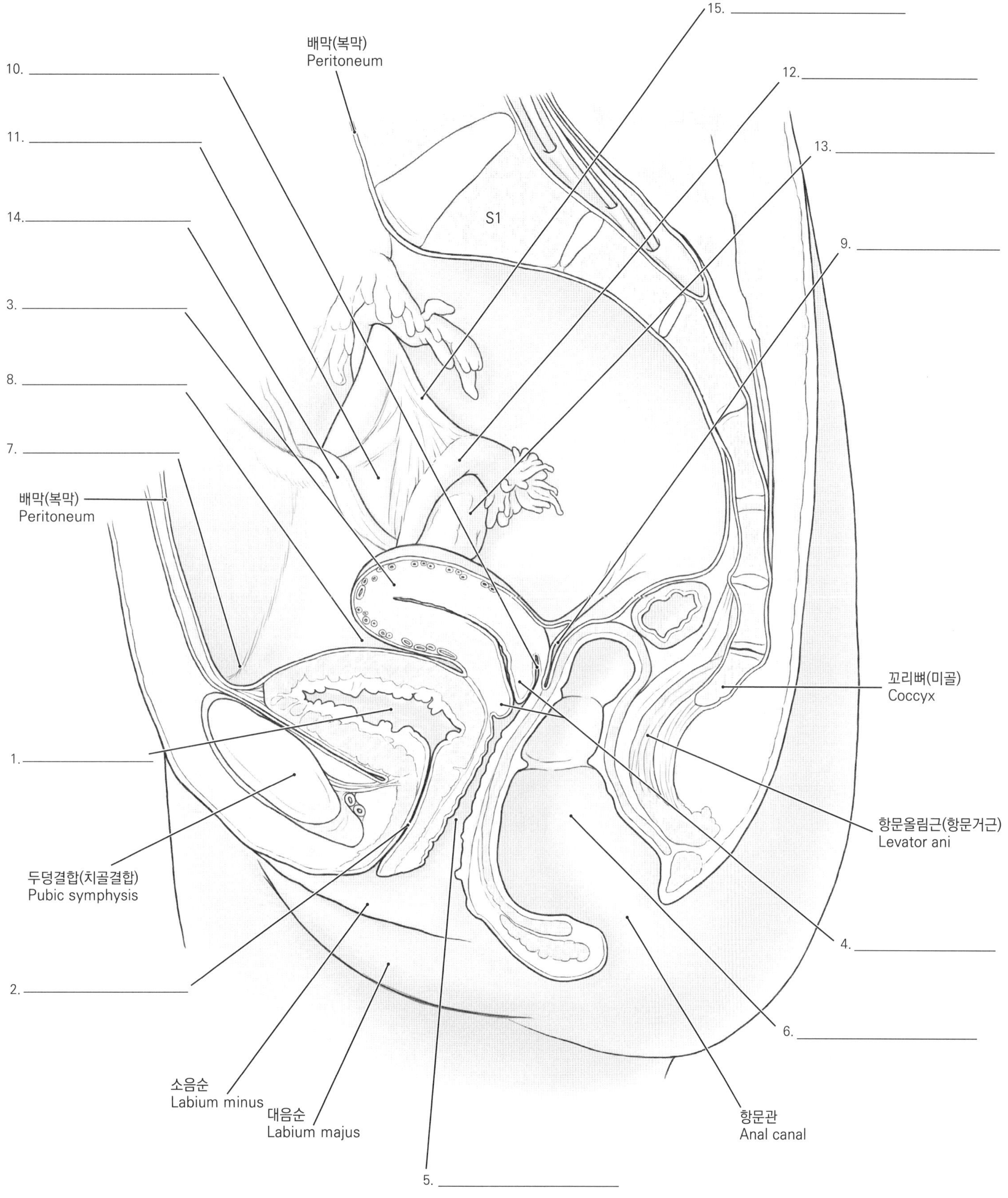
15. ____________
배막(복막)
Peritoneum
10. ____________
12. ____________
11. ____________
13. ____________
S1
14. ____________
9. ____________
3. ____________
8. ____________
7. ____________
배막(복막)
Peritoneum
꼬리뼈(미골)
Coccyx
1. ____________
항문올림근(항문거근)
Levator ani
두덩결합(치골결합)
Pubic symphysis
4. ____________
2. ____________
6. ____________
소음순
Labium minus
대음순
Labium majus
항문관
Anal canal
5. ____________

5.20 속엉덩동맥 INTERNAL ILIAC ARTERY

속엉덩동맥은 골반안 구조물에 주된 혈액을 공급하는 동맥이지만, 또한 엉덩이 지역, 안쪽 허벅지, 그리고 샅 부위에도 가지를 보낸다. 속엉덩동맥의 가지는 남성 표본에서 보여지지만, 분지 패턴은 남성 또는 여성 골반 기관들에 특정한 분지를 제외하고는 여성에서도 동일하다.

각각에 대해 서로 다른 색상을 사용하여 다음 각 구조를 색칠한다.

○ 1. **온엉덩동맥(총장골동맥, *Common iliac artery*)**: L5와 S1 척추뼈 사이의 척추사이원반에서 바깥엉덩이동맥과 속엉덩이동맥으로 갈라짐.

○ 2. **속엉덩동맥(내장골동맥, *Internal iliac artery*)**: 속엉덩이동맥은 바깥엉덩이정맥과 폐쇄신경(*obturator nerve*)의 안쪽을 따라 작은골반으로 뒤가쪽으로 내려감.

○ 3. **위볼기동맥(상둔동맥, *Superior gluteal artery*)**: 속엉덩이동맥은 허리엉치신경줄기(요천추신경간, lumbosacral trunk)와 S1의 앞가지 사이를 지나고, 골반을 빠져나가면서 궁둥구멍근(이상근, piriformis) 근육의 위쪽을 통과함.

○ 4. **아래볼기동맥(하둔동맥, *Inferior gluteal artery*)**: 궁둥구멍근 근육의 아래쪽을 지나 골반을 빠져나감.

○ 5. **속음부동맥(내음부동맥, *Internal pudendal artery*)**: 궁둥구멍근 근육의 아래쪽을 지나, 아래볼기동맥과 함께 골반을 빠져나감.

○ 6. **중간곧창자동맥(중직장동맥, *Middle rectal artery*)**: 골반 내에서 직장 아래부분에 영양분을 공급하기 위해 내려감.

○ 7. **아래방광동맥(하방광동맥, *Inferior vesical artery*)**: 골반 내에서 방과 아래와 전립샘에 영양분을 공급하기 위해 내려감(일반적으로 남성에게만 존재).

○ 8. **배꼽동맥(제동맥, *Umbilical artery*)**: 짧은 경로를 따라 앞쪽으로 진행한 후, 정중배꼽인대(median umbilical ligament)로 변하여 폐쇄됨.

○ 9. **위방광동맥(상방광동맥, *Superior vesical arteries*)**: 배꼽동맥의 개방된 부분에서 나오는 가지들로 방광의 위쪽으로 향함.

○ 10. **변형된 폐쇄동맥(*Anomalous*[*aberrant*] *obturator artery*)**: 일반적으로 폐쇄동맥은 속엉덩이동맥에서 발생하지만, 일부 사람들에서는 아랫배벽동맥(하복벽동맥, inferior epigastric artery)에서 발생하기도 함(이상발생). 이 이미지는 그 경우를 보여줌.

여성의 경우 자궁동맥은 속엉덩동맥에서 분지된다. 하나 이상의 질동맥도 속엉덩동맥이나 자궁동맥에서 직접 분지된다.

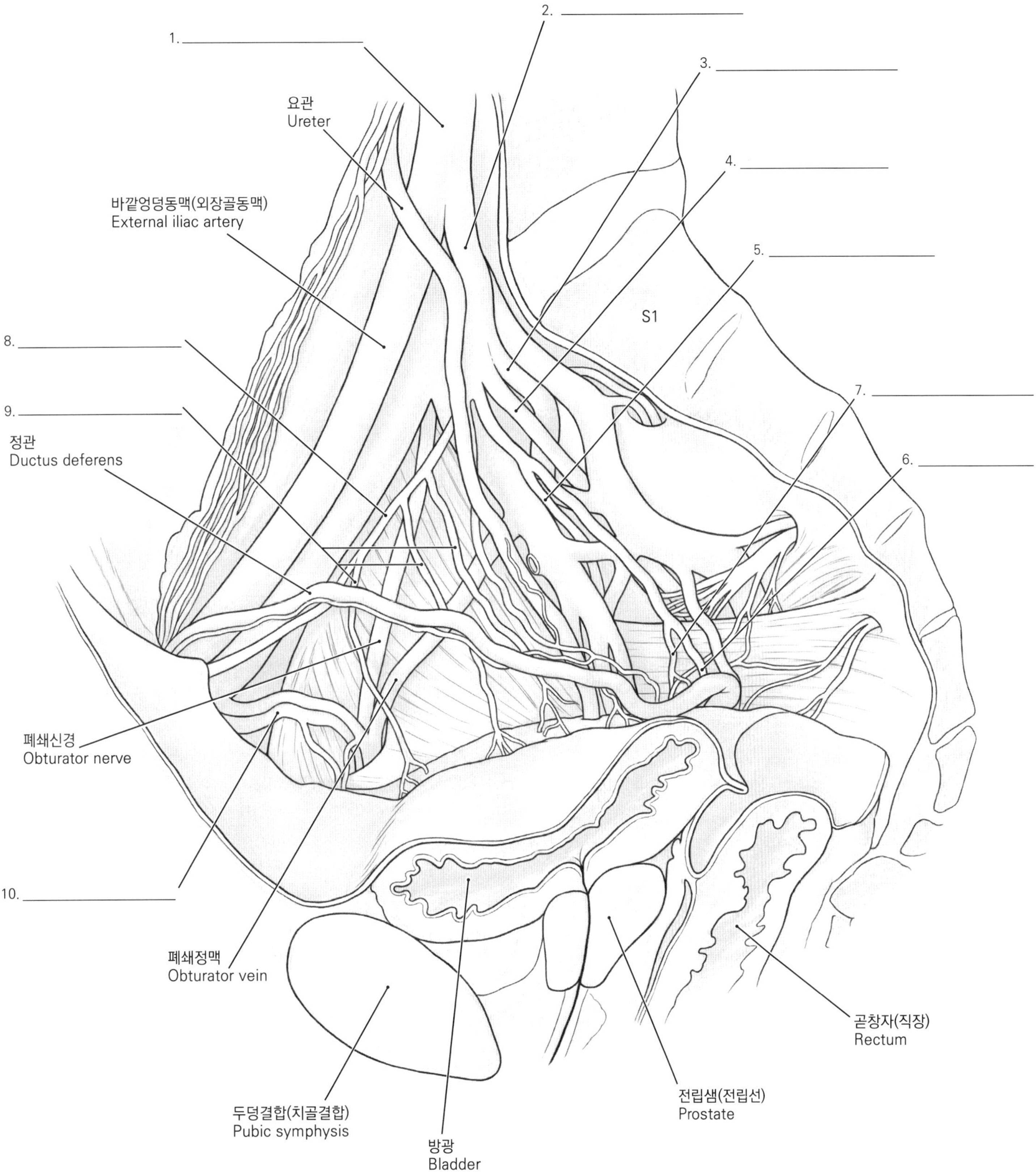
1.
2.
3.
4.
5.
6.
7.
8.
9.
10.
요관
Ureter
바깥엉덩동맥(외장골동맥)
External iliac artery
S1
정관
Ductus deferens
폐쇄신경
Obturator nerve
폐쇄정맥
Obturator vein
두덩결합(치골결합)
Pubic symphysis
방광
Bladder
전립샘(전립선)
Prostate
곧창자(직장)
Rectum

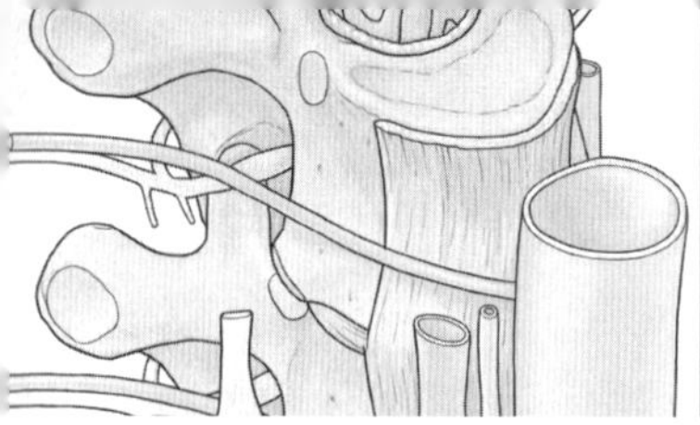

제6장

다리(하지) Lower Limb

6.1A와 B 다리의 뼈 BONES OF THE LOWER LIMB

다리이음뼈(하지대, pelvic girdle)의 뼈 해부학에 대해서는 5.1A 및 B절의 그림을 검토하면 된다.

그림 A는 왼쪽 다리(하지)의 앞쪽 모습을 묘사한다. 그림 B는 엉덩관절(고관절, hip joint)이 분리된 오른쪽 다리의 뒤쪽 모습을 보여준다.

넙다리뼈(대퇴골, femur)는 인체에서 가장 길고 무거운 뼈로, 사람이 서 있을 때 볼기뼈(관골, *hip bone*)에서 정강뼈(경골, tibia)로 체중을 전달한다. 정강뼈(경골)와 종아리뼈(비골, fibula)는 다리의 뼈이지만 정강뼈(경골)만이 넙다리뼈(대퇴골)와 연결되어 몸의 무게를 전달하는 역할을 한다. 종아리뼈(비골)는 주로 근육을 부착하는 역할을 한다. 발의 뼈는 7개의 발목뼈(족근골, tarsal bone), 5개의 발허리뼈(중족골, metatarsal bone), 14개의 발가락뼈(지골, phalanges)로 구성된다.

각각에 대해 서로 다른 색상을 사용하여 다음 각 구조를 색칠한다.

넙다리뼈(대퇴골) Femur

○ 1. **넙다리뼈머리(대퇴골두, *Head of femur*)**: 볼기뼈(관골, hip bone)의 볼기뼈절구(관골구, *acetabulum*)와 관절하는 위쪽 끝의 둥근 안쪽 돌출부.

○ 2. **넙다리뼈목(대퇴골경, *Neck of femur*)**: 사다리꼴 모양이고 머리 아래가쪽이며 머리(골두)와 넙다리뼈(대퇴골) 몸통(shaft)을 연결.

○ 3. **큰돌기(대전자, *Greater trochanter*)**: 목(경)이 몸통과 연결되는 부위에 옆으로 위치한 큰 덩어리로 넓적다리(대퇴, thigh)의 여러 근육이 부착됨.

○ 4. **작은돌기(소전자, *Lesser trochante*r)**: 목(경)과 몸통이 연결되는 곳의 중앙에 위치한 작고 둥근 돌기로 엉덩허리근(장요근, iliopsoas)이 부착됨.

○ 5. **거친선(조선, *Linea aspera*)**(B만 해당): 넓적다리(대퇴) 모음근(내전근, adductor)이 부착되는 몸통 뒤쪽에 위치한 넓고 거친 선.

○ 6. **안쪽관절융기(내측과, *Medial femoral condyle*)**: 무릎(슬) 관절의 일부를 이루는 넙다리뼈(대퇴골)의 안쪽 아래 끝(내측하단).

○ 7. **가쪽관절융기(외측과, *Lateral femoral condyle*)**: 무릎관절의 일부를 이루는 넙다리뼈(대퇴골)의 가쪽 아래 끝(외측하단).

정강뼈(경골) Tibia

○ 8. **안쪽관절융기(내측과, *Medial femoral condyle*)**: 무릎관절의 일부를 이루는 정강뼈(경골, tibia)의 안쪽 위 끝(내측상단).

○ 9. **가쪽관절융기(외측과, *Lateral femoral condyle*)**: 무릎관절의 일부를 이루는 정강뼈(경골)의 가쪽 위 끝(외측상단).

○ 10. **정강뼈거친면(경골조면, *Tibial tuberosity*)**(A만 해당): 무릎뼈(슬개골, *patella*) 아래쪽에서 무릎인대(슬개인대, patellar ligament)가 부착하는 앞쪽 경계의 넓은 직사각형 돌기.

○ 11. **안쪽복사(내과, *Medial malleolus*)**: 목말뼈(거골, talus)와 연결되는 아래쪽 끝의 벌어진 안쪽 돌출부.

종아리뼈(비골) Fibula

○ 12. **종아리뼈머리(비골두, *Head of fibula*)**: 확대된 위쪽 끝.

○ 13. **종아리뼈목(비골경, *Neck of fibula*)**: 머리 아래 작고 가느다란 부위.

○ 14. **가쪽복사(외과, *Lateral malleolus*)**: 목말뼈(거골, talus)와 연결되는 아래쪽 가쪽 돌출이 확대부.

발뼈(족골) Bones of the Foot

○ 15. **목말뼈(거골, *Talus*)**: 위쪽 표면이 가쪽복사(외과)와 안쪽복사(내과)에 의해 잡힘(gripped).

○ 16. **발꿈치뼈(종골, *Calcaneus*)**: 위쪽으로는 목말뼈(거골)와 관절하고 앞쪽으로는 입방뼈(입방골, cuboid)와 관절.

○ 17. **입방뼈(입방골, *Cuboid*)**: 앞쪽무리(원위열, distal row)의 가장 가쪽뼈, 발꿈치뼈(종골) 앞쪽.

○ 18. **발배뼈(주상골, *Navicular*)**: 목말뼈(거골)의 앞쪽과 쐐기뼈(설상골, cuneiform)의 뒤쪽에 위치한 배 모양의 뼈.

○ 19. **쐐기뼈(설상골, *Cuneiform*)**: 발배뼈(주상골) 앞쪽과 해당 발허리뼈(중족골, metatarsal) 뒤쪽에 위치하는 안쪽(내측, medial), 중간(intermediate), 가쪽(외측, lateral) 3개의 뼈.

○ 20. **발허리뼈(중족골, *Metatarsal*)**: 발의 안쪽 부분부터 번호가 매겨진 5개의 뼈.

○ 21. **발가락뼈(지골, *Phalanx*)**: 총 14개 뼈로, 첫 번째 발가락에는 끝마디뼈(말절골, proximal bone) 및 첫마디뼈(기절골, distal bone)만 포함되어 있고 다른 네 발가락에는 끝마디뼈(말절골), 중간마디뼈(중절골, middle bone) 및 첫마디뼈(기절골, distal bone)가 있음.

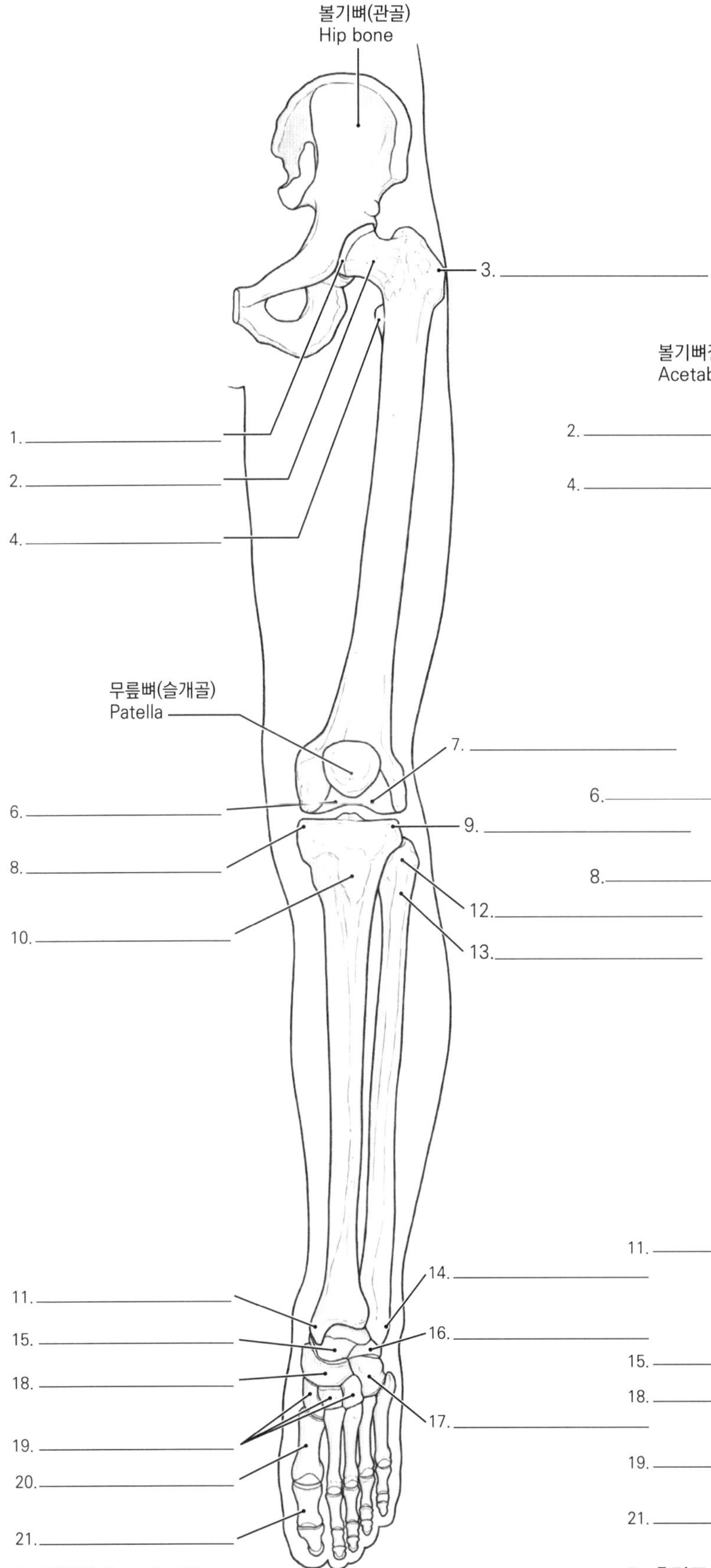

A. 정면도 Anterior View

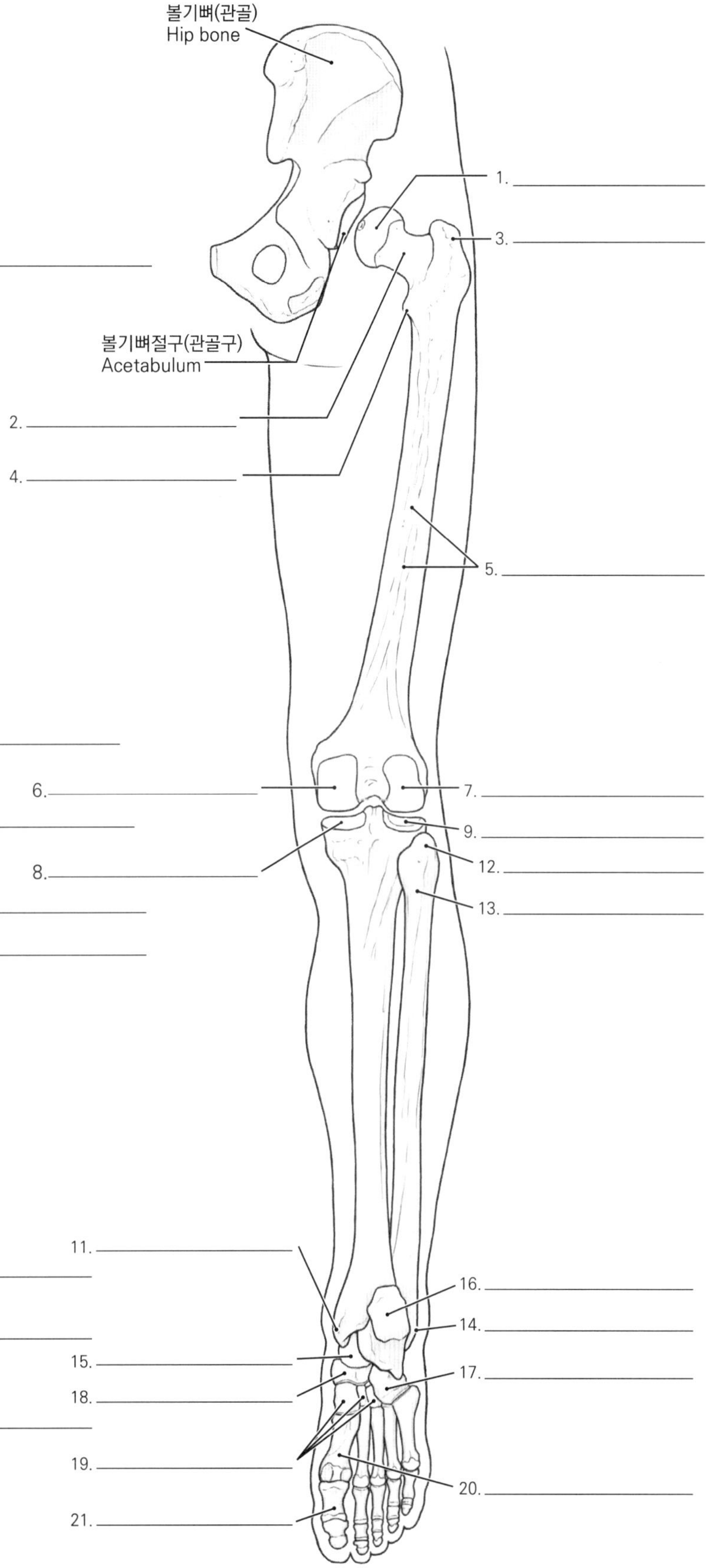

B. 후면도 Posterior View

6.2A와 B 넙다리근막(대퇴근막)과 넙다리삼각(대퇴삼각) FASCIA LATA AND FEMORAL TRIANGLE

그림 A는 샅고랑인대(서혜인대, inguinal ligament)에서 절단되어 아래쪽에 고정된 부분을 제외하고는 넙다리근막(대퇴근막, fascia lata)이 손상되지 않은 넓적다리(대퇴)를 묘사한다. 이 절개로 인해 두렁구멍(복재구, ***saphenous opening***)의 가쪽 경계도 아래쪽으로 젖혀졌다. 그림 B에서는 넙다리삼각(대퇴삼각)의 내용물과 경계를 보여주기 위해 넙다리근막(대퇴근막)을 제거했다.

넓적다리(대퇴)의 깊은 근막을 넙다리근막(대퇴근막)이라고 한다. 넙다리근막(대퇴근막)은 샅고랑인대(서혜인대)와 다리의 깊은근막(심근막, deep fascia)과 연속되어 있으며 두덩뼈(치골, pubis), 엉덩뼈능선(장골능, iliac crest), 엉치뼈(천골, sacrum), 꼬리뼈(미골, coccyx), 엉덩두덩가지(장골치골지, iliopubic ramus), 궁둥뼈결절(좌골결절, ischial tuberosity), 엉치결절인대(천결절인대, sacrotuberous ligament), 무릎뼈 돌출부(prominences of the knee)에 부착된다. 가쪽에서 넙다리근막(대퇴근막)은 두꺼워져서 엉덩결절(장골결절, iliac tubercle)에서 정강뼈(경골)의 앞가쪽 결절까지 뻗어 있는 엉덩정강근막띠(장경대, ***iliotibial tract***)를 형성한다. 샅고랑인대(서혜인대)의 안쪽 부분 아래에는 큰두렁정맥(대복재정맥, great saphenous vein)과 얕은림프관(표재림프관, superficial lymphatic vessel)이 통과하기 위한 넙다리근막(대퇴근막) 틈인 두렁구멍(복재구)이 있다.

각각에 대해 서로 다른 색상을 사용하여 다음 각 구조를 색칠한다.

○ 1. **넙다리근막(대퇴근막, *Fascia lata*)**(A만 해당): 넓적다리(대퇴) 근육을 둘러싸는 깊은 근막.

○ 2. **큰두렁정맥(대복재정맥, *Great saphenous vein*)**: 넙다리근막(대퇴근막)의 두렁구멍(복재구, saphenous opening)을 통과하여 넙다리정맥(대퇴정맥)으로 이어짐(drain).

넙다리삼각(대퇴삼각)은 위안쪽 넓적다리(대퇴)의 신경혈관 관계를 이해하는 데 유용한 랜드마크가 됨.

넙다리삼각(대퇴삼각)의 경계 Boundaries of the Femoral Triangle

이것은 다음의 구조로 경계지어진다.

○ 3. **긴모음근(장내전근, *Adductor longus*)**(B만 해당): 안쪽 경계.

○ 4. **넙다리빗근(봉공근, *Sartorius*)**: 가쪽 경계.

○ 5. **샅고랑인대(서혜인대, *Inguinal ligament*)**: 위쪽 경계.

○ 6. **엉덩허리근(장요근, *Iliopsoas*)**(B만 해당): 엉덩근(장골근, ***iliacus***)과 큰허리근(대요근, ***psoas major***)으로 구성된 바닥의 가쪽 부분.

○ 7. **두덩근(치골근, *Pectineus*)**(B만 해당): 바닥의 안쪽 부분.

넙다리삼각(대퇴삼각)의 내용물 Contents of the Femoral Triangle

넙다리삼각(대퇴삼각)의 가쪽에서 안쪽까지 내용물은 넙다리신경(대퇴신경, femoral nerve), 넙다리동맥(대퇴동맥, femoral artery), 넙다리정맥(대퇴정맥, femoral vein), 깊은림프관(심부림프관, deep lymphatic vessel)이다. 넙다리신경(대퇴신경)은 넙다리혈관집(대퇴초, femoral sheath)에 둘러싸여 있지 않은 유일한 구조이다.

○ 8. **넙다리신경(대퇴신경, *Femoral nerve*)**: 넙다리혈관(대퇴혈관, femoral vessel)의 가쪽에 위치.

○ 9. **넙다리혈관집(대퇴초, *Femoral sheath*)**(A만 해당): 넙다리동맥(대퇴동맥, femoral artery), 넙다리정맥(대퇴정맥, femoral vein), 깊은림프관(심부림프관, deep lymphatic vessel)을 둘러싸는 근막관(fascial tube).

○ 10. **넙다리동맥(대퇴동맥, *Femoral artery*)**(B만 해당): 넙다리(대퇴)정맥의 가쪽, 넙다리(대퇴)신경의 안쪽에 위치하며, 샅고랑인대(서혜인대)까지 깊게 통과하는 동맥으로 바깥엉덩동맥(외장골동맥, ***external iliac artery***)이 연속됨.

○ 11. **넙다리정맥(대퇴정맥, *Femoral vein*)**(B만 해당): 넙다리(대퇴)동맥 안쪽에 위치하며 큰두렁정맥(대복재정맥) 및 다른 얕은(표재)정맥에서 혈액을 받고 바깥엉덩정맥(외장골정맥, ***external iliac vein***)으로 이어짐.

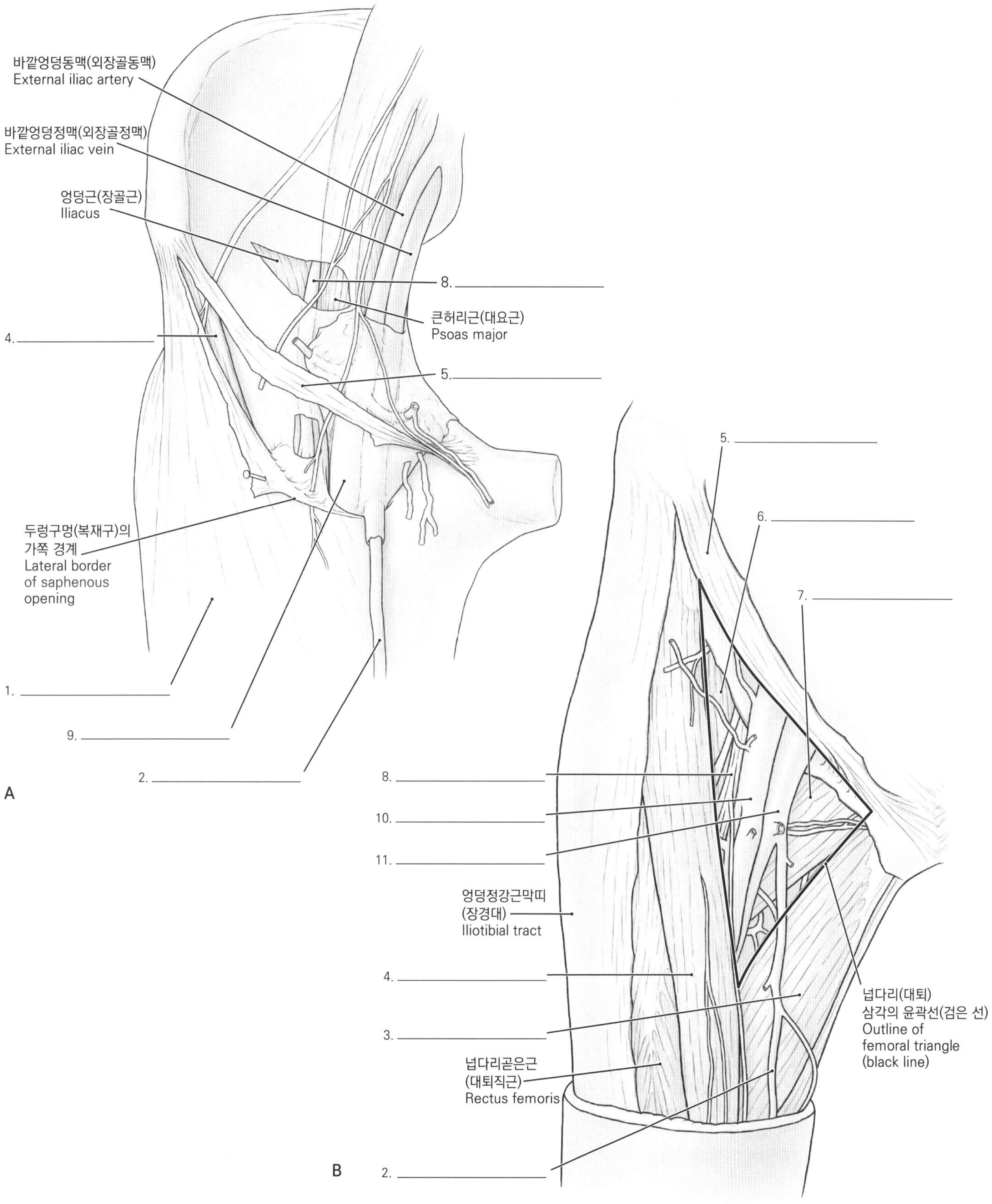

바깥엉덩동맥(외장골동맥)
External iliac artery
바깥엉덩정맥(외장골정맥)
External iliac vein
엉덩근(장골근)
Iliacus
8. ____________
큰허리근(대요근)
Psoas major
4. ____________
5. ____________
두렁구멍(복재구)의
가쪽 경계
Lateral border
of saphenous
opening
1. ____________
9. ____________
2. ____________
A
5. ____________
6. ____________
7. ____________
8. ____________
10. ____________
11. ____________
엉덩정강근막띠
(장경대)
Iliotibial tract
4. ____________
3. ____________
넙다리(대퇴)
삼각의 윤곽선(검은 선)
Outline of
femoral triangle
(black line)
넙다리곧은근
(대퇴직근)
Rectus femoris
B
2. ____________

6.3A와 B 넓적다리(대퇴)의 앞쪽 모습 ANTERIOR VIEW OF THE THIGH

넓적다리(대퇴부)는 넙다리(대퇴)근막에서 넙다리뼈(대퇴골)까지 이어지는 근육사이 격막에 의해 3개의 구획(앞쪽, 안쪽, 뒤쪽)으로 나뉜다. 넓적다리 앞쪽에서 볼 때 볼기 부위(둔부, gluteal region) 근육 한 개와 함께 앞쪽 및 안쪽 구획의 근육이 보인다. 그림 A는 근육이 손상되지 않은 모습을 보여준다. 그림 B에서는 넙다리빗근(봉공근, sartorius), 넙다리곧은근(대퇴직근, rectus femoris), 엉덩정강근막띠(장경대, iliotibial tract), 두덩근(치골근, pectineus), 긴모음근(장내전근, adductor longus)을 절개했다.

각각에 대해 서로 다른 색상을 사용하여 다음 각 구조를 색칠한다.

넓적다리 앞쪽 근육 Anterior Thigh Muscles

넓적다리(대퇴) 앞쪽 근육은 엉덩이의 굽힘근(굴곡근, flexor)과 무릎의 폄근(신전근, extensor)이다. 모든 앞쪽 넓적다리 근육은 넙다리(대퇴)신경에 의해 지배를 받지만, 엉덩허리근(장요근, iliopsoas)은 L1에서 L3까지의 앞쪽 가지에 의해 지배를 받으며, 두덩근(치골근, pectineus)은 넙다리(대퇴)신경과 폐쇄신경(obturator nerve) 모두로부터 지배를 받는다.

넙다리네갈래근(대퇴사두근, quadriceps femoris)은 넓적다리 앞쪽의 대부분을 차지하며, 아래쪽으로 합쳐져 넙다리네갈래근힘줄(대퇴사두근건, quadriceps tendon)을 형성하는 4개의 근육으로 구성된다.

○ 1. **넙다리곧은근(대퇴직근, *Rectus femoris*)**: 엉덩이(hip)부터 무릎까지 정중선을 일직선으로 이어지는 경로.

○ 2. **가쪽넓은근(외측광근, *Vastus lateralis*)**: 넙다리곧은근(대퇴직근)의 가쪽에 위치.

○ 3. **안쪽넓은근(내측광근, *Vastus medialis*)**: 넙다리곧은근(대퇴직근)의 안쪽에 위치.

○ 4. **중간넓은근(중간광근, *Vastus intermedius*)**(B만 해당): 넙다리곧은근(대퇴직근)의 깊은 곳, 가쪽넓은근(외측광근)과 안쪽넓은근(내측광근) 사이에 위치.

○ 5. **무릎인대(슬개인대, *Patellar ligament*)**(B만 해당): 무릎뼈(슬개골, ***patella***)에서 정강뼈거친면(경골조면, tibial tuberosity)까지 넙다리네갈래근힘줄(대퇴사두근건)이 이어짐.

○ 6. **넙다리빗근(봉공근, *Sartorius*)**(A만 해당): 가쪽에서 안쪽으로 이어지는 얕은면의 길고 가느다란 근육.

○ 7. **엉덩허리근(장요근, *Iliopsoas*)**: 넙다리(대퇴)삼각의 내용물까지 깊은 넙다리빗(봉공)근의 안쪽에서 윗부분까지; 엉덩근(장골근, ***iliacus***)과 큰허리근(대요근, ***psoas major***)으로 구성.

넓적다리 앞쪽 근육

근육	이는곳(기시점)	닿는곳(정지부)	작용
넙다리곧은근(대퇴직근) Rectus femoris	아래앞엉덩뼈가시(하전장골극, anterior inferior iliac spine) ; 엉덩뼈 위쪽부터 볼기뼈절구(acetabulum)까지	넙다리네갈래근힘줄(대퇴사두근건)을 통해 무릎뼈(슬개골) 바닥까지; 간접적으로 무릎인대(슬개인대)를 통해 정강뼈 거친면(경골조면)까지	무릎(슬)관절 폄(신전); 넙다리곧은근(대퇴직근)은 엉덩관절(고관절) 굽힘(굴곡) 보조
가쪽넓은근(외측광근) Vastus lateralis	넙다리뼈(대퇴골)의 큰돌기(대전자, Greater trochanter)와 거친선(조선)의 가쪽입술(lip)		
안쪽넓은근(내측광근) Vastus medialis	넙다리뼈(대퇴골)의 돌기사이선(전자간선, Intertrochanteric line)과 거친선(조선)의 안쪽입술(lip)		
중간넓은근(중간광근) Vastus intermedius	넙다리뼈(대퇴골) 몸통의 앞면과 옆면		
넙다리빗근(봉공근) Sartorius	위앞엉덩뼈가시(상전장골극, Anterior inferior iliac spine)	정강뼈(경골)의 위안쪽면	엉덩관절(고관절)에서 넓적다리(대퇴)를 굽힘(굴곡), 벌림(외전, abduct) 및 가쪽돌림(회외, laterally rotate). 무릎(슬)관절 굽힘(굴곡)
엉덩허리근(장요근) Iliopsoas	큰허리근(대요근, Psoas major): T12-L5 척추의 가쪽면과 네 번째 디스크; 모든 허리뼈(요추)의 가로돌기(횡돌기) 작은허리근(소요근, Psoas minor): T12-L1 척추의 가쪽면과 네 번째 디스크 엉덩근(장근, Iliacus): 엉덩뼈능선(장골능, Iliac crest), 엉덩뼈오목(장골와, iliac fossa); 엉치뼈능선(천골익, ala of sacrum)	넙다리뼈(대퇴골) 작은결절(소전자, Lesser trochanter)	엉덩관절(고관절)에서 넓적다리(대퇴)를 굽힘(굴곡)

안쪽 구획 근육 Medial Compartment Muscles

○ 8. **두덩근(치골근, *Pectineus*)**: 안쪽에서 엉덩허리근(장요근)까지 이며, 두 구획의 혼합 기능과 신경 분포로 인해 앞쪽구획과 안쪽구획 사이의 전환 근육.

○ 9. **바깥폐쇄근(외폐쇄근, *Obturator externus*)**(B만 해당): 두덩근(치골근)의 깊숙한 곳에 위치한 넙다리 가쪽돌림근(회외근, lateral rotator)으로 폐쇄신경(안쪽구획의 근육) 지배를 받음.

○ 10. **긴모음근(장내전근, *Adductor longus*)**(B만 해당): 모음근(내전근)의 가장 앞쪽.

○ 11. **짧은모음근(단내전근, *Adductor brevis*)**(B만 해당): 두덩근(치골근)과 긴모음근(장내전근) 깊은 곳에 위치.

○ 12. **두덩정강근(박근, *Gracilis*)**: 넓적다리 근육 중 가장 안쪽에 있는 근육.

넓적다리의 가쪽면 Lateral Aspect of the Thigh

○ 13. **넙다리근막긴장근(대퇴근막장근, *Tensor fasciae latae*)**: 넓적다리의 안쪽돌림근(회내근)과 벌림근(외전근), 엉덩정강근막띠(장경대, iliotibial tract)의 긴장근.

○ 14. **엉덩정강근막띠(장경대, *Iliotibial tract*)**: 엉덩뼈결절(장골결절, iliac tubercle)부터 정강뼈(경골)의 앞가쪽까지 이어지는 넙다리(대퇴)근막의 가쪽 두꺼운 부분.

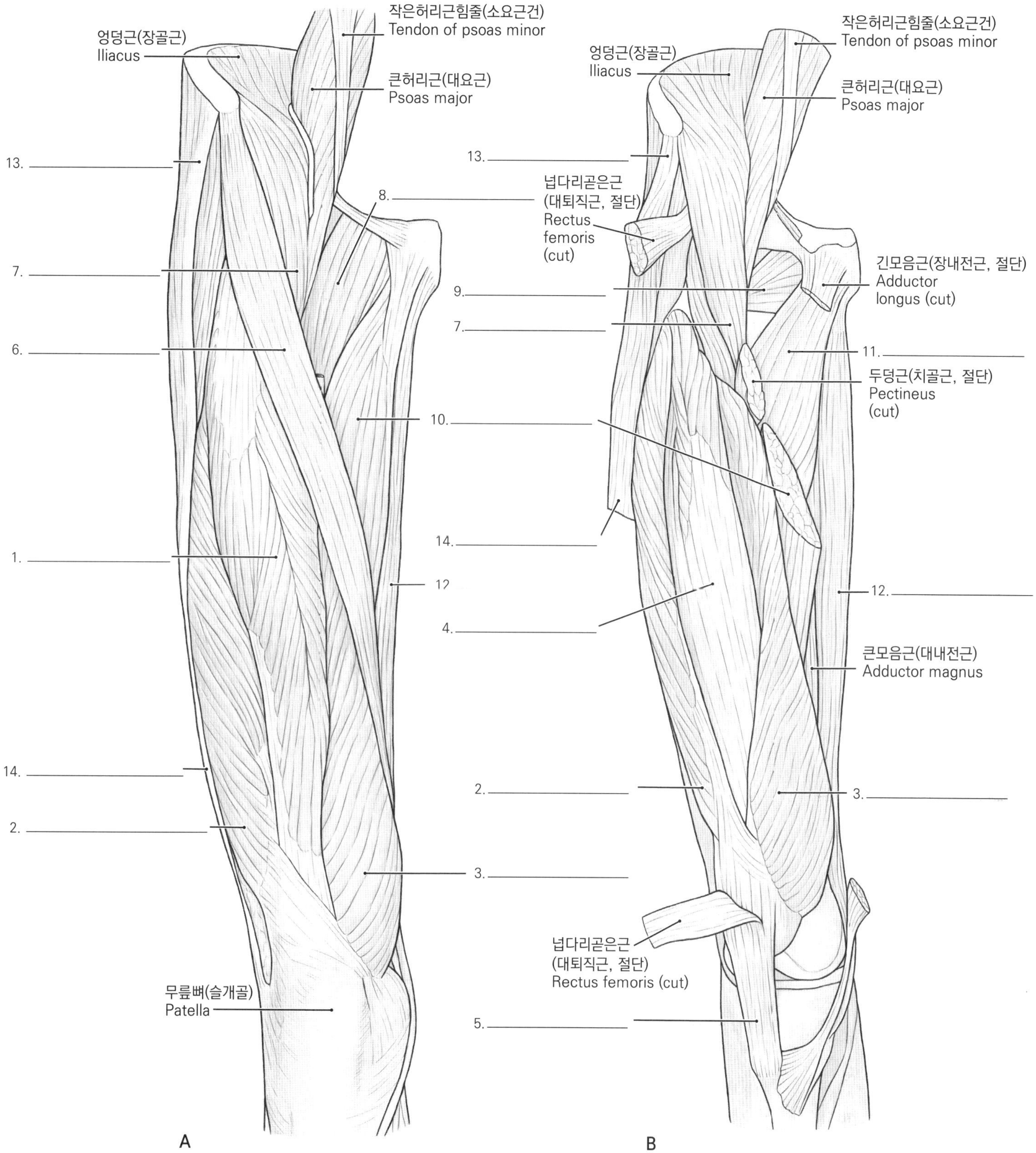

정면도 Anterior Views

6.4 넓적다리 안쪽 모습 MEDIAL VIEW OF THE THIGH

오른쪽 넓적다리의 안쪽에서 보면 안쪽 구획의 표면 근육과 함께 앞쪽 구획, 뒤쪽 구획 및 볼기(둔부) 부위의 근육이 보인다. 거위발(거위족, anserinus)에 기여하는 세 개의 근육(앞쪽, 안쪽 및 뒤쪽 구획에서 각각 하나씩)은 무릎의 안쪽면에 부착되어 수렴되면서 뚜렷이 보인다.

각각에 대해 서로 다른 색상을 사용하여 다음 각 구조를 색칠한다.

넓적다리 안쪽 모습 Medial View of the Thigh

- ○ 1. **긴모음근(장내전근, *Adductor longus*)**: 짧은모음근(단내전근)과 큰모음근(대내전근)의 일부 표면에 앞쪽에 위치하는 큰 부채꼴 모양의 근육.
- ○ 2. **큰모음근(대내전근, *Adductor magnus*)**: 내전근 부분과 햄스트링 부분으로 구성된 가장 크고 뒤쪽에 위치한 근육.
- ○ 3. **두덩정강근(박근, *Gracilis*)**: 정강뼈(경골)의 위안쪽에 부착되는 얕은면, 안쪽의 끈 모양(strap-like) 근육.
- ○ 4. **넙다리빗근(봉공근, *Sartorius*)**: 정강뼈(경골)의 위안쪽에 부착되는 넓적다리 앞쪽 근육.
- ○ 5. **반힘줄근(반건양근, *Semitendinosus*)**: 정강뼈(경골)의 위안쪽에 부착되는 넓적다리 뒤쪽 근육.
- ○ 6. **거위발힘줄(*Pes anserinus*)**: 넙다리빗근(봉공근), 두덩정강근(박근), 반힘줄근(반건양근)이 정강뼈(경골)의 위안쪽에 공통힘줄로 닿음.
- ○ 7. **반막근(*Semimembranous*)**: 넓적다리의 넓은 뒤쪽 구획의 근육으로 정강뼈(경골)의 위안쪽에 독립적으로 부착됨.

넓적다리 안쪽 근육 Medial Thigh Muscles

넓적다리 안쪽 근육은 넓적다리의 모음근(내전근)이다. 모든 넓적다리 안쪽 근육은, 궁둥(좌골)신경의 정강(경골)가지(tibial branch of the sciatic nerve)에 의해 지배되는 큰모음근(대내전근)의 햄스트링 부분을 제외하고 폐쇄신경(obturator nerve)의 지배를 받는다.

넓적다리 안쪽 근육

근육	이는곳(기시점)	닿는곳(정지부)	작용
긴모음근(장내전근) Adductor longus	두덩뼈 몸통(치골체)아래부터 두덩뼈능선(치골능, pubic crest)	넙다리뼈(대퇴골) 거친면(조선) 중간 1/3	넓적다리 모음(내전)
짧은모음근(단내전근) Adductor brevis (6.3과 6.5절의 그림 참조)	두덩뼈(치골) 몸통과 두덩뼈 아래가지	넙다리뼈(대퇴골)의 두덩근선(치골선, pectineal line)과 몸쪽 거친선(조선)	
큰모음근(대내전근) Adductor magnus	모음근(내전근) 부분: 두덩뼈아래가지(치골하지), 궁둥뼈가지(좌골지) 햄스트링 부분: 궁둥뼈결절(좌골결절)	모음근(내전근) 부분: 볼기근거친면(둔근조면, gluteal tuberosity), 거친선(조선) 햄스트링 부분: 넙다리뼈 모음근결절(adductor tubercle)	넓적다리 모음(내전) 모음근 부분: 넓적다리 굽힘(굴곡) 햄스트링 부분 : 넓적다리 폄(신전)
두덩정강근(박근) Gracilis	두덩뼈(치골) 몸통과 두덩뼈 아래가지	정강뼈(경골) 위안쪽	넓적다리를 모음(내전) 다리 굽힘(굴곡) 다리 안쪽돌림(회내) 보조
두덩근(치골근) Pectineus	두덩뼈위가지(치골상지)	넙다리뼈(대퇴골) 두덩근선(치골선)	넓적다리 모음(내전), 굽힘(굴곡) 다리 안쪽돌림(회내) 보조
바깥폐쇄근(외폐쇄근) Obturator externus (6.3절의 그림 참조)	폐쇄구멍(폐쇄공, obturator foramen) 및 폐쇄막(obturator membrane)의 가장자리	넙다리뼈(대퇴골)의 돌기오목(전자와, trchanteric fossa)	넓적다리 가쪽돌림(회외)

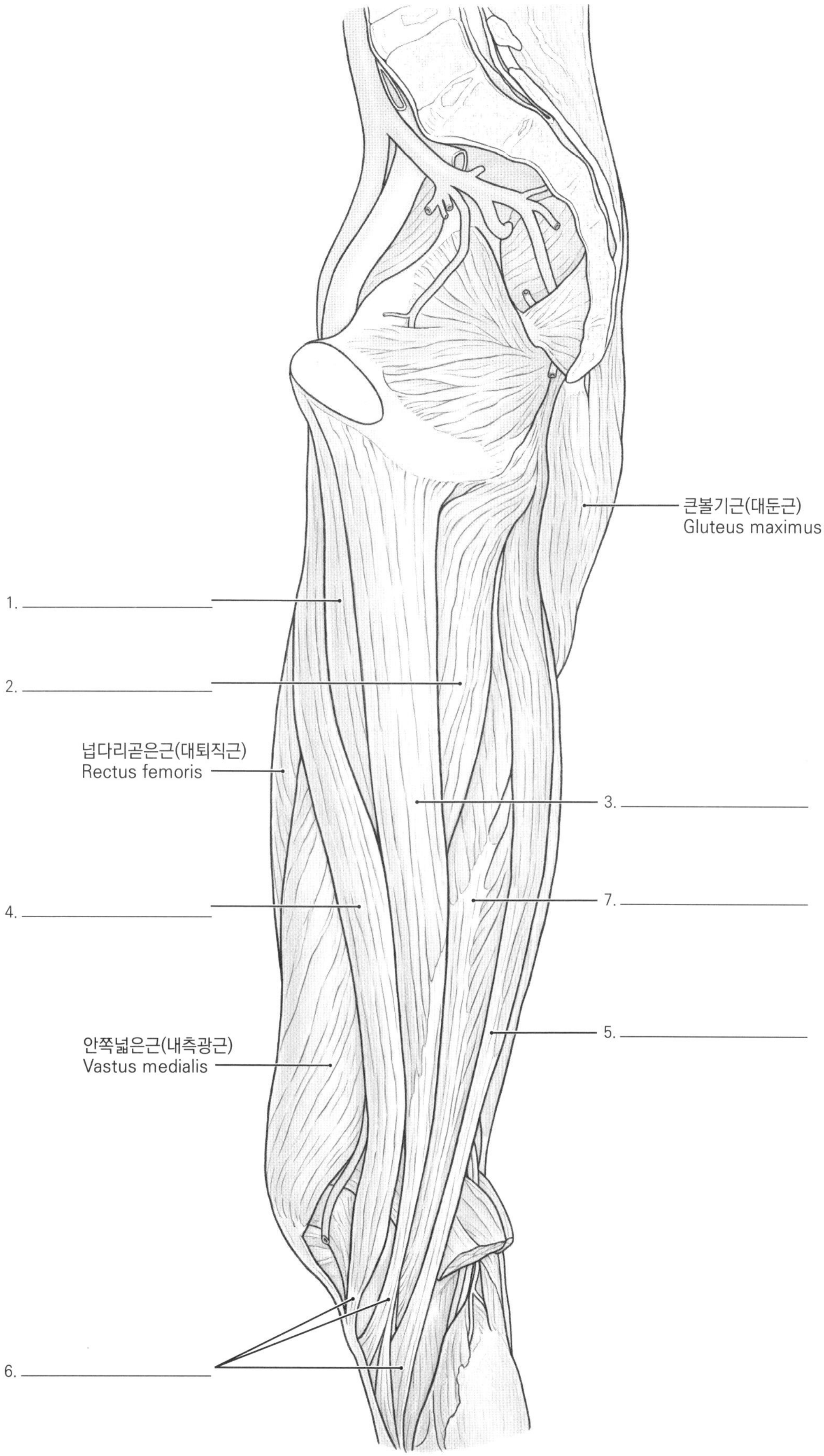
큰볼기근(대둔근)
Gluteus maximus
1.
2.
넙다리곧은근(대퇴직근)
Rectus femoris
3.
4.
7.
5.
안쪽넓은근(내측광근)
Vastus medialis
6.

6.5 앞쪽과 안쪽 넓적다리의 신경혈관 NEUROVASCULATURE OF THE ANTERIOR AND MEDIAL THIGH

다리를 옆으로 회전시켜 넓적다리 앞쪽과 안쪽의 신경혈관 경로를 보여준다. 이 이미지에서는 더 깊은 구조를 보여주기 위해 넙다리빗근(봉공근), 넙다리곧은근(대퇴직근), 긴모음근(장내전근)을 절단했다. 또한 신경혈관 가지를 보여주기 위해 넙다리(대퇴)혈관집(femoral sheath)을 제거했으며 넙다리(대퇴)동맥과 정맥의 중간 부분도 제거했다.

모음근굴(내전근관, adductor canal)은 넙다리(대퇴)삼각의 정점부터 큰모음근힘줄(대내전근건)의 모음근구멍(건열공, adductor hiatus)까지 이어지는 넓적다리의 중간 1/3에 있는 길고 좁은 통로이다. 모음근굴(내전근관)은 넙다리(대퇴)동맥, 넙다리(대퇴)정맥, 안쪽넓은근(내측광근)에 대한 신경 및 두렁(복재)신경의 통로를 제공한다. 넙다리(대퇴)신경 자체가 아닌 모음근굴(내전근관)로 들어가는 것은 넙다리(대퇴)신경의 두 가지 지점뿐이다.

각각에 대해 서로 다른 색상을 사용하여 다음 각 구조를 색칠한다.

모음근굴(내전근관)은 다음의 구조로 경계된다:

- ○ 1. **안쪽넓은근(내측광근, *Vastus medialis*)**: 앞쪽 및 가쪽면.
- ○ 2. **큰모음근(대내전근, *Adductor magnus*)**: 뒤쪽.
  긴모음근(장내전근, ***Adductor longus***): 뒤쪽.
  넙다리빗근(봉공근, ***Sartorius***): 안쪽.

모음근구멍(건열공, adductor hiatus)은 큰모음근(대내전근)의 모음근(내전근)과 햄스트링 부착부 사이의 간격이며 다리오금(슬와, popliteal fossa)의 뒤쪽에서 가장 잘 시각화된다.

- ○ 3. **넙다리(대퇴)동맥(*Femoral artery*)**: 넙다리(대퇴)정맥 가쪽, 엉덩허리근(장요근) 표면의 넙다리(대퇴)삼각으로 들어간 후 모음근굴(내전근관)을 통과하여 모음근구멍(건열공)을 통해 다리오금(슬와)으로 나옴.
- ○ 4. **깊은넙다리동맥(대퇴심부동맥, *Profunda femoris*)**: 넙다리(대퇴)삼각의 넙다리(대퇴)동맥에서 시작하여 넓적다리까지의 일차동맥으로 두덩근(치골근)의 표면을 거쳐 긴모음근(장내전근)까지 깊게 통과.
- ○ 5. **넙다리(대퇴)정맥(*Femoral vein*)**: 모음근구멍(건열공)의 몸쪽(근위부) 오금정맥(슬와정맥, popliteal vein)이 이어져 넙다리(대퇴)동맥과 함께 모음근굴(내전근관)을 통과하여 큰두렁정맥(대복재정맥, ***great saphenous vein***)과 넙다리(대퇴)삼각 내 깊은넙다리정맥(대퇴심부정맥)으로부터 혈액이 이어짐.
- ○ 6. **넙다리(대퇴)신경(*Femoral nerve*)** : 허리(요추)신경얼기(lumbar plexus)의 L2-L4 배쪽가지에서 시작하여 넙다리(대퇴)동맥 가쪽 넙다리(대퇴)삼각으로 내려간 후 여러 가지로 나누어 앞쪽 넓적다리 근육과 두렁(복재)신경으로 나뉨.
- ○ 7. **두렁(복재)신경(*Saphenous nerve*)**: 모음근굴(내전근관)을 통해 넙다리(대퇴)동맥과 정맥을 따라가는 넙다리(대퇴)신경의 말단 피부 분지. 모음근구멍(건열공)을 횡단하지 않고 무릎의 표면 안쪽으로 되어 무릎, 다리 및 발의 앞안쪽면에 공급.
- ○ 8. **안쪽넓은근(내측광근)신경(*Nerve to vastus medialis*)**: 안쪽넓은근(내측광근)으로 들어가기 전에 잠시 모음근굴(내전근관)로 들어가는 넙다리(대퇴)신경의 가지.
- ○ 9. **폐쇄신경(*Obturator nerve*)**: 허리(요추)신경얼기의 L2-L4 배쪽가지에서 시작하여 폐쇄막(obturator membrane) 내의 폐쇄관(obturator canal)을 통해 내려온 후 앞부분과 뒷부분으로 나누어 넓적다리 안쪽 근육에 신경지배.
- ○ 10. **짧은모음근(단내전근, *Adductor brevis*)**: 긴모음근(장내전근)의 깊은 곳 위치하며 폐쇄신경의 앞쪽 분할(anterior division) 및 뒤쪽 분할(posterior division)을 위한 유용한 랜드마크로, 앞쪽 분할은 앞쪽에 위치하고 뒤쪽 분할은 뒤쪽을 따라 흐름.

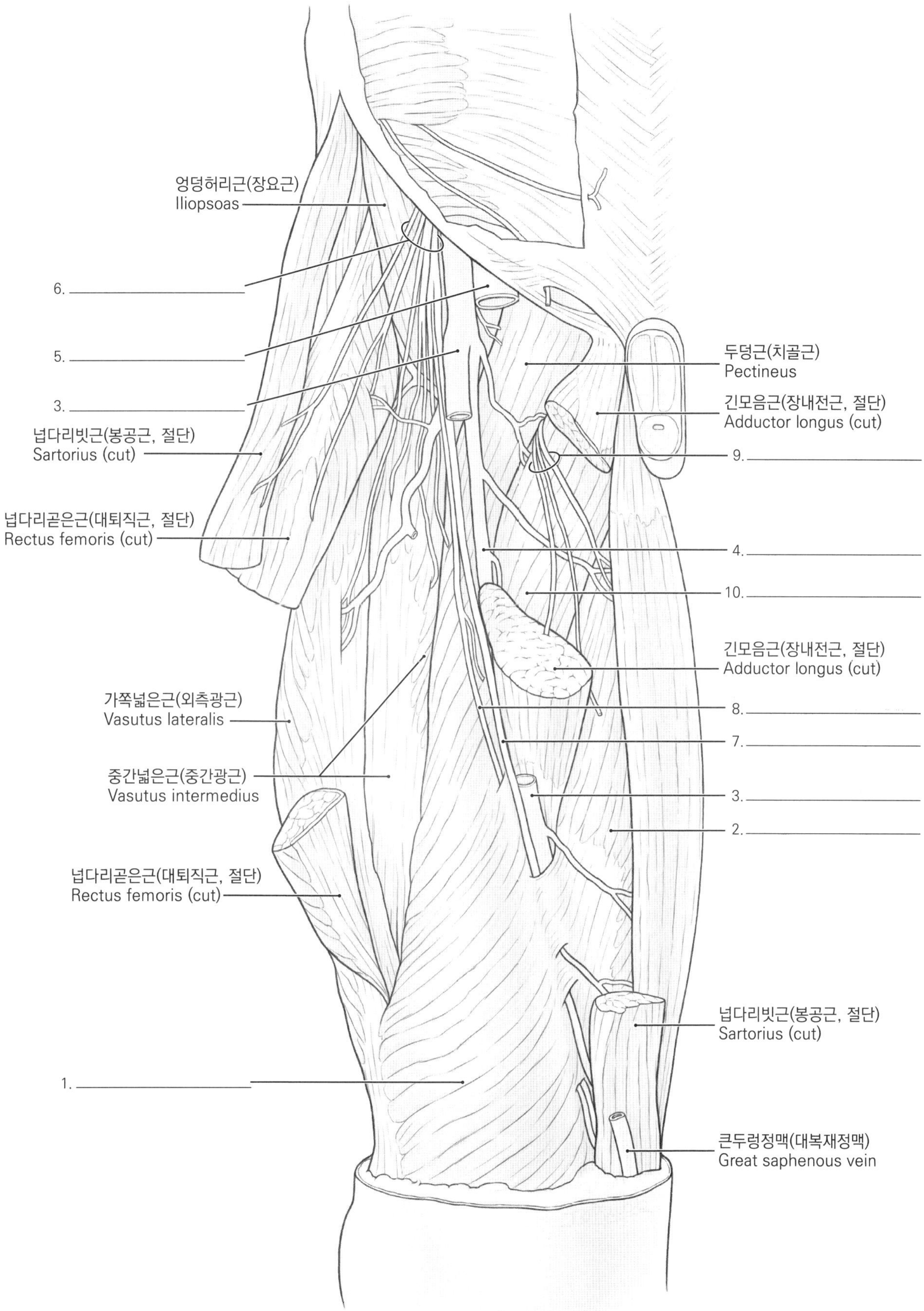
엉덩허리근(장요근)
Iliopsoas
6.
5.
3.
넙다리빗근(봉공근, 절단)
Sartorius (cut)
넙다리곧은근(대퇴직근, 절단)
Rectus femoris (cut)
가쪽넓은근(외측광근)
Vasutus lateralis
중간넓은근(중간광근)
Vasutus intermedius
넙다리곧은근(대퇴직근, 절단)
Rectus femoris (cut)
1.
두덩근(치골근)
Pectineus
긴모음근(장내전근, 절단)
Adductor longus (cut)
9.
4.
10.
긴모음근(장내전근, 절단)
Adductor longus (cut)
8.
7.
3.
2.
넙다리빗근(봉공근, 절단)
Sartorius (cut)
큰두렁정맥(대복재정맥)
Great saphenous vein

6.6 넓적다리의 가쪽면 LATERAL VIEW OF THE THIGH

가쪽 측면에서 보면 넓적다리와 볼기(둔부) 부위의 앞쪽 및 뒤쪽 구획의 근육이 엉덩정강근막띠(장경대, iliotibial tract)와 함께 보인다.

각각에 대해 서로 다른 색상을 사용하여 다음 각 구조를 색칠한다.

뒤쪽 구획 근육 Posterior Compartment Muscles

○ 1. **큰볼기근(대둔근, *Gluteus maximus*)**: 가장 얕은 곳의 가장 큰 볼기(둔부) 근육.

○ 2. **넙다리근막긴장근(대퇴근막장근, *Tensor fasciae latae*)**: 엉덩정강근막띠(장경대) 위쪽에 위치한 넙다리(대퇴)근막의 두 층 사이에 둘러싸임.

○ 3. **엉덩정강근막띠(장경대, *Iliotibial tract*)**: 엉덩뼈결절(장골결절, iliac tubercle)부터 정강뼈(경골)의 앞가쪽까지 이어지는 큰볼기근(대둔근)과 넙다리(대퇴)근막긴장근의 널힘줄(건막, aponeurosis)에 의해 넙다리(대퇴)근막이 가쪽으로 두꺼워짐.

○ 4. **중간볼기근(중둔근, *Gluteus medius*[둔근막으로 덮여 있음])**: 부채꼴 모양으로 위가쪽 부분을 제외하고 큰볼기근(대둔근) 깊은 곳에 위치.

○ 5. **넙다리두갈래근 긴갈래(대퇴이두근 장두, *Long head of biceps femoris*)**: 넓적다리 뒤쪽을 안쪽에서 가쪽으로 가로질러 종아리뼈머리(비골두, *head of fibula*)에 부착.

○ 6. **넙다리두갈래근 짧은갈래(대퇴이두근 단두, *Short head of biceps femoris*)**: 넓적다리 뒤쪽의 가쪽면을 따라 종아리뼈머리(비골두)에 부착.

앞쪽 구획 근육 Anterior Compartment Muscles

○ 7. **가쪽넓은근(외측광근, *Vastus lateralis*)**: 넙다리네갈래근(대퇴사두근)의 가장 큰 부분으로 넓적다리 가쪽에 위치.

○ 8. **넙다리곧은근(대퇴직근, *Rectus femoris*)**: 넙다리네갈래근(대퇴사두근)의 얕은층 및 앞쪽 근육.

○ 9. **넙다리네갈래근힘줄(대퇴사두근건, *Quadriceps tendon*)**: 넙다리네갈래근(대퇴사두근)에서 무릎뼈(슬개골)에 공통적으로 부착되는 힘줄.

○ 10. **슬개인대(*Patellar ligament*)**: 무릎뼈(슬개골, patella)부터 정강뼈거친면(경골조면, tibial tuberosity)까지 넙다리네갈래근 힘줄(대퇴사두근건)이 이어짐.

임상노트: 장경인대증후군 ILIOTIBIAL BAND SYNDROME

장경인대증후군(iliotibial band syndrome, ITBS)은 엉덩정강근막띠(장경대, iliotibial tract) 부위의 염증과 자극으로 인해 발생한다. 가장 흔한 자극 부위는 무릎의 반복적인 폄(신전)과 굽힘(굴곡) 또는 보행 주기 중 입각기 동안 밴드의 유연성 부족으로 인해 넙다리뼈(대퇴골)의 가쪽관절융기(외측과, lateral femoral condyle) 근처의 먼쪽(원위) 부위이다. ITBS는 장거리 달리기 선수나 자전거 타는 사람과 같은 지구력 운동 선수에게 가장 흔하다. 환자들은 일반적으로 무릎의 가쪽에 통증을 호소하며, 특히 굽힘(굴곡) 중에 무릎에 체중을 가하는 활동을 하는 동안 더욱 그렇다. 치료하지 않으면 휴식 중에도 통증이 나타날 수 있다. 초기 치료는 RICE(휴식, 냉찜질, 압박, 거상)와 항염증제를 사용해 염증을 줄이는 것을 목표로 한다. 염증이 해소되면 엉덩정강근막띠(장경대)의 유연성을 향상시키기 위해 볼기(둔부)와 넓적다리 부위의 근육을 적극적으로 스트레칭하는 운동을 중심으로 물리치료를 시행한다.

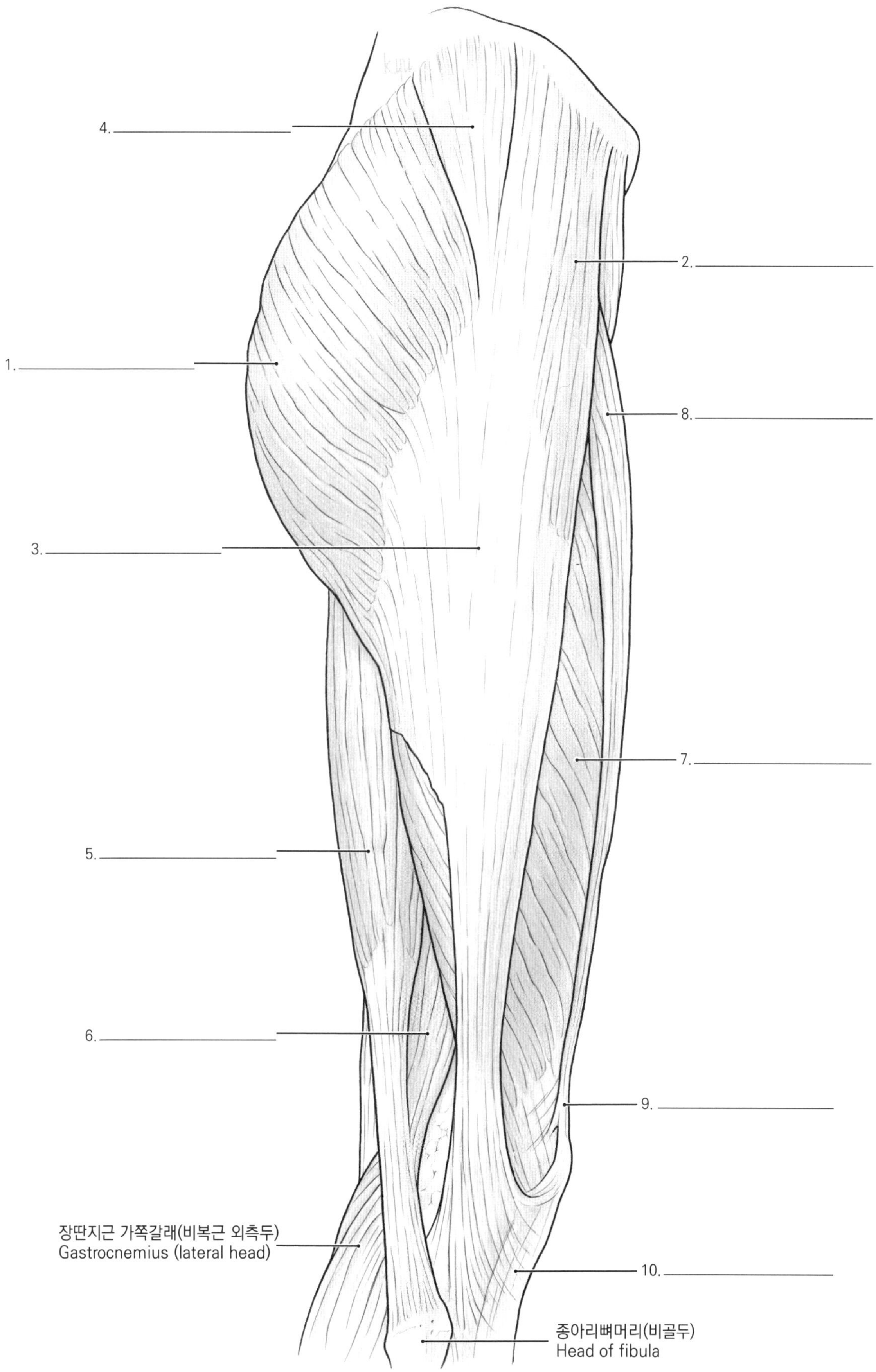
4.
2.
1.
8.
3.
7.
5.
6.
9.
장딴지근 가쪽갈래(비복근 외측두)
Gastrocnemius (lateral head)
10.
종아리뼈머리(비골두)
Head of fibula

6.7 넓적다리와 볼기 부위(둔부)의 뒤쪽면: 얕은 절개면 POSTERIOR VIEW OF THE THIGH AND GLUTEAL REGION: SUPERFICIAL DISSECTION

넓적다리의 뒤쪽에서 보면 볼기(둔부) 부위의 근육과 넓적다리 뒤쪽 구획이 안쪽 구획의 근육 일부와 함께 보인다. 궁둥신경(좌골신경, sciatic nerve), 정강신경(경골신경, ***tibial nerve***) 및 온종아리신경(총비골신경, ***common fibular nerve***)의 말단 분할은 뒤쪽 구획의 아래쪽 가쪽면 깊은 곳에서 볼 수 있다.

각각에 대해 서로 다른 색상을 사용하여 다음 각 구조를 색칠한다.

볼기(둔부) 근육 Gluteal Region Muscles

불기(둔부) 부위의 근육은 얕은(표면)층과 깊은(심)층으로 구성된다. 얕은층은 세 개의 볼기(둔부) 근육과 넙다리(대퇴)근막장근으로 구성된다. 깊은층은 궁둥구멍(이상근, piriformis), 속폐쇄근(내폐쇄근, obturator internus), 위쌍둥이근(상쌍자근, superior gemelli), 아래쌍둥이근(하쌍자근, inferior gemelli), 넙다리네모근(대퇴방형근, quadratus femoris)으로 구성된다.

○ 1. **큰볼기근(대둔근, *Gluteus maximus*)**: 다른 볼기(둔부) 근육을 부분적으로 모두 덮고 있는 가장 얕은 볼기(둔부) 근육.

○ 2. **중간볼기근(중둔근, *Gluteus medius*)**: 부채꼴 모양의 근육으로 위가쪽을 제외하고 대부분 큰볼기근(대둔근)의 깊은 곳에 위치.

뒤쪽 구획 근육 Posterior Compartment Muscles

뒤쪽 구획의 4개 근육 중 3개는 햄스트링(hamstring) 반힘줄근(반건양근, semitendinosus), 반막근(반막양근, semimembranosus), 넙다리두갈래근 긴갈래(대퇴이두근 장두, long head of the biceps femoris)로 구성된다. 햄스트링은 공통적인 특징을 공유한다.

A. 궁둥뼈결절(좌골결절)에 대한 몸쪽(근위부) 부착.

B. 궁둥신경(좌골신경)의 정강(경골)가지에 의해 신경지배.

C. 엉덩관절(고관절)과 무릎관절(슬관절) 모두에 작용.

넙다리두갈래근 짧은갈래(대퇴이두근 단두)는 햄스트링의 위의 특징을 공유하지 않는다.

넓적다리 뒤쪽 근육(햄스트링)

근육	이는곳(기시점)	닿는곳(정지부)	신경분포	작용
넙다리두갈래근 짧은갈래 (대퇴이두근 단두) *Short head of biceps femoris*	넙다리뼈 거친선(조선)과 가쪽관절융기위선(외측과상선, lateral supracondylar line)	종아리뼈머리(비골두)의 가쪽 표면; 종이리뼈(비골) 곁인대 (측부인대, collateral ligament)에 의해 분리된 힘줄	궁둥(좌골)신경의 온종아리 (총비골)가지	무릎을 굽힘할 때 다리를 굽힘하고 가쪽돌림(회외); 긴갈래(장두) 역시 넓적다리 폄(신전)
○ 3. 넙다리두갈래근 긴갈래 (대퇴이두근 장두) *Long head of biceps femoris*	궁둥뼈결절(좌골결절, Ischial tuberosity)		궁둥(좌골)신경의 정강(경골) 가지	
○ 4. 반힘줄근(반건양근) *Semitendinosus*		정강뼈(경골) 위안쪽 (superomedial tibia)		넓적다리 폄(신전); 다리를 굽힘하고 무릎을 굽힘할 때 안쪽돌림(회내)
○ 5. 반막근(반막양근) *Semimembranosus*		정강뼈(경골) 안쪽관절융기 (내측과)의 뒤쪽면		

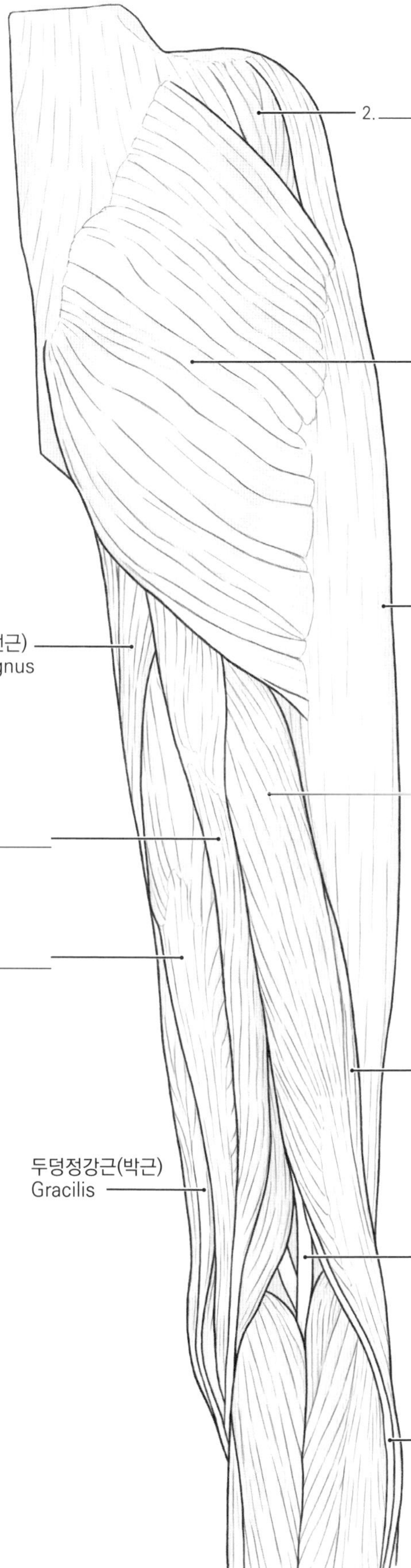
2.
1.
엉덩정강근막띠(장경대)
Iliotibial tract
큰모음근(대내전근)
Adductor magnus
3.
4.
5.
넙다리두갈래근 짧은갈래
(대퇴이두근 단두)
Short head of biceps femoris
두덩정강근(박근)
Gracilis
정강신경(경골신경)
Tibial nerve
온종아리신경(총비골신경)
Common fibular nerve

6.8 넓적다리와 볼기 부위(둔부)의 뒤쪽면: 중간 절개면
POSTERIOR VIEW OF THE THIGH AND GLUTEAL REGION: INTERMEDIATE DISSECTION

큰볼기근(대둔근)은 분할되었으며 더 깊은 볼기(둔부) 부위 구조를 보여주기 위해 두 개의 작은 입방체를 제외하고 중간 부분이 절제되었다. 넓적다리 뒤쪽에서는 넙다리두갈래근 긴갈래(대퇴이두근 장두)가 안쪽으로 당겨져 뒤쪽 구획과 궁둥(좌골)신경의 더 깊은 근육이 드러난다.

각각에 대해 서로 다른 색상을 사용하여 다음 각 구조를 색칠한다.

볼기(둔부) 근육

근육	이는곳(기시점)	닿는곳(정지부)	신경분포	작용
○ 1. **큰볼기근(대둔근)** *Gluteus maximus*	엉덩뼈(장골) 뒤쪽에서 볼기근선(둔근선, gluteal line)까지; 엉치뼈(천추)와 꼬리뼈(미추)의 등쪽면; **엉치결절인대(천결절인대, sacrotuberous ligament)**	엉덩정강근막띠(장경대, iliotibial tract); 볼기근거친면(둔근조면, gluteal tuberosity)	아래볼기신경(하둔신경, inferior gluteal nerve)	넓적다리 폄(신장) 가쪽돌림(회외) 보조
○ 2. **중간볼기근(중둔근)** *Gluteus medius*	엉덩뼈(장골)의 앞볼기근선(anterior gluteal lines)과 아래볼기근선(inferior gluteal lines) 사이	큰돌기(대전자, greater trochanter)의 가쪽면	위볼기신경(상둔신경, superior gluteal nerve)	넓적다리 벌림(외전) 안쪽돌림(회내)
작은볼기근(소둔근) Gluteus minimus (6.9절 참조)	엉덩뼈(장골)의 앞볼기근선(anterior gluteal lines)과 아래볼기근선(inferior gluteal lines) 사이	큰돌기(대전자)의 앞쪽면		
넙다리근막긴장근(대퇴근막장근) Tensor fasciae latae (6.6절 참조)	위앞엉덩뼈가시(전상장골극, anterior superior iliac spine); 엉덩뼈능선(장골능선) 앞쪽 표면	엉덩정강근막띠(장경대, iliotibial tract)		
○ 3. **궁둥구멍근(이상근)** *Piriformis*	엉치뼈(천골)의 앞쪽면; 엉치결절인대(천결절인대, sacrotuberous ligament)	큰돌기(대전자)의 위쪽면	궁둥구멍근(이상근)로 가는 신경	넓적다리를 폄한 상태에서 가쪽돌림(회외), 굽힘상태에서 모음(내전)
○ 4. **속폐쇄근(내폐쇄근)** *Obturator internus*	폐쇄막(obturator membrane)의 골반표면	큰돌기(대전자)의 안쪽면	속폐쇄근(내폐쇄근)으로 가는 신경	
○ 5. **위쌍둥이근(상쌍자근)** *Superior gemellus*	궁둥뼈가시(좌골극, Ischial spine)			
○ 6. **아래쌍둥이근(하쌍자근)** *Inferior gemellus*	궁둥뼈결절(좌골결절, Ischial tuberosity)		넙다리네갈래근(대퇴사두근)으로 가는 신경	
○ 7. **넙다리네갈래근 (대퇴사두근)** *Quadratus femoris*	궁둥뼈결절(좌골결절) 가쪽면	돌기사이능선(전자간능선, intertrochanteric crest)		넓적다리 가쪽돌림(회외)

뒤쪽 구획 근육 Posterior Compartment Muscles

○ 8. **넙다리두갈래근 긴갈래(대퇴이두근 장두, *Long head of biceps femoris*)**: 종아리뼈머리(비골두)에 부착하기 위해 안쪽에서 가쪽으로 이어지는 경로.

○ 9. **넙다리두갈래근 짧은갈래(대퇴이두근 단두, *Short head of biceps femoris*)**: 넙다리두갈래근 긴갈래(대퇴이두근 장두) 깊은 곳에 위치.

○ 10. **반힘줄근(반건양근, *Semitendinosus*)**: 넙다리두갈래근(대퇴이두근)의 긴갈래(장두) 안쪽에 있으며 긴 끈 모양의 힘줄이 거위발힘줄(pes anserinus)의 일부로 정강뼈(경골)에 붙어 있음.

○ 11. **반막근(반막양근, *Semimembranosus*)**: 반힘줄근(반건양근)의 안쪽에 더 넓은 근육과 힘줄이 정강뼈(경골)에 부착되어 있으며 거위발힘줄(pes anserinus)과 독립적임.

○ 12. **큰모음근(대내전근, *Adductor magnus*)**: 모음근(내전근) 부분과 햄스트링 부분으로 구성. 햄스트링 부분은 궁둥뼈결절(좌골결절, ischial tuberosity)에 부착되어 넓적다리를 펴하고 궁둥신경(좌골신경)의 정강분지에 의해 지배받음.

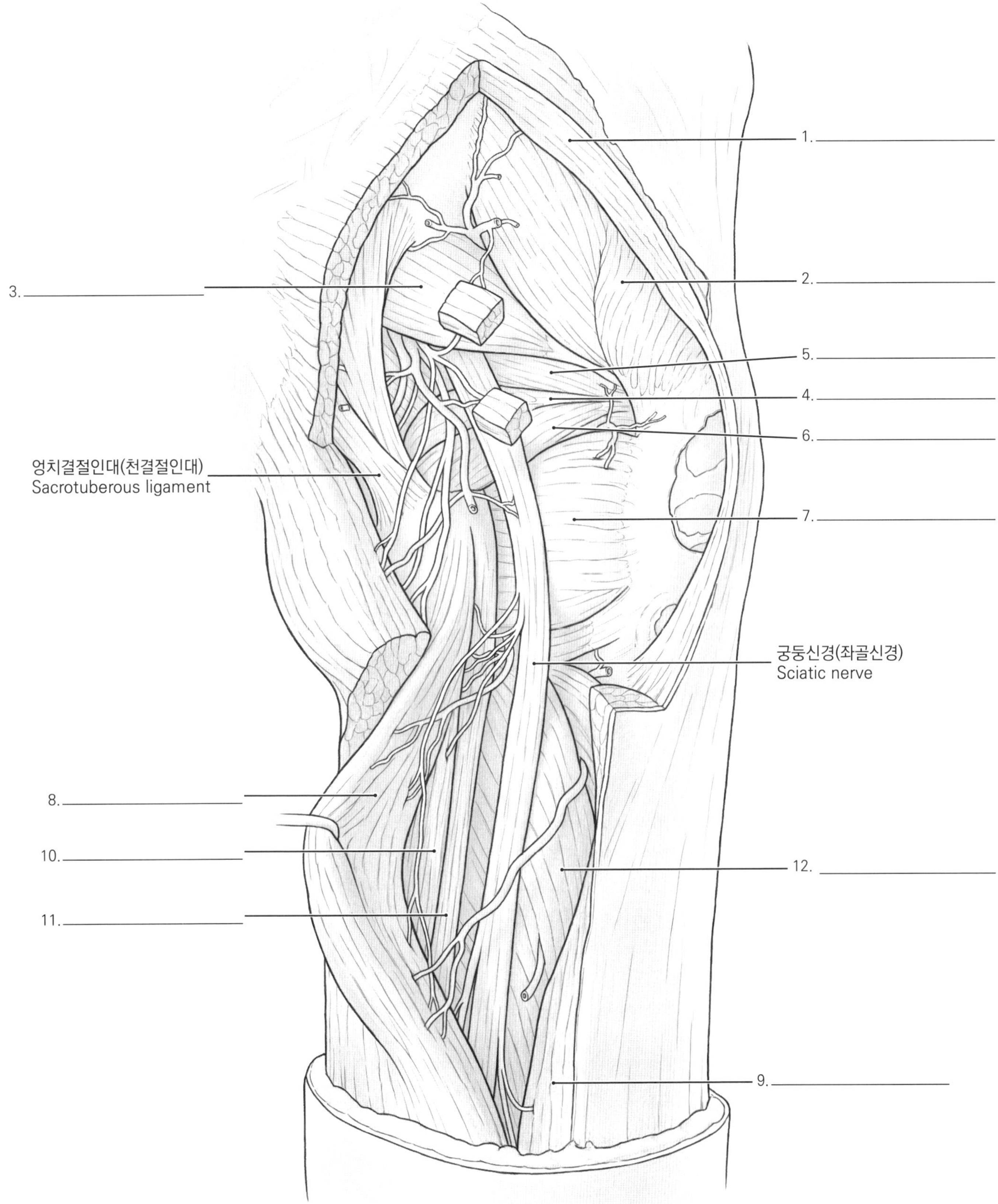
1.
2.
3.
5.
4.
6.
엉치결절인대(천결절인대)
Sacrotuberous ligament
7.
궁둥신경(좌골신경)
Sciatic nerve
8.
10.
12.
11.
9.

6.9 넓적다리와 볼기 부위(둔부)의 뒤쪽면: 깊은 절개면 POSTERIOR VIEW OF THE THIGH AND GLUTEAL REGION: DEEP DISSECTION

큰볼기근(대둔근, ***gluteus maximus***)은 가장 아래쪽 섬유를 제외하고 나뉘고 접혀 있다. 중간볼기근(중둔근, ***gluteus medius***)도 대부분 제거되어 작은볼기근(소둔근, gluteus minimus)과 위볼기동맥(상둔근동맥, superior gluteal artery) 및 신경의 범위가 드러난다. 큰모음근(대내전근), 궁둥신경(좌골신경), 넙다리두갈래근 짧은갈래(대퇴이두근 단두)를 보여주기 위해 반힘줄근(반건양근), 반막근(반막양근)의 중간 부분, 넙다리두갈래근 긴갈래(대퇴이두근 장두)를 제거했다.

각각에 대해 서로 다른 색상을 사용하여 다음 각 구조를 색칠한다.

○ 1. **궁둥구멍근(이상근, *Piriformis muscle*)**: 큰궁둥구멍(좌골대공, greater sciatic foramen)을 통해 골반에서 나오는 신경혈관 구조의 주요 랜드마크.

○ 2. **작은볼기근(소둔근, *Gluteus minimus*)**: 세 개의 볼기(둔부) 근육 중 가장 깊고 위볼기동맥(상둔동맥, superior gluteal artery) 및 신경까지 깊게 위치.

○ 3. **위볼기동맥(상둔동맥, *Superior gluteal artery*)**: 중간볼기근(중둔근)과 작은볼기근(소둔근) 사이의 평면에서 궁둥구멍근(이상근) 위쪽 볼기(둔부) 부위로 나오는 속엉덩동맥(내장골동맥, internal iliac artery)의 가지. 동맥의 더 작은 가지가 표면쪽으로 큰볼기근(대둔근)까지 확장.

○ 4. **위볼기신경(상둔신경, *Superior gluteal nerve*)**: 위볼기동맥(상둔동맥)과 함께 이동하며 L4-S1 앞가지(anterior rami)로 구성.

○ 5. **아래볼기동맥 및 신경(하둔동맥 및 신경, *Inferior gluteal artery and nerve*)**: 궁둥구멍근(이상근) 아래로 나와 큰볼기근(대둔근)에 공급. 동맥은 속엉덩동맥(내장골동맥)에서 발생하며 신경은 L5에서 S2 앞쪽 가지로 구성.

○ 6. **뒤넙다리피부신경(후대퇴피신경, *Posterior cutaneous nerve of thigh*)**: S1-S3 앞가지로 구성되며 아래쪽으로 궁둥구멍근(이상근), 안쪽으로 궁둥(좌골)신경, 가쪽으로 속폐쇄근(내폐쇄근)으로 가는 신경, 속음부동맥(내음부동맥, ***internal pudendal artery***), 음부신경(***pudendal nerve***)이 있음. 그런 다음 넓적다리 뒤쪽으로 내려와 볼기(둔부) 부위의 아래쪽 절반, 넓적다리 뒤쪽, 오금(슬와, popliteal fossa), 안쪽 넓적다리 위쪽 및 가쪽 회음부(perineum)의 피부에 공급.

○ 7. **궁둥신경(좌골신경, *Sciatic nerve*)**: L4-S3 앞가지로 구성된 큰 신경으로 궁둥구멍근(이상근) 아래에서 나옴.

궁둥(좌골)신경은 다음 부위의 뒤쪽(표면)으로 진행된다:

○ 8. **위쌍둥이근(상쌍자근, *Superior gemellus*)**

○ 9. **속폐쇄근(내폐쇄근, *Obturator internus*)**

○ 10. **아래쌍둥이근(하쌍자근, *Inferior gemellus*)**

○ 11. **넙다리네갈래근(대퇴사두근, *Quadratus femoris*)**

○ 12. **넙다리두갈래근 짧은갈래(대퇴이두근 단두, *Short head of biceps femoris*)**: 궁둥(좌골)신경 가쪽(외측)에 위치.

○ 13. **큰모음근, 모음근부분(대내전근, 내전근부분, *Adductor magnus, adductor part*)**: 궁둥(좌골)가지와 두덩뼈아래가지(치골하지, inferior pubic ramus)에서 넙다리뼈(대퇴골) 거친선(조선, linea aspera)과 볼기근거친면(둔근조면, gluteal tuberosity)까지의 경로.

○ 14. **큰모음근 넙다리뒤부분(대내전근, 햄스트링부분, *Adductor magnus, hamstring part*)**: 다른 쪽과 유사하게 궁둥뼈결절(좌골결절, ischial tuberosity)에 부착. 모음근구멍(건열공, adductor hiatus)은 큰모음근(대내전근)의 두 부분 사이의 틈에 의해 형성되며 넙다리(대퇴)혈관과 오금(슬와)혈관의 이름이 바뀌는 위치를 나타냄.

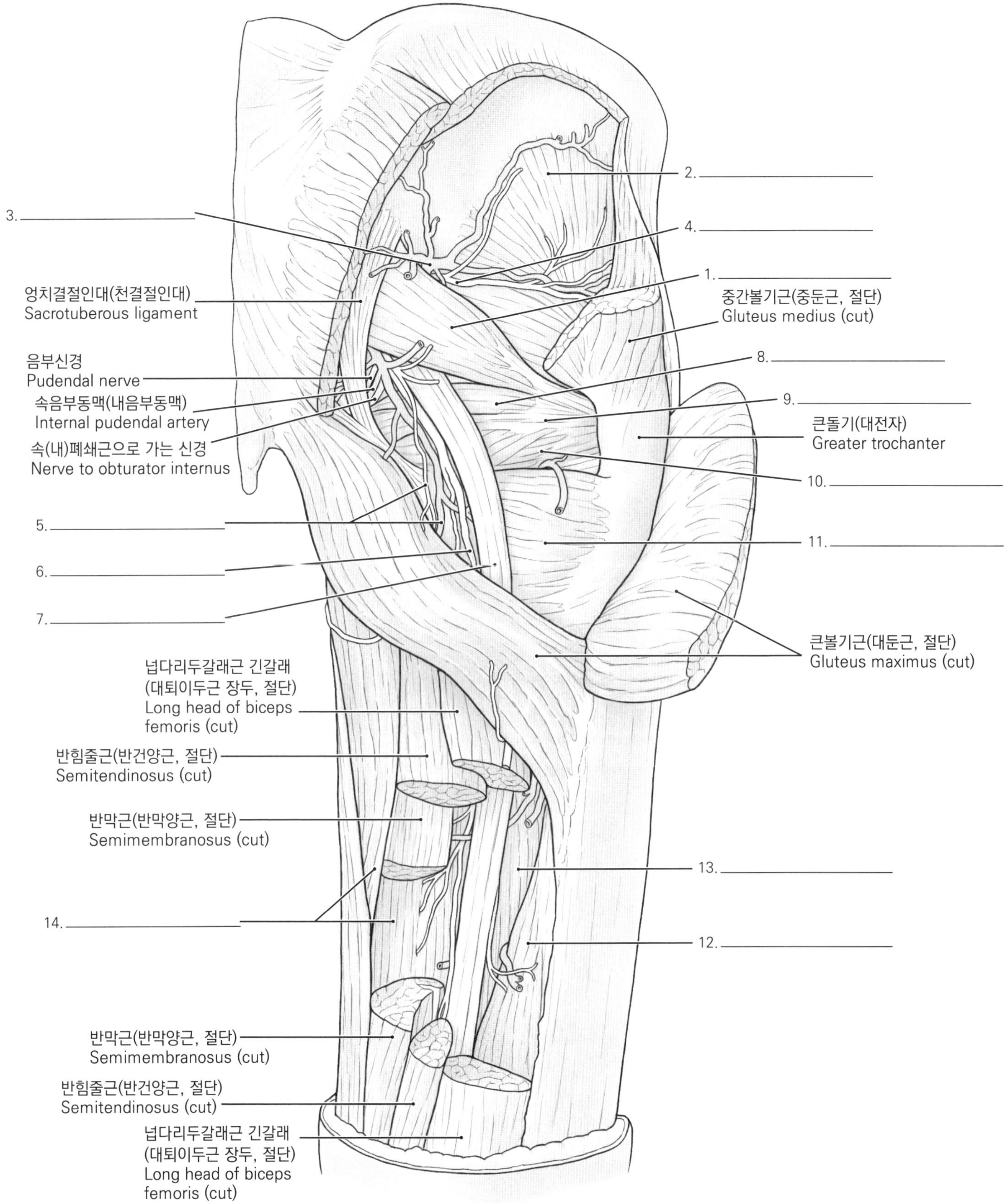
2.
3.
4.
1.
엉치결절인대(천결절인대)
Sacrotuberous ligament
중간볼기근(중둔근, 절단)
Gluteus medius (cut)
음부신경
Pudendal nerve
8.
속음부동맥(내음부동맥)
Internal pudendal artery
9.
속(내)폐쇄근으로 가는 신경
Nerve to obturator internus
큰돌기(대전자)
Greater trochanter
10.
5.
11.
6.
7.
큰볼기근(대둔근, 절단)
Gluteus maximus (cut)
넙다리두갈래근 긴갈래
(대퇴이두근 장두, 절단)
Long head of biceps
femoris (cut)
반힘줄근(반건양근, 절단)
Semitendinosus (cut)
반막근(반막양근, 절단)
Semimembranosus (cut)
13.
14.
12.
반막근(반막양근, 절단)
Semimembranosus (cut)
반힘줄근(반건양근, 절단)
Semitendinosus (cut)
넙다리두갈래근 긴갈래
(대퇴이두근 장두, 절단)
Long head of biceps
femoris (cut)

6.10 엉덩관절(고관절) HIP JOINT

엉덩관절(고관절, hip joint)은 다리이음뼈(하지대, pelvic girdle)와 넙다리뼈(대퇴골)를 연결하는 다축(ball-and-socket) 유형의 윤활관절이다. 엉덩(고)관절은 외부 섬유층을 구성하는 3개의 내재성인대(intrinsic ligaments)가 있는 강력한 관절낭으로 둘러싸여 있다.

그림 A는 엉덩(고)관절의 앞쪽 모습을 묘사한 반면, 그림 B는 뒤쪽 모습을 묘사한 것이다.

각각에 대해 서로 다른 색상을 사용하여 다음 각 구조를 색칠한다.

뒤쪽 구획 근육 Posterior Compartment Muscles

○ 1. **넙다리뼈머리(대퇴골두, *Head of femur*)**(A만 해당): 엉덩(고)관절을 형성하기 위해 볼기뼈절구(관골구, acetabulum)와 연결되는 구형의 2/3를 형성.

○ 2. **절구테두리(비구순, *Acetabular labrum*)**(A만 해당): 섬유연골성 입술모양의 테두리로 볼기뼈절구(관골구) 가장자리에 부착되어 볼기뼈절구(관골구)의 관절면적을 증가시킴.

엉덩(고)관절의 인대는 관절낭의 섬유층을 구성한다.

○ 3. **엉덩넙다리인대(장골대퇴인대, *Iliofemoral ligament*)**: 뒤집힌 Y자 모양의 인대가 앞위쪽에 위치. 몸쪽(근위부)으로는 절구테두리(관골구테, acetabular rim)와 아래앞엉덩뼈가시(전하장골극, anterior inferior iliac spine)에 부착되고 먼쪽(원위부)은 돌기사이선(전자간선, *intertrochanteric line*)에 부착됨.

○ 4. **두덩넙다리인대(치골대퇴인대, *Pubofemoral ligament*)**(A만 해당): 두덩뼈(치골)의 폐쇄능선(obturator crest)에서 발생하는 엉덩(고)관절의 앞아래쪽에 위치하며 가쪽으로 지나 엉덩넙다리인대(장골대퇴인대)의 안쪽 부분과 합쳐짐.

○ 5. **궁둥넙다리인대(좌골대퇴인대, *Ischiofemoral ligament*)**(B만 해당): 절구테두리(관골구테)의 궁둥뼈(좌골) 부분에서 뒤쪽으로 발생하여 넙다리뼈(대퇴골) 안쪽 넙다리뼈목(대퇴골경)까지 먼쪽으로 통과.

임상노트: 엉덩관절(고관절) 탈구 HIP DISLOCATIONS

엉덩(고)관절 탈구(dislocations)에는 선천성과 후천성의 두 가지 유형으로 발생한다. 선천성 고관절 탈구(고관절 발달성 이형성증, DDH)는 신생아에서 관찰된다. DDH는 대략 1,000명 중 1명에게서 발생하며 여성과 첫째 아이에게서 발생 빈도가 높다. DDH의 위험은 출산 중 둔부 자세로 나타나는 영아와 뇌성마비(cerebral palsy) 및 골격이형성증(skeletal dysplasia)과 같은 특정 질환이 있는 영아에서 증가한다. DDH에서 엉덩(고)관절 불안정성은 볼기뼈절구(관골구) 내 넙다리뼈머리(대퇴골두)의 부적절한 위치를 초래하여 넓적다리(대퇴부)를 벌림(외전)할 수 없게 되고 사지가 짧아지게 된다. 후천적 탈구는 일반적으로 자동차 사고나 높은 곳에서의 추락과 같은 큰힘이 가해지는(high-energy) 둔상(blunt trauma)으로 인해 발생한다. 대부분의 후천적 탈구는 엉덩(고)관절이 굽힘(굴곡)되어 있는 상태에서(예: 자동차 사고 시 무릎이 대시보드에 부딪히는 경우) 무릎을 통한 힘에 의해 넙다리뼈머리(대퇴골두)가 볼기뼈절구(관골구)에서 후방으로 박리되면서(80~90%)에서 발생한다. 이에 비해 전방 및 중심 탈구(central dislocation)는 덜 자주 발생한다. 중심 탈구는 볼기뼈절구(관골구) 골절과 관련되어 있어 더욱 복잡하다.

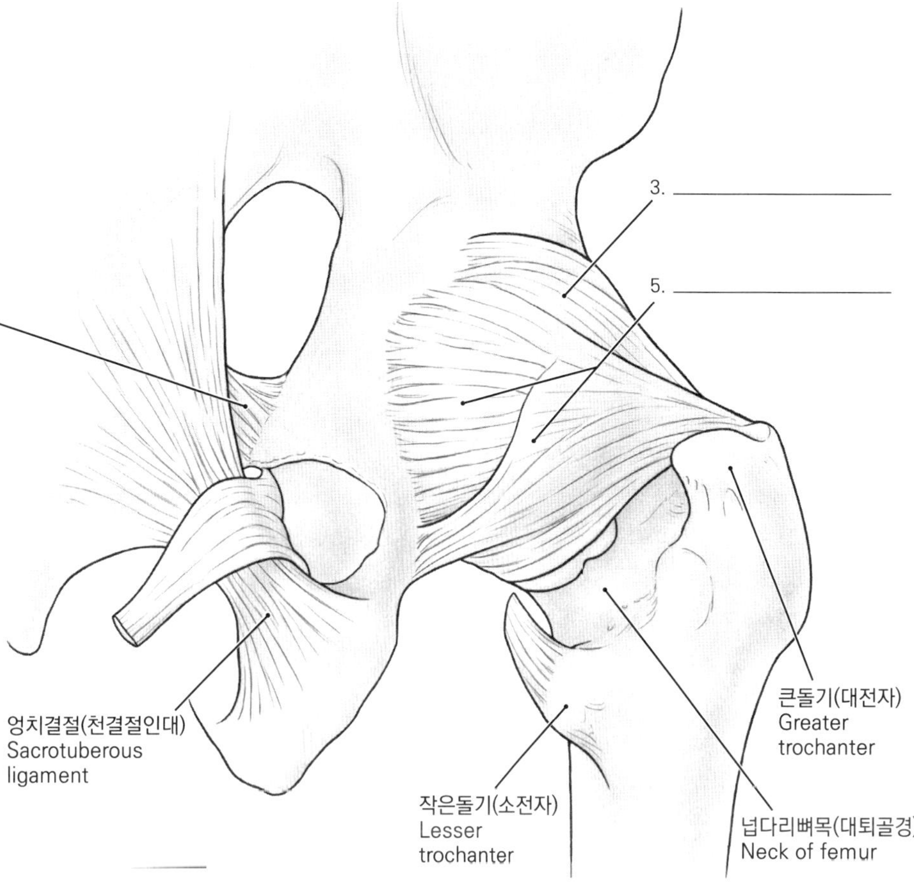

B. 후면도 Posterior View

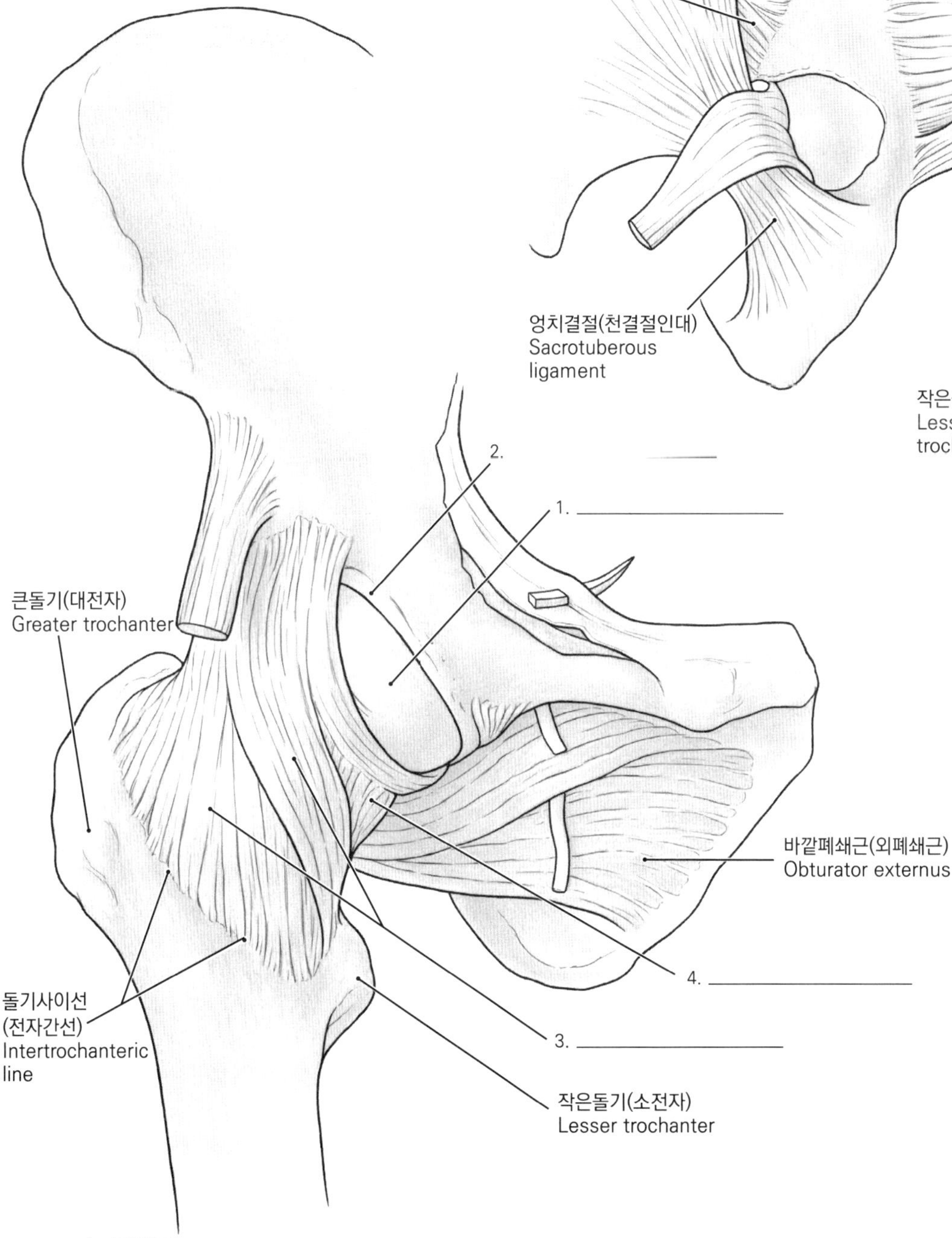

A. 정면도 Anterior View

6.11 오금(슬와): 얕은 절개면 POPLITEAL FOSSA: SUPERFICIAL DISSECTION

오금(슬와, popliteal fossa)은 넓적다리에서 다리까지 주요 신경혈관 구조가 통과하며 대부분 지방으로 채워진 구획이다. 작은 갈고리(hook)로 아래볼기정맥(하둔정맥, ***inferior gluteal vein***)과 연결되는 가지를 잡고 더 깊은 구조에서 얕은 정맥들을 끌어당겼다.

각각에 대해 서로 다른 색상을 사용하여 다음 각 구조를 색칠한다.

오금(슬와)의 경계 Boundaries of the Popliteal Fossa

○ 1. **넙다리두갈래근(대퇴이두근, *Biceps femoris*)**: 위가쪽(상외측, superolateral).

○ 2. **반막근(반막양근, *Semimembranosus*)**: 위안쪽(상내측, superomedial.)

○ 3. **장딴지근 가쪽갈래(비복근 외측두, *Gastrocnemius, lateral head*)**: 아래가쪽(하외측, inferolateral).

○ 4. **장딴지근 안쪽갈래(비복근 내측두, *Gastrocnemius, medial head*)**: 아래안쪽(하내측, inferomedial).

오금(슬와) 내 구조의 순서는 얕은층부터 깊은층까지 신경, 정맥, 동맥 순이다.

오금(슬와)의 내용물 Contents of the Popliteal Fossa

○ 5. **정강신경(경골신경, *Tibial nerve*)**: 안쪽, 궁둥(좌골)신경의 큰 말단가지.

○ 6. **안쪽장딴지피부신경(내측비복피신경, *Medial sural cutaneous nerve*)**: 정강(경골)신경에서 시작하여 오금(슬와)의 정중선을 따라 아래쪽으로 이동.

○ 7. **온종아리신경(총비골신경, *Common fibular nerve*)**: 궁둥(좌골)신경 가쪽의 작은 말단가지로, 넙다리두갈래근(대퇴이두근)과 종아리뼈머리(비골두)의 안쪽을 통과하여 종아리뼈목(비골경)을 감쌈.

○ 8. **종아리신경교통가지(비복신경교통지, *Sural communicating branch*)**: 온종아리신경(총비골신경)에서 발생하여 아래쪽으로 안쪽장딴지피부신경(내측비복피신경)과 결합하여 장딴지신경(비복신경, sural nerve)을 형성.

○ 9. **작은두렁정맥(소복재정맥, *Small saphenous vein*)**: 말단부분이 오금(슬와) 뒷면을 덮고 있는 근막을 관통하여 오금정맥(슬와정맥, popliteal vein)으로 이어짐.

○ 10. **오금정맥(슬와정맥, *Politeal vein*)**: 뒤정강정맥(후경골정맥, posterior tibial vein)의 연속; 오금(슬와) 내의 오금(슬와)동맥 표면에 위치하며 모음근구멍(건열공)을 통과하면서 넙다리(대퇴)정맥으로 이름이 변경됨.

○ 11. **오금동맥(슬와동맥, *Popliteal artery*)**: 무릎관절주머니(슬관절낭, joint capsule of the knee) 가까이에 위치한 넙다리(대퇴)동맥이 계속되는 부위. 무릎(슬)관절에 혈액을 공급하는 여러 개의 무릎동맥(슬동맥, genicular artery)을 생성.

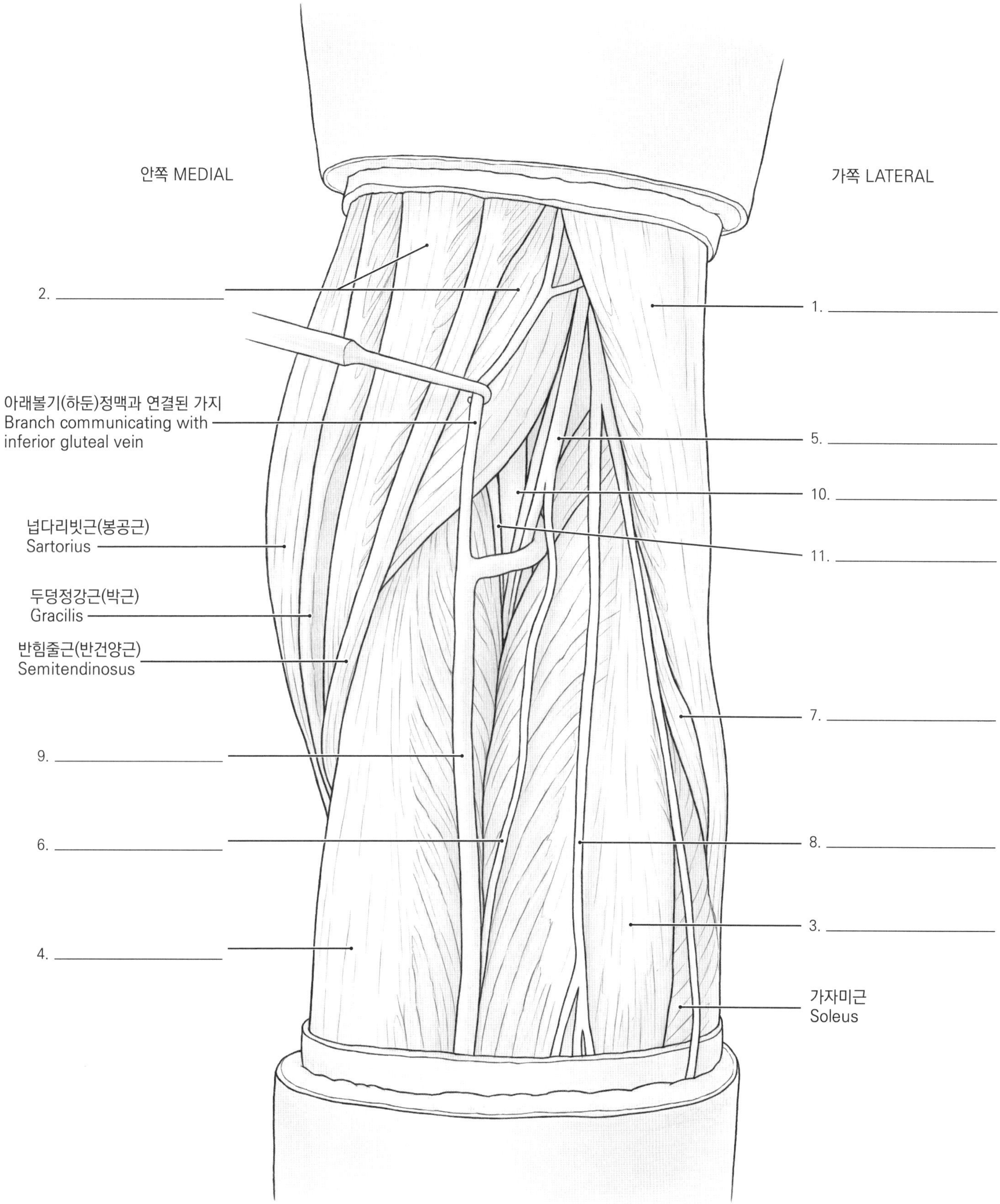
안쪽 MEDIAL
가쪽 LATERAL
2.
1.
아래볼기(하둔)정맥과 연결된 가지
Branch communicating with inferior gluteal vein
5.
10.
넙다리빗근(봉공근)
Sartorius
11.
두덩정강근(박근)
Gracilis
반힘줄근(반건양근)
Semitendinosus
7.
9.
6.
8.
3.
4.
가자미근
Soleus

6.12 오금(슬와), 신경 POPLITEAL FOSSA, NERVES

장딴지근 안쪽갈래(비복근 내측두) 및 장딴지근 가쪽갈래(비복근 외측두)가 두 손가락으로 분리되고 있다. 궁둥(좌골)신경의 분기를 보여주기 위해 혈관 가지가 제거되었다. 장딴지(비복)신경의 형성은 다양하다: 이 이미지에서처럼 오금(슬와)의 높은 위치에서 발생할 수 있으며, 다리 뒤쪽 길이를 따라 발꿈치뼈(종골, calcaneus) 높이까지 어디에서나 발생할 수 있다.

각각에 대해 서로 다른 색상을 사용하여 다음 각 구조를 색칠한다.

오금(슬와)의 신경 Nerves of the Popliteal Fossa

○ 1. **온종아리신경(총비골신경, *Common fibular nerve*)**: 넙다리두갈래근(대퇴이두근) 깊은 곳에 위치한 궁둥(좌골)신경의 말단분지.

○ 2. **정강신경(경골신경, *Tibial nerve*)**: 오금(슬와)의 정중선을 통과하는 궁둥(좌골)신경의 말단분지.

○ 3. **안쪽장딴지피부신경(내측비복피신경, *Medial sural cutaneous nerve*)**: 종아리신경교통가지(비복신경교통지)와 결합하여 장딴지(비복)신경을 형성하는 정강(경골)신경의 분지.

○ 4. **종아리신경교통가지(비복신경교통지, *Sural communicating branch*)**: 안쪽장딴지피부신경(내측비복피신경)과 결합하여 장딴지(비복)신경을 형성하는 온종아리신경(총비골신경)의 가지.

○ 5. **장딴지신경(비복신경, *Sural nerve*)**: 작은두렁정맥(소복재정맥)을 따라 아래쪽으로 내려가 가쪽복사(외과, lateral malleolus) 뒤쪽의 발로 들어가 발목관절(족관절, ankle joint)과 가쪽 발의 피부에 공급하는 신경.

깊은 오금(슬와)의 근육 Muscles of the Deep Popliteal Fossa

○ 6. **장딴지빗근(족척근, *Plantaris*)**: 다리의 표면 뒤쪽 구획에 길고 가느다란 힘줄이 있는 작은 근육.

○ 7. **오금근(슬와근, *Popliteus*)**: 오금(슬와) 바닥의 얇은 삼각형 근육.

임상노트: 정강(경골)신경 손상 TIBIAL NERVE INJURIES

오금(슬와)의 정강(경골)신경 손상은 깊고 보호된 위치로 인해 드물다. 그러나 무릎의 깊은 열상이나 후방탈구는 정강(경골)신경을 손상시킬 수 있다. 오금(슬와)의 정강(경골)신경이 손상되면 발목의 바닥쪽굽힘(족저굴곡, plantar flexion)이 약화되고 발가락의 굽힘(굴곡)이 약화되며 발바닥의 감각이 상실된다. 정강(경골)신경은 발바닥으로 이동할 때 발목굴(족근관, tarsal tunnel)에서 더 자주 손상되어 발바닥의 감각 상실을 일으키고 발의 내재 근육을 약화시키지만 발목의 바닥쪽굽힘(족저굴곡)에는 영향을 미치지 않는다.

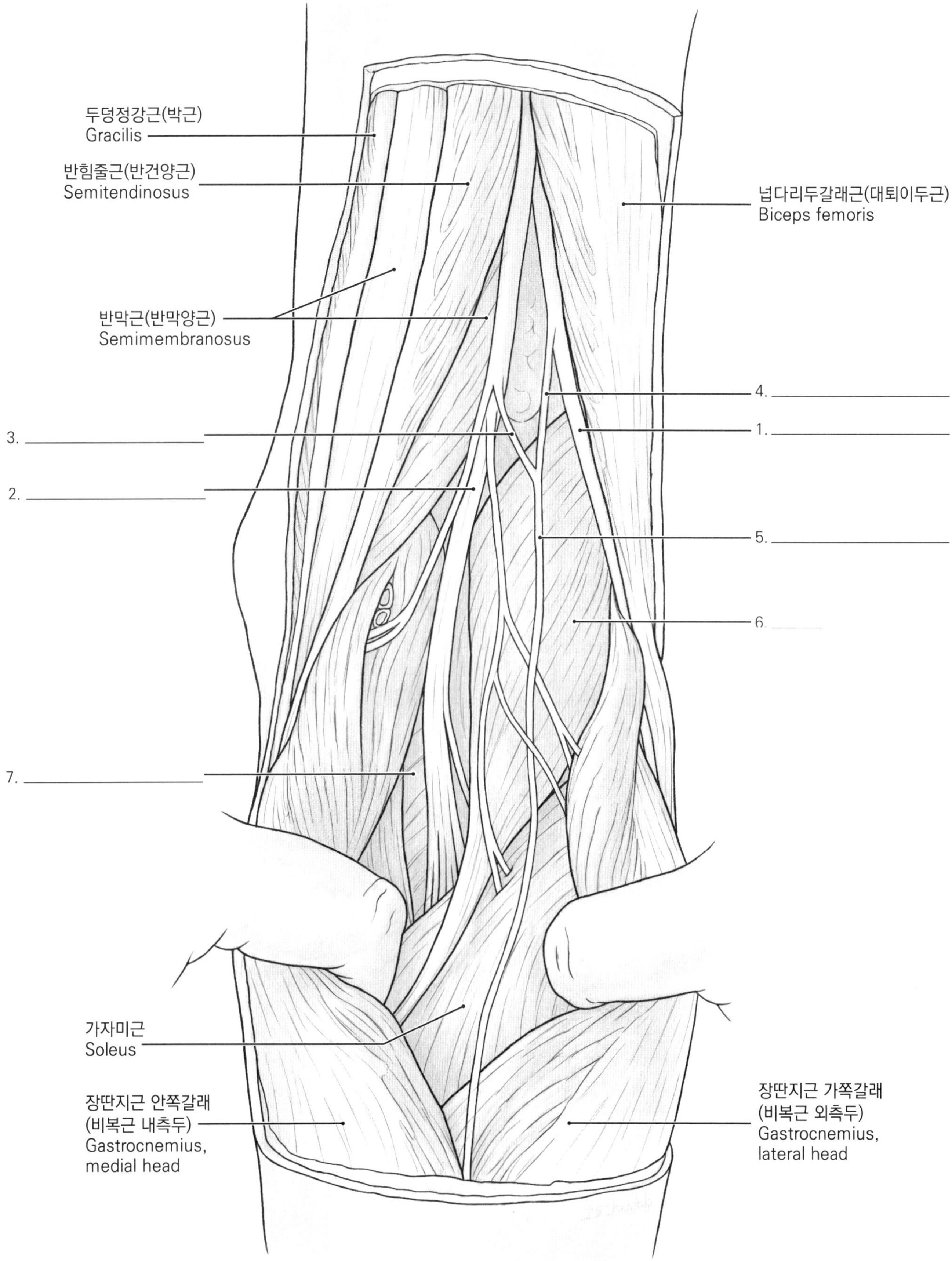
두덩정강근(박근)
Gracilis
반힘줄근(반건양근)
Semitendinosus
넙다리두갈래근(대퇴이두근)
Biceps femoris
반막근(반막양근)
Semimembranosus
4.
1.
3.
2.
5.
6.
7.
가자미근
Soleus
장딴지근 안쪽갈래
(비복근 내측두)
Gastrocnemius,
medial head
장딴지근 가쪽갈래
(비복근 외측두)
Gastrocnemius,
lateral head

6.13 오금(슬와): 깊은 절개면 POPLITEAL FOSSA: DEEP DISSECTION

넓적다리 뒤쪽 구획(넙다리두갈래근 짧은갈래[대퇴이두근 단두, ***Short head of biceps femoris***]와 긴갈래[장두]머리, 반막근[반막양근], 반힘줄근[반건양근])의 근육과 장딴지(경골)신경 및 오금(슬와)정맥을 절단하고 해당 부분을 제거하여 오금(슬와) 바닥의 오금(슬와)동맥과 그 가지의 경로를 보여준다. 아래쪽에서는 장딴지근(비복근)과 장딴지빗근(족척근)의 가쪽 및 안쪽갈래도 절단되고 부분적으로 제거되었다.

각각에 대해 서로 다른 색상을 사용하여 다음 각 구조를 색칠한다.

○ 1. **오금동맥**(**슬와동맥**, ***Popliteal artery***): 오금(슬와)을 통해 아래쪽 가쪽으로 이동하는 넙다리(대퇴)동맥의 연속. 오금(슬와) 내에서 오금(슬와)동맥은 무릎 주위의 연결(문합, anastomosis)에 참여하는 5개의 무릎(슬상)동맥을 생성.

중간무릎(중슬)동맥(표시되지 않음)(Middle genicular artery)

○ 2. **위안쪽무릎동맥**(**상내측슬동맥** ***Superior medial genicular artery***)

○ 3. **위가쪽무릎동맥**(**상외측슬동맥** ***Superior lateral genicular artery***)

○ 4. **아래가쪽무릎동맥**(**하외측슬동맥** ***Inferior lateral genicular artery***)

○ 5. **아래안쪽무릎동맥**(**하내측슬동맥** ***Inferior medial genicular artery***)

○ 6. **오금근**(**슬와근**, ***Popliteus***): 오금(슬와)동맥은 오금근(슬와근)의 아래경계(하연, inferior border)에서 앞정강(전경골)동맥과 뒤정강(후경골)동맥으로 나누어져 끝남.

○ 7. **가자미근**(***Soleus***): 오금(슬와)동맥은 가자미근까지 깊게 지나간 후 말단가지로 나누어짐. 뒤정강동맥(후경골동맥, posterior tibial artery)은 다리의 뒤쪽 구획 전체에 걸쳐 가자미근까지 깊숙이 계속 이동.

임상노트: 오금(슬와) 동맥류 POPLITEAL ANEURYSM

오금(슬와)동맥은 배대동맥(복대동맥, abdominal aorta) 다음으로 두 번째로 흔한 동맥류(aneurysm) 부위이다. 오금(슬와)동맥류는 오금(슬와)에 부종과 통증을 일으키고 만져지는 맥박과 비정상적인 동맥 소리(청진기로 감지 가능)로 구별할 수 있다. 많은 환자들이 무증상이지만, 일부 환자들은 말단 하지에 허혈의 징후를 보인다. 동맥류는 정강(경골)신경을 압박하여 다리 뒤쪽과 발바닥의 감각을 변화시킬 수 있다.

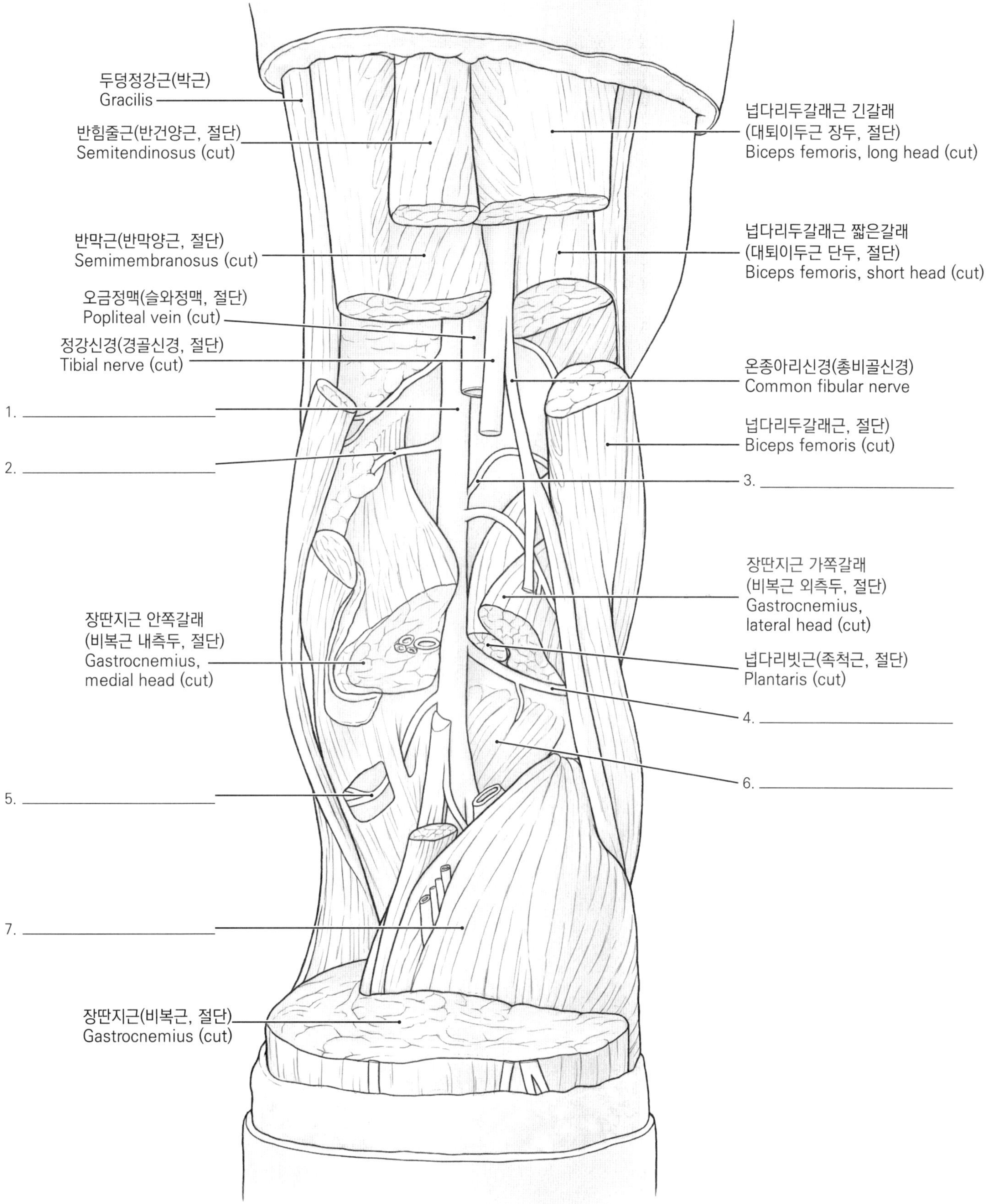
두덩정강근(박근)
Gracilis
반힘줄근(반건양근, 절단)
Semitendinosus (cut)
반막근(반막양근, 절단)
Semimembranosus (cut)
오금정맥(슬와정맥, 절단)
Popliteal vein (cut)
정강신경(경골신경, 절단)
Tibial nerve (cut)
1. ______
2. ______
장딴지근 안쪽갈래
(비복근 내측두, 절단)
Gastrocnemius,
medial head (cut)
5. ______
7. ______
장딴지근(비복근, 절단)
Gastrocnemius (cut)
넙다리두갈래근 긴갈래
(대퇴이두근 장두, 절단)
Biceps femoris, long head (cut)
넙다리두갈래근 짧은갈래
(대퇴이두근 단두, 절단)
Biceps femoris, short head (cut)
온종아리신경(총비골신경)
Common fibular nerve
넙다리두갈래근, 절단)
Biceps femoris (cut)
3. ______
장딴지근 가쪽갈래
(비복근 외측두, 절단)
Gastrocnemius,
lateral head (cut)
넙다리빗근(족척근, 절단)
Plantaris (cut)
4. ______
6. ______

6.14A와 B 무릎관절(슬관절) KNEE JOINT

A에서는 넙다리네갈래근힘줄(대퇴사두근건, ***quadriceps tendon***)이 절단되었고 무릎뼈(슬개골)와 무릎인대(슬인대)가 아래쪽에 반사되어 무릎(슬)관절 구조의 앞쪽 모습을 보여준다.

B에서는 무릎 안쪽 인대의 뒤쪽 모습을 보여주기 위해 빗오금인대(경사슬와인대, oblique popliteal ligament)와 관절주머니를 제거했다. 무릎(슬)관절은 주로 경첩(hinge type) 윤활관절이다.

무릎(슬)관절의 관절 가쪽에는 넙다리뼈(대퇴골) 안쪽관절융기(내측과, ***medial femoral condyle***) 및 가쪽관절융기(외측과, ***lateral femoral condyle***)와 정강뼈(경골) 안쪽관절융기(내측과, lateral tibial condyle) 및 가쪽관절융기(외측과, lateral tibial condyle)가 포함된다. 넙다리뼈(대퇴골)와 무릎뼈(슬개골) 사이에도 관절이 있다. 종아리뼈(비골)는 무릎(슬)관절의 관절표면에 참여하지 않는다.

각각에 대해 서로 다른 색상을 사용하여 다음 각 구조를 색칠한다.

무릎관절주머니(슬관절낭)는 외부 인대(external ligament)에 의해 강화된다:

- ○ 1. **무릎인대(슬개인대, *Patellar ligament*)**(A만 해당): 무릎뼈(슬개골)에서 정강뼈거친면(경골조면)까지 이어지는 두꺼운 섬유성 외재성 인대(fibrous extrinsic band)로서 무릎의 가장 앞쪽 인대를 형성.
- ○ 2. **가쪽곁인대(비골[외측]측부인대, *Fibular[lateral] collateral ligament*)**: 넙다리뼈(대퇴골)의 가쪽위관절융기(외측상과, lateral epicondyle)에서 종아리뼈머리(비골두)의 가쪽 표면까지 연장되는 강한 끈 모양의 외재성 인대.
- ○ 3. **안쪽곁인대(경골[내측]측부인대, *Tibial[medial] collateral ligament*)**: 넙다리뼈(대퇴골)의 안쪽위관절융기(내측상과, medial epicondyle)부터 정강뼈(경골)의 안쪽관절융기(내측과, medial condyle)와 위안쪽(상내측) 표면(superomedial surface)까지 이어지는 강하고 편평한 내재성(피막) 띠. 깊은 섬유는 안쪽반달(내측반월, medial meniscus)에 부착.

관절내(내부) 인대:

- ○ 4. **앞십자인대(전십자인대, *Anterior cruciate ligament*)**: 안쪽반달(내측반월) 바로 뒤쪽의 정강뼈(경골)의 앞융기사이구역(전과간구, anterior intercondylar area)에서 시작. 위쪽, 뒤쪽, 가쪽을 지나 넙다리뼈 가쪽관절융기(lateral condyle of femur)의 안쪽면 뒤쪽 부위에 부착.
- ○ 5. **뒤십자인대(후십자인대, *Posterior cruciate ligament*)**: 정강뼈(경골) 뒤융기사이구역(후과간구, posterior intercondylar area)에서 시작하여 앞십자인대(전십자인대)의 안쪽을 위쪽 및 앞쪽으로 지나 넙다리뼈 안쪽관절융기(medial condyle of femur)의 가쪽면 앞쪽 부위에 부착
- ○ 6. **안쪽반달(내측반월, *Medial meniscus*)**: 정강뼈(경골) 안쪽의 관절면에 있는 섬유연골의 C자형 판.
- ○ 7. **가쪽반달(외측반월, *Lateral meniscus*)**: 거의 원형에 가깝고 안쪽반달(내측반월)보다 작음.

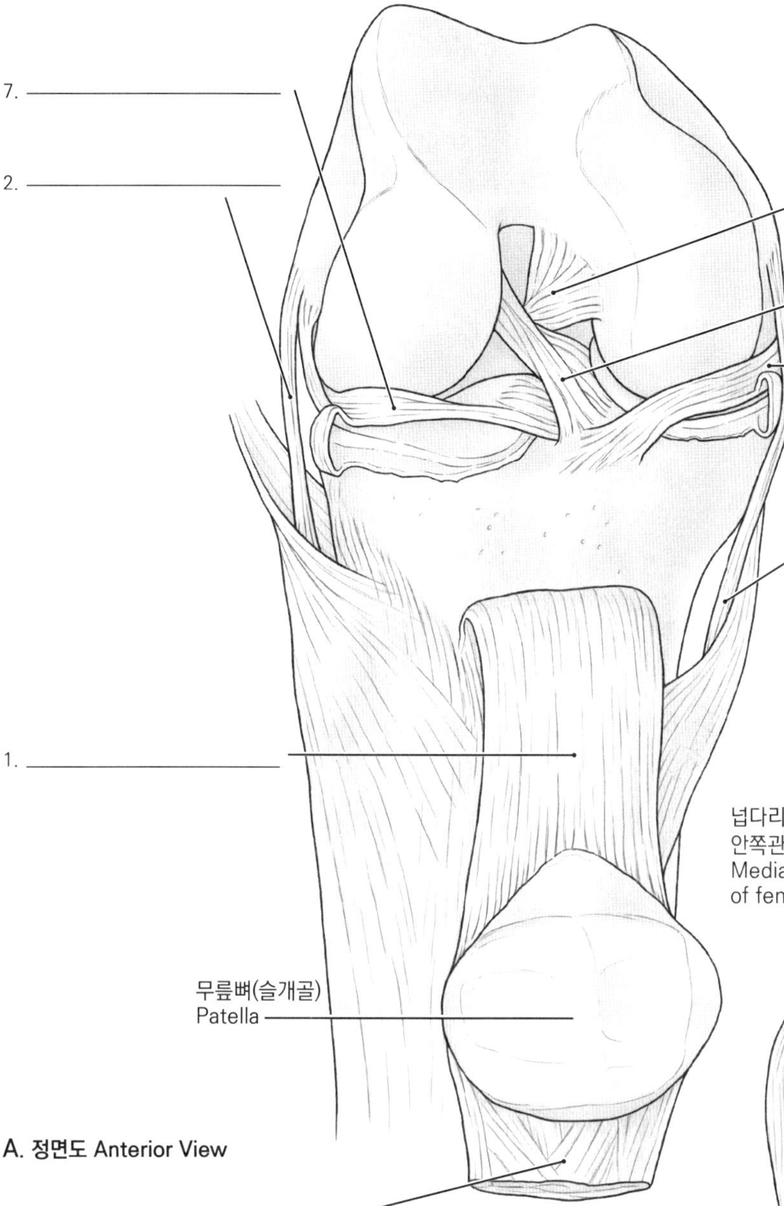

A. 정면도 Anterior View

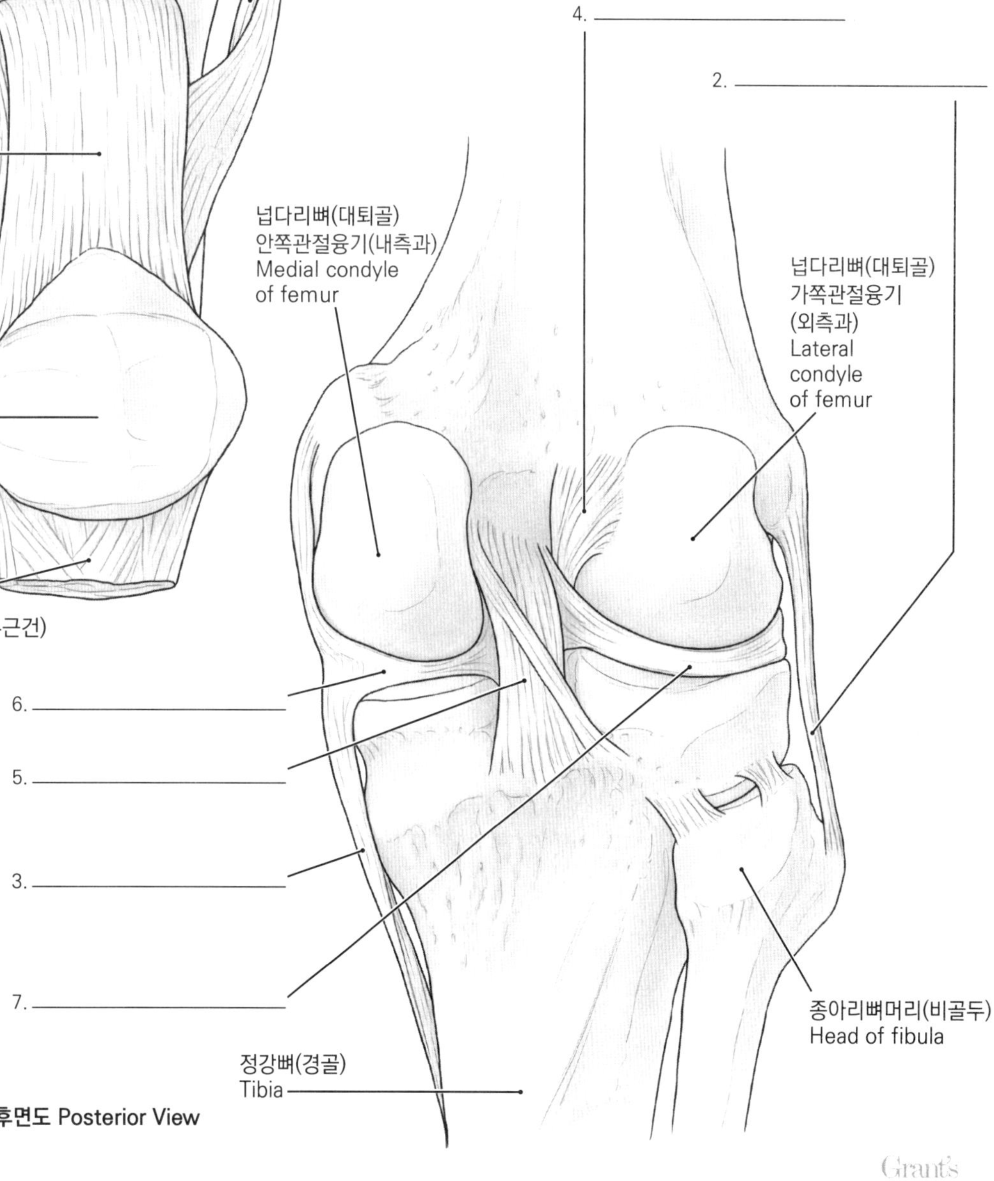

B. 후면도 Posterior View

6.15 다리의 앞가쪽면과 발의 발등 ANTEROLATERAL VIEW OF THE LEG AND THE DORSUM OF THE FOOT

다리의 앞가쪽면에서 가쪽 및 앞쪽 구획의 근육을 볼 수 있다. 다리의 세 부분(앞쪽, 가쪽, 뒤쪽)은 다리뼈(정강뼈[경골] 및 종아리뼈[비골])와 앞쪽 및 뒤쪽 근육 간 격막으로 구분된다. 다리는 다리의 깊은 근막으로 둘러싸여 있으며, 이 이미지에서는 일부분을 제외하고는 제거되었다. 두 개의 끈이 다리 깊은 근막(deep fascia)의 나머지 부분의 아래쪽 가장자리를 당기고 있다.

각각에 대해 서로 다른 색상을 사용하여 다음 각 구조를 색칠한다.

앞쪽 구획 근육 Anterior Compartment Muscles

○ 1. **앞정강근(전경골근, *Tibialis anterior*)**: 정강뼈(경골)의 가쪽면에 닿아 있는 가장 얕은 안쪽 발등굽힘근(배측굴근, dorsiflexor).

○ 2. **긴엄지폄근(장무지신근, *Extensor hallucis longus*)**: 앞정강근(전경골근)과 다리 먼쪽의 긴발가락폄근(장족지신근) 사이에 위치.

○ 3. **긴발가락폄근(장지신근, *Extensor digitorum longus*)**: 대부분의 가쪽 발등굽힘근(배측굴근)으로, 발목 위쪽의 힘줄로 되어 외측 4개의 발가락뼈(지골)에 부착되는 4개의 힘줄을 형성.

○ 4. **셋째종아리근(제3비골근, *Fibularis tertius*)**: 다섯째 발허리뼈(제5중족골)에 부착된 힘줄이 있는 긴발가락폄근(장족지신근)의 분리된 부분(항상 존재하는 것은 아님).

가쪽 구획 근육 Lateral Compartment Muscles

다리의 가쪽 구획은 가쪽번짐근(외번근, evertor) 구획이며 다리 구획 중 가장 작다. 이는 종이리뼈(비골)의 가쪽, 앞뒤 근육 간 격벽, 다리의 깊은 근막으로 둘러싸여 있다. 가쪽 구획의 근육은 얕은종아리신경(표재비골신경, supcrficial fibular nerve)의 지배를 받는다.

○ 5. **긴종아리근(장비골근, *Fibularis longus*)**: 힘줄이 발바닥을 가로지르며 더 얕고 긴 근육.

○ 6. **짧은종아리근(단비골근, *Fibularis brevis*)**: 긴종아리근(장비골근)에 깊숙이 위치하며 힘줄이 다섯째 발허리뼈(제5중족골) 기저부에 부착.

○ 7. **얕은종아리신경(표재비골신경, *Superficial fibular nerve*)(절단)**: 첫째와 둘째발가락 사이를 제외한 발등의 가쪽 구획과 피부를 공급하는 온종아리(총비골)신경의 가지.

다리의 가쪽 구획의 근육

근육	이는곳(기시점)	닿는곳(정지부)	작용
긴종아리근(장비골근) Fibularis longus	정강뼈(경골)의 머리와 가쪽면의 위쪽 2/3	첫 번째 발허리뼈(중족골)의 기저부와 안쪽쐐기뼈(내측설상골, medial cuneiform)	발을 가쪽번짐(외번), 약하게 발바닥굽힘(plantarflexes)
짧은종아리근(단비골근) Fibularis brevis	정강뼈(경골) 가쪽면의 아래쪽 2/3	다섯 번째 발허리뼈(중족골) 기저부의 등쪽면	

발등 Dorsum of the Foot

○ 8. **짧은발가락폄근(단지신근, *Extensor digitorum brevis*)**: 근육은 발등의 가쪽면을 따라 긴발가락폄근(장지신근)과 셋째종아리근(제3비골근)의 힘줄까지 깊게 위치.

○ 9. **짧은엄지폄근(단무지신근, *Extensor hallucis brevis*)**: 짧은발가락폄근(단지신근)의 안쪽에 근육이 위치.

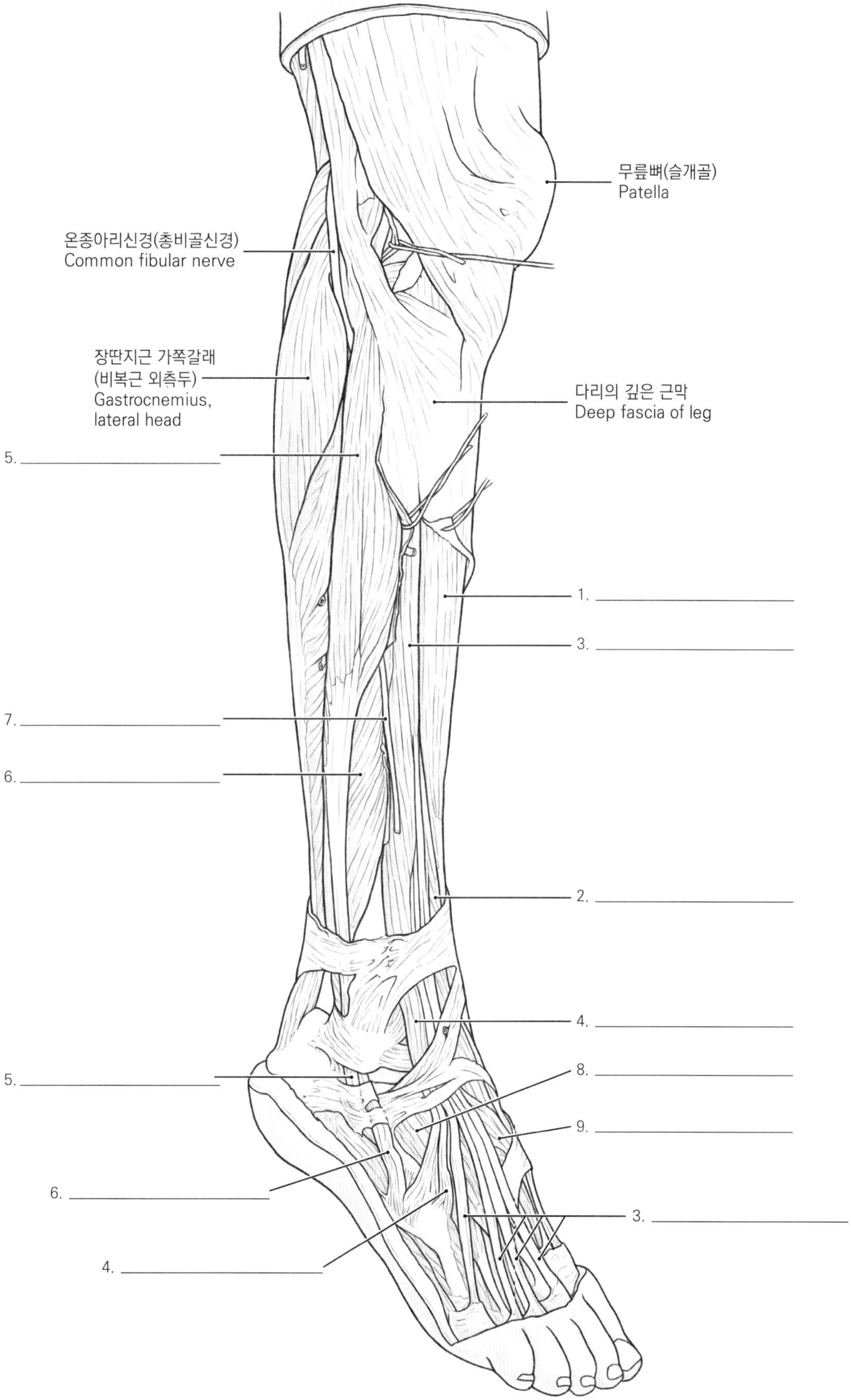
무릎뼈(슬개골)
Patella
온종아리신경(총비골신경)
Common fibular nerve
장딴지근 가쪽갈래
(비복근 외측두)
Gastrocnemius,
lateral head
다리의 깊은 근막
Deep fascia of leg
5.
1.
3.
7.
6.
2.
4.
5.
8.
9.
6.
3.
4.

6.16 다리의 앞쪽 구획 ANTERIOR COMPARTMENT OF THE LEG

앞쪽 구획은 발등굽힘근(배측굴근, dorsiflexor) 구획이다. 이는 정강뼈(경골)의 축과 종아리뼈(비골)의 안쪽 표면 사이의 뼈사이(골간)막(interosseous membrane) 앞쪽에 위치한다. 앞쪽 구획 근육은 모두 깊은종아리신경(심비골신경, deep fibular nerve)의 지배를 받는다. 아래쪽 폄근지지띠(신근지대, ***extensor retinaculum***)가 절개되어 젖혀졌다.

각각에 대해 서로 다른 색상을 사용하여 다음 각 구조를 색칠한다.

다리 앞쪽 구획의 근육

근육	이는곳(기시점)	닿는곳(정지부)	작용
○ 1. **앞정강근(전경골근)** *Tibialis anterior*	정강뼈(경골) 가쪽 표면의 바깥관절융기(외측과) 및 뼈사이막(골간막, interosseous membrane)	안쪽쐐기뼈(내측설상골)의 안쪽 및 아래쪽면, 첫째발허리뼈(제1중근골) 바닥	발목 발등굽힘(배측굴곡, dorsiflexes) 및 발 안쪽번짐(내번, inverts)
○ 2. **긴엄지폄근 (장무지신근)** *Extensor hallucis longus*	종아리뼈(비골) 앞쪽 표면의 중간 부분과 뼈사이막(골간막)	엄지발가락(great toe)의 먼쪽마디(원위지골) 기저부의 등쪽면	엄지발가락 폄, 발목 발등굽힘(배측굴곡)
○ 3. **긴발가락폄근 (장지신근)** *Extensor digitorum longus*	정강뼈(경골)의 가쪽관절융기(외측과)와 종아리뼈(비골) 안쪽 표면의 위쪽 3/4 및 뼈사이막(골간막)	가쪽 네발가락의 중간 및 먼쪽마디(원위지골)	가쪽 네발가락 폄(신장), 발목 발등굽힘(배측굴곡)
○ 4. **셋째종아리근 (제3비골근)** *Fibularis tertius*	종아리뼈(비골) 앞쪽 표면의 아래쪽 1/3 및 뼈사이막(골간막)	다섯 번째 발허리뼈(중족골) 기저부의 등쪽	존재할 경우, 발목 발등굽힘(배측굴곡), 발 가쪽번짐(외전, eversion) 보조

앞쪽 구획의 신경혈관구조 Neurovasculature of the Anterior Compartment

○ 5. **깊은종아리신경**(심비골신경, ***Deep fibular nerve***): 온종아리신경(총비골신경, common fibular nerve)의 두 말단가지 중 하나임. 앞정강동맥(전경골동맥, anterior tibial artery)과 함께 발의 앞부분과 발등의 근육에 혈액을 공급. 위쪽으로는 앞정강근(전경골근)과 긴발가락폄근(장지신근, extensor digitorum longus) 사이를 이동한 다음, 앞정강근(전경골근)과 긴엄지폄근(장무지신근, extensor hallucis longus) 사이를 이동.

○ 6. **앞정강동맥**(전경골동맥, ***Anterior tibial artery***): 앞정강근(전경골근)과 긴발가락폄근(장지신근) 사이의 뼈사이막(골간막)의 앞쪽을 따라 내려가는 오금(슬와)동맥의 작은 말단가지.

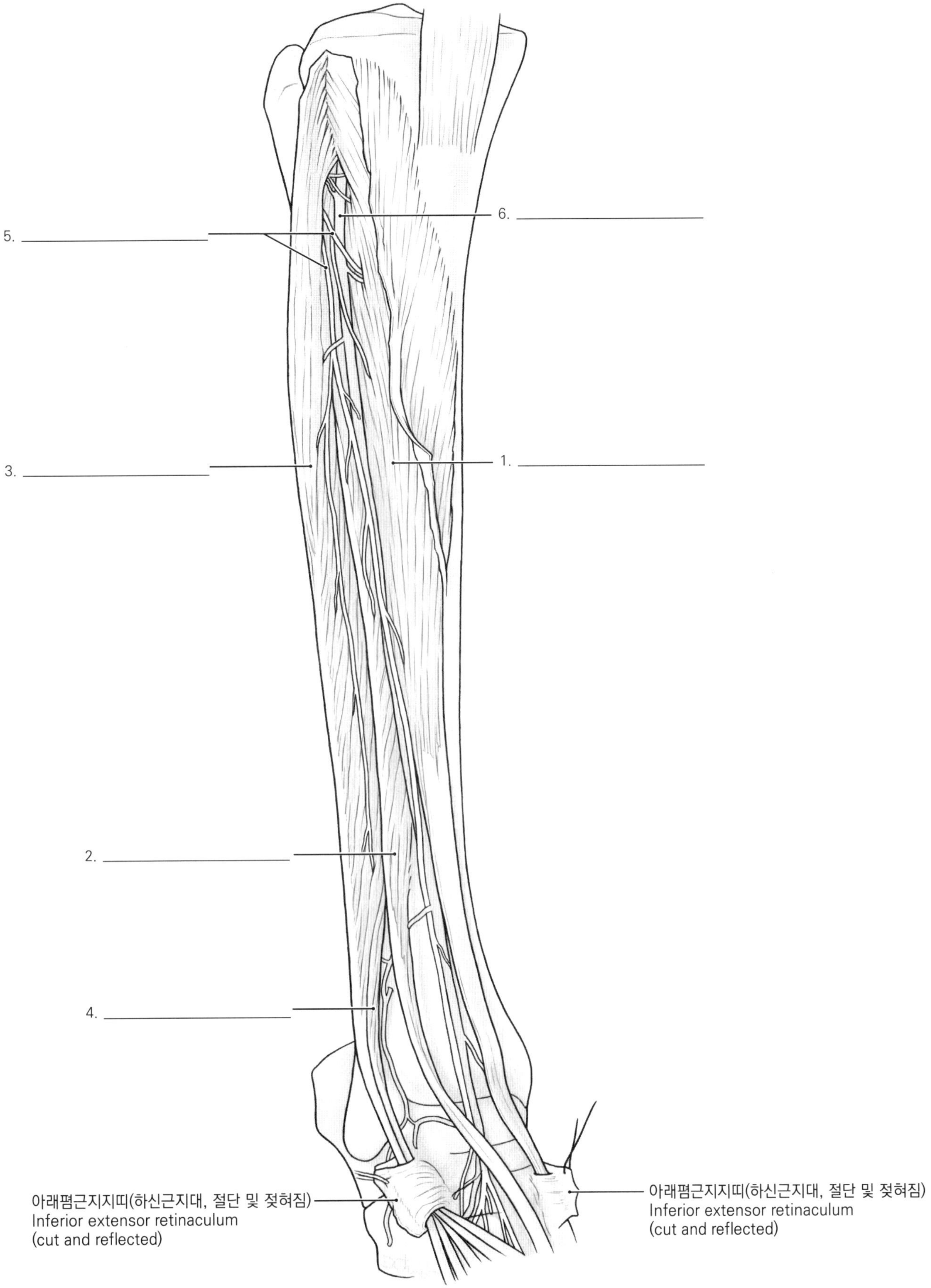
6.
5.
3.
1.
2.
4.
아래폄근지지띠(하신근지대, 절단 및 젖혀짐)
Inferior extensor retinaculum
(cut and reflected)
아래폄근지지띠(하신근지대, 절단 및 젖혀짐)
Inferior extensor retinaculum
(cut and reflected)

6.17 발등 DORSUM OF THE FOOT

다리의 가쪽 및 앞쪽 구획에서 나온 힘줄(건)이 발등근육과 함께 발로 들어가는 모습을 보여준다. 깊은종아리신경(심비골신경, deep fibular nerve)과 앞정강정맥(전경골정맥, anterior tibial vein)이 발로 진행되면서 짧게 절단되었다.

각각에 대해 서로 다른 색상을 사용하여 다음 각 구조를 색칠한다.

앞쪽 구획 근육 Anterior Compartment Muscles

○ 1. **위폄근지지띠(상신근지대, *Superior extensor retinaculum*)**: 종아리뼈(비골)에서 가쪽복사(외과) 및 안쪽복사(내과, *lateral and medial malleoli*) 위쪽의 정강뼈(경골)까지 이어지는 다리의 두꺼워진 깊은(심부)근막(deep fascia)의 강하고 넓은 띠.

○ 2. **아래폄근지지띠(하신근지대, *Inferior extensor retinaculum*)**: 발꿈치뼈(종골, calcaneus)의 앞위쪽 표면에서 안쪽복사(내과)와 발바닥널힘줄(족저건막, plantar aponeurosis)까지 이어지는 다리의 두꺼워진 깊은(심부)근막의 Y자형 띠. 또한 셋째종아리근(제3비골근)과 긴발가락폄근(장지신근)의 힘줄 주위에 고리를 형성.

○ 3. **앞정강근(전경골근, *Tibialis anterior*)**: 대부분의 가쪽 발등굽힘근(배측굴근)으로, 발목 위쪽의 힘줄로 되어 가쪽 4개의 발가락뼈(지골)에 부착되는 4개의 힘줄을 형성.

○ 4. **긴엄지폄근(장무지신근 *Extensor hallucis longus*)**: 힘줄은 자체 구획의 위·아래폄근지지띠(상·하신근지대)까지 깊게 통과한 후 발등을 따라 엄지발가락(무지) 먼쪽마디(원위지골) 기저부까지 진행.

○ 5. **긴발가락폄근(장지신근, *Extensor digitorum longus*)**: 힘줄은 셋째종아리근(제3비골근[존재하는 경우])과 함께 위·아래폄근지지띠(상·하신근지대)까지 깊게 통과하여 발등을 따라 가쪽 네발가락의 중간 및 먼쪽마디(원위마디)까지 진행.

○ 6. **셋째종아리근(제3비골근, *Fibularis tertius*)**: 긴발가락폄근(장지신근)의 힘줄과 함께 위·아래폄근지지띠(상·하신근지대)까지 깊게 통과하여 짧은종아리근(단비골근) 부착부 위쪽 다섯째 발허리뼈(제5중족골) 기저부에 부착.

발등 근육

근육	이는곳(기시점)	닿는곳(정지부)	작용
○ 7. **짧은엄지폄근(단무지신근)** *Extensor hallucis brevis*	발꿈치뼈(종골, calcaneus); 뼈사이목말발꿈치인대(골간거종인대, interosseous talocalcaneal ligament)	엄지발가락(무지) 몸쪽마디(근위지골)의 기저부	엄지발가락(무지)을 폄(신장)할 때 긴엄지폄근(장무지신근)을 보조
○ 8. **짧은발가락폄근(단지신근)** *Extensor digitorum brevis*		네 개의 가쪽발가락의 긴 폄근(신근) 힘줄	네 개의 가쪽발가락을 폄(신장)할 때 긴엄지폄근(장무지신근)을 보조

발등의 신경혈관구조 Neurovasculature of the Dorsum of the Foot

○ 9. **발등동맥(족배동맥, *Dorsalis pedis artery*)**: 복사(malleoli) 수준에서 시작하여 아래폄근지지띠(하신근지대)까지 깊게 이어지는 앞정강(전경골)동맥의 연속. 엄지(발가락)폄근(무지신근)과 발가락폄근힘줄(지신근건) 사이의 경로는 깊은발바닥동맥(심족저동맥, deep plantar artery)과 첫 번째 등쪽발허리동맥(제1배측중족동맥, first dorsal metatarsal artery)으로 나누어져 끝남(표시되지 않음).

○ 10. **깊은발바닥동맥(심족척동맥, *Deep plantar artery*)**: 첫 번째 등쪽뼈사이근(제1배측골간근, *first dorsal interosseous muscle*)의 두 갈래 사이를 관통하여 발바닥으로 들어가 깊은발바닥동맥활(심족척동맥궁, deep plantar arch)을 형성하는 발등동맥(족배동맥, dorsalis pedis artery)의 말단가지.

○ 11. **깊은종아리신경(심비골신경, *Deep fibular nerve*)(절단)**: 발등의 근육과 엄지발가락(무지)과 둘째발가락 사이의 피부 부위에 신경지배.

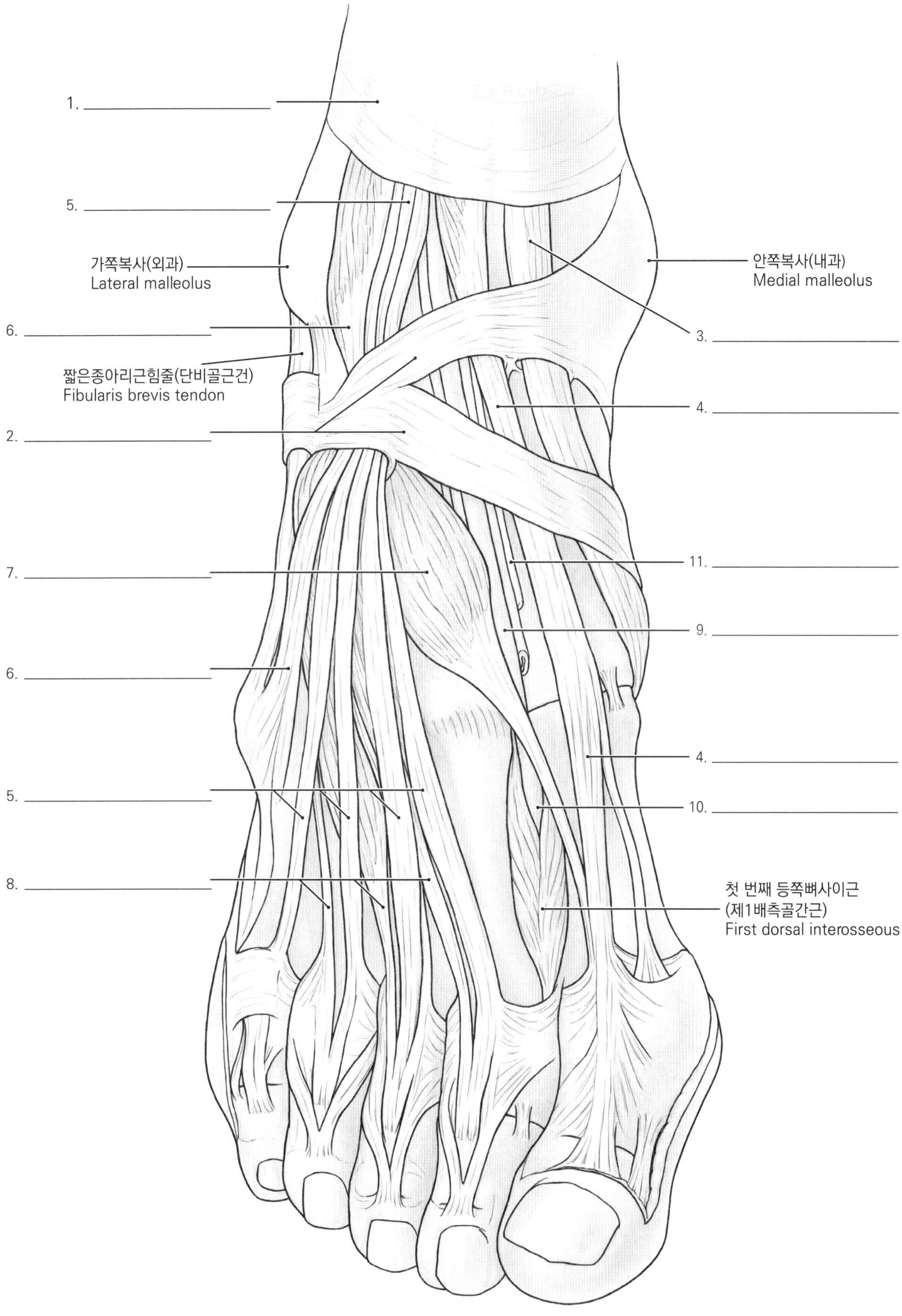
1.
5.
가쪽복사(외과)
Lateral malleolus
6.
짧은종아리근힘줄(단비골근건)
Fibularis brevis tendon
2.
7.
6.
5.
8.
안쪽복사(내과)
Medial malleolus
3.
4.
11.
9.
4.
10.
첫 번째 등쪽뼈사이근
(제1배측골간근)
First dorsal interosseous

6.18A와 B 다리의 뒤쪽면: 얕은 절개면 POSTERIOR VIEW OF THE LEG: SUPERFICIAL DISSECTION

뒤쪽 보기에서 뒤쪽 및 가쪽 구획의 근육을 볼 수 있다. 다리의 뒤쪽 구획은 발바닥굽힘근(족저굴근, plantarflexor) 구획이다. 뒤쪽 구획의 근육은 가로근육사이막(횡근간막, transverse intermuscular septum)에 의해 얕은 하위 구획과 깊은 하위 구획으로 나뉜다. 뒤쪽 구획의 근육은 모두 정강(경골)신경의 지배를 받는다.

그림 A에서는 뒤쪽 구획의 근육이 손상되지 않은 반면, 그림 B에서는 장딴지(비복)근의 머리가 절제되었다.

각각에 대해 서로 다른 색상을 사용하여 다음 각 구조를 색칠한다.

다리의 표면 후방 구획의 근육
Muscles of the Superficial Posterior Compartment of the Leg

장딴지(비복)근은 뒤쪽 구획 근육 중 가장 표면에 있으며 두 개의 머리로 구성된다.

- ○ 1. **장딴지근 안쪽갈래**(비복근 내측두, ***Gastrocnemius, medial head***)
- ○ 2. **장딴지근 가쪽갈래**(비복근 외측두, ***Gastrocnemius, lateral head***)
- ○ 3. **가자미근**(***Soleus***): 장딴지(비복)근 깊은 곳에 있는 큰 근육.
- ○ 4. **발꿈치힘줄**(종골건, ***Calcaneal tendon***): 장딴지(비복)근 가자미근의 두 머리가 공유하는 힘줄.

다리 뒤쪽 구획의 표면 근육

근육	이는곳(기시점)	닿는곳(정지부)	작용
장딴지근(비복근) Gastrocnemius	안쪽갈래(내측두, Medial head): 안쪽관절융기(내측과) 위쪽 넙다리뼈(대퇴골)의 오금(슬와)면 가쪽갈래(외측두, Lateral head): 가쪽관절융기(외측과)의 가쪽면	발꿈치힘줄(종골건)을 통한 발꿈치뼈(종골)의 뒤쪽면	무릎이 펴질 때, 발목 발바닥굽힘(족저굴곡); 걷는 동안 발뒤꿈치 올림; 무릎(슬)관절 굽힘(굴곡)
가자미근 Soleus	종아리뼈(비골) 머리 뒤쪽면과 뒤위쪽면; 가자미근선(soleal line)과 정강뼈(경골) 안쪽 경계의 중간 1/3; 신체 부착부 사이로 뻗어 있는 힘줄활(건궁, tendinous arch)		무릎 위치와 관계없이 발목 발바닥굽힘(족저굴곡); 서 있을 때 다리를 안정
장딴지빗근(족척근) Plantaris (표시되지 않음)	넙다리뼈(대퇴골) 가쪽관절융기위선(외측과상선)의 아래쪽 끝; 빗오금인대(경사슬와인대, oblique popliteal ligament)		발목 발바닥굽힘(족저굴곡) 시 가자미(비복)근을 약간 보조.

깊은 구획의 근육 힘줄은 발 안쪽으로 지나갈 때 발목 근처의 말단에서 볼 수 있다:

- ○ 5. **뒤정강근**(후경골근, ***Tibialis posterior***): 뒤쪽 구획의 가장 앞쪽에 있는 근육.
- ○ 6. **긴발가락굽힘근**(장지굴근, ***Flexor digitorum longus***): 발목 부근의 뒤정강근(후경골근) 힘줄 바로 뒤쪽의 경로.
- ○ 7. **긴엄지굽힘근**(장무지굴근, ***Flexor hallucis longus***)(B만 해당): 긴발가락굽힘근(장지굴근) 및 힘줄 뒤쪽의 경로.
- ○ 8. **굽힘근지지띠**(굴근지대, ***Flexor retinaculum***)(A만 해당): 깊은 구획, 정강(경골)신경 및 뒤정강(후경골)동맥의 각 힘줄이 안쪽복사(내과)에서 발꿈치뼈(종골)까지 지남.

가쪽 구획 Lateral Compartment

- ○ 9. **긴종아리근**(장비골근, ***Fibularis longus***): 짧은종아리근(단비골근)보다 길고 더 얇음.
- ○ 10. **짧은종아리근**(단비골근, ***Fibularis brevis***): 긴종아리근(장비골근)보다 짧고 깊음.
- ○ 11. **위종아리지지띠**(상비골근지대, ***Superior fibular retinaculum***)(A만 해당): 종아리뼈(비골)에서 발꿈치뼈(종골)까지 지나가고 긴종아리근(장비골근)과 짧은종아리근(단비골근)이 발로 지나갈 때 표면에 위치함.

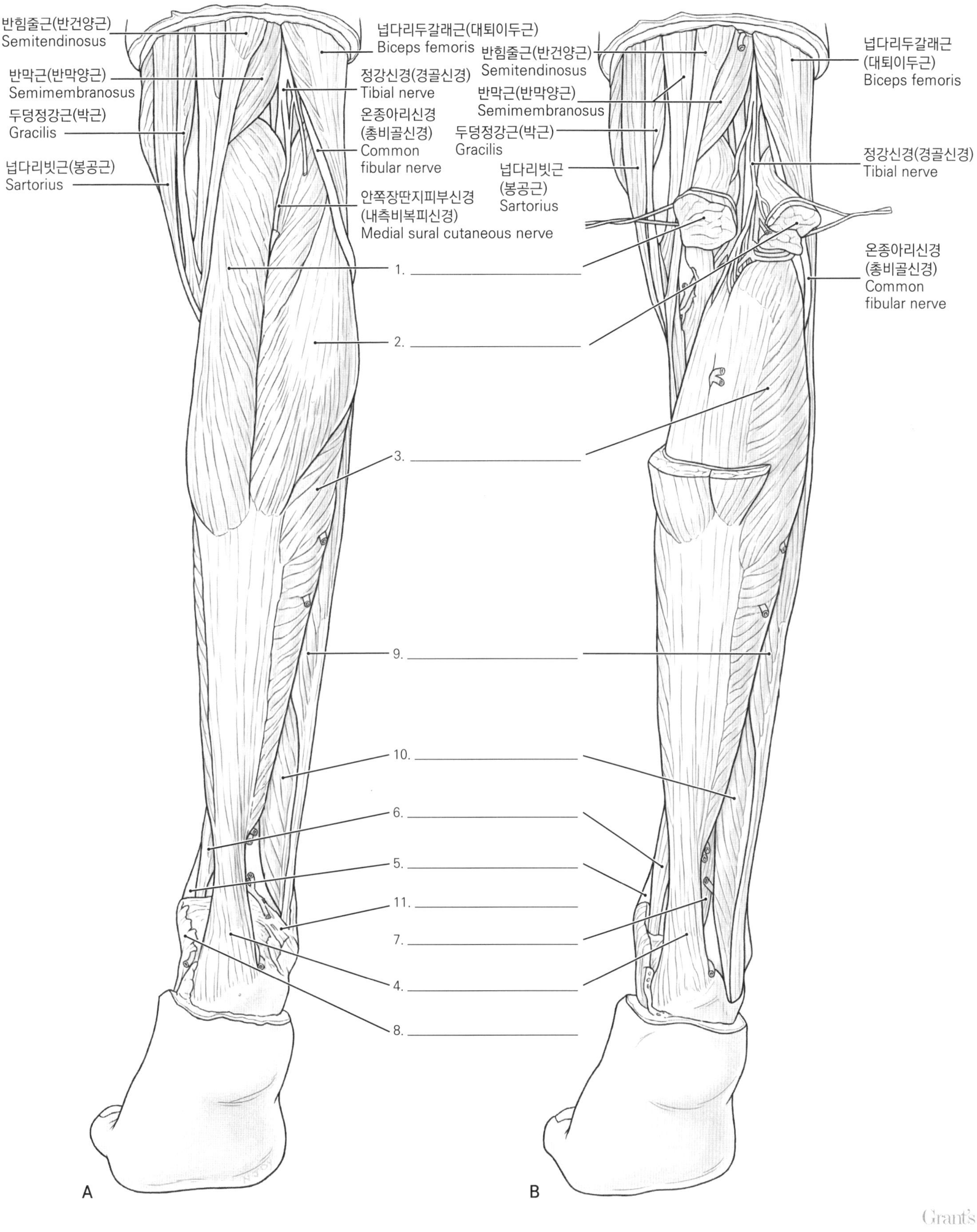
반힘줄근(반건양근)
Semitendinosus
넙다리두갈래근(대퇴이두근)
Biceps femoris
반막근(반막양근)
Semimembranosus
정강신경(경골신경)
Tibial nerve
두덩정강근(박근)
Gracilis
온종아리신경
(총비골신경)
Common
fibular nerve
넙다리빗근(봉공근)
Sartorius
안쪽장딴지피부신경
(내측비복피신경)
Medial sural cutaneous nerve
1.
2.
3.
9.
10.
6.
5.
11.
7.
4.
8.
A
B

6.19A와 B 다리의 뒤쪽면: 깊은 절개면 POSTERIOR VIEW OF THE LEG: DEEP DISSECTION

A와 B 모두에서 발꿈치힘줄(종골건, ***calcaneal tendon***)이 절단되었다. A와 B 모두에서 장딴지(비복)근(gastrocnemius)이 완전히 제거되었다. 가자미근(***soleus muscle***)은 몸쪽(근위) 부분을 제외하고 절제되었다. B에서는 뒤정강(후경골)동맥과 정맥의 중간 부분도 제거되었다. 또한 B에서는 긴엄지(발가락)굽힘근(장무지굴근)과 긴발가락굽힘근(장지굴근)이 두 개의 갈고리로 서로 분리되어 있어 뒤정강근(후경골근)이 더 많이 보인다.

각각에 대해 서로 다른 색상을 사용하여 다음 각 구조를 색칠한다.

다리의 깊은 뒤쪽 구획의 근육
Muscles of the Deep Posterior Compartment of the Leg

○ 1. **뒤정강근(후경골근, *Tibialis posterior*)**: 긴발가락굽힘근(장지굴근)과 긴엄지(발가락)굽힘근(장무지굴근) 사이에 있는 가장 깊고 가장 앞쪽에 있는 근육. 먼쪽(원위)에서 힘줄은 굽힘근지지띠(굴근지대)의 가장 깊은 앞쪽 위치를 통과하여 발배뼈(주상골, navicular bone)에 부착됨.

○ 2. **긴발가락굽힘근(장지굴근, *Flexor digitorum longus*)**: 뒤정강근(후경골근)의 뒤쪽에 위치하며 그 힘줄은 뒤정강근힘줄(후경골근건)의 바로 뒤쪽을 지나 대각선으로 발바닥으로 들어감.

○ 3. **긴엄지(발가락)굽힘근(장무지굴근, *Flexor hallucis longus*)**: 긴발가락굽힘근힘줄(장지굴근건)과 뒤정강(후경골)동맥 및 정강(경골)신경에 의해 분리되어 힘줄이 굽힘근지지띠(굴근지대)까지 깊숙이 통과하는 내부분의 뒤쪽 근육.

○ 4. **오금근(슬와근, *Politeus*)**: 정강뼈(경골)에 부착되는 동안 오금근막(슬와근막, popliteal fascia)에 의해 덮여 있는 아래 오금(슬와)의 삼각형 근육.

다리 뒤쪽 구획의 깊은 근육

근육	이는곳(기시점)	닿는곳(정지부)	작용
뒤정강근(후경골근) Tibialis posterior	뼈사이막(골간막); 가자미근선(soleal line) 아래 정강뼈(경골)의 뒤쪽 표면; 종아리뼈(비골)의 뒤쪽 표면	발배뼈(주상골), 쐐기뼈(설상골), 입방뼈(입방골)의 결절 및 발꿈치뼈(종골)의 목말받침돌기(재거돌기, sustentaculum tali); 2~4번째 발허리뼈(중족골) 기저부	발목 발바닥굽힘(족저굴곡), 발 안쪽번짐(내번, inverts)
긴발가락굽힘근(장지굴근) Flexor digitorum longus	가자미근선 아래의 정강뼈(경골) 뒤쪽 표면의 안쪽 부분; 종이리뼈(비골)로 가는 넓은 힘줄에 의함	가쪽 네발가락의 먼쪽마디(말단지골) 기저부	가쪽 네발가락 굽힘(굴곡); 발목 발바닥굽힘(족저굴곡); 발의 세로발활(종족궁) 지지
긴엄지(발가락)굽힘근(장무지굴근) Flexor hallucis longus	종아리뼈(비골) 뒤쪽 표면의 안쪽 2/3; 뼈사이막(골간막)의 아래쪽 부분	엄지발가락의 먼쪽마디(원위지골) 기저부	엄지발가락 모든 관절 굽힘(굴곡); 발목을 약하게 발바닥굽힘(족저굴곡); 발의 안쪽 세로발활(종족궁) 지지
오금근(슬와근) Popliteus	넙다리뼈(대퇴골) 가쪽관절융기(외측과)의 가쪽표면과 가쪽반달(외측반월, lateral meniscus)	가자미근선 위쪽의 정강뼈(경골) 뒤쪽 표면	고정된 정강뼈(경골)에서 넙다리뼈(대퇴골)를 회전시켜 무릎을 약하게 굽히고 잠금해제; 정강뼈(경골)를 안쪽돌림(회내)

다리의 깊은 뒤쪽 구획의 신경혈관 구조
Neurovascular Structures of the Deep Posterior Compartment of the Leg

○ 5. **뒤정강동맥(후경골동맥, *Posterior tibial artery*)**(A만 해당): 정강(경골)신경을 동반하는 오금(슬와)동맥의 더 크고 직접적인 말단분지. 발바닥까지 깊은 구획 근육의 힘줄과 함께 안쪽복사(내과) 뒤쪽을 통과.

○ 6. **앞정강동맥(전경골동맥, *Anterior tibial artery*)**(B만 해당): 뼈사이막(골간막)의 앞쪽 위쪽을 지나 앞쪽 구획까지 지나가는 오금(슬와)동맥의 말단분지.

○ 7. **종아리동맥(비골동맥, *Fibular artery*)**: 오금근(슬와근) 아래에서 발생하여 종아리뼈(비골)의 안쪽면을 따라 아래쪽으로 주행하여 뒤쪽 및 가쪽 구획을 공급하는 뒤정강(후경골)동맥의 가지.

○ 8. **정강신경(경골신경, *Tibial nerve*)**: 뒤정강동맥(후경골동맥)을 따라 발바닥까지 내려가는 궁둥(좌골)신경의 말단분지.

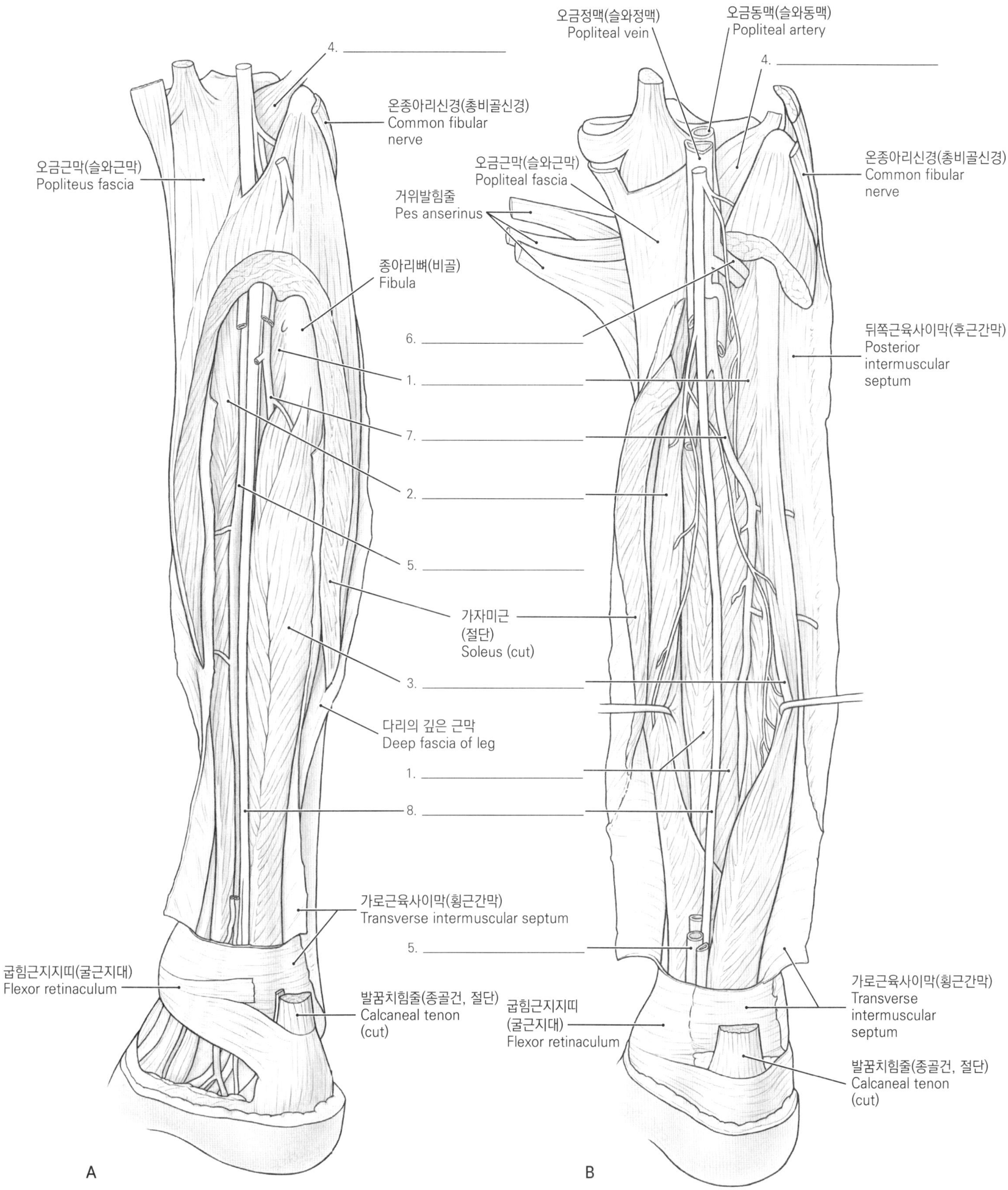
4.
온종아리신경(총비골신경)
Common fibular nerve
오금근막(슬와근막)
Popliteus fascia
종아리뼈(비골)
Fibula
6.
1.
7.
2.
5.
가자미근 (절단)
Soleus (cut)
3.
다리의 깊은 근막
Deep fascia of leg
1.
8.
가로근육사이막(횡근간막)
Transverse intermuscular septum
5.
굽힘근지지띠(굴근지대)
Flexor retinaculum
발꿈치힘줄(종골건, 절단)
Calcaneal tenon (cut)
A
오금정맥(슬와정맥)
Popliteal vein
오금동맥(슬와동맥)
Popliteal artery
4.
오금근막(슬와근막)
Popliteal fascia
거위발힘줄
Pes anserinus
온종아리신경(총비골신경)
Common fibular nerve
뒤쪽근육사이막(후근간막)
Posterior intermuscular septum
가로근육사이막(횡근간막)
Transverse intermuscular septum
굽힘근지지띠 (굴근지대)
Flexor retinaculum
발꿈치힘줄(종골건, 절단)
Calcaneal tenon (cut)
B

6.20 발바닥: 얕은 부분 SOLE OF THE FOOT: SUPERFICIAL DISCUSSION

발바닥은 첫 번째와 다섯 번째 발허리뼈(중족골)의 수직근육사이막(vertical intermuscular septa)에 의해 3개의 근육 구획(발바닥의 안쪽, 중앙 및 가쪽 구획)으로 나뉜다. 발바닥도 4층(1~4층)으로 배열되어 있다. 엄지발가락(첫 번째 발가락)은 발의 안쪽 부분에 위치한다.

각각에 대해 서로 다른 색상을 사용하여 다음 각 구조를 색칠한다.

얕은 발 Superficial Foot

○ 1. **발바닥근막(족저근막, *Plantar fascia*)**: 발바닥 안쪽과 가쪽의 가늘고 약한 깊은근막.

○ 2. **발바닥널힘줄(족저건막, *Plantar aponeurosis*)**: 발바닥근막(족저근막)의 두꺼운 중앙 부분이 발꿈치뼈(종골) 뒤쪽에서 발생하여 말단쪽으로 5개의 띠로 나누어져 발가락섬유집(***fibrous digital sheath***)과 연결됨.

○ 3. **얕은가로발바닥인대(천횡중족인대, *Superficial transverse metatarsal ligament*)**: 발허리뼈머리(중족골두) 아래의 발바닥근막(족저근막)을 강화하는 가로(횡)섬유.

○ 4. **긴발가락굽힘근(장지굴근, *Flexor digitorum longus*)**: 힘줄은 발가락섬유집에서 나와 2~5번째 손가락의 먼쪽마디(원위지골)에 부착.

○ 5. **긴엄지(발가락)굽힘근(장무지굴근, *Flexor hallucis longus*)**: 힘줄이 발가락섬유집에서 나와 첫째 손가락의 먼쪽마디(말단지골)에 부착.

○ 6. **바닥쪽발가락(족저측지)신경 및 동맥(*Plantar digital nerves and arteries*)**: 가쪽 및 안쪽 발바닥(족저)동맥 및 신경에서 분지.

임상노트: 족저근막염 PLANTAR FASCIITIS

족저근막염(plantar fascitis)은 발뒤꿈치 통증의 일반적인 원인이며, 특히 오랜 기간 동안 활동하지 않거나 오랫동안 서 있는 후 첫 번째 단계에서 발생한다. 족저근막염은 달리는 사람이나 충격이 심한 유산소 운동선수에게서 흔히 발생하거나 부적절한 신발을 신을 때 나타난다. 발바닥널힘줄(족저건막)의 염증 및 자극은 발바닥, 특히 발꿈치뼈(종골) 부착 부위에 통증을 유발한다. 통증은 일반적으로 발목의 발등굽힘(배측굴곡), 엄지발가락의 폄 및 체중 부하 활동과 같이 발바닥널힘줄(족저건막)이 늘어날 때 심해진다. 초기 치료에는 항염증제, 발바닥근막(족저근막)을 스트레칭하고 발목과 발 관절을 안정시키는 물리치료, 야간 부목 및 교정 장치가 포함된다.

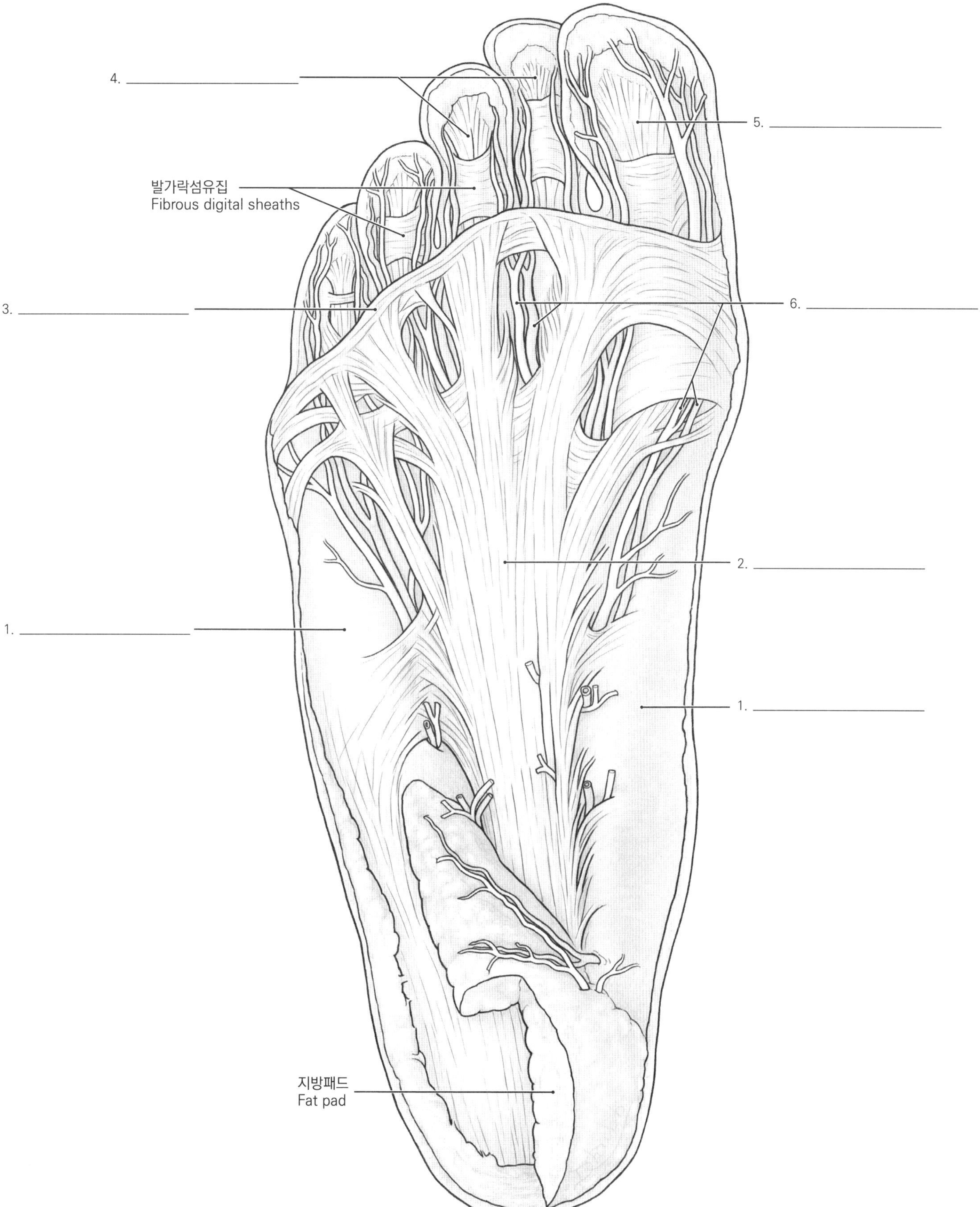
4.
5.
발가락섬유집
Fibrous digital sheaths
3.
6.
2.
1.
1.
지방패드
Fat pad

6.21 발바닥, 첫 번째 층 SOLE OF THE FOOT, FIRST LAYER

발바닥근막(족저근막, plantar fascia)은 대부분 제거되었고 발바닥널힘줄(족저건막, *plantar aponeurosis*)은 절단되고 젖혀져 밑에 있는 근육조직이 드러났다. 짧은발가락굽힘근(단지굴근, flexor digitorum brevis) 중앙의 작은 부분도 절제되었다.

발바닥의 첫 번째 층 First Layer of the Sole

○ 1. **짧은발가락굽힘근(단지굴근, *Flexor digitorum brevis*)**: 발바닥널힘줄(족저건막)의 깊은 중앙에 위치.

○ 2. **엄지벌림근(무지외전근, *Abductor hallucis*)**: 발바닥 안쪽에서 발바닥근막(족저근막)으로 얇게 덮여 있음.

○ 3. **새끼벌림근(소지외전근, *Abductor digiti minimi*)**: 발바닥 가쪽에서 발바닥근막(족저근막)으로 얇게 덮여 있음.

발바닥 근육: 첫 번째 층

근육	이는곳(기시점)	닿는곳(정지부)	신경분포	작용
짧은발가락굽힘근(단지굴근) Flexor digitorum brevis	발꿈치뼈결절(종골결절, tuberosity of calcaneus)의 안쪽 결절; 굽힘근지지띠(굴곡지대); 근육사이막(근육간막)	가쪽 네발가락의 중간마디(중지절) 양쪽면	안쪽발바닥신경(내측족저신경, medial plantar nerve)	가쪽 네발가락의 굽힘(굴곡)
엄지벌림근(무지외전근) Abductor hallucis	발꿈치뼈결절(종골결절, tuberosity of calcaneus)의 안쪽 결절; 굽힘근지지띠(굴곡지대); 발바닥널힘줄(족저건막)	첫째 발가락의 몸쪽마디(근위지골) 기저부의 안쪽면		첫째 발가락의 벌림(외전), 굽힘(굴곡)
새끼벌림근(소지외전근) Abductor digiti minimi	발꿈치뼈결절(종골결절, tuberosity of calcaneus)의 안쪽 및 가쪽 결절; 발바닥널힘줄(족저건막); 근육사이막(근육간막)	다섯 번째 발가락의 몸쪽마디(근위지골) 기저부의 가쪽면	가쪽발바닥신경(외측족저신경, lateral plantar nerve)	다섯 번째 발가락의 벌림(외전), 굽힘(굴곡)

발바닥의 신경혈관구조 Neurovasculature of the Sole

○ 4. **온바닥쪽발가락신경(총족저측지신경, *Common plantar digital nerve*)**: 가쪽발바닥신경(외측족저신경, lateral plantar nerve)과 안쪽발바닥신경(내측족저신경, medial plantar nerve)의 감각분지. 각각의 온바닥쪽발가락신경(총족저측지신경)은 발가락 기저부 근처에서 두 개의 고유발바닥신경(고유족저신경, proper plantar nerve)으로 나누어짐.

○ 5. **고유바닥쪽발가락신경(고유척측지신경, *Proper plantar digital nerve*)**: 온바닥쪽발가락신경(총족저측지신경)의 먼쪽(원위부)에서 발생.

○ 6. **고유바닥쪽발가락동맥(고유척측지동맥, *Proper plantar digital arteries*)**: 같은 이름의 신경분지를 동반하며 온바닥쪽발가락동맥(총척측지동맥, common plantar digital artery)에서 발생. 온바닥쪽발가락동맥(총척측지동맥)은 뒤정강동맥(후경골동맥, posterior tibial artery)에서 발생.

○ 7. **바닥쪽발허리동맥(척측중족동맥, *Plantar metatarsal artery*)**: 깊은발바닥동맥활(심족척동맥궁, deep plantar arch)에서 일어나 발허리뼈(중족골) 수준에서 먼쪽(원위) 방향으로 이동. 깊은발바닥동맥활(심족척동맥궁)은 첫 번째 등쪽뼈사이근(배측골간근, dorsal interosseous)의 머리를 통과한 후 발등동맥(족배동맥, dorsalis pedis artery)에서 발생.

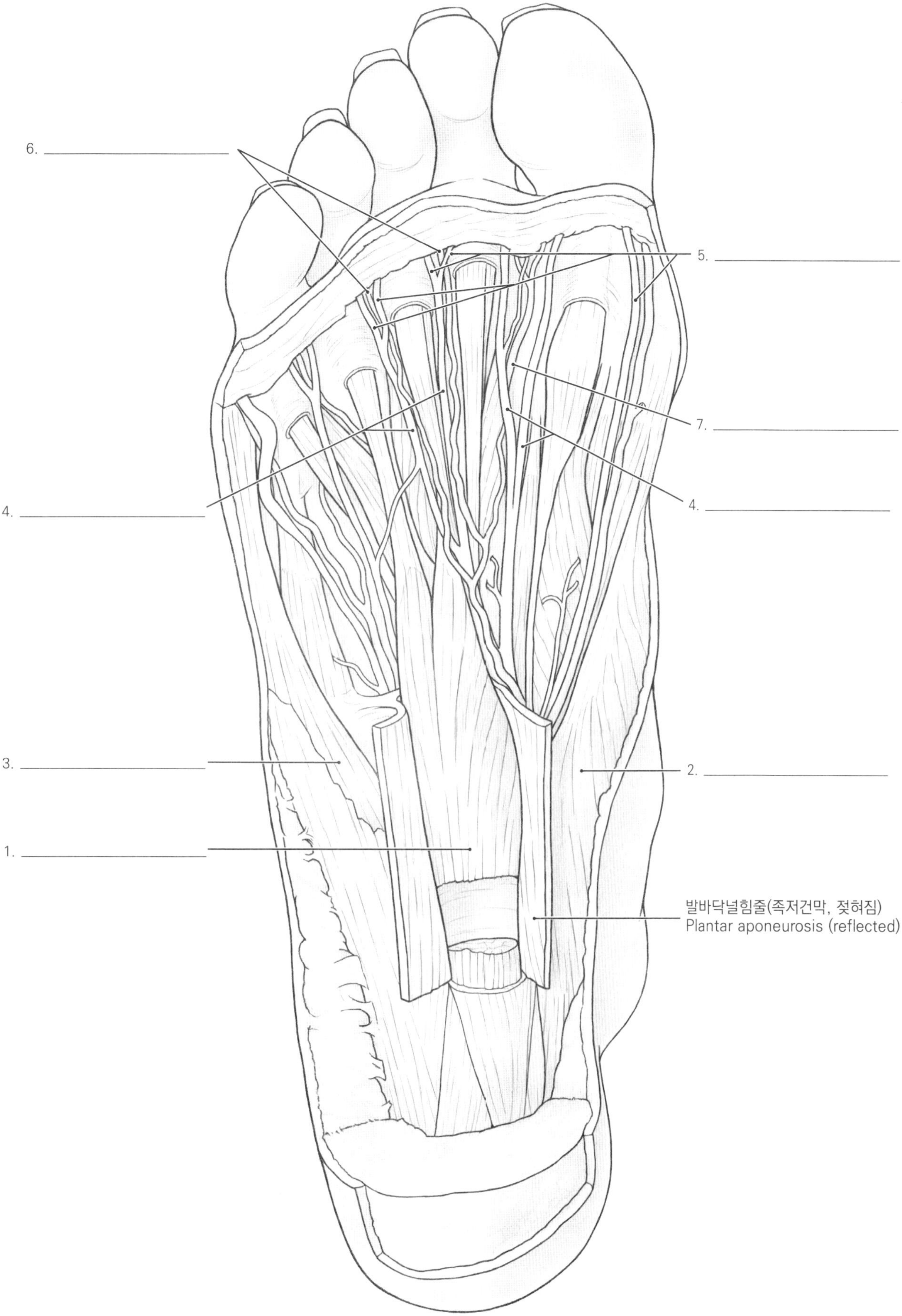
6.
5.
7.
4.
4.
3.
2.
1.
발바닥널힘줄(족저건막, 젖혀짐)
Plantar aponeurosis (reflected)

6.22 발바닥, 두 번째 층 SOLE OF THE FOOT, SECOND LAYER

두 번째 층의 근육을 보여주기 위해 짧은발가락굽힘근(단지굴근)이 절단되어 4개의 힘줄이 제거된 상태로 젖혀졌다. 새끼벌림근(소지외전근, *abductor digiti minimi*) 및 엄지벌림근(무지외전근)은 각각 가쪽 및 안쪽으로 손상되지 않은 상태로 유지된다.

각각에 대해 서로 다른 색상을 사용하여 다음 각 구조를 색칠한다.

○ 1. **긴엄지굽힘근힘줄(장무지굴근건, *Tendon of flexor hallucis longus*)**: 엄지발가락(무지)의 먼쪽마디(원위지골)에 부착되는 엄지벌림근(무지외전근)의 안쪽에 위치.

○ 2. **긴발가락굽힘근힘줄(장지굴근건, *Tendons of flexor digitorum longus*)**: 바닥의 안쪽면에서 나와 가쪽 네 발가락에 4개의 힘줄이 생김.

○ 3. **1~4 벌레근(충양근, *Lumbricals 1 to 4*)**: 긴발가락굽힘근(장지굴근)의 4개 힘줄 각각에서 시작.

○ 4. **발바닥네모근(족저방형근, *Quadratus plantae*)**: 발꿈치뼈(종골) 앞쪽에서 긴발가락굽힘근(장지굴근)의 힘줄에 부착되는 경로.

임상노트: 종자뼈염(종자골염) SESAMOIDITIS

*종자뼈(종자골, sesamoid bone)*는 힘줄에 내장되어 있으며 다른 뼈와 직접 연결되지 않는다. 무릎뼈(슬개골)는 신체에서 가장 큰 종자뼈이다. 발에서는 일반적으로 긴엄지굽힘근힘줄(장무지굴근건)에 두 개의 작은 종자뼈가 발생한다. 보행주기의 입각기 동안 이 뼈들은 몸의 무게를 지탱한다. 종자뼈염(종자골염)은 긴엄지굽힘근힘줄(장무지굴근건)과 종자뼈의 염증과 자극으로 인해 발의 볼(ball) 부분에 통증이 나타나는 것으로 나타난다. 종자뼈염은 러너(runner)와 댄서에게 흔히 나타난다. 활동을 줄이고 영향을 받은 부위에 가해지는 압력을 줄이기 위해 변형된 신발 패드를 사용하면 일반적으로 염증이 감소한다.

발바닥 근육: 두 번째 층

근육	이는곳(기시점)	닿는곳(정지부)	신경분포	작용
벌레근(충양근) Lumbricals	긴발가락굽힘근힘줄 (장지굴근건)	가쪽 네발가락의 폄근팽대부 안쪽면	가쪽발바닥신경(외측족저신경, lateral plantar nerve)(안쪽발바닥신경[내측족저신경] 지배를 받는 첫 번째 벌레근 제외)	가쪽 네발가락의 몸쪽마디(근위지골) 굽힘(굴곡), 중간 및 먼쪽마디(원위지골) 폄(신전)
발바닥네모근(족저방형근) Quadratus plantae	발꿈치뼈(종골)의 발바닥 안쪽(내측) 표면과 가쪽(외측) 가장자리	긴발가락굽힘근힘줄 (장지굴근건)의 뒤가쪽 가장자리		가쪽 네발가락 굽힘(굴곡) 시 긴발가락굽힘근힘줄(장지굴근건) 보조

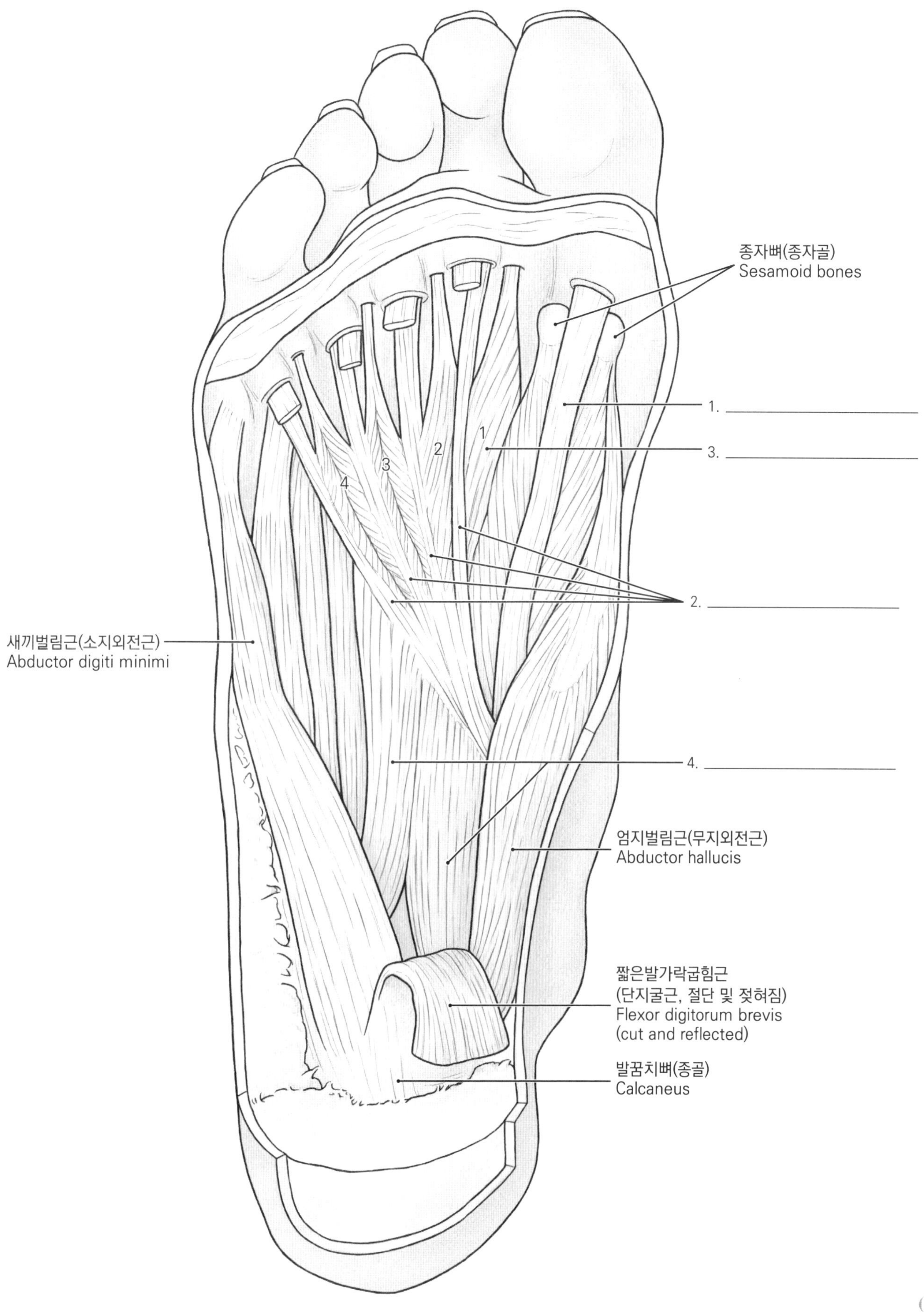
종자뼈(종자골)
Sesamoid bones
1. ______________
3. ______________
1
2
3
4
2. ______________
새끼벌림근(소지외전근)
Abductor digiti minimi
4. ______________
엄지벌림근(무지외전근)
Abductor hallucis
짧은발가락굽힘근
(단지굴근, 절단 및 젖혀짐)
Flexor digitorum brevis
(cut and reflected)
발꿈치뼈(종골)
Calcaneus

6.23 발바닥, 세 번째 층 SOLE OF THE FOOT, THIRD LAYER

긴발가락굽힘근힘줄(장지굴근건, *tendons of flexor digitorum longus*)이 절단되었고 벌레근(충양근)과 함께 4개의 힘줄이 제거되었다. 발바닥네모근(족저방형근, quadratus plantae)의 먼쪽(원위) 끝도 긴발가락굽힘근힘줄(장지굴근건)에서 절단되었다. 4개의 고리가 새끼벌림근(소지외전근)과 엄지벌림근(무지외전근)을 더 깊은 구조로부터 분리하고 있다.

발바닥의 세 번째 층 Third Layer of the Sole

○ 1. **긴엄지굽힘근힘줄**(장무지굴근건, ***Tendon of flexor hallucis longus***): 짧은엄지굽힘근(단무지굴근, flexor hallucis brevis)까지 얕게 이동.

○ 2. **짧은엄지굽힘근 안쪽갈래**(단무지굴근 내측두, ***Medial head, flexor hallucis brevis***): 엄지벌림근(무지외전근)의 가쪽에 위치.

○ 3. **짧은엄지굽힘근 가쪽갈래**(단무지굴근 외측두, ***Lateral head, flexor hallucis brevis***): 긴발가락굽힘근힘줄(장지굴근건) 깊은 곳에 위치.

○ 4. **엄지모음근 빗갈래**(무지내전근 사두, ***Oblique head, adductor hallucis***): 짧은엄지굽힘근 가쪽갈래(단무지굴근 외측두)의 가쪽에 위치.

○ 5. **엄지모음근 가로갈래**(무지내전근 횡두, ***Transverse head, adductor hallucis***): 엄지모음근 빗갈래(무지내전근 사두)의 먼쪽(원위) 가쪽에 위치한 가로섬유.

○ 6. **새끼굽힘근**(소지굴근, ***Flexor digiti minimi***): 새끼벌림근(소지외전근, abductor digiti minimi)의 안쪽에 위치.

발바닥 근육: 두 번째 층

근육	이는곳(기시점)	닿는곳(정지부)	신경분포	작용
짧은엄지굽힘근(단무지굴근) Flexor hallucis brevis	입방뼈 및 가쪽쐐기뼈(외측설상골)의 발바닥 표면	첫 번째 발가락의 몸쪽마디(근위지골) 기저부 양쪽	안쪽발바닥신경(내측족저신경, medial plantar nerve)	첫 번째 발가락의 몸쪽마디(근위지골) 굽힘(굴곡)
엄지모음근(무지내전근) Adductor hallucis	빗갈래(사두): 2~4 발허리뼈 기저부 가로갈래(횡두): 발허리발가락(중족지)관절의 발바닥(족저)인대	첫 번째 발가락 몸쪽마디(근위지골)의 가쪽면 부착된 두 갈래의 힘줄	가쪽발바닥신경 깊은가지(외측족저신경 심지)	첫 번째 발가락 모음(내전); 발의 가로발활(횡족궁, transverse arch)을 유지하는 데 도움
짧은새끼굽힘근(단소지굴근) Flexor digiti minimi brevis	다섯 번째 발허리뼈(중족골) 기저부	다섯 번째 발가락의 몸쪽마디(근위지골) 기저부	가쪽발바닥신경 깊은가지(외측족저신경 표지)	다섯 번째 발가락의 몸쪽마디(근위지골) 굽힘(굴곡)

발바닥의 신경혈관구조 Neurovasculature of the Sole

○ 7. **가쪽발바닥신경**(외측족저신경, ***Lateral plantar nerve***): 가쪽 1.5개 발가락의 발바닥 가쪽면과 발의 내재근육(엄지벌림(무지외전)근, 짧은발가락굽힘(단소지굴)근, 짧은엄지굽힘(단무지굴근), 첫 번째 벌레(충양)근을 제외한 발바닥(족저)면 피부를 지배하는 정강(경골)신경의 2개의 말단가지 중 작은 가지. 깊은발바닥신경(심족저신경)을 발생시킴.

○ 8. **가쪽발바닥동맥**(외측족저동맥, ***Lateral plantar artery***): 가쪽발바닥신경(외측족저신경)과 동반되고 안쪽으로 활(궁, arch)을 이루며 깊은발바닥동맥활(심족척동맥궁)과 만나 깊은발바닥동맥활(심족척동맥궁)을 형성. 깊은발바닥동맥활(심족척동맥궁)은 바닥쪽발허리동맥(척측중족동맥)을 생성.

○ 9. **안쪽발바닥신경**(내측족저신경, ***Medial plantar nerve***): 안쪽 3.5개 발가락의 피부와 엄지벌림근(무지외전근), 짧은발가락굽힘근(단지굴근), 짧은엄지굽힘근(단무지굴근), 첫 번째 벌레근(충양근)에 운동신경 분포를 제공하는 정강(경골)신경의 더 큰 말단가지.

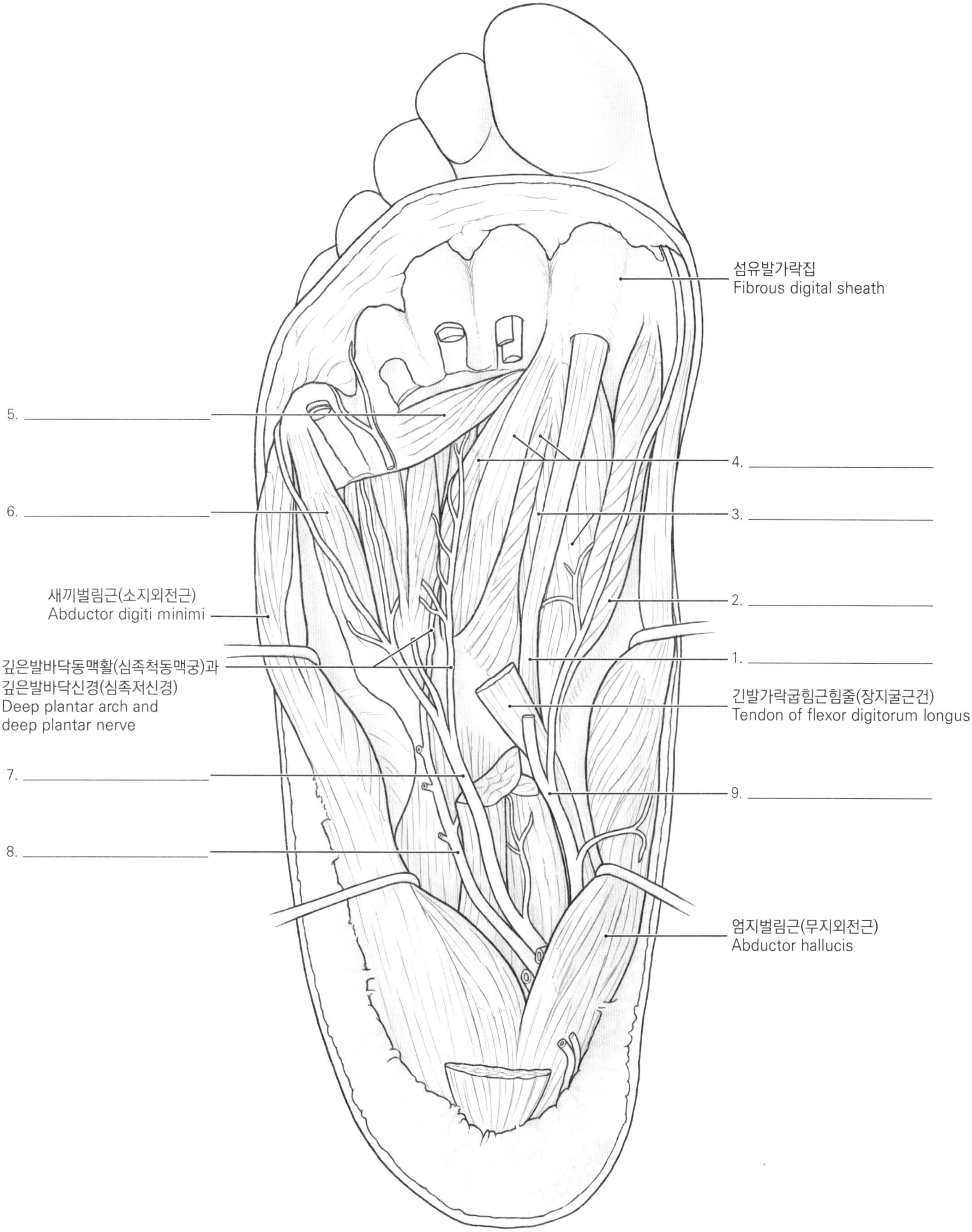
섬유발가락집
Fibrous digital sheath
5.
4.
6.
3.
새끼벌림근(소지외전근)
Abductor digiti minimi
2.
1.
깊은발바닥동맥활(심족척동맥궁)과
깊은발바닥신경(심족저신경)
Deep plantar arch and
deep plantar nerve
긴발가락굽힘근힘줄(장지굴근건)
Tendon of flexor digitorum longus
7.
9.
8.
엄지벌림근(무지외전근)
Abductor hallucis

6.24와 B 발바닥, 네 번째 층과 인대 SOLE OF THE FOOT, FOURTH LAYER AND LIGAMENTS

A에서는 엄지벌림근(무지외전근, ***abductor hallucis***), 짧은엄지굽힘근(단무지굴근, ***flexor hallucis brevis***), 새끼벌림근(소지외전근, ***abductor digiti minimi***), 짧은새끼굽힘근(단소지굴근, ***flexor digiti minimi brevis***)을 제외하고 표면 3개 층의 근육과 힘줄이 제거되었다.

B에서는 발의 인대를 보여주기 위해 발허리뼈(중족골)가 절단되고 모든 근육이 제거되었다.

각각에 대해 서로 다른 색상을 사용하여 다음 각 구조를 색칠한다.

○ 1. **바닥쪽뼈사이근**(척측골간근, ***Plantar interossei*[1~3]**)(A만 해당): 3~5번 발허리뼈(중족골) 안쪽에 위치한 3개의 근육.

○ 2. **등쪽뼈사이근**(배측골간근, ***Dorsal interossei*[1~4]**)(A만 해당): 발허리뼈(중족골) 1~5의 인접한 가쪽에 위치한 4개의 근육.

발바닥 근육: 네 번째 층

근육	이는곳(기시부)	닿는곳(정지부)	신경분포	작용
바닥쪽뼈사이근(척측골간근) Plantar interossei	3~5 발허리뼈(중족골) 안쪽의 발바닥면	3~5 발가락 기저부의 안쪽면	가쪽발바닥신경(외측족저신경, lateral plantar nerve)	3~5번째 발가락 모음(내전), 발허리발가락(중족지절, metatarsophalangeal)관절 굽힘(굴곡)
등쪽뼈사이근(배측골간근) Dorsal interossei	발허리뼈(중족골) 1~5에 인접한 가쪽면	1번째: 2번째 발가락 몸쪽 마디(근위지골)의 안쪽면 2~4번째: 2~4번 발가락의 가쪽면		2~4번 발가락 벌림(외전) 발허리발가락(중족지절, metatarsophalangeal) 관절 굽힘(굴곡)

○ 3. **긴종아리근힘줄**(장비골근건, ***Fibularis longus tendon***): 가로발활(횡족궁, transverse arch)을 유지하는 데 도움을 주며, 발의 가쪽에서 안쪽으로 교차하여 첫 번째 발허리뼈(제1중족골)에 부착.

○ 4. **뒤정강근힘줄**(후경골근건, ***Tibialis posterior tendon***): 긴종아리근힘줄(장비골근건)과 함께 가로발활(횡족궁, transverse arch)을 유지를 도움. 안쪽복사(내과) 아래 발바닥으로 들어감.

○ 5. **긴발바닥인대**(장척인대, ***Long plantar ligament***): 발꿈치뼈(종골)의 발바닥 표면에서 입방뼈(입방골)까지 지나가며 일부 섬유는 발허리뼈(중족골) 기저부까지 앞쪽으로 연장되어 긴종아리근힘줄(장비골근건) 위에 터널(tunnel)을 형성.

○ 6. **바닥쪽발꿈치입방인대**(척측종입방인대[짧은발바닥], ***Plantar calcaneocuboid*[*short plantar*] *ligament***): 발꿈치뼈(종골)의 앞아래쪽 표면에서 입방뼈(입방골)의 아래쪽 표면까지 연장되는 긴발바닥인대(장척인대)와 바닥쪽발꿈치발배인대(척측종주인대) 사이에 위치. 발의 세로발활(종족궁)을 유지하는 데 도움.

○ 7. **바닥쪽발꿈치발배인대**(척측종주[스프링]인대, ***Plantar calcaneonavicular*[*spring*] *ligament***): 발바닥면과 발꿈치뼈(종골)의 목말받침돌기(재거돌기)에서 발배뼈(주상골)까지 연장. 발의 세로발활(종족궁, longitudinal arch) 키스톤(keystone)인 목말뼈(거골, ***talus***)의 머리를 지지.

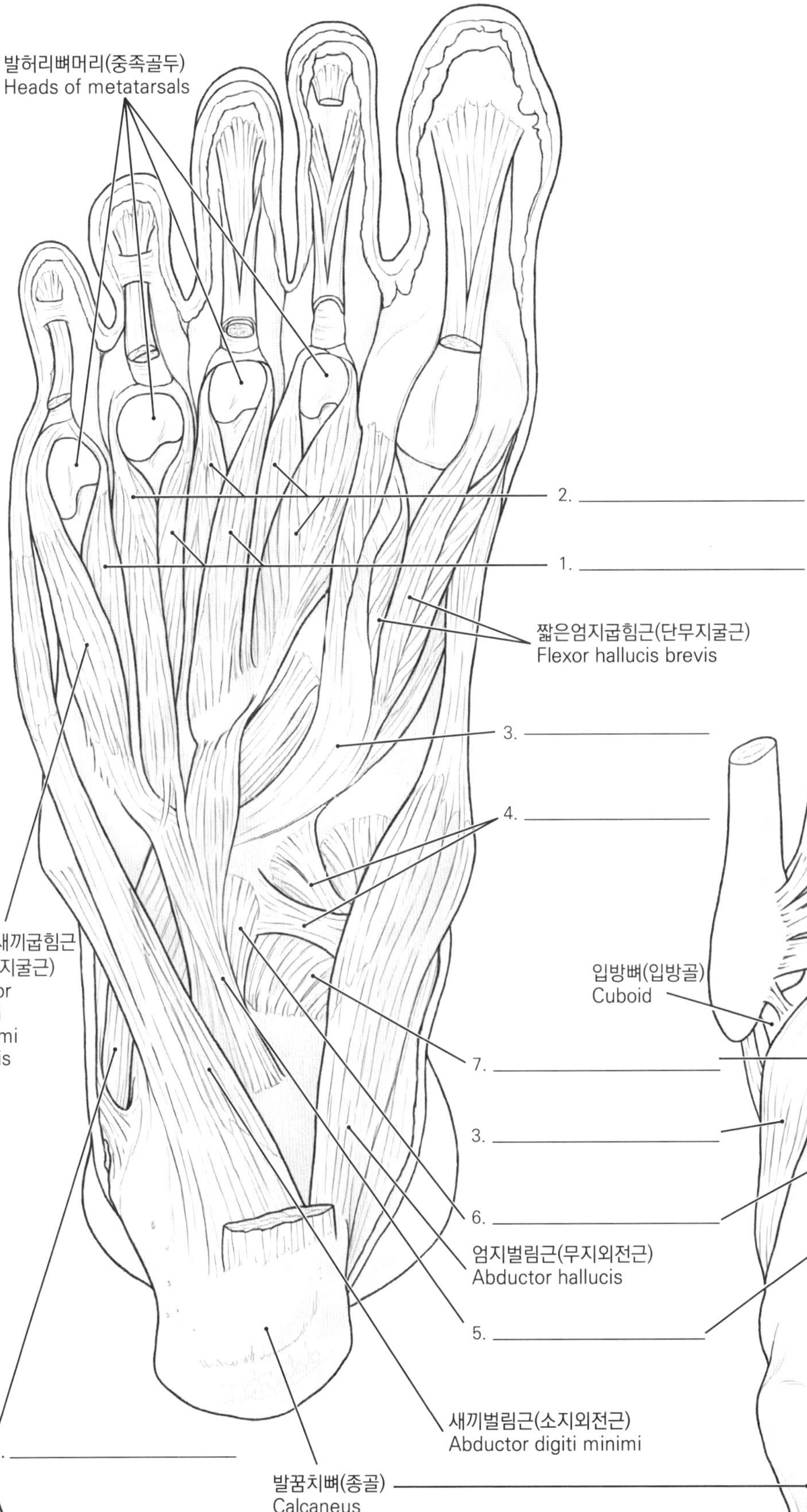

발허리뼈머리(중족골두)
Heads of metatarsals
2.
1.
짧은엄지굽힘근(단무지굴근)
Flexor hallucis brevis
3.
4.
짧은새끼굽힘근
(단소지굴근)
Flexor
digiti
minimi
brevis
7.
3.
6.
엄지벌림근(무지외전근)
Abductor hallucis
5.
새끼벌림근(소지외전근)
Abductor digiti minimi
3.
발꿈치뼈(종골)
Calcaneus
A

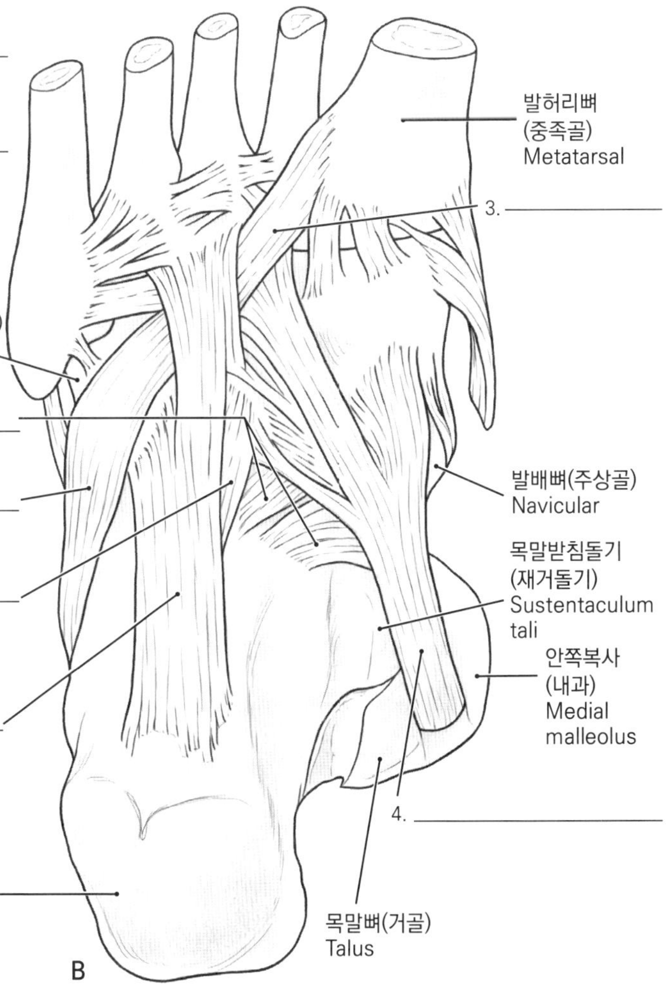

발허리뼈
(중족골)
Metatarsal
3.
입방뼈(입방골)
Cuboid
발배뼈(주상골)
Navicular
목말받침돌기
(재거돌기)
Sustentaculum
tali
안쪽복사
(내과)
Medial
malleolus
4.
목말뼈(거골)
Talus
B

6.25A와 B 발목과 발관절 ANKLE AND FOOT JOINTS

발목(족)관절은 정강뼈(경골)와 종아리뼈(비골)의 말단부와 목말뼈(거골, talus)의 위쪽 사이에 위치하는 경첩형 윤활관절(hinge-type synovial joint)이다. 발목(족)관절의 주요 움직임은 발의 발바닥굽힘(족저굴곡, plantarflexion)과 발등굽힘(배측굴곡, dorsiflexion)이다. 발은 발목뼈(족근골, tarsals), 발허리뼈(중족골, ***metatarsals***), 발가락뼈(지골, phalanges) 사이의 많은 관절로 구성된다. 목말밑관절(거골하관절, subtalar joint)은 목말뼈(거골)와 발꿈치뼈(종골) 사이에 발생하고, 가로발목뼈관절(횡족근관절, transverse tarsal joint)은 발꿈치뼈(종골)와 입방뼈(입방골) 사이에 발생한다. 두 관절 모두 발의 안쪽번짐(내번, inversion) 및 가쪽번짐(외번, eversion)에 관여한다. 발목발허리관절(족근중족관절, tarsometatarsal joint)에서 발목뼈(족근골)와 발허리뼈(중족골) 사이의 움직임은 수많은 인대가 단단히 결합되어 있기 때문에 최소화된다. 발가락의 굽힘(굴곡, flexion)과 폄(신장, extension)은 발허리발가락관절(중족지관절, metatarsophalangeal joint)과 발가락뼈사이관절(지절간관절, interphalangeal joint)에서 일어난다.

그림 A에서는 발이 발바닥굽힘(족저굴곡)되어 있다. 그림 B는 발목(족)관절의 후방 모습을 보여준다.

각각에 대해 서로 다른 색상을 사용하여 다음 각 구조를 색칠한다.

발목 Ankle

발목 관절의 인대(Ligaments of the ankle joint):

○ 1. **발목의 안쪽인대(삼각인대, *Medial[deltoid] ligament*)**: 안쪽복사(내과)에 부착되어 발목(족)관절을 안쪽으로 강화.

발목의 가쪽인대(외측인대, lateral ligament)는 발목(족)관절을 가쪽으로 보강하며 3개의 인대로 구성:

- ○ 2. **앞목말종아리인대(전거비인대, *Anterior talofibular ligament*)**(A만 해당): 가쪽복사(외과)에서 목말뼈(거골, talus)의 목까지 연장.
- ○ 3. **뒤목말종아리인대(후거비인대, *Posterior talofibular ligament*)**(B만 해당): 복사오목(과와)에서 목말뼈(거골)의 가쪽결절(외측결절, lateral tubercle)까지 수평으로 연장.
- ○ 4. **발꿈치종아리인대(종비인대, *Calcaneofibular ligament*)**(B만 해당): 가쪽복사(외과) 끝부터 발꿈치뼈(종골) 가쪽 표면까지 연장.

○ 5. **뒤정강종아리인대(후경비인대, *Posterior tibiofibular ligament*)**(B만 해당): 수평 섬유가 발목(족)관절의 뒤쪽을 강화.

발 Foot

발관절의 중요한 인대(Important ligaments of the foot joints):

○ 6. **목말발꿈치(뼈사이)인대(거종[골간]인대, *Talocalcaneal [interosseous] ligament*)**(A만 해당): 목말밑관절(거골하관절, subtalar joint)에서 목말뼈(거골)와 발꿈치뼈(종골)를 함께 묶음.

○ 7. **등쪽목말발배인대(배측거주인대, *Dorsal talonavicular ligament*)**(A만 해당): 목말뼈(거골)의 목과 가로발목뼈관절(횡족근관절, transverse tarsal joint)을 지지하는 발배뼈(주상골)를 연결하는 넓은 띠.

○ 8. **두갈래(발꿈치입방)인대(이분[종골입방]인대, *Bifurcate [calcaneocuboid] ligament*)**(A만 해당): 발꿈치뼈(종골)와 입방뼈(입방골)를 함께 묶어 가로발목뼈관절(횡족근관절, transverse tarsal joint)을 지지.

○ 9. **등쪽발목발허리인대(배측족근중족인대, *Dorsal tarsometatarsal ligaments*)**: 쐐기뼈(설상골)를 발허리뼈(중족골)에 단단히 묶어줌.

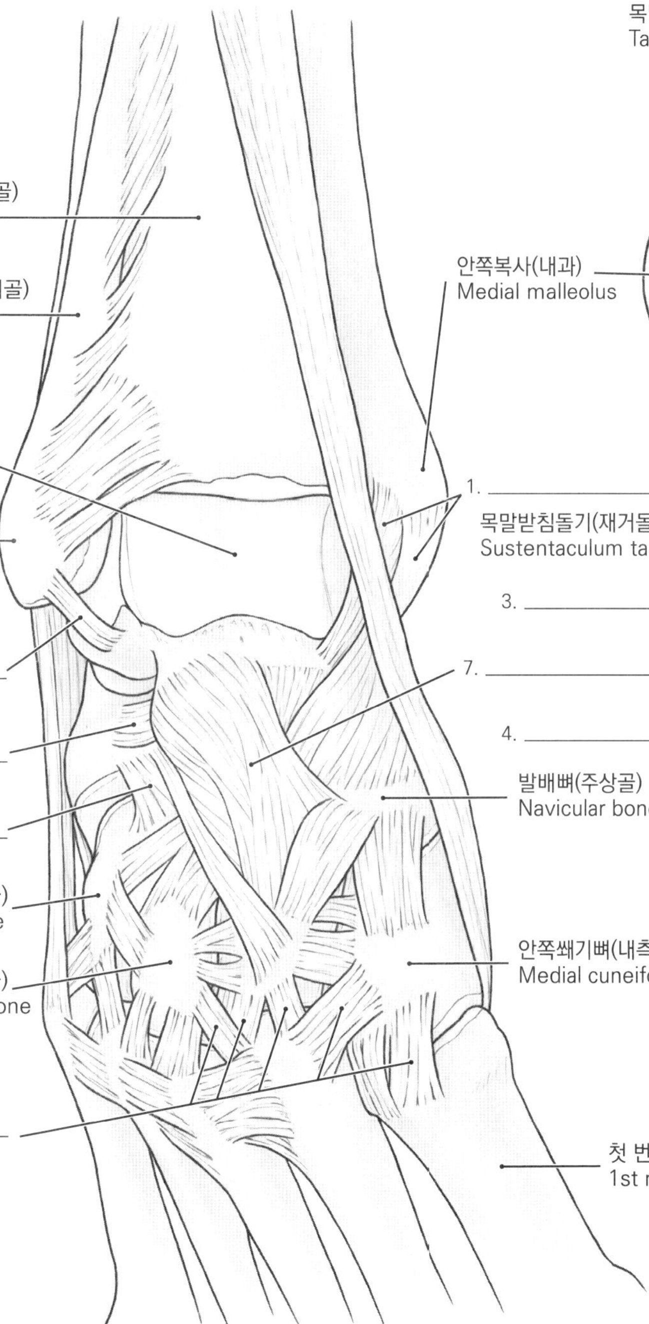

A. 정면도 Anterosuperior View

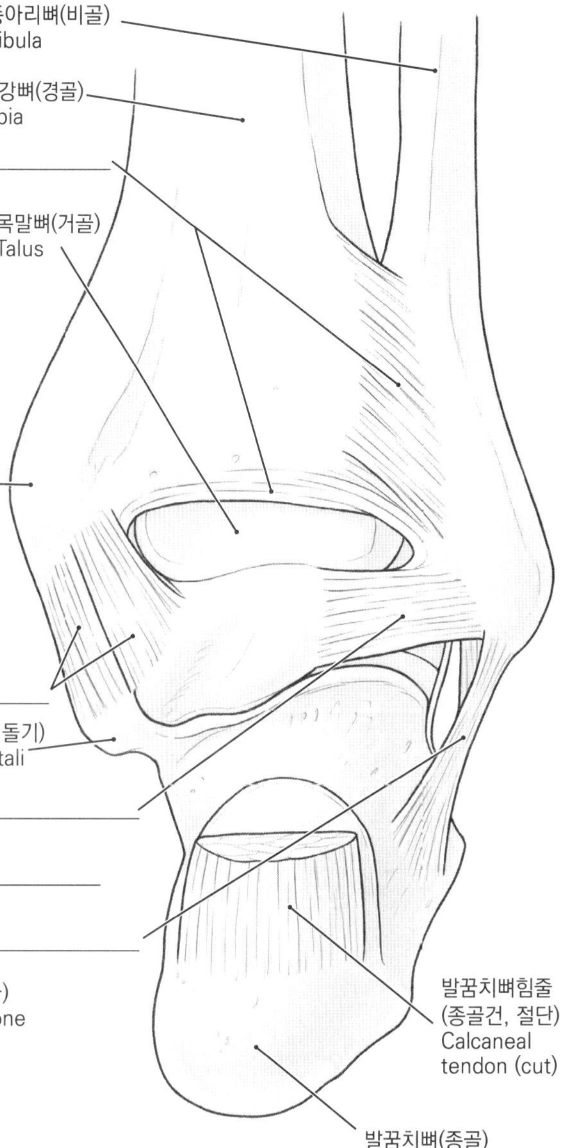

B. 후면도 Posterior View

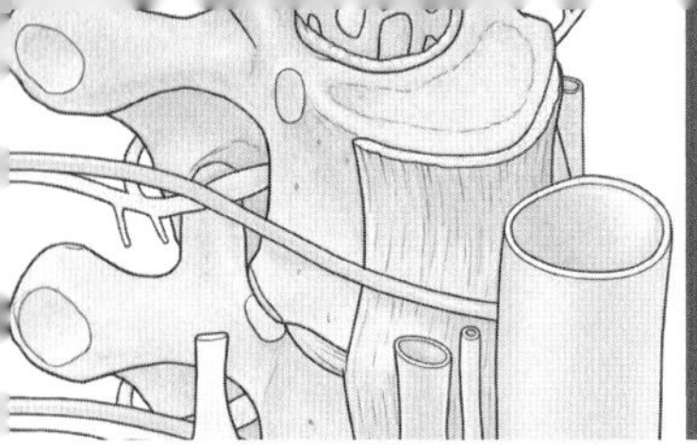

제7장

머리 Head

7.1 머리뼈(두개골)의 앞쪽면 ANTERIOR ASPECT OF THE CRANIUM

머리뼈(두개골, cranium or skull)은 뇌머리뼈(신경두개골, neurocranium)와 얼굴머리뼈(안면두개골, viscerocranium)를 형성하는 뼈로 구성된다. 뇌머리뼈(신경두개골)는 뇌(brain), 뇌척수막(meninges), 뇌의 혈관계(vasculature) 및 뇌신경(cranial nerve)의 몸쪽(근위부)을 둘러싸고 있다. 얼굴머리뼈(안면두개, viscerocranium) 또는 얼굴뼈(안면골격, facial skeleton)는 입(구강, oral), 코(비강, nasal) 및 대부분의 눈확안(안와강, orbital cavities)을 둘러싸고 있다. 얼굴머리뼈(안면두개골)는 15개의 불규칙뼈(irregular bone), 3개의 단일뼈(singular bone)(아래턱뼈[하악골, mandible], 보습뼈[서골, vomer], 벌집뼈[사골, ethmoid]), 6쌍의 뼈(위턱뼈[상악골, maxillae], 아래코선반[하비갑개골, inferior nasal concha], 광대뼈[관골, zygomatic], 입천장뼈[구개골, palatine], 코뼈[비골, nasal], 눈물뼈[누골, lacrimal])로 구성된다.

앞쪽에서 보면 뇌머리뼈(신경두개골)에 기여하는 이마뼈(전두골, frontal bone)와 눈확(안와, orbit) 윗면을 비롯하여 얼굴머리뼈(안면두개골)에 기여하는 많은 뼈를 관찰할 수 있다.

각각에 대해 서로 다른 색상을 사용하여 다음 각 구조를 색칠한다.

○ 1. **이마뼈(전두골, *Frontal bone*)**: 이마와 눈확(안와) 윗벽을 형성하며 코뼈(비골), 위턱뼈(상악골), 광대뼈(관골), 눈물뼈(누골), 벌집뼈(사골), 나비뼈(접형골, sphenoid), 마루뼈(두정골, parietal)와 관절을 형성.

○ 2. **눈확위구멍/패임(안와상공/절흔, *Supraorbital foramen/notch*)**: 눈확위신경(안와상신경, supraorbital nerve)과 혈관이 통과하는 작은 구멍.

미간(*Glabella*): 코뼈 위쪽의 매끄러운 부위.

○ 3. **위턱뼈(상악골, *Maxillae*)**: 위턱(상악, upper jaw)을 형성하고 코안(비강)의 가쪽벽과 눈확(안와)의 아래벽에 기여. 광대뼈(관골), 눈물뼈(누골), 코뼈(비골), 이마뼈(전두골), 벌집뼈(사뼈), 입천장뼈(구개골), 보습뼈(서골), 아래코선반(하비갑개)로 연결.

위턱뼈사이봉합(상악간봉합, *Intermaxillary suture*): 코안(비강) 아래 정중면에 있는 두 위턱뼈(상악골)의 결합을 표시.

○ 4. **눈확아래구멍(안와하공, *Infraorbital foramen*)**: 눈확아래(안와하, infraorbital)신경과 혈관이 통과하기 위해 각 눈확(안와)의 아래쪽에 열리는 구멍.

○ 5. **광대뼈(관골, *Zygomatic bones*)**: 볼의 돌출부를 형성하고 눈확(안와)의 아래쪽 및 가쪽면 벽에 기여. 각 광대뼈는 이마뼈(전두골), 위턱뼈(상악골), 관자뼈(측두골), 나비뼈(접형골)와 연결됨.

○ 6. **코뼈(비골, *Nasal bones*)**: 코의 뼈부분을 형성하며 이마뼈(전두골), 위턱뼈(상악골), 벌집뼈(사골)와 관절을 이룸.

○ 7. **아래턱뼈(하악골, *Mandible*)**: 아래턱을 이루는 U자 모양의 뼈.

가지(***Ramus***): 수직부.

몸통(***Body***): 수평부.

턱끝융기(이융기, *Mental protuberance*): 턱의 돌출부.

○ 8. **턱끝구멍(이공, *Mental foramen*)**: 턱끝(이)신경과 혈관의 통과를 위해 작은어금니(소구치, premolar teeth) 아래에 열리는 구멍. 눈확위(안와위, supraorbital) 눈확아래(안와하, infraorbital) 및 아래턱끝구멍(하이공, inferiormental foramina)은 서로 수직으로 정렬되어 있음.

○ 9. **보습뼈(서골, *Vomer*)**: 코안(비강)을 좌우로 나누는 코(비)중격의 뒤아래쪽 부분을 형성. 위턱뼈(상악골), 입천장뼈(구개골), 벌집뼈(사골)와 연결됨.

○ 10. **벌집뼈(사골, *Ethmoid bone*)**: 뇌머리뼈(신경두개골)와 얼굴뼈(안면골)의 일부를 형성하는 불규칙한 정중선

수직판(*Perpendicular plate*): 코(비)중격에 기여.

중간코선반(중비갑개, *Middle conchae*): 코안(비강)의 가쪽벽에 위치.

○ 11. **아래코선반(하비갑개, *Inferior nasal conchae*)**: 코안(비강)의 가쪽벽에 위치.

○ 12. **눈물뼈(누골, *Lacrimal bone*)**: 눈확안쪽벽(안와내벽)에 기여하고 위턱뼈(상악골), 벌집뼈(사골), 이마뼈(전두골)와 연결.

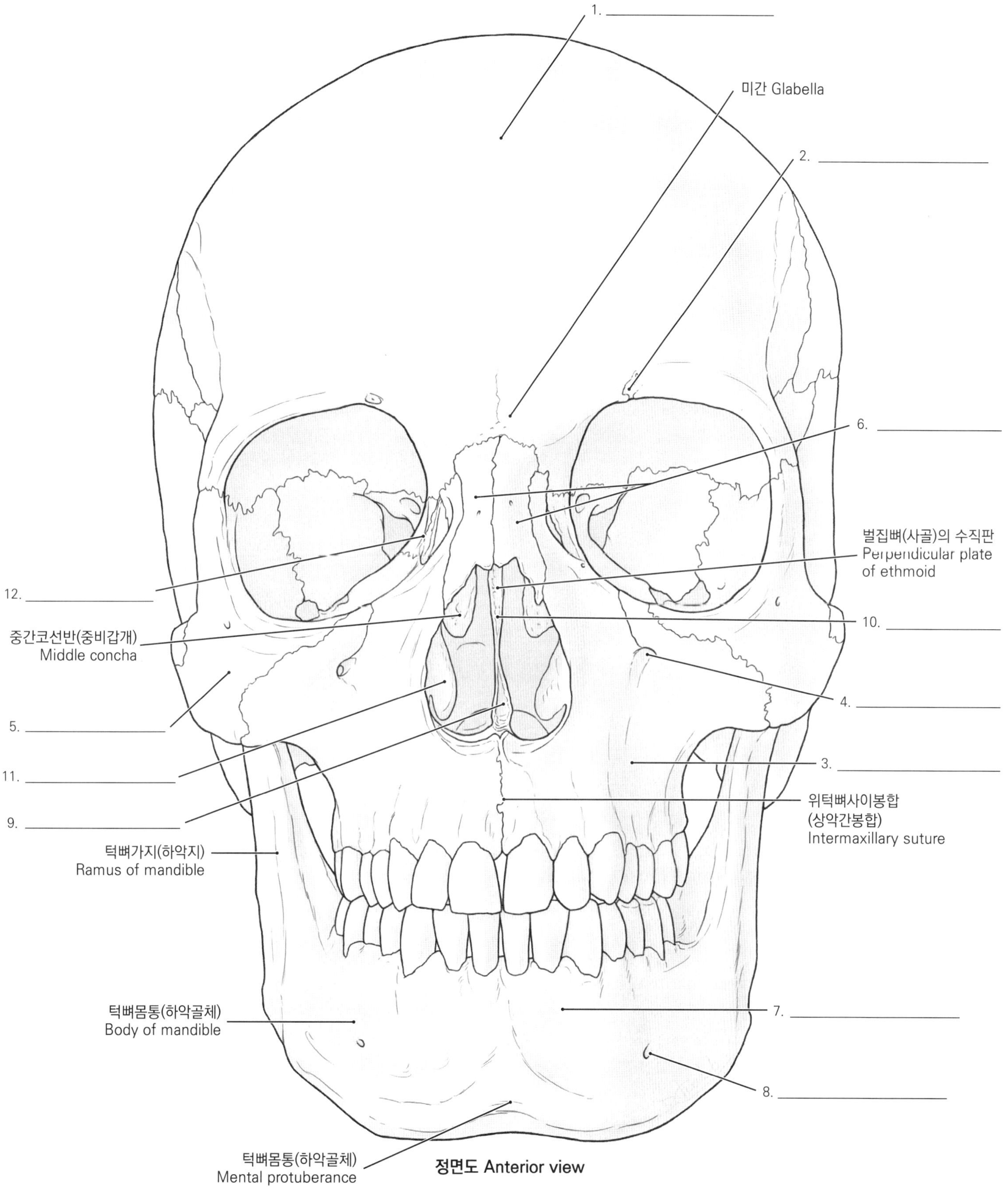

정면도 Anterior view

7.2 머리뼈(두개골)의 가쪽면 LATERAL ASPECT OF THE CRANIUM

머리뼈(두개골)의 측면도는 뇌머리뼈(신경두개골)와 얼굴머리뼈(안면두개골)의 측면을 모두 보여준다. 머리뼈(두개골)의 가쪽면에 기여하는 뼈는 관자뼈(측두골, temporal), 마루뼈(두정골, parietal), 이마뼈(전두골, frontal), 뒤통수뼈(후두골, occipital) 및 나비뼈(접형골, sphenoid)이다. 뇌머리뼈(신경두개골) 사이에 생성된 몇몇 봉합(suture)은 명명되었으며 해부학적으로나 임상적으로 유용한 랜드마크이다.

각각에 대해 서로 다른 색상을 사용하여 다음 각 구조를 색칠한다.

○ 1. **마루뼈**(**두정골**, ***Parietal***): 뇌머리뼈(신경두개골)의 돔형 지붕인 머리뼈(두개골)에 주로 기여. 뒤통수뼈(후두골), 이마뼈(전두골), 나비뼈(접형골), 관자뼈(측두골)와 연결됨.

○ 2. **뒤통수뼈**(**후두골**, ***Occipital***): 뇌머리뼈(신경두개골)의 볼록한 뒤쪽 융기에 기여하며 관자뼈(측두골), 마루뼈(두정골), 나비뼈(접형골)와 연결됨. 바깥뒤통수뼈융기(외후두융기, external occipital protuberance)는 일반적으로 뒤극(후극, posterior pole)에서 두드러짐(특히 남성).

○ 3. 시옷봉합(**람다상봉합**, ***Lambdoid suture***): 뒤통수뼈(후두골)와 마루뼈(두정골)의 관절에 있는 형태.

람다(***Lambda***): 두 마루뼈(두정골) 사이의 정중시상면(midsagittal plane)을 따라 흐르는 시상봉합(sagittal suture)(표시되지 않음)과 시옷봉합(람다상봉합)의 접합부.

○ 4. **이마뼈**(**전두골**, ***Frontal***): 머리덮개뼈(두개관, calvaria)에 기여.

○ 5. 이마봉합(**관상봉합**, ***Coronal suture***): 이마뼈(전두골)와 마루뼈(두정골)의 관절에 있는 형태.

눈썹활(미궁, ***Superciliary arch***): 비늘부분(squamous portion, 편평한 앞이마부분)과 눈확판(안와판, orbital plate) 사이의 돌출부.

정수리점(브레그마, ***Bregma***): 이마(관상)봉합과 시상봉합의 접합.

○ 6. **관자뼈**(**측두골**, ***Temporal***): 뇌머리뼈(신경두개골)의 아래쪽벽과 머리뼈바닥(두개골기저부)의 일부를 형성.

○ 7. 바깥귀길(**외이도**, ***External acoustic meatus***): 고막으로 이어지는 관.

꼭지돌기(유양돌기, ***Mastoid process***): 바깥귀길(외이도) 아래뒤쪽의 큰 돌기(특히 남성).

붓돌기(경상돌기, ***Styloid process***): 꼭지돌기(유양돌기)의 앞안쪽의 가늘고 뾰족한 돌기.

광대돌기(관골돌기, ***Zygomatic process***): 광대뼈(관골)의 관자(측두)돌기와 연결되어 광대활(관골궁, zygomatic arch)을 형성.

○ 8. 위 · 아래관자선(상 · 하측두선, ***Superior and inferior temporal line***): 관자뼈(측두골), 마루뼈(두정골), 이마뼈(전두골)의 방향으로 관자우묵(측두와, ***temporal fossa***)의 상하경계를 이룸.

○ 9. **나비뼈**(**접형골**, ***Sphenoid***): 몸통과 세 쌍의 돌기로 구성되고 뇌머리뼈(신경두개골), 머리뼈바닥(두개기저부, cranial base), 눈확(안와, orbit)의 아래가쪽벽에 기여하는 불규칙하고 단일한 뼈.

관자놀이점(프테리온, ***Pterion***): 이마뼈(전두골), 마루뼈(두정골), 관자뼈(측두골), 나비뼈(접형골)가 합쳐져 형성된 H자 모양의 봉합.

○ 10. **광대뼈**(**관골**, ***Zygomatic***): 눈확(안와)의 가쪽 및 아래벽과 광대활(권골궁)에 기여.

관자돌기(측두돌기, ***Temporal process***): 관자뼈(측두골)의 광대(권골)돌기와 연결되어 광대활(권골궁)을 형성.

○ 11. **위턱뼈**(**상악골**, ***Maxilla***): 코의 가쪽벽, 눈확(안와) 아래벽, 윗니를 지지하는 이틀돌기(치조돌기, alveolar process)에 기여.

○ 12. **비강**(***Nasal***): 코와 콧대(bridge of the nos)의 뼈부분에 기여.

코뿌리점(비근점, ***Nasion***): 이마뼈(전두골)와 코뼈(비골, nasal bone)의 교차점으로, 일반적으로 만져질 수 있는 함몰된 부분이 표시됨.

○ 13. **눈물뼈**(**누골**, ***Lacrimal***): 눈확(안와) 안쪽벽에 기여.

○ 14. **아래턱뼈**(**하악골**, ***Mandible***): 턱관절(악관절, ***temporomandibular joint, TMJ***)에서 관자뼈(측두골)와 관절을 이루고 있음.

관절돌기(***Condylar process***): 턱뼈가지(하악지, ***ramus***)의 위쪽면의 뒤쪽에서 일어남.

근육돌기(근돌기, ***Coronoid process***): 턱뼈가지(하악지, ramus)의 위쪽면의 앞쪽에서 일어남.

턱끝융기(이융기, ***Mental protuberance***): 턱을 형성하는 앞쪽 정중선 돌기.

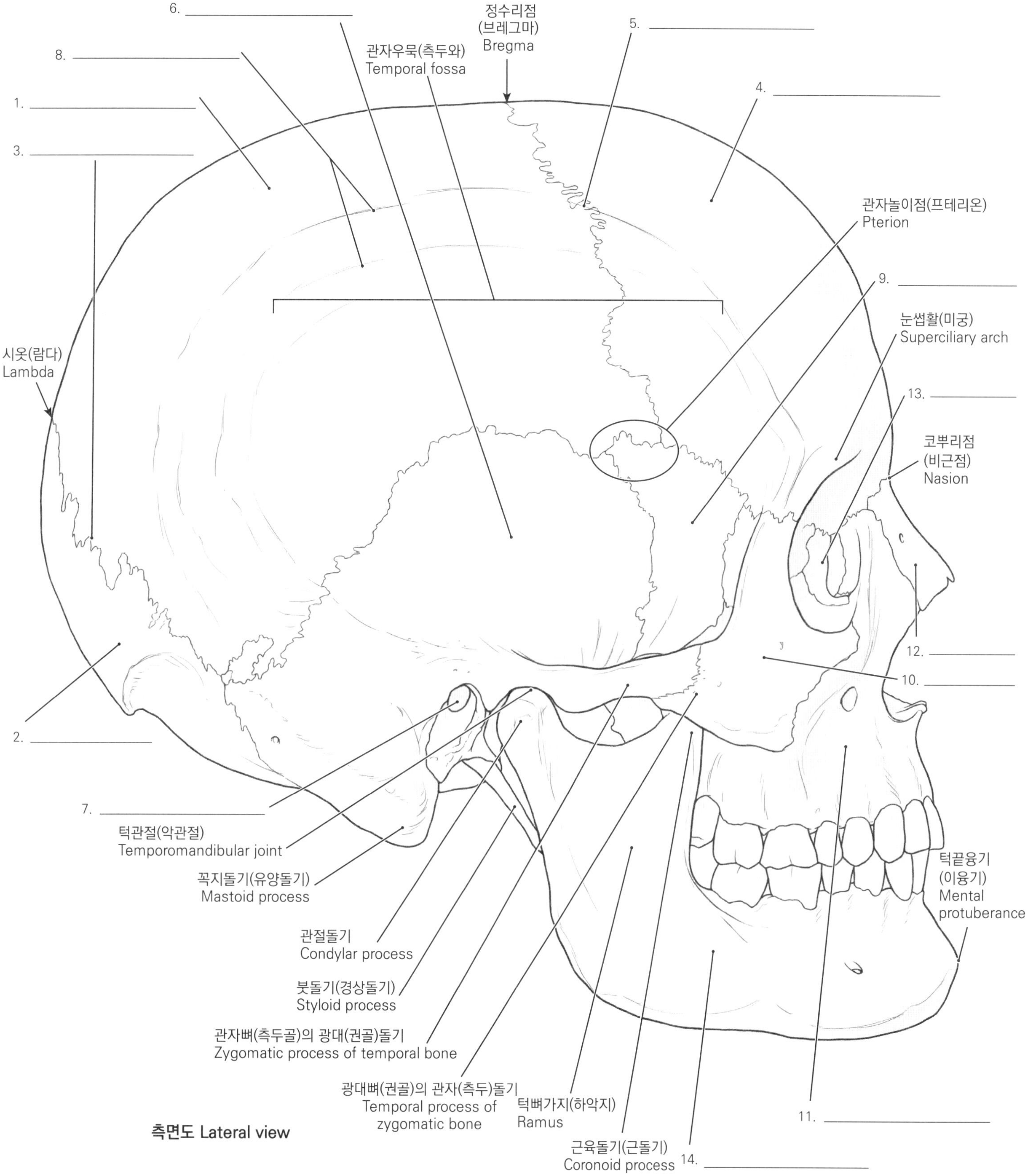

측면도 Lateral view

7.3 머리뼈(두개골)의 아래쪽면 INFERIOR ASPECT OF THE CRANIUM

머리뼈바닥(두개골기저부, cranial base)은 아래턱뼈(하악골)를 제외한 뇌머리뼈(신경두개골)와 얼굴머리뼈(안면두개골)의 아래쪽 부분이다. 뒤통수뼈(후두골, occipital), 관자뼈(측두골, temporal), 나비뼈(접형골, sphenoid), 위턱뼈(상악골, maxillae), 입천장뼈(구개골, palatine), 보습뼈(서골, vomer)의 일부가 머리뼈바닥(두개골기저부)을 구성한다.

각각에 대해 서로 다른 색상을 사용하여 다음 각 구조를 색칠한다.

○ 1. **뒤통수뼈(후두골, *Occipital*)**: 머리뼈바닥(두개골기저부)의 뒤쪽 대부분을 형성.

큰구멍(대공, ***Foramen magnum***): 척수(spinal cord), 뇌척수막(meninges), 척추동맥(vertebral artery), 척수더부(부)신경(spinal accessory nerve, CN XI)이 통과하는 큰 구멍.

○ 2. **뒤통수뼈관절융기(후두과, *Occipital condyles*)**: 척추와 연결되는 큰구멍(대공) 옆쪽에 위치한 두 개의 큰 돌기.

○ 3. **관자뼈(측두골, *Temporal*)**: 뒤통수뼈(후두골)의 앞쪽과 옆쪽에 위치.

○ 4. **목정맥구멍(경정맥공, *Jugular foramen*)**: 속목정맥(내경정맥, internal jugular vein), 혀인두신경(설인신경, glossopharyngeal nerve, CN IX), 미주신경(vagus nerve, CN X), 척수더부(부)신경(spinal accessory nerve, CN XI)의 통과를 위해 관자뼈(측두골)와 뒤통수뼈(후두골) 사이에 위치하는 불규칙한 구멍.

○ 5. **목동맥관(경동맥관, *Carotid canal*)**: 목정맥구멍(경정맥공) 앞쪽에 위치하여 속목동맥(내경동맥, internal carotid artery)이 통과하는 구멍.

○ 6. **붓꼭지구멍(경유돌공, *Stylomastoid foramen*)**: 얼굴로 튀어나오는 얼굴신경(안면신경, facial nerve, CN VII)의 일부가 통과하기 위한 붓(경상)돌기와 꼭지(유양)돌기 사이에 위치한 작은 구멍.

○ 7. **뒤힘살근(꼭지)패임(이복근[유돌]절흔, *Digastric*[*mastoid*] *notch*)**: 두힘살근(이복근, digastric) 뒤쪽몸통의 부착을 위해 꼭지(유양)돌기 안쪽에 위치한 고랑(구, groove).

○ 8. **턱관절오목(하악와, *Mandibular fossa*)**: 아래턱뼈(하악골)의 관절돌기머리(condylar head)가 TMJ 내에 위치하는 바깥귀길(외이도) 앞쪽과 광대(관골)돌기의 뒤쪽 중앙쪽에 위치한 함몰부.

○ 9. **나비뼈(접형골, *Sphenoid*)**: 정중선에서는 뒤통수뼈(후두골) 앞쪽에, 옆쪽으로는 관자뼈(측두골) 앞쪽에 위치. 날개돌기(익돌기, pterygoid process)는 정중선에 위치하며 각각 안쪽날개판(내측익상판, ***medial*** pterygoid plate) 및 가쪽날개판(외측익상판, ***lateral pterygoid plate***)으로 구성. 두 개의 큰날개(대익, ***greater wing***)는 각각의 날개(익상)돌기 가쪽에 위치.

날개오목(익돌와, ***Pterygoid fossa***): 안쪽날개판(내측익상판)과 가쪽날개판(외측익상판) 사이의 공간.

안쪽날개판의 갈고리(내측익상판구, ***Hamulus of medial pterygoid plate***): 안쪽날개판(내측익상판)의 아래면에서 연장되는 가느다란 돌기.

○ 10. **타원구멍(난원공, *Foramen ovale*)**: 삼차신경(trigeminal nerve, CN V_3)의 턱뼈가지(하악지)가 통과하기 위한 큰날개(대익) 내의 타원형 구멍.

○ 11. **뇌막동맥구멍(극공, *Foramen spinosum*)**: 중간뇌막동맥(중수막동맥, middle meningeal artery)의 통과를 위해 타원구멍(난원공)의 뒤가쪽에 위치한 작은 구멍.

○ 12. **바위고막틀틈새(추체고실열, *Petrotympanic fissure*)**: CN VII에서 고실끈신경(고삭신경, chorda tympani nerve)이 통과하기 위해 뇌막동맥구멍(극공)의 뒤가쪽에 위치한 작은 틈새.

○ 13. **파열구멍(파열공, *Foramen lacerrum*)**: 일생 동안 연골판으로 덮여 있는 관자뼈(측두골)와 나비뼈(접형골) 사이의 공간. 오직 작은 뇌막 혈관만이 그 공간을 수직으로 통과.

○ 14. **입천장뼈(구개골, *Palatine bone*)**: 단단입천장(경구개, hard palate)의 뒤쪽 1/3을 형성.

○ 15. **큰입천장구멍(대구개공, *Greater palatine foramen*)**: 큰입천장(대구개)신경과 혈관이 통과하는 작은 구멍

작은입천장구멍(소구개공, ***Lesser palatine foramen***): 작은입천장(소구개)신경이 통과하는 큰입천장구멍(대구개공) 뒤쪽의 작은 구멍.

뒤코가시(후비극, ***Posterior nasal spine***): 뒤쪽, 정중선 확장.

○ 16. **위턱뼈(상악골)의 입천장(구개)돌기(*Palatine process of maxilla*)**: 단단입천장(경구개)의 앞쪽 2/3를 형성하는 한 쌍의 돌기.

앞니구멍(절치공, ***Incisive foramen***): 코입천장신경(비구개신경, nasopalatine nerve)이 통과하는 정중선 구멍.

○ 17. **보습뼈(서골, *Vomer*)**: 코사이막(비중격, nasal septum)의 뒤아래쪽을 형성.

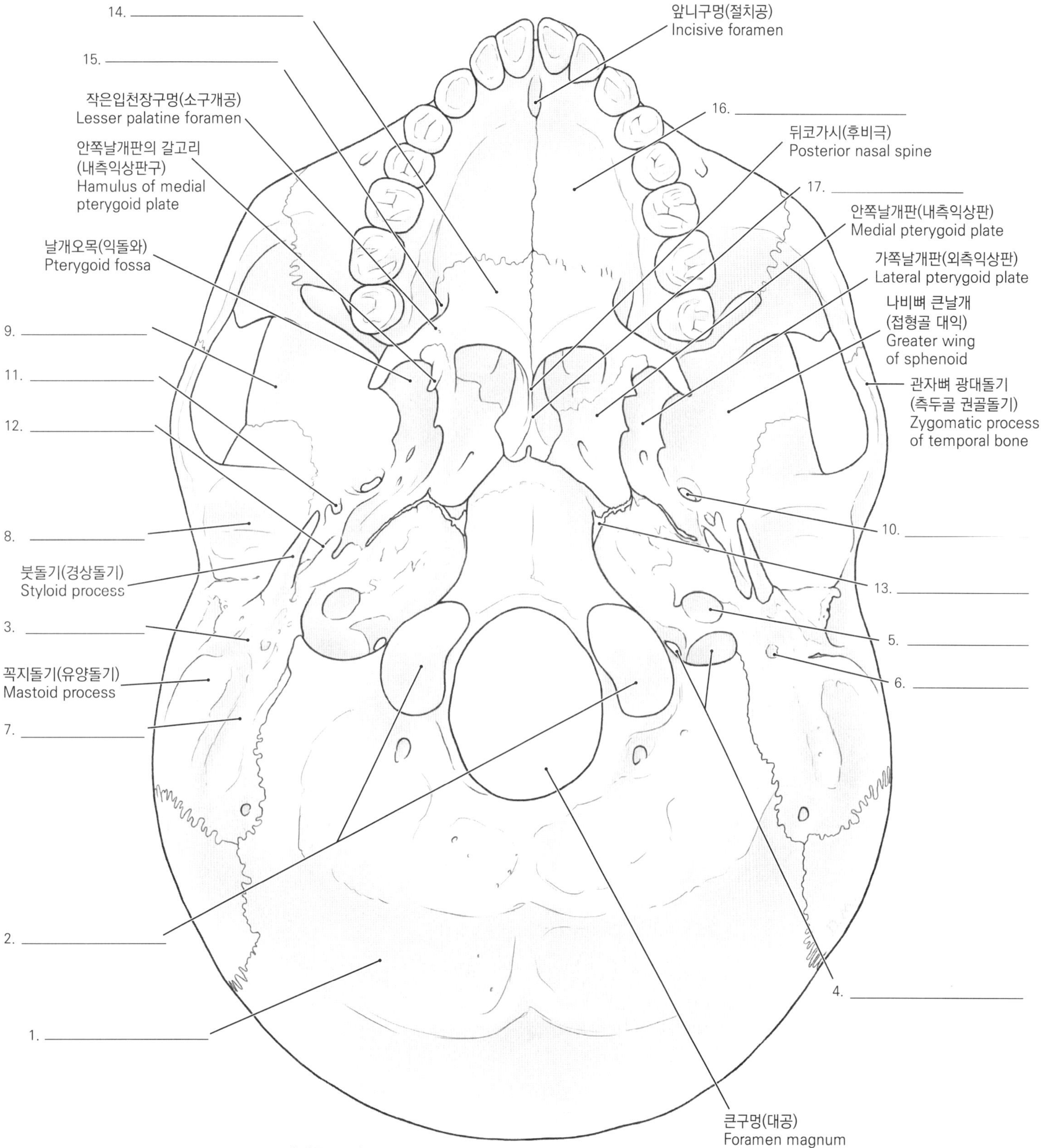

아래쪽 보기 Inferior view

7.4 머리뼈(두개골)바닥의 안쪽 모습 INTERNAL VIEW OF THE CRANIAL BASE

머리뼈바닥(두개골기저부)의 안쪽면은 세 개의 함몰부(앞머리뼈우묵[전두개와, anterior cranial fossa], 중간머리뼈우묵([중두개와, middle cranial fossa] 및 뒤머리뼈우묵[후두개와, posterior cranial fossae])로 세분된다. 각각의 우묵(와, fossa)은 서로 다른 높이에 놓여 있으며, 나비뼈(접형골) 작은날개(소익)의 뒤쪽 가장자리가 앞 및 중간머리뼈우묵(전 및 중두개와)을 분리하고 관자뼈(측두골)의 바위능선(추체능선, petrous ridge)이 중간 및 뒤머리뼈우묵(중 및 후두개와)을 분리한다.

각각에 대해 서로 다른 색상을 사용하여 다음 각 구조를 색칠한다.

앞머리뼈우묵(전두개와) Anterior Cranial Fossa

앞머리뼈우묵(전두개와)은 이마뼈(전두골), 벌집뼈(사골), 나비뼈(접형골)로 구성된다.

○ 1. **이마뼈(전두골)의 눈확(안와)부분(*Orbital part of frontal bone*)**: 앞머리뼈우묵(전두개와)의 대부분을 형성.

○ 2. **벌집뼈(사골, *Ethmoid bone*)**: 두 개의 이마뼈(전두골) 사이 중앙에 위치.

볏돌기(계관, *Crista galli*): 벌집뼈(사골)에서 위쪽, 정중선으로 돌출.

체판(*Cribriform plate*): 볏돌기(계관)의 양쪽에 위치. 수많은 작은 구멍이 체판 위에 위치하며 후각신경(olfactory nerve, CN I)이 통과.

○ 3. **나비뼈(접형골) 작은날개(소익)**: 앞머리뼈우묵(전두개와)의 뒤쪽을 형성.

앞침대돌기(전상돌기, *Anterior clinoid process*): 나비뼈(접형골)의 작은날개(소익)에서 뒤쪽으로 향하는 돌출부.

○ 4. **시각신경관(시신경관, *Optic canal*)**: 시각신경(optic nerve, CN II)과 눈동맥(안동맥, ophthalmic artery)이 통과하기 위한 나비뼈(접형골) 작은날개(소익) 내에 있는 구멍.

중간머리뼈우묵(중두개와) Middle Cranial Fossa

나비뼈(접형골)는 중간머리뼈우묵(중두개와)의 대부분에 기여하며 관자뼈(측두골)와 바위(추체)부분이 뒤쪽 경계를 형성한다.

○ 5. **나비뼈몸통(접형골체, *Body of sphenoid*)**: 윗부분에서 안장 모양의 형태를 이루는 정중선 구성 요소인 안장(터어키안, sella turcica). 안장(터어키안)은 세 부분으로 구성:

안장결절(안결절, *Tuberculum sellae*): 뇌하수체오목(하수체와, hypophyseal fossa)의 앞쪽 경계를 형성하는 약간 융기된 정중선.

뇌하수체오목(하수체와, *Hypophyseal[pituitary] fossa*): 뇌하수체가 차지하는 나비뼈몸통(접형골체)의 정중선 함몰.

안장등(안배, *Dorsum sellae*): 뇌하수체 뒤쪽의 위쪽 돌출부, 뒤침대돌기(후상돌기, posterior clinoid process)를 구성하는 두 개의 위가쪽 돌기가 있음.

○ 6. **날개뼈 큰날개(접형골 대익, *Greater wing of sphenoid*)**: 나비뼈몸통(접형골체)에서 한 쌍의 가쪽 확장.

○ 7. **위눈확틈새(상안와열, *Superior orbital fissure*)**: 눈돌림신경(동안신경, oculomotor nerve, CN III), 도르래신경(활차신경, trochlear nerve, CN IV), 삼차신경의 눈가지(ophthalmic division of the trigeminal nerve, CN V1), 갓돌림신경(외전신경, abducens nerve, CN VI) 및 눈정맥(안정맥, ophthalmic vein)이 통과하는 날개뼈(접형골)의 큰날개(대익) 및 작은날개(소익) 사이에 위치.

○ 8. **원형구멍(원형공, *Foramen rotundum*)**: 삼차신경(CN V_2)의 위턱가지(상악지, maxillary division)가 통과하는 위눈확틈새(상안와열)의 안쪽면 뒤쪽에 위치.

○ 9. **타원구멍(난원공, *Foramen ovale*)**: 삼차신경(CN V_3)의 턱뼈가지(하악지)가 통과하는 원형구멍(원형공)의 뒤가쪽에 위치.

○ 10. **뇌막동맥구멍(극공, *Foramen spinosum*)**: 중간뇌막동맥(중경막동맥, middle meningeal artery)의 통과를 위한 타원구멍(난원공)의 뒤가쪽에 위치.

뒤머리뼈우묵(후두개와) Posterior Cranial Fossa

뒤머리뼈우묵(후두개와)은 관자뼈(측두골)의 바위부분(추체부)능선(ridge of the petrous portion) 뒤쪽에 위치하며 세 개의 머리뼈우묵 중 가장 깊은 부분이다.

○ 11. **뒤통수뼈(후두골, *Occipital bone*)**: 관자뼈(측두골)가 앞가쪽벽을 형성하고 나비뼈(접형골)의 안장등(안배, dorsum sellae)이 정중선 앞쪽 경계를 형성하며 뒷머리뼈우묵(후두개와)의 대부분에 기여.

비스듬틀(경사대, *Clivus*): 큰구멍(대공)으로 이어지는 안장등(안배)의 뒤아래쪽 경사면.

○ 12. **혀밑신경관(설하신경관, *Hypoglossal canal*)**: 혀밑(설하)신경의 통과를 위한 큰구멍(대공)의 앞가쪽 가장자리에 위치(CN XII).

○ 13. **관자뼈(측두골)의 바위(추체)부분(*Petrous part of temporal bone*)**: 중간머리뼈우묵(중두개와)과 뒤머리뼈우묵(후두개와)을 나누고 속귀(내이)와 가운데귀(중이)를 수용하는 눈에 띄는 능선을 형성.

○ 14. **속귀길(내이도, *Internal acoustic meatus*)**: 얼굴(안면)신경(CN VII) 및 속귀(전정와우)신경(CN VIII)의 통과를 위한 관자뼈(측두골) 바위(추체)의 뒤안쪽 옆면에 있는 구멍.

○ 15. **목정맥구멍(경정맥공, *Jugular foramen*)**: 속목(내경)정맥, 혀인두(설인)신경(CN IX), 미주신경(CN X) 및 척수더부(부)신경(CN XI)의 통과를 위한 속귀길(내이도) 아래, 관자뼈(측두골) 바위(추체) 뒤쪽면과 뒤통수뼈(후두골) 사이에 위치.

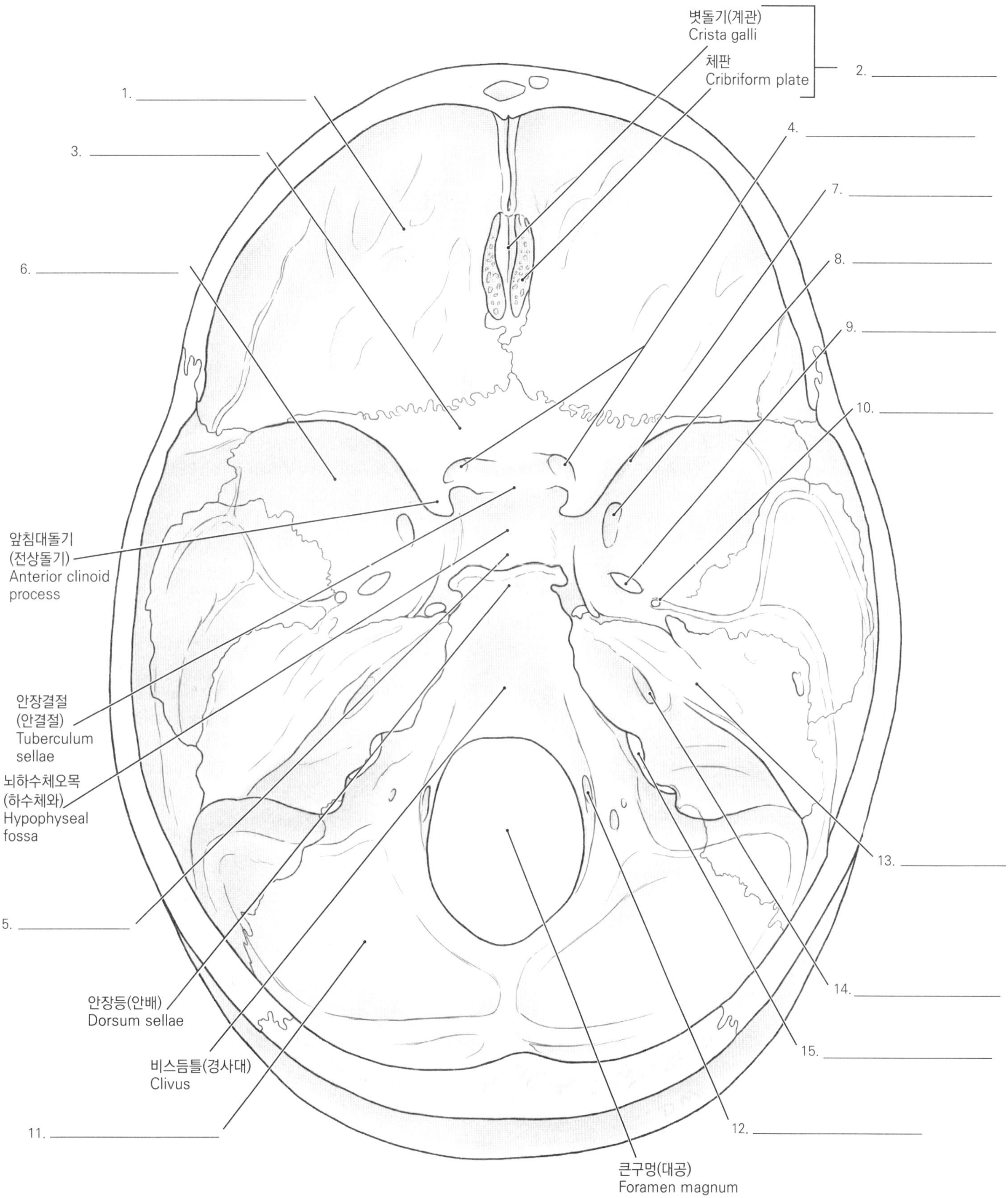

위쪽 보기 Superior view

7.5 뇌신경 CRANIAL NERVES

입쪽(문측, rostral)에서 꼬리쪽(미측, caudal)으로 I~XII번으로 번호가 매겨진 12쌍의 뇌신경(cranial nerve)이 있다. 뇌신경은 머리뼈(두개골)의 구멍이나 틈을 통해 말초의 목표물에 도달한다. 뇌신경은 하나 또는 그 이상의 섬유 유형을 전달한다.

오른쪽에는 경질막(경막, dura mater)과 그 형상이 그대로 남아 있다. 왼쪽에는 삼차신경절공간(trigeminal[Meckel] cave)을 덮고 있는 경질막(경막)이 절단되어 삼차신경절과 그 분할이 노출되어 있다. 소뇌천막(cerebellar tentorium)도 절단되어 경질막정맥굴계(경막정맥동계, dural venous sinus system)의 구성 요소가 드러난다.

각각에 대해 서로 다른 색상을 사용하여 다음 각 구조를 색칠한다.

○ 1. **후각신경(후신경 *Olfactory nerve, CN I*)**: 후각을 담당하는 특수 감각섬유로 구성. 다수의 후각신경이 벌집체판(사판, cribriform plate)을 통과하여 후각망울(후구, ***olfactory bulb***)에서 시냅스를 형성.

○ 2. **시각신경(시신경, *Optic nerve, CN II*)**: 망막(retina)의 시각정보를 전달하는 시각신경관(optic canal)을 통해 눈확(안와, orbit)에서 통과하는 망막신경절세포(retinal ganglion cell)의 축삭으로 구성.

○ 3. **눈돌림신경(동안신경, *Oculomotor nerve, CN III*)**: 안장가로막(안격막, ***sellar diaphragm***) 옆쪽의 경질막(경막)을 관통하여 위눈확틈새(상안와열, superior orbital fissure)를 통해 눈확(안와)에 들어감. CN III은 거의 모든 안구근육에 대한 몸(체성)운동섬유와 안구 내 근육에 대한 시냅스 이전 부교감섬유로 구성.

○ 4. **도르래신경(활차신경, *Trochlear nerve, CN IV*)**: 소뇌천막 가장자리의 경질막을 관통하여 위눈확틈새(상안와열)를 통해 눈확(안와)으로 들어감. CN IV는 하나의 안구근육에 대한 몸(체성)운동섬유로 구성.

○ 5. **삼차신경(*Trigeminal nerve, CN V*)**: 삼차신경절의 중추돌기(central process)를 포함하는 큰 감각뿌리(sensory root)와 몸(체성)운동섬유를 포함하는 작은 운동뿌리(motor root)로 구성.

○ 6. **삼차신경절(*Trigeminal ganglion*)**: 몸(체성)감각세포체로 구성. 말초돌기(peripheral process)는 머리의 표적으로부터 몸감각정보를 전달하는 반면, 중추돌기는 삼차신경을 구성한다. 몸(체성)운동섬유는 신경절을 우회하여 CN V_3의 구성 요소로만 이동.

○ 7. **눈신경(안신경, *Ophthalmic nerve, CN V_1*)**: 각막(cornea), 이마피부, 두피 앞쪽(anterior scalp), 눈꺼풀(안검, eyelid), 이마굴(전두동, frontal sinus), 나비굴(접형동, sphenoid sinus), 코안(비강) 점막에서 감각을 전달하는 말초돌기로 구성. 위눈확틈새(상안와열)를 통과하는 경로.

○ 8. **위턱신경(상악신경, *Maxillary nerve, CN V_2*)**: 얼굴피부에서 위턱(상악, maxilla), 윗입술(상순, upper lip), 위턱(상악)치아, 코안(비강) 점막, 위턱굴(상악동, maxillary sinuses) 및 입천장(구개, palate)에 걸쳐 감각을 전달하는 말초돌기로 구성. 원형구멍(원형공, foramen rotundum)을 통한 경로.

○ 9. **아래턱신경(하악신경, *Mandibular nerve, CN V_3*)**: 씹기근(저작근, muscles of mastication)과 인두궁 I 근육(pharyngeal arch I muscle)에 대한 몸(체성)운동섬유와 얼굴 피부부터 아래턱(하악), 아랫입술(하순), 아래턱(하악)치아, 턱관절(악관절, TMJ), 입안(구강)점막, 혀의 앞쪽 2/3의 감각을 전달하는 말초돌기로 구성. 타원구멍(난원공, foramen ovale)을 통과하는 경로.

○ 10. **갓돌림신경(외전신경, *Abducens nerve, CN VI*)**: 비스듬틀(경사대, clivus)을 덮고 있는 경질막을 뚫고 위눈확틈새(상안와열)로 들어감. 하나의 눈바깥근육(외안근, extraocular muscle)에 몸(체성)운동섬유로 구성.

○ 11. **얼굴신경(안면신경, *Facial nerve, CN VII*)**: 고유얼굴(안면)신경(facial nerve proper)과 중간신경(intermediate nerve)으로 구성 고유얼굴(안면)신경에는 표정근육과 제2인두궁(활)(2nd pharyngeal arch)에 공급되는 몸(체성)운동섬유가 포함. 중간신경에는 미각을 담당하는 특수감각(special sensory), 머리의 대부분의 주요 분비샘(major gland)에 대한 시냅스 이전 부교감신경, 바깥귀(외이) 부분에 대한 몸(체성)감각섬유가 포함. 속귀길(내이도)을 통한 경로.

○ 12. **속귀신경(전정와우신경, *Vestibulocochlear nerve, CN VIII*)**: 균형을 담당하는 안뜰(전정)신경(vestibular nerve)과 청각을 담당하는 달팽이(와우)신경(cochlear nerve)으로 구성. 속귀길(내이도)을 통한 경로.

○ 13. **혀인두신경(설인신경, *Glossopharyngeal nerve, CN IX*)**: 바깥귀(외이)의 몸(체성)감각, 목동맥팽대(경동맥동, carotid sinus) 및 목동맥토리(경동맥소체, carotid body), 가운데귀(중이) 및 입인두점막(mucosa of the oropharynx)의 내장감각(visceral sensory), 미각에 대한 특수감각, 제3인두궁까지의 몸(체성)운동 및 귀밑샘(이하선, parotid gland)으로 가는 시냅스 이전 부교감신경으로 구성. 목정맥구멍(경정맥공, jugular foramen)을 통한 경로.

○ 14. **미주신경(*Vagus nerve, CN X*)**: 바깥귀(외이)의 몸(체성)감각, 미각에 대한 특수감각, 혀밑(base of tongue), 인두(pharynx), 후두(larynx), 가슴안(흉부) 및 배안(복부) 기관의 내장 감각, 가슴안(흉부) 및 배안(복부) 기관의 시냅스 이전 부교감신경, 내인성 후두근육과 대부분의 인두 및 입천장(구개) 근육의 몸(체성)운동으로 구성. 목정맥구멍(경정맥공, jugular foramen)을 통한 경로.

○ 15. **척추더부신경(척추부신경, *Spinal accessory nerve, CN XI*)**: 목빗근(흉쇄유돌근, sternocleidomastoid) 및 등세모근(승모근, trapezius)에 대한 몸(체성)운동섬유로 구성. 상부척수에서 시작하여 큰구멍(대공)을 통과하여 목정맥구멍(경정맥공)을 통해 머리뼈에서 나옴.

○ 16. **혀밑신경(설하신경, *Hypoglossal nerve, CN XII*)**: 혀 대부분의 근육에 대한 몸(체성)운동섬유로 구성. 혀밑신경관(설하신경관, hypoglossal canal)을 통한 경로.

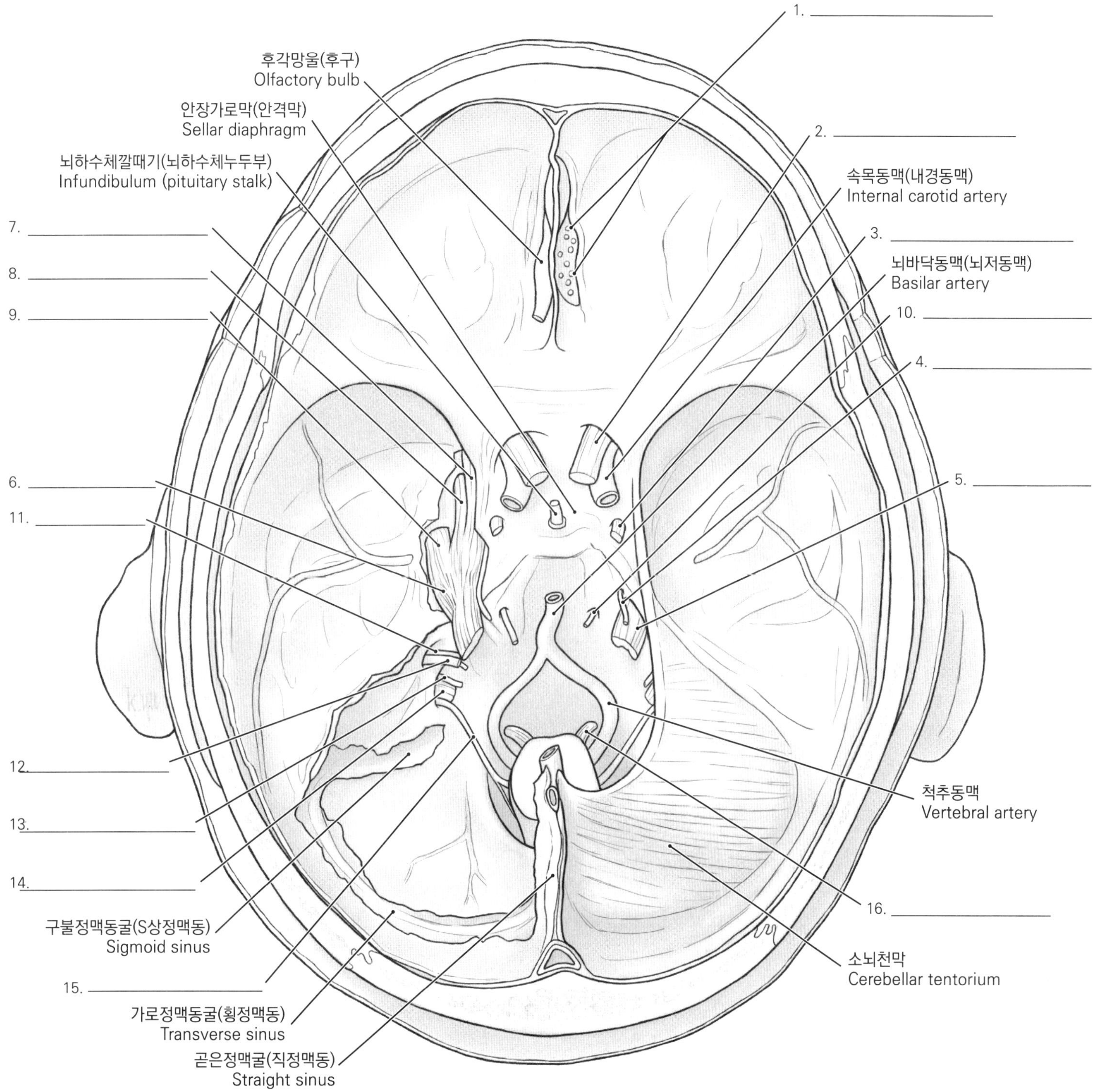

위쪽 보기 Superior view

7.6 경질막(경막) 반사와 경질막(경막) 정맥동 DURAL REFLECTIONS AND DURAL VENOUS SINUSES

경질막(경막)은 뼈막바깥판(외골막판, external periosteal layer)과 속뇌막판(내수막판, internal meningeal layer) 두 층으로 구성된다. 뼈막바깥판(외골막판)은 머리덮개뼈(두개관, calvaria)와 머리뼈바닥(두개기저부, cranial base)의 안쪽면에 부착한다. 속뇌막판(내수막판)은 경질막반사(dural reflections)와 경질막동(dural sinus)이 발생하는 곳을 제외하고는 뼈막바깥판(외골막판)과 융합되어 있다. 경막주름(dural reflection)은 머리뼈안(두개강)을 구획으로 세분화하는 뇌막층(수막층, meningeal layer)이 접힌 부분이다. 경질막정맥굴(경막정맥동, dural venous sinus)은 대뇌정맥(cerebral vein)으로부터 정맥 배수를 받는 경질막층 사이의 정맥으로 채워진 공간이다.

머리의 정중시상면(midsagittal)은 뇌와 척수가 제거된 상태로 표시된다. 정중선과 왼쪽면 경막주름 및 정맥동은 뇌로 공급되는 동맥의 왼쪽 절반과 함께 유지된다.

각각에 대해 서로 다른 색상을 사용하여 다음 각 구조를 색칠한다.

경막주름 Dural Reflections

○ 1. **대뇌낫(대뇌겸, *Cerebral falx*)**: 대뇌반구를 분리하는 경막 접힘(dural infolding) 부분 중 가장 큰 부분. 볏돌기(계관, ***crista galli***)에서 속뒤통수뼈융기(내후두융기, internal occipital protuberance)까지 이어져 소뇌천막과 연속됨.

○ 2. **소뇌천막(*Cerebellar tentorium*)**: 소뇌를 대뇌반구와 분리. 침대돌기(상돌기, clinoid process), 관자뼈(측두골)의 바위(추체)부분(petrous part) 그리고 뒤통수뼈(후두골)와 마루뼈(두정골)의 안쪽면에 부착.

○ 3. **소뇌낫(소뇌겸, *Cerebellar falx*)**: 소뇌천막 아래에 위치하며 소뇌반구를 부분적으로 분리하는 수직주름(vertical fold).

○ 4. **안장가로막(안격막, *Sellar diaphragm*)**: 뇌하수체깔때기(누두부)를 위한 중앙의 작은 구멍을 제외하고 뇌하수체오목 위에 지붕을 형성하는 침대돌기(상돌기) 사이에 매달린 원형판(7.5절 그림 참조).

경질막정맥굴(경막정맥동) Dural Venous Sinuses

○ 5. **위시상정맥굴(상시상정맥동, *Superior sagittal sinus*)**: 볏돌기(계관, crista galli)에서 시작하여 속뒤통수뼈융기(내후두융기) 근처의 정맥굴(동) 합류점에서 뒤쪽으로 끝나는 대뇌낫(겸)의 부착된 경계에 위치. 위(상)대뇌정맥으로부터 정맥을 이어받음.

○ 6. **아래시상정맥굴(하시상정맥동, *Inferior sagittal sinus*)**: 대뇌낫(aua)의 아래 자유모서리에 위치하며 곧은정맥굴(직정맥동, straight sinus)에서 끝남.

○ 7. **큰대뇌정맥(대대뇌정맥, *Great cerebral vein*)**: 아래시상정맥굴(하시상정맥동, inferior sagittal sinus)과 합쳐져 곧은정맥굴(직정맥동)을 형성하는 단일 정중정맥(Single midline vein).

○ 8. **곧은정맥굴(직정맥동, *Straight sinus*)**: 대뇌낫(겸)과 소뇌천막의 부착부를 따라 진행하며 정맥동 합류 지점에서 끝남.

정맥굴 합류 지점에서 정맥혈은 옆으로 가로정맥동굴(횡정맥동)으로 이동하고, 가로정맥동굴(횡정맥동)은 구불정맥동굴(S상정맥동)로 배출된다(7.5절 그림 참조). 각 구불동굴은 속목정맥(내경정맥)으로 이어진다.

뇌에 동맥 공급 Arterial Supply to the Brain

○ 9. **척추동맥(*Vertebral artery*)**: 큰구멍(대공)을 통해 머리안(두개강, cranial cavity)으로 들어가 결합하여 뇌바닥동맥(뇌저동맥, basilar artery)을 형성.

○ 10. **뇌바닥동맥(뇌저동맥, *Basilar artery*)**: 비스듬틀(경사대, Clivus)을 올라감.

○ 11. **뒤대뇌동맥(후대뇌동맥**[쌍], ***Posterior cerebral artery***[paired]): 뇌바닥동맥(뇌저동맥)의 말단가지.

○ 12. **속목동맥(내경동맥**[쌍], ***Internal carotid artery***[paired]): 목(경)동맥을 통해 머리안(두개강)으로 들어가 나비뼈몸통(접형골체)의 가쪽면을 따라 진행하고 앞침대돌기(전상돌기) 아래로 180° 회전하여 뇌바닥(기저부) 위로 진행.

○ 13. **앞(전)대뇌동맥**(쌍)(***Anterior cerebral artery***[paired]): 속목(내경)동맥의 말단가지. 각 앞(전)대뇌동맥은 앞(전)교통동맥을 통해 서로 연결.

○ 14. **중간(중)대뇌동맥**(쌍)(***Middle cerebral artery***[paired]): 속목(내경)동맥의 말단가지.

○ 15. **뒤(후)교통동맥**(쌍)(***Posterior communicating artery***[paired]): 속목(내경)동맥과 뒤(후)대뇌동맥을 연결.

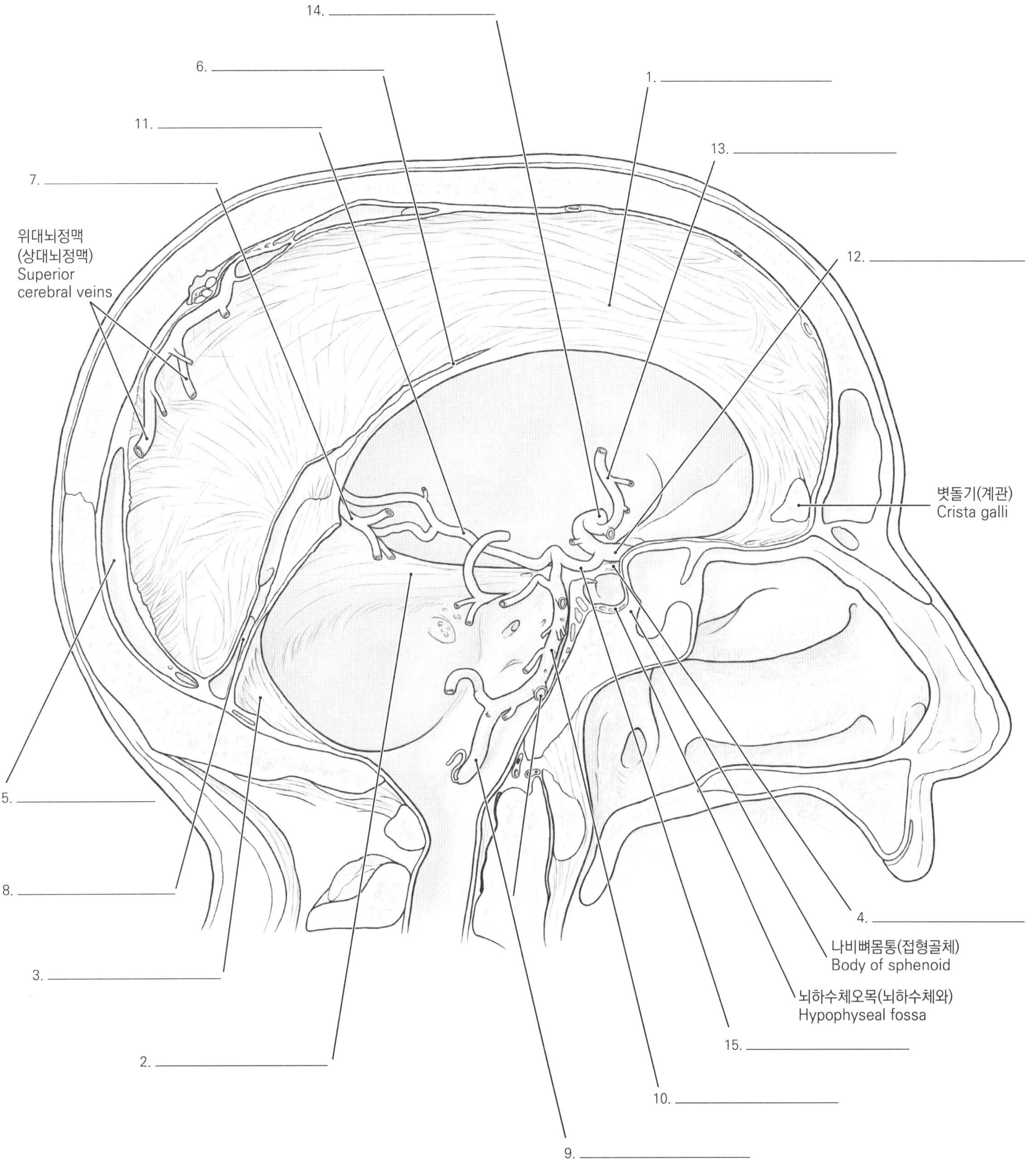
14.
6.
1.
11.
13.
7.
위대뇌정맥
(상대뇌정맥)
Superior
cerebral veins
12.
볏돌기(계관)
Crista galli
5.
8.
4.
나비뼈몸통(접형골체)
Body of sphenoid
3.
뇌하수체오목(뇌하수체와)
Hypophyseal fossa
15.
2.
10.
9.

7.7 표정근육 MUSCLES OF FACIAL EXPRESSION

표정근육은 머리뼈(두개골)의 골격 또는 근막구조에서 일어나서 얼굴, 두피 및 목의 피부에 닿게 된다. 모든 표정근육은 제2 인두활(궁)(2nd pharyngeal arch)에서 발달하며 얼굴(안면)신경(CN VII)의 지배를 받는다.

얼굴 오른쪽의 피부와 피하조직을 제거하여 표정근육, 귀밑샘(이하선, *parotid gland*) 및 귀밑샘관(이하선관), 얼굴 혈관계를 드러냈다. 씹기(저작)근육(mastication) 중 하나인 깨물근(교근, *masseter*)도 관자근(측두근, temporalis)을 덮고 있는 관자근막(측두근막, *temporalis fascia*)과 함께 표시된다. 눈둘레근(안륜근, orbicularis oculi)의 작은 부분이 제거되어 눈썹주름근(추미근, corrugator supercilii)이 드러났다.

각각에 대해 서로 다른 색상을 사용하여 다음 각 구조를 색칠한다.

두피, 이마, 눈꺼풀, 눈썹의 근육

근육	이는곳(기시점)	닿는곳(정지부)	작용
○ 1. 뒤통수이마근의 이마힘살(후두전두근의 전두근) *Frontal belly of occipitofrontalis*	머리덮개근(두개표근, epicranial aponeurosis)	눈썹과 이마의 피부와 피하조직	눈썹을 높이고 이마 피부에 주름을 생성
○ 2. 눈둘레근(안륜근) *Orbicularis oculi*	안쪽눈확(내측안와) 가장자리; 안쪽 안검인대(palpebral ligament); 눈물뼈(누골)	눈확(안와) 가장자리 주변의 피부; 위 아래 눈꺼풀판(안검판, tarsal plate)	눈꺼풀(eyelids) 닫음
○ 3. 눈살근(비근근) *Procerus*	코 옆 연골; 코뼈를 덮고 있는 근막	눈썹 사이 아래 이마 피부	눈썹의 안쪽 끝을 내림; 코 뒤쪽 피부에 주름 생성
○ 4. 눈썹주름근(추미근) *Corrugator supercilii*	눈썹활(superciliary arch)의 안쪽 끝	중간 눈확(안와)위모서리(supraorbital margin)보다 위쪽에 있는 피부	눈썹을 안쪽과 아래쪽으로 그림

입, 입술, 뺨의 근육

근육	이는곳(기시점)	닿는곳(정지부)	작용
○ 5. 입둘레근(구륜근) *Orbicularis oris*	안쪽 위턱뼈(상악골) 및 아래턱뼈(하악골); 구강주위 피부의 깊은 표면; 볼굴대(modiolus)	입술의 점막	구강 틈을 닫음; 입술을 압축하고 돌출시킴; 팽창에 저항
○ 6. 위입술올림근(상순거근) *Levator labii superioris*	위턱(상악)의 눈확아래모서리(안와하연, infraorbital margin)과 이마(전두)돌기	윗입술의 피부	윗입술을 높임; 입 확장
○ 7. 입꼬리올림근(구각거근) *Levator anguli oris*	위턱뼈(상악골)의 눈확아래모서리(안와하연)	볼굴대(modiolus)	구강 틈을 넓힘; 입 확장
○ 8. 큰광대근(대관골근) *Zygomaticus major*	*광대활(권골궁, zygomatic arch)*의 가쪽면		볼굴대를 올림; 입 확장
○ 9. 입꼬리내림근(구각하제근) *Depressor anguli oris*	아래턱뼈(하악골)의 앞가쪽 기저부		볼굴대를 내림; 입 확장
○ 10. 아랫입술내림근(하순하제근) *Depressor labii inferioris*	턱뼈몸통(하악골체)의 앞가쪽	아랫입술의 피부	아랫입술을 아래로 내림; 입 확장
○ 11. 턱끝근(이근) *Mentalis*	턱뼈몸통(하악골체)	턱의 피부	아랫입술을 높이고 돌출; 턱의 피부 높임
○ 12. 볼근(협근) *Buccinator*	아래턱뼈(하악골), 위아래턱뼈(상하악골)의 이틀(치조)돌기, 날개아래턱솔기(익돌하악봉선, pterygomandibular raphe)	볼굴대; 눈둘레근(안륜근)	뺨을 치아에 대고 누름; 팽창에 저항
○ 13. 넓은목근(활경근) *Platysma*	목의 피하 조직	턱뼈바닥(하악저); 뺨과 아랫입술의 피부; 볼굴대; 눈둘레근(안륜근)	(저항에 맞서) 아래턱(하악)을 내림; 목주위의 피부를 긴장시킴

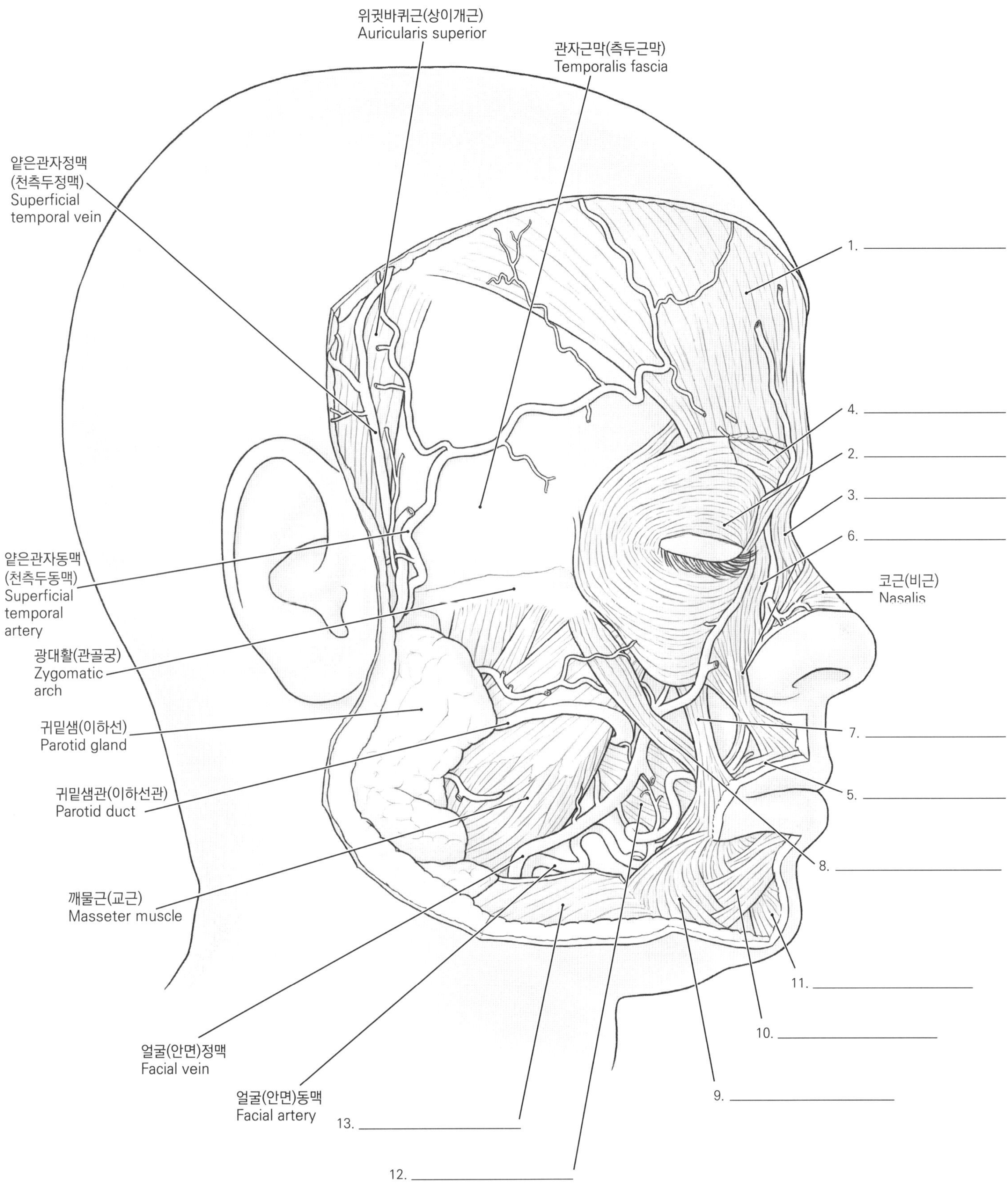
위귓바퀴근(상이개근)
Auricularis superior
관자근막(측두근막)
Temporalis fascia
얕은관자정맥
(천측두정맥)
Superficial
temporal vein
1. ____________
4. ____________
2. ____________
3. ____________
6. ____________
코근(비근)
Nasalis
얕은관자동맥
(천측두동맥)
Superficial
temporal
artery
광대활(관골궁)
Zygomatic
arch
귀밑샘(이하선)
Parotid gland
7. ____________
귀밑샘관(이하선관)
Parotid duct
5. ____________
8. ____________
깨물근(교근)
Masseter muscle
11. ____________
10. ____________
얼굴(안면)정맥
Facial vein
9. ____________
얼굴(안면)동맥
Facial artery
13. ____________
12. ____________

7.8 귀밑샘(이하선)과 얼굴(안면)신경가지의 관계 PAROTID GLAND AND RELATIONSHIPS OF THE FACIAL NERVE BRANCHES

얼굴(안면)신경(CN VII)의 몸(체성)운동섬유는 붓꼭지구멍(경유돌공, stylomastoid foramen)을 통해 얼굴로 나온다. 얼굴(안면)신경은 붓꼭지구멍(경유돌공)을 통과한 직후 귀밑샘(이하선, parotid gland) 내에서 6개의 주요 가지로 나뉜다. 이 가지는 얼굴 전체에 신경얼기(총)를 형성하면서 서로 소통한다.

귀밑샘집(이하선초)과 함께 피부와 피하 조직이 얼굴과 목의 오른쪽에서 제거되었다. 핀은 귓불(lobule)을 위쪽으로 고정하고 있으며, 넓은목근(활경근, platysma)의 위쪽 부분은 끈에 의해 아래쪽으로 젖혀졌다.

각각에 대해 서로 다른 색상을 사용하여 다음 각 구조를 색칠한다.

얼굴(안면)신경 가지 Facial Nerve Branches

○ 1. **귀밑샘(이하선, *Parotid gland*)**: 침샘 중 가장 크며 바깥귀길(외이도)의 앞아래쪽에 위치. 귀밑샘(이하선)은 꼭지돌기(유양돌기, mastoid process)와 턱뼈가지(하악지, ramus of mandible) 사이의 공간을 채우며 깨물근(교근, ***masseter***)의 가쪽 표면 위로 다양하게 확장. 얼굴(안면)신경 가지가 분비선을 통과하지만 신경을 공급하지는 않음.

○ 2. **귀밑샘관(이하선관, *Parotid duct*)**: 귀밑샘(이하선)의 앞쪽 가장자리에서 연장되어 깨물근(교근) 표면으로 진행된 후 안쪽으로 회전하여 볼근(협근, ***buccinator muscle***)을 뚫고 입안(구강)으로 들어감.

○ 3. **큰귓바퀴신경(대이개신경, *Great auricular nerve*)**: 목(경추)신경얼기(C2, C3)에서 발생하여 귀밑샘(이하선)을 둘러싸는 귀밑샘집(이하선초)과 턱뼈각(하악각, angle of mandible) 위의 피부를 공급. 바깥목정맥(외경정맥, ***external jugular vein***)을 따라 이동.

○ 4. **얕은관자동맥(천측두동맥, *Superficial temporal artery*)**: 얕은관자정맥(천측두정맥, ***superficial temporal vein***)과 함께 이동하는 바깥목동맥(외경동맥)의 말단분지. 귀밑샘(이하선)에서 TMJ와 바깥귀(외이) 사이의 얼굴로 나와 두피에 혈액을 공급.

○ 5. **가로얼굴동맥(안면횡동맥, *Transverse facial artery*)**: 귀밑샘(이하선) 내의 얕은관자동맥(천측두동맥)에서 시작하여 깨물근(교근) 표면과 광대활(관골궁, zygomatic arch) 아래쪽 얼굴을 가로지름.

○ 6. **관자가지(측두지, *Temporal branches*)**: 눈구석(안각, angle of eye) 또는 그 위쪽으로 통과하여 뒤통수이마근 이마힘살(후두전두근 전두근, frontal belly of occipitofrontalis), 눈둘레근(안륜근, ***orbicularis oculi***) 위쪽 등 얼굴 윗부분의 근육에 공급.

○ 7. **광대가지(권골지, *Zygomatic branches*)**: 눈구석(안각)보다 안쪽 아래로 진행하여 귀밑샘관(이하선관) 위쪽을 지나 큰광대근(대관골근, ***zygomaticus major***), 볼근(협근, buccinator) 등 얼굴(안면) 중앙의 근육에 공급.

○ 8. **볼가지(협지, *Buccal branch*)**: 귀밑샘(이하선)의 안쪽 또는 아래쪽으로 진행하여 볼근(협근, buccinator) 및 입둘레근(구륜근, orbicularis oris)의 위쪽과 같은 얼굴 중앙의 근육에 공급.

○ 9. **턱모서리가지(악학연지, [*Marginal*] *mandibular branches*)**: 턱뼈각(하악각)을 따라 아래안쪽 방향으로 진행하여 입꼬리내림근(구각하제근, ***depressor anguli oris***) 등 얼굴 아래쪽의 근육에 공급.

○ 10. **목가지(경지, *Cervical branches*)**: 넓은목근(활경근)에 공급하기 위해 목 아래로 향하는 경로.

○ 11. **뒤귓바퀴신경(후이개신경, *Posterior auricular nerve*)**: 뒤귓바퀴근(후이개근, ***posterior auricular muscle***)과 뒤통수이마근 이마힘살(후두전두근 전두근)에 혈액을 공급하기 위해 뒤귓바퀴동맥 및 정맥(후이개동맥 및 정맥, ***posterior auricular artery*** and ***vein***)과 함께 뒤쪽으로 진행.

얼굴(안면)동맥 Facial Artery

○ 12. **얼굴동맥(안면동맥, *Facial artery*)**: 깨물근(교근) 앞쪽 아래턱뼈(하악골)의 아래쪽 경계를 따라 얼굴로 들어가는 바깥목동맥(외경동맥)의 가지. 얼굴(안면)정맥이 가쪽에 위치하면서 코각(비각, angle of nose)까지 볼굴대(modiolus)를 따라 구불구불한 경로를 이룸.

얼굴(안면)신경 가지 Facial Nerve Branches

얼굴과 두피의 근육을 공급하는 안면 신경의 6개 주요 가지는 얼굴 구조와의 관계를 기준으로 구분할 수 있다. 각 가지는 얼굴을 가로질러 진행하면서 나누어져 근처에 표정근육을 공급하는 여러 가지가 발생한다. 얼굴(안면)신경 분지의 신경얼기(총) 형성으로 인해 일부 표정근육에 대한 신경 분포가 겹친다.

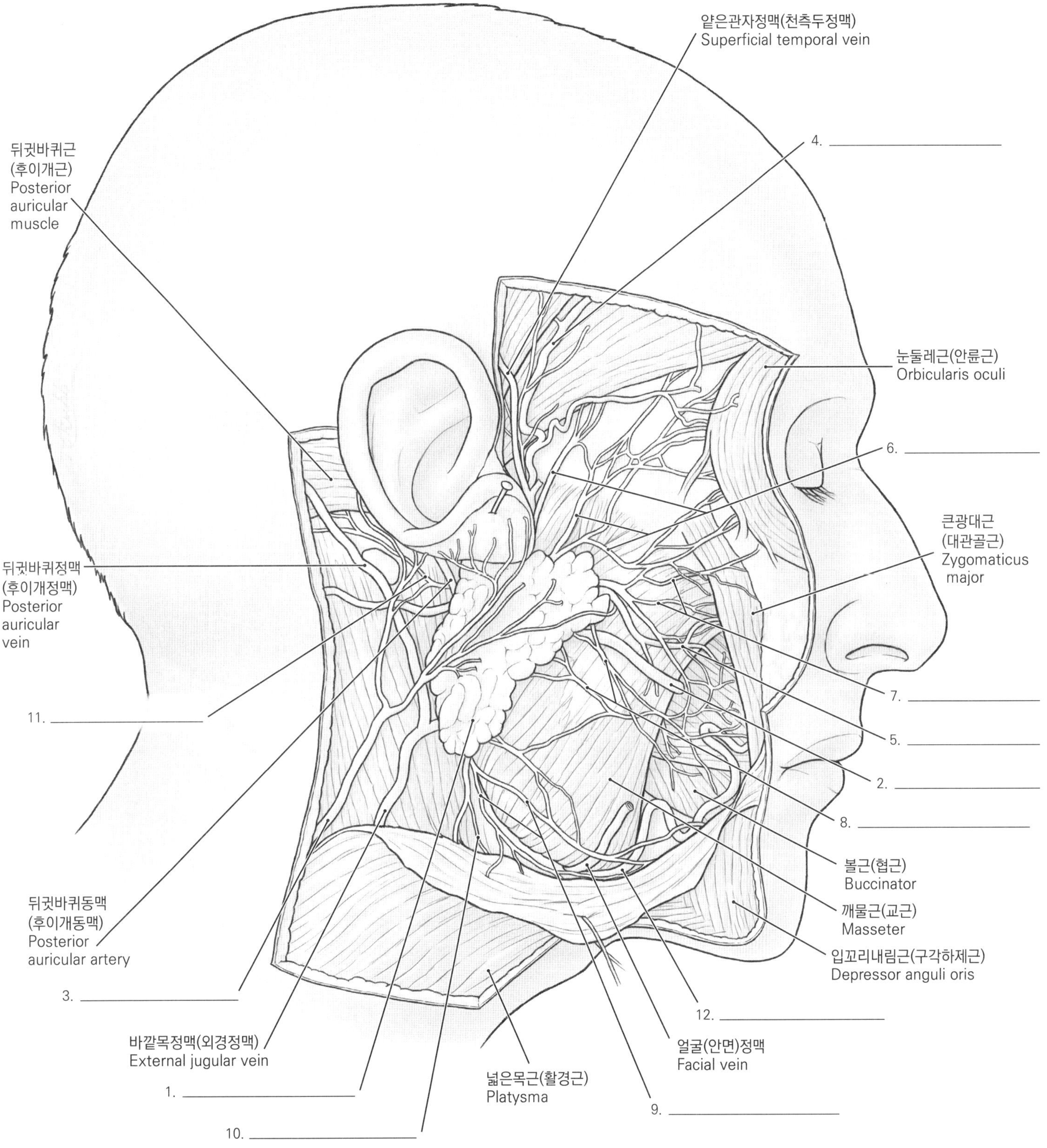
얕은관자정맥(천측두정맥)
Superficial temporal vein
4. ______
뒤귓바퀴근
(후이개근)
Posterior
auricular
muscle
눈둘레근(안륜근)
Orbicularis oculi
6. ______
큰광대근
(대관골근)
Zygomaticus
major
뒤귓바퀴정맥
(후이개정맥)
Posterior
auricular
vein
7. ______
5. ______
11. ______
2. ______
8. ______
볼근(협근)
Buccinator
깨물근(교근)
Masseter
뒤귓바퀴동맥
(후이개동맥)
Posterior
auricular artery
입꼬리내림근(구각하제근)
Depressor anguli oris
3. ______
12. ______
바깥목정맥(외경정맥)
External jugular vein
얼굴(안면)정맥
Facial vein
넓은목근(활경근)
Platysma
1. ______
9. ______
10. ______

7.9 얼굴의 감각신경, 표정근육과 눈꺼풀 SENSORY NERVES TO THE FACE, MUSCLES OF FACIAL EXPRESSION, AND EYELID

얼굴의 감각신경 분포는 삼차신경(CN V)의 가지에 의해 공급된다. 얼굴(안면)신경의 분지는 가쪽에서 안쪽으로 얼굴을 가로지르는 것과 달리, 삼차신경의 분지는 많은 구멍을 통해 얼굴로 직접 나와 얼굴의 피부에 닿는다. 표정근육의 대부분은 절개, 제거되거나 젖혀져 각각의 구멍에서 나오는 삼차신경의 가지를 드러낸다.

눈꺼풀(안검)은 눈물샘(누선)과 함께 안구를 부상과 자극으로부터 보호한다. 왼쪽 눈확(안와)에서 눈확가로막(안와격막, orbital septum)이 제거되었다.

각각에 대해 서로 다른 색상을 사용하여 다음 각 구조를 색칠한다.

표정근육 Facial Expression Muscles

○ 1. **입둘레근(구륜근, *Orbicularis oris*)**: 입술틈새(구열, oral fissure)를 섬유로 둘러싼다. 윗입술(상순), 아랫입술(하순) 또는 볼굴대(modiolus)에 작용하는 다른 많은 근육은 입둘레근(구륜근)의 섬유와 혼합.

○ 2. **큰광대근(대관골근, *Zygomaticus major*)**: 섬유질이 볼굴대(modiolus)에 혼합되어 작용.

○ 3. **입꼬리올림근(구각거근, *Levator anuli oris*)**: 섬유는 눈확아래구멍(안와하공, infraorbital foramen) 아래에서 발생하여 볼굴대(modiolus)에 혼합되어 작용.

○ 4. **위입술올림근(상순거근, *Levator labii superioris*)(절단)**: 섬유는 눈확아래구멍(안와하공)보다 위쪽에서 시작하여 윗입술의 입둘레근(구륜근, orbicularis oris) 섬유와 혼합.

○ 5. **입꼬리내림근(구각하제근, *Depressor anguli oris*)**: 섬유가 볼굴대(modiolus)에 혼합되어 작용.

○ 6. **턱끝근(이근, *Mentalis*)**: 아랫입술의 입둘레근(구륜근) 섬유와 혼합되어 턱 피부에 삽입되는 섬유.

삼차신경 가지 Trigeminal Nerve Branches

○ 7. **턱끝신경(이신경, *Mental nerve*, CN V_3)**: 아래턱(하악)의 턱끝구멍(이공, mental foramen)에서 나와 턱의 피부와 아랫입술의 피부 및 구강점막에 신경지배.

○ 8. **(긴)볼신경([장]협신경, [*Long*] *buccal nerve*, CN V_3)**: 아래턱(하악) 두 번째 및 세 번째 어금니(제2, 제3대구치)의 볼 피부와 구강점막, 볼쪽잇몸(협측치은, buccal gingivae)에 신경지배.

○ 9. **눈확아래신경(안와하신경, *Infraorbital nerve*, CN V_2)**: 위턱(상악)의 눈확아래구멍(안와하공)에서 나와 위턱(상악), 위턱굴(상악동), 어금니(대구)를 제외한 위턱치아(상악치), 아래눈꺼풀(하검), 가쪽 코, 윗입술(상검)의 피부 및 구강점막 피부에 공급.

○ 10. **광대얼굴신경(관골안면신경, *Zygomaticofacial nerve*, CN V_2)**: 볼 돌출부 피부에 공급.

○ 11. **눈확위신경(안와상신경, *Supraorbital nerve*, CN V_1)**: 눈확위구멍(안와상공, supraorbital foramen)을 통해 나와 가쪽이마와 두피, 위쪽 눈꺼풀, 이마굴(전두동)의 피부에 공급.

○ 12. **도르래위신경(활차상신경, *Supratrochlear nerve*, CN V_1)**: 눈확위(안와상)신경의 안쪽에서 나와 이마 안쪽과 눈꺼풀 안쪽 부분의 피부에 공급.

○ 13. **도르래아래신경(활차하신경 *Infratrochlear nerve*, CN V_1)**: 도르래위신경(활차상신경)의 아래 안쪽으로 나와 콧등 가쪽과 눈꺼풀 안쪽 부분 위로 피부에 공급.

○ 14. **눈물샘신경(누선신경, *Lacrimal nerve*, CN V_1)**: 눈물샘(누선) 근처에서 나타나 눈확(안와)의 위가쪽 피부와 눈꺼풀의 가쪽면 피부에 공급.

눈꺼풀(안검) Eyelids

○ 15. **위눈꺼풀판(상안검판, *Superior tarsal plate*)**: 위눈꺼풀(상안검)의 기초를 형성하고 눈꺼풀올림근(안검거근, ***levator palpebrae superioris muscle***)의 닿는 곳을 형성하는 조밀한 결합조직.

○ 16. **아래눈꺼풀판(하안검판, *Inferior tarsal plate*)**: 아래눈꺼풀(하안검)의 기초를 형성하는 치밀한 결합조직.

○ 17. **눈확가로막(안와격막, *Orbital septum*)**: 눈꺼풀판(안검판, tarsal plate)에서 뼈막(골막, periosteum)과 연속되는 눈확모서리(안와연, margin of orbit)까지 이어지는 섬유막.

○ 18. **안쪽눈꺼풀인대(내측안검인대, *Medial palpebral ligament*)**: 눈꺼풀판(안검판)을 안쪽 눈확모서리(안와연)에 연결하고 눈둘레근(안륜근, orbicularis oculi)의 부착점을 제공.

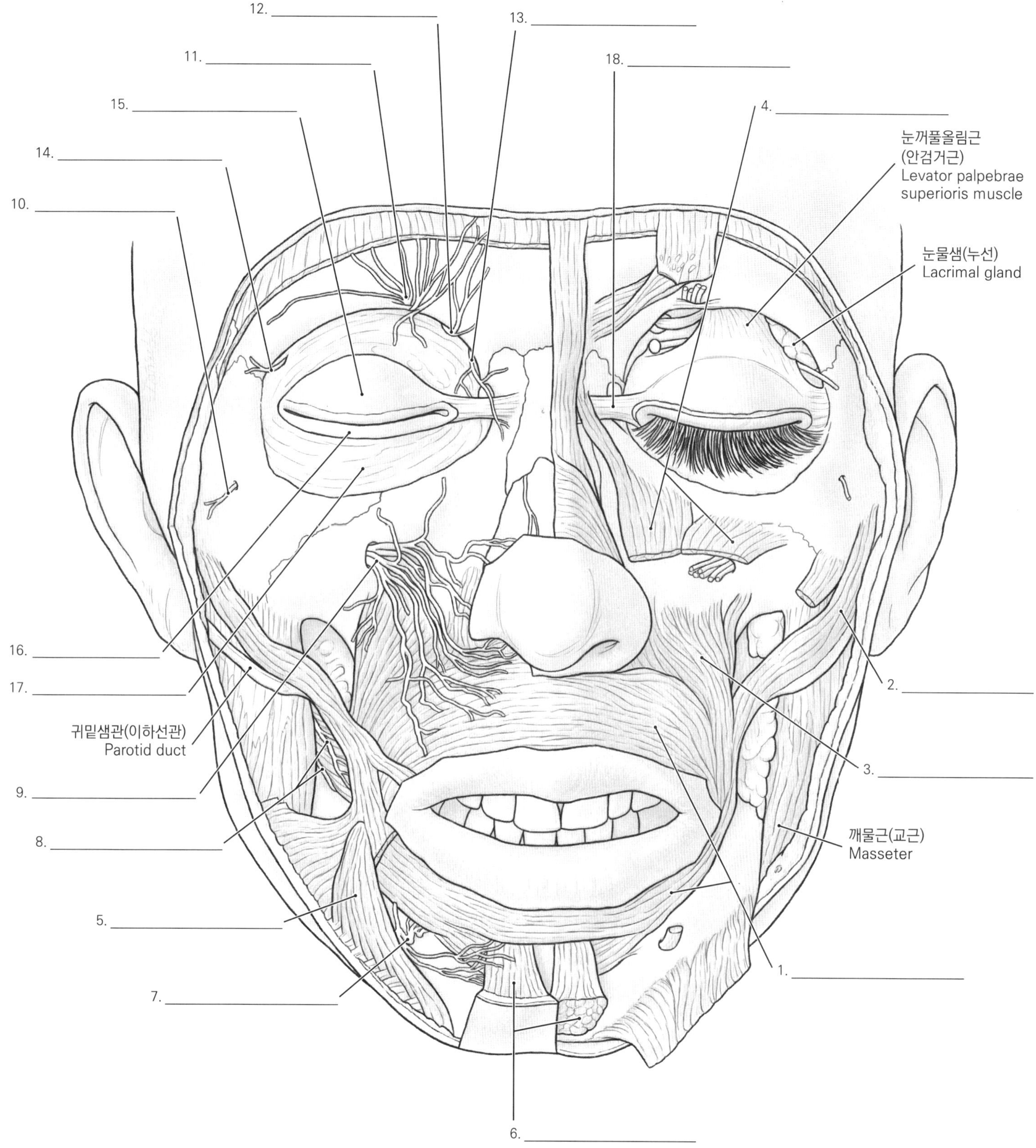
12.
13.
11.
18.
15.
4.
14.
눈꺼풀올림근
(안검거근)
Levator palpebrae
superioris muscle
10.
눈물샘(누선)
Lacrimal gland
16.
17.
2.
귀밑샘관(이하선관)
Parotid duct
3.
9.
8.
깨물근(교근)
Masseter
5.
1.
7.
6.

7.10 눈확공간(안와강) ORBITAL CAVITY

눈확(안와)은 얼굴뼈의 양측 뼈공간(골강)으로, 그 바닥쪽(기저부)은 앞가쪽을 향하고 위쪽끝(정점)은 뒤안쪽에 위치한다. 각 눈확(안와)의 안쪽벽은 거의 평행하며, 벌집뼈동굴(사골동, ethmoidal sinus)과 코안(비강)의 윗부분으로만 분리되어 있다. 그러나 가쪽벽은 서로 거의 직각(90°)이다.

각각에 대해 서로 다른 색상을 사용하여 다음 각 구조를 색칠한다.

○ 1. **이마뼈(전두골) 눈확(안와)부분(*Orbital portion of the frontal bone*)**: 눈확안(안와강, orbital cavity)을 앞머리뼈우묵(전두개와, anterior cranial fossa)과 분리하고 윗벽의 대부분을 형성.

눈확위패임/구멍(안와상절흔/공, ***Supraorbital notch/foramen***): 눈확테두리(안와연)를 따라 이마뼈(전두골)의 안쪽면을 따라 위치하여 눈확(안와)신경과 혈관의 통과를 담당.

○ 2. **나비뼈(접형골) 작은날개(소익)(*Lesser wing of sphenoid*)**: 윗쪽끝과 눈확(안와) 위쪽벽의 작은 부분을 형성.

시각신경(시신경, ***Optic canal***): 눈확(안와) 위쪽끝에서 나비뼈(접형골) 작은날개(소익) 내에 위치하여 시각신경(optic nerve , CN II) 및 눈동맥(안동맥, ophthalmic artery)이 통과.

○ 3. **나비뼈(접형골) 큰날개(대익)(*Greater wing of sphenoid*)**: 가쪽벽의 뒤쪽을 형성.

위눈확틈새(상안와열, ***Superior orbital fissure***): 눈정맥(안정맥, ophthalmic veins), 눈돌림(동안)신경(CN III), 도르래(활차)신경(CN IV)이 통과하며 나비뼈(접형골) 작은날개(소익) 및 작은날개(소익) 사이에 위치.

○ 4. **광대뼈(관골, *Zygomatic bone*)**: 가쪽벽의 대부분과 아래쪽벽의 가쪽면 부분을 형성. 가쪽벽은 눈확(안와)의 가장 두꺼운 벽.

광대얼굴구멍(관골안면공, ***Zygomaticofacial foramen***): 광대얼굴(권골안면)신경(CN V_2)의 통과를 위해 눈확테두리(안와연)의 아래쪽 가쪽에 위치한 작은 구멍.

○ 5. **위턱뼈(상악골, *Maxillary bone*)**: 아래쪽벽의 대부분을 형성.

아래눈확틈새(하안와열, ***Inferior orbital fissure***): 가쪽벽과 아래쪽벽을 구분하는 위턱뼈(상악골)와 날개뼈(접형골) 큰날개(대익) 사이의 공간. 눈확아래(안와하)신경(CN V_2)과 혈관은 날개입천장오목(익상구개와, pterygopalatine fossa)부터 아래눈확틈새(하안와열)를 통해 경로를 시작.

눈확아래고랑(안와하구, ***Infraorbital groove***): 눈확아래(안와하)신경과 혈관이 통과하는 눈확(안와)의 아래쪽벽에 위치. 윗부분은 열려 있음(뼈로 덮이지 않음).

눈확아래관(안와하관, ***Infraorbital canal***): 눈확아래고랑(안와하)의 연속. 뼈로 둘러싸임.

눈확아래구멍(안와하공, ***Infraorbital foramen***): 아래눈확테두리(하안와연, inferior orbital rim)의 안쪽면 아래에 위치한 눈확아래관(안와하관)의 얕은 구멍. 눈확아래(안와하)신경과 혈관이 얼굴에 출현하는 부위.

○ 6. **눈물뼈(누골, *Lacrimal bone*)**: 안쪽벽의 앞쪽을 형성.

눈물고랑(누구, ***Lacrimal groove***): 눈물주머니(누낭, lacrimal sac)가 들어가는 홈.

○ 7. **벌집뼈(사골) 눈확(안와)돌기(*Orbital process of ethmoid bone*)**: 안쪽벽의 대부분을 형성하는 종이처럼 얇은 뼈.

앞 및 뒤벌집뼈구멍(전 및 후사골공, ***Anterior and posterior ethmoidal foramina***): 이마뼈(전두골)와 벌집뼈(사골) 사이의 봉합선을 따라 위치한 작은 구멍(또는 봉합선 위쪽)으로 각각 앞 및 뒤벌집뼈신경(nterior and posterior eth-moidal nerve)과 혈관이 통과.

○ 8. **입천장뼈(구개골) 눈확(안와)돌기(*Orbital process of palatine bone*)**: 아래쪽벽의 뒤쪽면의 작은 부분에 기여.

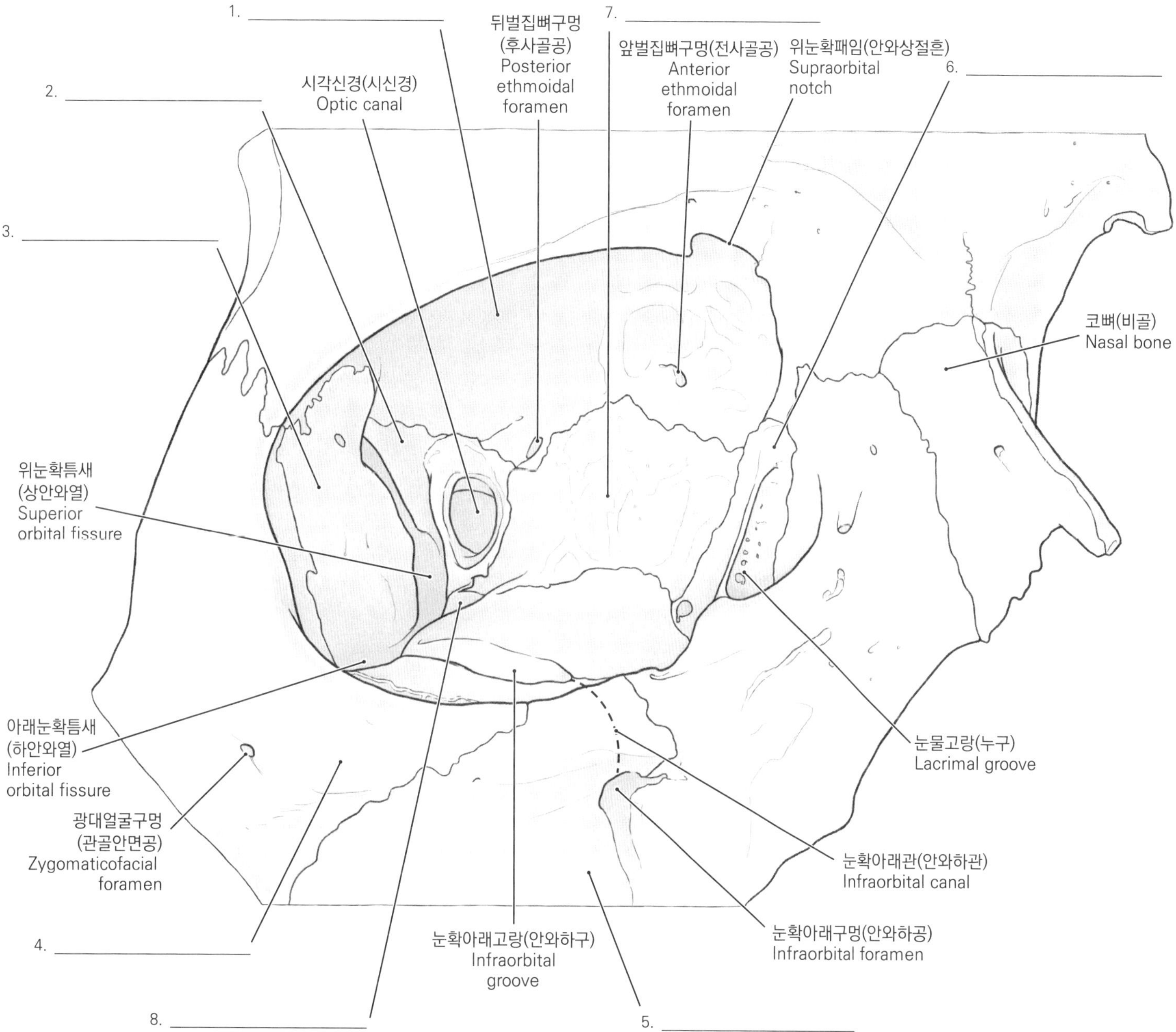
1. ______
뒤벌집뼈구멍
(후사골공)
Posterior
ethmoidal
foramen
7. ______
앞벌집뼈구멍(전사골공)
Anterior
ethmoidal
foramen
위눈확패임(안와상절흔)
Supraorbital
notch
6. ______
2. ______
시각신경(시신경)
Optic canal
3. ______
코뼈(비골)
Nasal bone
위눈확틈새
(상안와열)
Superior
orbital fissure
아래눈확틈새
(하안와열)
Inferior
orbital fissure
광대얼굴구멍
(관골안면공)
Zygomaticofacial
foramen
눈물고랑(누구)
Lacrimal groove
눈확아래관(안와하관)
Infraorbital canal
눈확아래구멍(안와하공)
Infraorbital foramen
눈확아래고랑(안와하구)
Infraorbital
groove
4. ______
8. ______
5. ______

7.11 안구의 앞쪽 모습과 눈물기관 ANTERIOR VIEW OF THE EYEBALL AND LACRIMAL APPARATUS

눈확(안와)에는 안구뿐만 아니라 눈꺼풀, 안구근육(extraocular muscle), 신경혈관계, 안와지방(orbital fat), 안구와 근육을 둘러싸는 안와근막(orbital fascia) 및 결막(conjunctiva)을 포함하는 보조적인 시각 구조도 포함된다.

눈꺼풀, 눈확가로막(안와격막, orbital septum), 눈꺼풀올림근(안검거근, levator palpebrae superioris), 안와지방 일부를 제거하여 눈확(안와) 안의 안구를 드러냈다.

각각에 대해 서로 다른 색상을 사용하여 다음 각 구조를 색칠한다.

눈물기관 Lacrimal Apparatus

눈물기관은 눈물을 가쪽으로 생성하고 눈꺼풀을 깜빡인 후 눈물을 중앙으로 배출한다.

○ 1. **눈물샘(누선, *Lacrimal gland*)**: 눈확(안와)의 위가쪽에 위치. 눈을 깜박이는 동안 결막주머니(결막낭, conjunctival sac)를 통해 안구 앞쪽을 가로질러 안구 바깥쪽에서 안쪽으로 흘러가는 눈물을 분비.

○ 2. **안구결막(*Bulbar conjunctiva*)**: 안구 앞부분의 공막(sclera, 흰색 부분)을 덮고 있는 얇고 투명한 점막. 눈꺼풀(안검)을 감았을 때 닫힌 공간인 결막주머니(결막낭)를 형성하는 눈꺼풀의 안쪽면을 따라 늘어선 눈꺼풀결막(안검결막, palpebral conjunctiva)과 연속됨.

○ 3. **눈물주머니(누낭, *Lacrimal sac*)**: 눈물고랑(누구, lacrimal groove) 안쪽에 위치한 코눈물관(비루관, ***nasolacrimal duct***)의 확장된 위쪽 부분. 눈물샘(누선)은 눈물소관(누소관, ***lacrimal canaliculi***)을 통해 눈물주머니(누낭)로 배출.

안구근육 Extraocular Muscles

네 개의 곧은근(직근, rectus muscles)은 모두 안구의 앞쪽 절반에 삽입되는 반면, 두 개의 빗근(사근, oblique muscles)은 안구의 뒤쪽 절반에 삽입된다.

○ 4. **아래빗근(하사근, *Inferior oblique*)**: 눈확바닥(안와저, orbital floor) 앞면에서 시작하여 뒤가쪽으로 진행하여 안구 뒤가쪽면의 공막(sclera) 속으로 삽입되어 가쪽곧은근(외직근, lateral rectus muscle) 깊은 곳에 위치.

○ 5. **아래곧은근(하직근, *Inferior rectus*)**: 아래빗근(하사근) 위쪽 안구의 앞아래쪽면 공막에 삽입.

○ 6. **가쪽곧은근(외직근, *Lateral rectus*)**: 눈확(안와)의 가쪽면을 따라 진행하여 안구의 앞가쪽면의 공막에 삽입.

○ 7. **위곧은근(상직근, *Superior rectus*)**: 앞안쪽면의 공막보다 안구 위쪽의 위빗근(상사근, superior oblique)의 힘줄에 삽입.

○ 8. **위빗근(상사근, *Superior oblique*)**: 섬유고리인 도르래(활차, ***trochlea***)를 통과하는 힘줄과 함께 안와의 위안쪽면을 따라 이어지는 경로. 도르래(활차)에서 힘줄은 방향을 바꾸고 안구 뒤가쪽의 공막에 위곧은근(상직근) 깊은 곳까지 삽입.

○ 9. **안쪽곧은근(내직근, *Medial rectus*)**: 안와의 안쪽면을 따라 진행하며 안구의 앞가쪽면에 있는 공막에 삽입.

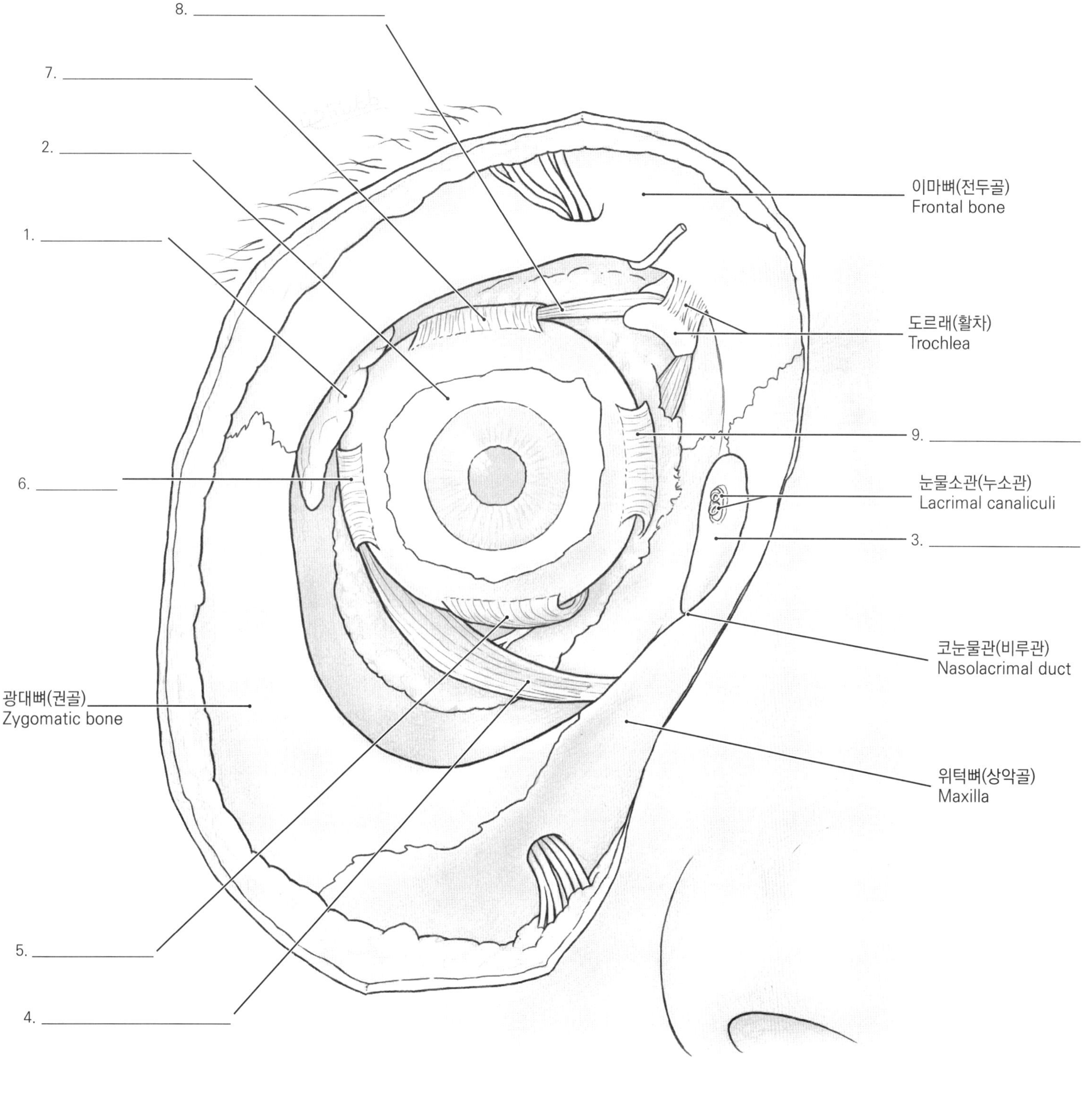
8.
7.
2.
1.
6.
5.
4.
이마뼈(전두골)
Frontal bone
도르래(활차)
Trochlea
9.
눈물소관(누소관)
Lacrimal canaliculi
3.
코눈물관(비루관)
Nasolacrimal duct
광대뼈(권골)
Zygomatic bone
위턱뼈(상악골)
Maxilla

7.12A와 B 눈확공간(안와강)의 위쪽면 SUPERIOR VIEW OF ORBITAL CAVITY

A와 B 모두 이마뼈(전두골)의 눈확판(안와판, orbital plate)이 제거되었다. A의 왼쪽에는 눈꺼풀올림근(안검거근, levator palpebrae superioris)과 위곧은(상직)근이 절단되어 젖혀져 있다. B의 왼쪽에서는 윗눈꺼풀올림(안검거)근, 위곧은근(상직근, superior rectus), 위빗근(상사근, superior oblique) 위쪽에 위치한 신경과 동맥의 대부분이 제거되었다. B의 오른쪽에는 시각신경도 절단되어 절제된 상태이다.

눈확(안와)의 모든 동맥은 눈(안)동맥(ophthalmic artery)(속목[내경]동맥의 가지)에서 유래한다. 눈확위동맥(안와상동맥, ***supraorbital artery***), 눈물샘동맥(누선동맥, ***lacrimal artery***), 앞·뒤벌집뼈동맥(전·후사골동맥, ***anterior and posterior ethmoidal arteries***)은 모두 같은 이름의 신경과 함께 이동한다. 망막(retina)의 중심동맥(central artery)은 시각신경을 관통하여 안구에 주요 동맥을 공급한다.

각각에 대해 서로 다른 색상을 사용하여 다음 각 구조를 색칠한다.

바깥안구 근육 Extraocular Muscles

○ 1. **눈꺼풀올림근(안검거근, *Levator palpebrae superioris*)**(A만 해당): 시각신경 위쪽 나비뼈(접형골)의 작은날개(소익)에서 시작하여 위눈꺼풀판(상안검판, superior tarsus)과 위눈꺼풀(상안검, superior eyelid) 피부에 삽입됨. 위눈꺼풀(상안검)을 들어올림.

○ 2. **위곧은근(상직근, *Superior rectus*)**(A만 해당): 온힘줄고리(총건륜, common tendinous ring)에서 시작하여 눈꺼풀올림근(안검거근)까지 깊게 진행되어 각막공막연결(각공막경계, corneoscleral junction) 바로 뒤쪽의 공막(sclera)에 삽입됨.

○ 3 **위빗근(상사근, *Superior oblique*)**: 나비뼈몸통(접형골체)에서 시작하여 눈확(안와)의 위안쪽면을 따라 흐르며 힘줄이 도르래(활차)를 통과하여 경로를 변경. 그런 다음 힘줄은 위곧은근(상직근)까지 깊게 통과하여 뒤바깥쪽 공막에 삽입됨.

○ 4. **안쪽곧은근(내직근, *Medial rectus*)**: 온힘줄고리(총건륜)에서 시작하여 위빗근(상사근)아래의 눈확(안와) 안쪽벽을 따라 진행하여 각막공막연결(각공막경계) 바로 뒤쪽의 공막에 삽입됨.

○ 5. **가쪽곧은근(외직근, *Lateral rectus*)**: 온힘줄고리(총건륜)에서 시작하여 눈확(안와)의 가쪽벽을 따라 진행하여 각막공막연결(각공막경계) 바로 뒤쪽의 공막에 삽입됨.

○ 6. **아래곧은근(하직근, *Inferior rectus*)**(B만 해당): 온힘줄고리(총건륜)에서 시작하여 시각신경 아래로 진행하고 각막공막연결(각공막경계) 바로 뒤쪽의 공막에 삽입됨.

눈확(안와)의 신경 Nerves of the Orbit

○ 7. **이마신경(전두신경, *Frontal nerve*, CN V_1)**(A만 해당): 눈꺼풀올림근(안검거근)의 얕은층으로 뻗어 있으며 눈확위신경(안와상신경, ***supraorbital nerve***)과 도르래위신경(활차상신경, ***supratrochlear nerve***)으로 나누어져 끝남.

○ 8. **도르래신경(활차신경, Trochlear nerve, *CN IV*)**: 눈꺼풀올림근(안검거근) 위쪽 눈확(안와)을 통과하고 즉시 위빗근(상사근)으로 들어가서 신경을 분포시킴.

○ 9. **눈물샘신경(누선신경, *Lacrimal nerve*, CN V_1)**: 바깥곧은근(외직근)의 위쪽 경계를 따라 이동.

○ 10. **코섬모체신경(비모양체신경, *Nasociliary nerve*, CN V_1)**: 위곧은근(상직근)까지 깊게 이동하고 시각신경을 건너 안쪽곧은근(내직근)으로 안쪽으로 이동.
도르래아래신경(활차하신경, ***Infratrochlear nerve***): 도르래(활차) 아래의 얼굴로 나옴.
긴섬모체신경(장섬모체신경, ***Long ciliary nerve***): 안구 뒤쪽을 관통.
앞 및 뒤벌집뼈신경(전 및 후사골신경, ***Anterior and posterior ethmoidal nerve***): 벌집(사골봉소, ethmoidal cell)에 공급.

○ 11. **섬모체신경절(모양체신경절, *Ciliary ganglion*)**: 시냅스 이후 부교감세포체의 집합체. 섬유는 안구 내부근육에 공급하기 위해 안구 뒤쪽을 관통하는 짧은섬모체신경(단섬모체신경, ***short ciliary nerve***)을 통해 섬모체신경절에서 나옴.

○ 12. **갓돌림신경(외전신경, *Abducens nerve*, *CN VI*)**: 바깥곧은근(외직근)의 안쪽 눈확(안와)으로 통과하고 즉시 바깥곧은근(외직근)으로 들어가서 신경을 분포시킴.

○ 13. **눈돌림신경 위분할(동안신경 상분할, *Superior division of oculomotor nerve, CN III*)**(A만 해당): 눈확(안와)에 진입할 때 CN III은 위(상)분할과 아래(하)분할로 나뉨. 위(상)분할은 위곧은근(상직근)의 아래면을 관통하여 이를 신경지배한 다음 눈꺼풀올림근(상안검거근)을 통과하여 이를 신경지배함.

○ 14. **눈돌림신경 아래분할(동안신경 하분할, *Inferior division of oculomotor nerve, CN III*)**(B만 해당): 아래곧은근(하직근), 안쪽곧은근(내직근), 아래빗근(하사근)을 지배하는 시각신경까지 깊게 이동.

○ 15. **시각신경(시신경, *Optic nerve, CN II*)**: 위곧은근(상직근) 아래로 뻗어 있으며 안구 뒤쪽을 관통.

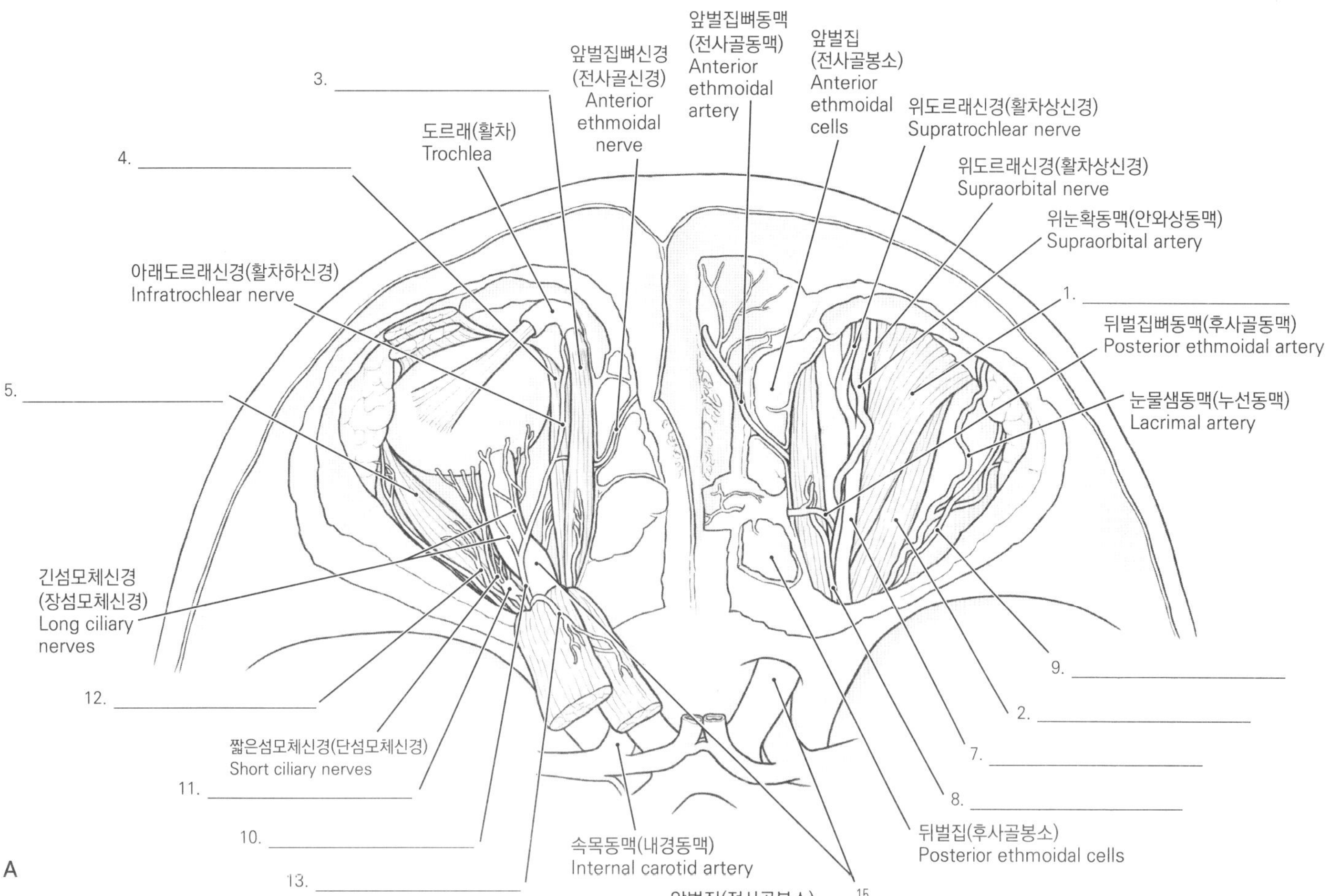
3.
4.
도르래(활차)
Trochlea
앞벌집뼈신경
(전사골신경)
Anterior
ethmoidal
nerve
앞벌집뼈동맥
(전사골동맥)
Anterior
ethmoidal
artery
앞벌집
(전사골봉소)
Anterior
ethmoidal
cells
위도르래신경(활차상신경)
Supratrochlear nerve
위도르래신경(활차상신경)
Supraorbital nerve
위눈확동맥(안와상동맥)
Supraorbital artery
1.
뒤벌집뼈동맥(후사골동맥)
Posterior ethmoidal artery
눈물샘동맥(누선동맥)
Lacrimal artery
아래도르래신경(활차하신경)
Infratrochlear nerve
5.
긴섬모체신경
(장섬모체신경)
Long ciliary
nerves
12.
짧은섬모체신경(단섬모체신경)
Short ciliary nerves
11.
10.
13.
속목동맥(내경동맥)
Internal carotid artery
뒤벌집(후사골봉소)
Posterior ethmoidal cells
15.
9.
2.
7.
8.

A

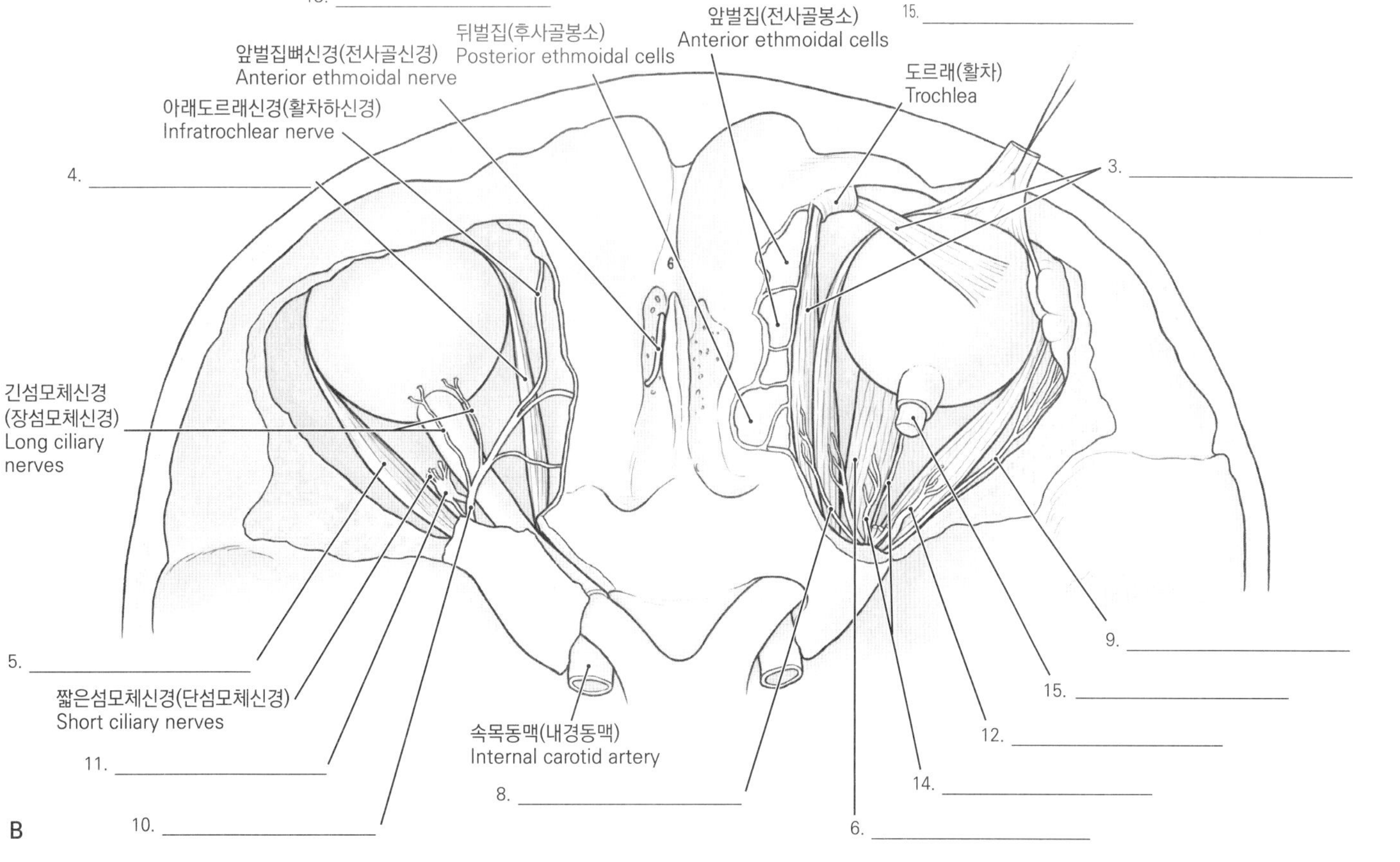
앞벌집뼈신경(전사골신경)
Anterior ethmoidal nerve
뒤벌집(후사골봉소)
Posterior ethmoidal cells
앞벌집(전사골봉소)
Anterior ethmoidal cells
도르래(활차)
Trochlea
아래도르래신경(활차하신경)
Infratrochlear nerve
4.
3.
긴섬모체신경
(장섬모체신경)
Long ciliary
nerves
5.
짧은섬모체신경(단섬모체신경)
Short ciliary nerves
11.
10.
속목동맥(내경동맥)
Internal carotid artery
8.
6.
14.
12.
15.
9.

B

7.13A와 B 아래턱뼈(하악골) MANDIBLE

그림 A는 아래턱(하악)의 가쪽 모습을 묘사한 반면, 그림 B는 안쪽 모습을 묘사한다.

각각에 대해 서로 다른 색상을 사용하여 다음 각 구조를 색칠한다.

○ 1. **근육돌기(근돌기, *Coronoid process*)**: 관자근(측두근)의 부착을 위해 가지로부터 앞쪽으로 위치하는 상부 돌출부.

○ 2. **관절돌기(*Condylar process*)**: 가지(ramus)에서 뒤쪽으로 향하는 상부 돌출부.

머리(***Head***): 턱관절을 형성하는 턱관절오목(하악와, mandibular fossa) 및 관절결절(articular tubercle)과 관절로 연결됨.

목(***Neck***): 머리 아래쪽의 가느다란 부분.

날개근오목(익돌근와, ***Pterygoid fovea***)(B만 해당): 목의 작은 홈은 가쪽날개근(측방익돌근, lateral pterygoid)의 부착 부위 중 하나를 표시함.

턱뼈패임(하악절흔, ***Mandibular notch***): 근육돌기(근돌기)와 관절돌기 사이의 곡선 부분.

○ 3. **빗금(사선, *Oblique line*)**(A만 해당): 앞쪽 경계가 아래턱(하악)의 외부 표면으로 연속되어 턱끝융기(이융기, mental protuberance)로 이어지는 선.

○ 4. **턱끝융기(이융기, *Mental protuberance*)**(A만 해당): 턱을 형성하는 삼각형 융기와 한 쌍의 가쪽융기, 턱끝결절(이결절, ***mental tubercles***).

○ 5. **턱끝구멍(이공, *Mental foramen*)**(A만 해당): 턱끝동맥(이동맥, mental artery)과 신경이 통과하기 위해 작은어금니(소구치, premolar teeth) 아래쪽에 위치.

○ 6. **혀돌기(소설, *Lingula*)**(B만 해당): 돌출부, 일반적으로 삼각형 모양으로 턱뼈구멍(하악공, ***mandibular foramen***)의 위치를 표시하고 나비아래턱인대(접하악인대, sphenomandibular ligament)에 부착을 제공.

○ 7. **턱목뿔근신경고랑(악설골신경구, *Mylohyoid groove*)**(B만 해당): 턱뼈구멍(하악공)과 혀돌기(소설)에서 아래안쪽으로 이어지는 경로로, 턱목뿔근(하악설골근, mylohyoid muscle)으로 가는 신경의 경로를 표시.

○ 8. **턱목뿔근선(악설골근선, *Mylohyoid line*)**(B만 해당): 턱목뿔근(하악설골근)의 부착 부위를 표시하는 얕은 능선.

턱밑샘오목(악하선와, ***Submandibular fossa***)(B만 해당): 턱밑샘(악하선, submandibular gland)의 위치를 표시하는 뒤쪽의 턱목뿔근선(악설골근선) 아래에 위치.

혀밑샘오목(설하선와, ***Sublingual fossa***)(B만 해당): 혀밑샘(설하선, ***sublingual gland***)의 위치를 표시하는 앞쪽의 하악설골근선(악설골근선) 아래에 위치.

○ 9. **두힘살근오목(이복근와, *Digastric fossa*)**(B만 해당): 아래쪽면을 따라 앞쪽, 양쪽의 오목한 부분으로, 두힘살근(이복근, digastric muscle)의 앞쪽 힘살(배, belly)의 부착 부위를 표시.

위·아래턱끝가시(상·하이극, ***Superior and inferior mental [genial] spines***)(B만 해당): 일반적으로 두힘살근오목(이복근와) 바로 위에 2~4개의 작은 돌기가 있어 턱끝목뿔근(이설골근, geniohyoid)과 턱끝혀근(이설근, genioglossus)의 부착 부위를 표시.

○ 10. **어금니뒤오목(후구치와, *Retromolar fossa*)**(B만 해당): 아래턱(하악) 셋째큰어금니(제3대구치) 뒤쪽에 위치한 삼각형 함몰부.

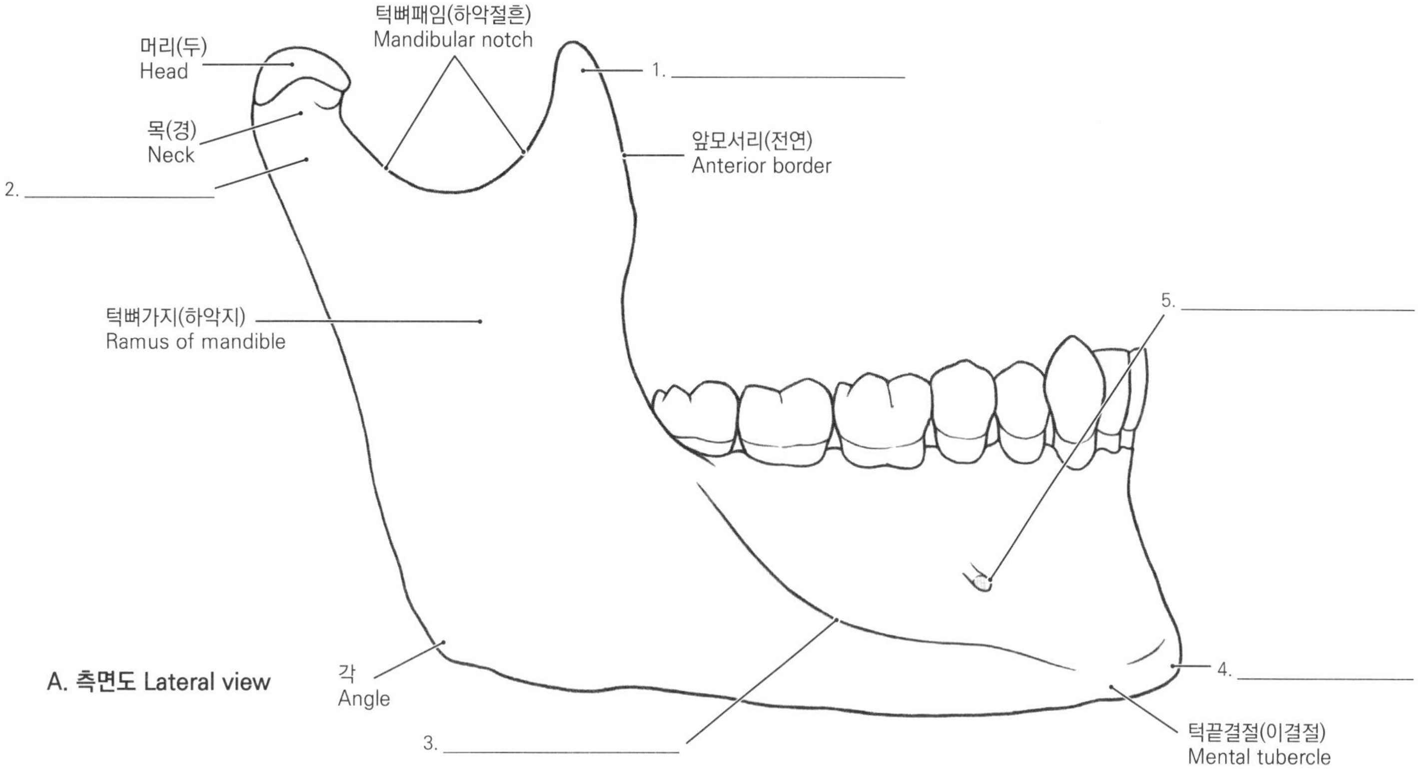

A. 측면도 Lateral view

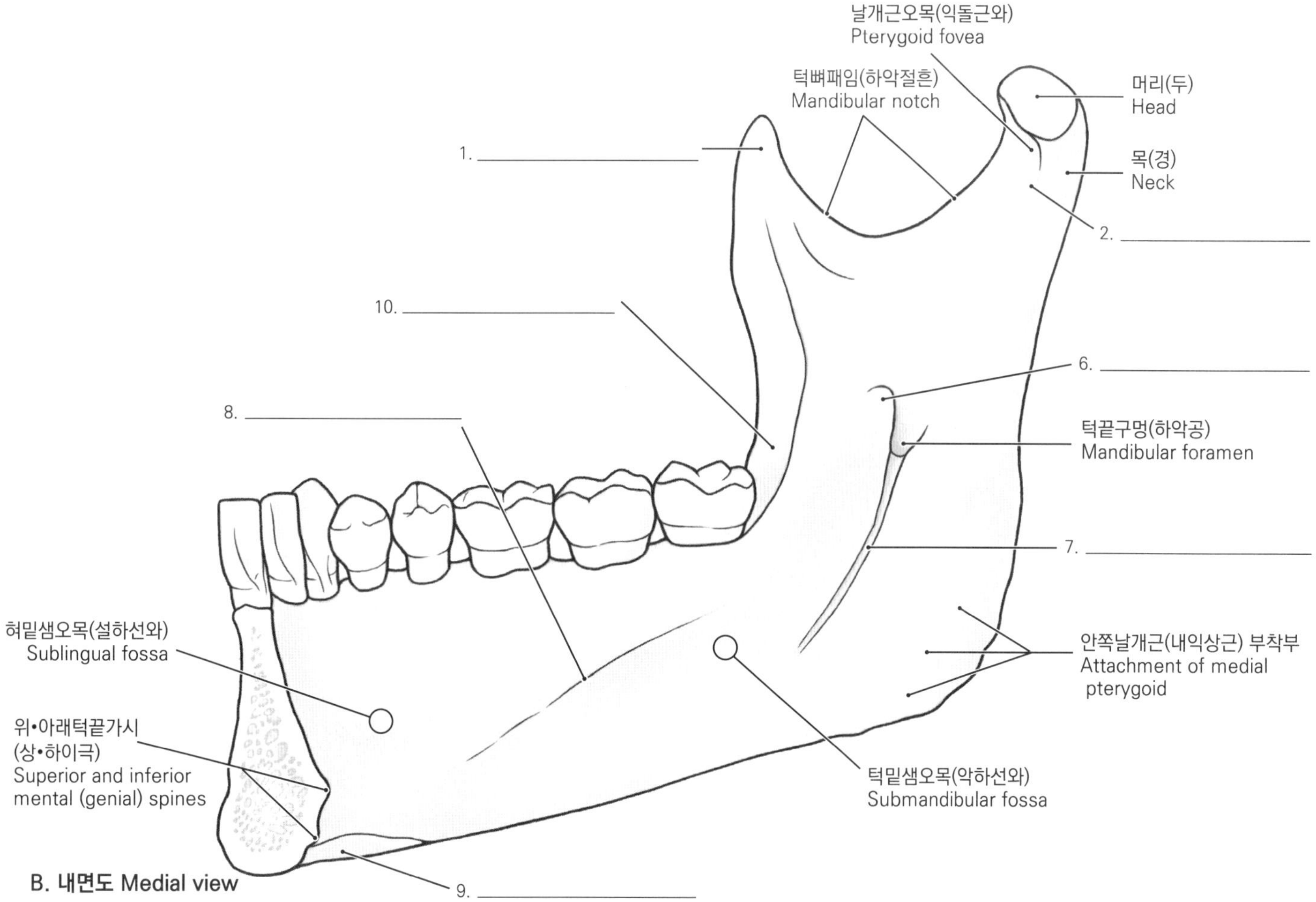

B. 내면도 Medial view

7.14 관자아래우묵(측두하와) 및 관자우묵(측두와)과 TMJ BONES OF INFRATEMPORAL AND TEMPORAL FOSSAE AND TMJ

관자우묵(측두와, temporal fossae) 및 관자아래우묵(측두하와, infratemporal fossae)은 광대활(관골궁)과 더 깊은 머리뼈(두개골) 사이의 공간을 통해 서로 연결된다. 이 이미지에서는 관자아래우묵(측두하와)의 위쪽벽과 안쪽벽을 보여주기 위해 아래턱뼈(하악골)와 광대활(관골궁)이 제거되었다.

각각에 대해 서로 다른 색상을 사용하여 다음 각 구조를 색칠한다.

○ 1. **관자우묵(측두와, *Temporal fossa*)**: 관자아래능선(측두하능선, infratemporal crest) 위쪽 관자근(측두근)에 의해 채워지고 안쪽에서 관자놀이점(프테리온, pterion)을 형성하는 뼈(이마뼈[전두엽], 마루뼈[두정골], 관자뼈[측두골], 날개뼈 큰날개[접형골 대익])로 경계를 이루는 공간.

○ 2. **관자아래능선(측두하능선, *Infratemporal crest*)**: 관자우묵(측두와) 및 관자아래우묵(측두하와) 사이의 경계를 표시하는 선. 나비뼈 큰날개(접형골 대익)가 수평에서 수직으로 바뀔 때 생성.

○ 3. **나비뼈 큰날개(접형골 대익)의 관자아래면(측두하면)(*Infratemporal surface of greater wing of sphenoid*)**: 관자아래능선(측두하능선) 아래의 수평 부분으로 다음 위치에 있음:

타원구멍(난원공, *Foramen ovale*): 삼차신경(CN V_3) 아래턱가지(하악분절)의 통과.

뇌막동맥구멍(극공, *Foramen spinosum*): 중간뇌막정맥(중수막정맥, middle meningeal artery)의 통과.

나비뼈가시(접형골극, *Spine of sphenoid*): 나비아래턱인대(접하악인대, sphenomandibular ligament)의 상부 부착부.

○ 4. **가쪽날개판(외측익상판, *Lateral pterygoid plate*)**: 관자아래우묵(측두하와, infratemporal fossa)의 안쪽 경계이자 가쪽날개근(외측익돌근, lateral pterygoid)과 안쪽날개근(내측익상근, medial pterygoid)의 부착 부위.

○ 5. **안쪽날개판(내측익상판, *Medial pterygoid plate*)의 날개갈고리(익돌구, *pterygoid hamulus*)**: 관자아래우묵(측두하와)의 형성에 참여하지 않음. 안쪽날개판(내측익상판) 구조는 입천장(구개) 근육 및 구조와 관련. 입천장뼈(구개골)의 날개패임돌기(추체돌기, *pyramidal process*)는 가쪽날개판(외측익상판)과 안쪽날개판(내측익상판) 사이의 작은 틈을 아래쪽으로 채움.

○ 6. **위턱뼈 관자아래면(상악골 측두하면, *Infratemporal surface of maxilla*)**: 관자아래우묵(측두하와) 앞쪽 경계를 형성하는 위턱뼈(상악골)의 뒤쪽면.

뒤위이틀구멍(후상치조공, *Posterior superior alveolar foramina*): 뒤위이틀(후상치조)신경(posterior superior alveolar nerve) 및 혈관의 통로를 표시하는 하나 이상의 작은 구멍.

날개위턱틈새(익상악열, *Pterygomaxillary fissure*): 위턱뼈(상악골)의 관자아래면(측두하면)과 날개입천장오목(익구개와, *pterygopalatine fossa*)으로 이어지는 가쪽날개판(외측익상판) 사이의 공간. 나비입천장구멍(접구개공, *sphenopalatine foramen*)은 날개입천장오목(익구개와)의 안쪽벽 내에 위치하며 코안(비강)으로 연결.

아래눈확틈새(안와하열, *Inferior orbital fissure*): 위턱뼈(상악골)의 관자아래면(측두하면)의 위쪽면, 위턱뼈(상악골)의 눈확(안와)부분 및 나비뼈 큰날개(접형골 대익) 사이에 위치.

턱관절(측두하악관절) Temporomandibular Joint

TMJ는 관절주머니(관절낭)로 둘러싸여 있고 인대로 지지되는 변형된 경첩관절(hinge joint)이다. 관절돌기머리(과두, condylar head)(7.13절 그림 참조)는 관자뼈(측두골)의 두 관절면에서 관절원반(articular disc)에 의해 분리된다.

○ 7. **턱관절오목(하악와, *Mandibular fossa*)**: 휴식 중 관절돌기머리(과두)가 위치하는 함몰된 관절 표면.

○ 8. **관절결절(*Articular tubercle*)**: 전방탈구(anterior dislocation)를 방지하는 앞쪽 관절융기(articulating prominence).

○ 9. **뒤관절오목결절(천와후결절, *Postglenoid tubercle*)**: TMJ에 관여하지 않으나 후방탈구(posterior dislocation)를 예방.

임상노트: TMJ 탈구 TMJ DISLOCATIONS

TMJ는 입을 오랫동안 벌리고 있는 치과 시술 중에 가장 흔히 앞쪽으로 탈구된다. 머리(과두)는 관절결절의 앞쪽에 위치하며 턱관절오목(하악와 관절돌기)으로 다시 당겨질 수 없다. 개인은 아래턱뼈(하악골)가 아래쪽으로 당겨지고(일반적으로 다른 사람이) 관절돌기머리(과두)가 정상 위치로 돌아올 때까지 입을 다물 수 없다. 뒤관절오목결절(천와후결절)과 TMJ의 가쪽인대(측면인대, lateral ligament)는 후방 및 측면탈구에 저항한다. 아래턱뼈(하악)골절은 종종 탈구가 발생하기 전에 발생한다.

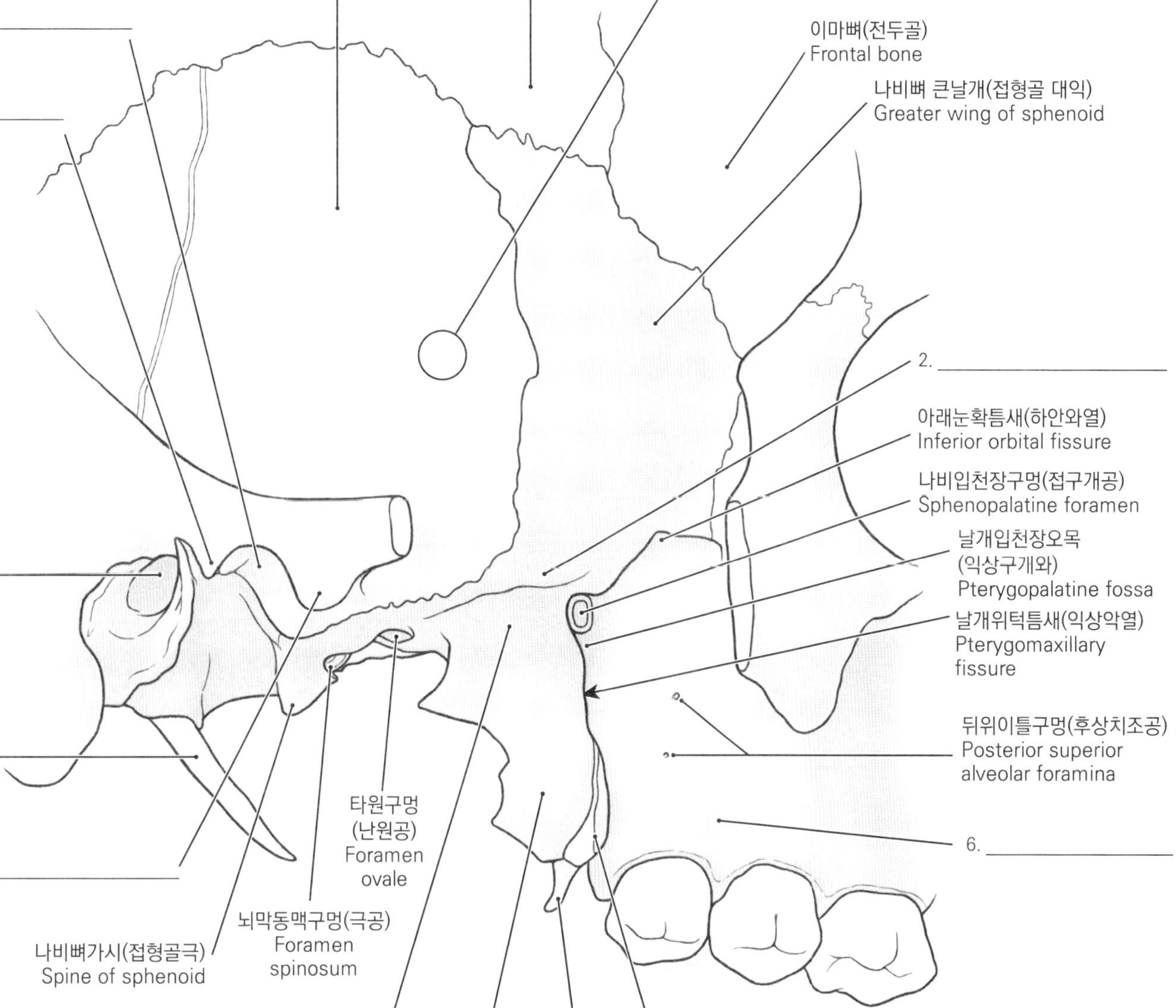

측면도 Lateral view

7.15 관자(측두)근과 깨물(교)근 TEMPORALIS AND MASSETER MUSCLES

관자근(측두근, temporalis)과 깨물근(교근, masseter)은 삼차신경(CN V_3)의 아래턱가지(하악분할)에 의해 지배되는 씹기(저작)근육이다. 관자근(측두근)의 힘줄을 제외하고는 둘 다 관자아래우묵(측두하와) 내에 위치하지 않는다.

이 이미지에서는 얼굴 가쪽면, 두피, 목빗근(흉쇄유돌근) 상부의 피부와 피하조직이 제거되었다. 바깥귀(외이)가 제거되어 바깥귀길(외이도)이 노출되었다. 귀밑샘(이하선)도 귀밑샘대(*parotid bed*)와 아래턱뼈(하악골)의 가쪽면에서 제거되어 볼근(협근, buccinator)을 관통하는 귀밑샘관(이하선관)의 잔재가 남았다.

각각에 대해 서로 다른 색상을 사용하여 다음 각 구조를 색칠한다.

관자(측두)근과 깨물(교)근 Temporalis and Masseter

○ 1. **관자근**(측두근, ***Temporalis muscle***): 관자우묵(측두와, temporal fossa)을 채우는 부채꼴 모양의 근육. 근육돌기(coronoid process)의 안쪽면과 아래턱뼈(하악골)의 앞안쪽 가지에 부착하기 위해 광대활(관골궁)까지 깊게 통과.

○ 2. **관자근막**(측두근막, ***Temporalis fascia***): 관자근(측두근)의 표면을 덮고 있음.

○ 3. **깨물근**(교근, ***Masseter muscle***): 아래턱뼈(하악골)의 가쪽면을 덮고 있음. 광대활(관골궁)에서 시작하여 턱관절 앞쪽을 지나 턱뼈각(하악각)까지 이어지는 경로. 귀밑샘관(이하선관), 귀밑샘(이하선), 가로얼굴동맥(횡안면동맥, transverse facial artery), 얼굴(안면)신경의 가지가 깨물근(교근)의 표면을 따라 이동. 얼굴(안면)동맥과 정맥은 깨물근(교근) 부착부 앞쪽 턱뼈몸통(하악골체)의 아래쪽 경계를 지나감.

○ 4. **볼근**(협근, ***Buccinator muscle***): 깨물근(교근)의 안쪽에 위치하며 씹기(저작)근육이 아님. 볼근(협근)은 씹는 동안 치아 사이에 음식이 머물도록 하지만 아래턱뼈(하악)에는 영향을 미치지 않음.

임상노트: 턱관절 장애 치료용 보툴리눔 독소
BOTULINUM TOXIN TREATMENT FOR TEMPOROMANDIBULAR DISORDERS

턱관절 장애의 치료에는 얕은 위치로 인해 쉽게 접근할 수 있는 관자근(측두근) 및/또는 깨물근(교근)에 보툴리눔 독소를 주사하는 것이 포함된다. 독소는 신경근접합부(neuromuscular junction)에 작용하여 근육을 이완시켜 TMJ에 대한 힘을 제한한다.

근육	이는곳(기시점)	닿는곳(정지부)	작용
관자근(측두근) Temporalis	관자우묵(측두와) 바닥	근육돌기(coronoid process)와 앞안쪽 가지의 안쪽면	앞쪽섬유: 올림(elevation)(양측) 뒤쪽섬유: 당김(retraction)(양측)
깨물근(교근) Masseter	광대활(관골궁)의 아래쪽 경계	아래턱뼈(하악골)의 가쪽면과 각	올림(Elevation)과 돌출(protrusion)(양측)

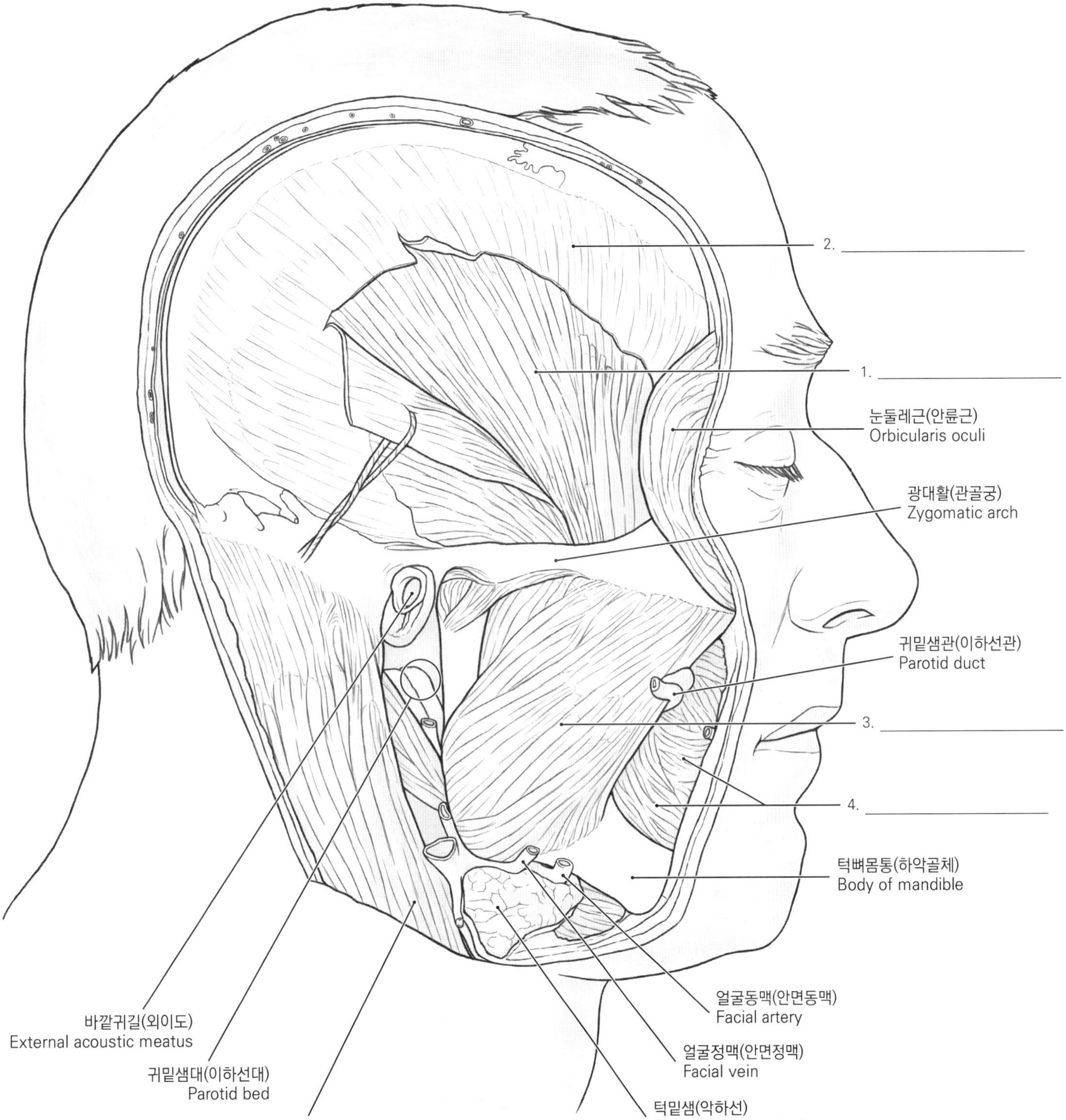
2. ____________
1. ____________
눈둘레근(안륜근)
Orbicularis oculi
광대활(관골궁)
Zygomatic arch
귀밑샘관(이하선관)
Parotid duct
3. ____________
4. ____________
턱뼈몸통(하악골체)
Body of mandible
얼굴동맥(안면동맥)
Facial artery
얼굴정맥(안면정맥)
Facial vein
턱밑샘(악하선)
Submandibular gland
바깥귀길(외이도)
External acoustic meatus
귀밑샘대(이하선대)
Parotid bed
목빗근(흉쇄유돌근)
Sternocleidomastoid

7.16 관자아래우묵(측두하와) I INFRATEMPORAL FOSSA I

위턱동맥(상악동맥, ***maxillary artery***)은 바깥목동맥(외경동맥)의 두 말단가지 중 하나로 발생한다. 이는 턱뼈목(하악경)까지 깊게 진행되는 반면, 다른 말단가지인 얕은관자동맥(천측두동맥, ***superficial temporal artery***)은 위쪽으로 진행된다. 위턱(상악)동맥은 수평으로 얕은 곳, 깊은 곳, 또는 가쪽날개근(외측익돌근, lateral pterygoid) 내로 흐르며 관자아래우묵(측두하와) 내에서 여러 가지를 발생시킨다. 마지막으로, 위턱(상악)동맥은 날개위턱틈새(익상악열, pterygomaxillary fissure)를 통과하여 날개입천장오목(익상구개와, pterygopalatine fossa)로 들어간다. CN V_3의 분지는 타원구멍(난원공)으로부터 관자아래우묵(측두하와) 깊은 곳에서 발생하며, 위턱(상악)동맥의 분지와 함께 가쪽 · 안쪽날개근(외측 · 내측익돌근)과 관련하여 다양하게 진행된다.

이 이미지에서는 광대활(관골궁)이 근육돌기와 턱뼈가지(하악지, ramus)의 앞쪽 부분과 함께 제거되었다.

각각에 대해 서로 다른 색상을 사용하여 다음 각 구조를 색칠한다.

안쪽 및 가쪽날개근(내측 및 외측익돌근)
Medial and Lateral Pterygoid Muscles

가쪽날개(외측익돌)근은 머리가 두 개인 근육으로 모양이 삼각형이고 위치가 거의 수평이다. 안쪽날개(내측익돌)근 역시 두 개의 머리를 가진 근육이며 턱뼈가지(하악지)의 안쪽깨물근(내측교근)과 거의 거울상을 이루고 있다.

근육	이는곳(기시점)	닿는곳(정지부)	작용
○ 1. **가쪽날개근, 아래갈래 (외측익돌근, 하두)** *Lateral pterygoid, inferior head*	가쪽날개판(외익상판, lateral pterygoid plate)의 가쪽면	날개근오목(익돌근와, pterygoid fovea)	아래턱뼈(하악골)의 돌출 및 함몰(양쪽); 반대쪽 운동(한쪽)
○ 2. **가쪽날개근, 위갈래 (외측익돌근, 상두)** *Lateral pterygoid, superior head*	나비뼈 큰날개(접형골 대익)의 아래쪽면	관절주머니(관절낭), 관절원반(articular disc), 날개근오목(익돌근와, pterygoid fovea)	저항에 맞서 아래턱(하악)을 들어올리는 동안 작용
○ 3. **안쪽날개근, 깊은갈래 (내측익돌근, 심두)** *Medial pterygoid, deep head*	가쪽날개판(익상판, lateral pterygoid plate)의 안쪽면	아래턱뼈(하악골)의 안쪽면(각 근처의 턱목뿔근신경고랑[악설골신경구] 아래)	아래턱뼈(하악골)의 융기 및 돌출(양측); 반대쪽 운동(한쪽)
○ 4. **안쪽날개근, 얕은갈래 (내측익돌근, 표두)** *Medial pterygoid, superficial head*	위턱결절(상악결절)		

날개근(익상근)과 신경혈관 관계
Neurovasculature Relationships to the Pterygoid Muscles

○ 5. **귓바퀴관자신경(이개측두신경, *Auriculotemporal nerve*)**: 턱관절(***TMJ***)에 공급되는 아래턱뼈(하악골)의 목(경부) 뒤쪽을 주행한 후 얕은관자동맥(천측두동맥)과 함께 주행.

○ 6. **아래이틀신경(하치조신경, *Inferior alveolar nerve*)**: 가쪽날개(외측익돌)근 아래에서 나와 안쪽날개(내측익돌)근과 턱뼈가지(하악지) 사이를 주행하여 턱목뿔근(악설골근)으로 가는 신경을 형성. 아래이틀(하치조)동맥이 턱뼈구멍(하악공)에 접근할 때 아래이틀(하치조)동맥과 함께 이동.

○ 7. **혀신경(설신경, *Lingual nerve*)**: 아래이틀(하치조)신경의 안쪽에 있는 가쪽날개(외측익돌)근 아래에서 나와 안쪽날개(내측익돌)근과 턱뼈가지(하악지) 사이를 지나 구강으로 들어감.

○ 8. **(긴)볼신경([장]협측 신경, [*Long*] *buccal nerve*)**: 가쪽날개(외측익돌)근의 두 머리 사이에서 나온 후 아래안쪽으로 볼(협)근을 관통하여 이동하지만 공급하지는 않음. 볼동맥(협동맥, ***buccal artery***)과 함께 이동.

○ 9. **깊은관자신경(심측두신경, *Deep temporal nerve*)**: 가쪽날개(외측익돌)근의 위갈래(상두) 위로 또는 이를 통과하여 나온 후 관자(측두)근까지 깊게 이동. 깊은관자(심측두)동맥과 함께 이동.

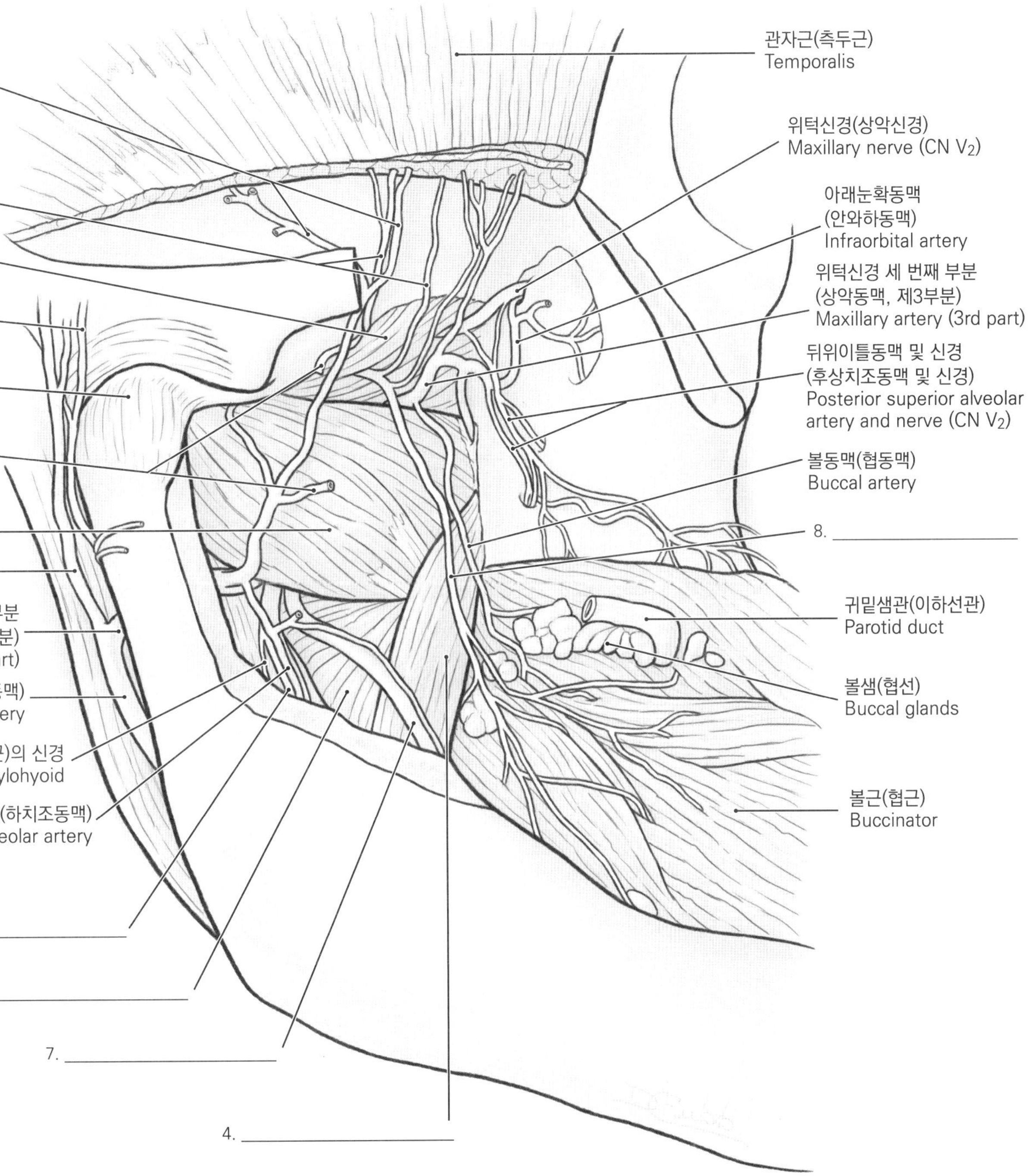

깊은관자신경(심측두신경)
Deep temporal arteries
9. ____
2. ____
5. ____
턱관절(측두하악관절)
Temporomandibular joint
깨물근(교근)신경 및 동맥
Masseteric nerve (CN V3) and artery
1. ____
얕은관자동맥(천측두동맥)
Superficial temporal artery
위턱신경 첫 번째 부분 (상악동맥, 제1부분)
Maxillary artery (1st part)
바깥목동맥(외경동맥)
External carotid artery
턱목뿔근(하악설골근)의 신경
Nerve to mylohyoid
아래이틀동맥(하치조동맥)
Inferior alveolar artery
6. ____
3. ____
7. ____
4. ____
관자근(측두근)
Temporalis
위턱신경(상악신경)
Maxillary nerve (CN V2)
아래눈확동맥 (안와하동맥)
Infraorbital artery
위턱신경 세 번째 부분 (상악동맥, 제3부분)
Maxillary artery (3rd part)
뒤위이틀동맥 및 신경 (후상치조동맥 및 신경)
Posterior superior alveolar artery and nerve (CN V2)
볼동맥(협동맥)
Buccal artery
8. ____
귀밑샘관(이하선관)
Parotid duct
볼샘(협선)
Buccal glands
볼근(협근)
Buccinator

7.17 관자아래우묵(측두하와) II INFRATEMPORAL FOSSA II

위턱(상악)동맥은 관자아래우묵(측두하와)을 가로질러 수평으로 흐르다가 날개입천장오목(익상구개와, pterygopalatine fossa)으로 들어간다. 아래턱(하악)신경은 타원구멍(난원공)을 통해 나오고 즉시 말단가지로 나누어진다.

이 이미지에서는 가쪽날개(외측익돌)근과 많은 위턱(상악)동맥 가지가 제거되었으며 가쪽날개(외측익돌)근신경과 깨물근(교근)신경에 대한 신경이 절단되었다.

각각에 대해 서로 다른 색상을 사용하여 다음 각 구조를 색칠한다.

위턱(상악)동맥 Maxillary Artery

○ 1. **위턱동맥(상악동맥, *Maxillary artery*)**: 깔목(외경)동맥에서 발생하며 세 부분으로 나누어짐.

첫 번째 부분: 턱뼈목(하악경)까지 깊게 통과하여 뼈 구멍으로 들어가는 가지가 발생.

○ 2. **중간뇌막동맥(중수막동맥, *Middle meningeal artery*)**: 뇌막동맥구멍(극공, foramen spinosum) 위쪽으로 진행 아래이틀동맥(하치조동맥, inferior alveolar artery)(7.16절 그림 참조).

두 번째 부분: 깨물근(교근)동맥, 볼(협)동맥, 깊은관자(심측두)동맥 및 날개(익상)동맥을 생성(7.16절 그림 참조).

세 번째 부분: 날개위턱틈새(익상악열, pterygomaxillary fissure)를 통과하여 날개입천장오목(익상구개와)으로 들어감.

○ 3. **내림입천장동맥(하행구개동맥, *Descending palatine artery*)**: 날개입천장오목(익상구개와, pterygopalatine fossa) 내에서 발생하여 입천장(구개)까지 이어짐.

○ 4. **아래눈확동맥(안와하동맥, *Infraorbital artery*)**: 아래눈확틈새(안와하열)를 통해 아래눈확(안와하)신경과 함께 이동.

뒤위이틀동맥(후상치조동맥, Posterior superior alveolar artery): 뒤위이틀(후상치조)신경과 함께 이동(7.16절의 그림 참조).

관자아래우묵(측두하와)의 신경 Nerves of the Infratemporal Fossa

○ 5. **귓바퀴관자신경(이개측두신경, *Auriculotemporal nerve*)**: CN V_3에서 가쪽으로 진행되며, 중간뇌막동맥을 가로지르거나 둘러싸며, 턱뼈목(하악경) 뒤쪽을 지나 바깥귀(외이) 위쪽 앞쪽으로 진행. TMJ, 앞쪽 귓바퀴(이개) 및 바깥귀길(외이도), 고막(tympanic membrane) 바깥쪽면 앞부분, 관자(측두)부분 피부 지배. 작은바위신경(소추체신경, lesser petrosal nerve, CN IX)에서 귀(이)신경절을 거쳐 귀밑샘(이하선)까지 "올라타는" 시냅스 이후 부교감신경섬유.

○ 6. **아래이틀신경(하치조신경, *Inferior alveolar nerve*)**: 나비아래턱인대(접하악인대, ***sphenomandibular ligament***)의 가쪽 턱끝구멍(하악공)으로 들어간 후 턱뼈관(하악관) 내로 이동하여 아래치아신경얼기(inferior dental plexus)를 형성. 턱끝신경(이신경, mental nerve)과 앞니신경(절치신경, incisive nerve)으로 종결. 아래턱(하악) 치아를 신경지배하고, 턱끝(이)신경을 통해 아래턱(하악) 앞니(절치)의 안뜰잇몸(전정치은, vestibular gingiva), 송곳니(견치, incisors), 작은어금니(소구치, premolars)와 함께 아랫입술의 피부와 점막, 턱 피부를 신경지배.

○ 7. **턱목뿔근(악설골근)의 신경(*Nerve to the mylohyoid*)**: 턱목뿔근신경고랑(악설골신경구, mylohyoid groove)에서 아래턱(하악)의 안쪽면을 따라 분리되는 턱끝구멍(하악공)까지 아래틀신경(하치조신경)과 함께 이동. 턱목뿔근(악설골근)과 두힘살근(이복근, digastric) 앞힘살을 지배.

○ 8. **혀신경(설신경, *Lingual nerve*)**: 안쪽날개(내측익돌)근과 턱뼈가지(하악지) 사이의 입안(구강)으로 들어가 구강점막 아래 입바닥을 앞쪽으로 주행. 혀의 앞쪽 2/3, 입바닥의 점막, 아래턱(하악) 혀쪽잇몸(설측치은, mandibular lingual gingiva)의 몸(체성)감각(미각 아님)을 전달함.

○ 9. **고실끈신경(고삭신경, *Chorda tympani*)**: 바위고막틀틈새(추체고실열, petrotympanic fissure)에서 나오는 CN VII의 가지로 혀(설)신경에 "올라타게" 됨. 턱밑(악하)신경절(submandibular ganglion)에서 시냅스를 연결하는 턱밑샘(악하선) 및 혀밑샘(설하선)에 대한 시냅스 이전 부교감섬유로 구성. 또한 혀의 앞쪽 2/3에서 미각 섬유를 운반.

○ 10. **(긴)볼신경([장]협신경, ([*Long*] *buccal nerve*)**: 볼(협)근을 관통하기 위해 아래 방향으로 진행됨. 뺨 위 피부, 뺨 안쪽 점막, 어금니 부위 하악 볼(협) 부위의 볼(협)쪽면의 피부를 지배.

○ 11. **깊은관자신경(심측두신경, *Deep temporal nerve*)**: 관자아래능선(측두하능선, infratemporal crest) 위로 관자(측두)근의 깊은 표면까지 진행.

○ 12. **위턱신경(상악신경, *Maxillary nerve, CN V_2*)**: 날개입천장오목(익상구개와)을 통해 눈확아래틈새(안와하열)까지 이어지는 날개위턱틈새(익상악열, pterygomaxillary fissure)를 통해 눈에 보이며, 그곳에서 눈확아래신경(안와하신경, infraorbital nerve)으로 이름이 변경됨.

○ 13. **뒤위이틀신경(후상치조신경, *Posterior superior alveolar nerve*)**: 날개위턱틈새(익상악열)를 통해 날개입천장오목(익상구개와)에서 나온 다음 위턱(상악)의 뒤쪽면을 따라 이동하는 CN V_2의 가지.

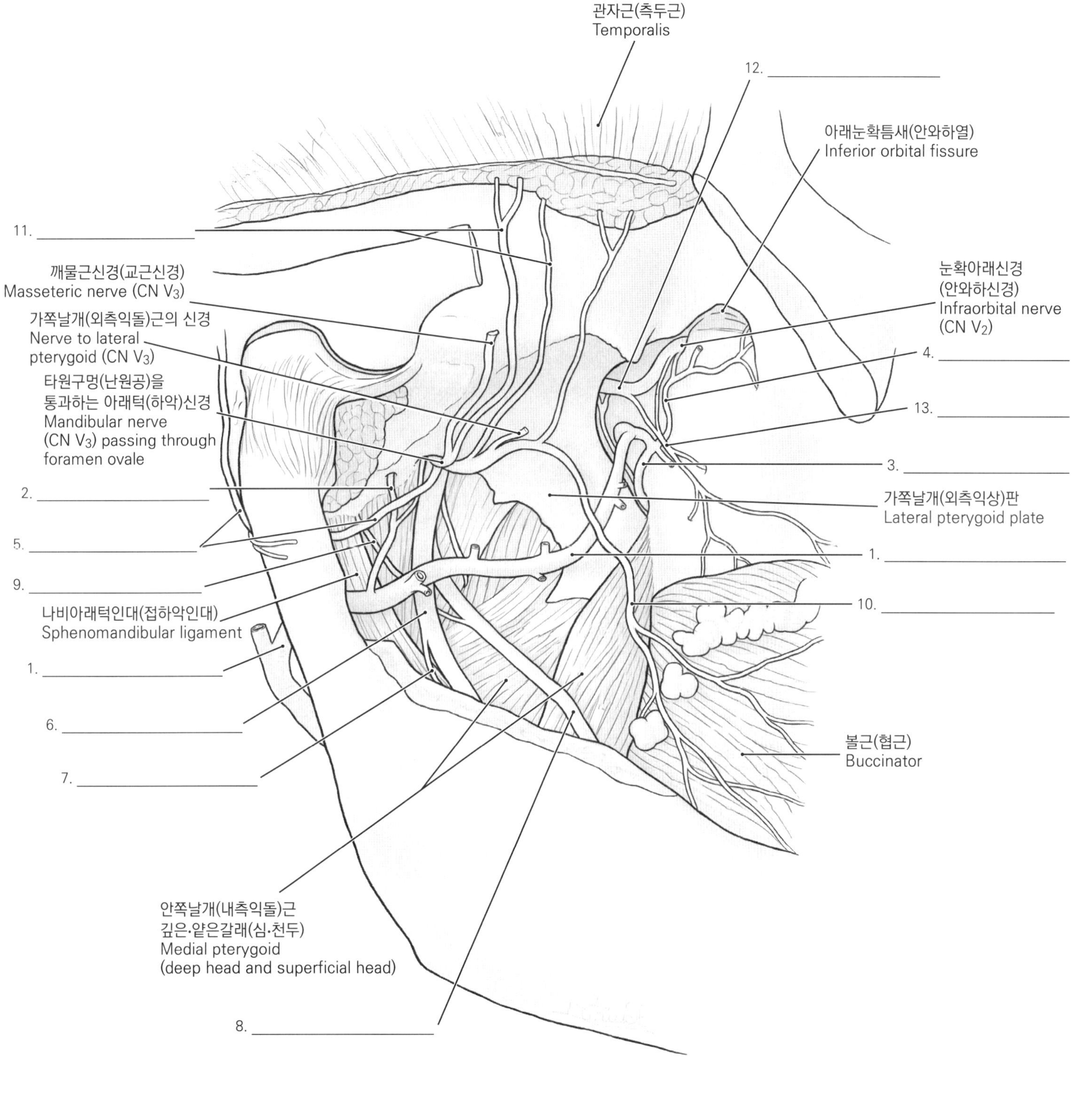
관자근(측두근)
Temporalis
12.
아래눈확틈새(안와하열)
Inferior orbital fissure
11.
깨물근신경(교근신경)
Masseteric nerve (CN V3)
가쪽날개(외측익돌)근의 신경
Nerve to lateral pterygoid (CN V3)
타원구멍(난원공)을 통과하는 아래턱(하악)신경
Mandibular nerve (CN V3) passing through foramen ovale
눈확아래신경
(안와하신경)
Infraorbital nerve
(CN V2)
4.
13.
3.
2.
가쪽날개(외측익상)판
Lateral pterygoid plate
5.
1.
9.
10.
나비아래턱인대(접하악인대)
Sphenomandibular ligament
1.
6.
볼근(협근)
Buccinator
7.
안쪽날개(내측익돌)근
깊은·얕은갈래(심·천두)
Medial pterygoid
(deep head and superficial head)
8.

7.18A와 B 혀의 구조와 입의 바닥 STRUCTURES OF THE TONGUE AND FLOOR OF THE MOUTH

입안(구강, oral cavity)은 위치아활(상치열궁, upper dental arch)과 아래치아활(하치열궁, lower dental arch) 사이의 공간으로 일반적으로 혀가 공간을 차지한다. 입안(구강)은 입인두(구인두, oropharynx)와 뒤쪽으로 연결된다. 혀의 근육은 입천장혀근(구개설근, palatoglossus)(CN X에 의해 지배됨)을 제외하고 혀밑신경(설하신경, hypoglossal nerve)의 지배를 받는다.

그림 A는 혀의 중앙부분과 입 근육의 바닥을 묘사한 반면, 그림 B는 혀와 점막을 제거한 입 구조의 바닥을 묘사한다.

각각에 대해 서로 다른 색상을 사용하여 다음 각 구조를 색칠한다.

근육	이는곳(기시점)	닿는곳(정지부)	작용
○ 1. **턱끝혀근(이설근)** *Genioglossus*	위**턱끝가시**(상**이극**, superior ***mental spines***)	혀의 등부분; ***목뿔뼈***(***설골***, ***hyoid bone***)	중앙 부분을 누르고 혀를 돌출시킴(양측); 혀를 반대편으로 편위(deviate)(단측).
○ 2. **목뿔혀근(설골설근)**(B만, 절단) *Hyoglossus*	목뿔뼈(설골)의 몸체와 큰뿔(대각, greater horn)	혀의 가쪽 부분의 아래쪽면	혀의 같은쪽(ipsilateral side)을 내림; 혀의 수축 보조
○ 3. **붓혀근(경상설근)**(B만, 절단) *Styloglossus*	붓돌기(경상돌기, styloid process); ***붓목뿔인대***(***경상설골인대***, ***stylohyoid ligament***)	혀 뒤쪽의 옆면; 목뿔혀근(설골설근)과 서로 맞물림	혀를 수축시키고 옆면을 맒(curls)
입천장혀근(구개설근)(표시되지 않음) Palatoglossus	물렁입천장(연구개)의 입천장널힘줄(구개건막, Palatine aponeurosis)	뒤가쪽 혀; 내인성 근육(intrinsic muscles)과 섞임	혀 뒤쪽을 들어올림 물렁입천장(연구개)을 누름
○ 4. **혀위세로근(상종설근)**(A만 해당, 4개의 내재근 중 하나) *Superior longitudinal*	점막밑(하) 섬유층과 중앙 섬유질 중격(septum)	혀와 점막의 가장자리	혀를 세로방향 위쪽으로 맒; 혀의 ***끝쪽***과 옆면을 들어올림; 혀를 당김(retract)

입구조의 바닥 Floor of the Mouth Structures

○ 5. **턱끝목뿔근(이설골근, *Geniohyoid muscle*)**: 정중선의 턱끝혀근(이설근, Genioglossus) 바로 얕은쪽에 위치한 한 쌍의 근육.

○ 6. **턱목뿔근**(**악설골근**, ***Mylohyoid muscle***): 턱끝목뿔근(이설골근, geniohyoid)보다 얕은쪽에 위치하지만 아래턱치아활(하악치열궁, mandibular dental arch) 사이의 공간을 가로지르며 입바닥과 목(경부) 앞쪽 영역 사이의 경계를 형성하는 한 쌍의 근육.

○ 7. **두힘살근 앞힘살(이복근 전복, *Digastric muscle, anterior belly*)**[A만 해당]: 목 앞부분의 턱목뿔근(하악설골근, mylohyoid muscle)의 얕은쪽에 위치.

○ 8. **넓은목근(활경근, *Platysma*)**(A만 해당): 목 앞쪽 부위의 두힘살근 앞힘살(이복근 전복)의 얕은쪽에 위치.

○ 9. **턱밑샘(악하선, *Submandibular gland*)**(B만 해당): 턱뼈몸통(하악체)을 따라 부분적으로 얕은쪽, 부분적으로는 턱목뿔근(하악설골근)의 뒤쪽 가장자리까지 깊숙이 위치.

○ 10. **혀밑샘(설하선, *Sublingual gland*)**(B만 해당): 턱뼈몸통(하악체)과 턱끝혀근(이설근) 사이의 입바닥 앞쪽면에 위치. 여러 개의 작은 관(duct)이 혀밑주름(설하주름, ***sublingual fold***)을 따라 열림.

○ 11. **턱밑샘관(악하선관, *Submandibular duct*)**(B만 해당): 턱밑샘관(악하선관)의 깊은 부분에서 시작하여 앞쪽으로 교차하며 입 앞쪽 바닥의 혀밑언덕(설하소구, ***sublingual caruncle***)에서 열림.

○ 12. **혀신경(설신경, *Lingual nerve*)**(B만 해당): 아래턱(하악) 셋째어금니(제3대구치) 근처의 입안(구강)으로 들어간 후, 턱밑샘관(악하선관) 아래의 가쪽고리(lateral looping)에서 안쪽고리(medial looping)까지 입 바닥을 가로질러 혀에 도달. 턱밑(악하)신경절(submandibular ganglion)은 턱밑샘(악하샘)의 깊은 부분 위에 있는 혀신경(설신경, lingual nerve)에 의해 매달려 있음.

○ 13. **혀밑신경(설하신경, *Hypoglossal nerve, CN XII*)**(B만 해당): 목뿔혀근(설골설근) 옆쪽 입 바닥으로 들어가 입천장혀근(구개설근)을 제외한 혀의 모든 내재 및 외재근육을 지배.

○ 14. **혀인두신경(설인신경, *Glossopharyngeal nerve, CN IX*)**(B만 해당): 붓혀근(경상설근)으로 입안으로 들어간 후 혀를 관통하여 혀의 뒤쪽 1/3에 몸(체성)감각과 미각을 지배.

○ 15. **혀동맥(설동맥, *Lingual artery*)**(B만 해당): 입안(구강) 구조의 혀와 바닥에 혈액을 공급하기 위해 목뿔혀근(설골설근) 안쪽의 입안(구강)으로 들어감.

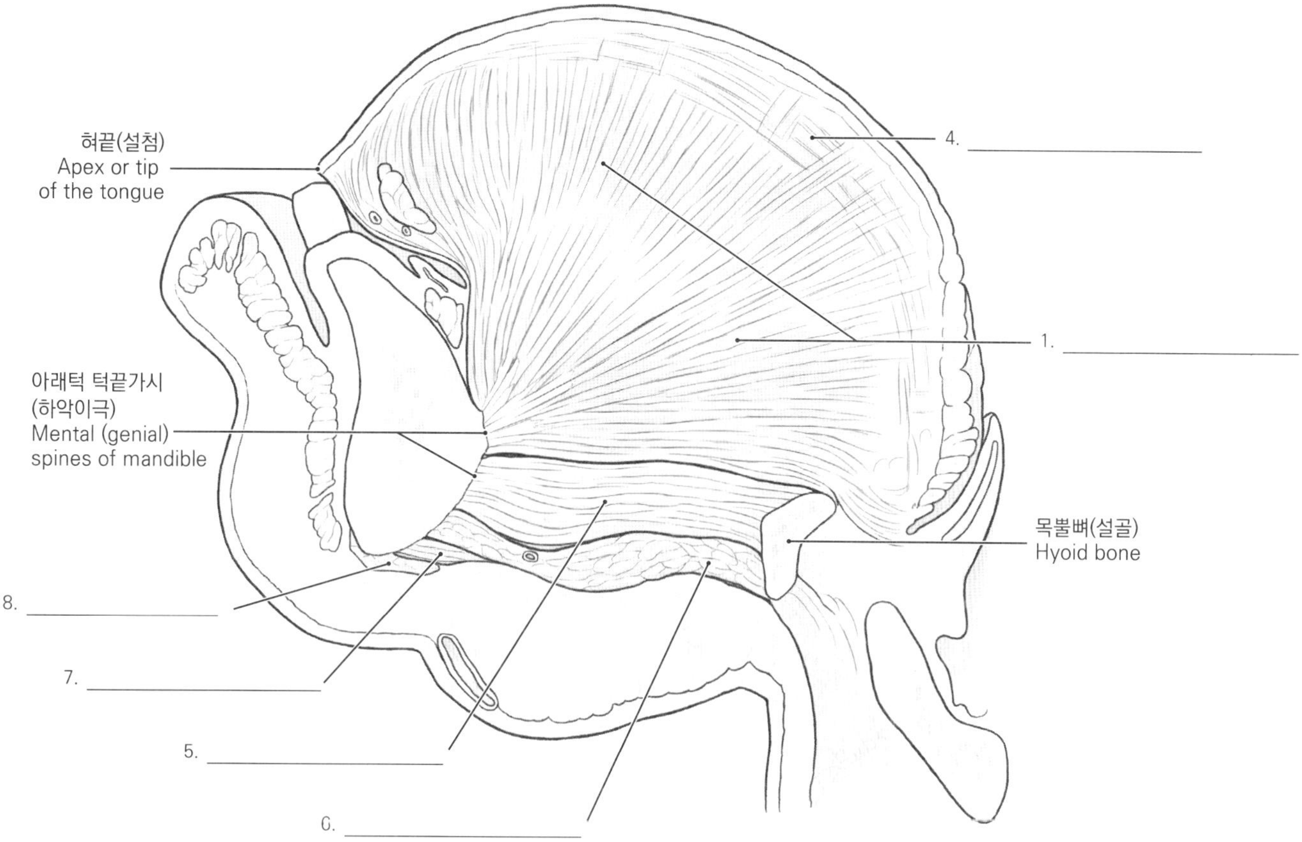
혀끝(설첨)
Apex or tip of the tongue
4.
1.
아래턱 턱끝가시 (하악이극)
Mental (genial) spines of mandible
목뿔뼈(설골)
Hyoid bone
8.
7.
5.
6.

A

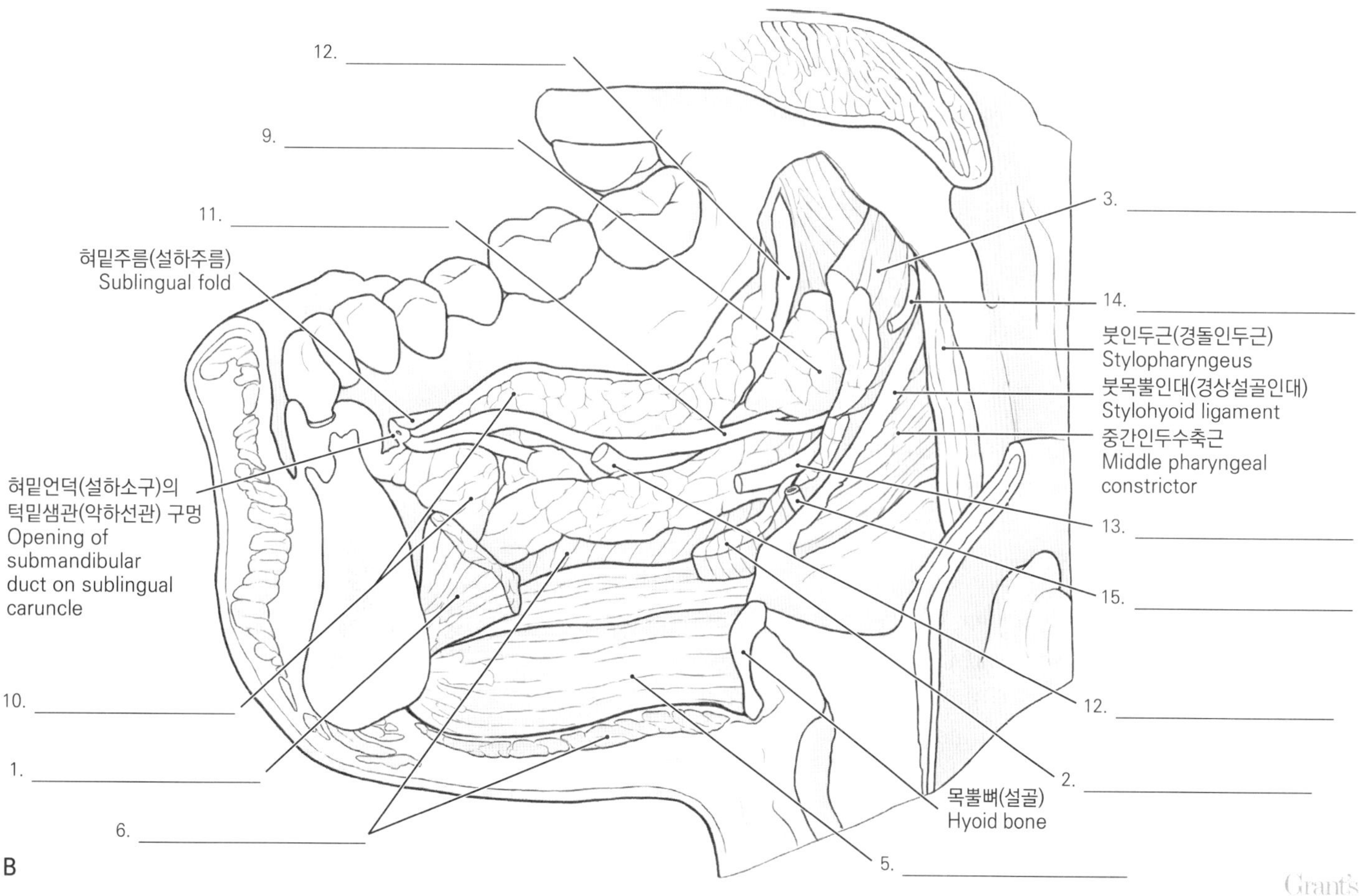
12.
9.
11.
혀밑주름(설하주름)
Sublingual fold
3.
14.
붓인두근(경돌인두근)
Stylopharyngeus
붓목뿔인대(경상설골인대)
Stylohyoid ligament
중간인두수축근
Middle pharyngeal constrictor
혀밑언덕(설하소구)의 턱밑샘관(악하선관) 구멍
Opening of submandibular duct on sublingual caruncle
13.
15.
10.
12.
1.
2.
목뿔뼈(설골)
Hyoid bone
6.
5.

B

7.19A와 B 입천장(구개) PALATE

입천장(구개)은 입안(구강)의 위쪽 경계(지붕)와 코안(비강)과 코인두(비인두, nasopharynx)의 아래쪽 경계(바닥)를 형성한다. 입천장(구개)은 두 영역으로 구성된다. 앞쪽은 단단입천장(경구개, ***hard palate***), 뒤쪽은 물렁입천장(연구개, ***soft palate***)이다. 물렁입천장(연구개)은 뒤쪽에서 중앙선 연장선인 목젖(구개수, ***uvula***)으로 끝난다.

그림 A는 단단입천장(경구개)의 뼈를 묘사한 반면, 그림 B는 입안(구강)점막을 제거한 물렁입천장(연구개)과 신경혈관의 구조를 묘사한다.

각각에 대해 서로 다른 색상을 사용하여 다음 각 구조를 색칠한다.

단단입천장(경구개)의 뼈 Bones of the Hard Palate

○ 1. **위턱뼈의 입천장돌기**(상악구개돌기, ***Palatine process of the maxilla***)(A만 해당): 위턱사이봉합(상악간봉합, ***inter-maxillary suture***) 정중선에서 만나는 앞쪽 2/3 단단입천장(경구개)을 형성하는 양측 수평 돌기.

○ 2. **앞니오목**(절치와, ***Incisive fossa***): 앞니관(절치관, incisive canal)이 열리는 중심앞니(중절치, central incisor) 뒤쪽 정중선 오목부.

○ 3. **입천장(구개) 수평돌기**, ***Horizontal process of palatine***)(A만 해당): 위턱봉합정중선(정중구개봉합선)에서 만나는 뒤쪽 1/3 단단입천장(경구개)을 형성하는 양측 수평 돌기.

○ 4. **큰입천장구멍**(대구개공, ***Greater palatine foramen***)(A만 해당): 위턱(상악) 셋째어금니(제3대구치) 안쪽에 위치.

앞코가시(전비극, ***Posterior nasal spine***): 뒤쪽으로 향함, 정중선 확장.

○ 5. **입천장뼈 날개패임돌기**(구개골 추체돌기, ***Pyramidal process of palatine bone***)(A만 해당): 안쪽 및 가쪽날개판(내측 및 외측익상판) 사이의 아래쪽 틈을 채우는 작은 뒤쪽 돌기.

○ 6. **작은입천장구멍**(소구개공, ***Lesser palatine foramen***)(A만 해당): 큰입천장구멍(대구개공) 뒤쪽에 위치.

물렁입천장(연구개) 및 신경혈관 Soft Palate and Neurovasculature

○ 7. **입천장올림근**(구개거근, ***Tensor veli palatini muscle***)(B만 해당): 배오목(주상와, ***scaphoid fossa***)에서 시작하여 입천장널힘줄(구개건막)을 형성하는 안쪽날개판(내측익상판)의 갈고리(구, ***hamulus***)에서 방향을 90° 변경함.

○ 8. **입천장널힘줄**(구개건막, ***Palatine aponeurosis***)(B만 해당): 입천장긴장근(구개범장근, tensor veli palatini) 힘줄에 의해 형성되며 삼킴(연하) 시 물렁입천장(연구개)을 긴장시킴.

○ 9. **큰입천장신경**(대구개신경, ***Greater palatine nerves***)(B만 해당): 큰입천장구멍(대구개공)을 통해 나와 앞쪽으로 진행하여 잇몸(치은, gingiva), 입안(구강)점막 및 대부분의 단단입천장샘(경구개선)에 공급되는 CN V_2의 가지.

○ 10. **코입천장신경**(비구개신경, ***Nasopalatine nerve***)(B만 해당): 앞니관(절치관)을 통해 앞니오목(절치와)으로 나오는 CN V_2의 가지로 앞니(절치) 뒤쪽의 단단입천장(경구개)을 지배.

○ 11. **작은입천장신경**(소구개신경, ***Lesser palatine nerve***)(B만 해당): CN V_2의 가지가 작은입천장구멍(소구개공)을 통해 나와 뒤쪽으로 진행되어 물렁입천장(연구개) 구조를 지배.

○ 12. **큰입천장동맥**(대구개동맥, ***Greater palatine artery***)(B만 해당): 큰입천장구멍(대구개공)을 통해 나와 큰입천장신경(대구개신경)을 따라 이동.

○ 13. **작은입천장동맥**(소구개동맥, ***Lesser palatine artery***)(B만 해당): 큰입천장구멍(대구개공) 또는 작은입천장구멍(소구개공)을 통해 나와 작은입천장신경(소구개신경)을 따라 이동.

○ 14. **나비입천장(접형구개)동맥의 뒤중격가지(후중격지)**(***Posterior septal branch of sphenopalatine artery***)(B만 해당): 코(비)중격을 따라 코입천장(비구개)신경이 앞니(절치)관을 통해 앞니오목(절치와)으로 나오는 경로.

임상노트: 코입천장신경 및 큰입천장신경 차단
NASOPALATINE AND GREATER PALATINE NERVE BLOCKS

코입천장(비구개)신경(nasopalatine nerve)은 앞니오목(절치와)에 마취약을 주입하여 마취할 수 있고, 큰입천장(대구개)신경은 큰입천장구멍(대구개공) 근처에 마취약을 주입하여 마취할 수 있다. 마취제가 신경과 함께 이동하는 동맥의 혈관 수축을 초래하기 때문에 주변 입천장(구개)점막 및/또는 잇몸(치은)이 하얗게 될 수 있다.

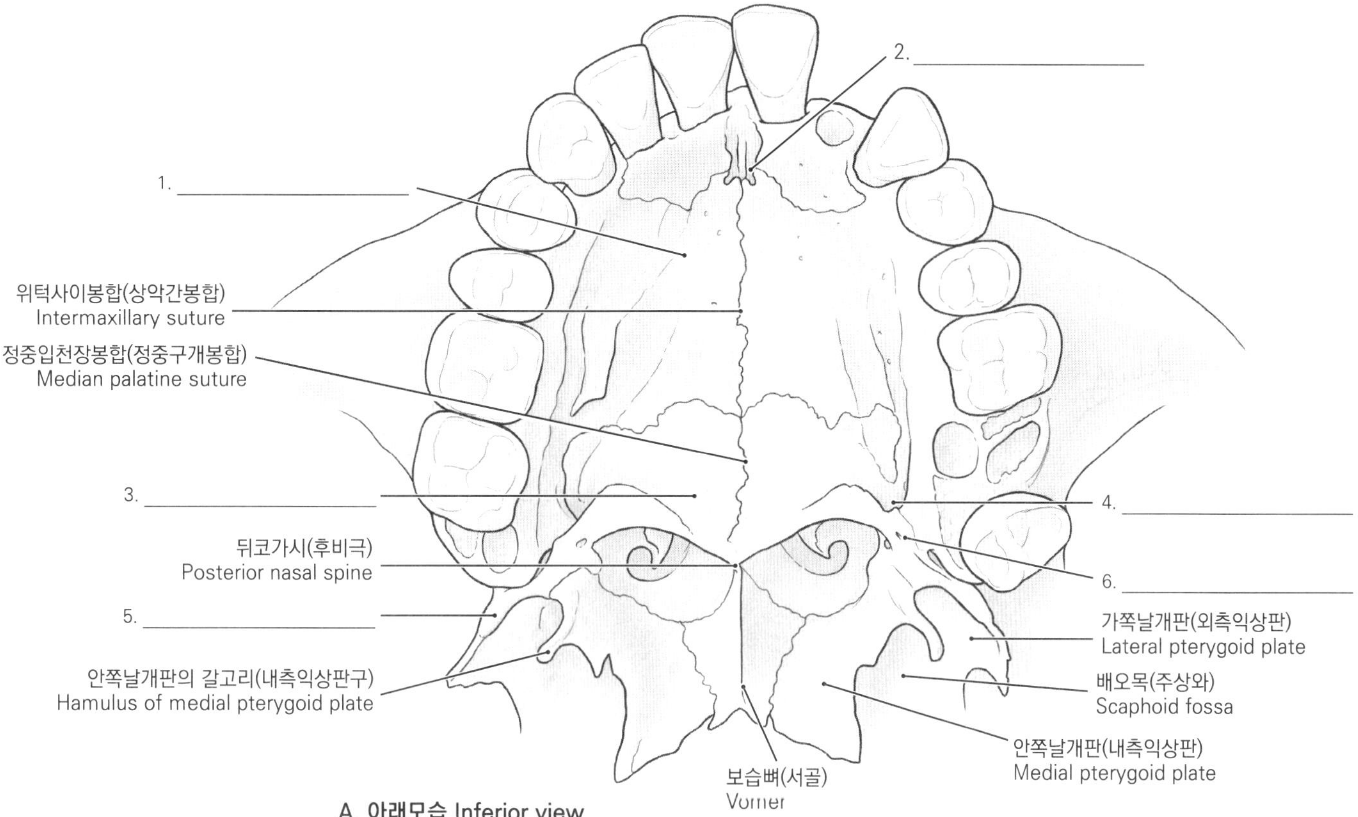

A. 아래모습 Inferior view

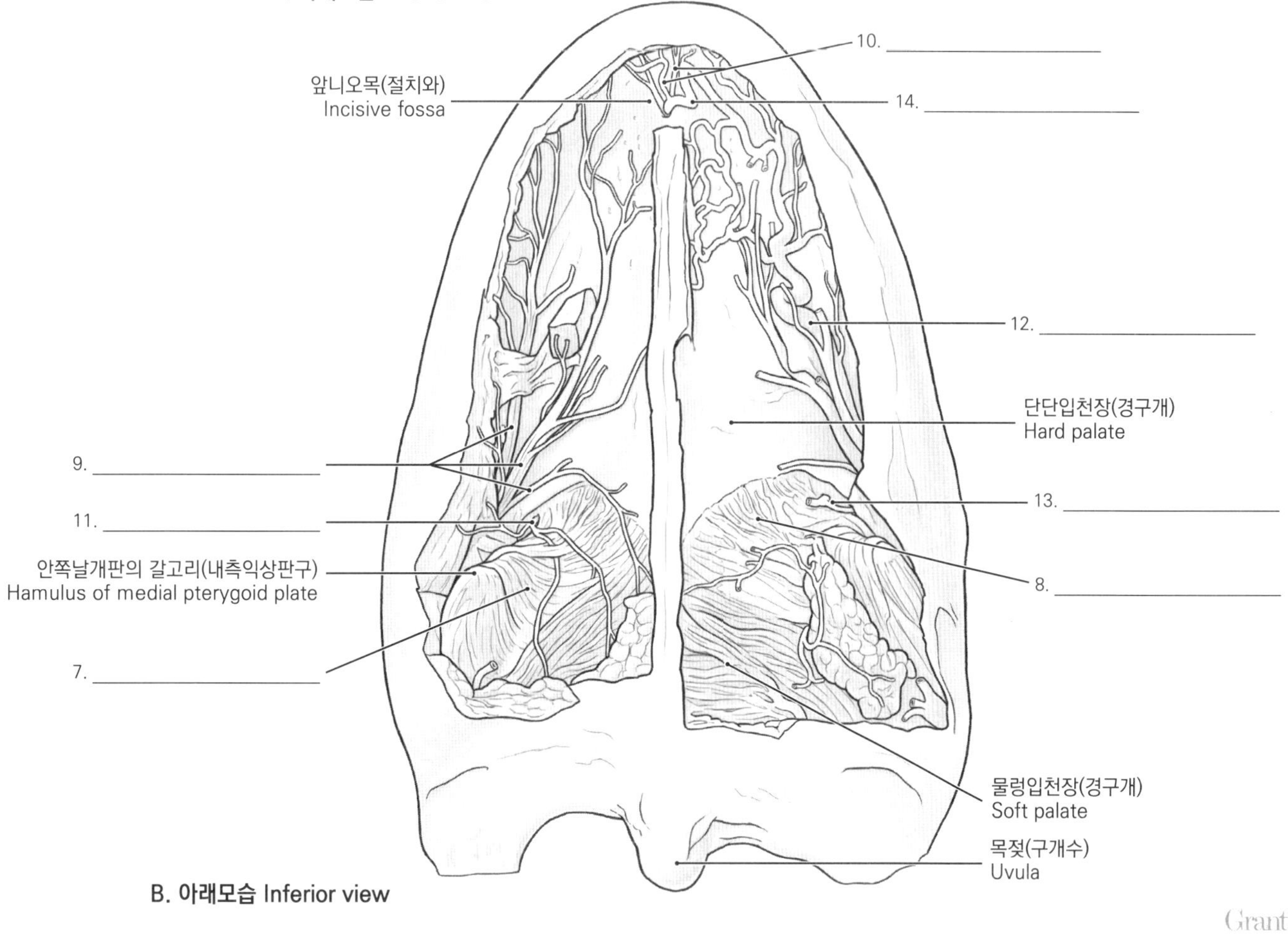

B. 아래모습 Inferior view

7.20A와 B 코벽(비강벽)과 중격의 뼈 BONES OF THE NASAL WALL ANDSEPTUM

코안(비강)은 앞쪽으로 콧구멍(비공)에서 시작하여 뒤쪽으로 뒷콧구멍(후비공, choanae), 즉 코안(비강)이 코(비)인두와 연결되는 열린 출입구에서 끝난다. 코안(비강)은 코(비)중격으로 나누어져 있으며 코곁굴(부비동, paranasal sinus) 및 눈물주머니(누낭)와 연결되어 있다.

그림 A는 가쪽벽의 뼈를 묘사한 반면, 그림 B는 코(비)중격의 뼈를 묘사한다.

각각에 대해 서로 다른 색상을 사용하여 다음 각 구조를 색칠한다.

가쪽벽의 뼈(그림 A) Bones of the Lateral Wall

○ 1. 위턱뼈(상악골, ***Maxilla***): 가쪽벽 앞면의 대부분을 형성.
이마(전두)돌기(***Frontal process***): 코 가쪽면을 따라 이마뼈(전두골)와 연결됨.
입천장(구개)돌기(***Palatine process***): 코안(비강)바닥의 앞쪽 부분과 코능선(비릉, ***nasal crest***) 부분을 형성(그림 B 참조).
앞코가시(전비극, ***Anterior nasal spine***): 입천장(구개)돌기의 앞쪽 확장.

○ 2. 입천장(구개, ***Palatine***): 가쪽의 뒤쪽면의 대부분을 형성.
수직판(***Perpendicular plate***): 코안(비강)의 가쪽벽과 날개입천장오목(익구개와) 안쪽벽을 형성하는 수직부분으로 안쪽날개판(내측익상판)의 앞쪽에 위치.

○ 3. 나비입천장구멍(접구개공, ***Sphenopalatine foramen***): 날개입천장오목(익구개와)으로부터 날개입천장(접형구개)동맥과 코입천장(비구개)신경이 통과하는 수직판의 위쪽에 위치.
수평판(***Horizontal plate***): 코안(비강)바닥의 뒤쪽 부분과 코능선(비릉) 부분을 형성(그림 B 참조).
큰입천장구멍(대구개공, ***Greater palatine foramen***): 큰입천장(대구개)관을 수평판으로 개방.

○ 4. 벌집뼈(사골, ***Ethmoid***): 가쪽벽의 위쪽을 형성.
위코선반(상비갑개, ***Superior concha***): 체판(***cribriform plate***) 아래 및 나비굴(접형동, ***sphenoid sinus***) 앞쪽에 위치한 벌집뼈(사골)의 안쪽 돌기.
중간코선반(중비갑개, ***Middle concha***): 위코선반(상비갑개) 아래에 위치한 벌집뼈(사골)의 안쪽 돌기.

○ 5. 아래코선반(하비갑개, ***Inferior concha***): 중간코선반(중비갑개) 아래에 있는 코선반(비갑개) 중 가장 길고 넓으며 자체 뼈임.

코(비)중격 뼈(그림 B) Bones of the Nasal Septum

○ 6. 벌집뼈(사골) 수직판(***Perpendicular plate of the ethmoid***): 체판에서 내려와 코(비)중격의 위쪽 부분을 형성. 위쪽으로 앞쪽 앞머리뼈우묵(전방두개와, anterior cranial fossa)으로 확장되어 볏돌기(계관, ***crista galli***)가 됨. 이마뼈(전두골)와 나비뼈몸통(접형골체), 그리고 보습뼈(서골, vomer)와 코(비)중격연골(septal nasal cartilage)과의 관절을 이룸.

○ 7. 보습뼈(서골, ***Vomer***): 코능선(비릉)과 함께 코(비)중격의 뒤아래쪽을 형성.

○ 8. 코(비)중격연골(***Septal nasal cartilage***): 코(비)중격의 앞쪽 부분을 형성.

임상노트: 코(비)중격 만곡 DEVIATED NASAL SEPTUM

대부분의 사람들은 증상 없이 약간 휘어진 중격을 가지고 있다. 만곡(deviation)은 일반적으로 외상으로 인해 발생하지만 출산 중에 발생할 수도 있다. 때로는 코(비)중격이 코안(비강) 바깥벽 중 하나와 접촉할 정도로 편차가 심한 경우도 있다. 호흡곤란과 코골이는 수술로 교정할 수 있는 심한 코(비)중격 만곡과 함께 발생하는 경우가 많다.

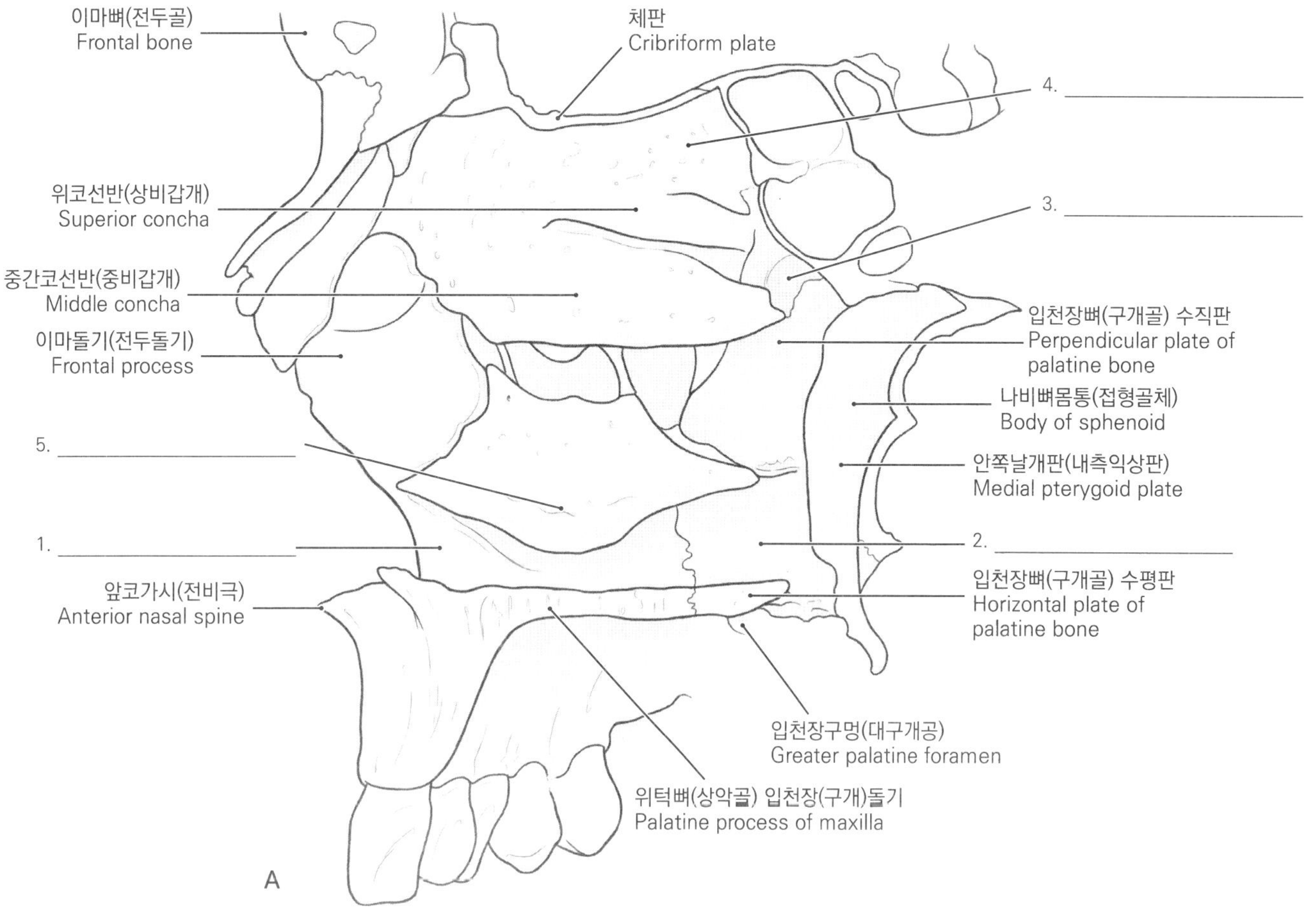
이마뼈(전두골)
Frontal bone
체판
Cribriform plate
4. ____
위코선반(상비갑개)
Superior concha
3. ____
중간코선반(중비갑개)
Middle concha
입천장뼈(구개골) 수직판
Perpendicular plate of palatine bone
이마돌기(전두돌기)
Frontal process
나비뼈몸통(접형골체)
Body of sphenoid
5. ____
안쪽날개판(내측익상판)
Medial pterygoid plate
1. ____
2. ____
앞코가시(전비극)
Anterior nasal spine
입천장뼈(구개골) 수평판
Horizontal plate of palatine bone
입천장구멍(대구개공)
Greater palatine foramen
위턱뼈(상악골) 입천장(구개)돌기
Palatine process of maxilla
A

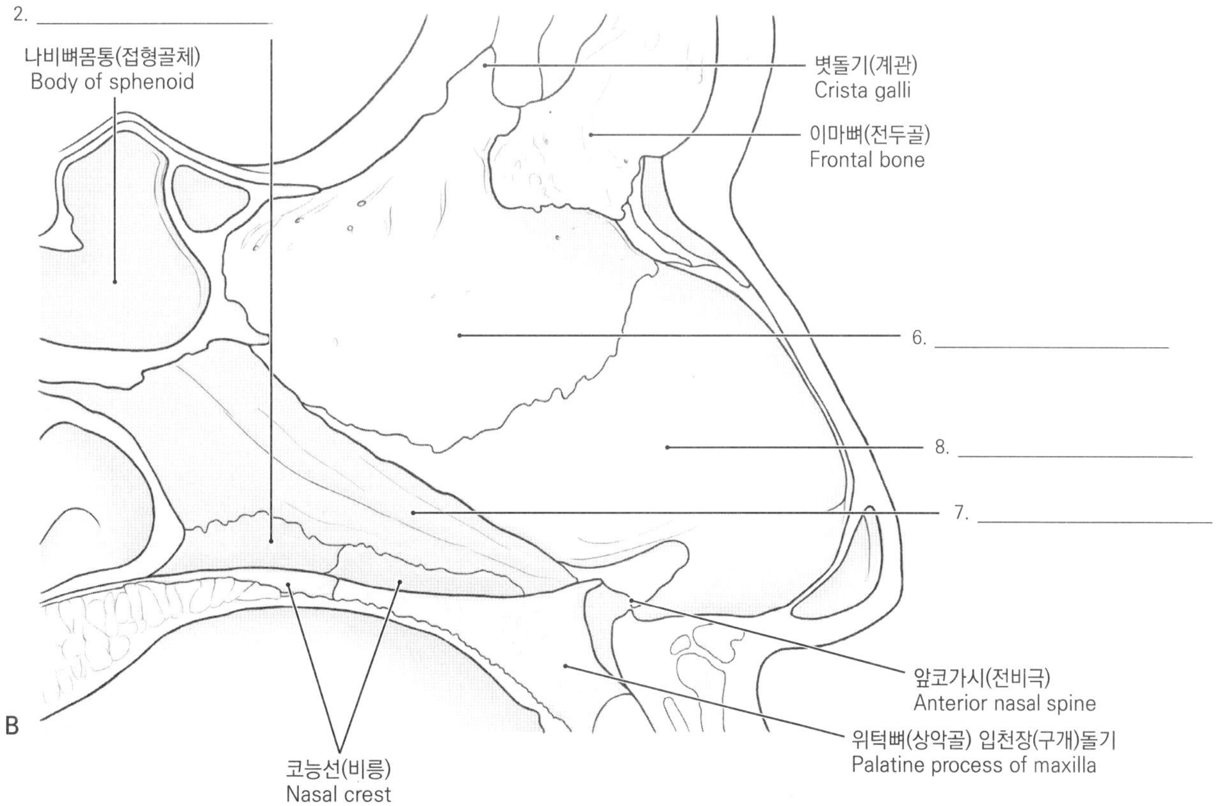
2. ____
나비뼈몸통(접형골체)
Body of sphenoid
볏돌기(계관)
Crista galli
이마뼈(전두골)
Frontal bone
6. ____
8. ____
7. ____
앞코가시(전비극)
Anterior nasal spine
위턱뼈(상악골) 입천장(구개)돌기
Palatine process of maxilla
코능선(비릉)
Nasal crest
B

7.21 코선반(비갑개)과 콧길(비도) NASAL CONCHAE AND MEATUSES

가쪽벽은 호흡기 점막의 표면적을 증가시키는 두루마리 모양의 복잡한 구조인 코선반(비갑개, conchae)의 형성으로 표시된다. 각 코선반(비갑개) 아래에는 코안(비강)이 있다. 코곁굴(부비동)과 눈물주머니(누낭)는 내용물을 이 통로로 비운다.

이 이미지는 머리 오른쪽 절반의 안쪽 모습을 묘사한다.

각각에 대해 서로 다른 색상을 사용하여 다음 각 구조를 색칠한다.

○ 1. **코안뜰(비전정, *Nasal vestibule*)**: 콧구멍(비공) 바로 안쪽에 다양한 수의 뻣뻣한 털이 있는 부위.

○ 2. **앞방(전방, *Atrium*)**: 코안뜰(비전정) 위쪽, 중간콧길(중비도, middle meatus) 앞쪽에 위치하는 공간.

○ 3. **위코선반(상비갑개, *Superior concha*)**: 나비굴(접형동) 앞쪽에 위치한 작고 가변적인 안쪽 돌기.

○ 4. **중간코선반(중비갑개, *Middle concha*)**: 위코선반(상비갑개) 아래에 있는 안쪽 돌기.

○ 5. **아래코선반(하비갑개, *Inferior concha*)**: 코안뜰(비전정) 뒤쪽 중간코선반(중비갑개) 아래에 위치하는 안쪽 돌기.

○ 6. **나비벌집오목(접사함요, *Sphenoethmoidal recess*)**: 위코선반(상비갑개) 뒤위쪽에 위치.

○ 7. **위콧길(상비도, *Superior nasal meatus*)**: 위코선반(상비갑개)과 중간코선반(중비갑개) 사이의 좁은 공간.

○ 8. **중간콧길(중비도, *Middle nasal meatus*)**: 중간코선반(중비갑개)과 아래코선반(하비갑개) 사이에 위치하는 더 길고 넓은 공간.

○ 9. **아래콧길(하비도, *Inferior nasal meatus*)**: 아래코선반(하비갑개) 아래, 단단입천장(경구개) 위쪽에 위치하는 수평 공간.

임상노트: 아래콧길(하비도)을 통한 아데노이드 시각화
VISUALIZATION OF ADENOIDS THROUGH THE INFERIOR NASAL MEATUS

인두고막 입구보다 위쪽에 있는 비인두 후상부에 위치한 인두 편도선 또는 아데노이드의 염증은 비강에서 후비를 통해 비인두로 공기가 차단될 수 있다. *인두고실관(pharyngotympanic tube)* 입구 뒤위쪽, 코(비)인두에 위치한 인두편도(pharyngeal tonsil) 또는 아데노이드선의 염증은 코안(비강)에서 후두를 통해 코(비)인두로 공기가 이동하는 것을 방해할 수 있다. 비대된 아데노이드(enlarged adenoid)는 어린이 코골이의 주요 원인이다. 콧구멍(비공)을 통해 아래콧길(하비도)까지의 내시경 검사는 비침습적이며 아데노이드를 직접적으로 볼 수 있다.

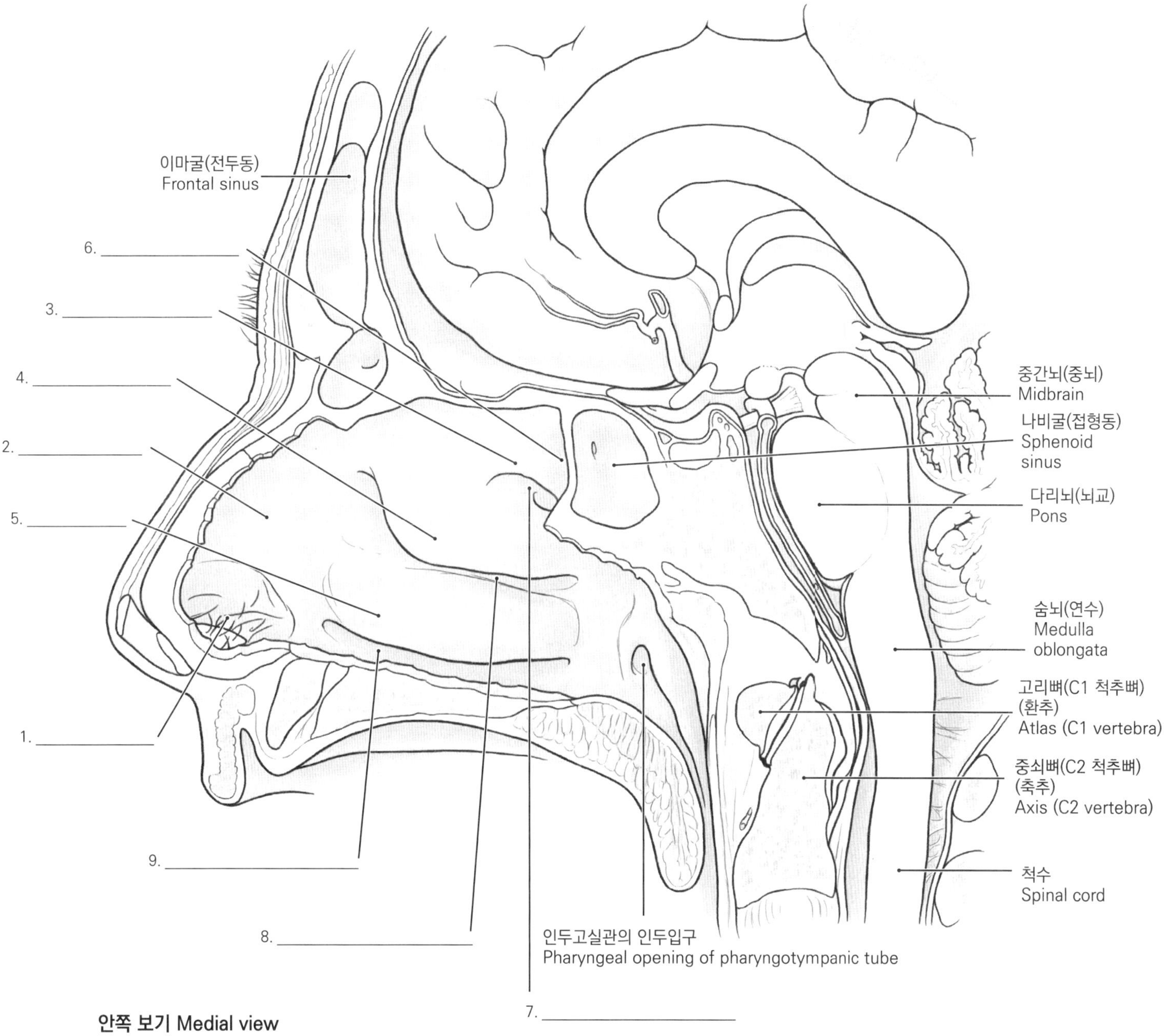

안쪽 보기 Medial view

7.22 코곁굴(부비동)과 코눈물관(비루관)의 개방 OPENINGS OF THE PARANASAL SINUSES AND NASOLACRIMAL DUCT

코곁굴(부비동, paranasal sinus)은 코안(비강)이 이마뼈(전두골), 나비뼈(접형골), 벌집뼈(사골) 및 위턱뼈(상악골)까지 공기로 채워진 확장된 공간이다. 각 코곁굴(부비동)은 그것이 위치한 뼈의 이름을 따서 명명되었다. 코곁굴(부비동)은 평생 동안 계속 확장된다.

이 이미지에서는 코곁굴(부비동)의 입구를 보기 위해 코선반(비갑개) 부분을 잘라냈다. 막대(rods)는 코곁굴(부비동)에서 해당 구멍까지의 경로를 나타낸다. 작은 막대가 아래콧길(하비도)의 가쪽벽을 통과하기도 했다.

각각에 대해 서로 다른 색상을 사용하여 다음 각 구조를 색칠한다.

중간콧길(중비도) Middle Meatus

중간콧길(중비도, middle meatus)은 가쪽벽 내에 벌집뼈(사골)가 추가로 형성되어 있다는 점에서 독특하다.

○ 1. **반달틈새(반월열공, *Semilunar hiatus*)**: 초승달 모양(crescent-shaped)의 구멍.

○ 2. **벌집뼈융기(사골포, *Ethmoidal bulla*)**: 반달틈새(반월열공)의 위쪽 경계를 따라 중간벌집(중사골봉소, middle ethmoidal cells)에 의해 생성된 돌출부.

○ 3. **갈고리돌기(구상돌기, *Uncinate process*)**: 반달틈새(반월열공)에서 앞아래쪽으로 만곡된 돌기.

코곁굴 입구(부비동 개구부) Paranasal Sinus Openings

○ 4. **이마굴(전두동, *Frontal sinus*)**: 눈썹활(미궁, superciliary arche)과 코뿌리(비근) 뒤쪽에 위치. 이마코관(전두비관, *frontonasal duct*)을 통해 벌집뼈깔때기(사골누두, ethm-oidal infundibulum)로 배출되고, 이는 중간콧길(중비도)의 반달틈새(반월열공)로 열림.

○ 5. **나비굴(접형동, *Sphenoidal sinus*)**: 나비뼈몸통(접형골체) 내에 위치하며 얇은 격막에 의해 좌우 코곁굴(부비동)로 불균일하게 나누어짐. 나비벌집오목(접사함요, *sphenoethmoidal recess*)으로 배출.

○ 6. **뒤벌집(후사골봉소, *Posterior ethmoidal air cells*)**: 위콧길(상비도)로 직접 열림. 벌집굴(사골동, ethmoid sinus)은 여러 개이며 앞쪽, 중간, 뒤쪽으로 세분. 앞벌집(전사골봉소, anterior ethmoidal cells)은 벌집뼈깔때기(사골누두, ethmoidal infundibulum)를 통해 중간콧길(중비도)로 배출. 중간벌집(중사골봉소, middle ethmoidal cells)은 벌집뼈융기(사골포)에 있는 여러 개의 작은 구멍을 통해 중간콧길(중비도)로 배출.

위턱굴(상악동, Maxillary sinus): 코곁굴(부비동) 중 가장 크고 안쪽벽은 코안(비강)의 외벽임. 위턱구멍(상악공, *maxillary orifice[ostium]*)을 통해 중간콧길(중비도)의 반달틈새(반월열공)로 배출.

코눈물관(비루관) Nasolacrimal Duct

○ 7. **코눈물관(비루관, *Nasolacrimal duct*)**: 눈물주머니(누낭) 아래쪽에서 아래콧길(하비도)로 열리는 경로.

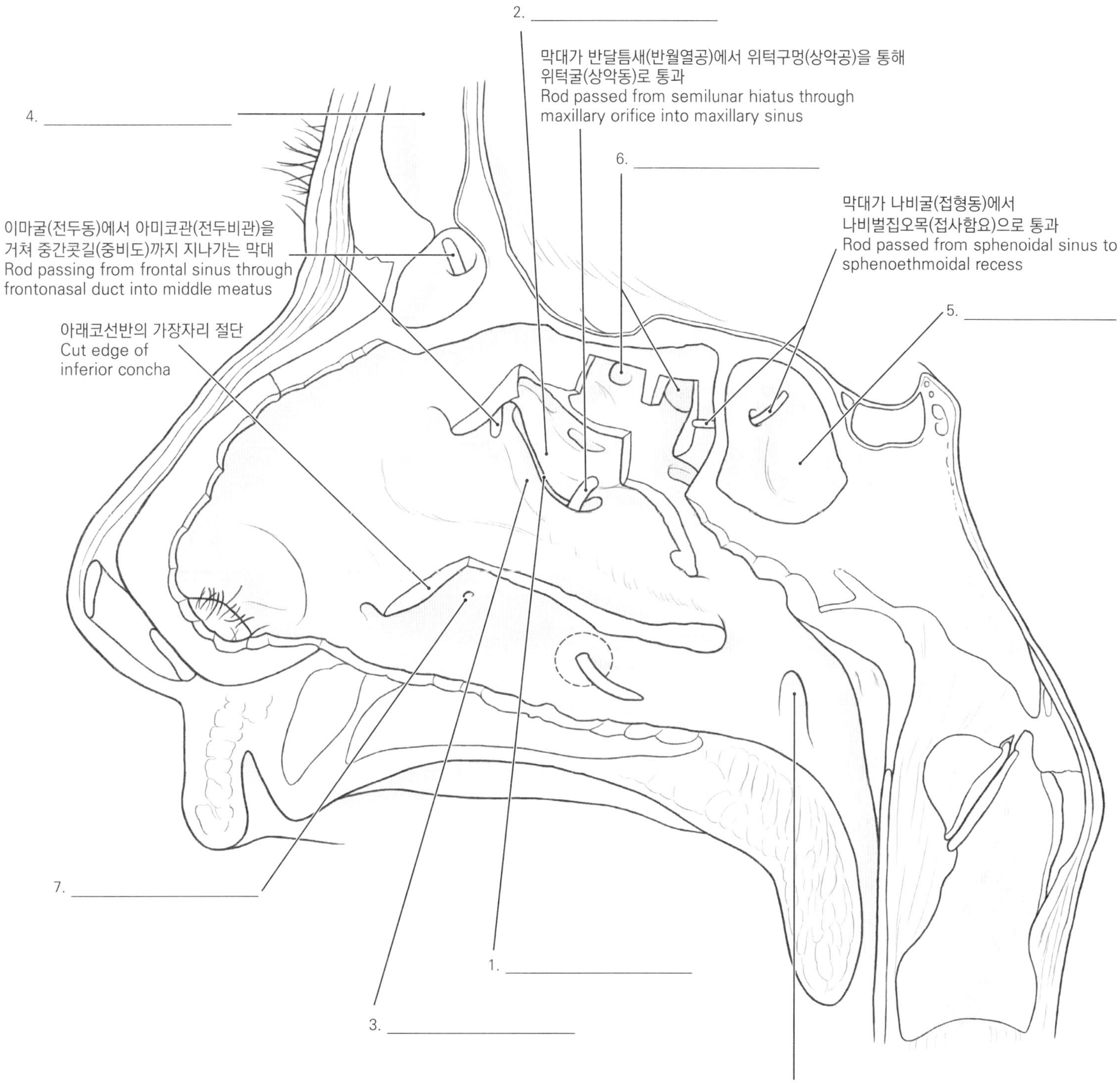

안쪽 보기 Medial view

7.23 날개입천장오목(익구개와)의 신경 NERVES OF THE PTERYGOPALATINE FOSSA

입천장오목(익상구개와, pterygopalatine fossa)은 눈확(안와)의 정점(apex) 아래, 관자아래우묵(측두하와) 안쪽에 있는 작은 피라미드형 공간이다. 위턱(상악)동맥의 말단 부분과 그 가지가 위턱(상악)신경(CN V_2)과 함께 입천장오목(익상구개와)을 통과한다.

이 도식에서 입천장오목(익상구개와)은 CN V_2 가지의 경로를 따라 관자아래우묵(측두하와)에서 보인다. 눈확(안와)의 가쪽벽과 중간머리뼈우묵(중두개와, middle cranial fossa)이 제거되었다. 위턱굴(상악동) 가쪽벽의 일부도 제거되었다.

각각에 대해 서로 다른 색상을 사용하여 다음 각 구조를 색칠한다.

○ 1. **위턱신경(상악신경, *Maxillary nerve, CN V_2*)**: 원형구멍(원형공)을 통해 앞쪽으로 입천장오목(익상구개와) 뒤쪽으로 연결. 원형구멍(원형공)에 들어가기 전에 CN V_2에서 작은 뇌막가지(경막지)가 나옴. 코안(비강), 입천장(구개), 편도(tonsils) 및 위턱잇몸(상악치은, maxillary gingivae)에 감각신경 분포를 공급.

○ 2. **날개입천장신경절(익구개신경절, *Pterygopalatine ganglion*)**: 입천장오목(익상구개와)에 CN V_2에 의해 매달려 있는 부교감신경절. 얼굴(안면)신경(CN VII)의 큰바위신경(대추체신경, greater petrosal nerve)으로부터 정보를 받는 시냅스 이후 부교감세포체를 포함. CN V_2의 감각섬유와 깊은바위신경(심추체신경, deep petrosal nerve)의 교감신경은 시냅스 없이 날개입천장신경절(익구개신경절)을 통과.

○ 3. **큰입천장신경(대구개신경, *Greater palatine nerve*)**: 입천장오목(익상구개와)을 통해 아래쪽으로 진행하고 입천장관(구개관, palatine canal)을 통해 빠져나감. 큰입천장구멍(대구개공, greater palatine foramen)을 통해 단단입천장(경구개)으로 나타나 입천장(구개) 및 입 점막과 위턱송곳니(상악견치, maxillary canine) 뒤쪽의 입천장잇몸(구개치은, palatal gingiva)을 지배.

○ 4. **작은입천장신경(소구개신경, *Lesser palatine nerve*)**: 입천장관(구개관)을 통해 빠져나가는 입천장오목(익상구개와)을 통해 아래쪽으로 진행. 작은입천장구멍(소구개공, Lesser palatine foramen)을 통해 물렁입천장(연구개)으로 나와 구강점막과 물렁입천장, 목젖, 입천장(구개) 편도를 지배.

○ 5. **뒤위이틀신경(후상치조신경, *Posterior superior alveolar nerve*)**: 날개위턱틈새(익상악열, pterygomaxillary fissure)를 통해 입천장오목(익상구개와)에서 관자아래우묵(측두하와)으로 빠져나감. 일부 가지가 뒤위이틀구멍(후상치조공, posterior superior alveolar foramina)으로 들어가고 위치아신경얼기(상치신경총, *superior dental plexus*)와 연결되며 대부분의 위턱(상악) 큰어금니(대구치)와 위턱굴(상악동)에 공급되는 위턱(상악)의 뒤가쪽을 따라 이어지는 경로. 나머지 가지는 구멍으로 들어가지 않고 안뜰(볼)위턱잇몸(상악치은, vestibular[buccal] maxillary gingiva)에 공급.

○ 6. **눈확아래신경(안와하신경, *Infraorbital nerve*)**: 아래눈확틈새(안와하열)로 들어가 눈확아래관(안와하관, infraorbital canal)으로 들어가는 CN V_2의 말단분지. 중간위이틀신경(중상치조신경, middle superior alveolar nerve) 및 앞위이틀신경(전상치조신경, anterior superior alveolar nerve)을 발생시킴.

○ 7. **중간위이틀신경(중상치조신경, *Middle superior alveolar nerve*)**: 존재하는 경우, 눈확아래(안와하)신경에서 시작하여 위턱굴(상악동) 가쪽벽을 통과하여 위치아신경얼기(상치신경총)와 연결되어 위턱(상악) 작은어금니(소구치, premolar), 위 턱굴(상악동) 및 안뜰(볼)위턱잇몸(상악치은, vestibular[buccal] maxillary ging-iva)에 공급.

○ 8. **앞위이틀신경(전상치조신경, *Anterior superior alveolar nerve*)**: 눈확아래구멍(안와하공) 몸쪽(근위부)의 눈확아래(안와하)신경에서 발생하여 위치아신경얼기(상치신경총, superior dental plexus)와 연결되는 위턱굴(상악동) 앞쪽벽을 통과하여 위턱(상악) 송곳니(견치, canine)와 앞니(절치, incisor) 및 위턱굴(상악동, maxi-llary sinus)에 공급.

○ 9. **광대신경(관골신경, *Zygomatic nerve*)**: 입천장오목(익상구개와) 안쪽의 CN V_2에서 발생. 광대(관골)신경은 광대얼굴신경(관골안면신경, zygomaticofacial nerve)과 광대관자신경(관골측두신경, zygomaticotemporal nerve)으로 나뉨.

○ 10. **교통가지(교통지, *Communicating branch*)**: 광대관자(관골측두)신경에서 발생하여 위쪽으로 뼈를 통과하여 눈확(안와)의 가쪽면으로 진행하여 눈물샘(누선)신경에 "올라타게" 됨. 날개입천장신경절(익구개신경절)에서 나온 시냅스 이후 부교감신경 섬유는 광대(관골)신경을 따라 광대관자(관골측두)신경으로 이동한 후 교통가지(교통지)로 이동하여 눈물샘(누선)신경(CN V_1 가지)에 도달하여 눈물샘에 신경을 분포.

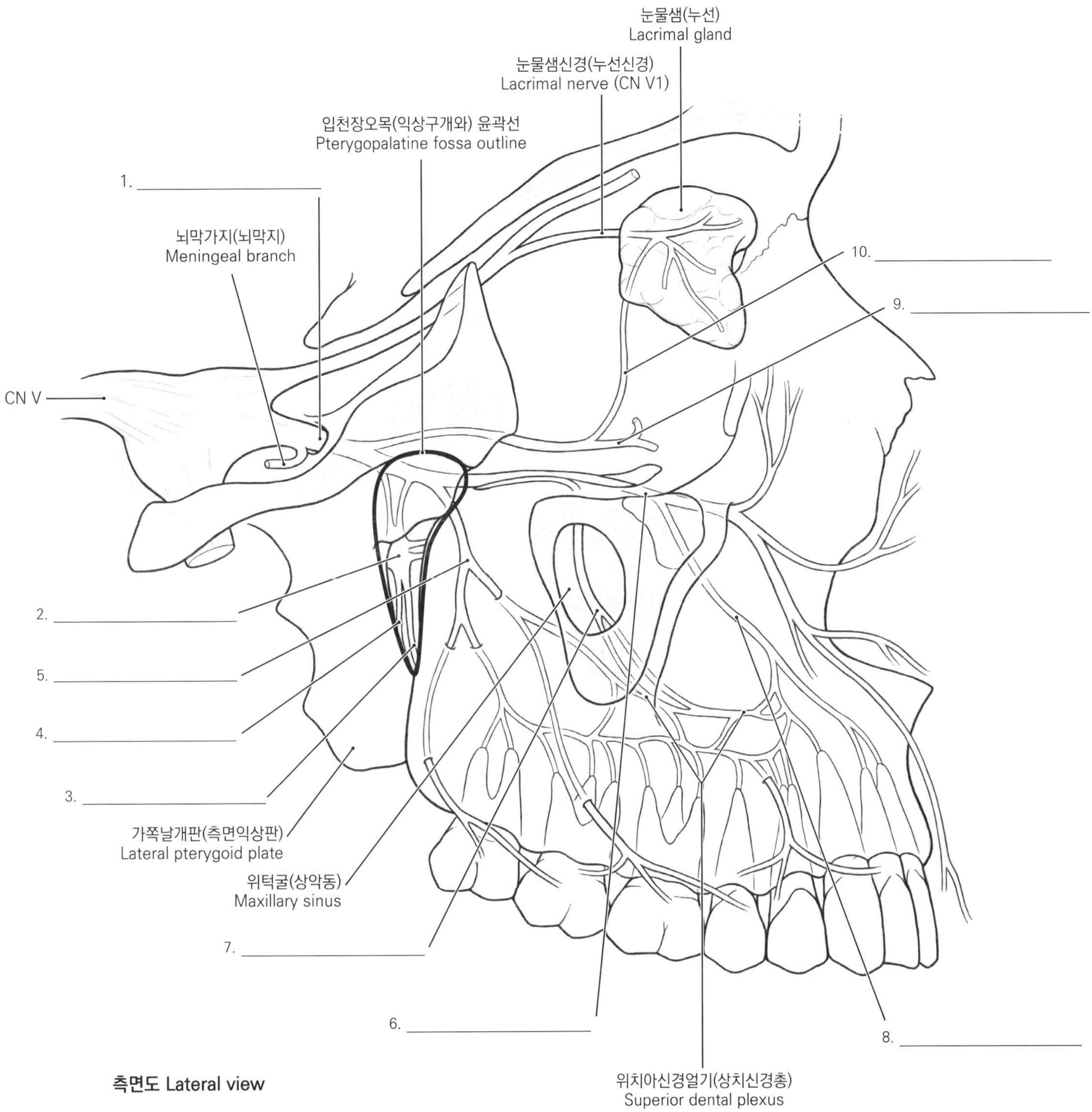

측면도 Lateral view

7.24 바깥귀(외이), 가운데귀(중이), 속귀(내이): 이마면 EXTERNAL, MIDDLE, AND INTERNAL EAR: CORONALLY SECTIONED

귀는 바깥귀, 가운데귀, 속귀로 구분된다. 바깥귀(외이)와 가운데귀(중이)는 주로 청각(소리 전달)에 관여하는 반면, 속귀(내이)는 청각과 균형(평형)에 모두 관여한다.

이 이미지는 오른쪽 귀를 통과하는 이마면(관상면, coronal section)을 보여준다.

각각에 대해 서로 다른 색상을 사용하여 다음 각 구조를 색칠한다.

바깥귀(외이) External Ear

바깥귀(외이)는 귓바퀴(이개, auricle)와 바깥귀길(외이도, external acoustic meatus)로 구성된다.

- ○ 1. **귓바퀴(이개, *Auricle*)**: 바깥귀길(외이도) 바깥쪽에 여러 개의 함몰부와 융기부로 구성된 불규칙한 모양의 연골.
- ○ 2. **귀조가비(이갑개, *Concha*)**: 바깥귀길(외이도)이 열리는 귓바퀴(이개)의 가장 깊은 함몰 부위.
- ○ 3. **바깥귀길(외이도, *External acoustic meatus*)**: 관자뼈(측두골)의 고막(tympanic membrane)부분을 통과하여 귓바퀴(이개)에서 고막까지 이어지는 관.
- ○ 4. **고막(*Tympanic membrane*)**: 귀의 바깥쪽과 가운데의 경계를 이루는 바깥귀길(외이도) 끝부분에 있는 얇은 타원형의 막.

가운데귀(중이) Middle Ear

가운데귀(중이)는 고막과 미로(안쪽)벽(labyrinthine[medial] wall) 사이에 위치하며 귓속뼈(이소골)(망치뼈[추골, malleus]), 모루뼈(침골, incus), 등자뼈[등골, stapes])를 포함한다. 가운데귀(중이)의 공간은 고막 바로 내부에 있는 고실(*tympanic cavity*)과 고막 바로 위에 있는 고실위오목(고실상함요, *epitympanic recess*)의 두 부분으로 나뉜다.

- ○ 5. **망치뼈머리(추골두, *Head of the malleus*)**: 고실위오목(고실상함요, epitympanic recess)까지 확장. 망치뼈목(추골경)과 망치뼈자루(추골병, handle of malleus)는 고막에 붙어 있음. 망치뼈머리(추골두)는 모루뼈(침골)와 연결되고 모루뼈(침골)는 등자뼈(등골)와 연결.
- ○ 6. **고막긴장근(고막장근, *Tensor tympani muscle*)**: 망치뼈자루(추골병, handle of malleus)에 붙어 있는 짧은 근육. 고막을 안쪽으로 당겨서 긴장시키고 진동의 진폭을 줄임. CN V_3에 의해 지배됨.
- ○ 7. **귀인두관(이관, *Pharyngotympanic[auditory] tube*)**: 가운데귀(중이)와 코(비)인두를 연결하고 가운데귀(중이)의 압력을 대기압과 동일하게 하여 고막이 자유롭게 움직일 수 있도록 함.

속귀(내이) Internal Ear

속귀(내이)는 관자뼈(측두골)의 바위부분(추체부분, petrous portion) 내에 위치하며 안뜰달팽이기관(전정와우기관, vestibulocochlear organ)을 포함한다.

- ○ 8. **달팽이관(와우관, *Cochlea*)**: 뼈미로의 조개 모양(shell-shaped) 부분.
- ○ 9. **속귀신경(전정와우신경, *Vestibulocochlear nerve, CN VIII*)**: 속귀길(내이도)을 통해 속귀(내이)로 들어가고 속귀(내이) 내에 남아 있음.
- ○ 10. **얼굴신경(안면신경, *Facial nerve, CN VII*)**: 속귀길(내이도)을 통해 속귀(내이)로 들어간 후 관자뼈(측두골) 내의 얼굴신경관(안면신경관, facial canal)을 통해 이동.

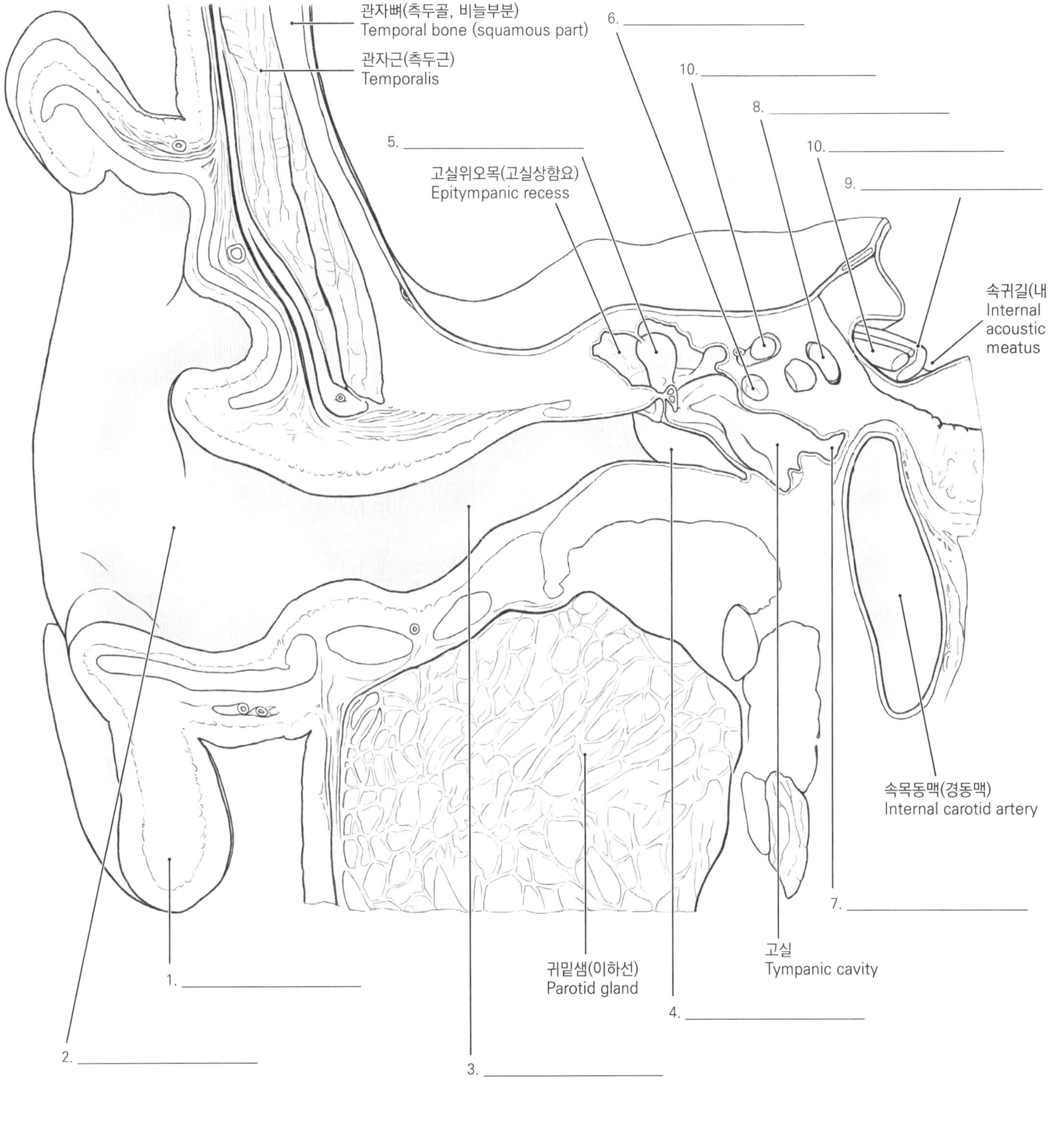
관자뼈(측두골, 비늘부분)
Temporal bone (squamous part)
관자근(측두근)
Temporalis
6. ____________
10. ____________
8. ____________
5. ____________
10. ____________
고실위오목(고실상함요)
Epitympanic recess
9. ____________
속귀길(내이도)
Internal acoustic meatus
속목동맥(경동맥)
Internal carotid artery
7. ____________
고실
Tympanic cavity
귀밑샘(이하선)
Parotid gland
1. ____________
4. ____________
2. ____________
3. ____________

7.25A와 B 가운데귀(중이)와 속귀(내이) MIDDLE AND INNER EAR

그림 A에서는 가운데귀(중이)의 고실위오목(고실상함요, epitympanic recess)을 노출시키기 위해 고실천장(고실개, 지붕, tegmen tympani)을 제거했다. 속귀(내이)와 CN VII 및 VIII의 경로를 나타내기 위해 아치형 돌출부가 제거되었다. 그림 B에서는 막미로(membranous labyrinth, 귀연골주머니[이낭, otic capsule])가 분리되었다. 귀연골주머니(이낭)는 주변 바위관자뼈(추체측두골, petrous temporal bone)보다 밀도가 높은 뼈로 구성된다.

각각에 대해 서로 다른 색상을 사용하여 다음 각 구조를 색칠한다.

중이 Middle Ear

○ 1. **망치뼈(추골, *Malleus*)**(A만 해당): 위의 둥근 머리가 고실위오목(고실상함요)까지 뻗음.

○ 2. **모루뼈(침골, *Incus*)**(A만 해당): 모루망치관절(침추골관절, ***incudomalleolar joint***)에서 망치뼈(추골)와 관절됨.

등자뼈(등골, Stapes)(표시되지 않음): 귓속뼈(이소골) 중 가장 작음. 바닥(발판, footplate)은 고실(tympanic cavity) 안쪽벽의 안뜰창(난원창, ***oval window***)에 들어맞음.

속귀(내이) Internal Ear

속귀(내이)는 뼈미로(골미로, bony labyrinth)와 막미로(membranous labyrinth)로 구성되어 있다. 뼈미로(골미로)는 달팽이관(와우관), 안뜰(전정) 및 반고리뼈관(반규관, semicircular canal)을 포함하는 귀연골주머니(이낭) 내의 일련의 구멍이며 바깥림프(외림프, perilymph)(세포외액과 유사)로 채워져 있다. 막미로는 뼈미로(골미로) 내에 매달려 있는 일련의 교통주머니(communicating sac)와 교통관(communicating duct)으로 구성된다. 막미로는 속림프(내림프, endolymph)(세포내액과 유사)를 포함하고 있다.

○ 3. **달팽이(와우, *Cochlea*)**(A만 해당): 청각을 담당하는 골미로(뼈미로)의 일부. 달팽이관(와우관, ***cochlear canal***)(나선형)은 안뜰(전정)에서 시작하여 뼈로 이루어진 중심부인 달팽이축(와우축, ***modiolus***) 주위를 2.5바퀴 회전함. 달팽이관(와우관)은 또한 이차고막에 의해 폐쇄되는 둥근창(원창, ***round window***)을 특징으로 함.

○ 4. **달팽이관(와우관, *Cochlear duct*)**(B만 해당): 달팽이관(와우관) 내의 막미로의 일부. 한쪽 끝이 닫혀 있고 달팽이관(와우관) 바깥벽의 나선형 인대(spiral ligament)와 안쪽벽을 따라 있는 달팽이축(와우축, modiolus)의 나선판(***spiral lamina***)에 의해 달팽이관(와우관)에 매달려 있는 나선형 관.

○ 5. **앞(위)반고리뼈관(전[상]반규관, *Anterior[superior] semicircular cana*)**(A만 해당): 뼈미로(골미로)의 안뜰(전정)과 연결되는 세 개의 반고리뼈관(반규관) 중 하나.

○ 6. **반고리뼈관(반규관, *Semicircular duct*)**(B만 해당): 반고리뼈관(반규관)을 차지하는 막미로의 구성 요소. 각 반고리뼈관(반규관)에는 한쪽 끝에 팽대(***ampulla***) 또는 팽윤(swelling)이 있음.

뼈미로(골미로)의 안뜰(전정)은 가쪽벽에 안뜰창(난원창, oval window)이 있는 작은 타원형 방이다. 안뜰(전정)은 앞쪽으로는 달팽이관(와우관), 뒤쪽으로는 반고리뼈관(반규관)과 연속되어 있다. 두 개의 막 모양의 미로 구조가 안뜰(전정)을 차지하고 있다.

○ 7. **타원주머니(난형낭, *Utricle*)**(A만 해당): 반고리뼈관(반규관)의 개구부를 수용하고 둥근주머니(구형낭, saccule)와 연결.

○ 8. **둥근주머니(구형낭, *Saccule*)**(B만 해당): 결합관(***ductus reuniens***)을 통해 달팽이관(와우관)과 연속적으로 이어짐.

○ 9. **속림프주머니(내림프낭, *Endolymphatic sac*)**(B만 해당): 바위관자뼈(추체측두골, petrous temporal bone) 뒤쪽면의 경질막(dura) 아래에 위치하며 속림프관(내림프관)을 통해 타원주머니(난형낭) 및 둥근주머니(구형낭)와 소통하는 막힌 주머니.

가운데귀(중이)와 속귀(내이)의 신경(그림 A)
Nerves of the Middle and Internal Ear

○ 10. **속귀신경(전정와우신경, *Vestibulocochlear nerve, CN VIII*)**: CN VII을 통해 속귀길(내이도)로 들어가며 여기서 즉시 다음과 같이 나뉨.

○ 11. **달팽이신경(와우신경, *Cochlear nerve*)**

○ 12. **안뜰신경(전정신경, *Vestibular nerve*)**

○ 13. **얼굴신경(안면신경, *Facial nerve, CN VII*)**: 속귀길(내이도)로 들어가고, 얼굴(안면)관 내의 속귀(내이)와 가운데귀(중이)를 통해 이동하며, 속귀길(내이도)에 들어간 직후 날카로운 굴곡(무릎, genu)을 만듦. 얼굴(안면)관 내를 이동하는 동안 얼굴(안면)신경은 큰바위신경(대추체신경), 등자근신경(등골근신경, stapedial nerve) 및 고실끈신경(고삭신경, chorda tympani nerve)을 발생시킴.

○ 14. **무릎신경절(슬신경절, *Geniculate ganglion*)**: 얼굴(안면)신경의 굴곡부에 위치한 감각 세포체로 구성.

○ 15. **큰바위신경(대추체신경, *Greater petrosal nerve*, CN VII)**: 무릎(genu)에서 발생하며 날개입천장(익상구개)신경절(pterygopalatine ganglion)에 대한 시냅스 이전 부교감신경 섬유로 구성.

○ 16. **작은바위신경(소추체신경, *Lesser petrosal nerve*, CN IX)**: CN IX에 의해 형성된 고막신경얼기(tympanic plexus)의 앞쪽면에서 분지되고 시냅스 이전 부교감신경 섬유로 구성되어 귀(이)신경절에 이름.

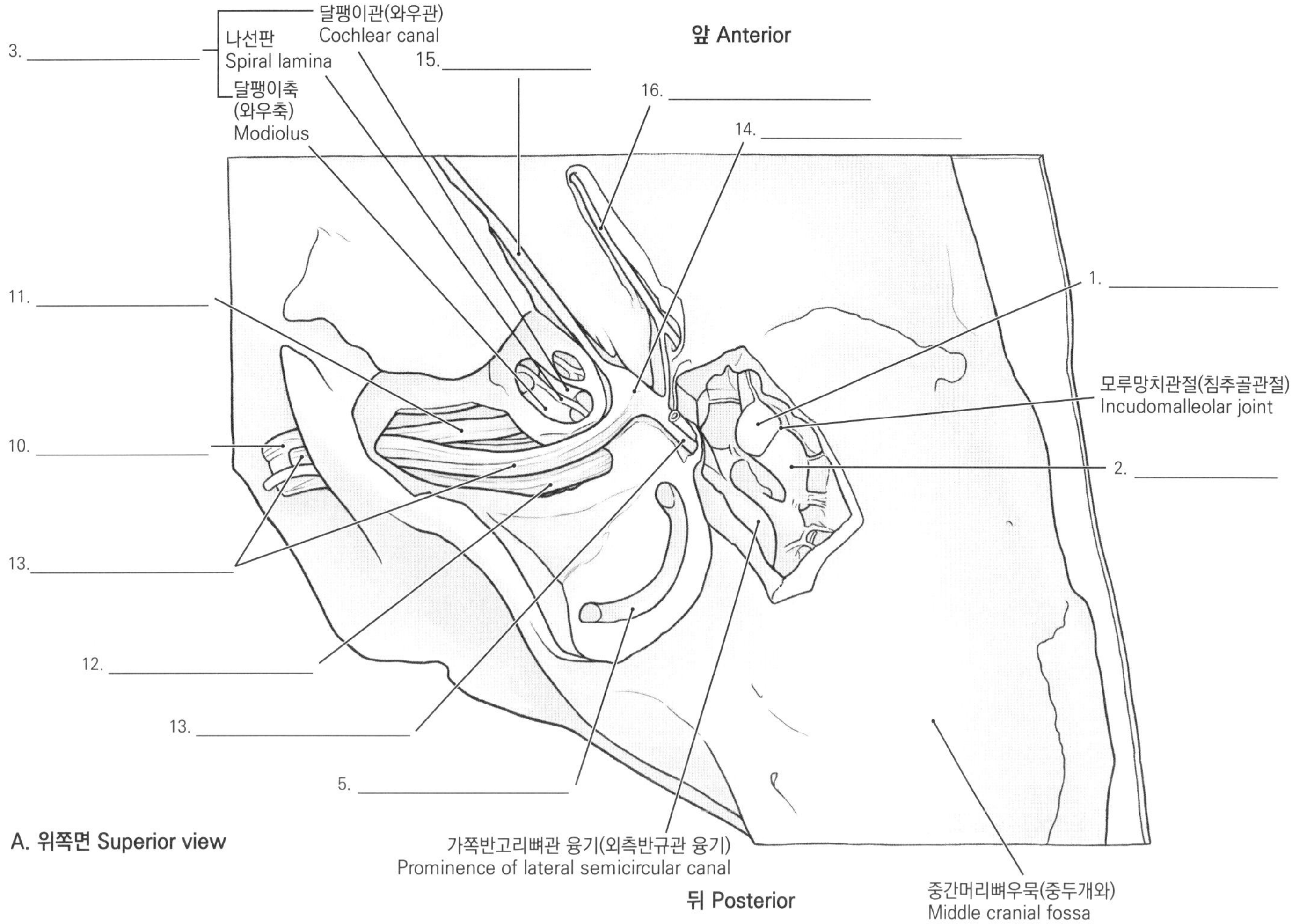

A. 위쪽면 Superior view

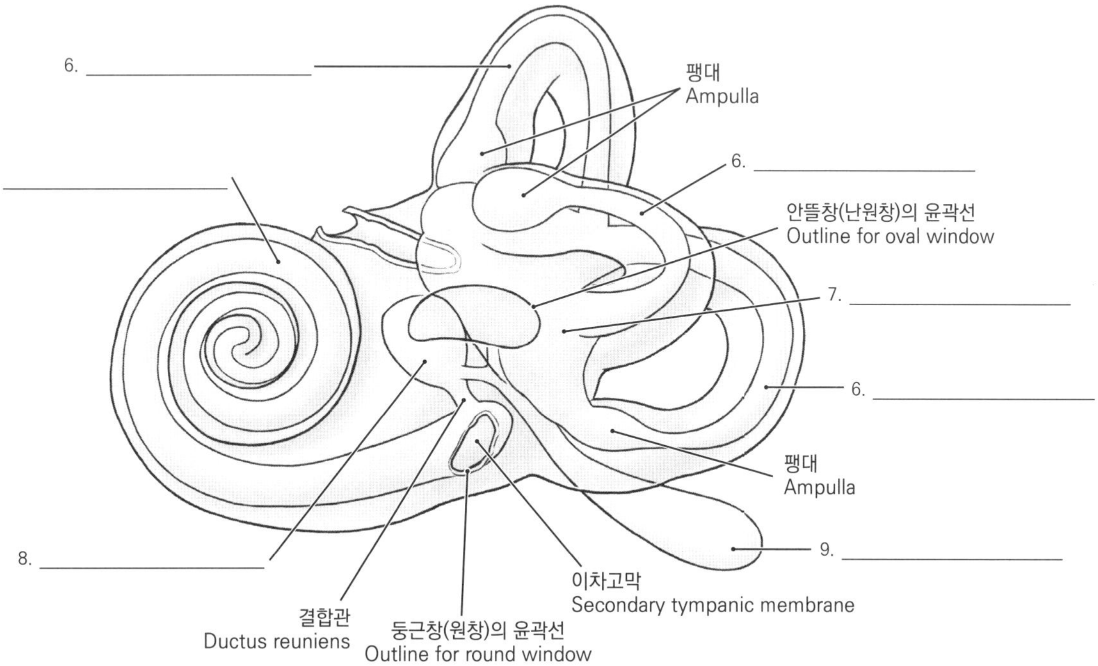

B. 왼쪽 막미로의 앞가쪽면(투명한 귀연골주머니[이낭]를 통해)
Anterolateral view of left membranous labyrinth (through transparent otic capsule)

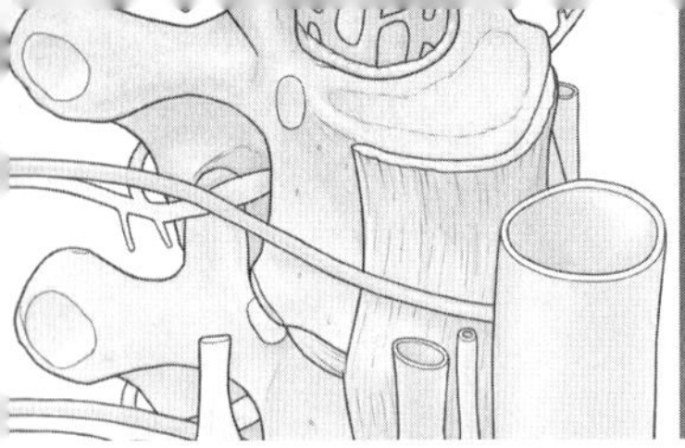

제8장

목 Neck

8.1A, B와 C 목뼈(경추) BONES OF THE NECK

목의 뼈는 주로 목뼈(경추, cervical vertebrae)와 목뿔뼈(설골, hyoid bone)로 구성된다. 아래쪽으로는 복장뼈자루(흉골병, manubrium of sternum)와 빗장뼈(쇄골, clavicle)가 근육의 부착부를 제공하고 목뼈(경추) 구조를 보호한다.

각각에 대해 서로 다른 색상을 사용하여 다음 각 구조를 색칠한다.

목뿔뼈(설골)(그림 A) Hyoid Bone

목뿔뼈(설골)는 다른 뼈와 연결되지 않으며 이는 신체 뼈 중 독특한 특징이다. 목뿔뼈(설골)는 C3 척추뼈 수준의 목 앞쪽에 위치하며 근육 및/또는 인대를 통해 아래턱뼈(하악골), 갑상샘연골(갑상선연골, thyroid cartilage), 붓돌기(경상돌기, styloid process), 복장뼈자루(흉골병, manubrium) 및 어깨뼈(견갑골, scapulae)에 부착된다.

○ 1. **몸통**(***Body***): 목뿔뼈(설골)의 중앙에 앞쪽으로 놓인 면.

○ 2. **큰뿔**(**대각**, ***Greater horn***): 몸통의 양쪽 끝에서 뒤위쪽으로 확장됨.
섬유연골(***Fibrocartilage***): 어릴 때에는 큰뿔(대각)이 몸통에 결합됨.

○ 3. **작은뿔**(**소각**, ***Lesser horn***): 큰뿔(대각)과 결합된 부위에 가까운 신체의 위쪽면에서 작은 돌출부.

목뼈(경추)(그림 B와 C) Cervical Vertebrae

목 부위의 목뼈(경추)는 7개의 척추로 구성된다. 이 영역은 관절면(articular facet)의 거의 수평 방향, 작은 몸체 및 척추몸통에 비해 두꺼운 척추사이원반(추간판, ***intervertebral disc***)으로 인해 모든 척추 영역 중 가장 큰 범위와 다양한 움직임을 가지고 있다. 목뼈(경추)의 독특한 특징은 다음과 같다.

○ 4. **가로구멍**(**횡공**, ***Transverse foramen[foramen transversarium]***): 타원형이며 각 가로돌기(횡돌기, ***transverse process***)에 위치. 척추동맥(vertebral artery)의 척추 부분은 빗장밑동맥(쇄골하동맥, subclavian artery)부터 C6에서 C1까지 가로구멍(횡공)을 통해 올라감. 일반적으로 작은 부속(accessory) 정맥만이 C7 가로구멍(횡공)을 통과.

○ 5. **척추동맥고랑**(**추골동맥구**, ***Groove for vertebral artery***): 척추동맥의 뒤통수밑 부위(후두하부, suboccipital portion)가 가로구멍(횡공)을 통해 올라간 후 큰구멍(대공, foramen magnum)으로 들어가기 전 이동하는 고리뼈 뒤고리(환추후궁, posterior arch of atlas)에 위치.

○ 6. **가로돌기 앞결절**(**횡돌기 전결절**, ***Anterior tubercle of transverse process***): 가로(횡)돌기의 앞쪽 가쪽 끝

○ 7. **목동맥결절**(**경동맥결절**, ***Carotid tubercle***): C6의 앞(전)결절은 출혈을 조절하기 위해 몸통과 결절 사이의 온목동맥(총경동맥, common carotid artery)을 압박할 수 있는 능력 때문에 이런 이름이 붙여짐.

○ 8. **가로돌기 뒤결절**(**횡돌기 후결절**, ***Posterior tubercle of transverse process***): 가로(횡)돌기의 뒤가쪽 끝.

○ 9. **C1의 앞(전)결절**(***Anterior tubercle of C1***): 앞고리(전궁)의 앞쪽 중앙에 위치.

○ 10. **C1의 뒤(후)결절**: 뒤고리(후궁)의 뒤쪽 중앙에 위치.

○ 11. **C2의 치아돌기**(**치돌기**, ***Dens[odontoid process] of C2***): 몸통 위쪽으로 돌출되어 있으며 C1에 의해 둘러싸임.

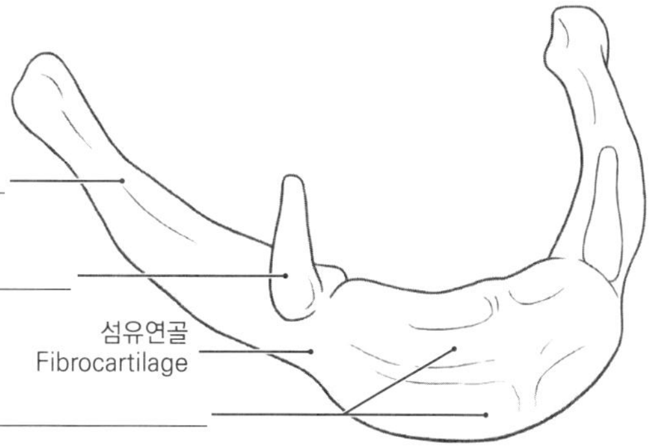

A. 목뿔뼈(설골)의 오른쪽 앞가쪽 모습
Right anterolateral view of hyoid bone

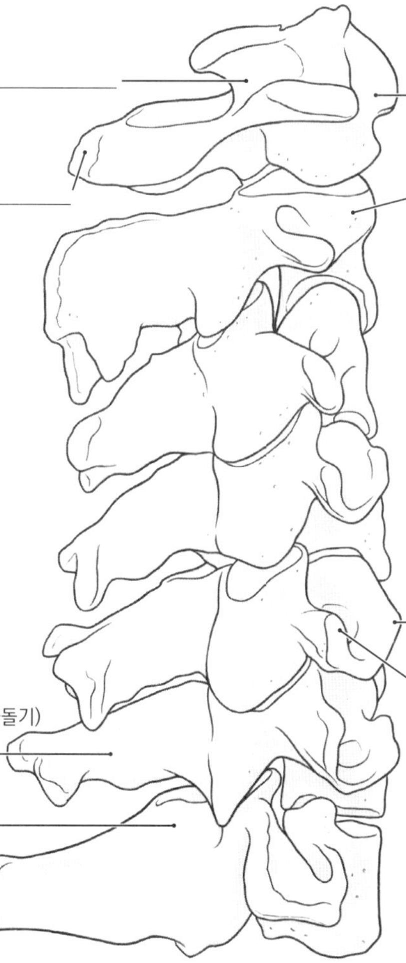

B. 측면도 Lateral view

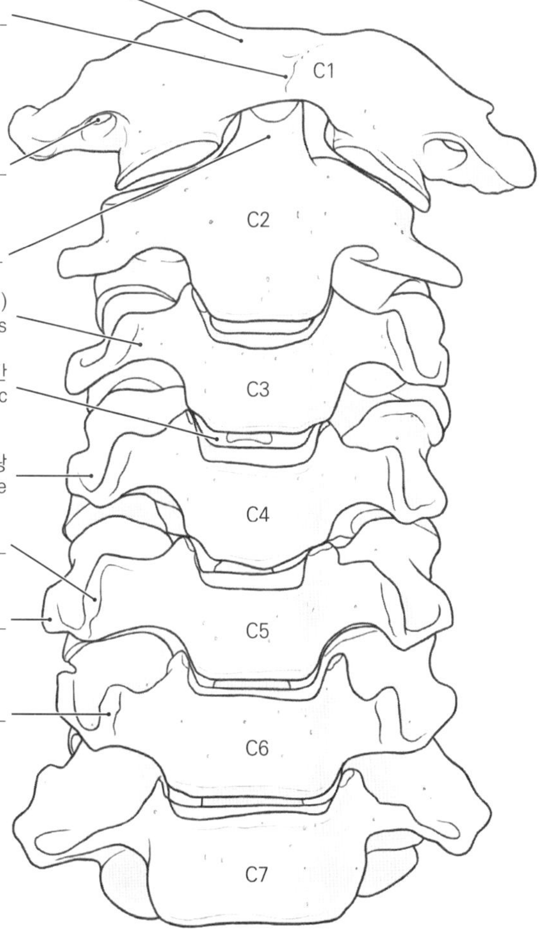

C. 정면도 Anterior view

8.2 가쪽 목 부위, 얕은층 LATERAL CERVICAL REGION, SUPERFICIAL

가쪽 목 부위 또는 뒤목삼각(후삼각, posterior triangle)은 목빗근(흉쇄유돌근, sternocleidomastoid, SCM) 뒤쪽과 등세모근(승모근, trapezius) 앞쪽에 위치한다. 목신경얼기(경추신경총, cervical plexus)의 가지와 빗장밑동맥(쇄골하동맥)이 바깥목정맥(외경정맥, external jugular vein) 및 척수더부(부)신경(spinal accessory nerve, CN XI)과 함께 이 영역을 통과한다.

이 이미지에서는 가쪽 목 부위의 지붕(roof)을 형성하는 깊은목근막(심경근막, deep cervical fascia)의 얕은층(피복층, investing layer)과 함께 위에 있는 피부와 피하조직(subcutaneous tissue)이 제거되었다. 더 깊은 구조를 드러내기 위해 넓은목근(활경근, platysma)의 일부가 절단되었다.

각각에 대해 서로 다른 색상을 사용하여 다음 각 구조를 색칠한다.

가쪽 목 부위 영역의 경계 Boundaries of the Lateral Cervical Region

- ○ 1. **목빗근(흉쇄유돌근, *Sternocleidomastoid*)**: 뒤쪽 가장자리가 앞쪽 경계를 형성.
- ○ 2. **등세모근(승모근, *Trapezius*)**: 앞쪽 가장자리가 뒤쪽 경계를 형성.
- ○ 3. **빗장뼈(쇄골, *Clavicle*)**: 중간 1/3이 아래쪽 경계를 형성.
- ○ 4. **깊은목근막 척추앞층(심경근막 전척추층, *Prevertebral layer of deep cervical fascia*)**: 바닥을 형성.

위목덜미선(상항선, ***Superior nuchal line***): SCM과 등세모근(승모근)이 만나는 정점을 형성하는 뒤통수뼈(후두골)에 위치.

가쪽 목 부위의 신경혈관 Neurovasculature of the Lateral Cervical Region

- ○ 5. **바깥목정맥(외경정맥, *External jugular vein*)**: 턱뼈각(하악각, angle of mandible) 근처에서 시작하여 SCM을 비스듬히 가로질러 넓은목근(활경근, ***platysma***)까지 교차하여 가쪽 목 부위의 앞아래쪽으로 들어가 빗장밑동맥(쇄골하정맥, subclavian vein)으로 끝남.
- ○ 6. **척수더부(부)신경(*Spinal accessory nerve, CN XI*)**: SCM까지 깊게 진행하여 가쪽 목 부위로 나오기 전에 이를 공급. 이후 깊은목근막(심경근막, deep cervical fascia)의 얕은층(피복층, investing layer)까지 뒤아래쪽 깊이 통과하여 등세모근(승모근)의 앞쪽 경계까지 깊게 통과하여 이를 공급.
- ○ 7. **뒤통수동맥(후두동맥, *Occipital artery*)**: 뒤통수밑삼각(후두하삼각, suboccipital triangle)(목 뒤쪽) 근처에서 발생하는 큰뒤통수신경(대후두신경, greater occipital nerve)과 함께 가쪽 목 부위 정점을 통과하는 경로.

목의 신경점(nerve point of neck)이라고도 불리는 목(경추)신경얼기(cervical plexus)의 피부가지(피지, cutaneous branch)가 SCM 뒤쪽 경계를 따라 대략 가운데에서 나온다. 이 가지는 목 피부, 위가쪽 가슴벽(흉벽), 귓바퀴(이개, auricle)와 바깥뒤통수뼈융기(외후두돌기, external occipital protuberance) 사이의 두피에 감각신경 분포를 제공한다. 또한 **등세모근(승모근)**의 신경은 C3에서 C4까지 형성되어 통증과 고유감각신경 분포를 제공한다.

- ○ 8. **큰귓바퀴신경(대이개신경, *Great aurcular nerve*)**: C2-C3에서 시작하여 SCM의 뒤쪽 경계에서 나와 바깥목정맥(외경정맥)과 함께 SCM의 얕은면을 따라 위쪽으로 **귀밑샘(이하선)**의 아래쪽으로 흐름. 귀밑샘(이하선)을 둘러싸는 귀밑샘집(이하선초)과 함께 턱뼈각(하악각)을 덮는 피부, 귓바퀴(이개), 꼭지돌기(유양돌기)를 지배.
- ○ 9. **가로목신경(횡경신경, *Transverse cervical nerve*)**: C2-C3에서 시작하여 큰귓바퀴신경(대이개신경) 아래 SCM의 뒤쪽 경계에서 나옴. 바깥목정맥(외경정맥) 및 넓은목근(활경근)까지 깊은 SCM의 얕은 면을 따라 진행. 앞목부위를 덮고 있는 피부를 지배.
- ○ 10. **빗장위신경(쇄골상신경, *Supraclavicular nerve*)**: C3에서 C4까지 SCM 깊은 곳에 있는 공통 줄기로 발생. 빗장뼈(쇄골)를 넘어 어깨쪽으로 지나가는 **안쪽, 중간, 가쪽** 가지로 나누어 해당 부위의 피부를 지배.
- ○ 11. **작은뒤통수신경(소후두신경, *Lesser occipital nerve*)**: C2에서 시작하여 큰귓바퀴신경(대이개신경) 위쪽 SCM의 뒤쪽 경계에서 나옴. 귓바퀴(이개)의 뒤위쪽 피부에 공급하기 위해 SCM의 뒤쪽 경계를 따라 위쪽으로 진행.

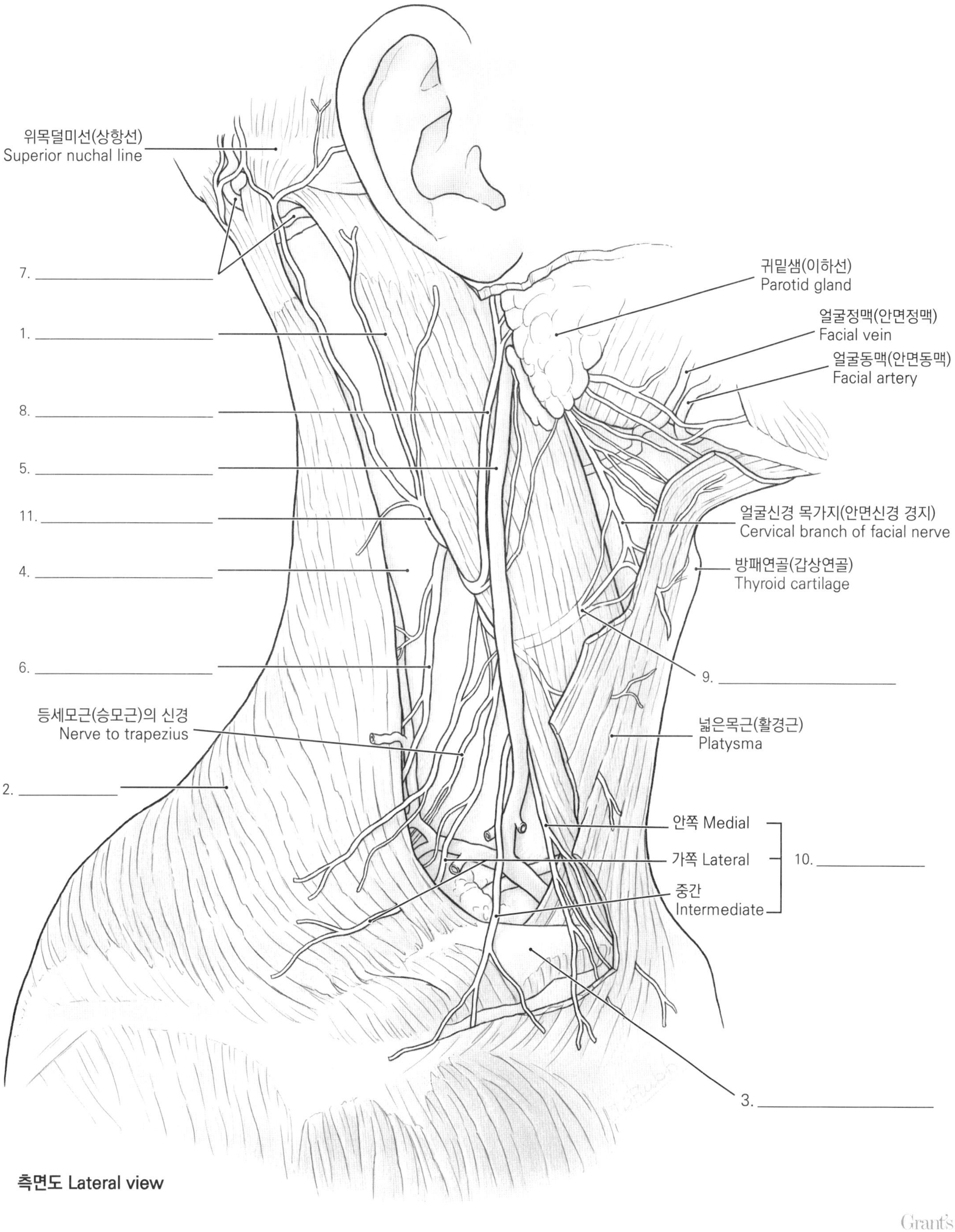

측면도 Lateral view

8.3 가쪽 목 부위, 중간층 LATERAL CERVICAL REGION, INTERMEDIATE

깊은목근막(심경근막, deep cervical fascia)의 척추앞층(전추층, prevertebral layer)을 제거하여 밑에 있는 근육을 드러냈다. 빗장뼈(쇄골)의 중간 1/3이 어깨세모근(삼각근, ***deltoid***)과 큰가슴근(대흉근, ***pectoralis major***) 사이의 세모가슴근삼각(삼각흉근삼각, deltopectoral triangle)을 덮고 있는 빗장가슴근막(쇄골흉근근막, clavipectoral fascia)과 함께 절단되었다. 빗장위신경(쇄골상신경, ***supraclavicular nerve***)과 바깥목정맥(외경정맥)은 가쪽 목 부위를 가로지르면서 절단되었다.

각각에 대해 서로 다른 색상을 사용하여 다음 각 구조를 색칠한다.

가쪽 목 부위의 근육 Muscles of the Lateral Cervical Region

○ 1. **어깨목뿔근 아래힘살(견갑설골근 하복, *Inferior belly of omohyoid*)**: 가쪽 목 부위를 뒤통수삼각(후두삼각, occipital triangle)(위쪽)과 어깨빗장삼각(견갑쇄골삼각, omoclavicular triangle) 또는 빗장밑삼각(쇄골하삼각, subclavian triangle)(아래쪽)으로 나눔. 어깨목뿔근막(견갑설골근막, ***omohyoid fascia***)은 어깨빗장삼각(견갑쇄골삼각)을 덮음. 어깨목뿔근 아래힘살(견갑설골근 하복)은 중간힘줄(intermediate tendon)에 의해 위힘살(상복)과 분리.

일반적으로 4~5개의 근육이 가쪽 목 부위의 바닥을 형성:

○ 2. **머리널판근(두판상근, *Splenius capitis*)**: 등세모근(승모근)과 ***SCM*** 사이의 가쪽 목 부위 정점 부근에 위치.

○ 3. **어깨올림근(견갑거근, *Levatorscapulae*)**: 머리널판근(두판상근)의 앞아래쪽에 위치.

○ 4. **뒤목갈비근(후사각근, *Posterior scalene*)**: 어깨올림근(견갑거근)의 앞아래쪽에 위치.

○ 5. **중간목갈비근(중사각근, *Middle scalene*)**: 어깨올림근(견갑거근)과 뒤목갈비근(후사각근) 앞쪽에 위치.

○ 6. **앞목갈비근(전사각근, *Anterior scalene*)**: 중간목갈비근(중사각근)의 앞쪽에 위치.

가쪽 목 부위의 신경혈관계 Neurovasculature of the Lateral Cervical Region

○ 7. **척추더부(부)신경(*Spinal accessory nerve, CN XI*)**: 어깨올림근(견갑거근) 얕은면에 위치.

○ 8. **팔신경얼기(상완신경총, *Brachial plexus*)**: 뿌리가 앞목갈비근(전사각근)과 중간목갈비근(중사각근)을 분리.

○ 9. **가로막신경(횡격막신경, *Phrenic nerve*)**: C3–C5에서 발생하여 앞목갈비근(전사각근)의 얕은 표면을 따라 이동.

○ 10. **목등동맥(경배동맥, *Cervicodorsal trunk*)**: 가쪽 목 부위를 가로지르는 빗장밑동맥(쇄골하동맥)의 가지. 가로목동맥(횡경동맥, transverse cervical artery)이라고도 함.

임상노트: 목신경얼기(경신경총) 차단 CERVICAL PLEXUS BLOCKS

목(경)림프절 제거나 목동맥내막절제(경동맥내막절제, carotid endarterectomy)와 같은 얕은면의 목 부위 시술에는 얕은목신경얼기(표면경신경총, superficial cervical plexus) 차단이 필요하다. 주사 부위는 먼저 SCM의 꼭지(유양)돌기와 빗장뼈(쇄골) 부착부를 촉진하여 SCM의 뒤쪽 경계의 중간점에 있는 목신경점(nerve point of neck)을 위치시켜 결정한다. 일반적으로 목신경얼기(경신경총)의 감각분지가 영향을 받아 앞가쪽 목과 귓바퀴 주위 부위가 마취된다. 목(경추)신경과 가로막신경(횡격막신경)은 SCM까지 깊게 진행되기 때문에 일반적으로 얕은목신경차단(표면경추차단)의 영향을 받지 않는다. C2–C4의 척추사이구멍(추간공, intervertebral foramina)에 투여되고 척추뿌리에 직접 영향을 미치는 깊은목신경차단(심부경추차단)은 목신경얼기(경신경총)의 감각 및 운동 구성 요소를 차단한다.

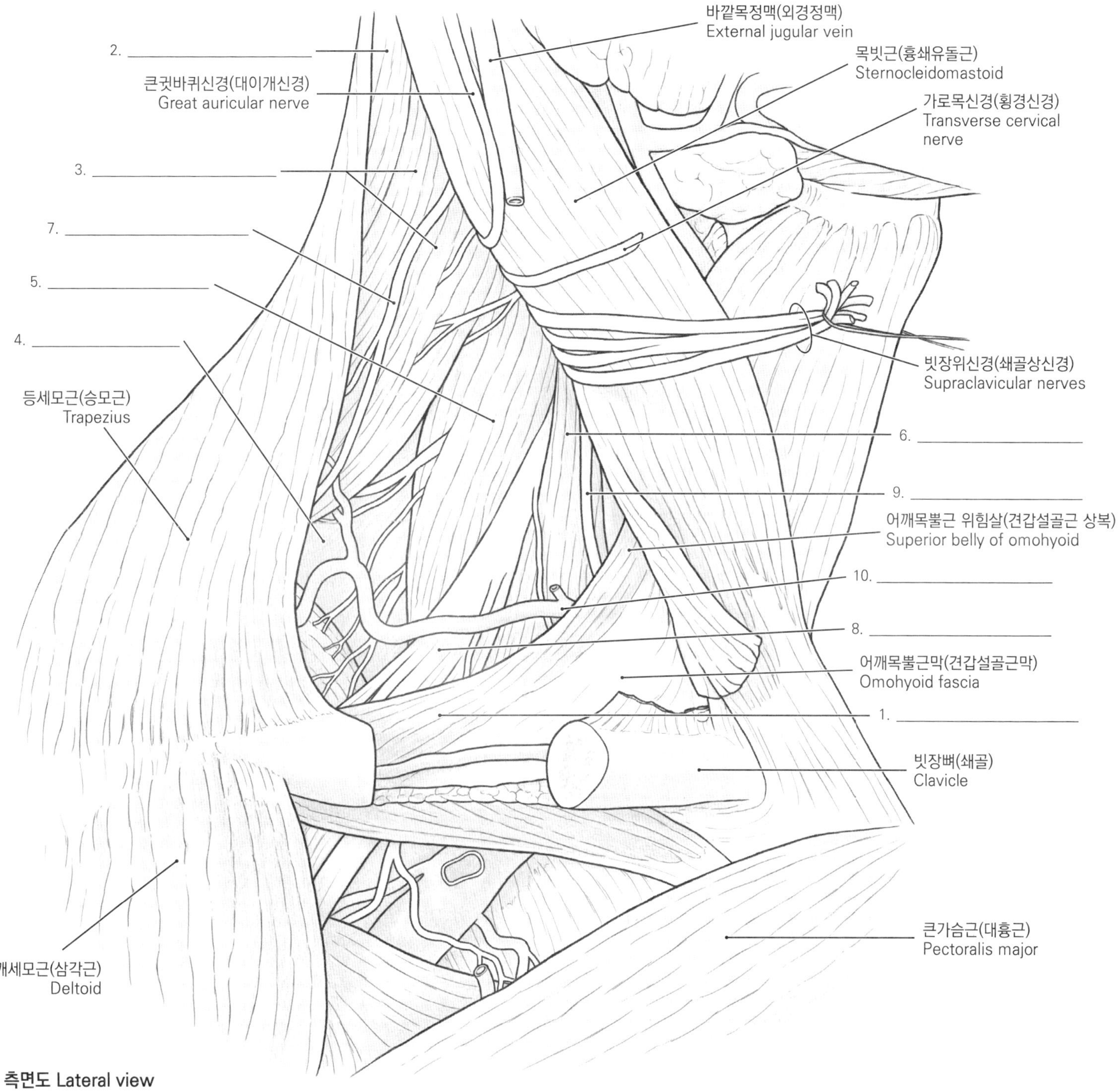

측면도 Lateral view

8.4 가쪽 목 부위, 깊은층 LATERAL CERVICAL REGION, DEEP

어깨빗장삼각(견갑쇄골삼각, omoclavicular triangle)을 통과하는 구조를 보여주기 위해 어깨목뿔근(견갑설골근) 및 어깨목뿔근막(견갑설골근막)이 제거되었다.

각각에 대해 서로 다른 색상을 사용하여 다음 각 구조를 색칠한다.

❍ 1. **앞목갈비근(전사각근, *Anterior scalene*)**: 빗장밑(쇄골하)동맥과 정맥 사이에 위치.

❍ 2. **중간목갈비근(중사각근, *Middle scalene*)**: 팔신경얼기(상완신경총) 뿌리 뒤쪽에 위치하며 C5 앞가지(***anterior ramus***)의 분지에 의해 관통됨.

❍ 3. **팔신경얼기(상완신경총, *Brachial plexus*)**: **C5, C6, C7, C8**, T1의 앞가지로 구성. 팔신경얼기(상완신경총)의 뿌리는 앞목갈비근(전사각근)과 중간목갈비근(중사각근) 사이를 지나 빗장뼈(쇄골) 위쪽의 위, 중간, 아래 줄기를 형성.

❍ 4. **빗장밑동맥(쇄골하동맥, *Subclavian artery*)**: 팔신경얼기(상완신경총)의 뿌리와 함께 앞목갈비근(전사각근)과 중간목갈비근(중사각근) 사이의 경로. 앞목갈비근(전사각근)을 기준으로 세 부분으로 나눌 수 있음. 첫 번째 부분은 안쪽에 위치하고 두 번째 부분은 뒤쪽에 위치하며 세 번째 부분은 가쪽에 위치. 세 번째 부분은 어깨빗장삼각(견갑쇄골삼각)을 통과한 다음 첫 번째 갈비뼈를 통과하면서 겨드랑동맥(액와동맥, ***axillary artery***)으로 이름이 변경됨.

❍ 5. **목등동맥(경배동맥, *Cervicodorsal artery*)**: 얕게 가로막(횡격막)신경을 통과한 후 팔신경얼기(상완신경총)의 줄기를 교차하거나 통과. 존재하는 경우 얕은목동맥(천경동맥, superficial cervical artery)과 등쪽어깨동맥(배측견갑동맥, dorsal scapular artery)으로 끝남.

❍ 6. **등쪽어깨동맥(배측견갑동맥, *Dorsal scapular artery*)**: 목등동맥(경배동맥)의 가지 또는 빗장밑동맥(쇄골하동맥)의 세 번째 부분에서 독립된 가지로 발생. 독립적인 가지일 경우, 팔신경얼기(상완신경총)의 줄기를 통과. 그 기원에 관계없이 어깨올림근(견갑거근, levator scapulae)과 마름근(능형근, rhomboid)까지 깊숙이 뻗어서 이를 공급.

❍ 7. **어깨위동맥(견갑상동맥, *Suprascapular artery*)**: 목등동맥(경배동맥) 표면 아래에서 가로막(횡격막)신경과 교차. 어깨위동맥(견갑상정맥, suprascapular vein)이 팔신경얼기(상완신경총)의 줄기와 교차하여 가시위근(극상근, supraspinatus)과 가시아래근(극하근, infraspinatus)에 도달하면서 빗장뼈(쇄골)의 가쪽 깊은 곳을 통과.

❍ 8. **어깨위신경(견갑상신경, *Suprascapular nerve*)**: 팔신경얼기(상완신경총)의 위줄기(상간, superior trunk)에서 발생. 가시위근(극상근)과 가시아래근(극하근)을 지배하기 위해 목 가쪽 부위를 가로질러 옆으로 이동.

❍ 9. **빗장밑정맥(쇄골하정맥, *Subclavian vein*)**: 목 가쪽의 아래 부위를 얕게 지나서 앞목갈비근(전사각근, anterior scalene)을 통과. 겨드랑정맥(액와정맥, ***axillary vein***)과 일반적으로 바깥목정맥(외경정맥)으로부터 정맥혈을 받음.

❍ 10. **속목정맥(내경정맥, *Internal jugular vein*)**: 앞목갈비근(전사각근)의 안쪽 경계에서 빗장밑정맥(쇄골하정맥)과 결합하여 팔머리정맥(완두정맥, ***brachiocephalic vein***)을 형성하는 앞 목 부위의 구조.

❍ 11. **가로막(횡격막)신경**: 가슴안(흉강) 내 빗장밑정맥(쇄골하정맥)까지 깊숙이 통과하는 앞목갈비근(전사각근)의 앞쪽에 위치. 어깨위동맥(견갑상동맥)과 목등동맥(경배동맥)에 의해 얕게 교차됨.

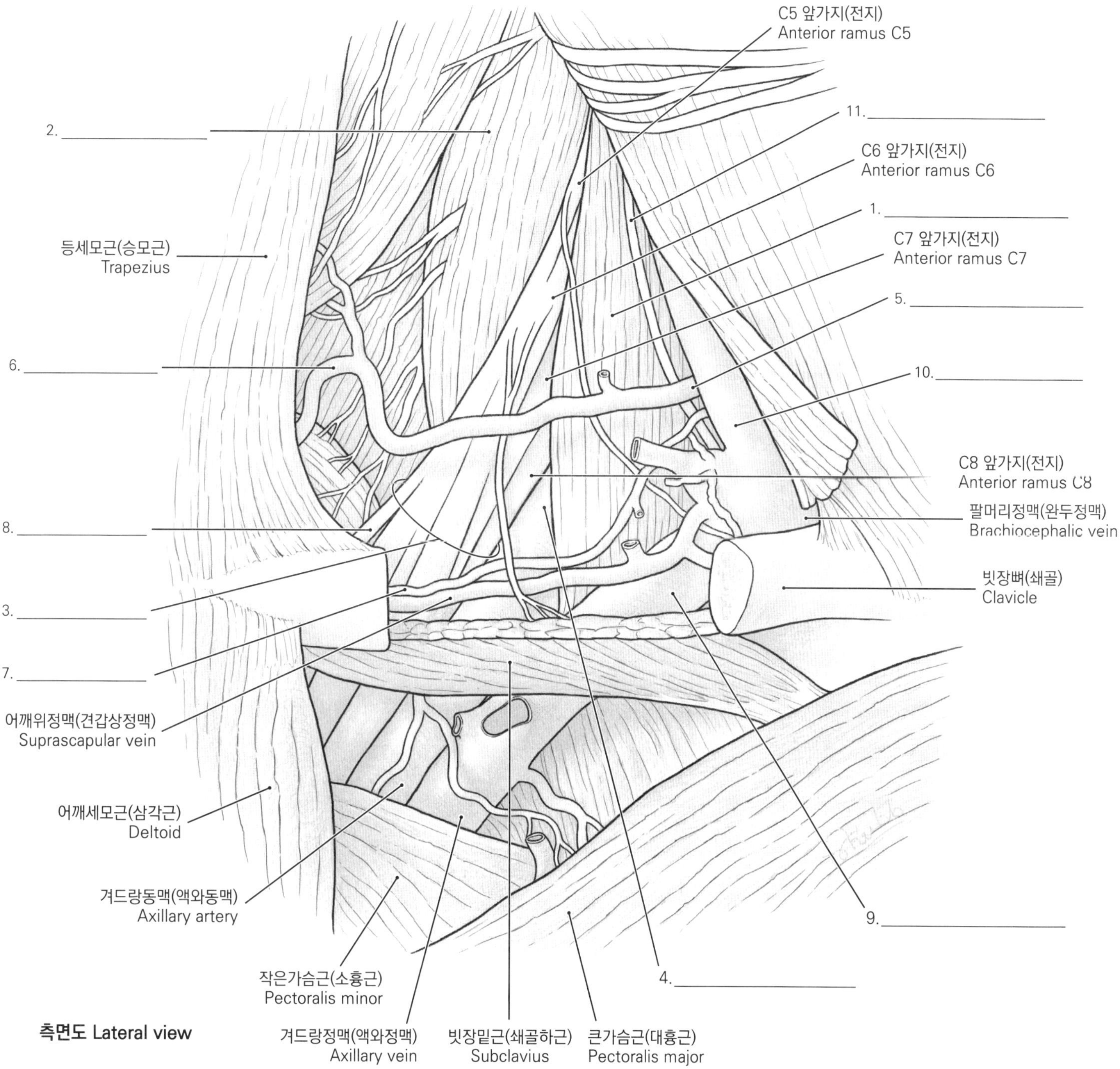

측면도 Lateral view

8.5 앞쪽 목 부위 ANTERIOR CERVICAL REGION

앞쪽 목 부위(삼각)는 목의 정중선, 아래턱뼈(하악골) 및 SCM의 앞쪽 경계선 사이에 위치한다. 두힘살근(이복근, digastric)과 어깨목뿔근(견갑설골근, omohyoid)은 앞쪽 목 부위를 턱끝밑(이하, submental), 턱밑(악하, submandibular), 근육(muscular) 및 목동맥(경동맥, carotid)의 4개의 삼각(triangle)으로 세분한다.

이 이미지에서는 턱끝밑삼각(이하삼각, submental triangle) 및 근육삼각(muscular triangle)이 강조 표시된다. 턱끝밑(이하)삼각은 짝이 없고 턱 아래에 위치한다. 근육삼각은 어깨목뿔근(견갑설골근)의 위힘살, SCM의 앞쪽 경계, 목의 정중면 사이에 있다. 나머지 두 개의 삼각은 8.6, 8.10 및 8.11절의 그림에서 강조 표시된다. 한 쌍의 턱밑삼각(악하삼각, submandibular triangle)은 두힘살근(이복근)의 앞힘살과 뒤힘살 그리고 아래턱뼈 사이에 위치한다. 목동맥삼각(경동맥삼각, carotid triangle)은 두힘살근(이복근) 뒤힘살, 어깨목뿔근(견갑설골근)의 위힘살, SCM의 앞쪽 경계 사이에 위치한다.

각각에 대해 서로 다른 색상을 사용하여 다음 각 구조를 색칠한다.

목 앞 부위의 경계 Boundaries of the Anterior Cervical Region

○ 1. **목빗근(흉쇄유돌근, *Sternocleidomastoid*)**: 앞쪽 가장자리가 뒤쪽 경계를 형성.

○ 2. **아래턱뼈(하악골, *Mandible*)**: 아래쪽면이 위쪽 경계를 형성.

○ 3. **복장뼈자루(흉골병, *Manubrium*)**: 목정맥구멍패임(경정맥공절흔, jugular notch)이 끝을 형성.

○ 4. **깊은목근막 얕은층(심경근막 피복층, *Investing layer of deep cervical fascia*)**: 천장을 형성.

○ 5. **기관앞(전)근막 내장층(*Visceral layer of pretracheal fascia*)**: 천장을 형성.

턱끝밑삼각(이하삼각)과 턱밑삼각(악하삼각) Submental and Submandibular Triangles

○ 6. **두힘살근 앞힘살(이복근 전복, *Anterior belly of digastric*)**: 턱끝밑삼각(이하삼각)의 가쪽 경계를 형성하고 턱끝밑삼각(이하삼각)과 턱밑삼각(악하삼각)을 분리하는 한 쌍의 근육.

○ 7. **턱목뿔근(악설골근, *Mylohyoid muscle*)**: 섬유성 중앙솔기(봉선, ***median raphe***)에 의해 정중선에서 결합되는 한 쌍의 근육. 입안(구강)과 턱끝밑삼각(이하삼각) 그리고 턱밑삼각(악하삼각) 사이의 경계를 형성.

○ 8. **목뿔뼈(설골, *Hyoid bone*)**: 턱끝밑삼각(이하삼각)의 아래쪽 경계를 형성.

○ 9. **턱끝밑림프절(이하림프절, *Submental lymph nodes*)**: 턱끝밑삼각(이하삼각) 안쪽에 있는 일차 구조물로 아래턱(하악) 앞니(절치)와 잇몸(치은), 턱, 아랫입술(하순) 중앙, 혀끝에서 림프액을 받음. 턱밑림프절(악하림프절, submandibular node)과 깊은목림프절(심경부림프절, deep cervical node)까지 배출.

○ 10. **턱밑샘(악하선, *Submandibular gland*)(근막으로 덮여 있음)**: 턱밑삼각(악하삼각)을 거의 채우고 깊은목근막 얕은층(심경근막 피복층)으로 덮여 있음.

근육삼각 Muscular Triangle

근육삼각(muscular triangle)에는 갑상샘(선) 및 부갑상샘(선)과 함께 목뿔아래근육(설골하근, infrahyoid muscle)이 포함되어 있다. 목뿔아래근육(설골하근)은 삼키거나 말할 때 목뿔뼈(설골)와 후두를 안정시키고 억제한다. 목뿔아래근육(설골하근)은 얕은층과 깊은층으로 배열되어 있다. 어깨목뿔근(견갑설골근)과 복장목뿔근(흉골설골근, sternohyoid)의 앞힘살(전복)은 얕은면에 있는 반면, 복장목뿔근(흉골설골근)과 방패목뿔근(갑상설골근, thyrohyoid)(8.6절 그림 참조)은 깊은층에 있다.

○ 11. **어깨목뿔근 위힘살(견갑설골근 상복, *Superior belly of omohyoid*)**: 근육삼각의 위쪽 가쪽 경계를 형성하고 근육삼각과 목(경)동맥삼각을 분리하는 한 쌍의 근육. 목뿔뼈(설골)의 아래쪽 경계와 어깨목뿔근(견갑설골근)의 중간힘줄에 부착되며 근막 비후(fascial thickening)를 통해 빗장뼈(쇄골)에 연결됨.

○ 12. **복장목뿔근(흉골설골근, *Sternohyoid*)**: 목뿔뼈(설골) 몸통, 복장뼈자루(흉골병, manubrium of sternum), 빗장뼈(쇄골) 안쪽 말단에 부착되는 한 쌍의 근육.

○ 13. **복장방패근(흉골갑상근, *Sternothyroid*)**: 복장목뿔근(흉골설골근) 깊은 곳에 위치한 한 쌍의 근육. 방패연골(갑상연골)의 빗선(사선)과 복장뼈자루(흉골병)의 뒤쪽 표면에 부착.

○ 14. **앞목정맥(전경정맥, *Anterior jugular vein*)**: 목 앞부분의 피하조직을 쌍으로 통과하며 일반적으로 위쪽과 복장뼈자루(흉골병)를 결합하여 목정맥활(경정맥궁)을 형성.

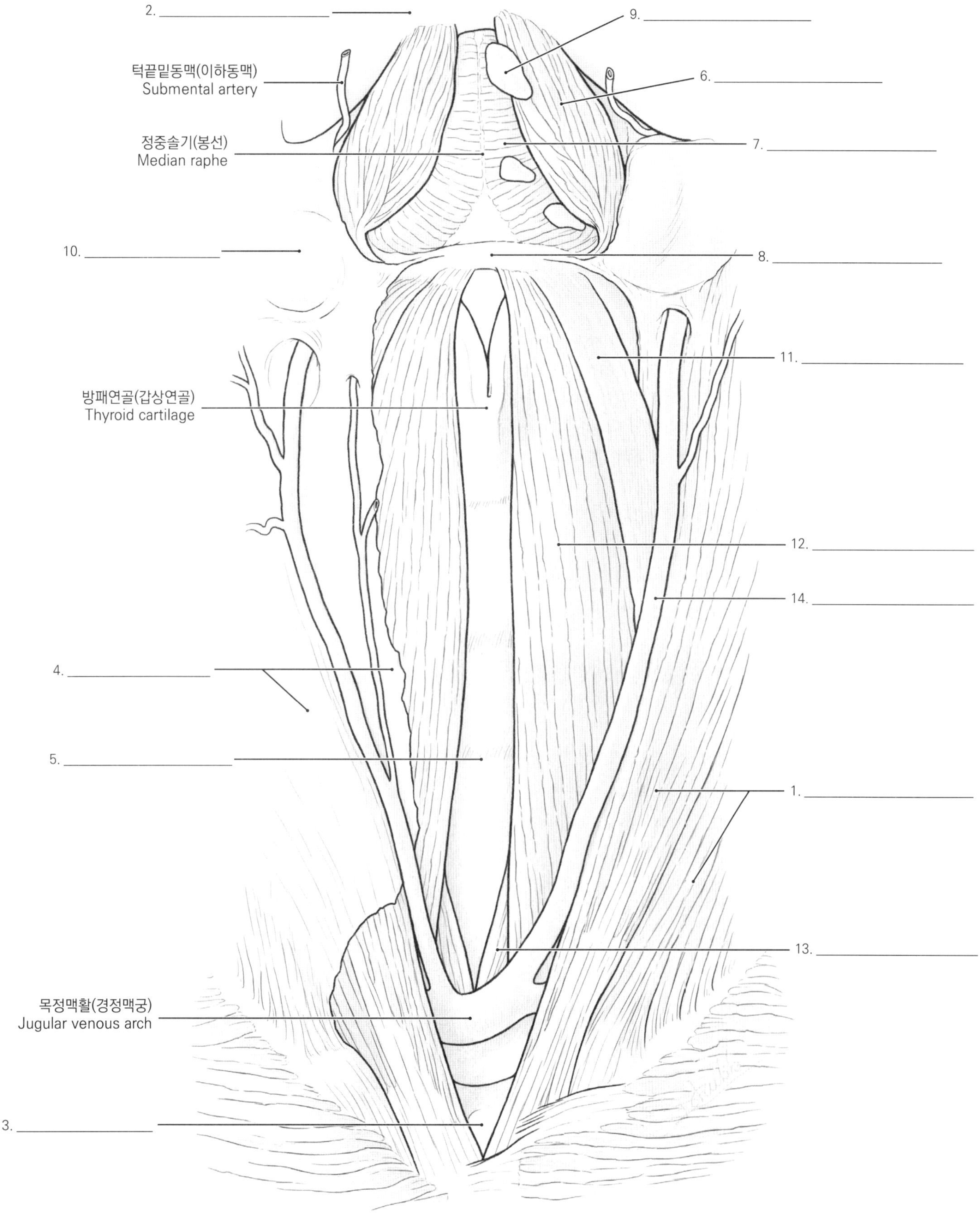

정면도 Anterior view

8.6 앞쪽 목 부위, 턱밑삼각(악하삼각) ANTERIOR CERVICAL REGION, SUBMANDIBULAR TRIANGLE

목뿔위근육(설골상근, suprahyoid muscles)에는 턱목뿔근(악설골근, mylohyoid), 두힘살근(이복근, digastric), 붓목뿔근(경상설골, stylohyoid) 및 턱끝목뿔근(이설골근, geniohyoid)이 포함된다. 목뿔위근육(설골상근)은 삼킬 때나 말할 때 목뿔뼈(설골)와 후두를 들어올리고 입의 바닥을 형성하여 혀의 움직임을 지지한다.

이 이미지에서는 턱밑샘(악하선)의 대부분과 턱뼈몸통(하악몸체)의 일부가 제거되었다. 턱밑샘(악하선)과 관련된 얼굴(안면)동맥 부분도 제거되었다.

각각에 대해 서로 다른 색상을 사용하여 다음 각 구조를 색칠한다.

턱밑(악하)삼각의 경계 Boundaries of the Submandibular Triangle

○ 1. **두힘살근 앞힘살(이복근 전복, *Digastric, anterior belly*)**: 턱밑(악하)삼각의 안쪽 경계를 형성하고 이를 턱밑(악하)삼각과 분리. 아래턱(하악)의 두힘살근오목(이복근와, digastric fossa)과 두힘살근(이복근)의 중간힘줄(*intermediate tendon*)에 부착되며, 이는 목뿔뼈(설골)의 몸통(body)과 큰뿔(대각, greater horn)에 부착.

○ 2. **턱목뿔근(악설골근, *Mylohyoid*)**: 턱끝밑(이하)삼각과 턱밑(악하)삼각의 바닥을 형성하고 이를 입안(구강)과 분리. 아래턱뼈(하악골)의 턱목뿔근선(악설골근선, mylohyoid line)과 중앙솔기(봉선, median raphe), 목뿔뼈몸통(설골체)의 중앙에 부착.

○ 3. **목뿔혀근(설골설근, *Hyoglossus*)**: 턱밑(악하)삼각 바닥의 뒤안쪽을 형성. 목뿔뼈(설골)의 큰뿔(대각)에 부착되어 혀의 내재근에 삽입.

턱뼈몸통(하악체)은 턱밑(악하)삼각의 위쪽 경계를 형성. 두힘살근 뒤힘살(이복근 후복, 표시되지 않음)은 관자뼈(측두골)의 꼭지패임(유돌절흔, digastric[mastoid] notch)에 중간힘줄을 부착할 때 뒤가쪽 경계를 형성.

턱밑(악하)삼각의 내용물 Contents of the Submandibular Triangle

○ 4. **턱밑샘(악하선, *Submandibular gland*)**: 턱밑샘(악하선)의 얕은엽이 턱밑(악하)삼각을 거의 완전히 채움. 깊은엽은 턱목뿔근(악설골근)의 뒤쪽 가장자리보다 높은 입안(구강)으로 확장. 턱밑샘관(악하선관)은 샘의 깊은층과 연관.

○ 5. **얼굴동맥(안면동맥, *Facial artery*)**: 붓목뿔근(경상설골근, stylohyoid)과 두힘살근 뒤힘살(이복근 후복)까지 위쪽으로 깊이 지나가는 바깥목동맥(외경동맥)의 가지. 그런 다음 그것을 공급하는 턱밑샘(악하선)의 얕은엽의 깊은 부분으로 이동. 그런 다음 얼굴(안면)동맥은 아래턱(하악골)의 아래쪽 경계를 지나 얼굴로 이어짐.

○ 6. **턱끝밑동맥(이하동맥, *Submental artery*)**: 턱밑샘(악하선)을 통과하면서 얼굴(안면)동맥에서 발생. 입 바닥의 구조에 공급.

○ 7. **혀밑신경(설하신경, *Hypoglossal nerve, CN XII*)**: 턱밑(악하)삼각을 통과한 후 턱목뿔근(악설골근)과 턱목뿔근(악설골근) 사이의 틈으로 들어가 구강으로 들어감.

○ 8. **방패목뿔근(갑상설골근) 신경(*Nerve to thyrohyoid*)**: C1의 앞가지의 분지로, 목을 통과하면서 CN XII에 결합. CN XII가 입안(구강)으로 들어가기 전에 방패목뿔근(갑상설골근)을 지배하기 위해 CN XII에서 분기됨.

○ 9. **턱목뿔근(악설골근)신경(*Nerve to mylohyoid*)**: 턱뼈구멍(하악공) 앞의 아랫니틀(하치조)신경(inferior alveolar nerve)에서 발생하는 CN V_3의 가지. 턱목뿔근(악설골근)과 두힘살근 앞힘살(이복근 전복)을 신경지배.

○ 10. **붓목뿔근(경상설골근, *Stylohyoid muscle*)**: 붓(경상)돌기와 목뿔뼈몸통(설골체)에 부착. 두힘살근 뒤힘살(이복근 후복)과 밀접하게 연관되어 있으며 종종 두힘살근(이복근) 중간힘줄 주위로 갈라져 목뿔뼈(설골)에 부착.

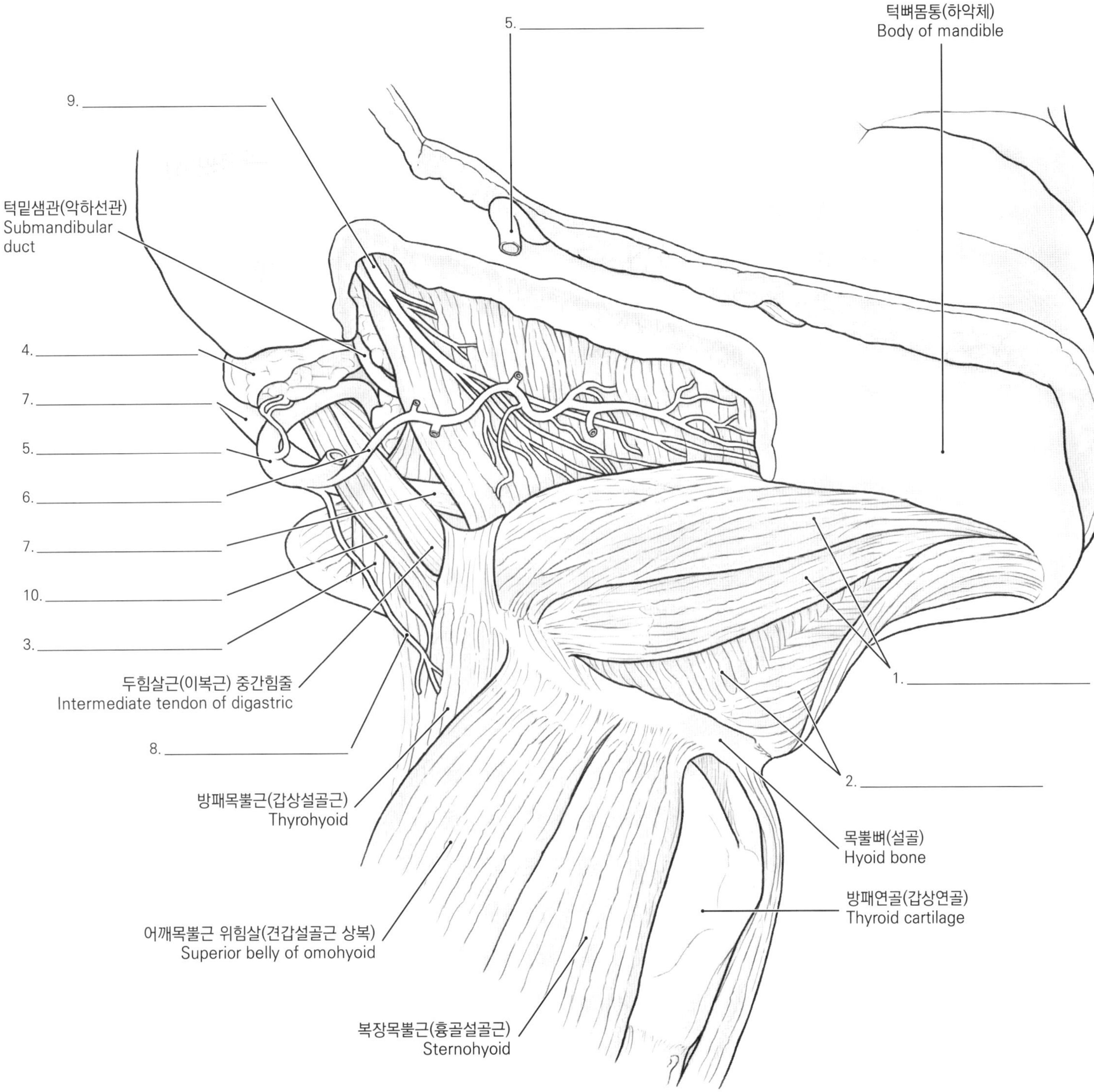
5.
턱뼈몸통(하악체)
Body of mandible
9.
턱밑샘관(악하선관)
Submandibular
duct
4.
7.
5.
6.
7.
10.
3.
두힘살근(이복근) 중간힘줄
Intermediate tendon of digastric
8.
1.
2.
방패목뿔근(갑상설골근)
Thyrohyoid
목뿔뼈(설골)
Hyoid bone
방패연골(갑상연골)
Thyroid cartilage
어깨목뿔근 위힘살(견갑설골근 상복)
Superior belly of omohyoid
복장목뿔근(흉골설골근)
Sternohyoid

8.7 앞쪽 목 부위, 근육삼각, 목 부위 내장 ANTERIOR CERVICAL REGION, MUSCULAR TRIANGLE, AND CERVICAL VISCERA

목 부위의 내장은 얕은층에서 깊은층까지 내분비층(endocrine layer), 호흡기층(respiratory layer), 소화기층(alimentary layer)의 세 층으로 배열되어 있다. 내분비층에는 갑상샘(선)과 부갑상샘(선)이 포함되고, 호흡기층에는 후두(larynx)와 기관(trachea)이 포함되며, 소화기층에는 인두(pharynx)와 식도(esophagus)가 포함된다.

이 이미지에서는 복장목뿔근(흉골설골근)이 왼쪽의 위쪽과 아래쪽으로 젖혀져 있다. 오른쪽은 복장목뿔근(흉골설골근)의 중간부분을 잘라내어 갑상샘(선)의 오른쪽엽(우엽)을 보여준다.

각각에 대해 서로 다른 색상을 사용하여 다음 각 구조를 색칠한다.

근육삼각, 깊은층 Muscular Triangle, Deep Layer

○ 1. **복장방패근(흉골갑상근, *Sternothyroid muscle*)**: 표면을 덮고 있어 갑상샘(선)의 이동성을 제한함.

○ 2. **방패목뿔근(갑상설골근, *Thyrohyoid muscle*)**: 복장방패근(흉골갑상근)보다 위쪽에 있고 복장목뿔근(흉골설골근)의 깊은 곳에 위치. 방패(갑상)연골의 빗금(사선, oblique line)과 목뿔뼈몸통(설골체)의 아래쪽 경계 및 목뿔뼈 큰뿔(설골 대각)에 부착됨.

○ 3. **방패목뿔근(갑상설골근) 신경(*Nerve to thyrohyoid*)**: C1 앞가지의 분지로, 경로의 일부 동안 CN XII에 결합됨. CN XII에서 내려와 방패목뿔근(갑상설골근)을 지배.

목 부위 내장의 내분비층 Endocrine Layer of the Cervical Viscera

○ 4. **갑상샘(갑상선, *Thyroid gland*)**: C5-T1 척추뼈 높이에서 복장방패근(흉골갑상근)과 복장목뿔근(흉골설골근) 깊은 곳에 위치. 두 엽을 결합하는 잘록(협부, *isthmus*)이 있는 오른쪽엽 및 왼쪽엽으로 구성.

○ 5. **부갑상샘(부갑상선, *Accessory thyroid gland*)**: 일반적으로 방패(갑상)연골의 가쪽, 방패목뿔(갑상설골)근의 얕은층에 발달할 수 있음(보통 존재하지 않음).

○ 6. **위갑상동맥(상갑상선동맥, *Superior thyroid artery*)**: 바깥목(외경)동맥에서 시작하여, 갑상샘(선)의 앞위쪽에 혈액을 공급하기 위해 내려옴.

○ 7. **위갑상정맥(상갑상선정맥, *Superiort hyroid vein*)**: 위(상)갑상동맥과 함께 갑상샘(선)의 위쪽 끝(*superior pole*)을 속목(내경)정맥으로 배출.

○ 8. **중간갑상정맥(중갑상선정맥, *Middle thyroid vein*)**: 오른쪽엽과 왼쪽엽의 중앙을 속목(내경)정맥으로 배출.

○ 9. **아래갑상정맥(하갑상선정맥, *Inferior thyroid vein*)**: 갑상샘(선) 아래 끝(*inferior pole*)을 팔머리(완두)정맥으로 배출.

목 부위 내장의 가쪽면 구조 Structures Lateral to the Cervical Viscera

○ 10. **온목동맥(총경동맥, *Common carotid artery*)**: 속목(내경)정맥 및 미주신경(CN X)과 함께 목동맥집(경동맥초)에서 올라감.

○ 11. **빗장밑(쇄골하)동맥(*Subclavian artery*)**: 목의 뿌리를 수평으로 통과.

○ 12. **팔머리동맥(완두동맥, *Brachiocephalic trunk*)**: 오른쪽 빗장밑(쇄골하)동맥과 온목(총경)동맥으로 분기.

○ 13. **속목정맥(내경정맥, *Internal jugular vein*)**: 목동맥집(경동맥초)의 가쪽에 위치.

○ 14. **미주신경(*Vagus nerve, CN X*)**: 속목(내경)정맥과 온목(총경)동맥 사이의 목동맥집(경동맥초) 내의 뒤쪽에 위치.

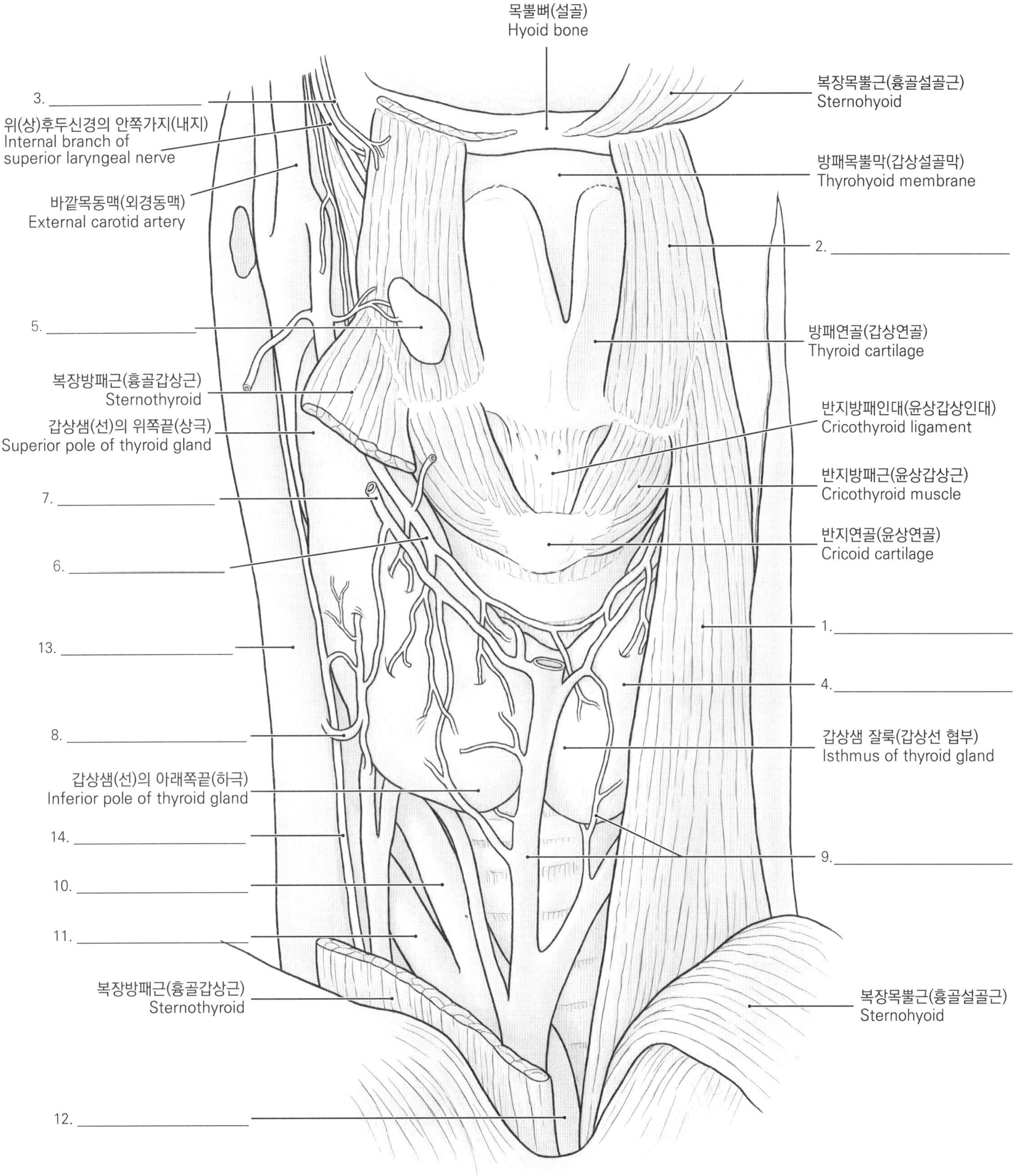

정면도 Anterior view

8.8 내분비와 목 부위 내장의 호흡기층 ENDOCRINE AND RESPIRATORY LAYERS OF CERVICAL VISCERA

후두(larynx)와 기관(trachea)은 목의 호흡기 내장을 구성한다. 후두는 8.20, 8.21절의 그림에 자세히 설명된 연골복합체(complex of cartilages)이다. 기관은 후두에서 가슴까지 뻗어 있다.

이 이미지에서는 복장방패근(흉골갑상근)의 중간 부분이 제거되었고 갑상샘잘록(갑상선 협부)이 절단되었으며 왼쪽엽이 옆으로 젖혀져 있다.

각각에 대해 서로 다른 색상을 사용하여 다음 각 구조를 색칠한다.

목 부위 내장의 내분비층 Endocrine Layer of the Cervical Viscera

○ 1. **갑상샘(갑상선, *Thyroid gland*)**: 잘룩(협부)은 일반적으로 두 번째 및 세 번째 기관고리 앞쪽에 위치. 조밀한 근막 띠(dense ***fascial band***)는 갑상샘(선)을 둘러싸는 막을 반지연골(윤상연골, cricoid cartilage)과 위기관연골고리(상기관륜, superior tracheal ring)에 부착.

○ 2. **아래부갑상샘(하부갑상선, *Inferior parathyroid gland*)**: 갑상샘(선)의 각 엽의 뒤쪽 표면에 위치한 4개의 부갑상샘(선) 중 하나.

○ 3. **위갑상동맥(상갑상선동맥, *Superior thyroid artery*)**: 바깥목(외경)동맥의 첫 번째 분지. 위(상)후두동맥을 일으키고 그 경로의 일부를 바깥(외)후두신경과 함께 이동하여 갑상샘(선)으로 내려감.

○ 4. **위갑상정맥(상갑상선정맥, *Superior thyroid vein*)**: 위(상)갑상동맥과 함께 속목(내경)정맥으로 이동.

○ 5. **아래갑상정맥(하갑상선정맥, *Inferior thyroid vein*)**: 기관 앞쪽면을 따라 팔머리(완두)정맥까지 이동.

목 부위 내장의 호흡기층 Respiratory Layer of the Cervical Viscera

○ 6. **방패연골(갑상연골, *Thyroid cartilage*)**: 후두연골 중 가장 크고 가장 위쪽에 위치.

○ 7. **방패목뿔막(갑상설골막, *Thyrohyoid membrane*)**: 방패(갑상)연골의 위쪽 경계를 목뿔뼈(설골)에 연결.

○ 8. **위(상)후두신경의 안쪽가지(내지)(*Internal branch of superior laryngeal nerve*)**: 방패목뿔막(갑상설골막)을 관통하는 미주신경(CN X)의 분지.

○ 9. **위후두동맥(상후두동맥, *Superior laryngeal artery*)**: 위(상)후두신경의 안쪽가지(내지)와 함께 방패목뿔막(갑상설골막)을 통과하는 위갑상(상갑상선)동맥의 분지.

○ 10. **반지연골(윤상연골, *Cricoid cartilage*)**: 방패(갑상)연골 아래에 위치한 기도의 완전한 고리.

○ 11. **반지방패인대(윤상갑상인대, *Cricothyroid ligament*)**: 반지(윤상)연골을 방패(갑상)연골의 아래쪽 경계에 연결.

○ 12. **반지방패근(윤상갑상근, *Cricothyroid muscle*)**: 앞가쪽 반지(윤상)연골과 방패(갑상)연골의 아래쪽 경계 및 방패연골뿔(갑상연골각)에 부착되는 한 쌍의 근육.

○ 13. **위후두신경의 바깥가지(상후두신경의 외지, *External branch of superior laryngeal nerve*)**: 반지방패근(윤상갑상근)에 신경을 분포시키는 미주신경(CN X)의 분지.

○ 14. **반지기관인대(윤상기관인대, *Cricotracheal ligament*)**: 반지(윤상)연골의 아래쪽 가장자리를 첫 번째 기관 고리에 연결.

○ 15. **기관(*Trachea*)**: 앞쪽을 향하는 불완전한 C자형 연골로 구성된 섬유연골성 관.

목 부위 내장의 가쪽면 구조 Lateral to the Cervical Viscera

○ 16. **온목동맥(총경동맥, *Common carotid artery*)**: 오른쪽 온목(총경)동맥은 팔머리(완두)동맥의 분기점에서 시작되는 반면, 왼쪽 온목(총경)동맥은 대동맥활(궁)에서 직접 분지.

○ 17. **빗장밑동맥(쇄골하동맥, *Subclavian artery*)**: 오른쪽 팔머리(완두)동맥의 다른 말단가지. 왼쪽 빗장밑(쇄골하)동맥은 대동맥활(궁)에서 직접 발생.

○ 18. **속목정맥(내경정맥, *Internal jugular vein*)**: 위 및 중간갑상정맥(상 및 중갑상선정맥)을 수용하고 목동맥집(경동맥초) 내에 위치.

○ 19. **미주신경(*Vagus nerve, CN X*)**: 목동맥집(경동맥초) 내의 목에서 수직으로 진행되어 안쪽(내)후두신경(internal laryngeal nerve)과 바깥(외)후두신경(external laryngeal nerve)으로 분기되는 위(상)후두신경(superior laryngeal nerve)을 발생시킴.

○ 20. **왼되돌이후두신경(좌반회후두신경, *Left recurrent laryngeal nerve*)**: 대동맥활(궁) 아래를 순환한 다음 기관 옆쪽으로 이동하는 CN X의 가지. 오른되돌이(우반회)후두신경은 오른빗장밑(쇄골하)동맥 아래를 순환.

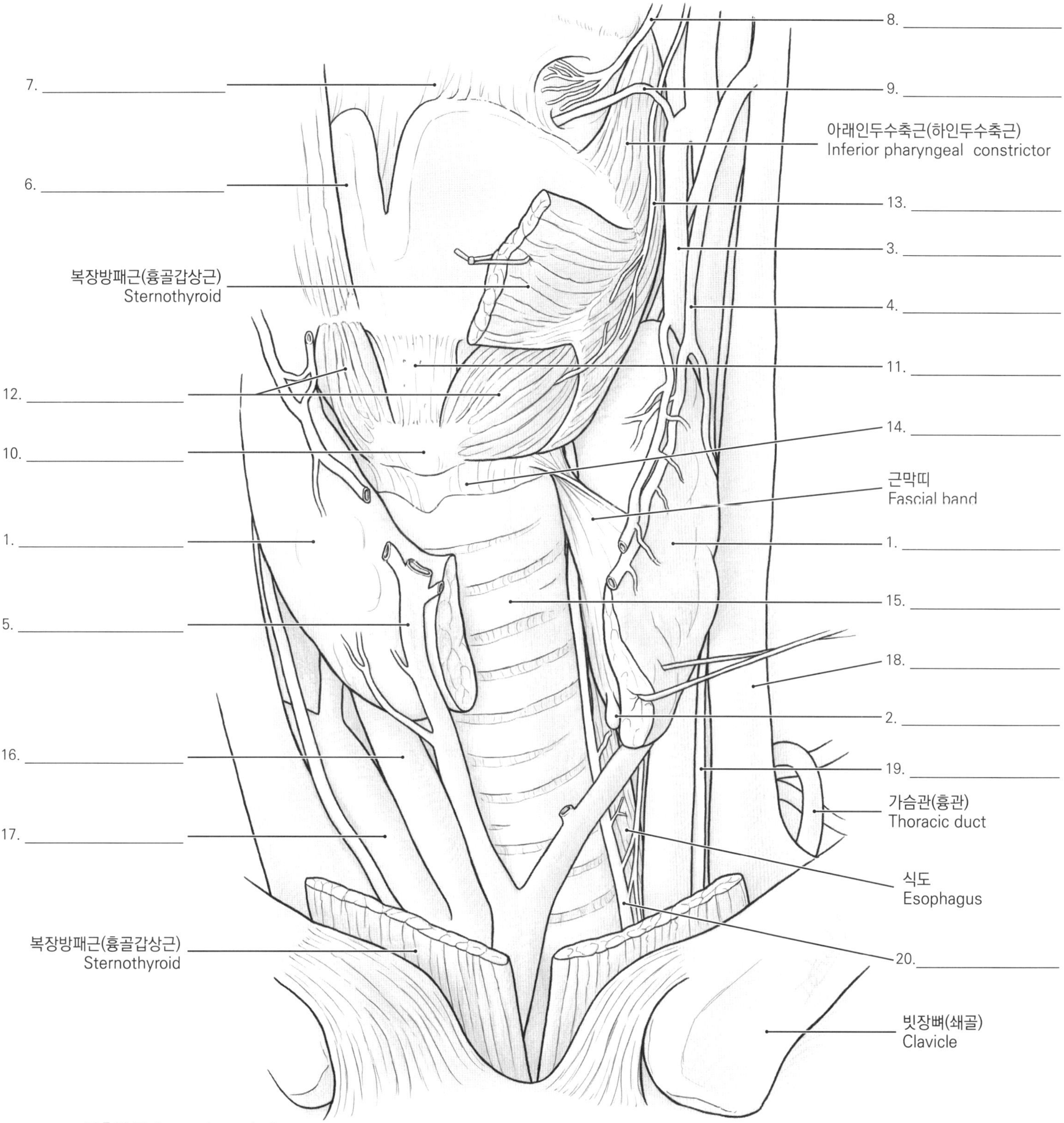

전측면도 Anterolateral view

8.9 목 부위 내장의 소화기층 ALIMENTARY LAYER OF CERVICAL VISCERA

인두와 식도는 목의 소화기 내장을 구성한다. 인두는 음식을 식도로 보내고 공기를 후두로 보낸다. 식도는 소화관의 시작을 표시한다.

이 이미지에서는 복장방패근(흉골갑상근)이 절단되어 있다. 왼쪽에는 속목(내경)정맥, 온목(총경)동맥 및 미주신경(*CN X*)이 끈에 의해 가쪽면으로 수축된다.

각각에 대해 서로 다른 색상을 사용하여 다음 각 구조를 색칠한다.

목 부위 내장의 내분비층 및 호흡기층
Endocrine and Respiratory Layers of Cervical Viscera

❍ 1. **갑상샘(갑상선, *Thyroid gland*)**: 엽은 기관의 앞가쪽, 식도의 옆쪽에 위치.

❍ 2. **부갑상샘(부갑상선, *Parathyroid gland*)**: 위쪽 부갑상샘(선) 2개는 반지(윤상)연골의 아래쪽 경계 근처에 위치하는 반면, 아래쪽 2개는 위치가 더 다양.

❍ 3. **아래갑상정맥(하갑상선정맥, *Inferior thyroid vein*)**: 갑상샘(선)이 있는 경우에는 맨아래갑상동맥(최하갑상선동맥, thyroid ima artery)과 혼동될 수 있음. 맨아래갑상동맥(최하갑상선동맥)은 팔머리(완두)동맥에서 갈라져 기관의 앞쪽을 따라 갑상샘잘룩(갑상선협부)까지 이동.

❍ 4. **위갑상정맥(상갑상선정맥, *Superior thyroid vein*)**: 일반적으로 방패(갑상)연골 수준에서 속목(내경)정맥으로 배출.

❍ 5. **위갑상동맥(상갑상선동맥, *Superior thyroid artery*)**: 일반적으로 온목(총경)동맥 분기점 근처의 바깥목(외경)동맥에서 발생.

❍ 6. **방패연골(갑상연골, *Thyroid cartilage*)**: 앞쪽을 향한 보호막을 형성하는 두 개의 판으로 구성.

❍ 7. **반지연골(윤상연골, *Cricoid cartilage*)**: 인두-식도 접합부의 변환 지점을 표시.

❍ 8. **기관(*Trachea*)**: C자 모양의 연골로 구성되어 기관근(trachealis muscle)에 의해 뒤쪽이 닫혀 있어, 삼키는 동안 식도가 확장되도록 함.

목 부위 내장의 소화기층 Alimentary Layer of the Cervical Viscera

❍ 9. **식도(*Esophagus*)**: 인두와 위를 연결하는 근육관(muscular tube). 기관 뒤쪽에 위치.

❍ 10. **아래인두수축근(하인두수축근, *Inferior pharyngeal constrictor*)**: 방패(갑상)연골의 빗금(사선)과 반지(윤상)연골에 부착되는 3개의 인두수축근(pharyngeal constrictor) 중 가장 아래쪽 구조.

목 부위 내장의 가쪽면 구조 Structures Lateral to the Cervical Viscera

❍ 11. **왼되돌이후두신경(좌반회후두신경, *Left recurrent laryngeal nerve*)**: 아래인두수축근(하인두수축근)을 통과하여 후두 구조에 도달하기 전에 기관식도고랑(기관식도구, tracheoesophageal groove)을 따라 이동.

❍ 12. **아래갑상동맥(하갑상선동맥, *Inferior thyroid artery*)**: 갑상목동맥(갑상경동맥, thyrocervical trunk) 가지(빗장밑[쇄골하]동맥의 가지)에서 갈라져 안쪽으로 지나가며 갑상샘(선) 뒤쪽과 부갑상샘(선) 4개 모두에 혈액을 공급. 일반적으로 오름목동맥(상행경동맥, *ascending cervical artery*)이 발생.

❍ 13. **가슴관(흉관, *Thoracic duct*)**: 왼온목(좌내경)정맥과 빗장밑(쇄골하)정맥 사이의 왼정맥각(좌정맥각)으로 배출되는 신체의 주요 림프관.

❍ 14. **교감신경줄기(간)(*Sympathetic trunk*)**: 척추앞근막(추전근막, *prevertebral fascia*)에 묻혀 있거나 얕은쪽에 있는 목동맥집(경동맥초) 뒤쪽으로 이동. 목 부위에서, 상행성 시냅스 이전 교감신경섬유로 구성되며, 3개의 척추주위 목 신경절 중 하나에서 시냅스를 이룸.

❍ 15. **중간목신경절(중경신경절, *Middle cervical ganglion*)**: 일반적으로 반지(윤상)연골 수준의 아래갑상동맥(하갑상샘동맥) 앞이나 근처에 위치.

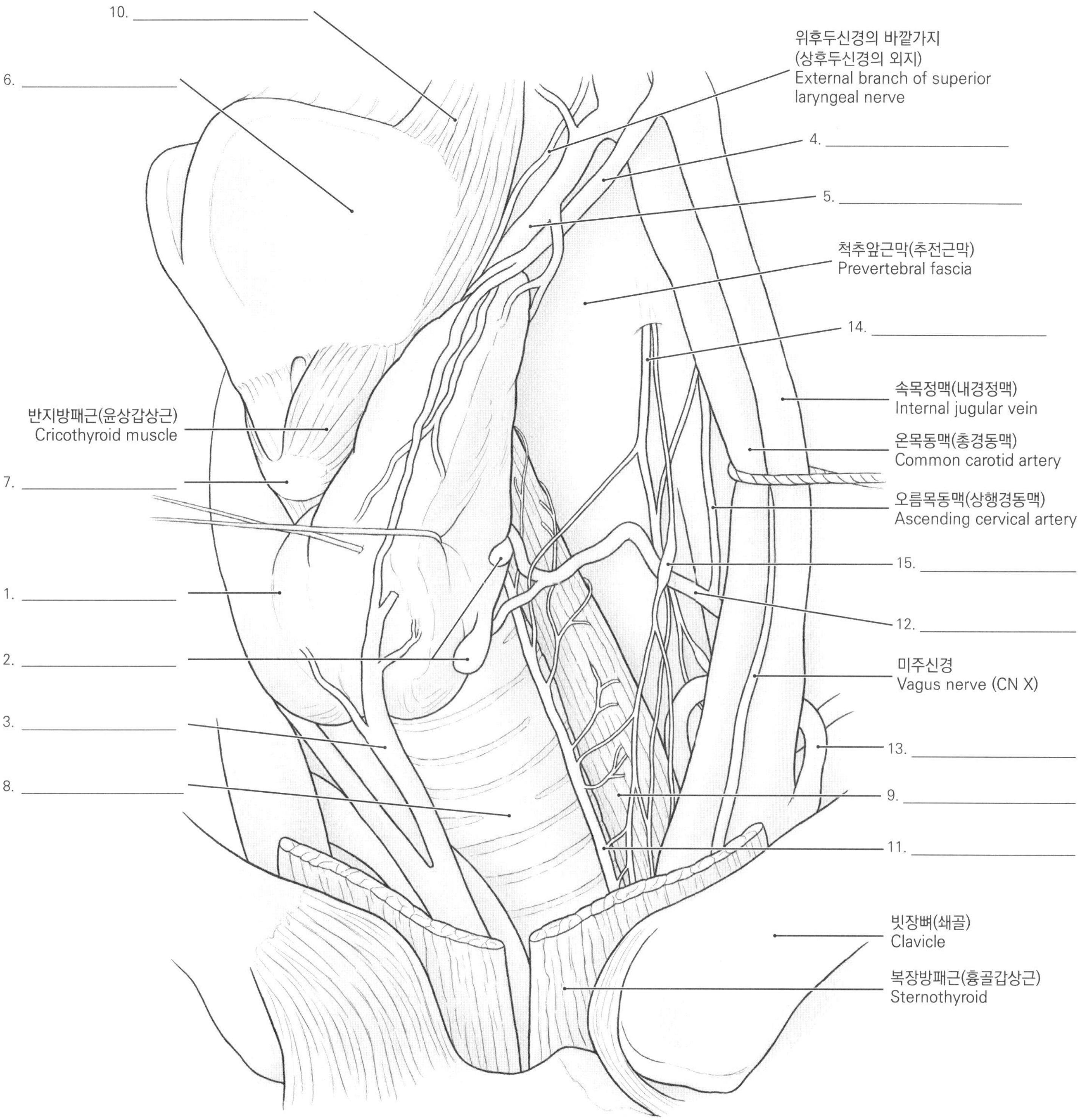
10. ____________________
6. ____________________
위후두신경의 바깥가지
(상후두신경의 외지)
External branch of superior
laryngeal nerve
4. ____________________
5. ____________________
척추앞근막(추전근막)
Prevertebral fascia
14. ____________________
속목정맥(내경정맥)
Internal jugular vein
반지방패근(윤상갑상근)
Cricothyroid muscle
온목동맥(총경동맥)
Common carotid artery
7. ____________________
오름목동맥(상행경동맥)
Ascending cervical artery
15. ____________________
1. ____________________
12. ____________________
2. ____________________
미주신경
Vagus nerve (CN X)
3. ____________________
13. ____________________
8. ____________________
9. ____________________
11. ____________________
빗장뼈(쇄골)
Clavicle
복장방패근(흉골갑상근)
Sternothyroid

8.10 목동맥삼각(경동맥삼각), 얕은층 CAROTID TRIANGLE, SUPERFICIAL

목동맥삼각(경동맥삼각, carotid triangle)은 어깨목뿔(견갑설골)근 위힘살(상복), 두힘살(이복)근 뒤힘살(후복), SCM의 앞쪽 경계 사이에 위치한다. 목(경)동맥과 속목(내경)정맥계는 삼각의 깊은 곳에 있다.

이 이미지에서는 피부, 피하조직, 깊은목근막(심경근막, deep cervical fascia)의 얕은층(피복층, investing layer)이 제거되었다. 두 개의 핀이 SCM의 앞쪽 경계를 가쪽면으로 고정한다. 턱밑삼각(하악삼각, submandibular triangle)과 아래턱뼈 부위(하악영역)의 구조도 볼 수 있다.

각각에 대해 서로 다른 색상을 사용하여 다음 각 구조를 색칠한다.

목(경)동맥삼각의 경계 Boundaries of the Carotid Triangle

○ 1. **목빗근(흉쇄유돌근, *Sternocleidomastoid*)**: 뒤쪽 경계를 형성.

○ 2. **어깨목뿔근 위힘살(견갑설골근 상복, *Superior belly of omohyoid*)**: 앞쪽 경계를 형성.

두힘살(이복)근의 뒤힘살(후복)은 윗경계를 형성하고 지붕은 깊은목근막(심경근막, deep cervical fascia)의 얕은층(피복층, investing layer)으로 형성.

목(경)동맥삼각의 내용물 Contents of the Carotid Triangle

○ 3. **속목정맥(내경정맥, *Internal jugular vein*)**: 목동맥집(경동맥초) 안에 위치. 다음으로부터 정맥혈을 받음.

○ 4. **위갑상정맥(상갑상선정맥, *Superior thyroid vein*)**

○ 5. **온얼굴정맥(총안면정맥, *Common facial vein*)**: 일반적으로 목 윗부분에 형성되는 짧은 정맥.

○ 6. **얼굴정맥(안면정맥, *Facial vein*)**: 턱밑(악하)삼각의 턱밑샘(악하선) 위로 얕게 이동.

○ 7. **아래턱뒤정맥(하악후정맥)의 앞가지(전지)(*Anterior branch of retromandibular vein*)**: 귀밑샘(이하선)을 통해 아래쪽으로 이동.

○ 8. **목(경)신경고리의 윗뿌리(상근)(*Superior root of ansa cervicalis*)**: C1 섬유로 구성되며, 진행되는 동안 CN XII에 결합. CN XII을 빠져나와 목동맥집(경동맥초)의 앞가쪽면에 내장(embedded)되거나 얕은쪽으로 내려옴.

○ 9. **목(경)신경고리의 아래뿌리(하근)(*Inferior root of ansa cervicalis*)**: C2-C3 섬유로 구성되며 목동맥집(경동맥초)의 앞가쪽을 따라 목(경)신경고리의 윗뿌리(상근)와 결합하여 고리를 형성. 목(경)신경고리(ansa cervicalis)는 방패목뿔(갑상설골)근을 제외한 모든 목뿔아래(설골하)근육을 지배.

○ 10. **척수더부(부)신경(*Spinal accessory nerve, CN XI*)**: 목정맥구멍(경정맥공)을 빠져나온 후 목(경)동맥삼각을 통과하여 SCM에 도달.

임상노트: 턱밑샘(악하선) 절제술 SUBMANDIBULAR GLAND RESECTION

턱밑샘(악하선)은 종양으로 인해 제거되는 경우가 가장 많지만, 타액결석(salivary stone)으로 인한 만성 감염으로 인해 제거될 수도 있다. 절개는 종종 아래턱(하악)의 아래쪽 경계선과 평행하게 턱밑샘(악하선)에 얕게 배치된다. 절개 부위가 너무 깊게 들어가면 얼굴(안면)정맥이나 분비샘(선) 자체가 절개될 수 있다. 얼굴(안면)신경의 턱모서리가지(악학연지, marginal mandibular branch)도 피부와 넓은목근(활경근)을 통한 절개 중에 위험할 수 있다. 샘을 제거하기 전에 얼굴(안면)동맥과 정맥을 분리하여 결찰한다(구강 내의 턱밑샘관[이하선관]과 함께).

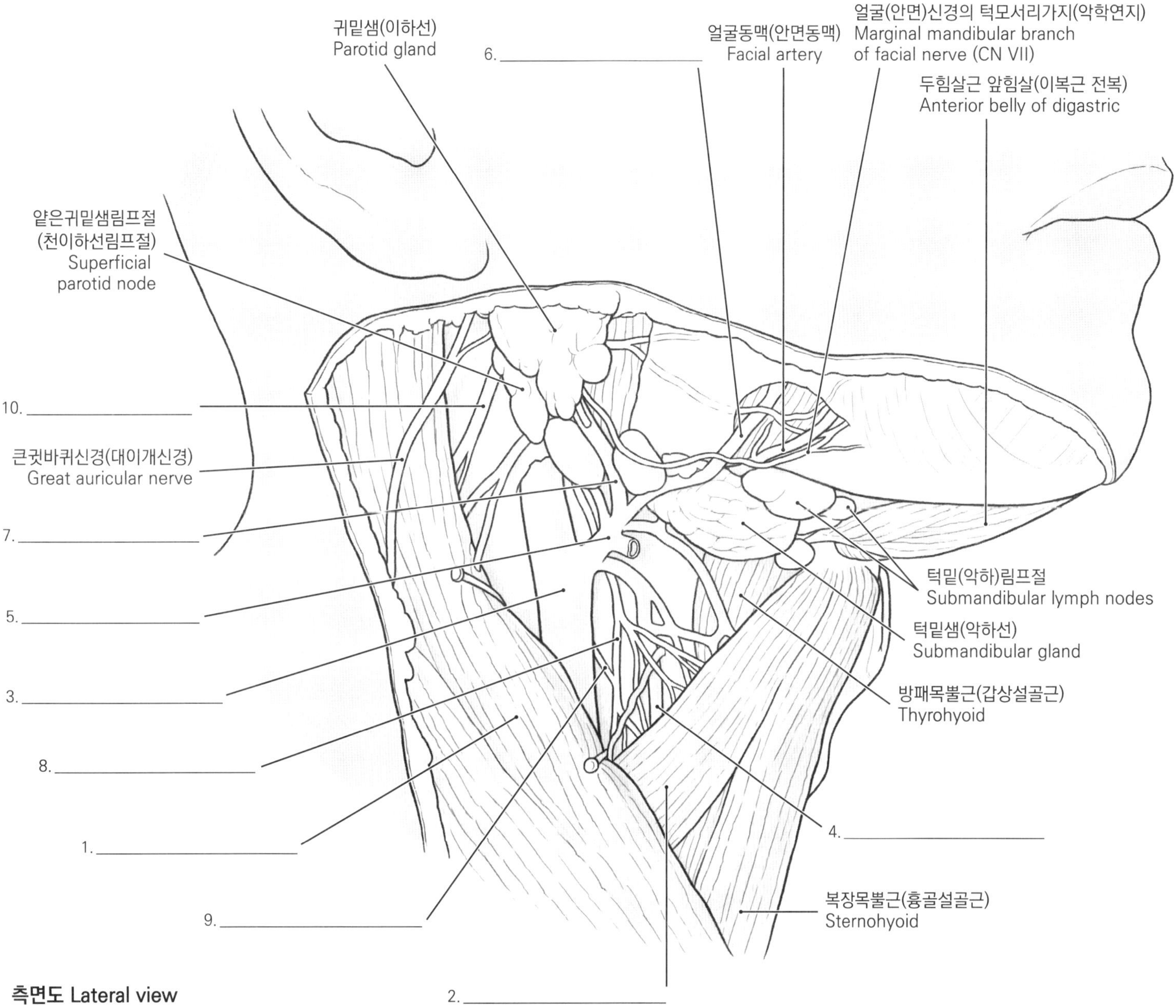

측면도 Lateral view

8.11 목동맥삼각(경동맥삼각), 깊은 절개면 CAROTID TRIANGLE, DEEP DISSECTION

바깥목(외경)동맥은 목(경)동맥삼각 내에서 여러 가지(branches)를 발생시킨다.

이 이미지에서는 SCM이 절단되어 반영되었으며 깊은목근막 얕은층(심경근막 피복층, Investing layer of deep cervical fascia) 및 기관앞(전)근막이 제거되었다. 턱밑(악하)삼각 내에서도 턱밑샘(이하선)이 제거되었다.

각각에 대해 서로 다른 색상을 사용하여 다음 각 구조를 색칠한다.

목(경)동맥삼각의 내용물 Contents of the Carotid Triangle

- ○ 1. **속목동맥(내경동맥, *Internal carotid artery*)**: 방패연골(갑상연골, thyroid cartilage)의 위모서리(상연) 부위에 있는 온목(총경)동맥에서 발생. 목에 가지가 하나도 나오지 않음.
- ○ 2. **바깥목동맥(외경동맥, *External carotid artery*)**: 속목동맥(내경동맥)과 같은 위치에 있는 온목(총경)동맥에서 발생. 목에 여러 가지(branch)가 발생.
  - ○ 3. **위갑상동맥(상갑상선동맥, *Superior thyroid artery*)**: 첫 번째 앞쪽 가지로 갑상샘(선)으로 내려와 갑상샘(선)과 SCM 및 목뿔아래(설골하)근에 혈액을 공급.
- ○ 4. **얼굴(안면)동맥과 혀(설)동맥의 공통줄기(*Common trunk for facial and lingual arteries*)**: 혀(설)동맥과 얼굴(안면)동맥은 두 번째와 세 번째 앞쪽 가지이며 때때로 공통줄기에서 발생할 수 있음. 혀(설)동맥은 CN XII, 붓목뿔근(경상설골) 및 두힘살(이복)근 뒤힘살(후복)까지 깊게 통과하여 목뿔뼈(설골) 안쪽의 입안(구강)으로 들어감.
  - ○ 5. **얼굴동맥(안면동맥, *Facial artery*)**: 두힘살(이복)근 뒤힘살(후복)(posterior belly of digastric)과 붓목뿔근(경상설골근, stylohyoid), 턱밑샘(악하선)까지 위쪽 깊은 곳을 통과하여 아래턱뼈 아래쪽 경계를 넘어 얼굴로 전달됨. 턱끝밑동맥(이하동맥, *submental artery*)을 발생시킴.
  - ○ 6. **뒤통수동맥(후두동맥, *Occipital artery*)**: 얼굴(안면)동맥과 같은 높이 또는 그 위쪽에서 발생하여 위쪽으로 지나가면서 CN XII를 가로지르는 뒤쪽 가지.
- ○ 7. **속목정맥(내경정맥, *Internal jugular vein*)**
- ○ 8. **척수더부(부)신경(*Spinal accessory nerve, CN XI*)**: SCM의 깊은층으로 들어감.
- ○ 9. **혀밑신경(설하신경, *Hypoglossal nerve, CN XII*)**: 혀밑신경관(설하신경관, hypoglossal canal)에서 목(경)동맥 가쪽면으로 내려간 다음 입안(구강) 수준에서 앞쪽으로 향함. C1 섬유는 여기에 결합된 후 다음과 같이 종료.
  - ○ 10. **목(경)신경고리의 윗뿌리(상근)(*Superior root of ansa cervicalis*)**: CN XII에서 첫 번째 C1 가지가 나와서 내려옴.
  - ○ 11. **방패목뿔근(갑상설골근) 신경(*Nerve to thyrohyoid muscle*)**: 두 번째 C1은 CN XII에서 분기되어 방패목뿔근(갑상설골근)으로 이동.
- ○ 12. **목(경)신경고리의 아래뿌리(하근)(*Inferior root of ansa cervicalis*)**: C2–C3 섬유, 윗뿌리와 결합.
- ○ 13. **위(상)후두신경의 안쪽가지(내지)(*Internal branch of superior laryngeal nerve*)**: 방패목뿔막(갑상설골막, Thyrohyoid membrane)을 관통함.
- ○ 14. **위(상)후두신경의 바깥가지(외지)(*External branch of superior laryngeal nerve*)**: 반지방패근(윤상갑상근)에 신경을 분포.

목(경)삼각의 복습 Review of Cervical Triangles

- ○ 15. **두힘살근 앞힘살(이복근 전복, *Anterior belly of digastric*)**: 턱끝밑(이하)삼각과 턱밑(악하)삼각을 분리.
- ○ 16. **턱목뿔근(악설골근, *Mylohyoid*)**: 턱끝밑(이하)삼각과 턱밑(악하)삼각 지붕을 형성.
- ○ 17. **어깨목뿔근 위힘살(견갑설골근 상복, *Superior belly of omohyoid*)**: 목(경)동맥과 근육삼각(muscular triangle)을 분리.
- ○ 18. **복장목뿔근(흉골설골근, *Sternohyoid*)**: 근육삼각이 있는 어깨목뿔근 위힘살(견갑설골근 상복) 안쪽에 위치.
- ○ 19. **복장방패근(흉골갑상근, *Sternothyroid*)**: 근육삼각 내 복장목뿔근(흉골설골근) 깊은 곳에 위치.
- ○ 20. **방패목뿔근(갑상설골근, *Thyrohyoid*)**: 근육삼각 내에서 복장방패근(흉골갑상근)보다 위쪽에 위치.
- ○ 21. **어깨목뿔근 아래힘살(견갑설골근 하복, *Inferior belly of omohyoid*)**: 가쪽 목 부위를 어깨빗장삼각(견갑쇄골삼각, omoclavicular triangle)과 뒤통수삼각(후두삼각, occipital triangle)으로 나눔.

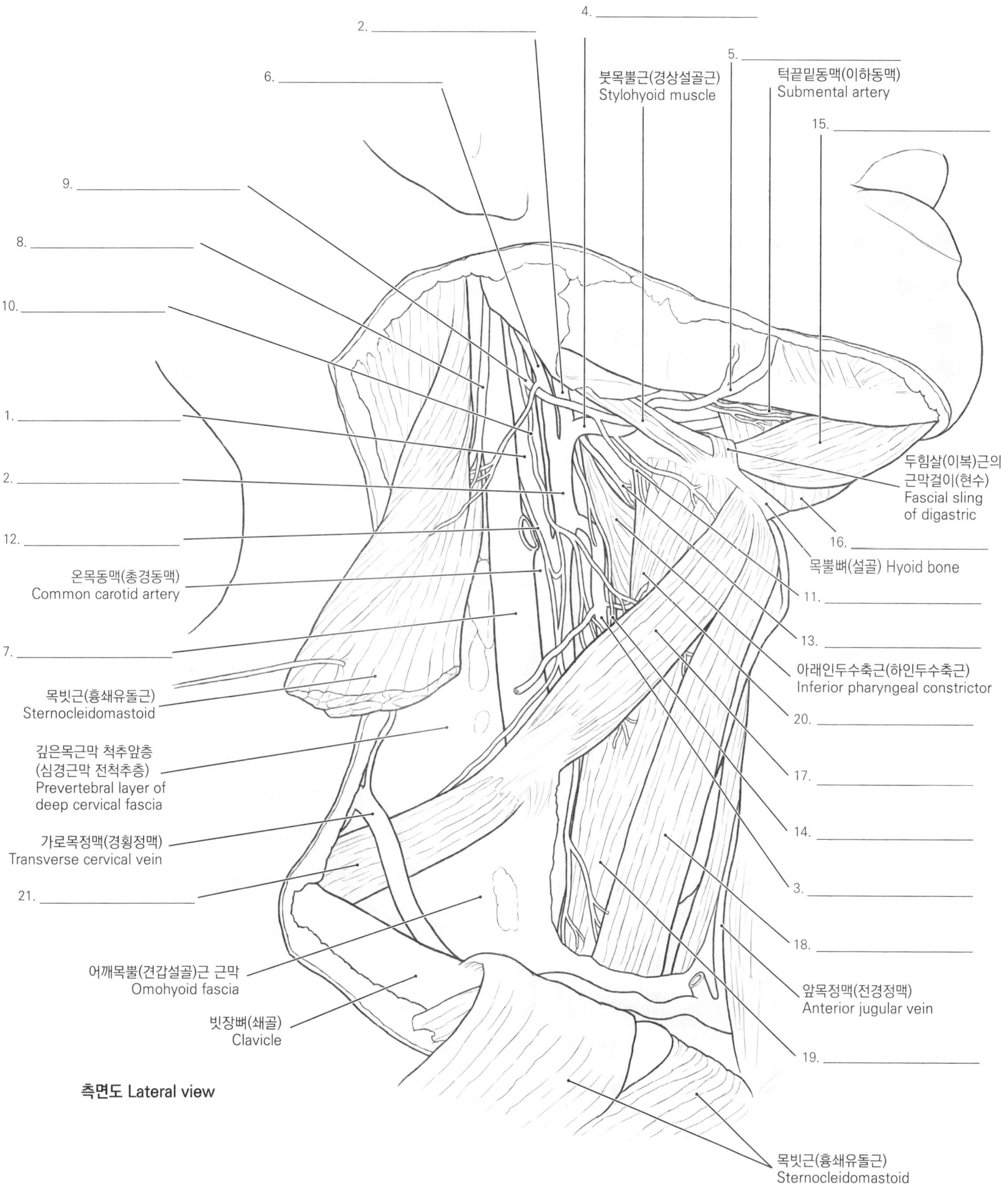

측면도 Lateral view

8.12 목의 뿌리 ROOT OF THE NECK

목의 뿌리는 목과 가슴 사이의 부위이다. 머리와 목에서 가슴까지 또는 그 반대의 모든 구조는 첫 번째 갈비뼈 쌍과 갈비연골, 복장뼈자루(흉골병) 및 T1 척추체로 구성된 위가슴우리문(흉곽상구, superior thoracic aperture[thoracic inlet])을 통과한다.

이 이미지에서는 오른온목(우총경)동맥과 속목(내경)정맥의 중간 부분이 제거되었다. 빗장뼈(쇄골)가 절단되었고 갑상샘(선)의 오른쪽엽이 끈으로 앞쪽으로 당겨졌다.

각각에 대해 서로 다른 색상을 사용하여 다음 각 구조를 색칠한다.

목뿌리의 혈관계 Vasculature of the Root of the Neck

- ○ 1. **팔머리동맥(완두동맥, *Brachiocephalic trunk*)**: 복장뼈자루(흉골병) 뒤쪽 정중선에서 발생하여 오른온목(우총경)동맥과 복장빗장관절(흉쇄관절, *sternoclavicular joint*) 뒤쪽의 빗장밑(쇄골하)동맥으로 나뉨.
- ○ 2. **온목동맥(총경동맥, *Common carotid artery*)**: 속목(내경)정맥이 목 내장의 가쪽으로 목동맥집(경동맥초) 내에서 목으로 올라감.
- ○ 3. **빗장밑동맥(쇄골하동맥, *Subclavian artery*)**: 팔머리동맥(완두동맥)에서 앞목갈비근(전사각근)까지 가쪽으로 지나감. 앞목뼈를 기준으로 안쪽, 뒤쪽, 가쪽의 세 부분으로 나뉨.
- ○ 4. **아래갑상동맥(하갑상선동맥, *Inferiorthyroid artery*)**: 갑상목동맥(갑상경동맥)에서 안쪽으로 갑상샘(선)을 향해 뻗어나가는 가지.
- ○ 5. **오름목동맥(상행경동맥, *Ascending cervical artery*)**: 일반적으로 아래갑상동맥(하갑상선동맥)에서 시작하여 앞목갈비근(전사각근, Anterior scalene)의 얕은면으로 올라감.
- ○ 6. **목등동맥(경배동맥, *Cervicodorsal trunk*)**: 갑상목동맥(갑상경동맥, thyrocervical trunk)에서 옆쪽으로 통과. 가로목동맥(경횡동맥)이라고도 함.
- ○ 7. **얕은목동맥(천경동맥, *Superficial cervical artery*)**: 목등동맥(경배동맥, cervicodorsal trunk)에서 가쪽으로 가로막신경(횡격막신경, phrenic nerve)과 앞목갈비근(전사각근)을 교차하여 앞쪽으로 지나감.
- ○ 8. **어깨위동맥(견갑상동맥, *Suprascapular artery*)**: 갑상목동맥(갑상경동맥)에서 독립적으로 발생하거나 다른 가지와 공통 줄기에서 발생할 수 있음. 얕은목동맥(천경동맥)의 가쪽 아래쪽을 지나며 앞쪽으로 가로막(횡격막)신경과 앞목갈비근(전사각근)을 교차.
- ○ 9. **등쪽어깨동맥(배측견갑동맥, *Dorsal scapular artery*)**: 빗장밑동맥(쇄골하동맥, subclavian artery)의 세 번째 부분에서 독립적으로 발생하거나 목등동맥(경배동맥, cervicodorsal trunk)의 가지로 발생.
- ○ 10. **빗장밑정맥(쇄골하정맥, *Subclavian vein*)**: 앞목갈비근(전사각근)의 앞쪽을 통과.
- ○ 11. **척추정맥(*Vertebral vein*)**: 앞목갈비근(전사각근)의 안쪽 빗장밑정맥(쇄골하정맥)으로 배출.

목 뿌리의 신경 Nerves of the Root of the Neck

- ○ 12. **가로막신경(횡격막신경, *Phrenic nerve*)**: C3에서 C5까지 발생하여 앞목갈비근(전사각근)의 앞쪽 표면을 따라 내려가 얕은목동맥(천경동맥), 어깨위동맥(견갑상동맥) 및 빗장밑정맥(쇄골하정맥)까지 깊숙이 통과하여 가슴까지 계속되어 가로(횡경)막에 혈액을 공급.
- ○ 13. **미주신경(*Vagus nerve, CN X*)**: 속목(내경)정맥과 총목(총경)동맥의 수직 뒤쪽을 통과. 빗장밑(쇄골하)동맥의 앞쪽을 통과하여 가슴으로 내려감.
- ○ 14. **오른되돌이후두신경(우반회후두신경, *Right recurrent laryngeal nerve*)**: CN X에서 가지가 나오고 오른쪽 빗장밑(쇄골하)동맥 아래의 고리가 기관과 식도 가쪽 사이의 기관식도고랑(구)(tracheoesophageal groove)을 따라 이동.
- ○ 15. **교감신경줄기(간)(*Sympathetic trunk*)**: 척추앞근육(추전근, prevertebral muscle)을 덮고 있는 척추앞근막(추전근막, *prevertebral fascia*)에 박혀 있거나 표면에 있는 척추의 앞가쪽에 위치. 목(경추)교감줄기(cervical sympathetic trunk)의 척추옆(주위)신경절(paravertebral ganglia)은 합쳐져 위, 중간, 아래의 3개 신경절을 형성.
- ○ 16. **중간목신경절(중경신경절, *Middle cervical ganglion*)**: 3개의 신경절 중 가장 작으며 일반적으로 아래갑상(하갑상선)동맥 근처에 위치.

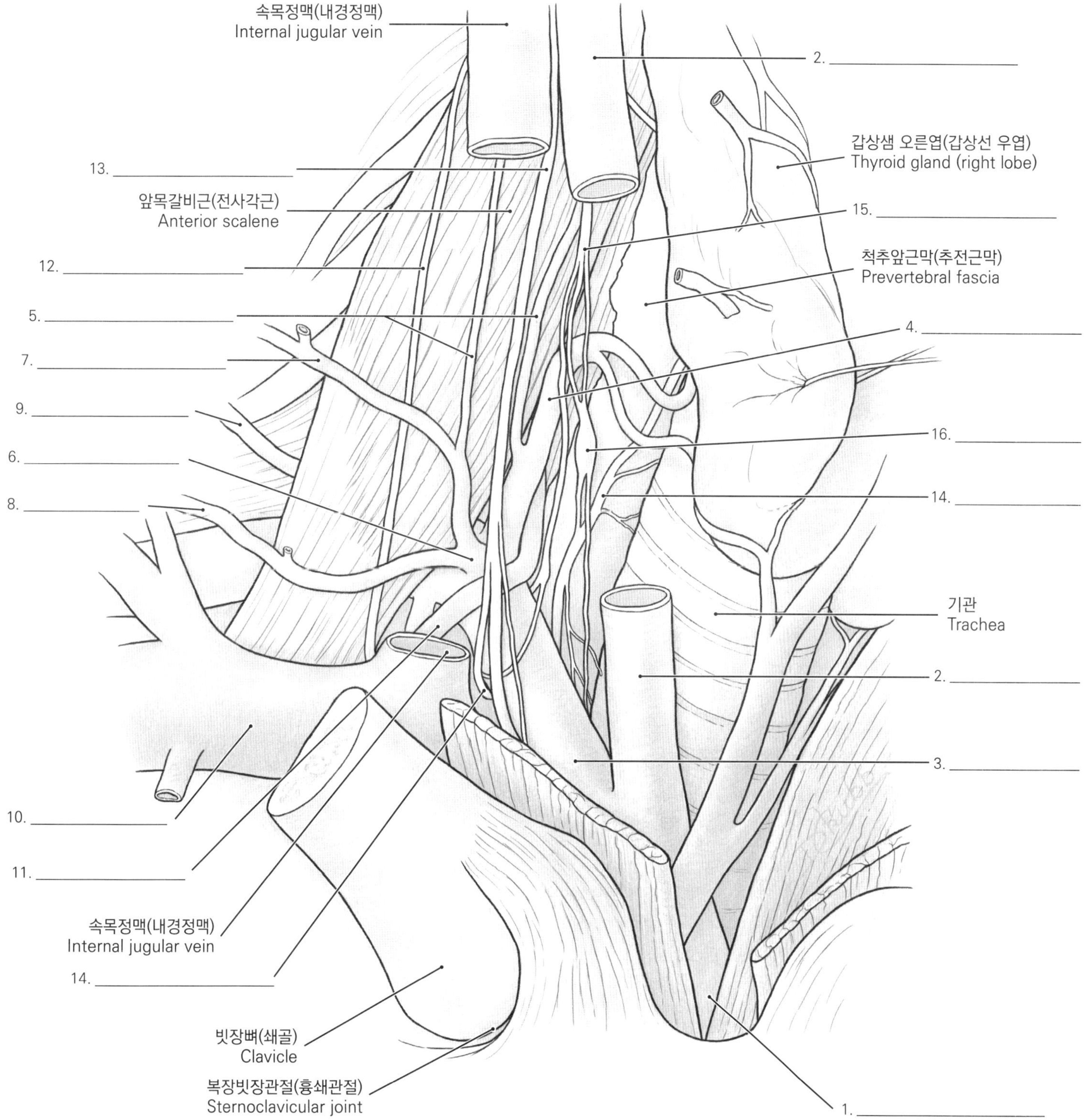

전측면도 Anterolateral view

8.13 목의 뿌리, 깊은 곳 ROOT OF THE NECK, DEEP

이 이미지에서는 갑상샘(선), 기관, 식도의 상부 구성 요소가 잘려져 있다. 온목(총경)동맥과 미주신경이 아래쪽으로 절단되었다. 왼쪽에는 속목(내경)정맥이 절단되어 끈으로 아래쪽으로 젖혀져 있다. 오른쪽에서는 오른팔머리(우완두)정맥이 절단되었으며 속목(내경)정맥과 빗장밑(쇄골하)정맥이 제거되었다.

각각에 대해 서로 다른 색상을 사용하여 다음 각 구조를 색칠한다.

목뿌리의 근육 Muscles of the Root of the Neck

○ 1. **앞목갈비근(전사각근, *Anterior scalene*)**: 첫 번째 갈비뼈와 C3-C6 척추뼈의 가로(횡)돌기에 부착.

○ 2. **중간목갈비근(중사각근, *Middle scalene*)**: 빗장밑(쇄골하)동맥고랑 뒤쪽의 첫 번째 갈비뼈(늑골)와 C5-C7 척추뼈 가로(횡)돌기의 뒤쪽 결절에 부착.

○ 3. **긴머리근(두장근, *Longus capitis*)**: 뒤통수뼈(후두골)의 기저부(basilar part)와 C3-C6 가로(횡)돌기의 앞(전)결절에 부착.

○ 4. **긴목근(경장근, *Longus colli*)**: C1-C3 척추뼈와 C3-C6 척추뼈의 가로(횡)돌기에 부착한 후 C5-T3 척추뼈와 C3-C5 척추뼈의 가로(횡)돌기에 부착.

목뿌리의 신경혈관 Root of the Neck Neurovasculature

○ 5. **빗장밑동맥(쇄골하동맥, *Subclavian artery*)**: 위쪽으로 지나가며 앞목갈비근(전사각근) 뒤쪽 정점에 도달. 첫 번째 부분(안쪽에서 앞쪽 목뼈까지)은 다음을 발생시킴.

- ○ 6. **척추동맥(*Vertebral artery*)**: 앞목갈비근(전사각근)과 척추앞근육(추전근, prevertebral muscle) 사이로 올라감.
- ○ 7. **갑상목동맥(갑상경동맥, *Thyrocervical trunk*)**: 척추동맥의 가쪽면에서 발생하여 다음을 발생시키는 짧은 동맥줄기.
  - ○ 8. **아래갑상동맥(하갑상선동맥, *Inferior thyroid artery*)**
  - ○ 9. **오름목동맥(상행경동맥, *Ascending cervical artery*)**
  - ○ 10. **어깨위동맥(견갑상동맥, *Suprascapular artery*)**

목등(경배)동맥(가로목[횡경]동맥, cervicodorsal[transverse cervical] trunk)

- ○ 11. **속가슴동맥(내흉동맥, *Internal thoracic artery*)**: 목벽쪽가슴막(경부벽측흉막, *cervical parietal pleura*)의 얕은 가슴으로 내려감.
- ○ 12. **등쪽어깨동맥(배측견갑동맥, *Dorsal scapular artery*)**: 목등동맥(경배동맥, cervicodorsal trunk)에서 분지되거나 빗장밑(쇄골하)동맥의 세 번째 부분에서 독립적으로 발생할 수 있음.

○ 13. **척추정맥(*Vertebral vein*)**: 척추 및 빗장밑(쇄골하)동맥의 앞쪽 경로로 빗장밑정맥(쇄골하정맥)으로 배출.

○ 14. **속가슴정맥(내흉정맥, *Internal thoracic vein*)**: 속가슴동맥(내흉동맥)과 함께 이동하여 일반적으로 팔머리(완두)정맥으로 배출.

○ 15. **아래갑상정맥(하갑상선정맥, *Inferior thyroid vein*)**: 팔머리(완두)정맥으로 배출.

○ 16. **가슴관(흉관, *Thoracic duct*)**: 뒤안쪽 접근을 통해 왼(좌)정맥각(left venous angle)으로 들어감.

○ 17. **C5-C8, T1의 앞가지(*Anterior rami of C5-C8, T1*)**: 앞목갈비근(전사각근)과 중간목갈비근(중사각근) 사이의 팔신경얼기(상완신경총)의 뿌리를 형성.

○ 18. **가로막신경(횡격막신경, *Phrenic nerve*)**: 목벽쪽가슴막(경부벽측흉막)의 얕은 가슴으로 내려감.

○ 19. **미주신경(*Vagus nerve, CN X*)**: 가로막(횡격막)신경의 가슴 안쪽으로 내려감.

○ 20. **교감신경줄기(*Sympathetic trunk*)**: 위가슴우리문(흉곽상구, superior thoracic aperture[thoracic inlet])을 통해 척추기둥(척주)과 함께 뒤쪽으로 지나감.

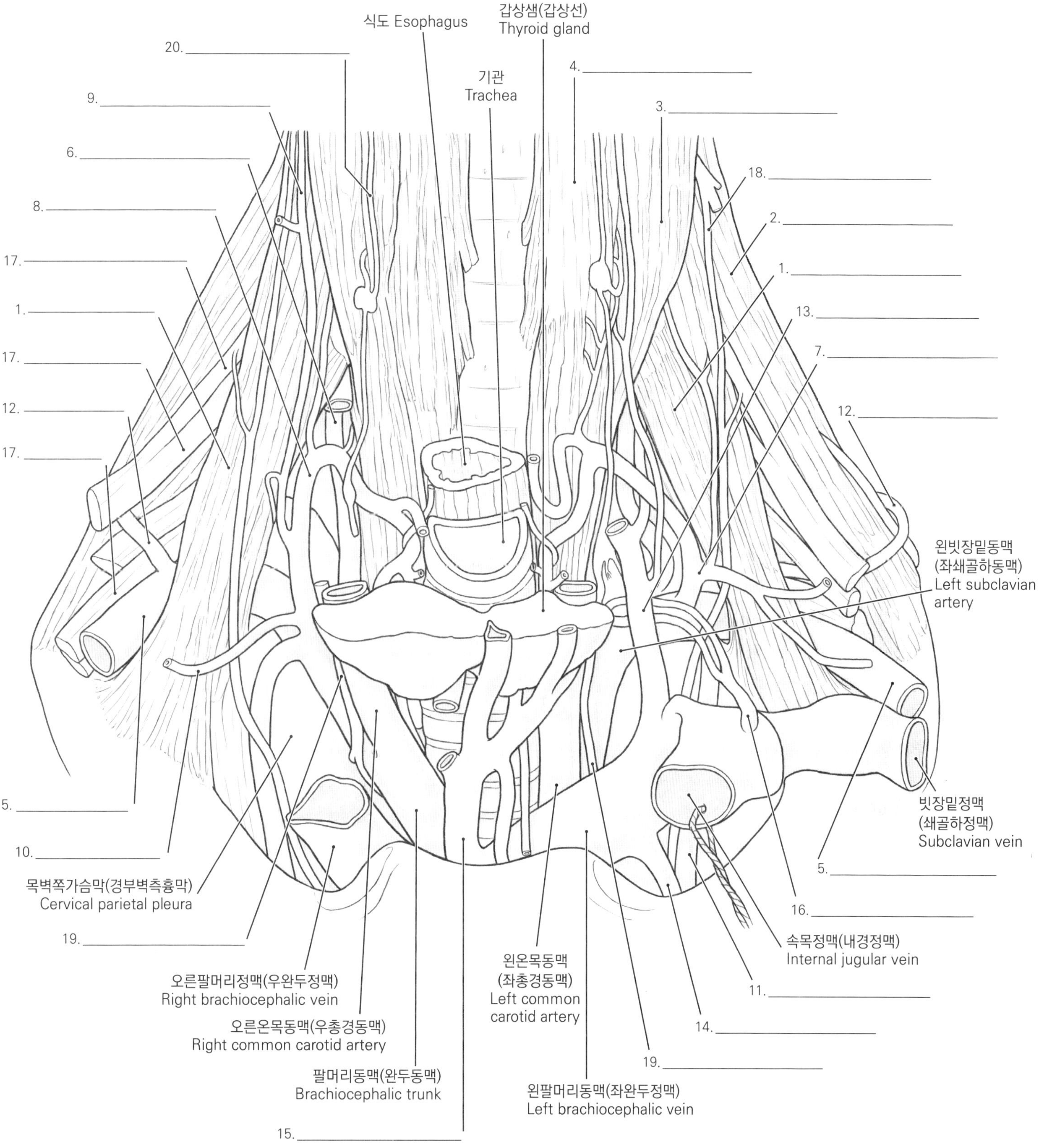

식도 Esophagus
갑상샘(갑상선)
Thyroid gland
기관
Trachea
20.
9.
6.
8.
17.
1.
17.
12.
17.
4.
3.
18.
2.
1.
13.
7.
12.
왼빗장밑동맥
(좌쇄골하동맥)
Left subclavian
artery
빗장밑정맥
(쇄골하정맥)
Subclavian vein
5.
16.
속목정맥(내경정맥)
Internal jugular vein
11.
14.
19.
5.
10.
목벽쪽가슴막(경부벽측흉막)
Cervical parietal pleura
19.
오른팔머리정맥(우완두정맥)
Right brachiocephalic vein
오른온목동맥(우총경동맥)
Right common carotid artery
팔머리동맥(완두동맥)
Brachiocephalic trunk
15.
왼온목동맥
(좌총경동맥)
Left common
carotid artery
왼팔머리동맥(좌완두정맥)
Left brachiocephalic vein

8.14 바깥쪽 인두, 뒤쪽면 EXTERNAL PHARYNX, POSTERIOR VIEW

인두는 돌림근(윤주근[수축근], circular[constrictor] muscle)이 세로근(종근, longitudinal muscle) 바깥쪽에 위치한다는 점에서 나머지 소화관과 비교할 때 독특하다.

이 이미지에서는 목뼈와 뒤통수뼈(후두골)의 쐐기(wedge of occipital bone)가 제거되었으며, 인두 뒤쪽에 있는 볼(협)인두근막(buccopharyngeal fascia)도 제거되었다. 목정맥구멍(경정맥공)을 제외하고 속목(내경)정맥이 제거되었다. 표본의 오른쪽에는 온목(총경)동맥, 바깥목(외경)동맥, 속목(내경)동맥이 인두 가쪽면에 있는 대부분의 신경과 함께 제거되었다.

각각에 대해 서로 다른 색상을 사용하여 다음 각 구조를 색칠한다.

인두근육과 식도 Pharyngeal Muscles and Esophagus

수축근은 인두 솔기의 정중선에서 만나 서로 쌓여 있다. 수축근(constrictor muscle)은 인두솔기(봉선, pharyngeal raphe)의 중앙선에서 만나며 서로 겹쳐져 있다.

○ 1. **위인두수축근(상인두수축근, *Superior pharyngeal constrictor*)**: 뒤통수뼈(후두골)의 인두결절(*pharyngeal tubercle*)에 정중선으로 붙어 있는 한 쌍의 근육.

○ 2. **중간인두수축근(중인두수축근, *Middle pharyngeal constrictor*)**: 위인두수축근(상인두수축근)의 아래쪽 부분과 표면적으로 겹치는 한 쌍의 근육.

○ 3. **아래인두수축근(하인두수축근, *Inferior pharyngeal constrictor*)**: 중간인두수축근(중인두수축근)의 아래쪽을 표면적으로 덮는 한 쌍의 근육.

○ 4. **식도(*Esophagus*)**: 식도의 가장 좁은 부분인 인두식도접합부(pharyngoesophageal junction)에서 아래쪽으로 뻗어 있음.

○ 5. **인두결절근막(인두두저근막, *Pharyngobasilar fascia*)**: 인두의 근육과 점막 사이의 강한 내부 근막 내막(internal fascial lining).

○ 6. **붓인두근(경상인두근, *Stylopharyngeus*)**: 붓(경상)돌기에서 위인두수축근(상인두수축근), 중간인두수축근(중인두수축근) 사이의 틈을 통해 안쪽 인두까지 이어지는 세로 근육 중 하나.

인두 가쪽면 구조 Structures Lateral to the Pharynx

○ 7. **교감신경줄기(*Sympathetic trunk*)**: 목(경)동맥 안쪽에 위치하며 목(경)동맥계(carotid arterial system)를 따라 이동하는 교감신경얼기(교감신경총, *sympathetic plexus*)를 생성.

○ 8. **위목신경절(상경신경절, *Superior cervical ganglion*)**: C1–C2 척추 높이에 위치한 교감신경줄기(Sympathetic trunk)가 돌출된 것으로 교감신경줄기와 CN X를 구별하는 데 유용한 지표.

○ 9. **중간목신경절(중경신경절, *Middle cervical ganglion*)**: C6 척추 수준에 위치.

○ 10. **아래목신경절(하경신경절, *Inferior cervical ganglion*)**: C7 목뼈 가로(횡)돌기 앞쪽에 위치.

○ 11. **미주신경(*CN X*)**: 교감신경줄기(sympathetic trunk) 바로 옆에 위치하며 위(상)후두신경, 되돌이후두신경(반회후두신경) 및 인두신경얼기(*pharyngeal plexus*)를 발생시킴.

○ 12. **혀밑신경(설하신경, *Hypoglossal nerve, CN XII*)**: CN X 바로 옆에 위치하지만 턱뼈각(하악각) 수준까지만 내려간 다음 앞쪽으로 진행하여 입안(구강)으로 들어감.

○ 13. **척수더부(부)신경(*Spinal accessory nerve, CN XI*)**: CN XII 옆에 위치하며 목빗근(흉쇄유돌근, *SCM*)의 깊은면으로 들어감.

○ 14. **혀인두신경(설인신경, *Glossopharyngeal nerve, CN IX*)**: 인두신경얼기(총)(pharyngeal plexus)에 참여하고 이를 공급하는 붓인두근(경상인두근, stylopharyngeus muscle)에 위치.

○ 15. **되돌이후두신경(반회후두신경, *Recurrent laryngeal nerve*)**: 아래인두수축근(하인두수축근)까지 깊게 들어감.

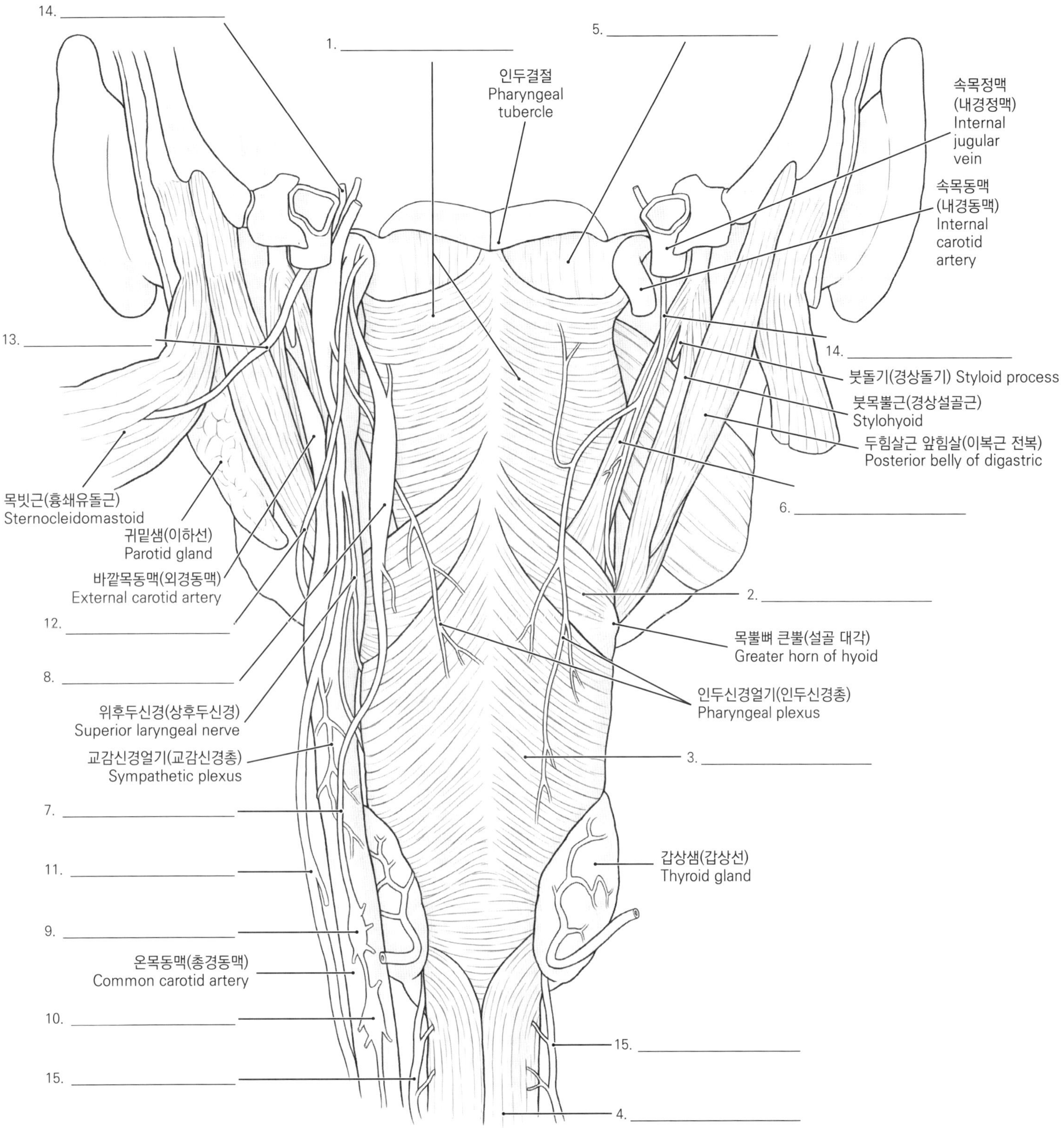
14.
1.
인두결절
Pharyngeal
tubercle
5.
속목정맥
(내경정맥)
Internal
jugular
vein
속목동맥
(내경동맥)
Internal
carotid
artery
13.
14.
붓돌기(경상돌기) Styloid process
붓목뿔근(경상설골근)
Stylohyoid
두힘살근 앞힘살(이복근 전복)
Posterior belly of digastric
목빗근(흉쇄유돌근)
Sternocleidomastoid
6.
귀밑샘(이하선)
Parotid gland
바깥목동맥(외경동맥)
External carotid artery
2.
12.
목뿔뼈 큰뿔(설골 대각)
Greater horn of hyoid
8.
인두신경얼기(인두신경총)
Pharyngeal plexus
위후두신경(상후두신경)
Superior laryngeal nerve
교감신경얼기(교감신경총)
Sympathetic plexus
3.
7.
갑상샘(갑상선)
Thyroid gland
11.
9.
온목동맥(총경동맥)
Common carotid artery
10.
15.
15.
4.

8.15 바깥쪽 인두, 가쪽면 EXTERNAL PHARYNX, LATERAL VIEW

인두수축근(pharyngeal constrictor)의 중첩된 특성과 가쪽면 부착으로 인해 구조가 인두에 들어가거나 나올 수 있는 4개의 틈이 생긴다. 입안(구강)과 입(구)인두의 가쪽 경계는 날개아래턱솔기(익돌하악봉선, ***pterygomandibular raphe***)에 볼근(협근, ***buccinator***)과 위인두수축근(상인두수축근, superior pharyngeal constrictor)이 부착되어 있어 연속적이다.

이 이미지에서는 아래턱뼈(하악골)와 광대뼈(관골)의 가지가 제거되었으며, 볼(협)근과 인두 뒤쪽을 덮고 있는 (협)인두근막(buccopharyngeal fascia)도 함께 제거되었다. 붓목뿔근(경상설골근, ***stylohyoid muscle***)과 두힘살(이복)근 힘줄이 절단되었다. ***CN X*** 및 ***XII***는 갈고리(hook)에 의해 뒤쪽으로 당겨졌다.

각각에 대해 서로 다른 색상을 사용하여 다음 각 구조를 색칠한다.

인두근육

근육	이는곳(기시점)	닿는곳(정지부)	신경지배
○ 1. **위인두수축근(상인두수축근)** ***Superior pharyngeal constrictor***	날개갈고리(익돌구, pterygoid hamulus), 날개아래턱솔기(익돌하악봉선, pterygomandibular raphe)	인두결절(pharyngeal tubercle)	인두신경(pharyngeal nerve, CN X) 및 인두신경얼기(인두신경총, pharyngeal plexus)
○ 2. **중간인두수축근(중인두수축근)** ***Middle pharyngeal constrictor***	붓목뿔인대(경상설골 인대)와 ***목뿔뼈 큰뿔(설골 대각)***	인두솔기(봉선, pharyngeal raphe)	
○ 3. **아래인두수축근(하인두수축근)** ***Inferior pharyngeal constrictor***	***방패(갑상)연골***의 빗금(사선)과 ***가쪽반지연골(외측윤상연골)***	인두솔기(봉선) 및 아랫부분은 인두식도접합부(pharyngoesophageal junction)를 둘러쌈	

인두 수축근 사이의 간격 Gaps Between the Pharyngeal Constrictors

○ 4. **입천장올림근**(구개거근, ***Levator veli palatini***): 위인두수축근(상인두수축근)과 뇌머리뼈(두개골) 기저부 사이의 틈을 통과함.

○ 5. **붓인두근**(경상인두근, ***Stylopharyngeus***): 위(상)인두수축근과 중간인두수축근(중인두수축근) 사이의 틈을 통과함.

○ 6. **혀인두신경**(설인신경, ***Glossopharyngeal nerve, CN IX***): 붓인두근(경상인두근)과 함께 이동.

○ 7. **위후두신경 안쪽분지**(상후두신경 내지, ***Internal branch of superior laryngeal nerve***): 위(상)후두동맥과 함께 중간인두수축근과 아래인두수축근(하인두수축근) 사이의 틈을 통과하여 방패목뿔막(갑상설골막, ***thyrohyoid membrane***)을 관통함.

○ 8. **되돌이후두신경**(반회후두신경, ***Recurrent laryngeal nerve***): 아래인두수축근(하인두수축근) 아래의 틈을 통과.

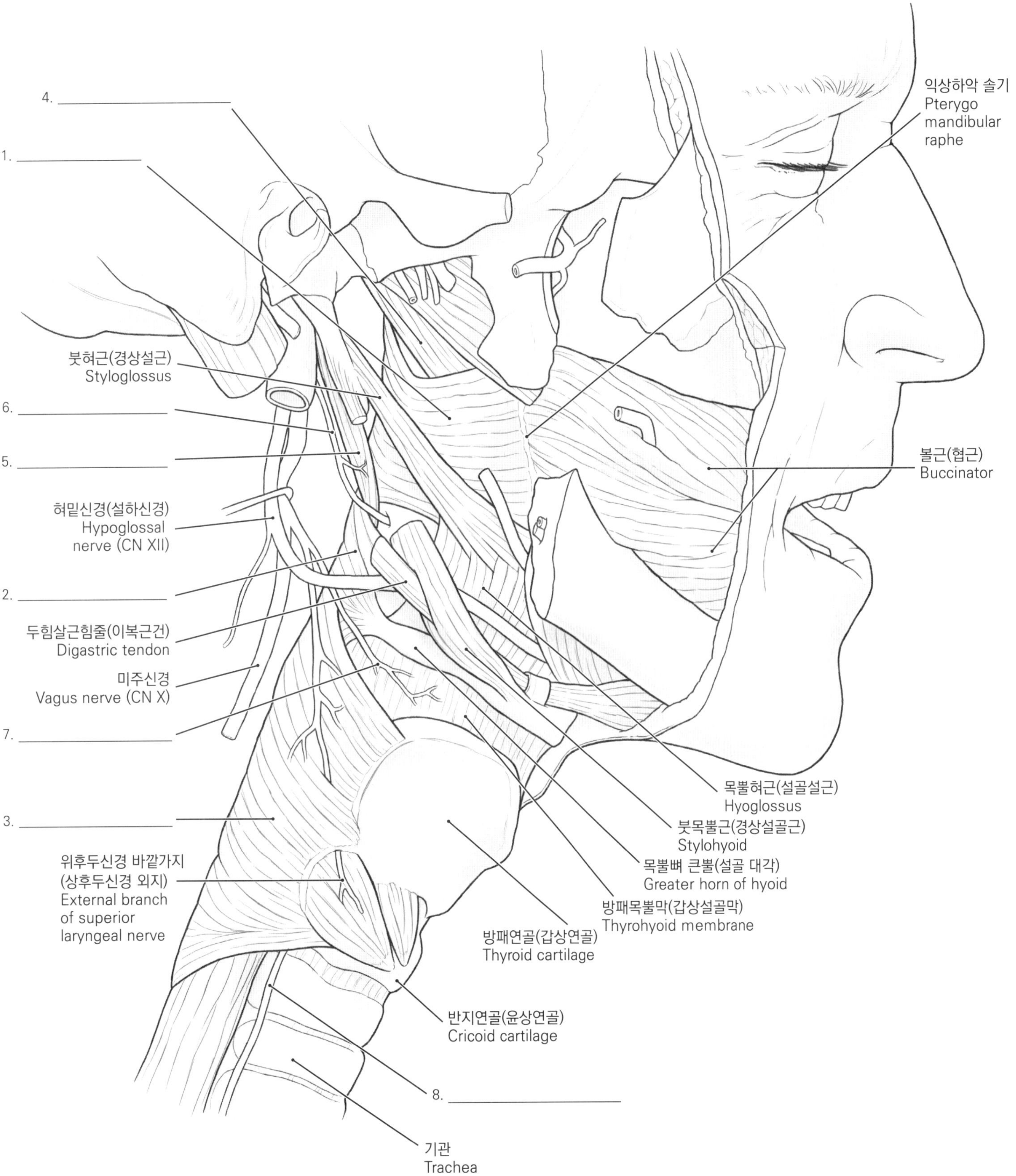
4. ____
1. ____
익상하악 솔기
Pterygo mandibular raphe
붓혀근(경상설근)
Styloglossus
6. ____
5. ____
볼근(협근)
Buccinator
혀밑신경(설하신경)
Hypoglossal nerve (CN XII)
2. ____
두힘살근힘줄(이복근건)
Digastric tendon
미주신경
Vagus nerve (CN X)
7. ____
3. ____
목뿔혀근(설골설근)
Hyoglossus
붓목뿔근(경상설골근)
Stylohyoid
목뿔뼈 큰뿔(설골 대각)
Greater horn of hyoid
위후두신경 바깥가지
(상후두신경 외지)
External branch of superior laryngeal nerve
방패목뿔막(갑상설골막)
Thyrohyoid membrane
방패연골(갑상연골)
Thyroid cartilage
반지연골(윤상연골)
Cricoid cartilage
8. ____
기관
Trachea

8.16 안쪽 인두 INTERNAL PHARYNX

인두는 뇌머리뼈 바닥(두개골 기저부)에서 앞쪽으로는 반지(윤상)연골의 아래쪽 경계선까지, 뒤쪽으로는 C6 척추의 아래쪽 경계선까지 뻗어 있다. 인두는 목뼈(설골) 수준에서 가장 넓고 식도와 연결될 때 가장 좁다. 인두는 코인두(비인두, nasopharynx), 입인두(구인두, oropharynx), 후두인두(laryngopharynx)의 세 부분으로 나누어진다.

이 이미지에서는 인두의 뒷벽이 정중선에서 절단되고 각 옆면이 가쪽으로 당겨져 인두의 안쪽면이 드러난다.

각각에 대해 서로 다른 색상을 사용하여 다음 각 구조를 색칠한다.

코인두(비인두) Nasopharynx

코(비)인두(*nasopharynx*)는 코안(비강) 뒤쪽에 위치하며 호흡 기능만 가지고 있다.

○ 1. **콧구멍(비공, *Choanae*)**: 코안(비강)과 코(비)인두 사이의 한 쌍의 개구부 또는 출입구. 콧구멍(비공)은 코중격(비중격, *nasal septum*)의 뒤쪽면에 의해 분리.

○ 2. **귀관인두주름(이관인두주름, *Salpingopharyngeal fold*)**: 인두고실관(pharyngotympanic tube) 입구의 뒤입술(후순, *posterior lip*)에서 아래쪽으로 연장된 점막의 수직주름(vertical fold).

○ 3. **인두오목(인두함요, *Pharyngeal recess*)**: 귀관인두주름(이관인두주름) 뒤쪽에 있는 틈새 모양의 오목부.

○ 4. **물렁입천장(연구개, *Soft palate*)**: 코(비)인두와 입(구)인두를 분리. 목젖(구개수, *uvula*)은 물렁입천장(연구개)의 정중선 뒤쪽 확장.

입인두(구인두) Oropharynx

입(구)인두는 입안(구강)의 뒤쪽에 위치하며 소화 기능을 가지고 있다.

○ 5. **혀의 뒤쪽(기저부, *Posterior*[*base*] *of tongue*)**: 입(구)인두와 목구멍잘룩(구협협부, isthmus of the fauces)에 의해 분리. 혀 뒤쪽은 막구멍(맹공, *foramen cecum*)과 분계고랑(분계구, *terminal sulcus*)으로 표시됨.

○ 6. **가쪽혀덮개주름(외설후두개주름, *Lateral glossoepiglottic fold*)**: 혀 뒤쪽과 후두덮개(후두개) 가쪽면을 연결하는 한 쌍의 점막주름.

○ 7. **후두덮개(후두개, *Epigottis*)**: 위모서리(상연)는 입(구)인두와 후두인두를 분리.

후두인두 Laryngopharynx

후두인두는 후두 뒤쪽에 위치하며 소화 기능을 담당한다.

○ 8. **모뿔덮개주름(피열후두개주름, *Ary-epiglottic fold*)**: 후두입구(laryngeal inlet)(입구[aditus]에서 후두[larynx])의 가쪽면과 뒷면을 둘러싸는 점막주름.

○ 9. **조롱박오목(이상와, *Piriform recess*[*fossa*])**: 후두입구 양쪽에 작은 오목한 부분.

○ 10. **반지연골(윤상연골, *Cricoid cartilage*)**: 아래쪽 경계는 후두인두와 식도를 분리.

임상노트: 조롱박오목(이상와)의 이물질
FOREIGN OBJECTS IN THE PIRIFORM RECESS

이물질 섭취는 모든 연령에서 발생할 수 있지만 유아와 어린이에게 가장 자주 발생한다. 성인에서는 뼈(닭이나 생선)나 금속 물체(핀/와이어)가 더 흔하게 보고된다. 이물질은 혀의 기저부와 혀계곡(vallecula), 편도바닥(tonsillar bed), 조롱박오목(이상와), 식도 또는 아래기도(하기도) 내에 박혀 있을 수 있다. 조롱박오목(이상와)은 갑상샘(선)과 반지(윤상)연골이 경계를 형성하기 때문에 위쪽과 아래쪽 가장자리가 좁아서 물체가 그 안에 박힐 수 있다. 조롱박오목(이상와)의 점막 깊은 곳에는 위후두신경 안쪽분지(상후두신경 내지, Internal branch of superior laryngeal nerve)가 있다. 이 신경은 점막을 관통하는 날카로운 물체에 의해 또는 물체를 제거하는 동안 손상될 수 있다. 신경에 병변이 생기면 성대 위쪽의 후두 점막이 마취될 수 있다.

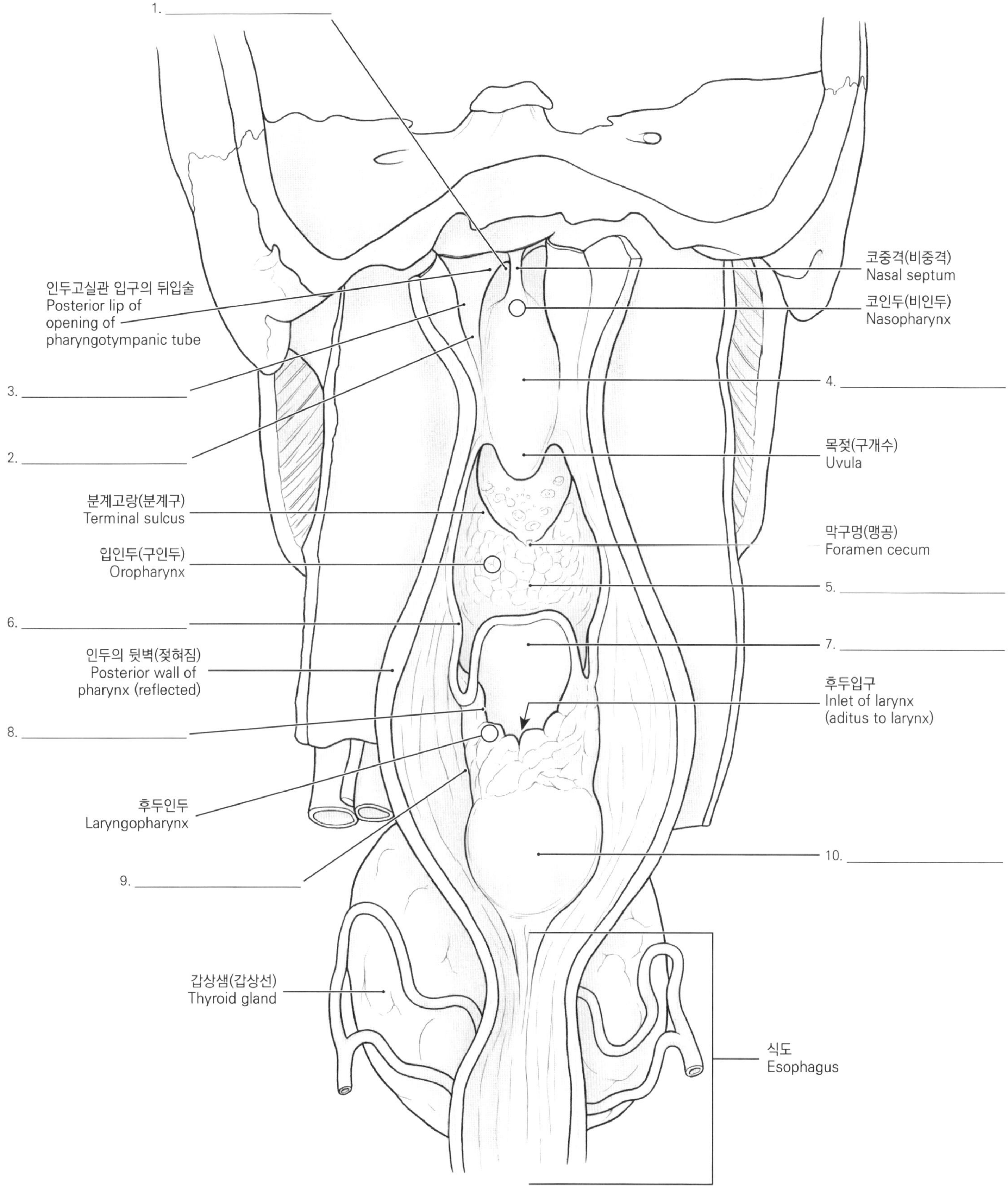
1. ______
코중격(비중격)
Nasal septum
인두고실관 입구의 뒤입술
Posterior lip of opening of pharyngotympanic tube
코인두(비인두)
Nasopharynx
3. ______
4. ______
2. ______
목젖(구개수)
Uvula
분계고랑(분계구)
Terminal sulcus
막구멍(맹공)
Foramen cecum
입인두(구인두)
Oropharynx
5. ______
6. ______
7. ______
인두의 뒷벽(젖혀짐)
Posterior wall of pharynx (reflected)
후두입구
Inlet of larynx (aditus to larynx)
8. ______
후두인두
Laryngopharynx
10. ______
9. ______
갑상샘(갑상선)
Thyroid gland
식도
Esophagus

8.17 안쪽 인두, 점막 제거 INTERNAL PHARYNX, MUCOSA REMOVED

인두의 뒷벽이 중앙선에서 절단되었다. 그리고 각 가쪽면은 8.16절의 그림과 같이 가쪽으로 젖혀졌다. 그런 다음 점막을 제거하여 밑에 있는 근육조직을 노출시켰다.

각각에 대해 서로 다른 색상을 사용하여 다음 각 구조를 색칠한다.

인두의 세로근(종주근)

근육	이는곳(기시점)	닿는곳(정지부)	신경지배
○ 1. **귀관인두근(이관인두근)** *Salpingopharyngeus*	*인두고실관(pharyngotympanic tube)의 연골 부분*	입천장인두근(구개인두근)과 혼합됨	인두신경(CN X) 및 인두신경얼기(총)
○ 2. **입천장인두근(구개인두근)** *Palatopharyngeus*	단단입천장(경구개)과 입천장널힘줄(구개건막, palatine aponeurosis)	방패(갑상)연골판(lamina of the thyroid cartilage)의 뒤쪽 경계이며 인두와 식도의 가쪽면과 혼합	
붓인두근(경돌인두근) Stylopharyngeus (8.15절의 그림 참조)	붓(경상)돌기	입천장(구개)인두와 방패(갑상)연골의 뒤쪽 및 위쪽 경계	혀인두신경(설인신경, CN IX)

코인두(비인두) Nasopharynx

○ 3. 입천장올림근(구개거근, ***Levator veli palatini***): 인두고실관과 입천장널힘줄(구개건막)에 부착.

○ 4. 인두결절근막(인두두저근막, ***Pharyngobasilar fascia***): 코(비)인두 뒤벽의 위쪽을 형성.

○ 5. 위인두수축근(상인두수축근, ***Superior pharyngeal constrictor***): 코(비)인두 뒤벽의 아래쪽과 입(구)인두 뒤벽의 위쪽을 형성.

○ 6. 목젖근(구개수근, ***Musculus uvulae***): 목젖의 근육부분.

입인두(구인두) Oropharynx

○ 7. 중간인두수축근(중인두수축근, ***Middle pharyngeal constrictor***): 입(구)인두 뒤벽의 아래쪽을 형성.

○ 8. 입천장편도(구개편도, ***Palatine tonsil***): 입(구)인두와 (입안)구강 사이의 공간인 목구멍(구협, fauces) 내부에 위치.

후두인두 Laryngopharynx

○ 9. 모뿔근(피열근, ***Arytenoid muscle***): 모뿔연골(피열연골, arytenoid cartilage)의 뒤쪽에 있는 후두근육.

○ 10. 모뿔덮개근(피열후두개근, ***Ary-epiglottic muscle***): 모뿔덮개주름(피열후두개주름, ary-epiglottic fold) 안에 위치.

○ 11. 뒤반지모뿔근(후윤상피열근, ***Posterior crico-arytenoid muscle***): 반지연골(윤상연골)의 뒤쪽 면에 있는 후두근육.

○ 12. 아래인두수축근(하인두수축근, ***Inferior pharyngeal constrictor***): 후두인두의 뒤쪽 벽을 형성.

식도 Esophagus

○ 13. 돌림근(윤주근, ***Circular muscle***): 안쪽.

○ 14. 세로근(종주근, ***Longitudinal muscle***): 바깥쪽.

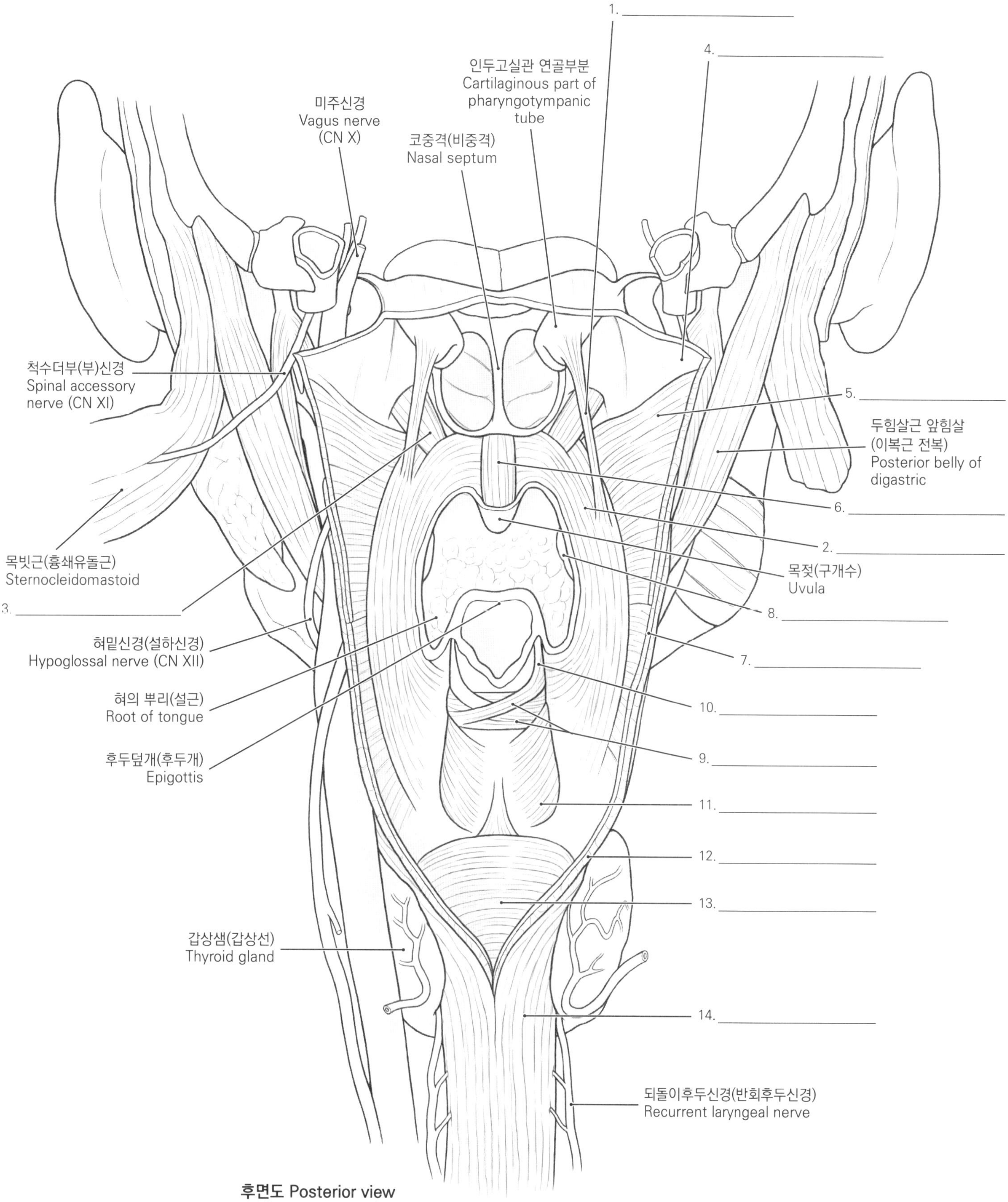

후면도 Posterior view

8.18A와 B 목구멍의 잘룩(협부)과 코인두(비인두)의 가쪽벽 ISTHMUS OF FAUCES AND LATERAL WALL OF THE NASOPHARYNX

목구멍(구협, fauces)은 입안(구강)과 입(구)인두 사이의 공간이다. 위쪽은 물렁입천장(연구개, soft palate), 아래쪽은 혀의 등, 옆면은 입천장혀활(구개설궁, Palatoglossal arch)과 입천장인두활(구개인두궁, palatopharyngeal arch)로 경계를 이룬다. 목구멍의 잘룩(구협 협부, isthmus of the fauces)은 입천장혀(구개설)주름(palatoglossal fold)과 입천장(구개)인두주름(palatopharyngeal fold) 사이의 공간을 말한다. 코(비)인두는 목구멍보다 위쪽에 위치하며 물렁입천장(연구개)을 아래쪽 경계로 한다.

그림 A는 정면에서 본 입안(구강)과 목구멍잘룩(구협협부)을 묘사한다. 표본 오른쪽에서는 점막을 제거하여 밑에 있는 신경혈관과 근육을 보여준다. 그림 B는 오른쪽 목구멍잘룩(구협협부)과 코(비)인두의 안쪽 모습을 보여준다.

각각에 대해 서로 다른 색상을 사용하여 다음 각 구조를 색칠한다.

목구멍 Fauces

○ 1. **단단입천장(경구개, *Hard palate*)**: 입안(구강)과 코안(비강)을 분리하는 물렁입천장(연구개) 앞쪽 부분을 형성.

○ 2. **물렁입천장(연구개, *Soft palate*)**: 코(비)인두와 입천장(구개)을 분리하는 물렁입천장(연구개) 뒤쪽 부분을 형성하며 뒤쪽에서 목젖으로 끝남. 입천장샘(구개선)은 물렁입천장(연구개)과 이를 덮고 있는 점막 깊숙이 자리잡고 있음.

○ 3. **입천장혀활(구개설궁, *Palatoglossal arch*)**: 물렁입천장(연구개)에서 혀의 가쪽면까지 이어지는 입천장혀근을 덮고 있는 점막 주름.

○ 4. **입천장인두활(구개인두궁, *Palatopharyngeal arch*)**: 물렁입천장(연구개)에서 시작되어 인두근육과 혼합되는 입천장인두근(구개인두근, palatopharyngeus muscle)을 덮고 있는 점막 주름.

○ 5. **편도오목(편도와, *Tonsillar fossa*)**(B만 해당): 입천장혀활(구개설궁)과 입천장인두활(구개인두궁) 사이에 위치.

○ 6. **입천장(구개)편도(*Palatine tonsil*)**(A만 해당): 편도오목(편도와)을 점유하고 있는 림프조직.

코인두(비인두)(B만 해당) Nasopharynx

○ 7. **인두고실관 입구(*Opening of pharyngotympanic tube*)**: 코안(비강)의 아래코선반(하비갑개) 뒤쪽에 위치하며 가운데귀(중이)와의 소통을 가능하게 함.

○ 8. **귀인두관융기(이관융기, *Torus tubarius*)**: 점막으로 덮인 인두고실관을 형성하는 연골의 안쪽 무딘 끝 부분(blunt end). 인두고실관 입구의 뒤위쪽에 위치.

○ 9. **귀관인두주름(이관인두주름, *Salpingopharyngeal fold*)**: 귀관인두근(이관인두근, salpingopharyngeus muscle)을 덮고 있는 귀인두관융기(이관융기, torus tubarius)에서 아래쪽으로 연장된 점막의 접힘. 인두벽과 혼합됨.

○ 10. **인두오목(인두함요, *Pharyngeal recess*)**: 귀인두관융기(torus tubarius) 및 귀관인두주름(이관인두주름, salpingopharyngeal fold)의 뒤위쪽에 위치한 함몰.

○ 11. **인두편도(*Pharyngeal tonsil*)**: 인두오목(인두함요, pharyngeal recess)보다 위쪽에 있는 코(비)인두의 천장과 뒤벽 내에 위치한 림프조직.

○ 12. **올림근융기(거근융기, *Torus levatorius*)**: 입천장올림근(구개거근, levator veli palatini)을 덮는 인두고실관의 입구 아래에 위치한 점막의 능선.

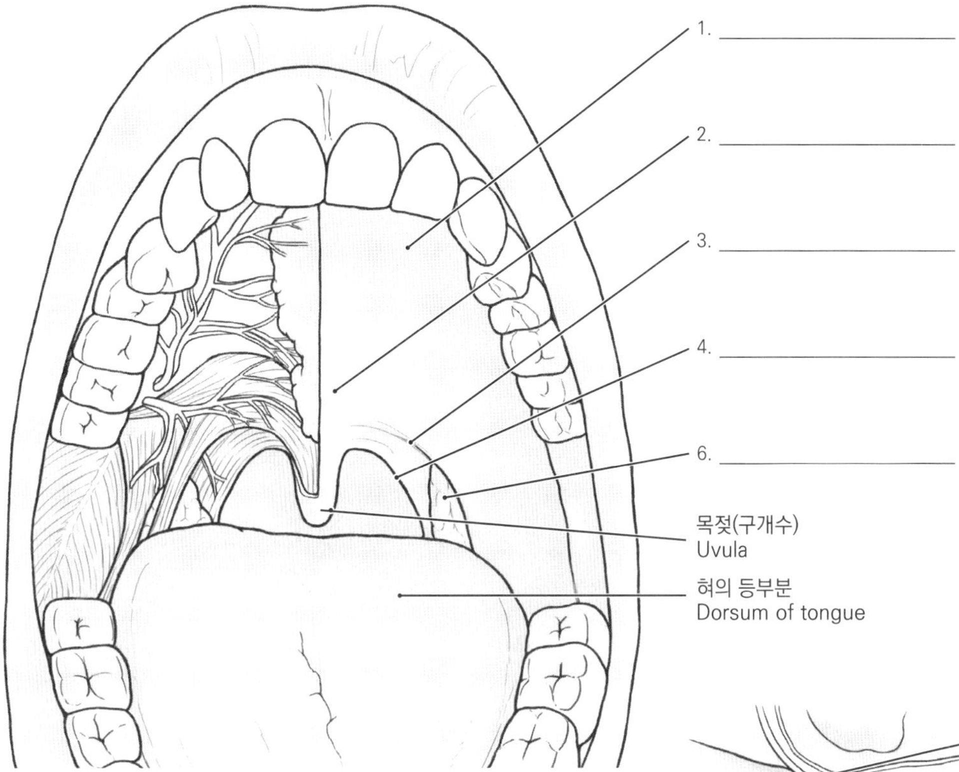

A. 정면도 Anterior view

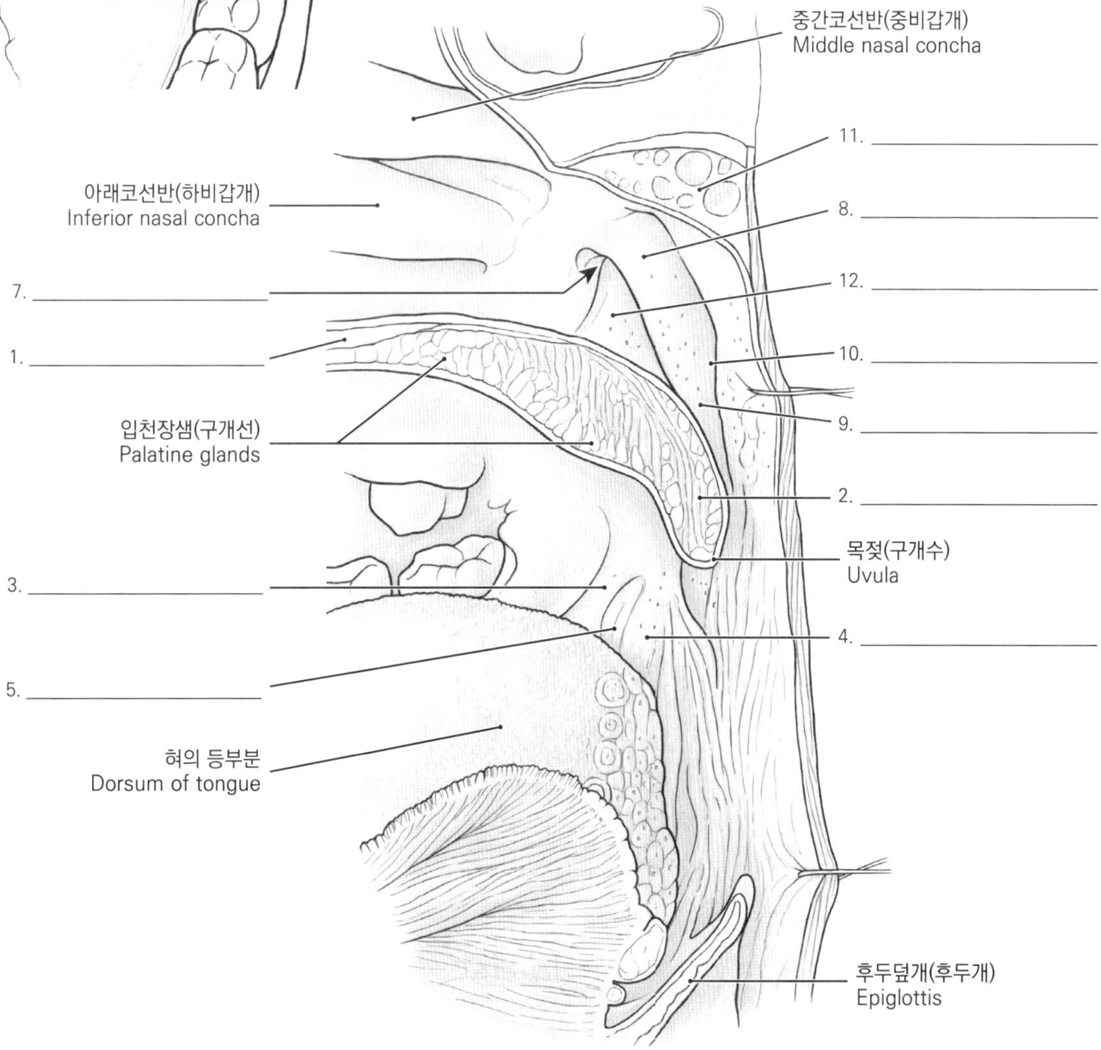

B. 내측도 Medial view

8.19와 B 목구멍의 잘룩(협부)과 코인두(비인두)의 가쪽벽, 점막 제거

ISTHMUS OF FAUCES AND LATERAL WALL OF NASOPHARYNX, MUCOSA REMOVED

물렁입천장(연구개)의 근육은 삼차신경의 아래턱가지(하악분할, CN V_3)에 의해 신경지배되는 입천장긴장근(구개범장근, tensor veli palatini)을 제외하고 미주신경의 인두분지(CN X)에 의해 신경지배된다.

그림 A에서는 입천장(구개) 및 인두편도와 함께 점막이 제거되었다. 인두결절근막(인두두저근막, pharyngobasilar fascia)도 위인두수축근(상인두수축근, superior pharyngeal constrictor) 위쪽 부분을 제외하고 제거되었다. 혀는 끈으로 앞쪽으로 당겨졌다. 그림 B에서는 위인두수축근(상인두수축근)의 아래쪽 부분도 제거되어 턱밑삼각(악하삼각) 내의 턱밑샘(이하선) 안쪽면이 드러난다.

각각에 대해 서로 다른 색상을 사용하여 다음 각 구조를 색칠한다.

물렁입천장(연구개)의 근육

근육	이는곳(기시점)	닿는곳(정지부)	작용
○ 1. **입천장긴장근(구개범장근)** *Tensor veli palatini*(A만 해당)	배오목(주상와, scaphoid fossa)과 *인두고실관의 연골*	입천장널힘줄(구개건막, palatine aponeurosis)	삼키거나 하품하는 동안 물렁입천장(연구개)을 긴장시키고 인두고실관을 엶
○ 2. **입천장올림근(구개거근)** *Levator veli palatini*(A만 해당)	인두고실관 연골과 관자뼈(측두골)의 바위(추체)부분		삼키거나 하품할 때 물렁입천장(연구개)을 올림
○ 3. **입천장혀근(구개설근)** *Palatoglossus*	입천장널힘줄(구개건막)	혀의 옆면	혀의 뒤쪽 부분을 올리고 물렁입천장(연구개)을 아래쪽으로 당김
○ 4. **입천장인두근(구개인두근)** *Palatopharyngeus*	단단입천장(경구개) 및 입천장널힘줄(구개건막)	인두의 가쪽벽	물렁입천장(연구개)을 긴장시키고 삼키는 동안 인두벽을 위쪽, 앞쪽, 안쪽으로 당김
○ 5. **목젖근(구개수근)** *Musculus uvulae*(A만 해당)	뒤코가시(후비극, posterior nasal spine) 및 입천장널힘줄(구개건막)	목젖(구개수)의 점막	목젖(uvula)을 단축시켜 위쪽으로 끌어당김

○ 6. **귀관인두근(이관인두근, *Salpingopharyngeus*)**(A만 해당): 인두고실관 연골에서 뻗어 나와 인두의 다른 세로근(종주근)과 합쳐지는 인두 세로근(종주근).

○ 7. **위인두수축근(상인두수축근, *Superior pharyngeal constrictor*)**: 편도오목(편도와)의 가쪽벽을 형성.

○ 8. **인두결절근막(인두두저근막, *Pharyngobasilar fascia*)**(A에 한함): 뒤통수뼈 바닥(후두골 기저부)의 인두결절에 부착되어 점막과 인두근육 사이를 관통. 또한 편도오목(편도와) 형성에 기여.

○ 9. **중간인두수축근(중인두수축근, *Middle pharyngeal constrictor*)**: 입인두(구인두)의 가쪽벽과 뒤벽을 형성.

○ 10. **붓혀근(경상설근, *Styloglossus*)**(B만 해당): 붓(경상)돌기에서 앞안쪽으로 지나가는 혀의 근육으로 혀의 내인성 근육에 삽입되면서 목뿔혀근(설골설근, ***hyoglossus***)과 혼합.

○ 11. **붓인두근(경상인두근, *Stylopharyngeus*)**(B만 해당): 인두의 다른 세로방향 근육과 혼합되기 위해 붓(경상)돌기에서 안쪽 방향으로 진행.

○ 12. **붓목뿔근인대(경상설골근인대, *Stylohyoid ligament*)**(B만 해당): 붓(경상)돌기의 끝부터 목뿔뼈 작은뿔(설골소각, lesser horn of ***hyoid bone***)까지의 경로.

○ 13. **혀인두신경(설인신경, *Glossopharyngeal nerve*,** CN IX): 붓혀근(경상설근, Styloglossus)을 따라 혀의 뒤쪽 1/3까지 미각과 일반감각을 모두 제공.

○ 14. **얼굴(안면)동맥의 편도가지(분지)(*Tonsillar branch of facial artery*)**: 입천장(구개)편도에 혈액을 공급하는 턱밑(악하)삼각 내의 얼굴(안면)동맥에서 발생.

○ 15. **얼굴(안면)동맥의 오름입천장가지(상행구개분지, *Ascending palatine branch of facial artery*)**(A만 해당): 물렁입천장(연구개)과 입천장(구개)편도의 근육과 분비샘을 공급하는 턱밑(악하)삼각 내의 얼굴(안면)동맥에서 발생.

○ 16. **바깥입천장정맥(외구개[편도]정맥, *External palatine [paratonsillar] vein*)**: 턱밑(악하)삼각 안의 얼굴(안면)정맥으로 배출.

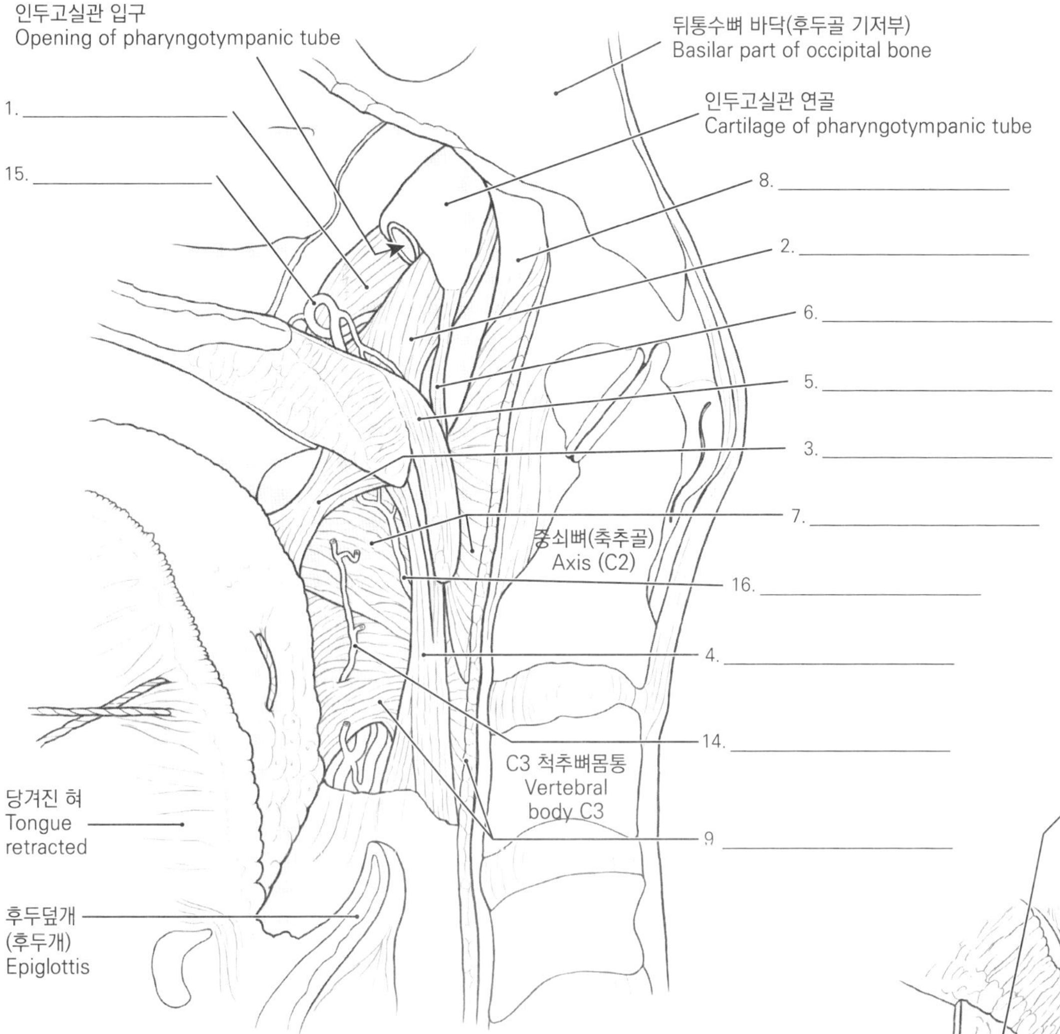

A. 머리 오른쪽 절반의 안쪽 모습
Medial view of right half of head

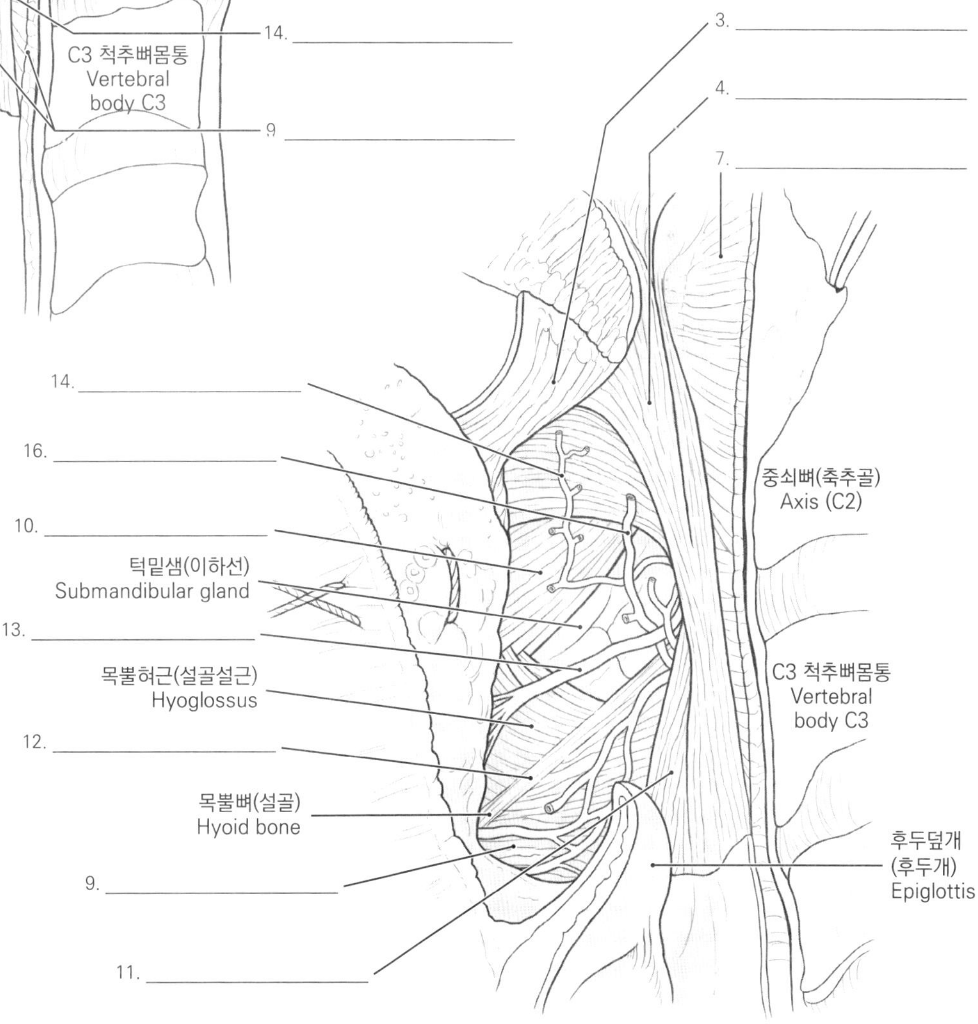

B. 머리 오른쪽 절반의 안쪽 모습
Medial view of right half of head

8.20와 B 후두 골격, 앞쪽과 가쪽면 LARYNGEAL SKELETON, ANTERIOR AND LATERAL VIEWS

후두는 후두인두와 기관을 연결하는 C3-C6 척추몸통 앞쪽에 위치한다. 후두 골격은 인대와 막으로 연결된 9개의 연골(3개의 단일 연골과 3개의 쌍 연골)로 구성된다.

그림 A는 후두 골격의 앞쪽 모습을 묘사한 반면, 그림 B는 가쪽면 모습을 묘사한다.

각각에 대해 서로 다른 색상을 사용하여 다음 각 구조를 색칠한다.

- ○ 1. **방패연골(갑상연골, *Thyroid cartilage*)**: 두 개의 판으로 구성되며, 후두연골 중 가장 큼.
  - ○ 2. **후두융기(*Laryngeal prominence*)**: 정중선에서 판의 아래 2/3가 융합되어 형성. 일반적으로 "아담의 사과(Adam's apple)"라고 불리며 남성의 경우 약 90° 정도로 더 뚜렷하게 나타남.
  - ○ 3. **위뿔(상각, *Superior horn*)**(B만 해당): 뒤쪽 경계에서 위쪽으로 돌출.
  - ○ 4. **아래뿔(하각, *Inferior horn*)**(B만 해당): 뒤쪽 경계에서 아래쪽으로 돌출.
  - ○ 5. **빗금(사선, *Oblique line*)**(B만 해당): 각 층의 가쪽면에 위치.
- ○ 6. **반지연골(윤상연골, *Cricoid cartilage*)**: C6 척추몸통 수준에서 방패(갑상)연골보다 아래쪽에 위치. 방패(갑상)연골보다 작지만 두껍고 강함. 기도연골의 완전한 고리만 존재.
  - ○ 7. **활(궁, *Arch*)**(B만 해당): 앞쪽 부분.
  - ○ 8. **판(*Lamina*)**(B만 해당): 뒤쪽 부분.
- ○ 9. **후두덮개(후두개, *Epiglottis*)**: 목뿔뼈(설골) 뒤쪽에 위치.
- ○ 10. **방패목뿔막(갑상설골막, *Thyrohyoid membrane*)**: 큰뿔(대각)과 목뿔뼈몸통(설골체)을 방패(갑상)연골의 위쪽 뿔과 위쪽 경계에 연결. 목뿔뼈(설골)를 기관에 연결함으로써 목뿔뼈(설골)에 부착된 근육도 후두전체를 움직임.
- ○ 11. **정중반지방패인대(정중윤상갑상인대, *Median cricothyroid ligament*)**: 방패(갑상)연골의 아래쪽 경계를 반지(윤상)연골의 활(궁)에 부착.
- ○ 12. **반지방패관절주머니(윤상갑상관절낭, *Capsule of the cricothyroid joint*)**(B만 해당): 반지(윤상)연골에 대한 방패(갑상)연골의 아래쪽 뿔의 관절.
- ○ 13. **반지(윤상)기관인대, *Cricotracheal ligament***(B만 해당): 반지(윤상)연골의 아래쪽 경계를 첫 번째 기관연골의 위쪽 경계에 부착.

임상노트: 후두 골절 LARYNGEAL FRACTURES

후두연골 골절은 자동차 사고로 인한 목 부위의 직접적인 외상이나 폭행이나 스포츠 중 직접적인 타격으로 인해 발생할 수 있다. 후두 외상의 일반적인 증상으로는 쉰 목소리, 목 통증, 호흡곤란, 발성통(목소리를 사용할 때의 통증) 또는 연하통(삼킬 때의 통증) 등이 있다. 후두골절은 점막하 출혈과 부종을 일으키고 호흡 폐쇄를 일으킬 수 있다. 연골 탈구도 발생할 수 있으며, 이는 반지모뿔관절(윤상피열관절, crico-arytenoid joint)과 반지방패관절(윤상갑상관절, cricothyroid joint)에 영향을 미쳐 음성생성을 변화시킬 수 있다. 압착이나 압박 부상으로 인해 후두신경(laryngeal nerve)이 손상될 수도 있다.

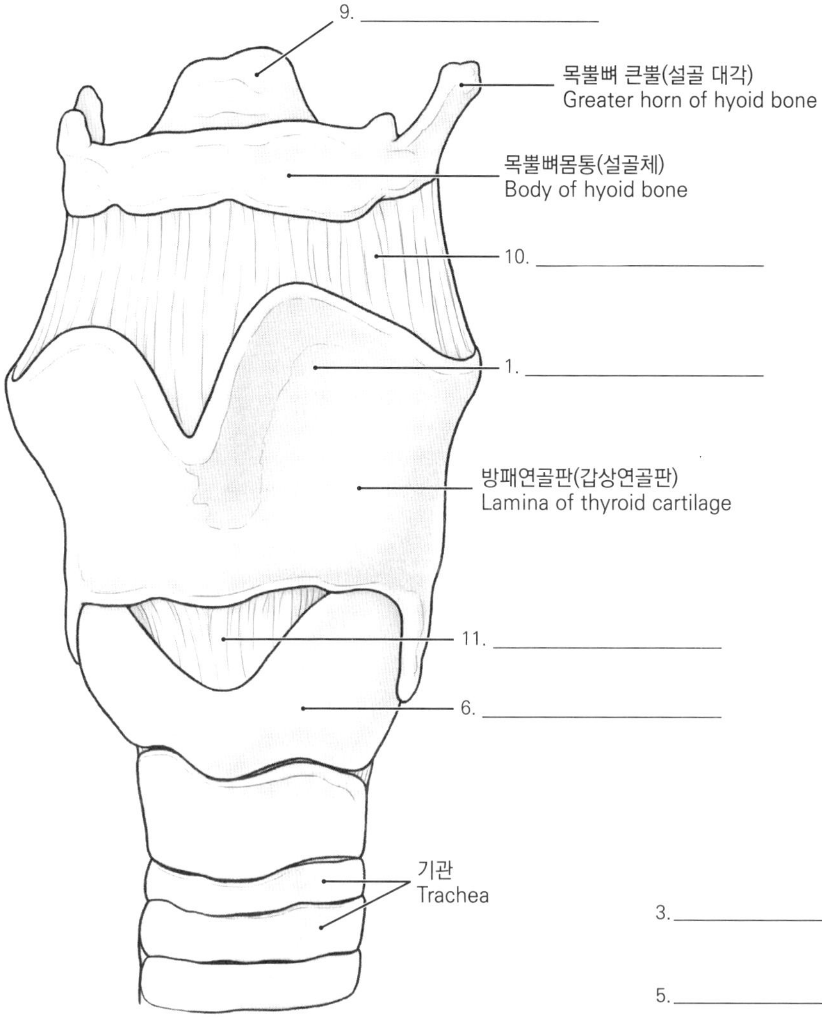

A. 정면도 Anterior view

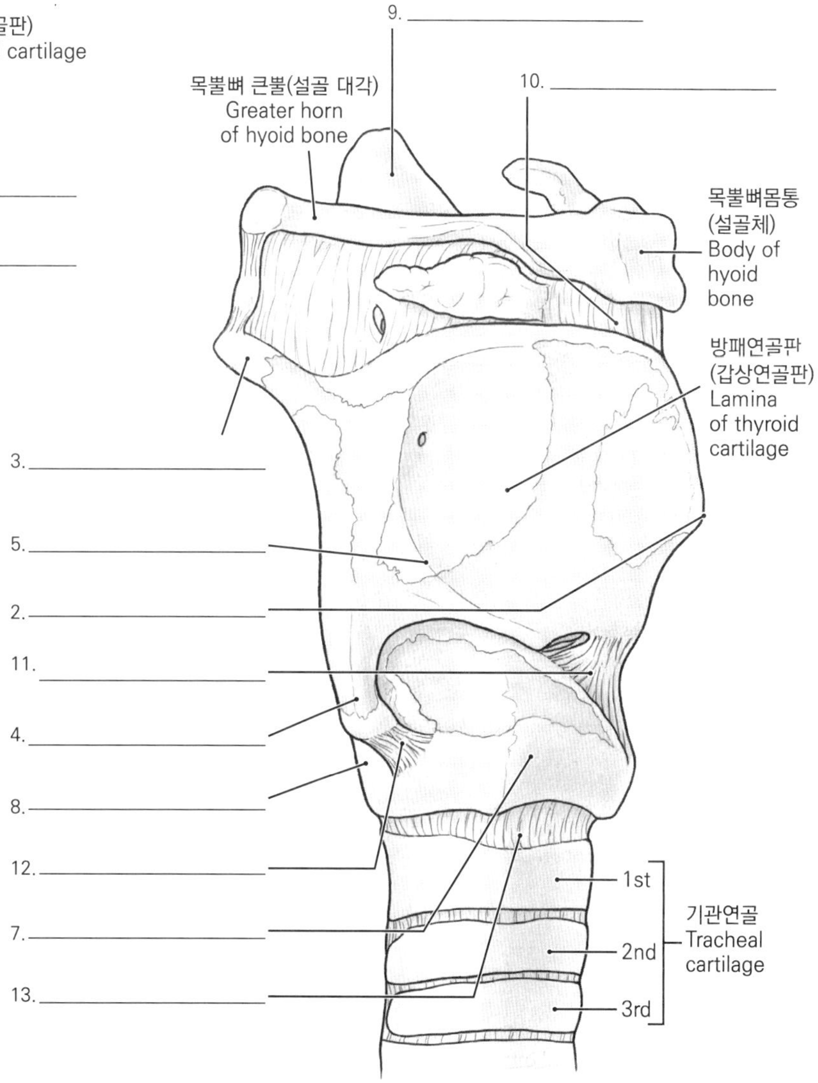

B. 측면도 Lateral view

8.21와 B 후두 골격, 뒤쪽과 안쪽면 LARYNGEAL SKELETON, POSTERIOR AND INTERNAL VIEWS

그림 A는 관절형 후두 골격의 뒤쪽 모습을 보여준다. 그림 B에서는 후두의 뒤벽이 분리되어 있고 반지(윤상)연골을 펼치는 수술용 바늘에 의해 두 가쪽면이 분리되어 있다. 표본의 오른쪽에서는 점막이 제거되어 밑에 있는 연골(cartilage), 막(membrane), 인대(ligament)가 드러난다.

각각에 대해 서로 다른 색상을 사용하여 다음 각 구조를 색칠한다.

○ 1. **후두덮개연골**(**후두개연골**, ***Epiglottic cartilage***): 위쪽 끝이 더 넓은 부분은 자유롭고, 아래쪽 끝은 좁은 부분이 방패(갑상)연골의 뒤쪽에 붙음. 앞쪽은 목뿔뼈(설골)와 혀에 붙어 있음.

○ 2. **방패연골판**(**갑상연골판**, ***Lamina of thyroid cartilage***): 뒤쪽 경계는 모뿔연골(피열연골, arytenoid cartilage)의 가쪽면으로 확장되며 눈에 띄는 위뿔(상각)이 뒤쪽 경계로 돌출. 아래뿔(하각)은 반지(윤상)연골과 연결되어 반지방패관절(윤상갑상관절, cricothyroid joint)을 형성.

○ 3. **반지연골판**(**윤상연골판**, ***Lamina of cricoid cartilage***): 뒤쪽을 향하고 앞쪽을 향한 활(궁, arch)보다 깊.

○ 4. **반지방패관절인대**(**윤상갑상관절인대**, ***Cricothyroid joint ligament***)(A만 해당): 반지방패관절(윤상갑상관절)에서 방패(갑상)연골의 회전(rotation)과 활주(gliding)를 허용하여 성대(vocal fold)의 길이를 변화시킴.

○ 5. **모뿔연골**(**피열연골**, ***Arytenoid cartilage***): 반지(윤상)연골판(lamina of cricoid cartilage)의 위쪽 경계와 연결되는 한 쌍의 3개면 피라미드형 연골. 성대돌기(*vocal process*)는 앞쪽으로 확장되어 성대인대의 부착을 제공. 근육돌기(*muscular process*)는 가쪽면으로 확장되어 반지모뿔관절(윤상피열관절, *crico-arytenoid joint*)을 움직이는 근육에 부착. 정점이 위로 돌출.

○ 6. **잔뿔연골**(**소각연골**, ***Corniculate cartilage***): 모뿔(피열)연골의 정점에 부착되어 모뿔덮개주름(피열후두개주름, *ary-epiglottic fold*)에 작은 결절로 나타남.

○ 7. **쐐기연골**(**설상연골**, ***Cuneiform cartilage***): 후두연골에 직접 부착되지 않고 모뿔덮개주름(피열후두개주름, ary-epiglottic fold) 부위에 작은 결절로 나타남.

○ 8. **방패목뿔막**(**갑상설골막**, ***Thyrohyoid membrane***)(A만 해당): 후두덮개(후두개) 앞쪽에 위치.

○ 9. **네모막**(**사각막**, ***Quadrangular membrane***): 모뿔(피열)연골과 후두덮개(후두개)의 가쪽면 사이에 뻗어 있는 얇은 결합조직판(connective tissue sheet).

○ 10. **후두안뜰인대**(**전정인대**, ***Vestibular ligament***)(B만 해당): 네모막(사각막)의 아래쪽 자유 가장자리. 점막으로 덮혀 있을 때 안뜰(전정)주름(*vestibular fold*) 또는 거짓성대(가성대, false vocal fold)를 형성.

○ 11. **후두탄력원뿔**(**탄성원추**, ***Conus elasticus***)(B만 해당): 반지(윤상)연골 위쪽의 삼각형 영역을 방패(갑상)연골의 내부 각도 앞쪽에서 모뿔(피열)연골까지 채움.

○ 12. **성대인대**(***Vocal ligament***)(B만 해당): 후두탄력원뿔(탄성원추)의 위쪽 자유 가장자리. 점막으로 덮여 있으면 성대(*vocal fold*) 또는 성대주름(진성대, true vocal fold)을 형성.

○ 13. **후두실**(***Ventricle***)(B만 해당): 안뜰(전정)주름과 성대 사이의 공간.

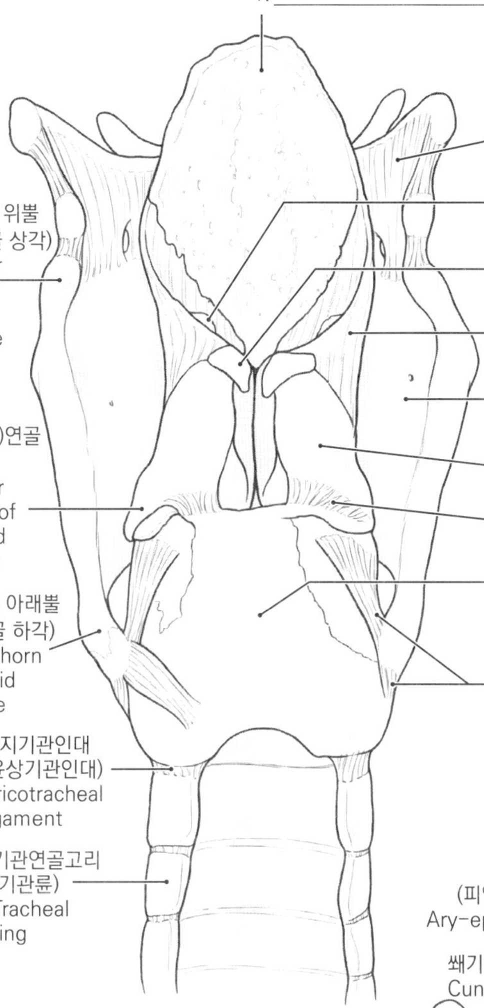

A. 후면도 Posterior view

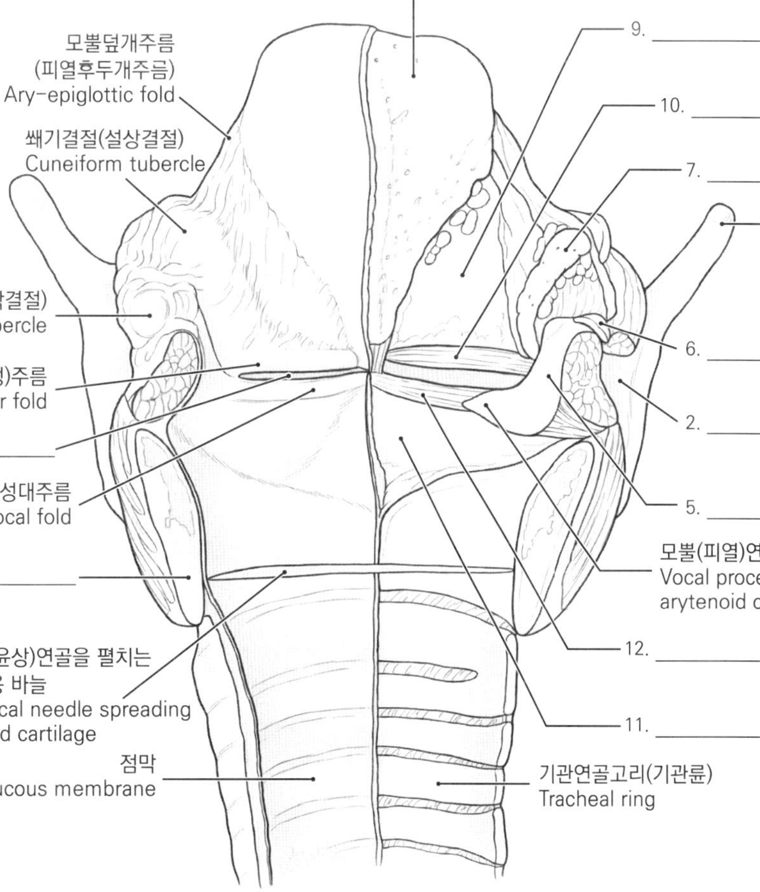

B. **후면도**(후두와 기관의 뒤벽을 절개하여 확장한 후) Posterior view

8.22A와 B 후두 근육, 가쪽면 MUSCLES OF THE LARYNX, LATERAL VIEWS

후두의 외재근육(extrinsic muscle)(붓인두근[경상인두근]을 포함한 목뿔아래[설골하] 및 목뿔위[설골상]근육)은 말하고 삼키는 동안 후두를 전체적으로 움직인다. 내재근육(intrinsic muscle)은 하나의 후두연골을 다른 후두연골과 관련하여 움직인다. 이러한 움직임은 발성을 위한 성대문틈새(성문열, rima glottidis)(성대 주름 사이의 공간)의 모양을 바꾸거나 호흡 변화(강제 호흡)를 일으키거나 성대의 길이(긴장감)를 바꿔 음높이를 바꾼다.

그림 A는 온전한 후두의 옆면 모습을 보여준다. 그림 B에서는 오른갑상샘판(right ***thyroid lamina***)을 잘라서 오른반지방패관절(우윤상갑상관절, right cricothyroid joint)이 방패관절면(갑상관절면, ***thyroid articular surface***)과 반지(윤상)연골관절면(***facet for cricoid cartilage***) 사이에 분리되어 있는 상태로 앞쪽에 젖혀져 있다.

각각에 대해 서로 다른 색상을 사용하여 다음 각 구조를 색칠한다.

후두의 내재근육

근육	이는곳(기시점)	닿는곳(정지부)	작용
○ 1. **반지방패근(윤상갑상근)** *Cricothyroid muscle*(A만 해당)	앞가쪽 ***반지연골(윤상연골, cricoid cartilage)***	***방패(갑상)연골***의 아래가장자리와 ***아래뿔(하각)***	성대 긴장(tense)
○ 2. **가쪽반지모뿔근(외측윤상피열근)** *Lateral crico-arytenoid* (B만 해당)	반지(윤상)연골활(궁)(arch of the cricoid cartilage)	모뿔(피열)연골의 근육돌기	성대 모음(내전, adduct)
○ 3. **뒤반지모뿔근(후윤상피열근)** *Posterior crico-arytenoid* (B만 해당)	반지판(윤상판, cricoid lamina)의 뒤쪽면		성대 벌림(외전, abduct)
○ 4. **모뿔근(피열근)** *Arytenoid*(B만 해당)	모뿔연골(피열연골, arytenoid cartilage)	반대편 모뿔(피열)연골	모뿔(피열)연골을 서로 더 가깝게 함(후두 입구 폐쇄)
○ 5. **방패모뿔근(갑상피열근)** *Thyro-arytenoid*(B만 해당)	방패(갑상)연골의 뒤쪽면	모뿔(피열)연골의 근육돌기	성대 이완(relaxe)

○ 6. **모뿔덮개근(피열후두개근, *Ary-epiglottic muscle*)**(B만 해당): 모뿔덮개주름(피열후두개주름, ary-epiglottic fold)을 모으는 조임근(괄약근, sphincter) 역할을 하고, 삼키는 동안 후두연골을 식도쪽으로 당겨 후두입구(laryngeal inlet)를 닫는 역.

○ 7. **방패덮개근(갑상후두개근, *Thyro-epiglottic muscle*)**(B만 해당): 모뿔덮개근(피열후두개근, ary-epiglottic muscle)과 함께 작용하여 삼키는 동안 후두 입구를 닫음.

후두의 신경 Nerves of the Larynx

○ 8. **되돌이후두신경(반회후두신경, *Recurrent laryngeal nerve*)**: 성대 아래쪽 후두점막에 감각신경을 공급하고, 위후두신경의 바깥가지(상후두신경의 외지, external branch of superior laryngeal nerve)에 의해 지배되는 반지방패(윤상갑상)근을 제외한 후두의 모든 내재근육에 감각신경을 공급.

○ 9. **위후두신경 안쪽분지(상후두신경 내지, *Internal branch of superior laryngeal nerve*)**(B만 해당): 성대 위쪽 후두점막에 감각신경 분포를 공급.

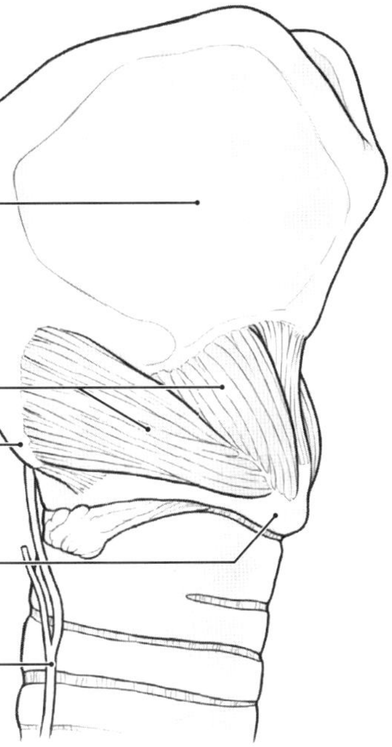

A. 측면도 Lateral view

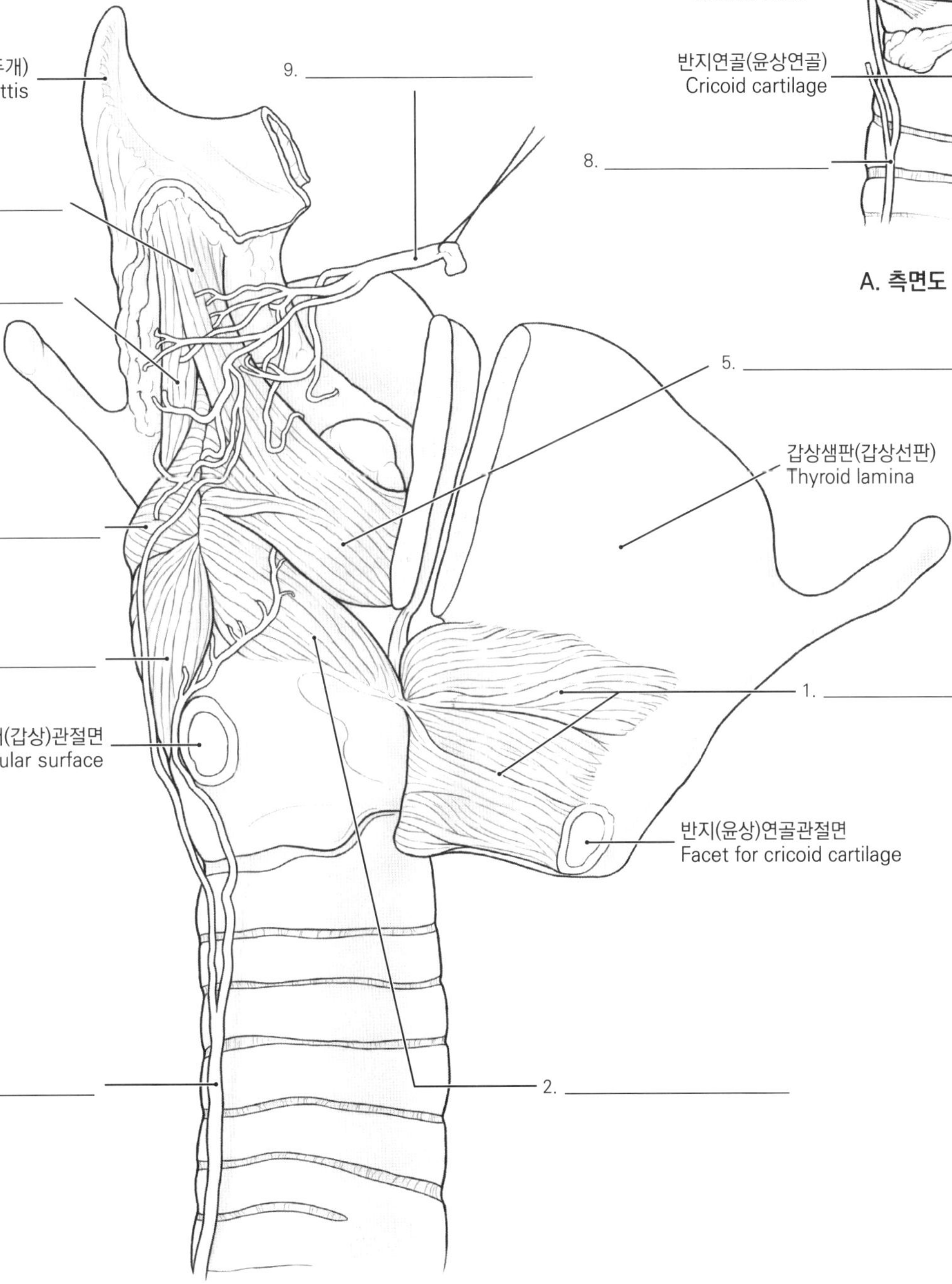

B. 측면도 Lateral view

8.23 후두 근육, 후면도 MUSCLES OF THE LARYNX, POSTERIOR VIEW

인두의 뒷벽이 절단되었으며 각각의 옆면이 가쪽으로 젖혀졌다. 인두의 세로근(종주근)과 인두결절근막(인두두저근막, *pharyngobasilar fascia*)은 이미지의 오른쪽에 그대로 있다. 중간(중) 및 아래(하)부인두수축근이 드러나도록 왼쪽의 세로근(종주근)이 제거되었다. 식도의 뒤쪽 벽이 절단되었으며 가쪽면이 두 개의 핀으로 열려 있다.

각각에 대해 서로 다른 색상을 사용하여 다음 각 구조를 색칠한다.

후두 근육 Muscles of the Larynx

○ 1. **뒤반지모뿔근(후윤상피열근, *Posterior crico-arytenoid*)**: 반지연골판(윤상연골판, cricoid lamina)의 뒤쪽면과 성대주름의 유일한 벌림근(외전근, abductor)을 덮는 한 쌍의 근육. 모뿔(피열)근의 근육돌기를 뒤쪽으로 잡아당겨 성대를 옆으로 회전시키고 성문을 넓히거나 엶.

○ 2. **모뿔근(피열근, *Arytenoid muscle*)**: 한 모뿔(피열)연골을 반대측 연골에 연결하는 가로섬유(횡섬유, transverse fiber)와 빗섬유(사섬유, oblique fiber)로 구성. 가쪽반지모뿔근(외측윤상피열근, lateral crico-arytenoid muscle)과 함께 성대주름을 모음(내전, adduct)시키거나 성대문틈새(성문열, rima glottidis)를 좁힘.

후두의 신경 Nerves of the Larynx

○ 3. **위후두신경 안쪽분지(상후두신경 내지, *Internal branch of superior laryngeal nerve*)**: 방패목뿔막(갑상설골막, thyrohyoid membrane)을 관통하여 후두인두의 조롱박오목(이상와, piriform recess)을 통과하여 성대 위쪽 후두점막에 감각신경 분포를 공급.

○ 4. **되돌이후두신경(반회후두신경, *Recurrent laryngeal nerve*)**: 아래인두수축근(하인두수축근, inferior pharyngeal constrictor)까지 깊게 진행하여 위쪽으로 조롱박오목(이상와)을 향해 지나며 이 지점에서 아래(하)후두신경으로 명칭이 변경. 뒤반지모뿔근(후윤상피열근)의 가쪽면 뒤쪽으로 이동하여 반지방패근(윤상갑상근, cricothyroid)을 제외한 후두의 다른 내재근육과 뒤반지모뿔근(후윤상피열근)을 지배. 성대 아래점막의 감각신경을 지배.

임상노트: 후두신경 손상 INJURIES TO LARYNGEAL NERVES

되돌이후두신경(반회후두신경, Recurrent laryngeal nerve) 또는 아래(하)후두신경(inferior laryngeal nerve)의 손상은 반지방패근(윤상갑상근)을 제외한 모든 내재 후두 근육에 신경을 분포시키기 때문에 같은쪽(동측) 성대마비(paralysis of vocal fold)를 초래한다. 일반적으로 환자는 마비된 성대가 다른 성대와 만나기 위해 모음(내전)할 수 없기 때문에 처음에는 쉰 목소리를 낸다. 시간이 지남에 따라 손상되지 않은 성대는 정중선을 넘어 마비된 성대와 만나며 음성 생성이 향상된다. 위(상)후두신경의 손상은 내부 및 외부가지 모두에 영향을 미친다. 위(상)후두점막의 마취는 내부 분지의 상실로 인해 발생한다. 단조로운 목소리는 반지방패근(윤상갑상근)에 대한 외부가지의 신경 분포가 상실되어 발생하며, 이로 인해 성대의 긴장과 길이가 변경된다.

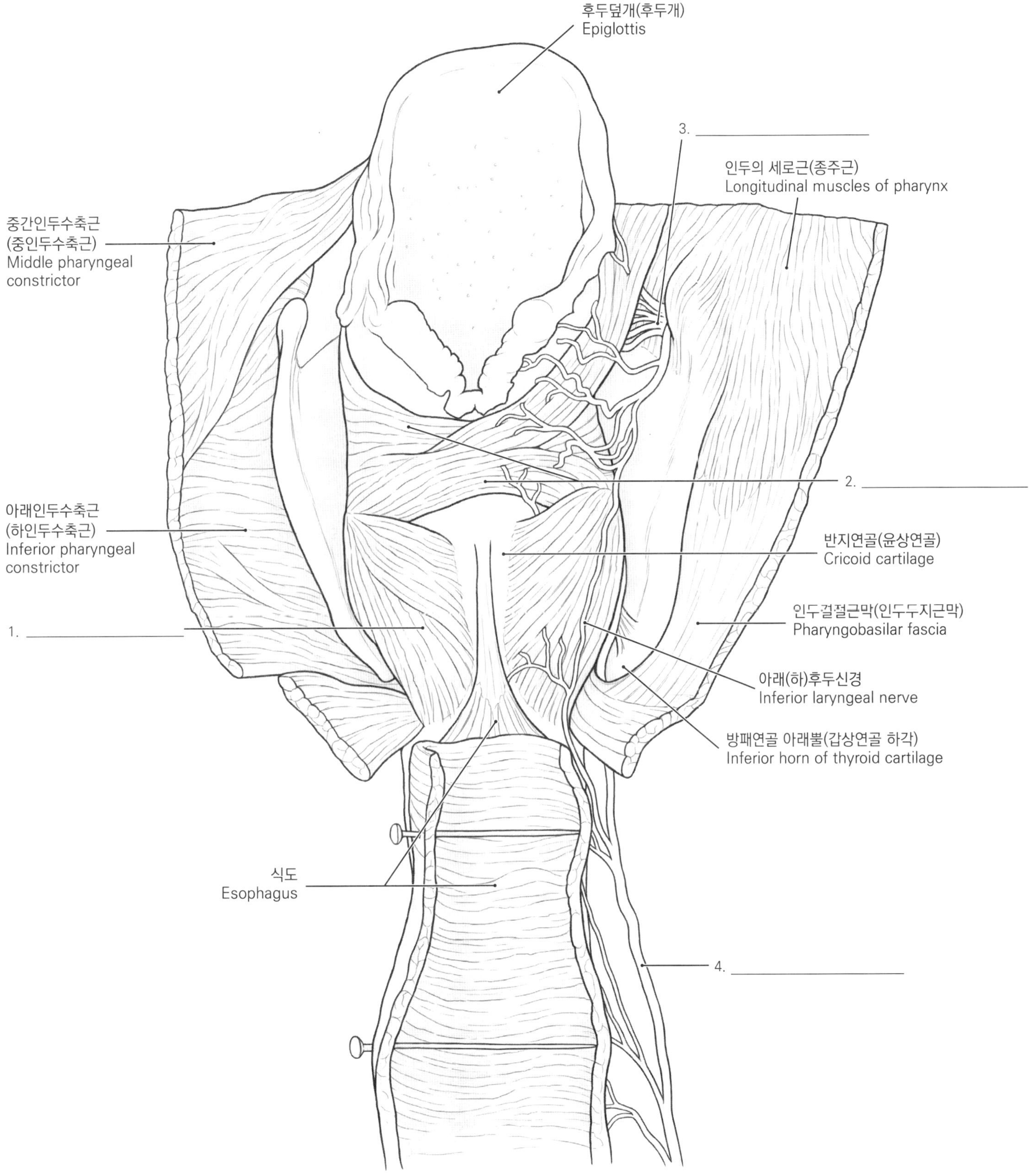

후면도 Posterior view

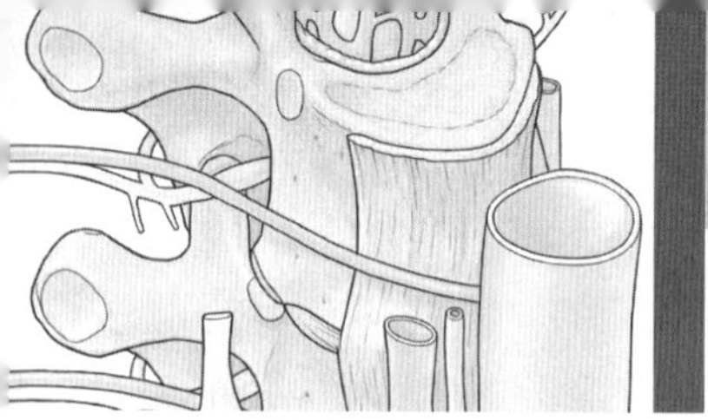

제9장

뇌신경 Cranial Nerves

9.1 뇌바닥과 관련된 뇌신경 CRANIAL NERVES IN RELATION TO THE BASE OF THE BRAIN

뇌신경(cranial nerve)은 뇌머리안(두개강, cranial cavity)을 빠져나갈 때 앞쪽 꼬리 방향으로 번호가 매겨져 있지만 뇌와 척수에서 나올 때도 식별할 수 있다.

각각에 대해 서로 다른 색상을 사용하여 다음 각 구조를 색칠한다.

○ 1. **후각망울(후구, *Olfactory bulb*)**: 일차 후각뉴런(CN I)은 코안(비강)의 후각상피에 위치하며 특수감각(special sensory) 섬유를 후각망울에 투사. 후각망울은 대뇌반구 이마엽(전두엽)의 아래쪽(안와, orbital) 표면을 따라 위치. 후각망울은 **후각로(후삭, *olfactory tract*)**를 통해 섬유질을 보내는 승모세포(mitral cell)로 구성. 후각로의 섬유는 주로 후각겉질(피질)로 직접 투사.

○ 2. **시각신경(시신경, *Optic nerve, CN II*)**: 안구의 망막(retina)에 있는 망막신경절세포(retinal ganglion cell)의 특수감각 섬유로 구성. 각 시각신경은 뇌하수체 깔때기(누두부, *infundibulum*) 근처의 **시각교차(시신경교차, *optic chiasm*)**를 형성하는 시각신경을 통해 안와 뒤안쪽(후내측)으로 빠져나감. 시각교차에서, 망막 안쪽(내측, 코쪽) 절반의 섬유는 망막 가쪽(외측, 관자쪽) 절반의 교차되지 않은 섬유와 결합하여 **시각로(시삭, *optic tract*)**를 형성. 시각신경은 주로 시상(thalamus)의 가쪽무릎체(외측슬상체, lateral geniculate bodies)로 돌출.

○ 3. **눈돌림신경(동안신경, *Oculomotor nerve, CN III*)**: 중간뇌(중뇌, *midbrain*)에서 나와 몸운동섬유(체성운동섬유, somatic motor fiber)와 시냅스 이전 부교감신경섬유(presynaptic parasympathetic fiber)로 구성.

○ 4. **도르래신경(활차신경, *Trochlear nerve, CN IV*)**: 중간뇌의 등쪽 표면에서 나와 뇌줄기(뇌간, brainstem) 주위를 앞쪽으로 통과하는 유일한 뇌신경. 몸운동섬유(체성운동섬유)로 구성.

○ 5. **삼차신경(*Trigeminal nerve, CN V*)**: 다리뇌(뇌교, *pons*)의 가쪽(외측)면에서 나타나며 큰몸감각신경뿌리(체성감각신경근)와 작은 몸운동신경뿌리로 구성.

○ 6. **갓돌림신경(외전신경, *Abducens nerve, CN VI*)**: 뇌줄기(뇌간)에서 다리뇌(뇌교)와 숨뇌(연수, *medulla oblongata*) 사이에서 나오며 몸(체성)운동섬유로 구성.

○ 7. **얼굴신경(안면신경, *Facial nerve, CN VII*)**: 고유얼굴신경(facial nerve proper)과 **중간신경(*intermediate nerve*)**의 두 가지 구성 요소로 다리뇌(뇌교)와 숨뇌(연수)의 접합부에서 나옴. 얼굴신경은 몸(체성)운동섬유로 구성되어 있고, 중간신경은 특수감각섬유(미각), 시냅스 이전 부교감신경섬유, 몸(체성)감각섬유로 구성됨.

○ 8. **속귀신경(전정와우신경, *Vestibulocochlear nerve, CN VIII*)**: 다리뇌(뇌교)와 숨뇌(연수)의 접합부에서 나오며 청각과 균형을 담당하는 특수감각섬유로 구성.

○ 9. **혀인두신경(설인신경, *Glossopharyngeal nerve, CN IX*)**: 숨뇌(연수)의 가쪽(측면)에서 발생하며 몸(체성)운동섬유, 시냅스 이전 부교감신경, 몸(체성)감각섬유, 특수감각(미각)섬유로 구성.

○ 10. **미주신경(*Vagus nerve, CN X*)**: 숨뇌(연수)의 가쪽을 따라 일련의 작은 뿌리로 나타나며 몸(체성)운동신경, 몸(체성)감각신경, 시냅스 이전 부교감신경, 특수감각섬유(미각), 내장감각섬유로 구성.

○ 11. **(척수)더부신경(부신경, *Spinal accessory nerve, CN XI*)**: 척수(*spinal cord*)의 처음 6개 목신경 분절에서 일련의 뿌리로 나타남(위쪽 가쪽만 표시됨). 몸(체성)운동섬유로 구성.

○ 12. **혀밑신경(설하신경, *Hypoglossal nerve, CN XII*)**: 숨뇌(연수)에서 일련의 작은 뿌리로 나타나며 몸(체성)운동섬유로 구성.

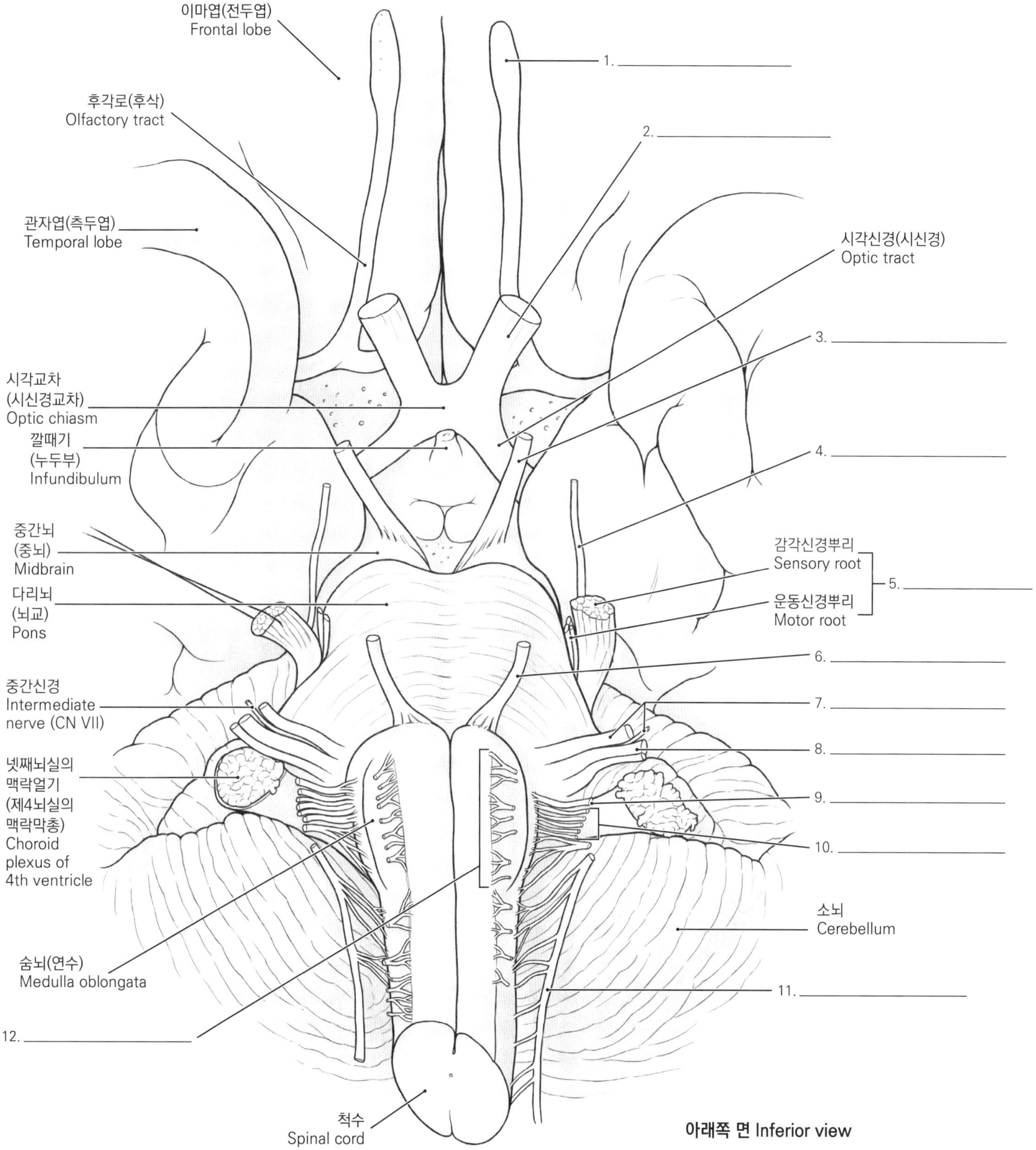

아래쪽 면 Inferior view

9.2 뇌신경핵 CRANIAL NERVE NUCLEI

핵은 뇌나 척수에 있는 세포체 그룹이고, 신경절은 뇌와 척수 근처이지만 외부에 위치한 세포체 그룹이다. 핵은 동일한 기능(몸[체성]운동, 몸[체성]감각, 부교감신경, 내장감각, 특수감각)의 세포체로 구성된다. 대부분의 감각경로에는 3개의 뉴런(1차, 2차, 3차 뉴런)이 포함된다. 1차 뉴런은 감각신경절에 위치하며 자신의 섬유를 핵에 있는 2차 뉴런으로 보낸다. 운동경로에는 핵에 위치한 아래운동신경세포(하위운동신경세포, lower motor neuron)(몸, 체성) 또는 시냅스 이전 부교감신경(내장)이 있는 두 개의 뉴런이 포함된다. 몸(체성)운동경로에는 대뇌겉질에 위치한 위운동신경세포(상부운동신경세포, upper motor neuron)가 아래운동신경세포로 돌출되어 있다. 시냅스 이전 부교감 세포체는 머리에 있는 4개의 부교감신경절(섬모체[ciliary], 귀, 날개입천장[익상구개, pterygopalatine] 및 턱밑[하악, subman-dibular]신경절) 중 하나에 위치한 시냅스 이후 부교감 세포체와 시냅스를 형성한다.

이 이미지에서는 소뇌가 제거되었으며 뇌줄기(뇌간)의 등쪽 보기가 구분된 핵의 위치와 함께 표시된다. 삼차신경의 중간뇌핵, 주감각핵, 척수핵은 집합적으로 ***CN V*의 감각핵**을 형성한다.

각각에 대해 서로 다른 색상을 사용하여 다음 각 구조를 색칠한다.

뇌신경핵

핵	위치	구성 요소
○ 1. 눈돌림(안구)운동신경핵(CN III) *Nucleus of oculomotor nerve (CN III)*	중간뇌	몸(체성)운동신경
○ 2. 눈돌림운동신경의 에딩거-베스트팔핵(CN III) *Edinger-Westphal nucleus of oculomotor nerve (CN III)*	중간뇌	시냅스 이전 부교감신경
○ 3. 도르래(활차)신경핵(CN IV) *Nucleus of trochlear nerve (CN IV)*	중간뇌	몸(체성)운동신경
○ 4. 삼차신경의 운동핵(CN V) *Motor nucleus of trigeminal nerve (CN V)*	다리뇌	몸(체성)운동신경
○ 5. 삼차신경의 중간뇌핵(CN V) *Mesencephalic nucleus of trigeminal nerve (CN V)*	중간뇌와 다리뇌	몸(체성)운동신경
○ 6. 삼차신경(CN V)의 주감각핵 *Principal(chief, main, pontine) sensory nucleus of trigeminal nerve (CN V)*	다리뇌	몸(체성)운동신경
○ 7.삼차신경의 척수삼차신경핵(CN V) *Spinal trigeminal nucleus of trigeminal nerve (CN V)*	숨뇌, 다리뇌 꼬리쪽, 앞쪽 척수	몸(체성)운동신경
○ 8. 갓돌림(외전)신경핵(CN VI) *Nucleus of abducens nerve (CN VI)*	다리뇌	몸(체성)운동신경
○ 9. 얼굴(안면)신경의 운동핵(CN VII) *Motor nucleus of facial nerve (CN VII)*	다리뇌	몸(체성)운동신경
○ 10. 위침(상타액)분비핵(CN VII) *Superior salivatory nucleus (CN VII)*	다리뇌	시냅스 이전 부교감신경
○ 11. 안뜰(전정)핵(CN VIII) *Vestibular nuclei (CN VIII)*	다리뇌와 숨뇌	특수감각(균형)
○ 12. 달팽이(와우)핵(CN VIII) *Cochlear nuclei (CN VIII)*	뇌교	특수감각(청각)
○ 13. 아래침(하타액)분비핵(CN IX) *Inferior salivatory nucleus (CN IX)*	숨뇌	시냅스 이전 부교감신경
○ 14. 의문(모호)핵(CN IX, X) *Nucleus ambiguus (CNs IX, X)*	숨뇌	몸(체성)운동신경
○ 15. 미주신경의 뒤쪽(운동) 핵(CN X) *Posterior(motor) nucleus of vagus nerve (CN X)*	숨뇌	시냅스 이전 부교감신경
○ 16. 고립로핵(CN VII, IX, X) *Nuclei of solitary tract (CNs VII, IX, X)* *Gustatory nucleus* and *cardiorespiratory nucleus*	다리뇌와 숨뇌	특수감각(미각)과 내장감각
○ 17. 혀밑(설하)신경핵(CN XII) *Nucleus of hypoglossal nerve (CN XII)*	숨뇌	몸(체성)운동신경
○ 18. 척수더부(부)신경핵(CN XI) *Nucleus of spinal accessory nerve (CN XI)*	위쪽 척수	몸(체성)운동신경

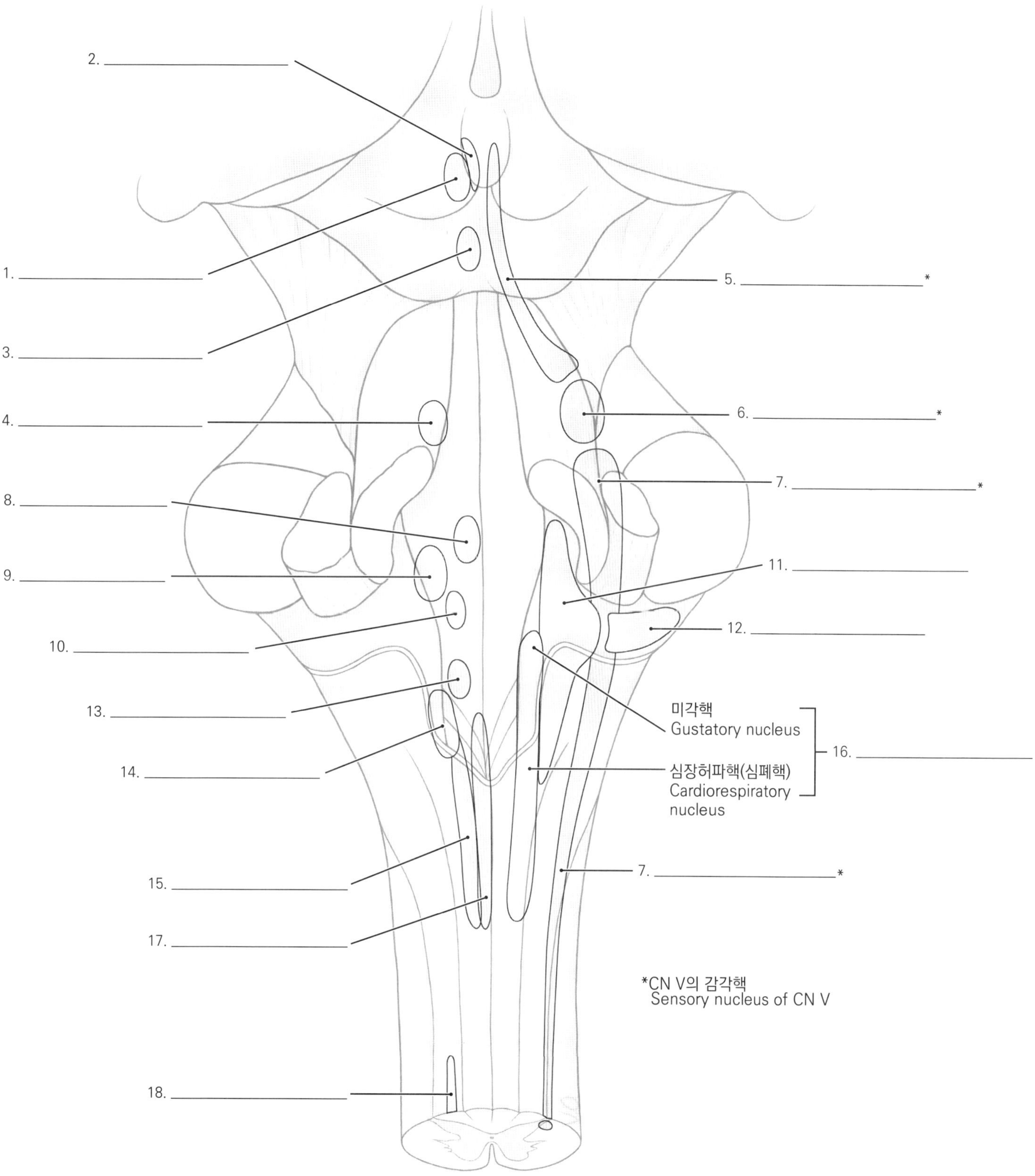

등쪽면 Posterior (dorsal) view

9.3 후각신경(CN I) OLFACTORY NERVE (CN I)

후각신경의 기능은 냄새(후각)에 대한 특수감각이다. 이 경로의 감각뉴런은 말초 및 중추돌기를 가지고 있다는 점에서 양극성 뉴런이다. 후각경로는 대부분의 섬유가 시상을 통과하지 않고 단지 2개의 뉴런 경로라는 점에서 감각경로 중에서 독특하다.

다음 구조에 색상을 지정한다.

○ 1. **신경감각세포(*Neurosensory cell*)**: 코안(비강) 천정의 코점막 후각부분(후각상피)에 위치한 일차후각 또는 일차신경세포. 후각감각신경 감각세포의 중심돌기는 집합적으로 오른쪽 및 왼쪽 후각신경(CN I)을 형성. 양쪽에 약 20개씩 있는 후각신경은 벌집뼈(사골, *ethmoid bone*)의 체판(*cribriform plate*)을 통과하여 앞머리뼈우묵(전두개와, anterior cranial fossa)에 있는 후각망울(*olfactory bulb*)에 도달.

다음 구성 요소의 선을 추적한다.

○ 2. **승모세포(*Mitral cells*)**: 후각망울에 위치한 후각경로의 2차 신경세포. 중추돌기(central processes)는 후각기관을 형성. 각 후각로(오른쪽 및 왼쪽)는 후각로삼각(후삼각, olfactory trigone)에서 가쪽 및 안쪽 후각섬유줄(후조, *olfactory stria*)로 나뉨. 안쪽후각섬유줄은 반대쪽 후각 구조로 투사되는 반면, 가쪽후각섬유줄은 관자(측두)엽과 갈고리이랑(구상회, uncus)의 조롱박겉질(이상피질, piriform cortex)로 돌출.

○ 3. **운동섬유(원심성섬유, *Efferent fibers*)**: 반대편 안쪽섬유줄에서 나온 섬유.

임상노트: 체판골절 CRIBRIFORM PLATE FRACTURES

후각상실증(Anosmia) 또는 후각상실(loss of smell)은 머리 외상 후 후각신경(CN I)의 손상으로 인해 발생할 수 있다. 체판(cribriform plate)의 골절은 후각망울의 근접성과 거미막밑공간(지주막하강, subarachnoid space) 주변으로 인해 뇌척수액이 코로 누출되어 나타날 수 있다. 드물기는 하지만 수막염(meningitis), 뇌염(encephalitis), 뇌농양(brain abscess) 등의 합병증이 발생할 수 있다.

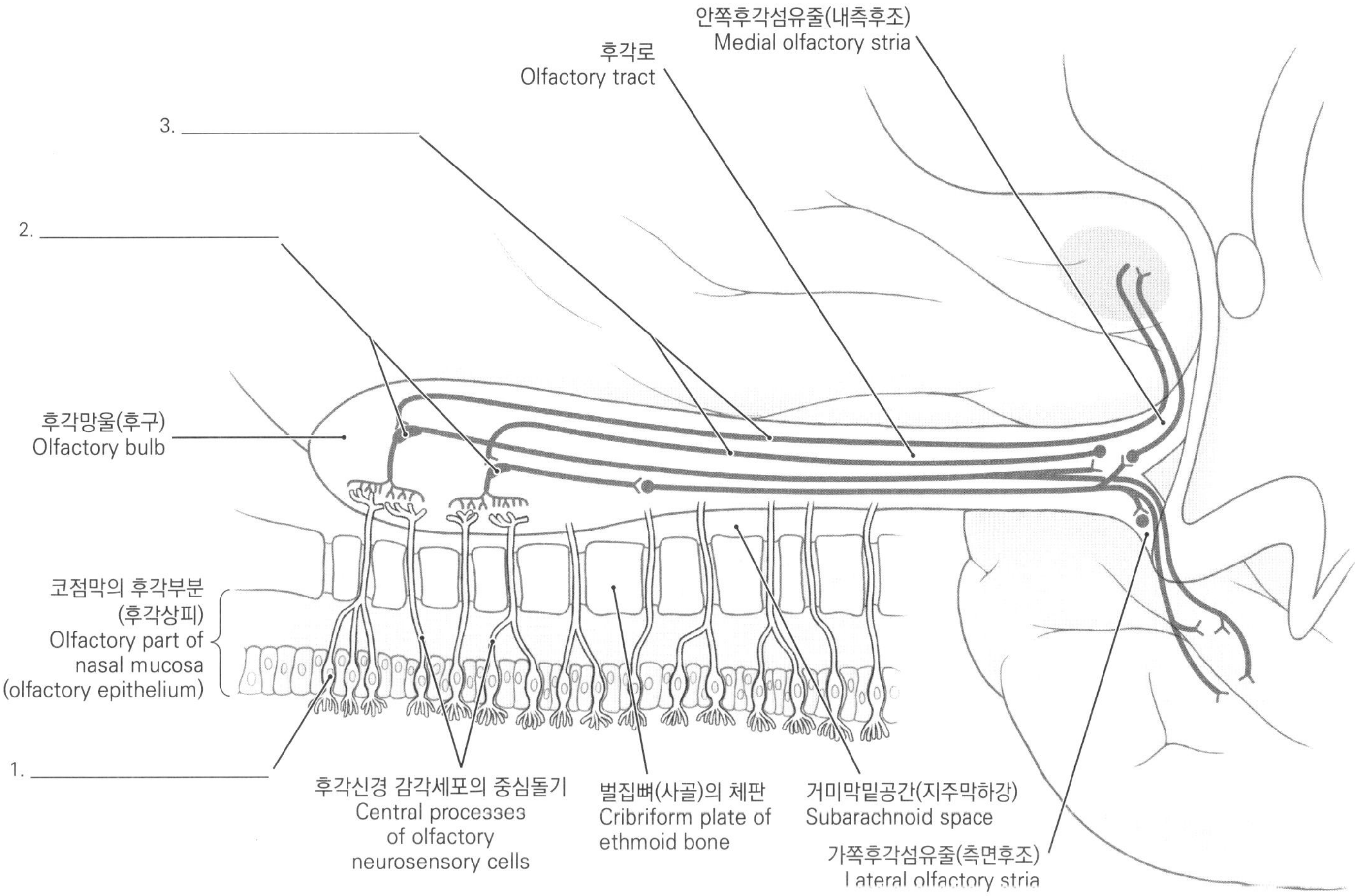

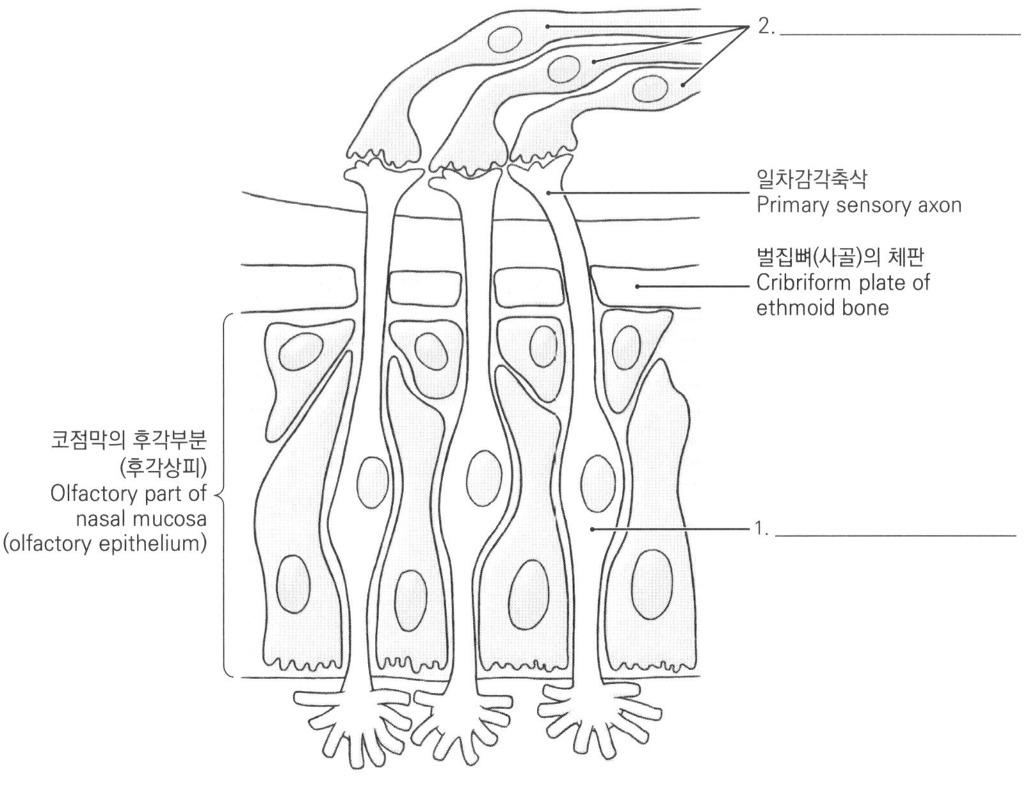

벌집뼈(사골)의 체판을 통한 시상단면의 안쪽 모습
Medial view of sagittal section through cribriform plate of ethmoid bone

9.4 시각신경(CN II) OPTIC NERVE (CN II)

시각신경은 보는 것의 특수감각을 제공한다. 두 눈이 기본(직선) 시선으로 관찰할 수 있는 시야(field of vision)를 "시야(visual field)"라고 한다. 각 안구는 시야의 한 부분만을 볼 수 있다. 시야는 망막의 코쪽(안쪽) 또는 관자뼈(가쪽) 면에 투사되는 오른쪽 및 왼쪽 반쪽시야(반장, hemifields)로 나눌 수 있다. 오른쪽과 왼쪽 반쪽시야는 중앙 부분에서 광범위하게 겹쳐서 양안(binocular field) 시야로 이어진다.

다음 구성 요소를 통해 이동할 때 이전에 시야를 나타내는 데 사용된 것과 동일한 색상의 선을 추적한다.

- ○ 1. 오른쪽 시야(***Right visual field***): 관자(측두)쪽 왼쪽 망막(temporal left retina)과 코쪽 오른쪽 망막(nasal right retina)에 상을 투사함.
- ○ 2. 왼쪽 시야(***Left visual field***): 코쪽 왼쪽 망막(nasal left retina)과 관자(측두)쪽 오른쪽 망막(temporal right retina)에 상을 투사함.
- ○ 3. 중심 시야(***Center visual field***): 원뿔(원추, cone)이 가장 집중되어 있는 망막중심오목(망막중심와, fovea of the retina)에 이미지를 투사함.

다음 구성 요소를 통해 이동할 때 이전에 시야를 나타내는 데 사용된 것과 동일한 색상의 선을 추적한다.

시각신경(시신경, ***Optic nerve, CN II***): 뒤안쪽(후내측) 눈확(안와, orbit)을 통과하여 시각신경을 통해 빠져나가는 망막신경절 세포(시각 경로의 1차 뉴런)의 축삭으로 구성.

시각교차(시신경교차, ***Optic chiasm***): 각 망막의 코 부분에서 나온 섬유는 시각교차에서 교차(cross)하고 망막의 관자(측두)쪽 절반에서 교차되지 않은 섬유를 연결.

시각로(시신경로, ***Optic tract***): 반대편 시야를 전달하는 양쪽 망막의 같은쪽(동측, ipsilateral) 절반에서 나온 섬유로 구성. 예를 들어, 오른쪽 시각로는 왼쪽 시야를 전달하는 양쪽 망막의 오른쪽 절반을 전달.

가쪽무릎핵(외측슬상핵, ***Lateral geniculate nucleus***): 시상(thalamus)의 많은 핵 중 하나이며 시각경로의 2차 뉴런으로 구성.

시각부챗살(***Optic radiations***): 가쪽무릎체의 2차 뉴런에서 나온 섬유로 구성. 시각부챗살은 상부 시야에 대한 정보를 전달하는 섬유(관자(측두)엽을 통해 마이어 루프(Meyer's loop) 형성)와 마루(두정)엽을 통해 이동하는 하부 시야에 대한 정보를 전달하는 섬유로 세분화. 시각부챗살은 시각겉질(뒤통수[후두]엽)에서 끝남.

임상노트: 시각 경로 병변 VISUAL PATHWAY LESIONS

시각신경 손상으로 인해 같은쪽(동측) 눈의 코쪽(비강) 및 관자쪽(측두) 시야가 상실되거나 눈이 완전히 실명될 수 있다. 가장 일반적으로 뇌하수체 종양으로 인한 시각교차(Optic chiasm) 병변은 양측측반맹(bitemporal hemianopia) 또는 오른쪽 및 왼쪽 측두 시야 상실(loss of the right and left temporal visual fields)을 초래할 수 있다. 시각신경이 손상되면 반대측 반맹(contralateral hemianopia)이 발생하거나 반대쪽 시야(oss of the opposite side)가 상실될 수 있다. 시각부챗살은 시야를 오른쪽과 왼쪽처럼 위, 아래로 세분한다. 하나의 시각부챗살이 손상되면 맞은편 사분면 시력 상실(contralateral quadrantanopia)이 되거나 시야의 반대쪽 사분면(quadrant of the opposite side)이 상실될 수 있다.

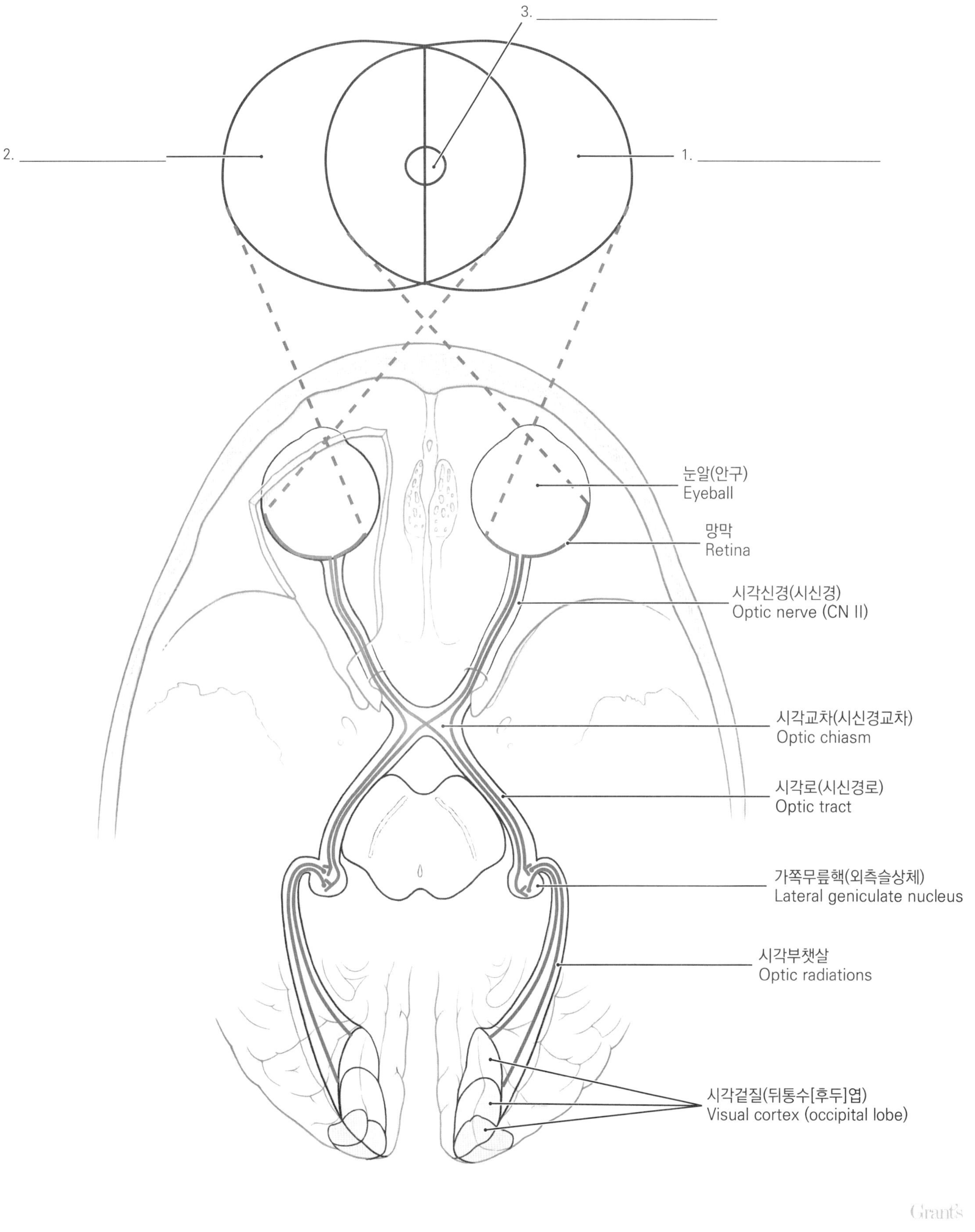
3.
2.
1.
눈알(안구)
Eyeball
망막
Retina
시각신경(시신경)
Optic nerve (CN II)
시각교차(시신경교차)
Optic chiasm
시각로(시신경로)
Optic tract
가쪽무릎핵(외측슬상체)
Lateral geniculate nucleus
시각부챗살
Optic radiations
시각겉질(뒤통수[후두]엽)
Visual cortex (occipital lobe)

9.5 눈돌림신경, 도르래신경, 갓돌림신경(CN III, IV, VI) OCULOMOTOR, TROCHLEAR, AND ABDUCENS NERVES (CN III, IV, VI)

눈돌림신경(동안신경, oculomotor), 도르래신경(활차신경, trochlear), 갓돌림신경(외전신경, abducens)은 함께 눈확(안와)의 눈 바깥근육(외안근, extraocular muscles) 전체에 공급된다. 또한 눈돌림신경은 수정체(lens)의 장력을 조절하는 동공조임(괄약)근(sphincter pupillae)과 모양체근(ciliary muscles)에 부교감신경 분포를 공급한다. 이 이미지에서는 가쪽곧은근(외직근)이 안구에 삽입될 때 절단되었고, 반사되어 안쪽 표면을 보여준다.

각각에 대해 서로 다른 색상을 사용하여 다음 각 구조를 색칠한다.

눈돌림신경 Oculomotor Nerve (CN III)

○ 1. **눈돌림신경(동안신경, *Oculomotor nerve*)**: 눈돌림신경의 운동핵에서 나온 몸(체성)운동섬유와 에딩거-웨스트팔핵(Edinger-Westphal nucleus)에서 나온 시냅스 이전 부교감신경섬유로 구성. 눈돌림신경은 위눈확틈새(상안와열, ***superior orbital fissure***)로 들어간 후 다음으로 나누어짐:
CN III*의 위쪽분할(*Superior division of CN III*)**: 몸(체성)운동섬유로만 구성. 위곧은근(상직근, ***superior rectus)의 아래쪽을 관통한 다음 눈꺼풀올림근(안검거근, ***levator palpebrae superioris***)에 섬유를 보내 두 근육에 모두 공급.
CN III*의 아래쪽(하부)분할(*Inferior division of CN III*)**: 몸(체성)운동섬유와 시냅스 이전 부교감신경섬유로 구성. 몸(체성)운동섬유는 안쪽곧은근(내직근, ***medial rectus), 아래곧은근(하직근, ***inferior rectus***), 아래빗근(하사근, ***inferior oblique***)을 공급.

시냅스 이전 및 시냅스 이후에 대해 서로 다른 색상을 사용하여 안구에 대한 부교감신경 분포의 다음 각 구성 요소(세포체 및 축삭)의 선을 추적한다.

시냅스 이전 부교감신경 섬유(***Presynaptic parasympathetic fibers***)(점선으로 표시): Edinger-Westphal 핵에서 발생하여 안구운동 신경의 일부로 이동. 눈돌림운동신경의 하부 부분을 통해서만 이동한 후 교통 가지를 통해 모양체 신경절(***ciliary ganglion***) 로 빠져나감.

시냅스 이후 부교감세포체 및 섬유(***Postsynaptic parasympathetic cell bodies and fibers***)(실선으로 표시): 모양체 신경절은 시냅스 이후 부교감세포체로 구성되며, 그 축삭은 CN V1의 가지인 짧은 모양체 신경에 "올라 타서(hitch a ride)" 안구의 뒤쪽을 관통. 동공조임근(sphincter pupillae)과 모양체근(ciliary muscle)에 신경을 공급.

각각에 대해 서로 다른 색상을 사용하여 다음 각 구조를 색칠한다.

도르래(활차)신경 Trochlear Nerve (CN IV)

○ 2. **도르래신경(활차신경, *Trochlear nerve, CN IV*)**: 몸(체성)운동섬유로 구성. 위눈확틈새(상안와열)로 들어가 즉시 위곧은근(상사근)의 윗부분을 관통하여 신경을 분포.

갓돌림(외전)신경 Abducens Nerve (CN VI)

○ 3. **갓돌림신경(외전신경, *Abducens nerve, CN VI*)**: 몸(체성)운동섬유로 구성. 위눈확틈새(상안와열)로 들어가 즉시 가쪽곧은근(외직근, ***lateral rectu***)의 안쪽면을 관통하여 신경을 분포.

임상노트: CN III, IV, VI 병변 CN III, IV, VI LESIONS

눈돌림신경(CN III)에 대한 병변은 동공 수축에 대한 부교감신경 분포의 상실로 인해 동공이 확장될 수 있으며, 가쪽곧은근(외직근)과 위빗근(상사근)의 반대 없는 작용으로 인해 동공이 "아래쪽 및 바깥쪽"으로 나타나는 결과를 가져올 수 있다. 도르래(활차)신경(CN IV)의 손상으로 인해 동공이 중앙 위치에 있을 때 아래쪽을 볼 수 없게 될 수 있다. 갓돌림(외전)신경(CN VI)의 손상으로 인해 옆으로 볼 수 없게 될 수 있다.

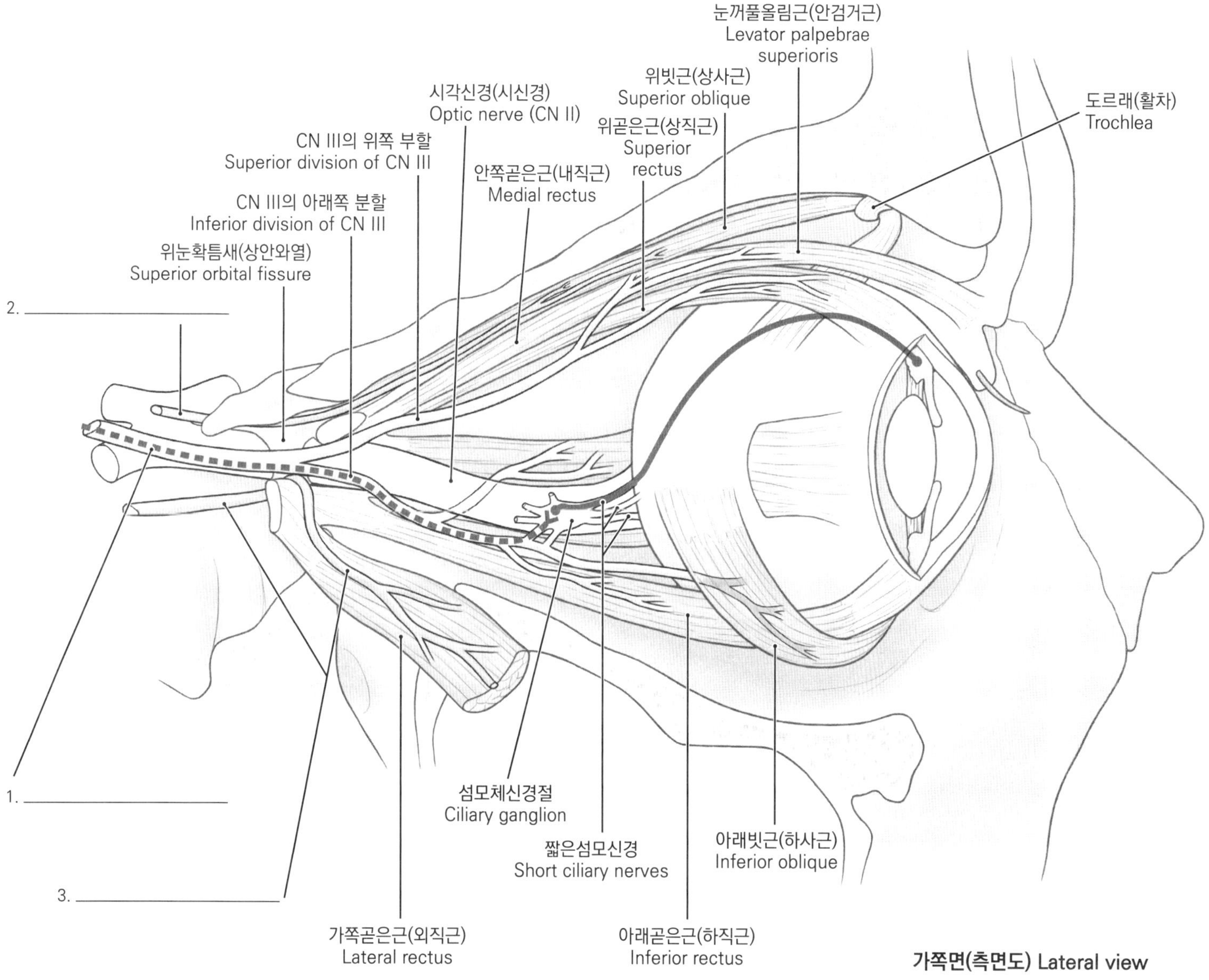

가쪽면(측면도) Lateral view

9.6 삼차신경(CN V) TRIGEMINAL NERVE (CN V)

삼차신경(trigeminal nerve)은 머리의 일차감각신경이다. 또한 아래턱 부위(하악 부위, mandibular division)는 첫 번째 인두활(인두궁, pharyngeal arch) 근육에 몸(체성)운동신경 분포를 제공한다. 삼차신경절(***trigeminal ganglion***)은 촉각, 통증, 온도(몸감각)에 대한 1차 감각뉴런으로 구성되어 있으며 중간머리우묵(중두개와, middle cranial fossa)에 있는 삼차신경절공간(삼차신경강, trigeminal[Meckel's] cave)에 있다. 삼차신경(CN V)의 감각뿌리(sensory root)는 삼차신경절을 구성하는 뉴런의 중추돌기(central processes)로 구성된다. 말초돌기(peripheral processes)는 눈신경(안구, ophthalmic), 위턱신경(상악, maxillary), 아래턱신경(하악, mandibular) 세 부분으로 구성된다. 삼차신경의 운동뿌리(motor root) 섬유는 아래쪽으로 삼차신경절을 통과하고 오직 아래턱(하악)신경을 통해서만 이동한다.

각각에 대해 서로 다른 색상을 사용하여 다음 각 구조를 색칠한다.

○ 1. 눈신경(안신경, ***Ophthalmic nerve, CN V_1***): 이마, 이마굴(전두동, frontal sinus), 각막(cornea), 윗눈꺼풀(상안검, superior eyelid), 벌집굴(사골동, ethmoid sinus), 나비굴(접형동, sphenoid sinus), 위코안(상비강, superior nasal cavity)의 피부와 점막을 지배. 위눈확틈새(상안와열, superior orbital fissure)로 들어가 다음으로 나뉨:

코섬모체신경(비모양체신경, ***Nasociliary nerve***): 긴섬모체신경(장모양체신경, long ciliary nerve), 짧은섬모체신경(단모양체신경, short ciliary nerve), 섬모체신경절 감각뿌리(모양체신경절 감각근, sensory root of ciliary ganglion), 도르래아래신경(활차하신경, infratrochlear nerve), 앞 · 뒤벌집신경(전 · 후사골신경, anterior and posterior ethmoidal nerve)을 발생.

이마신경(전두신경, ***Frontal nerve***): 위눈확신경(안와상신경, supraorbital nerve)과 도르래위신경(활차상신경, supratrochlear nerve)을 발생.

눈물샘신경(누선신경, ***Lacrimal nerve***): CN V_2의 광대신경(관골신경, zygomatic nerve)의 교통가지(communicating branch)를 받음.

○ 2. 위턱신경(상악신경, ***Maxillary nerve, CN V_2***): 아래눈꺼풀(하안검, inferior eyelid), 뒤아래코안(후하비강, posteroinferior nasal cavity), 위턱굴(상악동, maxillary sinus), 입천장(구개, palate), 위턱치아(상악치아, maxillary teeth), 앞볼(전협, anterior cheek), 윗입술(상순, upper lip)의 피부와 점막을 지배. 원형구멍(원형공, foramen rotundum)을 통해 날개입천장오목(익구개와, pterygopalatine fossa)으로 진행한 후 다음을 발생시킴:

광대신경(관골신경, ***Zygomatic nerve***): 눈물샘신경(누선신경, lacrimal nerve)과 연결되는 가지와 함께 광대얼굴신경(관골안면신경, zygomaticofacial nerve) 및 광대관자신경(관골측두신경, zygomaticotemporal nerve)을 발생시킴.

눈확아래신경(안와하신경, ***Infraorbital nerve***): 앞·중간위이틀신경(전·중상치조신경, ***anterior*** and ***middle superior alveolar nerve***)을 발생시킴.

뒤위이틀신경(후상치조신경, ***Posterior superior alveolar nerve***).

큰 · 작은입천장신경(대 · 소구개신경, Greater and lesser palatine nerve).

○ 3. 아래턱신경(하악신경, ***Mandibular nerve, CN V_3***) : 입바닥(입저부), 혀의 앞쪽 2/3, 아래턱치아(하악치아, mandibular teeth), 아랫입술(하순, lower lip), 턱(chin), 귀밑샘 부위(이하선부, parotid region), 관자 부위(측두부)의 피부 및 점막에 감각신경 분포를 공급. 또한 첫 번째 인두활(인두궁, first pharyngeal arch)의 파생물(derivatives)에 운동신경 분포를 제공. 타원구멍(난원공, foramen ovale)을 통해 관자아래우묵(측두하와, infratemporal fossa)으로 진행한 후 귓바퀴관자신경(이개측두신경, auriculotemporal nerve), 아래이틀신경(하치조신경, inferior alveolar nerve), 혀신경(설신경, ***lingual nerve***), (긴)볼신경(장협신경, [long] ***buccal nerve***), 깊은관자신경(심측두신경, ***deep temporal nerve***)으로 나누어지고, 깨물근(교근, masseter), 가쪽 및 안쪽날개근(외측 · 내측익돌근, lateral and medial pterygoid), 턱목뿔근(악설골근, mylohyoid), 고막긴장근(고막장근, tensor tympani) 및 입천장올림근(구개거근, tensor veli palatini)을 신경지배.

삼차신경과 연관된 부교감신경절 Parasympathetic Ganglia Associated with Trigminal Nerve

머리의 부교감신경절 4개 모두 CN V의 분지와 연관되어 있다. 이 신경절의 시냅스 이후 부교감신경 섬유는 CN V의 가지에 올라탄다(hitch a ride).

○ 4. **섬모체신경절(모양체신경절, *Ciliary ganglion*)**: 시냅스 이후 섬유가 CN V_1의 짧은섬모체신경(단모양체신경)과 연결.

○ 5. **날개입천장신경절(익구개신경절, *Pterygopalatine ganglion*)**: 시냅스 이후 섬유가 CN V_2의 모든 분지와 연결.

○ 6. **귀신경절(이신경절, *Otic ganglion*)**: 시냅스 이후 섬유가 CN V_3의 귓바퀴관자신경(이개측두신경, auriculotemporal nerve)과 연결.

○ 7. **턱밑신경절(악하신경절, *Submandibular ganglion*)**: 시냅스 이후 섬유가 CN V_3의 혀신경(설신경, lingual nerve)과 연결.

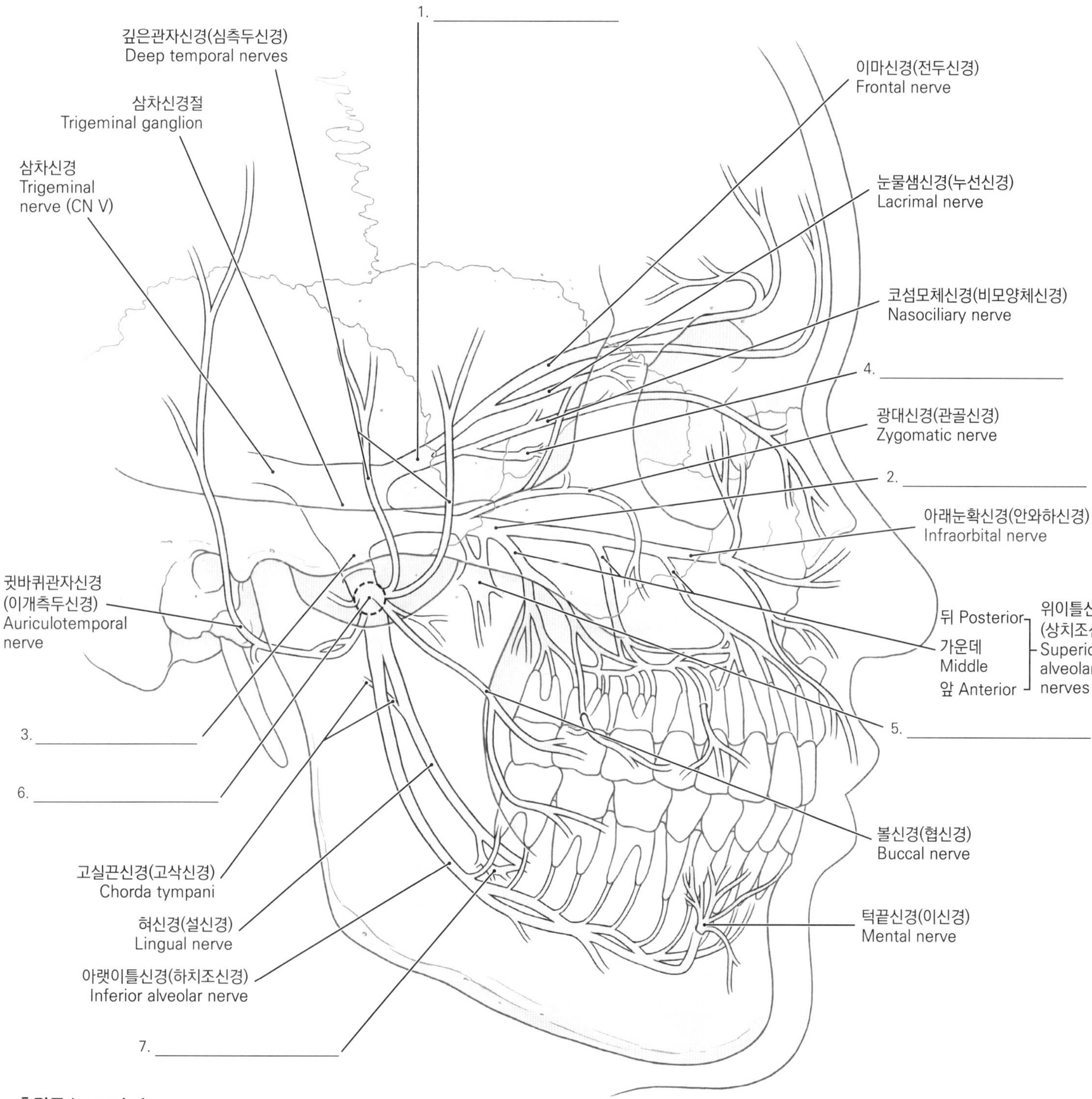

측면도 Lateral view

9.7 얼굴신경(안면신경)(CN VII) FACIAL NERVE (CN VII)

얼굴신경(안면신경, ***facial nerve, CN VII***)은 얼굴표정과 다른 둘째 인두활(제2인두궁, second pharyngeal arch) 구조를 담당하는 근육에 분포하며 앞쪽 2/3 혀에 미각을 공급하고, 턱밑신경절(악하신경절, submandibular ganglia) 및 날개입천장신경절(익상구개신경절, pterygopalatine ganglia)에 시냅스 이전 부교감신경섬유, 바깥귀(외이, external ear)에 몸(체성)감각섬유를 공급한다.

각각에 대해 서로 다른 색상을 사용하여 다음 각 구조를 색칠한다.

얼굴(안면)신경은 속귀길(내이도, ***internal acoustic meatus***)을 통과한 다음 뒤쪽으로 급격하게 구부러지기 전에 짧은 거리 동안만 앞쪽으로 이동한다. CN VII의 감각신경절인 무릎 신경절(슬신경절, ***geniculate ganglion***)이 이 굴곡부에 있다. 관자뼈(측두골)의 얼굴신경관(안면신경관, facial canal)을 통과하는 동안 얼굴(안면)신경은 다음과 같은 가지를 생성한다.

○ 1. **큰바위신경(대추체신경, *Greater petrosal nerve*)**: 시냅스 이전 부교감신경 섬유로 구성. 얼굴(안면)신경의 굽은 부분 또는 무릎 부분에서 시작하여 깊은바위신경(심추체신경, ***deep petrosal nerve***)(시냅스 이후 교감신경 섬유로 구성)과 합쳐지며, 파열구멍(파열공, foramen lacerum) 근처에서 날개관(익돌관, pterygoid canal)의 신경을 형성. 날개관(익돌관, ***pterygoid canal***)의 신경은 날개입천장오목(익구개와, pterygopalatine fossa)으로 들어가고 큰바위신경(대추체신경)섬유는 날개입천장신경절(익구개신경절, ***pterygopalatine ganglion***)에서 시냅스를 이룸. 그런 다음 시냅스 이후 부교감신경 섬유는 위턱신경(상악신경, ***CN V_2***)의 가지를 타고 코안(비강)과 입천장(구개), 그리고 눈물샘(누선)에 공급되는 CN V_1의 눈물샘(누선)신경으로 올라타게(hitch a ride) 됨.

○ 2. **등자뼈신경(등골신경, *Nerve to stapedius*)**: 가운데귀(중이)의 등자근(등골근, stapedius muscle)을 지배하는 몸(체성)운동섬유로 구성.

○ 3. **고실끈신경(고삭신경, *Chorda tympani*)**: 미각 및 시냅스 이전 부교감신경 섬유로 구성. 붓꼭지구멍(경유돌공, ***stylomastoid foramen***) 위쪽에서 시작하여 망치골자루(추골병, handle of the malleus)의 안쪽으로 가운데귀공간(중이강, middle ear cavity)을 가로지름. 바위고막틀틈새(추체고실열, ***petrotympanic fissure***)를 통과하여 관자아래우묵(측두하와, infratemporal fossa)으로 들어가 아래턱(하악)신경(***CN V_3***)에서 나오는 혀(설)신경을 타고 이동. 섬유는 턱밑(하악)신경절과 시냅스 이후 섬유에서 시냅스를 이루고 턱밑샘(악하샘, ***submandibular gland***)으로 직접 들어가거나 입 바닥을 통과하여 혀밑샘(설하선, ***sublingual gland***)에 도달할 때 혀(설)신경으로 다시 연결됨. 혀의 앞쪽 2/3에 있는 미각 섬유는 고실끈신경(고삭신경)의 일부로 이동하는 무릎(슬)신경절에 있는 감각뉴런의 말초돌기.

○ 4. **붓꼭지구멍(경유돌공, *Stylomastoid foramen*)의 얼굴(안면)신경**: 몸(체성)운동섬유와 감각 섬유만 포함됨. 붓꼭지구멍(경유돌공)에서 나온 후 귀 근육과 바깥귀(외이) 피부의 일부분을 공급하는 뒤귓바퀴가지(후이개분지, ***posterior auricular branch***)가 나옴. 감각섬유는 무릎(슬)신경절에 위치한 감각 세포체의 말초섬유. 그런 다음 얼굴(안면)신경은 귀밑샘(이하선)을 통해 이동하여 얼굴 표정을 담당하는 근육(관자뼈[측두골], 광대뼈[권골], 볼[협부], 턱모서리[악하연, ***marginal mandibular***] 및 목뼈[경추])에 공급하는 가지를 발생시키는 귀밑샘얼기(이하선신경총, parotid plexus)를 형성.

임상노트: CN VII 병변 CN VII LESIONS

얼굴(안면)근육마비는 얼굴(안면)신경의 염증으로 인해 발생하는 벨 마비(Bell's palsy)의 일반적인 특징이다. 마비는 얼굴 한쪽의 모든 표정 근육에 걸쳐 발생할 수 있다. 하나의 운동가지만 손상되면 일부 근육만 영향을 받을 수 있다. 고실끈신경(고삭신경)이나 고실근신경의 분지점에 가까운 얼굴(안면)신경이 손상되면 입이 마르고 미각이 이상해질 수 있다. 안구건조증(dry eye)은 무릎(슬부, genu)에 가까운 큰바위신경(대추체신경)이나 얼굴(안면)신경이 손상된 경우에도 발생할 수 있다.

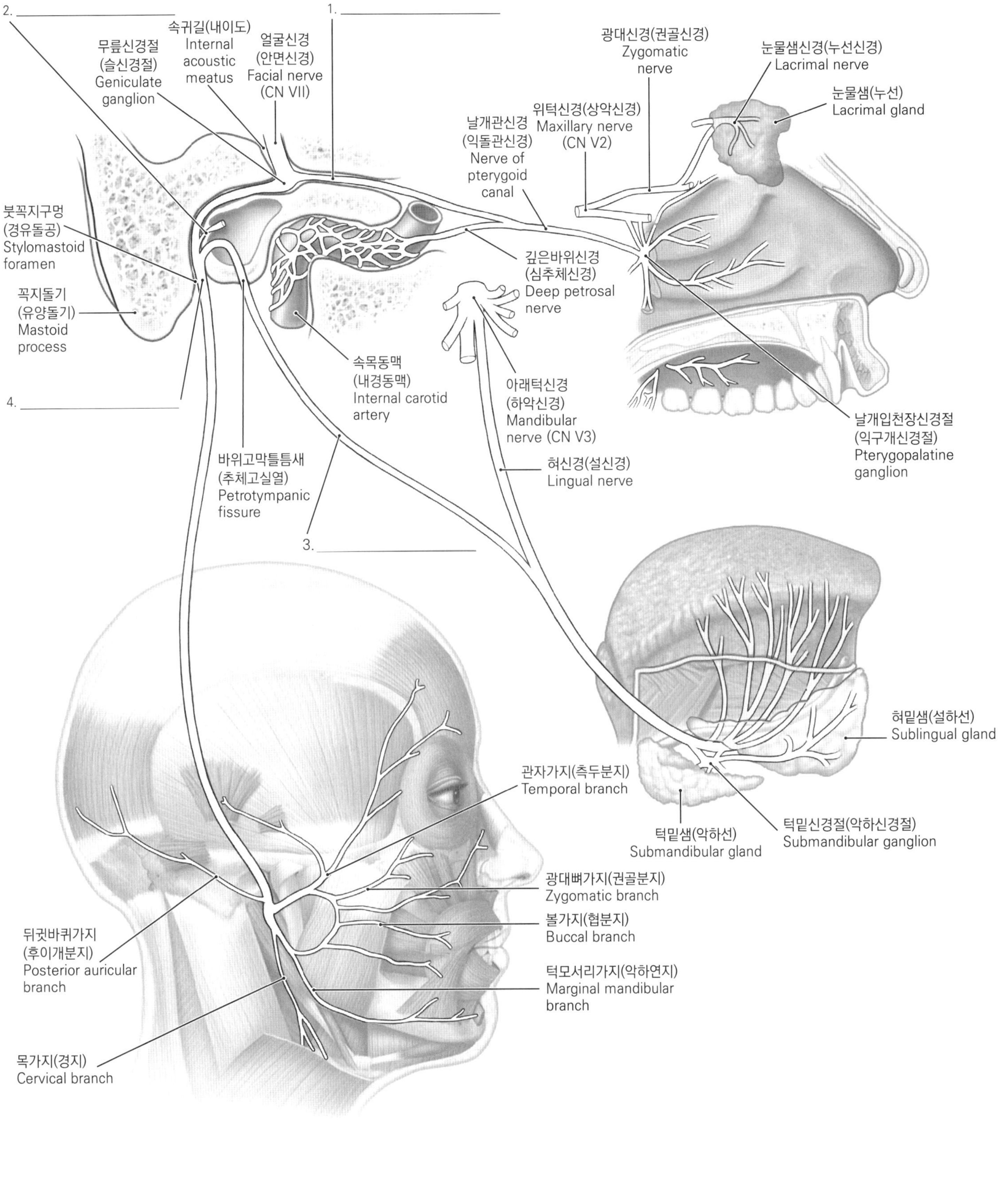

1.
2.
3.
4.
속귀길(내이도)
Internal acoustic meatus
무릎신경절
(슬신경절)
Geniculate ganglion
얼굴신경
(안면신경)
Facial nerve
(CN VII)
광대신경(권골신경)
Zygomatic nerve
눈물샘신경(누선신경)
Lacrimal nerve
눈물샘(누선)
Lacrimal gland
위턱신경(상악신경)
Maxillary nerve
(CN V2)
날개관신경
(익돌관신경)
Nerve of pterygoid canal
붓꼭지구멍
(경유돌공)
Stylomastoid foramen
꼭지돌기
(유양돌기)
Mastoid process
깊은바위신경
(심추체신경)
Deep petrosal nerve
속목동맥
(내경동맥)
Internal carotid artery
아래턱신경
(하악신경)
Mandibular nerve (CN V3)
날개입천장신경절
(익구개신경절)
Pterygopalatine ganglion
바위고막틀틈새
(추체고실열)
Petrotympanic fissure
혀신경(설신경)
Lingual nerve
혀밑샘(설하선)
Sublingual gland
관자가지(측두분지)
Temporal branch
턱밑샘(악하선)
Submandibular gland
턱밑신경절(악하신경절)
Submandibular ganglion
광대뼈가지(권골분지)
Zygomatic branch
볼가지(협분지)
Buccal branch
뒤귓바퀴가지
(후이개분지)
Posterior auricular branch
턱모서리가지(악하연지)
Marginal mandibular branch
목가지(경지)
Cervical branch

9.8 속귀신경(전정와우신경)(CN VIII) VESTIBULOCOCHLEAR NERVE (CN VIII)

속귀신경(전정와우신경, ***vestibulocochlear nerve, CN VIII***)은 청각과 균형을 담당하는 신경이다. CN VII로 내부 음향 통로를 통과한다.

각각에 대해 서로 다른 색상을 사용하여 다음 각 구조를 색칠한다.

○ 1. **안뜰신경**(**전정신경**, ***Vestibular nerve***): 안뜰(전정)신경절에 위치한 1차 신경세포의 중추돌기로 구성. 말초돌기는 타원주머니평형반(난형낭반, ***maculae*** of ***utricle***)과 둥근주머니평형반(구형낭반, ***maculae of saccule***)(선형가속도에 민감), 그리고 반고리관(반규관, ***semicircular duct***)의 팽대부(***ampullae***)(회전가속도에 민감)까지 확장.

○ 2. **달팽이신경**(**와우신경**, ***Cochlear nerve***): 달팽이신경절(와우신경절, ***cochlear ganglion***)(나선형)에 위치한 1차 뉴런의 중추돌기로 구성. 말초돌기는 청각을 담당하는 달팽이관의 나선기관(spiral organ)까지 확장.

임상노트: 안뜰신경집종(청신경종)
ACOUSTIC NEUROMA (VESTIBULAR SCHWANNOMA

안뜰신경집종(청신경종)은 CN VIII의 천천히 자라는 양성 종양이다. 종양이 성장함에 따라 동측 청력 상실 및/또는 이명(귀에서 울림)과 함께 현기증 및 균형 상실이 발생할 수 있다. 속귀길(내이도)에서 CN VII의 근접성으로 인해 종양이 더 성장하면 같은쪽 얼굴표정마비가 발생할 수 있다. CN V는 안뜰신경집종(청신경종)으로 인해 압박될 수도 있다.

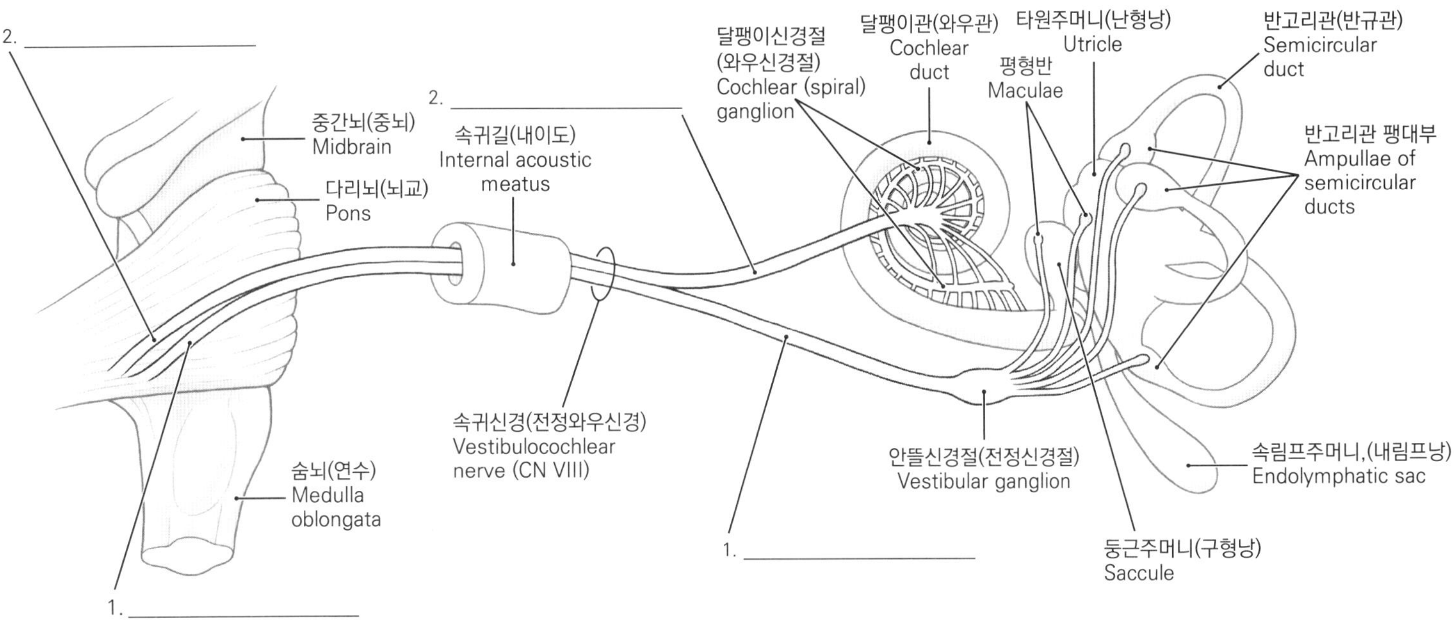
2. ____________________
중간뇌(중뇌)
Midbrain
다리뇌(뇌교)
Pons
숨뇌(연수)
Medulla
oblongata
1. ____________________
2. ____________________
속귀길(내이도)
Internal acoustic
meatus
속귀신경(전정와우신경)
Vestibulocochlear
nerve (CN VIII)
1. ____________________
달팽이신경절
(와우신경절)
Cochlear (spiral)
ganglion
달팽이관(와우관)
Cochlear
duct
평형반
Maculae
타원주머니(난형낭)
Utricle
반고리관(반규관)
Semicircular
duct
반고리관 팽대부
Ampullae of
semicircular
ducts
안뜰신경절(전정신경절)
Vestibular ganglion
속림프주머니,(내림프낭)
Endolymphatic sac
둥근주머니(구형낭)
Saccule

9.9 혀인두신경(설인신경)(CN IX) GLOSSOPHARYNGEAL NERVE (CN IX)

혀인두신경(설인신경, glossopharyngeal nerve, CN IX)은 붓인두근(경돌인두근, stylopharyngeus muscle)을 지배하고 가운데귀(중이), 목동맥팽대(경동맥동, carotid sinus) 및 목동맥토리(경동맥소체, carotid body), 입인두(구인두, oropharynx), 혀 뒤쪽, 목구멍잘룩(구협협부, isthmus of fauces)에 감각신경 분포를 제공하고 혀의 뒤쪽 1/3에 미각신경 분포를 제공한다. 또한 귀(이)신경절에 시냅스 이전 부교감섬유를 제공한다. CN IX는 두 개의 감각신경절(위 및 아래)과 연관되어 있다.

각각에 대해 서로 다른 색상을 사용하여 다음 각 구조를 색칠한다.

○ 1. **혀인두신경**(설인신경, ***Glossopharyngeal nerve***): 가쪽 숨뇌(외측 연수, lateral medulla)에서 나와 목정맥구멍(경정맥공, jugular foramen)을 통과. 위(상)신경절 및 아래(하)신경절(***superior*** and ***inferior ganglia***)은 목정맥구멍(경정맥공) 근처에 위치. 붓인두근(경돌인두근, ***stylopharyngeus***)을 따라 내려가서 신경을 분포. 감각세포체의 말초 돌기는 목동맥팽대(경동맥동, ***carotid sinus***)와 목동맥토리(경동맥체, ***carotid body***)까지 확장되어 혀의 뒤쪽 1/3까지 혀가지(설지, ***lingual branch***)를 형성하고, 목구멍잘룩(구협협부, isthmus of fauces) 및 인두신경얼기(인두신경총, ***pharyngeal plexus***)까지 편도가지(***tonsillar branch***)를 형성.

○ 2. **고실신경**(***Tympanic nerve***): 가운데귀(중이)의 몸(체성)감각섬유로 구성되며 가운데귀(중이)의 곶(갑각, promontory)에서 고실신경얼기(고실신경총, ***tympanic plexus***)를 형성. 시냅스 이전 부교감신경 섬유는 고실신경을 타고 고실신경얼기로 올라탄(hitch a ride) 다음 작은바위신경(소추체신경, ***lesser petrosal nerve***)을 통해 빠져나감. 작은바위신경은 타원구멍(난원공, foramen ovale)을 통해 머리뼈(두개골)에서 나와 귀(이)신경절의 시냅스로 연결. 시냅스 이후 부교감신경 섬유는 CN V_3의 귀바퀴관자신경(이개측두신경, ***auriculotemporal nerve***)을 타고 귀밑샘(이하선, ***parotid gland***)에 도달.

임상노트: 경정맥공증후군 JUGULAR FORAMEN SYNDROME

CN IX가 CN X 및 CN XI 근처로 이동하기 때문에 CN IX 병변으로 인한 단독 증상은 드물다. 종종 목정맥구멍(경정맥공, jugular foramen) 근처에 위치한 종양은 세 가지 신경 모두의 압박으로 인해 증상을 유발하여 경정맥공(베르네, Vernet)증후군을 초래한다. CN IX 압박으로 인한 증상으로는 연하곤란(삼키기 어려움), 혀 뒤쪽 1/3의 감각 및 미각 상실, 귀밑샘(이하선) 분비 감소, 구역반사(gag reflex) 상실 등이 있다.

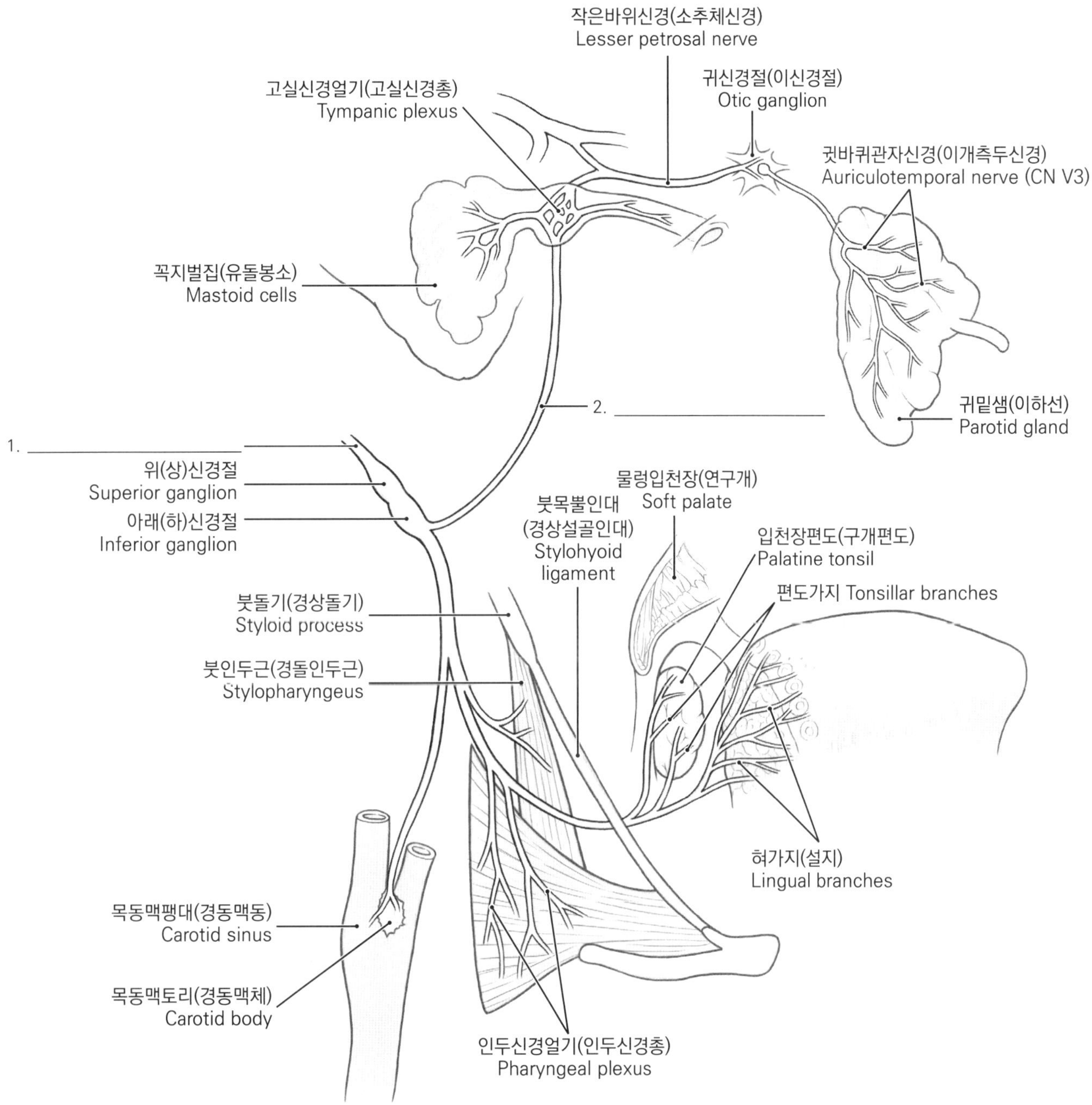

작은바위신경(소추체신경)
Lesser petrosal nerve
고실신경얼기(고실신경총)
Tympanic plexus
귀신경절(이신경절)
Otic ganglion
귓바퀴관자신경(이개측두신경)
Auriculotemporal nerve (CN V3)
꼭지벌집(유돌봉소)
Mastoid cells
2. ______________________
귀밑샘(이하선)
Parotid gland
1. ______________________
위(상)신경절
Superior ganglion
아래(하)신경절
Inferior ganglion
물렁입천장(연구개)
Soft palate
붓목뿔인대
(경상설골인대)
Stylohyoid
ligament
입천장편도(구개편도)
Palatine tonsil
편도가지 Tonsillar branches
붓돌기(경상돌기)
Styloid process
붓인두근(경돌인두근)
Stylopharyngeus
혀가지(설지)
Lingual branches
목동맥팽대(경동맥동)
Carotid sinus
목동맥토리(경동맥체)
Carotid body
인두신경얼기(인두신경총)
Pharyngeal plexus

9.10 미주신경(CN X) VAGUS NERVE (CN X)

미주신경(vagus nerve, CN X)은 가슴(흉부) 및 배(복부)기관과 함께 귓바퀴가지(이개지, ***auricular branch***), 아래인두(하인두, inferior pharynx) 및 후두(larynx)를 통해 귀에서 감각신경 분포를 제공한다. 혀의 뿌리와 후두덮개(후두개, epiglottis), 그리고 입천장(구개), 인두 및 후두의 근육에서 맛을 느낀다. 그리고 가슴(흉부) 및 배(복부)기관에 대한 시냅스 이전 부교감신경이 분포한다. 위, 아래 두 개의 감각신경절이 미주신경과 연관되어 있다.

각각에 대해 서로 다른 색상을 사용하여 다음 각 구조를 색칠한다.

○ 1. **미주신경(*Vagus nerve, CN X*)**: 가장 긴 길이를 가지며 머리 아래로 광범위하게 분포. CN X는 목정맥구멍(경정맥공, jugular foramen)을 통해 머리뼈(두개골)에서 나와 온목동맥(총경동맥, common carotid artery)과 속목정맥(내경정맥, internal jugular vein)이 가슴우리(흉곽)로 들어가는 목혈관신경집(경동맥초, carotid sheath) 내의 목을 통해 내려가 잘록창자굽이(결장굴곡, colic flexure)까지 흉부 및 복부 내장에 내장감각 및 시냅스 이전 부교감 신경분포를 제공.

○ 2. **인두가지(*Pharyngeal branch*)**: 목정맥구멍(경정맥공) 아래에서 발생하여 인두신경얼기(인두신경총)의 운동 성분과 아가미 운동분지(***branchial motor branch***)를 입천장근육(***muscles of palate***)에 제공. (입천장긴장근[구개범장근, tensor veli palatini] 제외).

○ 3. **위후두신경(상후두신경, *Superior laryngeal nerve*)**: 몸(체성)운동섬유와 내장감각섬유를 운반하는 인두가지 아래에서 발생.

○ 4. **속가지(내지, *Internal branch*)**: 위(상)후두신경에서 발생하여 아래(하)인두점막과 성대주름(vocal fold) 위쪽 후두점막에 감각신경분포를 공급.

○ 5. **바깥가지(외지, *External branch*)**: 위(상)후두신경에서 발생하여 반지방패근(윤상갑상근, ***cricothyroid*** muscle)에 공급.

○ 6. **되돌이(반회)후두신경(*Recurrent laryngeal nerve*)**: 오른쪽 빗장밑동맥(쇄골하동맥, subclavian artery)과 왼쪽 대동맥활(대동맥궁, arch of aorta) 아래의 고리(loof). 반지방패근(윤상갑상근)을 제외한 후두의 내인성 근육과 성대 아래 후두점막의 감각신경분포를 공급.

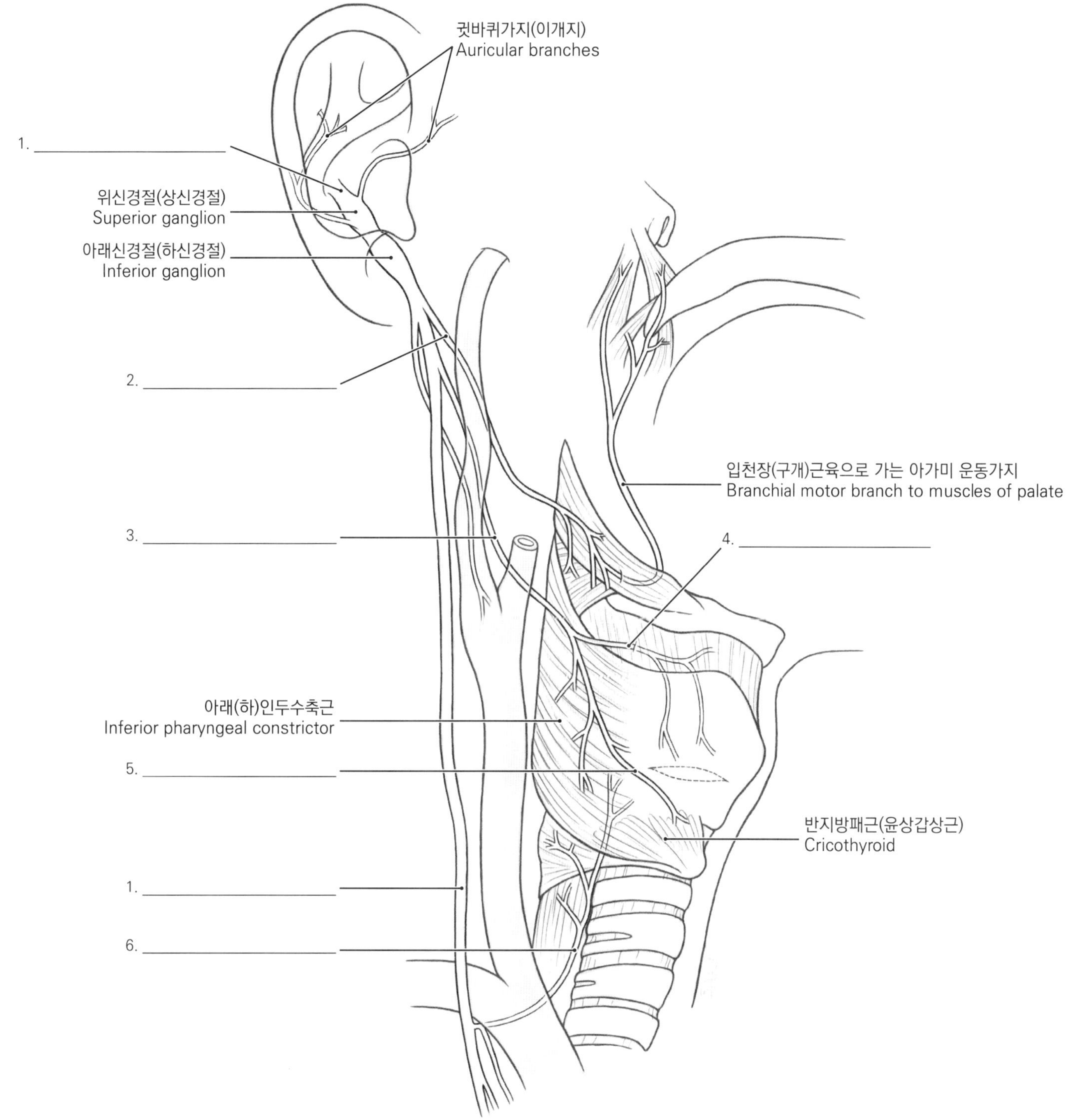

귓바퀴가지(이개지)
Auricular branches
1. ____________
위신경절(상신경절)
Superior ganglion
아래신경절(하신경절)
Inferior ganglion
2. ____________
입천장(구개)근육으로 가는 아가미 운동가지
Branchial motor branch to muscles of palate
3. ____________
4. ____________
아래(하)인두수축근
Inferior pharyngeal constrictor
5. ____________
반지방패근(윤상갑상근)
Cricothyroid
1. ____________
6. ____________

9.11 척추더부신경(척수부신경)(CN XI) SPINAL ACCESSORY NERVE (CN XI)

척추더부(부)신경(spinal accessory nerve, CN XI)은 목빗근(흉쇄유돌근, sternocleidomastoid muscle)과 등세모근(승모근, trapezius muscle)을 지배한다.

각각에 대해 서로 다른 색상을 사용하여 다음 각 구조를 색칠한다.

○ 1. **척수더부신경**(척수부신경, ***Spinal accessory nerve***): C1~C6 척수뿌리의 뒤쪽 뿌리에서 기시하여 큰구멍(대공, ***foramen magnum***)을 통해 올라가 미주신경(***CN X***) 및 혀인두(설인)신경(CN IX)과 함께 목정맥구멍(경정맥공)을 거쳐 뼈리뼈(두개골)에서 빠져나옴. 목빗근(흉쇄유돌근)에 들어가 신경을 분포. 목빗근(흉쇄유돌근)의 뒤모서리(후연, posterior border)를 따라 가쪽 목뼈(경추) 부위를 가로지르며 등세모근(승모근)의 위모서리(상연, superior border)까지 깊게 통과하여 이를 자극. 목(경추)신경얼기(***C2-C4***)의 가지들은 목뼈(경추) 가쪽 부위의 척수더부신경(부신경)과 연결되어 고유감각 섬유를 등세모근(승모근)에 전달.

임상노트: CN XI 병변 CN XI LESION

척추더부신경(부신경)의 손상으로 인해 어깨가 같은 쪽(동측)으로 처지고 저항에 맞서 어깨를 들어올릴 수 없거나 상당한 약화된다. 손상이 목빗근(흉쇄유돌근) 가까운 쪽(근위부)인 경우, 저항에 맞서 턱을 반대쪽으로 돌리는 능력이 손상될 수 있다.

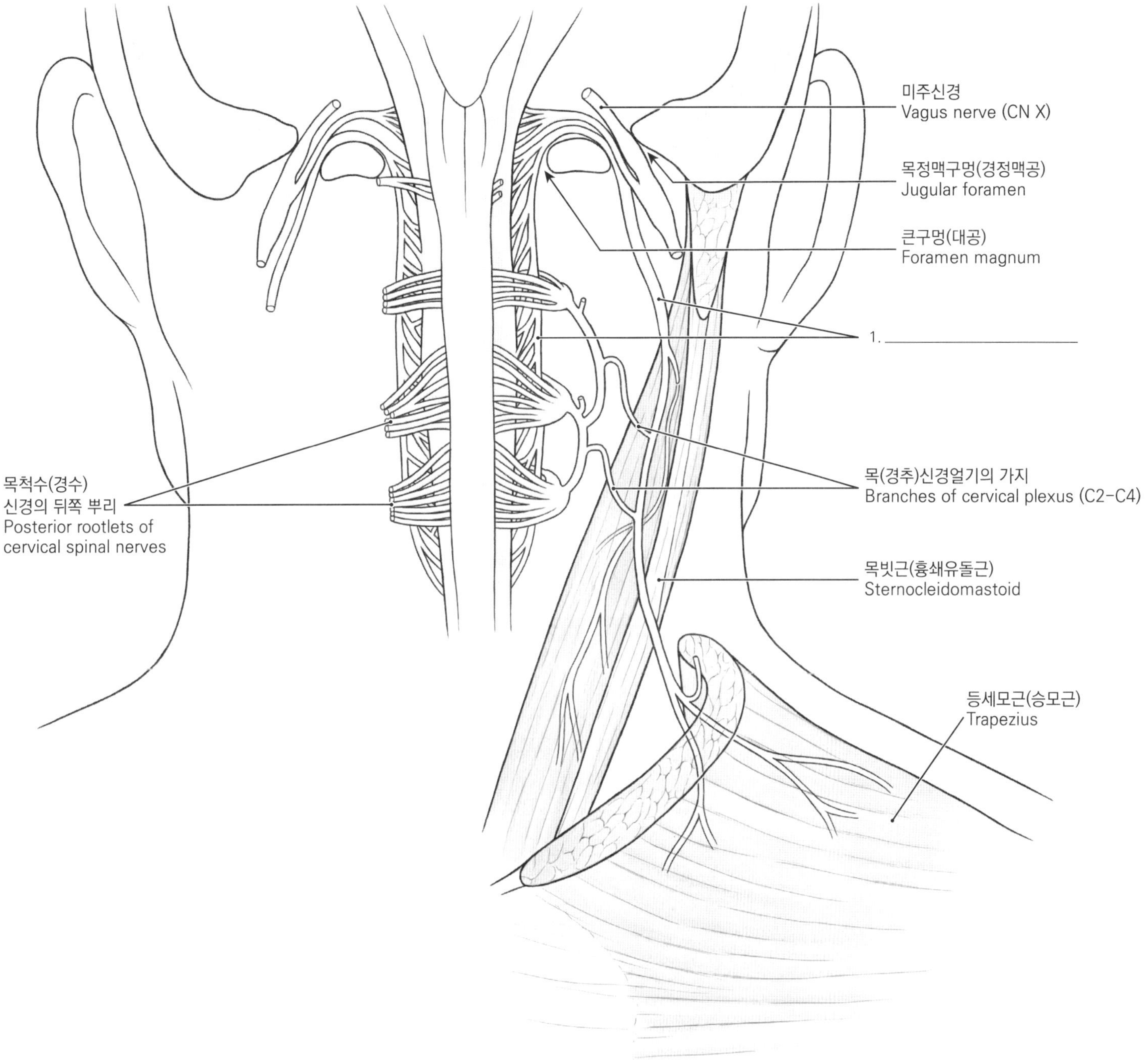
미주신경
Vagus nerve (CN X)
목정맥구멍(경정맥공)
Jugular foramen
큰구멍(대공)
Foramen magnum
1. ____________
목척수(경수)
신경의 뒤쪽 뿌리
Posterior rootlets of
cervical spinal nerves
목(경추)신경얼기의 가지
Branches of cervical plexus (C2-C4)
목빗근(흉쇄유돌근)
Sternocleidomastoid
등세모근(승모근)
Trapezius

9.12 혀밑신경(설하신경)(CN XII) HYPOGLOSSAL NERVE (CN XII)

혀밑신경(설하신경, hypoglossal nerve, CN XII)은 입천장혀근(구개설근, palatoglossus muscle)을 제외한 혀의 내재근과 외재근(intrinsic and extrinsic muscle)을 지배한다.

각각에 대해 서로 다른 색상을 사용하여 다음 각 구조를 색칠한다.

○ 1. **혀밑(설하)신경(*CN XII*)**: 혀밑신경관(설하신경관, ***hypoglossal canal***)을 통해 머리뼈(두개골)에서 빠져나와 입안(구강) 수준까지 내려와 앞쪽으로 통과. 붓혀근(경상설근, ***styloglossus***) 및 턱끝혀근(이설근, ***genioglossus***)과 함께 이를 공급하는 목뿔혀근(설골설근, ***hyoglossus muscle***) 옆쪽 입안(구강)으로 들어감. 그런 다음 혀의 내재 근육을 공급하는 혀가지(설지, ***lingual branch***)가 발생.

○ 2. **목신경고리(경신경고리, *Ansa cervicalis*)의 위뿌리(상근, *superior root*)**: ***C1-C2***까지의 섬유는 바깥목동맥(외경동맥, external carotid arteries)과 속목동맥(내경동맥, ***internal carotid arteries***)의 가쪽(측면)을 따라 흐르며 어깨목뿔근(견갑설골근, ***omohyoid***), 복장목뿔근(흉골설골근, ***sternohyoid***), 복장방패근(흉골갑상근, ***sternothyroid***)에 공급하기 위해 빠져나가면서 혀밑(설하)신경에 올라탐("hitch a ride").

○ 3. **목신경고리(경신경고리, *Ansa cervicalis*)의 아래뿌리(하근, *inferior root*)**: ***C2-C3***까지의 섬유가 독립적으로 이동하여 윗뿌리와 고리를 형성하고 방패목뿔근(갑상설골근, thyrohyoid)을 제외한 목뿔아래근육(설골하근, infrahyoid muscle)의 신경 분포에 기여.

○ 4. **방패목뿔근(갑상설골근) 분포 신경(*Nerve to thyrohyoid*)**: ***C2-C3*** 섬유에서 발생하여 혀밑(설하)신경을 타고 방패목뿔근(갑상설골근)에 신경을 공급.

임상노트: CN XII 병변 CN XII LESION

혀밑(설하)신경의 손상은 혀의 내재근과 외재근의 같은쪽(동측) 마비를 초래한다. 환자에게 혀를 내밀도록 요청하면 반대편의 온전한 근육이 혀를 병변의 같은 쪽으로 밀어낸다.

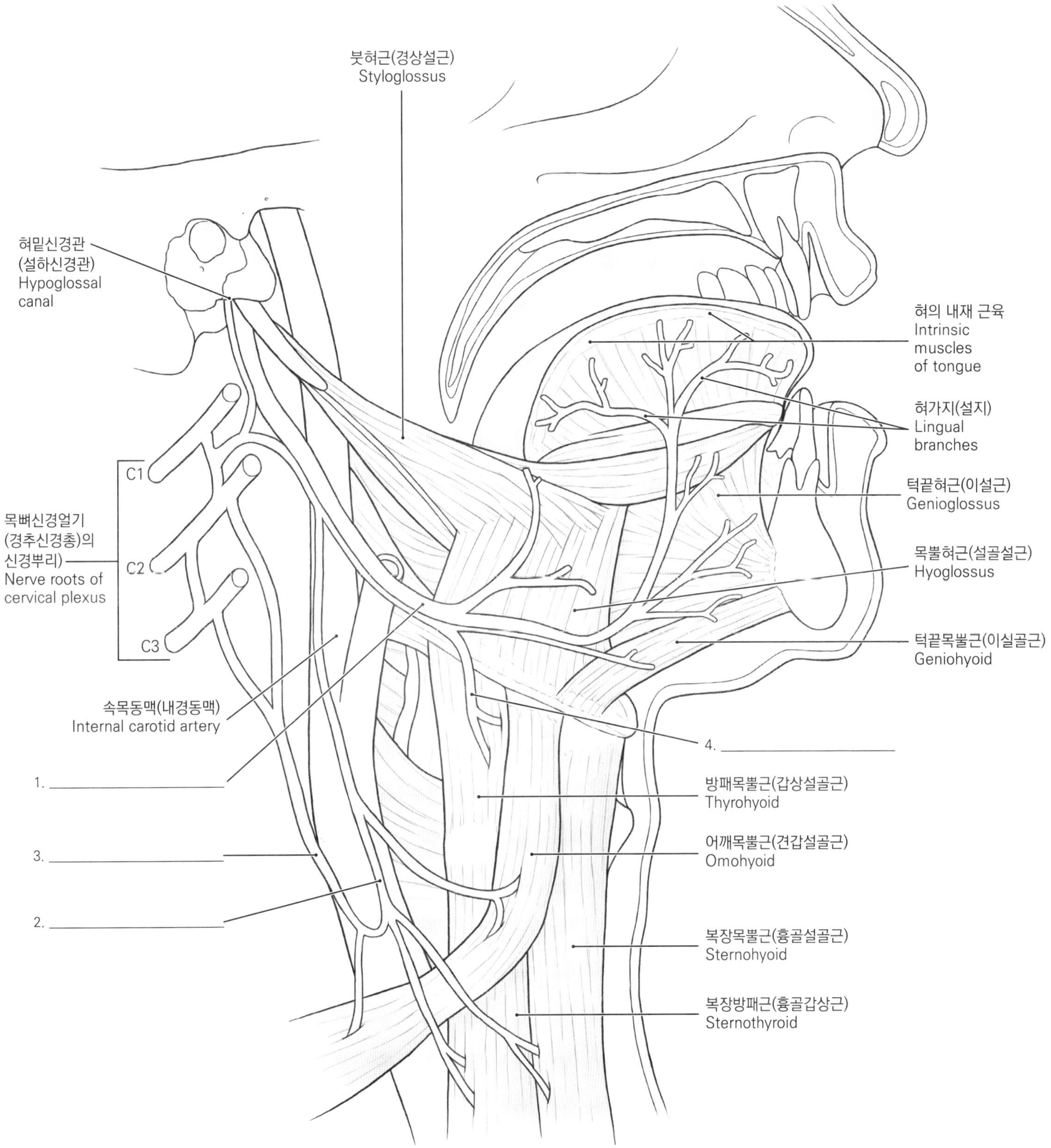
붓혀근(경상설근)
Styloglossus
혀밑신경관
(설하신경관)
Hypoglossal
canal
혀의 내재 근육
Intrinsic
muscles
of tongue
혀가지(설지)
Lingual
branches
턱끝혀근(이설근)
Genioglossus
C1
목뼈신경얼기
(경추신경총)의
신경뿌리)
Nerve roots of
cervical plexus
C2
C3
목뿔혀근(설골설근)
Hyoglossus
턱끝목뿔근(이실골근)
Geniohyoid
속목동맥(내경동맥)
Internal carotid artery
4. ____________
1. ____________
방패목뿔근(갑상설골근)
Thyrohyoid
3. ____________
어깨목뿔근(견갑설골근)
Omohyoid
2. ____________
복장목뿔근(흉골설골근)
Sternohyoid
복장방패근(흉골갑상근)
Sternothyroid

9.13 머리의 자율신경 분포 요약 SUMMARY OF AUTONOMIC INNERVATION TO THE HEAD

삼차신경, 부교감신경, 교감신경에 대해 서로 다른 색상을 사용하여 다음 각 구성 요소(세포체 및 축삭)의 선을 추적한다.

삼차신경 Trigeminal Nerve

거의 모든 자율신경 지배, 부교감신경과 교감신경 모두 삼차신경의 가지에 합류하거나 "올라 타는" 방식으로 머리의 목표 구조에 도달한다. 삼차신경은 머리의 주요 감각신경이기 때문에 머리의 거의 모든 곳에 가지가 있어 자율신경 섬유가 이동할 수 있는 신경구조(framework)를 제공한다.

○ 1. **1차 감각뉴런의 세포체(*Cell bodies of primary sensory neurons*)**: 삼차신경절로 구성. 말초돌기는 ***CN*** V_1***, CN*** V_2***, CN*** V_3를 통과하여 목표 구조에 도달. 중추돌기는 삼차신경(***CN V***)을 형성. 4개의 부교감신경절(parasympathetic ganglia)인 섬모신경절(***ciliary***), 날개입천장(익상구개)신경절(***pterygopalatine***), 아래턱(하악)신경절(***submandibular***), 귀(이)신경절(***otic***)은 삼차신경의 분지 가지에 의해 매달려 있음. 삼차 신경 가지는 시냅스 없이 부교감 신경절을 통과.

부교감신경 지배 Parasympathetic Innervation

머리의 부교감신경 지배는 CN III, VII, IX의 핵에서 시작된다. 시냅스 이후 부교감신경 세포체로 구성된 4개의 부교감신경절이 머리에 위치하며, 시냅스 이후 부교감신경섬유를 투사합니다. 시냅스 이후 섬유는 CN V의 가지를 따라 이동하여 목표 구조에 도달한다.

○ 2. ***CN III***: 시냅스 이전 부교감신경 섬유는 CN III의 하부 부분을 거쳐 섬모체(모양체)신경절(ciliary ganglion)에 도달한다. 섬모체(모양체)신경절 내의 시냅스 이후 세포체는 CN V_1의 짧은섬모체신경(short ciliary nerve)을 타고 안구 뒤쪽을 관통하여 동공조임(괄약)근(sphincter pupillae)과 섬모체(모양체)근육(ciliary muscle)에 도달하는 섬유를 투사.

○ 3. ***CN IX***: 시냅스 이전 부교감신경 섬유는 작은바위(소추체)신경(lesser petrosal nerve)을 통해 귀(이)신경절에 도달. 귀신경절 내의 시냅스 이후 세포체는 귀바퀴관자(이개측두)신경(auriculotemporal nerve)을 따라 귀밑샘(이하선, ***parotid gland***)으로 "올라 타는" 섬유를 투사.

○ 4. ***CN VII***: 시냅스 이전 부교감신경 섬유는 큰바위(대추체)신경(greater petrosal nerve)이나 고실끈(고삭)신경(chorda tympani nerve)을 통해 이동. 큰바위(대추체)신경은 날개입천장(익상구개)신경절로 이동. 날개입천장(익상구개)신경절 내의 시냅스 이후 세포체는 CN V_2의 가지를 타고 눈물샘, 비강, 입천장 및 인두샘에 도달하는 섬유를 투사. 고실끈(고삭)신경은 턱밑(악하)신경절로 이동. 턱밑(악하)신경절 내의 시냅스 이후 세포체는 턱밑샘과 혀밑샘을 자극하기 위해 혀(설)신경 가지를 타고 섬유를 투사.

교감신경 지배 Sympathetic Innervation

머리를 지배하는 신경절 이전 교감신경 섬유는 척수의 중간가쪽 세포기둥의 위쪽 가슴(흉부) 수준(T1-T4)에서 시작된다. 시냅스 이전 교감신경 섬유는 교감신경 줄기에서 올라가 위쪽 목(경추)신경절(superior cervical ganglion)에서 끝난다.

○ 5. **시냅스 이후 교감세포체**: 위쪽 목(경추) 신경절로 구성되어 있으며 그 섬유질을 바깥목동맥(외경동맥)과 속목동맥(내경동맥)의 가지에 투사하여 동맥주위신경얼기(***periarterial plexus***)를 형성. 그런 다음 섬유는 동맥가지를 따라 이동하거나 삼차 신경 가지를 타고 목표 기관에 도달. 시냅스 이후 교감섬유는 시냅스 없이 머리의 부교감신경절을 통과.

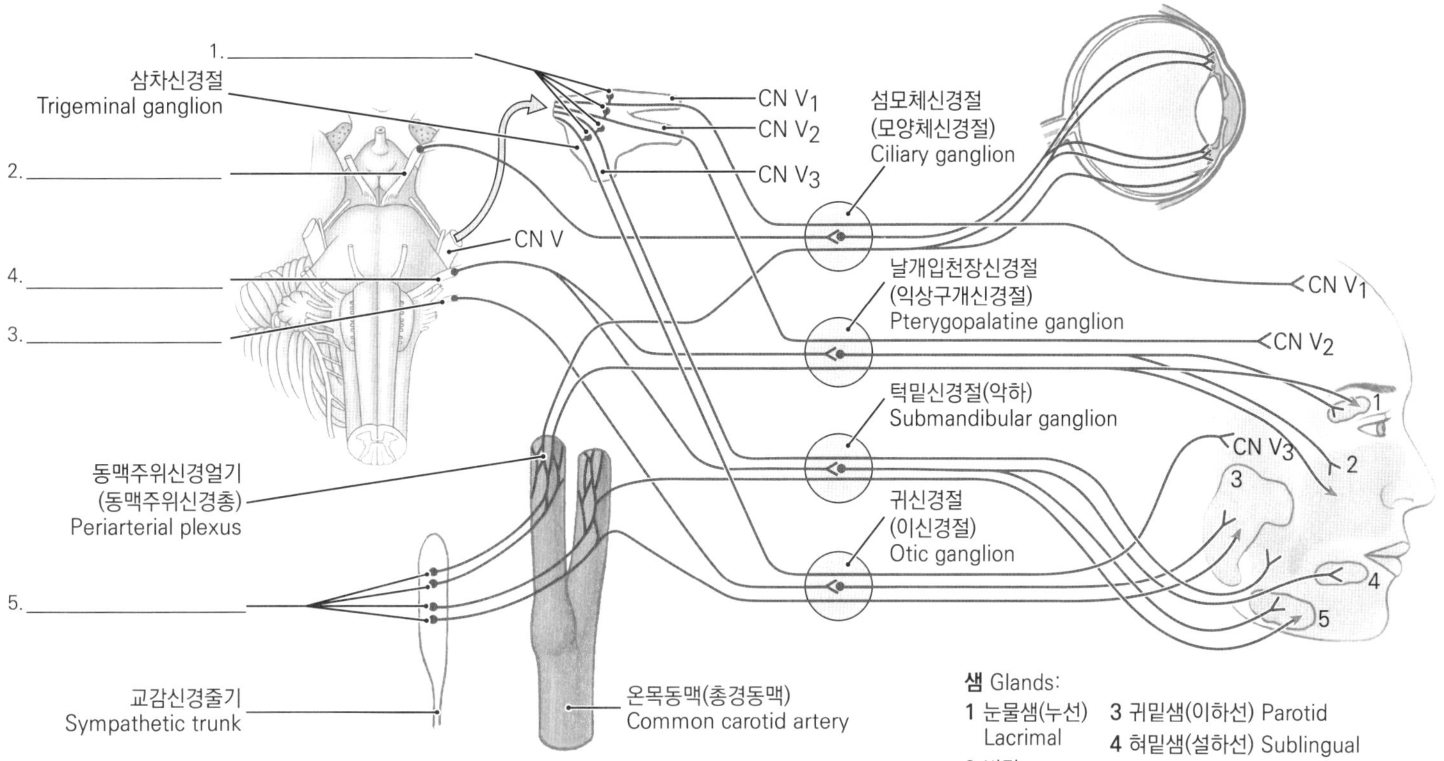

샘 Glands:

1 눈물샘(누선) Lacrimal
2 비강, 구개 및 인두 Nasal, palatine, and pharyngeal
3 귀밑샘(이하선) Parotid
4 혀밑샘(설하선) Sublingual
5 턱밑샘(악하선) Submandibular

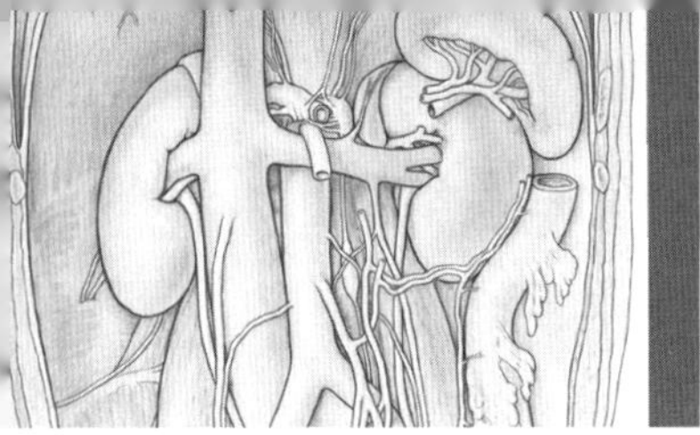

찾아보기

한글 찾아보기

ㄱ

ㄴ

ㅈ

ㅊ

ㅋ

ㅌ

ㅍ

ㅎ

기타

영문 찾아보기

A

B

C

D

E

F

G

H

I

J

L

M

N

O

P

Q

R

S

T

U

V

W

X

Z